Agache 皮肤测量学

Agache's Measuring the Skin

无创检测，生理学，正常参数

**Non-invasive Investigations,
Physiology, Normal Constants**

第 **2** 版 ｜ 下卷

主　编　Philippe Humbert　Ferial Fanian
　　　　Howard I. Maibach　Pierre Agache

主　译　李　利　何　黎　赖　维

主　审　刘　玮

人民卫生出版社
·北 京·

版权所有，侵权必究！

图书在版编目（CIP）数据

Agache 皮肤测量学：全 2 卷 /（法）菲利普·亨伯特
主编；李利，何黎，赖维主译 . — 北京：人民卫生出
版社，2021.4
　ISBN 978-7-117-31402-2

　Ⅰ. ① A… 　Ⅱ. ①菲… ②李… ③何… ④赖… 　Ⅲ. ①
皮肤 – 测量学 　Ⅳ. ①R322.99

中国版本图书馆 CIP 数据核字（2021）第 056617 号

人卫智网	www.ipmph.com	医学教育、学术、考试、健康，购书智慧智能综合服务平台
人卫官网	www.pmph.com	人卫官方资讯发布平台

图字：01-2019-5539 号

Agache 皮肤测量学（全 2 卷）
Agache Pifu Celiangxue（Quan 2 Juan）

主　　译：李利　何黎　赖维
出版发行：人民卫生出版社（中继线 010-59780011）
地　　址：北京市朝阳区潘家园南里 19 号
邮　　编：100021
E - mail：pmph @ pmph.com
购书热线：010-59787592　010-59787584　010-65264830
印　　刷：北京盛通印刷股份有限公司
经　　销：新华书店
开　　本：787×1092　1/16　总印张：107
总 字 数：3071 千字
版　　次：2021 年 4 月第 1 版
印　　次：2021 年 6 月第 1 次印刷
标准书号：ISBN 978-7-117-31402-2
定价（上、下卷）：858.00 元

打击盗版举报电话：010-59787491　E-mail：WQ @ pmph.com
质量问题联系电话：010-59787234　E-mail：zhiliang @ pmph.com

译者名单

译 者 (按姓氏笔画排序)

四川大学华西医院

王 琳　王婷婷　左 颖　丛天昕　吕 玲　吕小岩　华 薇
刘 莲　刘宏杰　孙本森　李 利　李 桐　李仲桃　李远西[*]
李祎铭　李焰梅　张 南　张 舒　陈 伟[*]　陈名华　陈妍静
周蓉颖[*]　赵 倩　栾 梅[*]　唐 洁　唐教清　唐新月　蒋 献
舒晓红　温蓬飞　谢 丽　熊丽丹　黎安琪　薛 丽　薛斯亮
戴 茹[*]

四川省人民医院

毛玉洁　魏宇佩[*]

四川省广元市中心医院

范林明

昆明医科大学第一附属医院

冯家祺　孙东杰　李 艳　杨正慧　吴文娟　何 黎　顾 华
涂 颖　曹 灿　曾子珣　颜仕立

中山大学附属第三医院

叶聪秀　郑 跃　夏 悦　赖 维

———————————

* 研究生或住培生。

空军军医大学特色医学中心

王清玉　刘　丹　刘　玮　刘海军　李　强　李艺鹏　杨世飞
陈　红　孟如松

中国中医科学院广安门医院

孟　晓

中国医科大学

王　彬　李远宏

上海市皮肤病医院

马　黎　王佩茹　王建玫　付　琴　江长清　江义才　许德田
邹　颖　张沄祎　拓　江　秦　鸥　袁　超　徐雅菲　高延瑞
谈益妹　程　英　樊国彪

复旦大学附属华山医院

曾炫皓

江苏省人民医院

马委委　刘厚芳　许　阳　周炳荣

重庆医科大学

曾　庆

安利（中国）研发中心有限公司

王小娟　刘建伟　陈银杯

德之馨（上海）有限公司

王银娟

欧莱雅（中国）研发和创新中心

王　杨　王文娜　叶成达　朱再凌　朱婷婷　刘履杰　苏峰杰
李舒婷　邱梅红　周治君　段诗悦　蒋　晴

联合利华上海研发中心

杜　铮　杜雅萍

上海拜思丽实业有限公司

梅鹤祥

上海中翊日化有限公司
廖筝筝

上海聚研荟网络科技有限公司
郝　宇

亚什兰（中国）投资有限公司（上海）
江月明　李亚男　赵小敏　赵云珊　鲁文嘉

北京金宏帆商贸有限责任公司
王　芳

科蒂美国研发中心
张书良

美国安利公司科技创新部 (Innovation & Science, Amway Corporation)
孔　嵘　曲　镝　吴子奇

北京泰美丽格医疗美容诊所
毕世鹏

校稿与索引编制（按姓氏笔画排序）

刁　萍　万若愚　甘怀欣　左　颖　庄　成　李　宇　李世琴　肖　青
何海伦　陈宇凌　陈妍静　林芸智　周润珂　赵灵运　唐泽先　董　鑫
谢　丽　焦　彬　黎安琪

秘　书

谢　丽

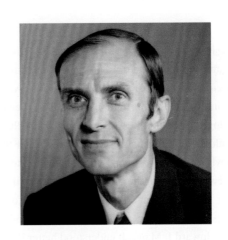

"本书是为了纪念它的创造者 Pierre Agache 教授，
本书每一页都留下了他的指纹。"

/ Foreword for Chinese Version /

I am very pleased that *Agache's Measuring the Skin* is first published in another language in non-English speaking countries. This book, created by Prof. Pierre Agache and first published in 2004, has been hailed as the "bible" in the field of skin engineering biology. Although Prof. Agache has been passed away from us in 2003, his contributions are still respected by researchers, scientists, dermatologists and permit to Besançon, a middle size town located at east of France, along the Swiss barrier, to be known over the world.

Meanwhile, there were dermatologists who stood out for their contributions to this new field. In parallel at the other side of the ocean, in the United States, professor Albert Kligman presented the need for tools capable of measuring even invisible dermatoses and published a lot of research results in this field. Professor Howard I. Maibach understood better than anyone that instrumentation in this area would be of great use in environmental disciplines and professional skin damage. There was Professor Ronnie Marks in Wales UK developing very huge knowledges on the stratum corneum. There was Professor Hachiro Tagami in Japan, very rigorous and many contributions... I cannot quote every famous person who participated in the development of skin engineering biology. But you will find them in the different chapters.

Around 2000, five Chinese dermatologists were invited to my lab in Besançon and spend a year or more. They are Doctor Ziliang Yang from Suzhou, Doctor Li Li from Chengdu, Doctor Wei Zhu from Beijing, Doctor Yuanhong Li from Shenyang, and Doctor Guli Ayi from Xinjiang. They imported knowledge of this new discipline to China, in order to spread and develop skin biometrology. In about 2015, Ms. Yinjuan Wang from Kunming and Ms. Chao Yuan from Shanghai obtained their PhD in Besançon, which further contributed to the noninvasive skin measurement technique spreading.

This Chinese version is translated from the second edition *Agache's Measuring the Skin*. Due the incredible energy of Dr Ferial Fanian belonging to my department, and Prof. Howard I. Maibach, along with over one hundred scholars all over the world, they transformed the first version constituted with 84 Chapters and 784 pages in a new book in two Volumes, with no less than 160 Chapters and 1652 pages.

I am particularly proud to see that the whole work represented by this book has been translated in Chinese. I gratefully acknowledge the help of Prof. Li LI, Prof. Li HE and all the people involved in translation. Such a gigantic project needs to give tough effort and labor. To my great delight, the non-invasive skin detection, which is also the core technology of skin bioengineering, would be conducive to the improvement of Dermatology diagnostic level and the research and development (R&D) level of Aesthetic Medicine and Cosmetology Industry in China.

Lastly, I want to say it has been pleasant to meet and work with all the future Professors from China who had spent one year or more in my Lab, Besançon. To my pride, the students have surpassed their mentors! I look forward to more accurate skin characterization, more precise measurement and more scientific comparison in the future! China is becoming the new field of application of technologies developed for the skin. The third version of the book could be in Chinese and then translate in English.

Prof. Philippe Humbert, MD, PhD
Ex-Head of Department of Dermatology, University Hospital
Director of Laboratory of Skin Engineering Biology
Director of Center for Study and Research on Tegument (CERT)
University of Franche-Comté
Besançon, France
Jun 30, 2020

│ 中文版序 │

Agache's Measuring the Skin，被誉为皮肤工程生物学领域的"圣经"，首次以中文出版令我倍感高兴。此书最初由 Pierre Agache 教授牵头主编，甫一面世即受到皮肤科临床医师、研究人员的推崇和赞赏。尽管 Agache 教授在 2003 年就离开了我们，但他的贡献仍然受到研究者、科学家和皮肤科医生的尊重，使得贝桑松，这座毗邻瑞士国境线的法国东部城市为世界所瞩目。

同时期在多个国家，都有皮肤科学家因为涉猎这个新兴领域后脱颖而出。在大洋彼岸的美国，Albert Kligman 教授深感对测量肉眼看不见的皮肤问题的工具的需求，在此领域发表了诸多研究成果；Howard I. Maibach 教授则指出此类仪器设备将在环境科学和职业性皮肤损伤中发挥巨大作用；英国威尔士的 Ronnie Marks 教授拓宽了人们对于角质层认识的边界；日本的 Hachiro Tagami 教授也因其对皮肤测量严谨的态度和诸多贡献而被人铭记。我不能在此一一列举在皮肤工程生物学科发展路上每一位参与者，但是身为读者的你将会在本书的不同章节与他们相逢。

先后有 5 位中国皮肤科医生在 2000 年前后来到贝桑松我的实验室研修。他们分别是：苏州的杨子良医生、成都的李利医生、北京的朱威医生、沈阳的李远宏医生和新疆的阿依古丽医生。他们将所学的知识带回中国，传播和发展了皮肤无创测量这一新技术。2015 年前后，上海的袁超医生和昆明的王银娟医生继续到贝桑松攻读博士学位，使该领域在中国不断发展和传播。

此中文版是基于第 2 版的 *Agache's Measuring the Skin* 翻译而来。我的富有激情的同事 Ferial Fanian 博士与美国的 Howard I. Maibach 教授耗费无数精力，我们联合世界各国上百位作者一起，吸收这一领域的最新进展和研究成果，将英文第 1 版 84 章、784 页扩展为上下两卷、160 章、1 652 页的新版本。

我为本书被翻译成中文而感到由衷的骄傲。我要向李利教授、何黎教授，以及参与本书翻译的每一个人表示衷心的感谢！完成如此庞大的工程需要付出辛勤的劳动。我非常欣喜地看到，皮肤工程生物学的核心技术——皮肤无创测量将帮助中国的皮肤科、医学美容以及化妆品行业提升临床诊断和研发水平。

最后我想说的是，我在 Besançon 实验室里接待过的所有未来的年轻教授们，能认识他们，和他们一起工作，我感到很自豪，学生们已经超越了导师！我期待未来能够对皮肤进行更准确的表征、更精密的测量和更科学的比较！中国正在成为皮肤相关技术应用和开发的新沃土，本书的第 3 版也许将先是中文版，再是英文版！

Philippe Humbert 教授
大学附属医院皮肤科前主任
皮肤工程生物学实验室主任
皮肤科学研究中心 (CERT) 主任
法国贝桑松 Franche-Comté 大学
2020 年 6 月 30 日

（万若愚 译，李利 校 / 审）

译者前言

皮肤是人体最浅表的器官，看似"一目了然"，实则结构复杂，功能纷繁庞大。其他临床学科各种常规的生物学及理化检测技术很难精确地反映局部体表皮肤的变化，而皮肤活检这一金标准也因术后遗留瘢痕、不能再现活体皮肤状况而受限。

近30年来，随着声光电技术和计算机信息科学的发展，能够无创性地检测活体皮肤各种生理学功能、搜集皮肤各层次影像数据的仪器设备不断开发面世，已经成为皮肤生理病理机制研究、各种药品/化妆品和仪器设备的安全和功效评价不可或缺的技术手段，推动了皮肤科学、医疗美容和化妆品等行业的发展。所以，无创性皮肤检测技术逐渐成为皮肤科学、医疗美容和化妆品相关领域的从业人员需要学习掌握的基本技术。

Pierre Agache 教授是世界著名的无创性皮肤检测技术的先驱和奠基人之一，本书的前两个版本倾注了他的心血和热情，更是他学识渊博的见证。他的学生 Philippe Humbert 教授继续他的事业，不仅使本书的第一个英文版本得以成功发行，并在这个领域有更多的开拓和建树，还将新版本的书名冠以 Agache 姓氏，以表示对前辈的敬意。

我与本书结缘于2000年，当时受教育部国家留学基金管理委员会（China Scholarship Council）委派，前往法国贝桑松大学（Université de Besançon）研修，当我走进皮肤工程生物学实验室的那一瞬间，多种多样无创性皮肤检测的仪器设备便吸引了我的全部注意。同年本书法文版 *Physiologie de la Peau et Explorations Fonctionnelles Cutanées* 甫一面世，Pierre Agache 教授便郑重地将此书赠予我，在首页签名鼓励我将其译为中文版，还联系了翻译版权等事宜。自那时起，我便与皮肤无创检测技术结下了不解之缘。但由于我对法语的畏难心理，翻译则迟迟未启动。2005年，在我的博士学位答辩会上，适逢本书英文版 *Measuring the Skin* 面市，我的导师，本书主编之一，Philippe Humbert 教授再次赠我此书，全体同事在扉页上签名留念以资鼓励，我也准备回国后就开始翻译。可日常临床、教学和科研工作让我的翻译计划再次搁置。2017 年，我和何黎教授受邀参加 Philippe Humbert 教授的博士生学位答辩，又逢本书英文版第 2 版 *Agache's Measuring the Skin* 正式发行。一方面，作为本书主编的学生，我不能再次辜负老师们的嘱托；另一方面，中国相关领域的同行们，也急需皮肤无创检测技术的系统知识。因此在确定好翻译版权事宜后，我们立即组织国内外的专家学者启动了本书的翻译工作。

本书分为上下两卷，共 160 章，包括皮肤各层次 / 各附属器的结构和功能。按皮肤检测参数的性质分为：①皮肤生理学指标，如皮肤的颜色、pH、表面油脂、角质层水含量、经表皮的水分丢失、皮肤湿润度、透皮氧 / 二氧化碳分压等；②皮肤机械物理学指标，如皮肤弹性、黏弹性、硬度、摩擦力等；③皮肤影像学指标，如皮肤表面拓扑学、皮肤镜 / 毛发镜 / 共聚焦显微镜、磁共振、高频超声、红外热成像等；④皮肤功能性指标如皮肤屏障功能、光保护、感觉功能、血液微循环、淋巴循环等；⑤量表和常数：疾病临床评分、朗格线、皮肤物理常数等。本书内容浩瀚丰富，代表了当前最高的国际水平，是迄今为止皮肤无创测量领域中涵盖最全面、最详尽的专著之一。

尽管皮肤无创性检测技术应用了高科技的仪器和设备，具有客观、量化和实时在体检测等优势，但由于是通过声光电等数据或影像学转化间接获得的数值，不可避免地存在系统误差和人为误差。因此要严格遵守操作规则，谨慎地解释和应用所测数据。

参与翻译的人员主要来自各大学附属医院从事皮肤医学美容和化妆品相关工作的皮肤科教授、临床医师和研究生；国内外多个著名化妆品公司从事皮肤测量工作的专家和学者。首先由个人初译，各单位内部互校，再由各单位团队之间互校互审，最后统一格式后交出版社。翻译工作力求"信、达、雅"，在充分尊重原著的基础上，尽量符合中文阅读习惯。

在本书中文版即将面世之际，我要对参与翻译的各位专家教授、临床医师、技术人员和研究生们表示深深的感谢！全体人员在繁忙的工作之余，去完成繁重而琐碎的翻译和校对审核工作。我也要衷心感谢出版社的老师和编辑们热心细致的工作，使本书得以出版发行。

尽管我们做了最大的努力，相信诸多错误之处仍在所难免。希望读者不吝指正，并请发邮件至 lilihx_scu@scu.edu.cn，我们将不胜感激。

最后，希望本书的翻译出版能为无创性皮肤测量在国内相关领域的应用和推广助上一臂之力，让我们对皮肤不仅"一目了然"，还要从宏观到微观，从主观到客观，有数据有影像，知其然更知其所以然。

李利　博士
四川大学华西医院皮肤科教授
化妆品评价中心技术负责人
2020 年 6 月 30 日

原著序言

我们生活在一个信息迅速增长的世界中。媒体和学者常常会对这个现状感到悲观——他们常常形容我们的世界已经"超负荷"了。大部分人都已经认识到这个现象及其对日常生活和工作的影响。但几乎没有人能驾驭信息时代迅速增长的信息。

谷歌搜索引擎为我们处理"超负荷"的信息提供了巨大的帮助。

电脑的发明已经将信息的获取划分为两个不同的时代，而电子搜索引擎及索引又对信息时代的发展有着巨大的推动作用。然而，已经加入索引并能在网上获取的图书资源还远远不能满足现代人的需求，谷歌已经开始尝试改善这个现状。

尽管先进的电子技术为本书带来了巨大的革新和帮助，我们仍然不能忘记一位令人敬仰的学者——已故的 Pierre Agache——在本书的前一版所做的开创性贡献。Agache 教授是一位敬业、思想敏锐、学风严谨的学者，他的杰出贡献使本书成为提供给皮肤科学领域（包括皮肤、头发、指甲和其他器官）所有工作者的最有价值的专业书之一。

本书是基于 Agache 教授主编的上一版完成的。

在这个版本中——也就是新版中——我们加入了 Agache 教授在世时尚未出现的新技术。

斯普林格出版社已经承诺本书可以随时更新，甚至可以每天更新（需要的时候）。读者现在可以在电子版和按需印刷版中获得最新信息。

我们非常感谢 S. Klemp 博士为此书提供的创造力和帮助。我们也感谢斯普林格团队在编写过程中提供的卓有成效的技术支持。

主编们感谢您的更正和建议，并且可以通过电子邮件随时和他们联系。

Howard I. Maibach

（魏宇佩 译，曾炫皓 校，李利 审）

/ 原著前言 /

皮肤测量：皮肤科学的新视野

现在通过测量皮肤的技术可以有效地观察或检查皮肤。

许多临床医生在皮肤病学的诊断上仅限于描述皮肤体征和皮损。除了简单的视诊，对皮肤基本功能是否完备的判断都被忽略了。例如，皮肤干燥表现与皮肤屏障功能的损伤密切相关。在美容学已经发展出通过靶向调节细胞和细胞核功能，进而开发出调节皮肤生理功能的新型活性成分的基础上，生物测量学家开发了新的仪器设备，这些设备可以精确评估皮肤非常细微的变化。

皮肤的一些指标，如粗糙度/平滑度、干燥度/湿度、硬度/松弛度、弹性、延展性、抵抗力、光泽度/暗淡度、温度等，可以通过方便易行的直接观察、触碰和气味进行分析，现在我们还可以进一步通过可视化的方法来对皮肤中的真皮、血管、附属器等结构进行定量测定。

皮肤测量学的第一次大发展开始于 20 世纪 70 年代。在过去的 50 年中，皮肤生理学和解剖学在飞速发展，以至于我们今天无法想象过去在该领域存在的问题有那么多。

尽管活检可能会改变皮肤的原始形态，目前为止组织学仍然是皮肤形态学研究的金标准。如今随着超声波和光学技术的进步，我们可以对活体内真实的皮肤结构进行精细准确的分析，从而实现无创光学活检。这些进展在医学的不同领域有许多临床应用，例如癌症诊断。

由于这些新技术需要我们熟悉新的皮肤模式和征象，因此一个与之对应的新的符号学（数字和影像，译者注）出现了。新一代的研究者和皮肤科医生需要熟悉不同解剖部位的正常皮肤和病变皮肤在常用生物测量学技术中的图像特点。

过去仅用于科研人员和工程师的新技术现在也被临床医师和生理学家使用。这些方法提供了对同一皮肤部位进行重复性组织计量检测的可能性。

新的更先进的方法不仅使得炎症性疾病、水疱性皮肤病和皮肤肿瘤的观察变得更方便，还可以用于疗效的评价。由于生物计量学能够观察活性成分的疗效，它应该被应用于皮肤药理学领域。

皮肤老化是另一个令药剂师、美容师、医生、研究人员以及普罗大众都感兴趣的领域。事实上，皮肤随着年龄衰老的表现，不仅是皮肤皱纹和松弛，也体现在皮肤湿度和光泽度的变化。生物计量学评估能判断皮肤老化过程相关的内外因素间的关系。皮肤屏障功能可以通过越来越先进的多种方法进行定性评价，这些方法可以不同程度地获取皮肤水合作用相关的数据。此外，拉曼（RAMAN）等新技术有助于定性和定量地判断皮肤的结构；无创成像技术显著提高了皮肤疾病的诊断率，也使临床医生更好地对患者皮肤状态进行管理，同时为皮肤科学家和相关领域的专家提供了探索和评估皮肤未知和不可见部位的新方法。

编写本书新版的目的是为医生、研究者、化妆品从业者/化妆师和皮肤测量相关领域的人员提供工具以及在皮肤测量中应用这些工具的方法。在医学的任何领域中都没有像这样一本书的存在。由于皮肤裸露在外易于触及，所有的检查方法和设备都可以用于皮肤上，来探究皮肤的所有功能。当Pierre Agache 教授和我本人在 2004 年首次撰写这本书时，我们难以想象新版本会带来如此多的新知识，并发现这么多新的研究方向。

对于希望了解如何对皮肤的特性进行描述，以及希望获取更多皮肤生理学新进展的人，这本书就是为你们量身定做的专业基础书。同时也为纪念我的导师 Pierre Agache 教授，我为能在他的带领下加入这个由他开创和发展的皮肤学领域而感到自豪。

Philippe Humbert

（魏宇佩 译，曾炫皓 校，李利 审）

∥ 原著致谢 ∥

没有我们的同事的帮助，这项工作永远无法完成。

本书全体作者向所有给予他们宝贵支持和帮助的下列人员表达最深切的感谢：

– Adeline Jeudy，Thomas Lihoreau，Sophie Mac-Mary，Jean-marie Sainthillier，Alexandre Guichard 和 Ahmed Elkhyat，他们根据最新的出版物，帮助我们更新目录和新作者。

– 感谢 Makan Rahshenas 博士为与作者进行沟通提供了很大的帮助。

– 感谢 Isabelle Bruey 在参考书目方面提供的帮助。

– 感谢 Agnès Fontaine 和 Brigitte Boissenin 为我们组织工作会议提供了宝贵的帮助。

– 感谢 Elisabeth Homassel 在一些章节的英文翻译中提供了宝贵的帮助。

– 感谢 Hui Xiaoying 博士和 Tita F. Reyes 博士及 Maibach 教授在旧金山的同事为内容的更新提供了大量的帮助。

– 非常感谢 Springer 团队在编写过程的耐心和高效。

– 纪念上海市皮肤病医院副院长王学民教授，他在本版中撰写了两篇精彩的关于皮肤微生物学的章节。不幸的是，他已经于 2016 年 2 月逝世，没能看到本书出版。

– 特别感谢巴黎 Lavoisier 出版社的编辑部主任 Emmanuel Leclerc 先生及编辑部助理 Sylvie Cortes 女士，他们将本书的英文版权授权给了 Springer。

– 最后，向在此书漫长的编撰过程中对作者/合著者提供帮助而未署名的秘书、同事、合作者以及医院和大学的工作人员致谢。

Philippe Humbert

Ferial Fanian

Howard I. Maibach

（魏宇佩 译，曾炫皓 校，李利 审）

原著介绍
Ferial Fanian

在阅读本书后，初版的读者都能通过 Pierre Agache 和 Philippe Humbert 的工作成果对皮肤的所有参数进行测量。2003 年，我们痛失 Pierre Agache 教授，由他领衔主编的本书英文版第 1 版由 Springer 于 2004 年出版，这个版本是由 Pierre Agache 教授亲自编写的法语版本翻译而来，并对翻译内容进行了修正。法语版 *Physiologie de la peau et explorations fonctionnelles cutanées* 最早由 Lavoisier 于 2000 年出版。

遗憾的是本书英文版第 2 版的编写工作由于多个行政上的原因被延误，因而直到 2011 年我才被安排负责这个大项目。尽管主编本书是我的主要职责，但我非常荣幸能够和知名作者以及两名出色的主编共同工作。这两位出色的主编是 Howard I. Maibach 和 Philippe Humbert，他们总是给我建设性的建议，并在很长一段时间中对我的工作给以热情的支持。

我在此对所有的作者和主编，还有我在致谢部分提到的所有朋友和同事表示由衷的感谢。

我尤其想对 Aude Agache 博士表示感谢，她是 Agache 教授的女儿，也是一名值得我尊敬的人，是她帮助我们排除了在本书编写过程中遇到的行政上的障碍。

最后，我想表示将这本书献给我的父母 Saeideh Bashirazami 和 Mohamadali Fanian，感谢他们一直以来对我不断学习的支持和鼓励；我亲爱的教授 Yahya Dowlati 和 Alireza Firooz，感谢他们给了我科学的视角，并激励我不畏艰险地前进；最后我要感谢我的丈夫 Massoud Salari 一直以来对我的支持和鼓励并伴我度过这个期间的悲欢时刻，以及我的儿子 Sepanta Salari，感谢他能在我主编此书的这段时间中耐心地理解我。

本书结构
为了添加与皮肤生理学、生物测量学、生物物理学、影像学和临床评分相关的最新技术，正文中相关表格内容已经按照顺序进行了修订。每个板块的作者都根据各个领域最新发表的文章挑选内容。

新版一共有 160 个章节，共 1 652 页，而初版仅有 84 个章节和 784 页，本书新版基本囊括了绝大部分研究者在本领域的需求。

幸运的是，我们这本书已成为 Springer 在线参考文献库的一部分，Springer 在线参考文献库包括了超过 400 本的主要参考书和超过 500 000 的条目 / 章节。这意味着本书不仅仅是一本静态的书，还是一本能够随时在线更新的"活着的"书。这样的在线更新对本书非常重要，因为本领域发展十分快速。

本书内容

在第 1 版中，我们希望章节标题按照解剖学位置层层深入，因而读者可以随着书页增加由浅入深从皮肤的表面开始了解相关内容。接着，读者又可以通过不同的功能途径探索不同的测量技术。接下来，读者可以了解标准化的量表（我们会在下一个版本继续完善这部分内容）。最后，本书由皮肤图谱结尾。

我们保留了绝大部分 Pierre Agache 教授贡献的珍贵内容，尽管时间已经过去 10 年之久，但是这些内容依然有很强的科学价值。

非常欢迎读者向我们提出宝贵的意见。

我谨代表主编邀请所有对"皮肤测量"有兴趣的研究人员和学者与我们联系，介绍全球该领域中的新方法。

（曾炫皓 译，黎安琪 校，李利 审）

主编介绍

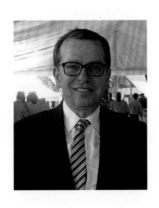

Philippe Humbert

皮肤科
贝桑松大学医院
贝桑松，法国

　　Humbert 教授于 1993 年 34 岁时受聘为大学教授。Humbert 教授不仅是皮肤科的专家，研究领域也涉及内科学、变态反应学、临床免疫学和皮肤肿瘤学，并在皮肤药理学取得了 Ph.D 学位。

　　在 1993—2015 年担任贝桑松大学医院皮肤科主任期间，他将科室发展为一个包括变态反应、皮肤外科、激光、内科治疗、肿瘤、儿童皮肤病、光生物学、生物测量学等多个亚专业综合性科室。

　　与此同时，他组建了皮肤生物学实验室，带领团队研发了用于药理学研究的新型皮肤模型和细胞模型（角质细胞、成纤维细胞、黑素细胞等）。

　　以临床研究的视野，他创建了 CERT（Center for Study and Research on Tegument，皮肤科学研究中心），这个中心的团队由工程师、医生、药师、技术员等组成，在这里他主持药物或化妆品的临床研究。

　　在皮肤计量学领域，他在 2005 年到 2010 年期间被选为 ISBS（International Society for Bioengineering and Imaging of the Skin，国际皮肤生物工程和影像协会）的主席（他于 2009 年在贝桑松主持了 ISBS 的国际会议），同时也是国际皮肤药理学会的主席。他还是 ESCAD（欧洲皮肤美容与整形学协会）2011 年的主席。

Humbert 教授发表了超过 350 篇文章和 5 本专著。

Philippe Humbert 教授曾受到多个学术组织的表彰，包括法国皮肤科学会、法国皮肤研究学会和法国美容学协会。

他的慷慨和人道主义在学界人人皆知，他欢迎外国的留学生或教授到他那里进行访问学习，他尤其为自己指导过 6 位中国学生而自豪，现在他们已成为知名教授。他和全世界的多个大学均有合作。他信任自己学生的创造力，并帮助他的学生创建了 3 个初创公司，包括皮肤测量领域的 Skinexigence^R、皮肤生物领域的 Bioexigence^R 和皮肤药理领域的 Proviskin^R。

他是 Agache 教授的学生，他担任本书主编一方面是向他的导师致敬，另一方面也是把自己的研究工作成果贡献给这个皮肤科的新领域。

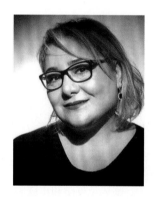

Ferial Fanian

皮肤研究与学习中心
皮肤科
贝桑松大学医院
贝桑松，法国

Ferial Fanian 作为法国 - 波斯皮肤科医生任职于贝桑松大学皮肤科研究中心。她对皮肤激光的应用有丰富的经验，同时也一直从事皮肤生物测量学的相关研究。

她同时也对光学组织活检方法特别熟悉，尤其擅长活体共聚焦显微镜的应用，因此她是法国皮肤病协会组建的 ICNI（Non-Invasive Cutaneous Imaging thematique Grou，无创皮肤影像技术协会）董事会的一员。她在博士期间的研究方向是黑素细胞的活性和形态。她分别于 2012 年和 2013 年在法国取得了 Laser and Cosmetic Dermatology 和 Innovative Chronic Wound Healing 2 个学术认证。

现在她是多个英语或法语的皮肤病、美容医学和皮肤测量领域杂志的审稿人或特约作者，如 *JEADV, Archives of Dermatology, Journal of Cosmetic Dermatology, Case Reports in Dermatological Medicine, Medical Staff Dermatologie,*

Réalités Thérapeutiques en Dermato-Vénérologie。

研究领域：

皮肤科的进展和新技术

抗衰老

美容皮肤科学

皮肤科的无创和有创操作

皮肤科学研究

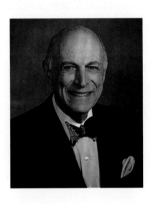

Howard I. Maibach

皮肤科

加利福尼亚大学医学院

旧金山，加利福尼亚州，美国

职位： 教授

教育经历：

杜兰大学，新奥尔良，洛杉矶，获 A.B.

杜兰大学，新奥尔良，洛杉矶，获 M.D.

美国公共卫生署，宾夕法尼亚大学医院，任住院医师

荣誉学位：

1985：巴黎大学，法国 Ph.D

2008：克劳德·伯纳德·里昂大学，法国 Ph.D.

2010：南丹麦大学 M.D.

Howard I. Maibach 博士在 1961 年作为助理教授进入了加利福尼亚大学，现任该大学的皮肤科教授。

Maibach 博士是接触性皮炎和职业性皮炎的专家，他在旧金山加州大学皮肤科的环境性皮肤病诊室坐诊。他在学术界常活跃的领域是皮肤药理学、皮肤毒理学和环境皮肤病学。他从事人类皮肤研究已经超过 45 年。

他被超过 30 个科学期刊聘为编委。他曾经发表超过 2 790 篇文章和 100 本专著。

他是 19 个专业学会的成员，包括美国皮肤科协会（American Academy

of Dermatology，AAD）、旧金山皮肤科协会（San Francisco Dermatological Society，SFDS）、北美接触性皮肤病小组（North American Contact Dermatitis Group，NACDG）、美国接触性皮肤病协会（American Contact Dermatitis Society，ACDS）、国际接触性皮肤病研究小组（International Contact Dermatitis Research Group，ICDRG）、毒理学协会（Society of Toxicology，SOT）及国际职业卫生委员会（International Commission on Occupational Health，ICOH）。他被世界各地的政府、学术界及公司聘请为顾问。

2013 年，Howard I. Maibach 博士在美国佛罗里达迈阿密召开的第 71 届美国皮肤病协会年会上被授予皮肤科杰出医师奖。这是只有对皮肤科领域和美国皮肤病学会做出杰出贡献的学者才能得到的荣誉。

2015 年 4 月，因为 Maibach 博士为皮肤病研究做出了巨大的贡献，在教学上为美国和其他 60 个国家培养了大量的人才，作为对他在国内外皮肤病领域取得成就的表彰，国际皮肤科医学会联盟（International League of Dermatological Societies，ILDS）将 2014 年的杰出贡献奖授予了他。

（曾炫皓 译，黎安琪 校，李利 审）

/ 编者名单 /

Ahlam Abdou Department of Dermatology, Ibn Sina Hospital, Rabat University Hospital, Rabat, Morocco

Denise M. Adams Hemangioma and Vascular Malformation Center, Cincinnati Children's Hospital Medical Center, Cincinnati, OH, USA
Department of Pediatrics, College of Medicine, Cincinnati Children's Hospital Medical Center, Cincinnati, OH, USA

Yasser Afifi Private Clinic, Rabat, Morocco
e-mail: yaafifi@yahoo.fr

Pierre Agache Department of Dermatology, University Hospital of Besançon, Besançon, France
e-mail: aude.agache@free.fr; ferial.fanian@chu-besancon.fr; ferial.fanian@certbesancon. com

Marina Agozzino San Gallicano Dermatological Institute, Rome, Italy
e-mail: ardigo@ifo.it

Tamara Al-Bader Oriflame Skin Research Institute, Stockholm, Sweden
Oriflame R & D Ltd, Bray, Co Wicklow, Ireland
Department of Medical Sciences, Dermatology and Venereology, Uppsala University, Uppsala, Sweden

Peter Altmeyer Department of Dermatology and Allergology, Ruhr University Bochum, Bochum, Germany

Hajar Amarouch Department of Dermatology, Ibn Sina Hospital, Rabat University Hospital, Rabat, Morocco

---

Pierre Agache: 已逝

Marco Ardigò San Gallicano Dermatological Institute, Rome, Italy
e-mail: ardigo@ifo.it

Lars Arendt-Nielsen Department of Health Science and Technology, Faculty of Medicine, Center for Sensory-Motor Interaction (SMI), Aalborg University, Aalborg, Denmark

Javier Arnáiz Lastras Faculty of Sciences for Physical Activity and Sport (INEF), Universidad Politécnica de Madrid, Madrid, Spain

Sophia Arndt Department of Dermatology, Venereology and Allergology, Center of Experimental and Applied Cutaneous Physiology, Charité - Universitätsmedizin Berlin, Berlin, Germany

Philippe Assouly Centre Sabouraud, Saint-Louis Hospital, Paris, France
e-mail: philippe.assouly@orange.fr

Sébastien Aubry University Hospital of Besançon, Besançon, France
Department of Radiology, I4S Laboratory, INSERM EA4268, University of Franche-Comte, Besançon, France
e-mail: radio.aubry@free.fr

Luis Bagatolli Membrane Biophysics and Biophotonics group/MEMPHYS Center for Biomembrane Physics, Department of Biochemistry and Molecular Biology, University of Southern Denmark, Odense, Denmark

Nawel Baghdadli L'Oréal Research and Innovation, Aulnay-Sous- Bois, France

P. Bahadoran Department of Dermatology, Nice CHU Hôpital Pasteur, Nice Cedex 3, France
e-mail: Philippe.BAHADORAN@unice.fr

Chiara Baldini Dipartimento di malattie muscolo-scheletriche e cutanee, U.O. Reumatologia, Pisa, Italy
e-mail: c.baldini@med.unipi.it

Mathurin Baquié Scientis Pharma SA, Geneva, Switzerland

Robert Baran Nail Disease Center, Cannes, France
e-mail: baran.r@wanadoo.fr

Gladimir V. G. Baranoski Natural Phenomena Simulation Group, University of Waterloo, Waterloo, ON, Canada
e-mail: gvgbaran@cs.uwaterloo.ca

André O. Barel Faculty of Physical Education and Physiotherapy, Vrije Universiteit Brussel, Brussel, Belgium
e-mail: anbarel@vub.ac.be

Fernanda Naspolini Bastos Universidade Luterana do Brasil, Canoas, Brazil

Jean-Claude Beani Clinique Universitaire de Dermato-Vénéréologie, Photobiologie et Allergologie, Pôle Pluridisciplinaire de Médecine, CHU de Grenoble, Grenoble, France
e-mail: jeanclaudebeani@gmail.com; jcbeani@chu-grenoble.fr

Philippe Benech Faculté de Médecine Secteur Nord, UMR 7259 (NICN) CNRS – Aix-Marseille Université, Marseille, France
e-mail: philippe.benech@univ-amu.fr

Bruno A. Bernard L'Oréal Research and Innovation, Clichy, France
e-mail: bbernard@rd.loreal.com

Jean-claude Bernengo Non Invasive Technologies, Paris, France
e-mail: bernjc@free.fr

Jacques Bittel Cepa, CNRS, Strasbourg Cedex, France

Stefano Bombardieri Dipartimento di malattie muscolo-scheletriche e cutanee, U.O. Reumatologia, Pisa, Italy
e-mail: s.bombardieri@int.med.unipi.it

S. Boutefnouchet Unité de Préparation et de Contrôles des Médicaments, Service Pharmaceutique – Groupement Hospitalier Edouard Herriot-Hospices Civils de Lyon, Lyon cedex 03, France

Emilie Brenaut Department of Dermatology, University Hospital of Brest, Brest, France

Ma Julia Bujan Faculty of Medicine and Health Science, Universidad de Alcalá de Henares, Campus Universitario, Ctra. Barcelona, Madrid, Spain

Shona A. Burkes Skin Sciences Program, Division of Plastic Surgery, Department of Surgery, Cincinnati Children's Hospital Medical Center, College of Medicine, University of Cincinnati, Cincinnati, OH, USA
James L. Winkle, College of Pharmacy, University of Cincinnati, Cincinnati, OH, USA

Francisco M. Camacho School of Medicine, Medical-Surgical Dermatology Department, Hospital Universitario Virgen Macarena, University of Seville, Seville, Spain
e-mail: fmcamacho@us.es; camachodp@medynet.com

Victor Candas Ex Research Director at CNRS, Strasbourg Cedex 2, France
e-mail: v.candas@orange.fr

Massimiliano Cazzato Dipartimento di malattie muscolo-scheletriche e

cutanee, U.O. Reumatologia, Pisa, Italy
e-mail: m_cazzato@virgilio.it

Tenn F. Chen Natural Phenomena Simulation Group, University of Waterloo, Waterloo, ON, Canada
e-mail: t4chen@cs.uwaterloo.ca

Audris Chiang UC Irvine School of Medicine, Berkeley, CA, USA Department of Dermatology, University of California, San Francisco, CA, USA
e-mail: audrisc@uci.edu

Peter Clarys Faculty of Physical Education and Physiotherapy, Vrije Universiteit Brussel, Brussel, Belgium
e-mail: pclarys@vub.ac.be

Carol Courderot-Masuyer Bioexigence, Besançon, France
e-mail: bioexigence@wanadoo.fr

Razvigor Darlenski Department of Dermatology and Venereology, Tokuda Hospital Sofia, Sofia, Bulgaria
e-mail: darlenski@gmail.com

Maxim E. Darvin Department of Dermatology, Venereology and Allergology, Center of Experimental and Applied Cutaneous Physiology, Charité – Universitätsmedizin Berlin, Berlin, Germany
e-mail: maxim.darvin@charite.de

J. P. Delage U688 Physiopathologie mitochondriale, Université Victor Segalen-Bordeaux 2, Bordeaux Cedex, France

Alessandra Della Rossa Dipartimento di malattie muscolo-scheletriche e cutanee, U.O. Reumatologia, Pisa, Italy
e-mail: a.dellarossa@ao-pisa.toscana.it

Heinrich Dickel Department of Dermatology and Allergology, Ruhr University Bochum, Bochum, Germany
e-mail: h.dickel@klinikum-bochum.de

Valentina Dini Department of Dermatology, University of Pisa, Pisa, Italy

Stéphane Diridollou L'Oreal Research and Innovation, Chevilly, Larue, France
e-mail: sdiridollou@rd.loreal.com

Van Neste Dominique Skinterface Tournai and Brussels' Hair Clinic, Tournai, Belgium
e-mail: info@skinterface.be

Yahya Dowlati Center for Research and Training in Skin Diseases and Leprosy, Tehran University of Medical Sciences, Tehran, Iran e-mail: dowlatiy@yahoo.com

Peter D. Drummond School of Psychology and Exercise Science, Murdoch University, Perth, WA, Australia
e-mail: p.drummond@murdoch.edu.au

L. Duteil CPCAD (Centre de Pharmacologie Clinique Appliquée à la Dermatologie), Hôpital L'ARCHET 2, Nice Cedex 3, France
e-mail: philippe.BAHADORAN@unice.fr

Vanessa Ecarnot CERT, Department of Dermatology, CHRU Besançon, Besançon, France

Claudia El Gammal Dermatology, Medical Care Center, Diakonie Klinikum Jung-Stilling, Siegen, Germany

Stephan El Gammal Dermatological Clinic, Diakonie Klinikum Bethesda, Freudenberg, Germany
e-mail: stephan@ElGammal.de

Ahmed Elkhyat Center for Research and Studies on the Integument (CERT), Department of Dermatology, Clinical Investigation Center (CIC BT506), Besançon University Hospital, INSERM UMR1098, FED4234 IBCT, University of Franche-Comté, Besançon, France
e-mail: aelkhyat@chu-besancon.fr

Ramona Enea L'Oréal Research and Innovation, Aulnay-Sous- Bois, France

Françoise Falson ISPB-Faculté de Pharmacie, University of Lyon, Lyon, France
e-mail: francoise.rieg-falson@univ-lyon1.fr

Ferial Fanian Center for Study and Research on the Integuments, Department of Dermatology, University Hospital of Besançon, Besançon, France
e-mail: ferial.fanian@chu-besancon.fr; ferial.fanian@cert-besancon.com; fanian@gmail.com

Ismael Fernández-Cuevas Faculty of Sciences for Physical Activity and Sport (INEF), Universidad Politécnica de Madrid, Madrid, Spain
e-mail: ismael.fernandez@upm.es

Hugo Ferreira Faculty of Sciences, Institute of Biophysics and Biomedical Engineering, Universidade de Lisboa, Lisboa, Portugal

Davide Filingeri Environmental Ergonomics Research Centre, Loughborough Design School, Loughborough University, Loughborough, UK
e-mail: davidefilingeri@hotmail.it

Alireza Firooz Center for Research and Training in Skin Diseases and Leprosy, Tehran University of Medical Sciences, Tehran, Iran
e-mail: firozali@sina.tums.ac.ir

Joachim W. Fluhr Department of Dermatology, Charité – Universitätsmedizin Berlin, Berlin, Germany
e-mail: Joachim.Fluhr@charite.de

Annette Friedrich Department of Dermatology, Venereology and Allergology, Center of Experimental and Applied Cutaneous Physiology, Charité - Universitätsmedizin Berlin, Berlin, Germany

Bernard Gabard Lörrach, Germany
e-mail: b.gabard@iderma.ch

Thilo Gambichler Department of Dermatology and Allergology, Ruhr University Bochum, Bochum, Germany

Parisa Gazerani Department of Health Science and Technology, Faculty of Medicine, Center for Sensory-Motor Interaction (SMI), Aalborg University, Aalborg, Denmark
e-mail: gazerani@hst.aau.dk

Edgar Gentilhomme French Army Health Research Department, La tronche, France
e-mail: edgargentilhomme@crssa.net

Nicola Gerrett Institute of Sport and Exercise Science, University of Worcester, Worcester, UK
e-mail: n.gerrett@worc.ac.uk

Marion Ghibaudo L'Oréal Research and Innovation, Aulnay-Sous- Bois, France

E. Gilbert EA 4169 "Aspects Fondamentaux, Cliniques et Thérapeutiques de la Fonction Barrière Cutanée", Laboratoire de Pharmacie Galénique Industrielle – Faculté de Pharmacie., Université Claude Bernard Lyon 1, Lyon cedex 08, France

Johanna M. Gillbro Oriflame Skin Research Institute, Stockholm, Sweden
Oriflame R & D Ltd, Bray, Co Wicklow, Ireland
Department of Medical Sciences, Dermatology and Venereology, Uppsala University, Uppsala, Sweden
e-mail: johanna.gillbro@oriflame.com

Pedro Gómez Carmona Faculty of Sciences for Physical Activity and Sport

(INEF), Universidad Politécnica de Madrid, Madrid, Spain

Salvador Gonzalez Dermatology Service, Memorial Sloan-Kettering Cancer Center, New York, NY, USA
Medicine Department, Alcalá University, Madrid, Spain

G. S. Goriparthi Department of Pharmaceutics, UCL School of Pharmacy, London, UK

Alexandros Goulioumis Department of Anesthesiology, Intensive Care and Pain Therapy, The Knappschaftskrankenhaus Dortmund, Dortmund, Germany

Marcella Guarrera Department of Health Sciences-Section of Dermatology, University of Genoa, Genoa, Italy
e-mail: guarrera@unige.it

Alexandre Guichard Center for Research and Studies on the Integument (CERT), Department of Dermatology, Clinical Investigation Center (CIC INSERM 1431), Besançon University Hospital; INSERM UMR1098, FED4234 IBCT, University of Franche-Comté, Besançon, France
e-mail: guichard.alexandre@gmail.com

J. C. Guimberteau Institut Aquitain de la Main, Bordeaux-Pessac, France
e-mail: adf.guimberteau@wanadoo.fr

Stefan F. Haag Department of Dermatology, Venereology and Allergology, Center of Experimental and Applied Cutaneous Physiology, Charité - Universitätsmedizin Berlin, Berlin, Germany

Farhaan Hafeez Department of Dermatology, University of California, San Francisco, San Francisco, CA, USA
e-mail: farhaanhafeez@gmail.com; farhaan.hafeez@yale.edu

Marek Haftek Laboratoire de Recherche Dermatologique, EA 4169, Faculté de Médecine et de Pharmacie, Université Claude Bernard Lyon 1, Lyon, France
e-mail: marek.haftek@univ-lyon1.fr

Eva Hagforsen Oriflame Skin Research Institute, Stockholm, Sweden Oriflame R & D Ltd, Bray, Co Wicklow, Ireland
Department of Medical Sciences, Dermatology and Venereology, Uppsala University, Uppsala, Sweden

Steffi Hansen Department Drug Delivery, Helmholtz Institute for Pharmaceutical Research Saarland (HIPS), Helmholtz Center for Infection Research, Saarbruecken, Germany
e-mail: steffihansen@web.de

Farina Hashmi School of Health Sciences Research, University of Salford, Manchester, UK
e-mail: F.Hashmi@salford.ac.uk

Hournaz Hassanzadeh Center for Research and Training in Skin Diseases and Leprosy, Tehran University of Medical Sciences, Tehran, Iran
e-mail: hasanzadeh.hoornaz92@gmail.com

Kathryn L. Hatch Department of Agricultural and Biosystems Engineering, University of Arizona, Tucson, AZ, USA
e-mail: khatch@ag.arizona.edu

George Havenith Environmental Ergonomic Research Centre, Loughborough Design School, Loughborough University, Loughborough, UK
e-mail: G.Havenith@lboro.ac.uk

Trinh Hermanns-Lê Laboratory of Skin Bioengineering and Imaging (LABIC), Liège University, Liège, Belgium
Service de Dermatopathologie, CHU du Sart Tilman, Liège, Belgium
Department of Dermatopathology, Unilab Lg, University Hospital of Liège, Liège, Belgium
e-mail: Trinh.hermanns@chu.ulg.ac.be; Trinh.le@ulg.ac.be

Camile L. Hexsel Brazilian Center for Studies in Dermatology, Porto Alegre, Brazil

Doris Hexsel Brazilian Center for Studies in Dermatology, Department of Dermatology, Pontificia Universidade Catolica do Rio Grande do Sul (PUC-RS), Porto Alegre, RS, Brazil
e-mail: doris@hexsel.com.br

Simon Hodder Environmental Ergonomics Research Centre, Loughborough Design School, Loughborough University, Loughborough, UK
e-mail: S.Hodder@lboro.ac.uk

Golara Honari Department of Dermatology, Stanford School of Medicine, Redwood City, USA
e-mail: Honari@stanford.edu

Magdalena Hoppel Department of Pharmaceutical Technology and Biopharmaceutics, Faculty of Life Sciences, University of Vienna, Vienna, Austria
e-mail: magdalena.hoppel@univie.ac.at

Philippe Humbert Department of Dermatology, University Hospital of

Besançon, Besançon, France
e-mail: philippe.humbert@univ-fcomte.fr

Alia Arif Hussain Department of Dermatology, Roskilde Hospital, University of Copenhagen, Roskilde, Denmark
e-mail: alia.arif.hussain@gmail.com

Soeren Jaspers Research and Development, Beiersdorf AG, Hamburg, Germany
e-mail: Soeren.Jaspers@beiersdorf.com

Gregor B. E. Jemec Department of Dermatology, Roskilde Hospital, University of Copenhagen, Roskilde, Denmark
e-mail: gbj@regionsjaelland.dk

Adeline Jeudy Research and Studies Center on the Integument (CERT); Clinical Investigation Center (CIC BT506), Department of Dermatology, Besançon University Hospital, Besançon, France
e-mail: ajeudy@chu-besancon.fr

Jessica W. Y. Jor Auckland Bioengineering Institute, University of Auckland, Auckland, New Zealand
e-mail: j.jor@auckland.ac.nz

Jakob Mutanu Jungersted Department of Dermatology, University of Copenhagen, Copenhagen, NV, Denmark
e-mail: jungersted@gmail.com

Raphaela Kästle Department of Dermatology and Allergology, General Hospital Augsburg, Augsburg, Germany

Karsten König Department of Biophotonics and Laser Technology, Saarland University, Saarbruecken, Germany
JenLab GmbH, Jena, Germany
e-mail: k.koenig@blt.uni-saarland.de

Jeanette Kamphowe Department of Dermatology and Allergology, Ruhr University Bochum, Bochum, Germany

Behrooz Kasraee Scientis Pharma SA, Geneva, Switzerland
e-mail: behroozkasraee@yahoo.com

Rachid Kechidi University Hospital of Besançon, Besançon, France
e-mail: r.kechidi@live.fr

Katsuko Kikuchi Department of Dermatology, Tohoku University Graduate School of Medicine, Sendai, Japan e-mail: kkikuchi@med.tohoku.ac.jp

Victoria Klang Department of Pharmaceutical Technology and Biopharmaceutics, Faculty of Life Sciences, University of Vienna, Vienna, Austria
e-mail: victoria.klang@univie.ac.at

Fanny Knorr Department of Dermatology, Venereology and Allergology, Center of Experimental and Applied Cutaneous Physiology, Charité - Universitätsmedizin Berlin, Berlin, Germany
e-mail: fanny.knorr@charite.de

Laurence Kocher Service d'Explorations Fonctionnelles Neurologiques, Centre Hospitalier Lyon Sud, Hospices Civils de Lyon, Pierre-Bénite, France
e-mail: laurence.kocher@chu-lyon.fr

Nikiforos Kollias Johnson & Johnson Consumer and Personal Products Worldwide, Skillman, NJ, USA

Charles B. Kromann Department of Dermatology, Roskilde, Zealand University Hospital, University of Copenhagen, Copenhagen, Denmark
e-mail: charles.kromann@gmail.com

Oliver Kuss Institute for Biometry and Epidemiology, German Diabetes Center, Leibniz Institute for Diabetes Research at Heinrich Heine University Düsseldorf, Düsseldorf, Germany

Jürgen Lademann Department of Dermatology, Venereology and Allergology, Center of Experimental and Applied Cutaneous Physiology, Charité – Universitätsmedizin Berlin, Berlin, Germany
e-mail: juergen.lademann@charite.de

Cheng-Che Eric Lan Department of Dermatology, Kaohsiung Medical University, Kaohsiung, Taiwan

Helene M. Langevin Department of Neurological Sciences, University of Vermont, College of Medicine, Burlington, VT, USA
e-mail: helene.langevin@med.uvm.edu

Anna-Christina Lauer Department of Dermatology, Venereology and Allergology, Center of Experimental and Applied Cutaneous Physiology, Charité - Universitätsmedizin Berlin, Berlin, Germany

Youssef Lboutounne CIC-BT CHU, Besançon, France
e-mail: youssef-lboutounne@hotmail.fr

Won-Soo Lee Department of Dermatology, Institute of Hair and Cosmetic Medicine, Yonsei University Wonju College of Medicine, Wonju, Gangwon-

Do, Republic of Korea
e-mail: leewonsoo@yonsei.ac.kr

Christina Lee Johnson & Johnson Consumer and Personal Products Worldwide, Skillman, NJ, USA
e-mail: CLee56@its.jnj.com

Jackson Leong Dermatology Department, University of California, San Francisco, San Francisco, CA, USA
e-mail: jacksonleong@gmail.com

Dominique Leroy Dermatologist, Department of Dermatology, University Hospital centre, Caen, France
e-mail: dominique.leroy10@wanadoo.fr

Li Li Department of Dermatology,West China Hospital, Sichuan University, Chengdu, China

Yuanhong Li Department of Dermatology, No.1 Hospital of China Medical University, Shenyang, People's Republic of China
e-mail: liyuanhong@vip.sina.com

Thomas Lihoreau Center for Research and Studies on the Integument (CERT), Department of Dermatology, Clinical Investigation Center (CIC INSERM 1431), Besançon University Hospital; INSERM UMR1098, FED4234 IBCT, University of Franche-Comté, Besançon, France
e-mail: tlihoreau@chu-besancon.fr

Shari R. Lipner Department of Dermatology, Weill Cornell Medical College, New York, NY, USA
e-mail: shl9032@med.cornell.edu

Caterina Longo Dermatology and Skin cancer Unit, Arcispedale Santa Maria Nuova-IRCCS, Reggio Emilia, Italy
e-mail: longo.caterina@gmail.com

Gustavo S. Luengo L'Oréal Research and Innovation, Aulnay-Sous- Bois, France
e-mail: gluengo@rd.loreal.com

Sophie Mac-Mary Skinexigence SAS, Bioparc, Besançon, France
e-mail: smac@skinexigence.com

Howard I. Maibach Department of Dermatology, School of Medicine, University of California, San Francisco, CA, USA
e-mail: maibachh@derm.ucsf.edu

M. Malathi Department of Dermatology, Jawaharlal Institute of Post Graduate Medical Education and Research, Gorimedu, Puducherry, India
e-mail: mmalathi.dr@live.com

George Man Department of Dermatology, Dermatology Service, Veterans Affairs Medical Center San Francisco, University of California San Francisco, School of Medicine, San Francisco, CA, USA
e-mail: georgeisman@gmail.com

Mao-Qiang Man Department of Dermatology, Dermatology Service, Veterans Affairs Medical Center San Francisco, University of California San Francisco, School of Medicine, San Francisco, CA, USA
e-mail: mqman@hotmail.com

Joao Carlos Marins Human Performance Laboratory – LAPEH, Universidade Federal de Viçosa (Brazil), Minas Gerais Código, Viçosa, Brazil

Slaheddine Marrakchi Department of Dermatology, Hedi CHAKER Hospital, Sfax, Tunisia
e-mail: slaheddine.marrakchi@tunet.tn

Alain Mavon Oriflame Skin Research Institute, Stockholm, Sweden Oriflame R & D Ltd, Bray, Co Wicklow, Ireland
Department of Medical Sciences, Dermatology and Venereology, Uppsala University, Uppsala, Sweden

Sylvie Meaume Department of Geriatrics, Wound Care Unit, Rothschild Hospital, Paris, France
e-mail: sylvie.meaume@rth.aphp.fr

Annette Mehling BASF Personal Care and Nutrition GmbH, Düsseldorf, Germany
e-mail: annette.mehling@basf.com

Martina C. Meinke Department of Dermatology, Venereology and Allergology, Center of Experimental and Applied Cutaneous Physiology, Charité – Universitätsmedizin Berlin, Berlin, Germany
e-mail: martina.meinke@charite.de

Eve Merinville Oriflame Skin Research Institute, Stockholm, Sweden Oriflame R & D Ltd, Bray, Co Wicklow, Ireland
Department of Medical Sciences, Dermatology and Venereology, Uppsala University, Uppsala, Sweden

Shahram F. Mevaloo Health Studies Group, Center for Strategic Research, I.R.I Ministry of Sport and Youth, Tehran, Iran e-mail: sfaradjzadeh@yahoo.com

G. Milcovich Department of Pharmaceutics, UCL School of Pharmacy, London, UK

Laurent Misery Department of Dermatology, University Hospital of Brest, Brest, France
e-mail: laurent.misery@chu-brest.fr

Hiroyasu Mizuno L'OREAL, KSP Research and Innovation center, Kawasaki, Japan

Mette Mogensen Department of Dermatology and Venereology, Bispebjerg Hospital, University of Copenhagen, Copenhagen, Denmark
e-mail: mogensen.mette@gmail.com

Garrett Moran Oriflame Skin Research Institute, Stockholm, Sweden Oriflame R & D Ltd, Bray, Co Wicklow, Ireland
Department of Medical Sciences, Dermatology and Venereology, Uppsala University, Uppsala, Sweden

Marta Mosca Dipartimento di malattie muscolo-scheletriche e cutanee, U.O. Reumatologia, Pisa, Italy
e-mail: marta.mosca@med.unipi.it

D. Moyal La Roche-Posay Laboratoire Dermatologique, Asnieres Sur Seine, France
e-mail: dominique.moyal@loreal.com

S. Murdan Department of Pharmaceutics, UCL School of Pharmacy, London, UK
e-mail: s.murdan@ucl.ac.uk

Patrice Muret Engineering and Cutaneous Biology Laboratory, UMR 1098, University of Franche-Comte, Besançon, France
Clinical Pharmacology Department, University Hospital, Besançon, France
e-mail: patrice.muret@univ-fcomte.fr; p1muret@chu-besancon.fr

Shohreh Nafisi Department of Chemistry, Central Tehran Branch, IAU, Tehran, Iran
Department of Dermatology, University of California, San Francisco, CA, USA
e-mail: drshnafisi@gmail.com

Martyn P. Nash Auckland Bioengineering Institute, University of Auckland, Auckland, New Zealand
Department of Engineering Science, University of Auckland, Auckland, New Zealand

Yves Neveux Livernon, France
e-mail: yves.neveux@free.fr

Poul M. F. Nielsen Auckland Bioengineering Institute, University of Auckland, Auckland, New Zealand
Department of Engineering Science, University of Auckland, Auckland, New Zealand

Jesper B. Nielsen Department of Public Health, University of Southern Denmark, Odense, Denmark
e-mail: jbnielsen@health.sdu.dk

Thomas A. Nielsen Department of Health Science and Technology, Faculty of Medicine, Center for Sensory-Motor Interaction (SMI), Aalborg University, Aalborg, Denmark

Mia Nilsson Oriflame Skin Research Institute, Stockholm, Sweden Oriflame R & D Ltd, Bray, Co Wicklow, Ireland
Department of Medical Sciences, Dermatology and Venereology, Uppsala University, Uppsala, Sweden

Lars Norlén Department of Cell and Molecular Biology (CMB), Karolinska Institutet, and Dermatology Clinic, Karolinska University Hospital, Stockholm, Sweden
e-mail: lars.norlen@ki.se

Yacine Ouzzahra Institute for Health and Behaviour, University of Luxembourg, Walferdange, Luxembourg
e-mail: Yacine.Ouzzahra@uni.lu

Lídia Palma CBIOS – Research Center for Health Science and Technologies, Universidade Lusófona, Lisbon, Portugal

Salvatore Panduri Department of Dermatology, University of Pisa, Pisa, Italy

Matthew D. Parker Auckland Bioengineering Institute, University of Auckland, Auckland, New Zealand

David D. Pascoe School of Kinesiology, Auburn University, Aubur, Al, USA
e-mail: Pascodd@auburn.edu

Paola Pasquali Dermatology Department, Pius Hospital de Valls, Valls, Spain
e-mail: pasqualipaola@gmail.com

J. Pauchot Orthopedic Surgery, Traumatology, Plastic Aesthetic, Reconstructive Surgery, and Hand Surgery Department, EA 4268, IFR 133 INSERM I4S, Besançon University Hospital, Besançon, France e-mail: julien.pauchot@gmail.com

Giovanni Pellacani Dermatology Unit, University of Modena and Reggio Emilia, Modena, Italy

Gérald E. Piérard Laboratory of Skin Bioengineering and Imaging (LABIC), Liège University, Liège, Belgium
Service de Dermatopathologie, CHU du Sart Tilman, Liège, Belgium
e-mail: Gerald.pierard@ulg.ac.be

Claudine Piérard-Franchimont Laboratory of Skin Bioengineering and Imaging (LABIC), Department of Clinical Sciences, Liège University, Liège, Belgium
e-mail: Claudine.franchimont@ulg.ac.be

Fabrice Pirot EA 4169 "Aspects Fondamentaux, Cliniques et Thérapeutiques de la Fonction Barrière Cutanée", Laboratoire de Pharmacie Galénique Industrielle – Faculté de Pharmacie., Université Claude Bernard Lyon 1, Lyon cedex 08, France
Unité de Préparation et de Contrôles des Médicaments, Service Pharmaceutique – Groupement Hospitalier Edouard Herriot-Hospices Civils de Lyon, Lyon cedex 03, France
e-mail: fabrice.pirot@univ-lyon1.fr

Johan L. Du Plessis Occupational Hygiene and Health Research Initiative, North-West University, Potchefstroom, South Africa
e-mail: Johan.DuPlessis@nwu.ac.za

Anne Potter L'Oréal Research and Innovation, Aulnay-Sous- Bois, France

Pascale Quatresooz Laboratory of Skin Bioengineering and Imaging, Department of Dermatopathology, University Hospital of Liège, Liège, Belgium
Department Histology, University of Liège, Liège, Belgium
e-mail: Pascale.quatresooz@chu.ulg.ac.be

Ali Rajabi-Estarabadi Center for Research and Training in Skin Diseases and Leprosy, Tehran University of Medical Sciences, Tehran, Iran
e-mail: dralirajabi@yahoo.com

Adriana Rakowska Department of Dermatology, Medical University of Warsaw, Warsaw, Poland
e-mail: adriana.rakowska@gmail.com

Loïc Rambaud French Institute for Public Health Surveillance, Saint Maurice, France
e-mail: l.rambaud@invs.sante.fr; l-rambaud@wanadoo.fr

Alfredo Rebora Department of Health Sciences-Section of Dermatology, University of Genoa, Genoa, Italy

Pascal Reygagne Centre de Santé Sabouraud, Hôpital Saint Louis, Paris, France
e-mail: p.reygagne@centresabouraud.fr

Corinne Reymermier BASF Beauty Care Solutions France S.A.S, Lyon, France
e-mail: corinne.reymermier@basf.com

Jean de Rigal L'Oréal Recherche, Chevilly Larue, France
e-mail: jderigal@rd.loreal.com; jderigal@bbox.fr

Francis J. Ring Medical Imaging Research Unit, University of SouthWales, Pontypridd, UK
e-mail: efring@glam.ac.uk

MªAngélica Roberto Plastic Surgery Service, Rua José António Serrano, Lisboa, Lisbon, Portugal

Luís Monteiro Rodrigues CBIOS – Research Center for Health Science and Technologies, Universidade Lusófona, Lisbon, Portugal
Department of Pharmacological Sciences, Universidade de Lisboa – School of Pharmacy, Lisbon, Portugal
e-mail: monteiro.rodrigues@ulusofona.pt; monteirorodrigues@sapo.pt

Marco Romanelli Department of Dermatology, University of Pisa, Pisa, Italy
e-mail: m.romanelli@med.unipi.it

Catarina Rosado Universidade Lusófona (CBIOS – Research Center for Health Science and Technologies), Lisbon, Portugal

K. Roussel CPCAD (Centre de Pharmacologie Clinique Appliquée à la Dermatologie), Hôpital L'ARCHET 2, Nice Cedex 3, France

L. Roussel EA 4169 "Aspects Fondamentaux, Cliniques et Thérapeutiques de la Fonction Barrière Cutanée", Laboratoire de Pharmacie Galénique Industrielle – Faculté de Pharmacie., Université Claude Bernard Lyon 1, Lyon cedex 08, France

Patricia Rousselle Tissue Biology and Therapeutic Engineering Unit, Institute of Protein Biology and Chemistry, UMR 5305 – CNRS, University of Lyon, Lyon, France
e-mail: patricia.rousselle@ibcp.fr

Lidia Rudnicka Department of Dermatology, Medical University of Warsaw, Warsaw, Poland e-mail: lidia.rudnicka@dermatolodzy.com.pl

MarkW. Rutland KTH, Royal Institute of Technology, Stockholm, Sweden
e-mail: mark@kth.se

Eduardo Ruvolo Johnson & Johnson Consumer and Personal Products
Worldwide, Skillman, NJ, USA
e-mail: eruvolojr@gmail.com

Jean-Marie Sainthillier Skinexigence, Besançon, France
e-mail: jmsainthillier@skinexigence.com

D. Salmon EA 4169 "Aspects Fondamentaux, Cliniques et Thérapeutiques de la
Fonction Barrière Cutanée", Laboratoire de Pharmacie Galénique Industrielle –
Faculté de Pharmacie., Université Claude Bernard Lyon 1, Lyon cedex 08,
France
Unité de Préparation et de Contrôles des Médicaments, Service Pharmaceutique –
Groupement Hospitalier Edouard Herriot-Hospices Civils de Lyon, Lyon cedex
03, France
e-mail: damien.salmon01@chu-lyon.fr

Osvaldo Santos Faculty of Medicine, Public Health Preventive Medicine
Institute and Environmental Health Institute, Universidade de Lisboa, Lisbon,
Portugal

Elke Sattler Department of Dermatology, Ludwig Maximilian University
Munich, Munich, Germany

E. Sawaya Institut Aquitain de la Main, Bordeaux-Pessac, France

Julia J. Scarisbrick Department of Dermatology, Queen Elizabeth Medical
Centre, University Hospitals Birmingham NHS Foundation Trust, Queen
Elizabeth Hospital, Birmingham, UK
e-mail: juliascarisbrick@doctors.net.uk

Monika Schäfer-Korting Institute of Pharmacy, Pharmacology and Toxicology,
FreieUniversität Berlin, Berlin, Germany

Sabine Schanzer Department of Dermatology, Venereology and Allergology,
Center of Experimental and Applied Cutaneous Physiology, Charité -
Universitätsmedizin Berlin, Berlin, Germany
e-mail: sabine.schanzer@charite.de

Richard K. Scher Department of Dermatology, Weill Cornell Medical College,
New York, NY, USA
e-mail: scherri@med.cornell.edu

Christian Schulze Research and Development, Beiersdorf AG, Hamburg, Germany
e-mail: Christian.Schulze@beiersdorf.com

Hamm-Ming Sheu Department of Dermatology, National Cheng Kung University College of Medicine and Hospital, Tainan, Taiwan
e-mail: hmsheu@mail.ncku.edu.tw

Manuel Sillero Quintana Faculty of Sciences for Physical Activity and Sport (INEF), Universidad Politécnica de Madrid, Madrid, Spain

Henrique Silva CBIOS – Research Center for Biosciences and Health Technologies, Universidade Lusófona, Lisboa, Portugal
Department of Pharmacological Sciences, Universidade de Lisboa – School of Pharmacy, Lisbon, Portugal

Iqbaljit Singh Department of Dermatology, UCSF, Fremont, CA, USA
e-mail: gill1606@gmail.com

Mariana Soirefmann Dermatology Department, Pontificia Universidade Catolica do Rio Grande do Sul (PUC-RS), Porto Alegre, Brazil

Zhenhhua Song L'Oréal Research and Innovation, Aulnay-Sous- Bois, France

Aleksandr B. Stefaniak Centers for Disease Control and Prevention, National Institute for Occupational Safety and Health, Morgantown,WV, USA
e-mail: AStefaniak@cdc.gov

Tomasz J. Stefaniak Department of General, Endocrine and Transplant Surgery, Medical University of Gdansk, Gdansk, Poland
e-mail: wujstef@gumed.edu.pl

Markus F. C. Steiner GO Health Services, NHS Grampian, Aberdeen, UK
e-mail: m.steiner@abdn.ac.uk; m.steiner@nhs.net

Andrew J. Taberner Auckland Bioengineering Institute, University of Auckland, Auckland, New Zealand
Department of Engineering Science, University of Auckland, Auckland, New Zealand

Hachiro Tagami Department of Dermatology, Tohoku University Graduate School of Medicine, Sendai, Japan
e-mail: hachitagami@ybb.ne.jp

Liliana Tavares CBIOS – Research Center for Health Science and Technologies, Universidade Lusófona, Lisbon, Portugal

Devinder Mohan Thappa Department of Dermatology and STD, The Jawaharlal

Institute of Postgraduate Medical Education and Research, Pondicherry, Puducherry, India
e-mail: dmthappa@gmail.com

Lotte Themstrup Department of Dermatology, Roskilde Hospital, University of Copenhagen, Roskilde, Denmark
e-mail: lotte.themstrup@gmail.com

Pierre Treffel Pharmaceutical laboratory, Codexial Dermatologie, Vandoeuvre-lès-Nancy, France
e-mail: Pierre.treffel@codexial-dermatologie.com

Jui-Chen Tsai Institute of Clinical Pharmacy and Pharmaceutical Sciences, National Cheng Kung University, College of Medicine, Tainan, Taiwan

Claudia Valenta Department of Pharmaceutical Technology and Biopharmaceutics, Faculty of Life Sciences, University of Vienna, Vienna, Austria
e-mail: claudia.valenta@univie.ac.at

Daniel Varchon Laboratoire de Mécanique Appliquée R. Chaléat, University of Franche-Comté, Besançon, France
e-mail: daniel.varchon@univ-fcomte.fr

Céline Viennet Engineering and Cutaneous Biology Laboratory, UMR 1098, University of Franche-Comte, Besançon, France
e-mail: celine.viennet@univ-fcomte.fr

Martine Vigan Department of Dermatology, University Hospital of Besançon, Besançon, France
e-mail: martine.vigan@gmail.com

Marty O. Visscher Skin Sciences Program, Division of Plastic Surgery, Cincinnati Children's Hospital Medical Center, Cincinnati, OH, USA
Department of Surgery, College of Medicine, University of Cincinnati, Cincinnati, OH, USA
e-mail: marty.visscher@gmail.com

Michael Vogt Institute for High Frequency Techniques of the Ruhr-University, Bochum, Germany

Xuemin Wang Shanghai, China

Hans-Jürgen Weigmann Department of Dermatology, Venereology and Allergology, Center of Experimental and Applied Cutaneous Physiology, Charité -

---

Xuemin Wang: 已逝

Universitätsmedizin Berlin, Berlin, Germany
e-mail: hweinet@alice-dsl.net

JuliaWelzel Department of Dermatology and Allergology, General Hospital Augsburg, Augsburg, Germany
e-mail: julia.welzel@klinikum-augsburg.de

Alexander Witkowski Dermatology Unit, University of Modena and Reggio Emilia, Modena, Italy

Ximena Wortsman Department of Radiology and Department of Dermatology, Institute for Diagnostic Imaging and Research of the Skin and Soft Tissues, Clinica Servet, Faculty of Medicine, University of Chile, Santiago, Chile
e-mail: xworts@yahoo.com

Perry Xiao School of Engineering, London South Bank University, London, UK
e-mail: xiaop@lsbu.ac.uk

Sang Woong Youn Department of Dermatology, Seoul National University Bundang Hospital, Seongnam, Gyeonggi-do, South Korea
e-mail: swyoun@snu.ac.kr

Chao Yuan Department of Skin and Cosmetic Research, Shanghai Skin Disease Hospital, Shanghai, China
e-mail: dermayuan@163.com

Hamed Zartab Center for Research and Training in Skin Diseases and Leprosy, Tehran University of Medical Sciences, Tehran, Iran
Tissue Engineering and Wound Healing Lab, Department of Surgery, Division of Plastic Surgery, Brigham and Women's Hospital – Harvard Medical School, Boston, USA
e-mail: hzartabmd@yahoo.com; hzartab@partners.org; hzartabmd@gmail.com

目 录

下 卷

81

毛发图像分析技术

Pascal Reygagne

内容

关键词

雄激素性脱发·对比增强毛发图像分析技术·无创性方法·毛发图像分析技术·毛发显微镜分析技术·自动化毛发图像分析技术·CE-PTG·头皮活检·TichoScan

1 简介

用于评估脱发患者的方法有很多种。这些方法中包括有创性、半创性和无创性（Dhurat and Saraogi 2009）。

头皮活检（scalp biopsy）即为一种有创性方法（invasive method）。

半创性方法（semi-invasive methods）有：拔毛试验（pull test），毛发显微镜分析（trichogram），或者单位面积内的毛发显微镜分析。

无创性方法（noninvasive methods）包括：功效问卷，生活质量问卷，每天毛发计数，标准化清洗测试，60秒梳头测试，毛发重量，毛发直径测量，拍摄整体照片后评价，皮肤镜，视频显微镜，基于照片的毛发数量统计和毛发图像分析技术。

毛发图像分析技术（phototrichogram，PTG）是一种安全的、无创的并且可重现的方法，可用于在体研究毛发（生长）周期。PTG可用于定量检测包括毛发密度在内的多个毛发生长相关的参数。脱发和毛发变细是临床毛发疾病的主诉。即使临床上雄激素源性脱发的诊断，对于毛发密度的评估也不容易，尤其是在疾病早期毛发密度基本正常的时候，所以我们需要一个足够灵敏的方法来测量脱发和毛发密度，并且追踪脱发的治疗效果。毛发图像分析技术是基于如下原理：将目标头皮区域的毛发剔除，这样就能区分生长期或者休止期的毛发，生长期毛发一般每天生长0.35mm，剩下的毛发则处在休止期。作为一种毛发图像分析，PTG能够量化生长期和休止期毛发的百分比。作为选定区域的低倍摄影技术（整体毛发计数）（Canfield 1996），或者作为单位面积的毛发图像分析技术（Rushton et al. 1983），再或者作为头皮活检（whiting et al. 1999），PTG可以定量毛发密度，并进一步测量头发生长速度和直径，从储存的照片上可以仔细检查并管理这些数据。

基于上述理由，现今PTG作为毛发研究的金标准被应用到无创性毛发生长测量、临床试验以及瘢痕性脱发或者非瘢痕性脱发治疗追踪中。大多数情况下，PTG在临床中与问卷、整体摄影在内的美容评估相结合。

2 历史

在1970年，Satoh对3个日本男性的头皮和躯干部位的毛发进行为期两年的研究后，第一次描述了PTG（Saitoh et al. 1970）。Fiquet和Courtois则首先提出将PTG用于检测毛发的生长、脱发的严重程度以及抗脱发治疗后的变化（Fiquet and Courtois 1979；Courtois et al. 1982）。接下来Bouhanna和Guarrera改进了方法（Bouhanna 1982，1984；Guarrera and Ciulla 1986）。Bouhanna在1988年发明了一个新方法——牵引毛发显微镜检查（Bouhanna 1988）。它的优点在于避免了普通PTG方法的第2次回访。具体方法为：首先选取一块测试区域，用大拇指和示指捏住这块区域的头发往外拉来去除休止期的头发。先对被拔出的休止期的头发进行计数，然后拍摄照片后对剩余生长期的头发数量进行计数。这个方法的主要问题在于拉拔的操作没有标准化，并且依赖于研究人员，所以现在牵引毛发显微镜检查已不再被使用了。在1991年Blume用PTG来观察毛发并进行人工点数毳毛数量，由于毳毛通常是无色的，所以会先做染色（表1）（Blume et al. 1991）。传统的PTG方法受限于头皮和毛发颜色的对比度。受到毛发微小化的影响，在金发、白发和AGA中这种对比度较低，毳毛变得比终毛更细更淡。1992年Van Neste引入了用油浸润的方法（头皮浸润成像方法）（Van Neste et al. 1992）。他又在2001年添加了染发的过程，并提出了对比增强毛发图像分析技术（Van Neste 2001）。因为使用了浸油和毛发染色，图像的对比度和分辨率得到了提升，尤其对于金发或者AGA，CE-PTG成为目前最灵敏的方法。一项对毛发显微镜检查和头皮PTG

表 1　健康样本的毳毛毛发图像分析技术结果（Blume et al. 1991）

部位	密度	生长期毛发占比	生长速度
女性面部毛发（前额）	448/mm^2	48%	0.037mm/d
女性胸腔部毛发（背部）	93/mm^2	31%	0.15mm/d
女性胸腔部毛发（胸部）	53/mm^2	42%	0.11mm/d
男性面部毛发（前额）	429/mm^2	49%	0.025mm/d
男性胸腔部毛发（背部）	77/mm^2	32%	0.12mm/d
男性胸腔部毛发（胸部）	61/mm^2	35%	0.11mm/d

的对比评估显示，同一个样本中对生长期的头发的比较有相同的结果（Rushton et al. 1993），CE-PTG在侦测毛发以及生长期休止期毛发占比方面的灵敏度和横截面头皮活检相近（Van Neste 2001）。

　　CE-PTG 是临床研究中评价毛发再生最好的工具，但如果没有自动化分析功能，CE-PTG 在临床实践中非常耗时并且操作不便。所以有些作者开发了在临床实践中方便使用的自动化的毛发计数和分析工具。首次流程自动化的尝试是在 1986 年（Pelfini and Calligaro 1986；Hayashi et al. 1991），并由 Dominique Van Neste 接手延续，他也成为这个方法的先驱。

3 研究方法：对比增强毛发图像分析技术

　　接下来我们将介绍对比增强毛发图像分析技术（contrast-enhanced PTG，CE-PTG），在 2014 年

这是评价毛发生长和脱发的最好方法。CE-PTG 通常用于检测和量化弥漫型脱发或者雄激素性脱发（androgenetic alopecia，AGA）早期的毛发密度、直径和生长。CE-PTG 一般用于头发，但也可用于体毛分析。

　　首先，研究区域需要是病变活跃区。如果是研究 AGA，研究区域可以是头顶，前额部或者前部靠近头顶处脱发的过渡区域。我们也可以选取前额部发际线的区域，但这个区域更显眼。一般基于美观的考虑我们会避开这里。如果是瘢痕性脱发，则必须沿着炎症部位边缘选取研究区域。

　　在第 0 天，一般会用标准的塑料模板铺在选定的头皮区域，然后标记出 1cm^2 的区域作为研究区域。用小弯钩或者尖头剪刀将模板标定区域内的头发梳进区域内，接着用弯头外科手术剪、修发器或者更好地用迷你理发器（mini-haircut，Wella$^®$ 或者 Ermilia$^®$ 品牌，如图 1 ～图 3）剃掉毛发。区域

图 1　修发器

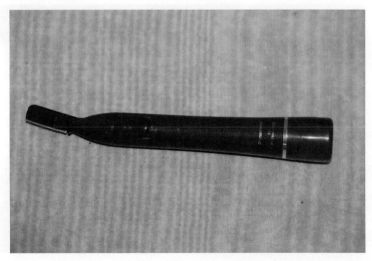

内的所有毛发需要修剪至一致的长度，以显露出短的发干（大约 0.5mm），因此用剪刀很难实现，用迷你理发器更方便。修剪毛发前可以用胶带限定界限，避免修剪时超出区域（图 4）。清理被修剪掉毛发的步骤非常重要，它能防止这些断发被计算进结果，可以用胶带或者压缩气体清除修剪下来的断

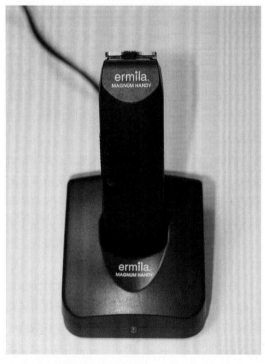

图 2　迷你理发器

发。放大镜可以帮助判断趋势是否彻底干净。拍照前需要用棕色或者黑色的染料将研究区域的毛发染色，这样可以帮助增强毛发和头皮间的对比度。这对于金色、灰色或者白色毛发非常有必要；对于深色毛发来说，染发不是必需的；但对于细毛来说，染色后能使其变得更明显。10 ～ 15 分钟后可以用抗菌酒精溶液清洁研究区域。你必须依据毛发和选择的染料来判断需要等候的时间，时间应长到头发充分上色，但又不能使头皮染上色。一般来说 15 分钟以上会染黑头皮，少于 10 分钟头发又上色不足。

照片需要在固定距离、固定放大倍数和固定照明环境下用微距相机或者摄像机（图 5）拍摄。有多种仪器可供选择：Canfield camera（图 6），尼康的尼克尔医疗镜头，佳能或者 FotoFinder 的 medicam（图 7）等。使用头皮浸没微距照相技术（scalp immersion proxigraphy，SIP）方法拍摄的图像质量会更好。这种技术会在相机前段固定距离安装平面玻璃，当把平面玻璃压在头皮上时，头皮和头发同时能被压平。在玻璃和头皮间加入一滴浸没油滴（图 8）然后拍摄头皮照片，这样做能增加图像的分辨率（实际指清晰度，或者辨识度）。抗菌含水酒精可以用来当作浸没液滴，并且其溶液或者水溶液都能帮助更好的避免玻璃和头皮间的在毛囊周围产生的气泡。

图 3　选定区域内剃发

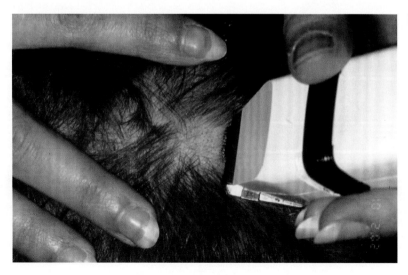

图4　用胶带界定目标区域

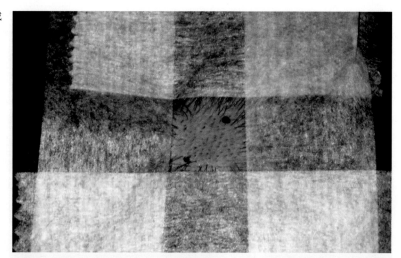

图5　拍摄图片

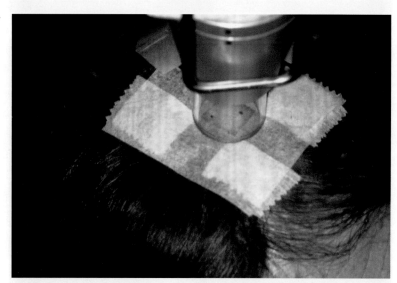

图6　Canfield 相机

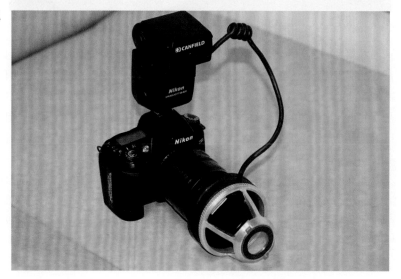

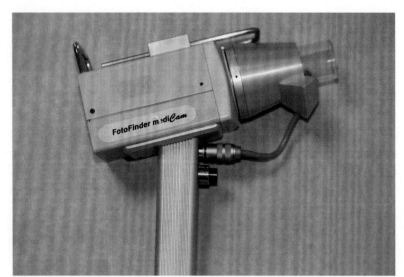

图 7　FotofinderMedicam

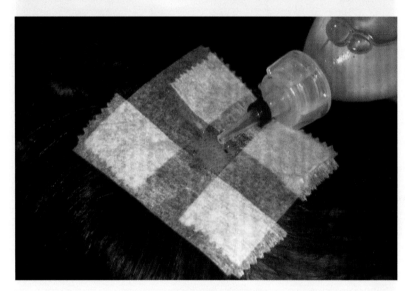

图 8　一滴浸没油滴

在第 2～3 天，不用剃发，但是需要再次染色，然后用相同的方法拍摄第二张照片。最难的是拍摄照片的区域需要和第 0 天完全一致，要做好这步，可以使用半永久的点状文身，痣或者血管瘤来定位。如果用半永久文身的话，当研究区域是圆形时，可以在圆心标记。最好用红色，不要用黑色文身以免在图片中遮盖掉部分毛发。如果研究区域是方形，可以在对角线上用黑色或者棕色文身点上两点。在法国只有 Biochromaderm®（Laboratiories Biotic Phocea）被 CE 批准用作医疗用文身。如果没有痣和血管瘤，同时受试者也不同意使用文身，

我们也可以通过测量目标区域到鼻子或者双耳的距离来定位。随后必须仔细校对上次照片中一些有特定的毛囊位置，直到和前一次照片一致，这耗时长而且很累很困难。用文身方法定位就更方便，并且能确保临床研究在长时间内结果的重现性（Courtois et al. 1995）。

在第一次和第二次获取毛发分析图像的两天间隔时间里，已经足够能观察和测量毛发的伸长。由于毛发随时间的线性生长，两次照片拍摄需要在同一小时内拍摄，这很重要。每隔 3 天再利用毛发图像分析可以测量到更精确的伸长率，但如果间隔再

长一些，毛发长得太长则可能造成图像分析和解释的困难，因为过长的毛发会互相交错以及重叠。一些毛发会被遗漏或者重复计数。

结果（图9）：通过在图像上人工标定毛发，对比第一次和第二次的图像我们可以测量毛发数量，生长期毛发，休止期毛发，毛发伸长量，毛发直径，终毛（直径大于40μm）和毳毛（直径小于40μm）。毛发的识别受限于图像分辨率，质量和放大倍率。一般情况下直径小于5μm的毛发（在图像中）不可见。

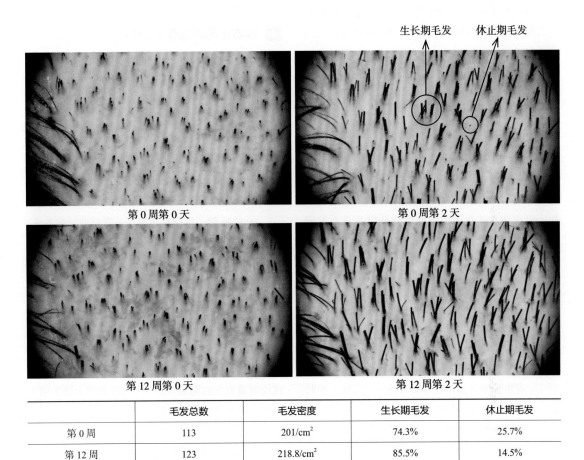

	毛发总数	毛发密度	生长期毛发	休止期毛发
第 0 周	113	201/cm²	74.3%	25.7%
第 12 周	123	218.8/cm²	85.5%	14.5%

图9 局部治疗的毛发图像分析前后对比

- 伸长的毛发表明为生长期的毛发
- 第二张照片中没有伸长或者消失的毛发表明为休止期的毛发

评估参数：
- 目标区域的毛发总数（H）
- 毛发总密度（H/cm²）
- 终毛的数量（TH）
- 终毛的密度（TH/cm²）
- 毳毛的数量（V）

- 毳毛的密度（V/cm²）
- 终毛的百分比（TH/H）×100%
- 毳毛的百分比（V/H）×100%
- 终毛对毳毛比值（TH/V）
- 生长期毛发总数（A）
- 生长期毛发总密度（A/cm²）
- 休止期毛发总数（T）
- 休止期毛发总密度（T/cm²）
- 生长期毛发的百分比（A/H）×100%

– 休止期毛发的百分比（A/H）×100%

– 生长期对休止期毛发的比值（A/T）

– 长度（mm）

– 毛发线性生长率（linear hair growth rate, LHGR；mm/d）

LHGR 为第二次拍摄图像中毛发的长度减去第一次图像中毛发的长度，然后再除以两次拍摄的间隔天数。

与毛发体积和美观改善相关性最高的参数是：

– 毛发总密度（H/cm²）

– 终毛的密度（TH/cm²）

生长期毛发的百分比，终毛的百分比以及 LHGR 同样可以考虑。

相关性最低的参数是 A/T 比值：它的变动很重要，A/T 增加可能不会伴有生长期毛发的密度增加，但会伴有休止期毛发密度降低以及总毛发密度降低，提示没有美观上的改善，同时伴有脱发加重。

3.1 毛发图像分析技术的优势

– 步骤可重复

– 不用拔除毛发，无痛，是无创的方法。

– 提供密度的信息（仅限于微距拍摄）

– 有生长期和休止期毛发的百分比信息（相对于毛发显微镜分析）

– 提供毛发直径的信息

– 可以在同组受试者的相同头皮区域连续追踪多年变化（Courtois et al. 1995）

– 通过评分可以监测结果

3.2 毛发图像分析技术的不便

– 没有发干的可视化信息。

– 需要受试者两次回访并且需要间隔 2 ～ 3 天。

– 需要在目标区域剃发。

– 人工毛发计数耗时长。

– 人工毛发计数的结果受研究人员影响。

– 自动化技术成本高。

– 毛发的检测取决于拍摄图像的放大倍数以及敏感度。

– 红色或者棕色文身（0.2 ～ 0.5mm）会停留很多年才会消失，黑色则会终身可见。

临床研究中 CE-PTG 常被用来结合整体的照片评价来定量的治疗带来的毛发图像改善和美观上的改善。

４ 自动化毛发图像分析技术

在 CE-PTG 的照片上用传统的人工点数毛发数量的方法准确但是劳动强度大并且费时，即使是同一张照片结果往往依赖于研究员。

自动化毛发图像分析技术（automated PTG）计数的首次尝试出现于 1986 年（Pelfini and Calligaro 1986；Hayashi et al. 1991；Van Neste et al. 1989，1992）。

在 1996 年，欧莱雅提出了一套自动计数系统，但这项技术始终无法向大众普及（Chatenay et al. 1996）。

Folliscope™ 2.8 版是一个集合了头皮视频录像和人工计数辅助软件的半自动工具（图10）。Folliscope 由一个光源和小型录像机组成，通过 USB 连接，方便携带。有 100 倍镜头放大，简化了毛发粗细的测量。通过鼠标选中发干一边并拖动到另一边就能测量毛发的粗细（图11）。50 倍放大镜头用来评估毛发的密度，但毛发的计数并非全自动，所以数出来的密度会受不同研究员而不同，同时若研究区域较小会影响 PTG 的精确性。要获得精确的结果需要在研究区域内分析 3 个不同的位置以得到毛发数量，以及分析 5 ～ 10 根头发来确定毛发的直径（Lee et al. 2012）。

在 2001 年（Hoffman 2001）Hoffman 提出利用 TrichoScan® 软件，全自动方法测量 CE-PTG 参数的方法。他的方法整合了自动数字软件和皮肤镜。第一个版本能够在一个 0.642cm² 的目标区域内计数总毛发数量，生长期和休止期的毛发数量，生长期和休止期毛发的百分比，毛发生长速率以及生长期/休止期比例。这个方法在同一个 TrichoScan 操作人员使用时有很高的组内相关性，以及不同 TrichoScan 操作人员也有很高相关性（Hoffman 2001）。

图 10 Folliscope 屏幕界面

前额区域

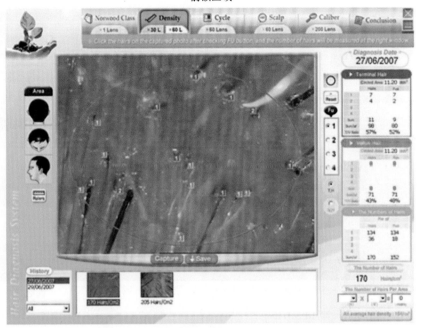

密度 =170/cm^2

毳毛＜ 40μm=43%

枕部区域

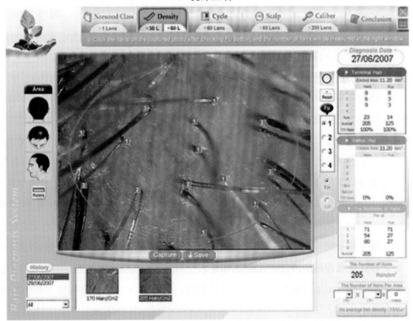

密度 =205/cm^2

毳毛＜ 40μm=0%

用 Folliscope 仪器放大 100 倍来测量毛发直径

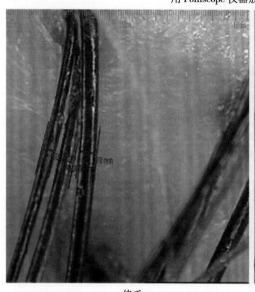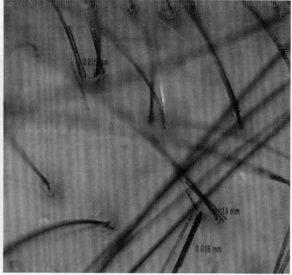

终毛   毳毛

图 11 用 Folliscope 测量毛发直径

  TrichoScan 能够在仅有 12 名 AGA 男性的小样本量研究中，每天服用 1mg 非那雄胺 3 和 6 个月可显著增加毛发总数（3 个月时 +17%，P=0.055；6 个月时 +20%，P=0.021）（Hoffman 2003）。此外，相同实验组内 3 个月时毛发粗细增加 +11.3%（P=0.034），6 个月内增加 +18%（P=0.006）（Hoffman 2003）。TrichoScan 同时也能够在 10 个女性和 21 个男性这样的小样本量上测出局部使用 5% 米诺地尔 6 个月可显著增加毛发密度、累积的毛发粗细和终毛数量（Hoffmann and Van Neste 2005）。

  对于一些作者，TrichoScan 在诊断休止期脱发方面似乎不比临床观察更好，也不如改良型洗发测试（modified wash test）对休止期脱发的诊断（Guarrera et al. 2013），但在缺乏评估金标准的情况下也很难下得此结论。TrichoScan 已经被验证可用于测量雄性激素源性脱发的严重程度和毛发生长变化（Gassmueller et al. 2009）。与人工计数相比，该工具在减小操作人员的误差范围的情况下，可以快速获得可重复的结果（Gassmueller et al. 2009）。对于斑秃来说 TrichoScan 不是一个很好的工具。头发对于自动化电脑辅助分析和印度人群的头皮来说是非常识别的对象（Saraogi and Dhurat 2010），在

另一些情况中，TrichoScan 会因为错误地分割图像中的发干而高估休止期头发数量，也会在毳毛直径低于 10μm 时低估毳毛的占比（Van Neste and Trüueb 2006），但这些错误是可以重现的，而且低于 10μm 的毳毛也对于美观也没有贡献。基于这些理由，TrichoScan 对于大型的临床研究来说是个很好的工具。

  TrichoScan 专业第 3 版（TrichoScan Professional Version 3，TrichoScan 3）是最新的版本（图 12）。TrichoScan 3 能计数毛发总数、毳毛（小于 40μm）、终毛、生长和休止期的毛发。在研究版里能检测毛发直径和累积毛发粗细。软件的侦测极限是 5 到 10μm。在女性 AGA 患者的枕部，TrichoScan 能够定量更重要的微小化头发的直径，显微照片能够作为辅助手术决策的方法（Riedel-Baima and Riedel 2009）。

  在德国和意大利，TrichoScan 已经在临床实践和临床研究中被广泛使用。

  TrichoScan 能评估毛发生长，在去除身体或者脸部毛发后的毛发生长长度（Kuck et al. 2012），或者表现出头皮银屑病患者的休止期 / 生长期毛发比例（Kasumagić-Halilović et al. 2010）。

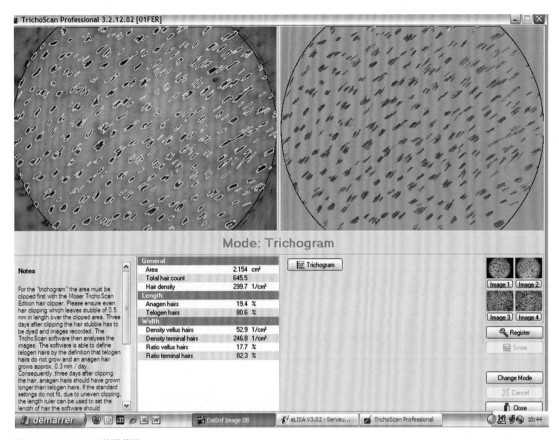

图 12 TrichoScan 3 结果截屏

尽管操作步骤和传统的 CE-PTG 相同，但要和获得精确的结果则需要更好的图像质量。软件会把毛发污浊的部位、染发剂残余、黑素痣或者深色文身算作毛发。仔细清理头皮避免染发剂在头皮上残留以及避免目标区域内的点状文身非常重要。如果文身带有一些红色（则可以一定程度避免问题发生），因为红色不会影响自动计数。为了获得分析所需的高质量的图像以及避免头皮和相机前薄片间的气泡，使用含水酒精的洗液或者水是很重要的。最好避免使用油来浸没。在第二张图像上，软件会计算毛发的长度。TrichoScan 3 的标准阈值是 0.63mm，短于阈值的毛发被认定为休止期的毛发，长于阈值则认为是生长期毛发。目标区域是一个 $0.526mm^2$ 的圆。圆形区域能够将周长表面比最小化（即相同周长选取面积最大）。这样能帮助减少阈值附近的毛发点数错误。TrichoScan 会分析相同区域的治疗前后图像。它比目测计数更快，并且软件可以使没有丰富经验的不同技术员测得精确并且可重现的结果。Fotofinder Trichoscale 是新的软件，它能测定毛囊单位、毫毛的百分比、毛发直径和累积厚度。

5 一般结果

根据种族不同，头皮的毛囊总数在 90 000 到 150 000 个。

毛发图像分析技术的结果依赖于方法、年龄、病理学和研究人口的来源。例如，相对亚洲人来说，头皮毛发密度对欧洲人更重要。无论有或者没有雄激素性脱发，更粗的毛发对于亚洲人来说更重要（Lee et al. 2012）。基于 PTG 的结果，有或者没有雄激素性脱发，亚洲女性前额和后脑毛发密度（114 和 118 根 cm^2）会比欧洲女性（127 和 140 根 / cm^2）更低。

健康女性的毛发密度在 175 ～ 450 根 /cm^2（Aktan et al. 2007）。用 PTG 测出的结果参见表 2（Birch et al. 2001；D'Amico et al. 2001；Ueki et al. 2003；Nakazawa et al. 2006，Aktan et al. 2007；Kim et al. 2013）。

由于个体差异，在一般人群和脱发男性或者女性之间，毛发密度和生长期毛发比例的数据会有重叠（Kim 2013）。

表 2　健康人群中基于 PTG 的毛发密度评估，依赖于方法、年龄、性别和种族

作者	方法	受试者	毛发密度根 /cm^2
Birch 2001（英国）	基于视觉点数	35 岁健康女性	轻度头皮密度 293
D'Amico 2001（意大利）	用视频相机的 PTG	20 名健康女性	头顶密度 300 ± 20
Ueki 2003（日本）	PTG	31 名健康女性	120
Nakazawa 2006（日本）	PTG	30 名健康女性	230
		60 名健康女性	199
Aktan 2007（土耳其）	基于视觉点数	31 名健康女性 35 岁	轻度头皮密度 212.8 ± 32.9
	TichoScan	31 名健康女性 35 岁	轻度头皮密度 141.7 ± 21
Kim 2013（韩国）	Folliscope PT 2.8	683 名健康女性	123 ～ 165
		674 名甲亢女性	126 ～ 171

（叶成达 译，段诗悦 校，张舒 审）

参考文献

Aktan S, Akarsu S, Ilknur T, Demirtaşoğlu M, Ozkan S. Quantification of female pattern hair loss: a study in a Turkish population. Eur J Dermatol. 2007;17:321–4.

Birch MP, Messenger JF, Messenger AG. Hair density, hair diameter and the prevalence of female pattern hair loss. Br J Dermatol. 2001;144:297–304.

Blume U, Ferracin J, Verschoore M, Czernielewski JM, Schaefer H. Physiology of the vellus hair follicle: hair growth and sebum excretion. Br J Dermatol. 1991;124:21–8.

Bouhanna P. The advantage of phototrichogram in hair surgery. Communication at the international Advanced Hair Replacement symposium, Birmingham; 1982.

Bouhanna P. The phototrichogram; a technique for the objective evaluation of the diagnosis and course of diffuse alopecia. In: Montagna W et al. , editors. Hair and aesthetic medicine. Roma: Salus internazionale; 1984. p. 277–80.

Bouhanna P. Le tractiophototrichogramme, méthode d'appréciation objective d'une chute de cheveux. Ann Dermatol Venereol. 1988;115:759–64.

Canfield D. Photographic documentation of hair growth in androgenetic alopecia. Dermatol Clin. 1996;14:713–21.

Chatenay F, Courtois M, Loussouarn G, Hourseau C. Phototrichogram: an entirely automated method of quantification by image analysis. In: Van Neste D, Randall VA, editors. Hair research for the next millennium. Amsterdam: Elsevier Science; 1996. p. 105–8.

Courtois M, Cesarini JP, Giland S, Grollier JF, Aron-Brunetière R. Etude de la formule pilaire: comparaison de deux méthodes: trichogramme et méthode photographique de Saitoh. Ann Dermatol Venereol. 1982;109:424.

CourtoisM, Loussouarn G, Hourseau C, Grollier JF. Ageing and hair cycles. Br J Dermatol. 1995;132:86–93.

D'Amico D, Vaccaro M, Guarneri F, Borgia F, Cannavo S, Guarneri B. Phototrichogram using videomicroscopy: a useful technique in the evaluation of scalp hair. Eur J Dermatol. 2001;11:17–20.

Dhurat R, Saraogi P. Hair evaluation methods: merits and demerits. Int J Trichology. 2009;1:108–19.

Fiquet C, Courtois M. Une technique originale d'appréciation de la croissance et de la chute des cheveux. Cutis (Paris). 1979;3:975–83.

Gassmueller J, Rowold E, Frase T, Hughes-Formella B. Validation of TrichoScan technology as a fullyautomated tool for evaluation of hair growth parameters. Eur J Dermatol. 2009;19:224–31.

Guarrera M, Ciulla MP. A quantitative evaluation of hair loss: the phototrichogram. J Appl Cosmetol. 1986;4:61–6.

Guarrera M, Fiorucci MC, Rebora A. Methods of hair loss evaluation: a comparison of TrichoScan(®) with the modified wash test. Exp Dermatol. 2013;22:482–4.

Hayashi S, Miyamoto I, Takeda K. Measurement of human hair growth by optical microscopy and image analysis. Br J Dermatol. 1991;125:123–9.

Hoffmann R. TrichoScan: combining epiluminescence microscopy with digital image analysis for the measurement of hair growth in vivo. Eur J Dermatol. 2001;11:362–8.

Hoffmann R. TrichoScan: a novel tool for the analysis of hair growth in vivo. J Investig Dermatol Symp Proc. 2003;8:109–15.

Hoffmann R. A 4-month, open-label study evaluating the efficacy of eflornithine 11.5% cream in the treatment of unwanted facial hair in women using TrichoScan. Eur J Dermatol. 2008;18:65–70.

Hoffmann R, Van Neste D. Recent findings with computerized methods for scalp hair growth measurements. J Investig Dermatol Symp Proc. 2005;10:285–8.

Kasumagić-Halilović E, Prohić A, Begović B. TrichoScan as a method to determine hair root pattern in patients with scalp psoriasis. Acta Dermatovenerol Croat. 2010;18:146–50.

Kim JE, Lee JH, Choi KH, Lee WS, Choi GS, Kwon OS, Kim MB, Huh CH, Ihm CW, Kye YC, Ro BI, Sim WY, Kim do W, HO K, Kang H. Phototrichogram analysis of normal scalp hair characteristics with aging. Eur J Dermatol. 2013;23:849–56.

Kuck M, Schanzer S, Ulrich M, Garcia Bartels N, Meinke MC, Fluhr J, Krah M, Blume-Peytavi U, Stockfleth E, Lademann J. Analysis of the efficiency of hair removal by different optical methods: comparison of Trichoscan, reflectance confocal microscopy, and optical coherence tomography. J Biomed Opt. 2012;17:101504.

Lee BS, Chan JY, Monselise A, McElwee K, Shapiro J. Assessment of hair density and caliber in Caucasian and Asian female subjects with female pattern hair loss by using the Folliscope. J Am Acad Dermatol. 2012;66:166–7.

Nakazawa Y, Komori Y, Kio K, Shimada Y, Tajima T, Murayama N, Tsuchida K, Lino M, Tajima M. Characterization of scalp and hair of the female with each period. J Dermatol Sci. 2006;42:187–8 (Abstract).

Pelfini C, Calligaro A. Evaluation of hair growth by means of morphometric computerized analysis. J Appl Cosmetol. 1986;4:67–76.

Riedel-Baima B, Riedel A. Use of the TrichoScan to assess female pattern hair loss. Dermatol Surg. 2009;35:651–5.

Rushton H, James KC, Mortimer CH. The unit area trichogram in the assessment of androgen-dependent alopecia. Br J Dermatol. 1983;109:429–37.

Rushton DH, de Brouwer B, de Coster W, van Neste DJ. Comparative evaluation of scalp hair by phototrichogram and unit area trichogram analysis within the same subjects. Acta Derm Venereol. 1993;73:150–3.

Saitoh M, Uzuka M, Sakamoto M. Human hair cycle. J Invest Dermatol. 1970;54:65–81.

Saraogi PP, Dhurat RS. Automated digital image analysis (TrichoScan®) for human hair growth analysis: ease versus errors. Int J Trichology. 2010;2:5–13.

Ueki R, Tsuboi R, Inaba Y, Ogawa H. Phototrichogram analysis of Japanese female subjects with chronic diffuse hair loss. J Investig Dermatol Symp Proc. 2003;8:116–20.

Van Neste DJ. Contrast enhanced phototrichogram (CE-PTG): an improved non-invasive technique for measurement of scalp hair dynamics in androgenetic alopecia – validation study with histology after transverse sectioning of scalp biopsies. Eur J Dermatol. 2001;11:326–31.

Van Neste D, Trüeb RM. Critical study of hair growth analysis with computer-assisted methods. J Eur Acad Dermatol Venereol. 2006;20:578–83.

Van Neste DJ, Dumroyier M, De Coster W. Phototrich-ogram analysis. Technical aspects and problems in relation with automated quantitative evaluation of hair growth by computer assisted image analysis. In: Van Neste DJ, Lacahpelle JM, Antoine JL, editors. Trends in human hair growth and alopecia research. Dordre-cht: Kluwer; 1989. p. 155–65.

Van Neste DJ, Dumortier M, De Coster W. Scalp immersion proxigraphy (SIP): an improved imaging technique for phototrichogram analysis. J Eur Acad Dermatol Venereol. 1992;1:187–91.

Whiting DA, Waldstreicher J, Sanchez M, Kaufman KD. Measuring reversal of hair miniaturization in androgenetic alopecia by follicular counts in horizontal sections of serial scalp biopsies: results of finasteride 1mg treatment of men and postmen-opausal women. J Investig Dermatol Symp Proc. 1999;4:282–4.

82

毛发评价方法：牵拉试验和冲洗试验

Marcella Guarrera and Alfredo Rebora

内容

关键词

冲洗试验·牵拉试验·无创方法

1 简介

脱发对男性和女性而言都很常见，可导致严重的心理抑郁状态。彻底解决这个问题需要采用可以定量且尽可能无创的评价方法。有用的无创方法包括牵拉试验和改良冲洗试验。

2 牵拉试验

对所有主诉脱发的患者都应该最先采用牵拉试验（pull test）。这一方法要求患者近期未曾洗发，确切地说，距离上一次用香波洗发应有 5 大。遗憾的是，绝大部分来就诊的患者在当天早上洗过头发。在这种情况下，牵拉试验没有作用，除非患者存在大量脱发的情况。

牵拉试验有两种不同的操作方法（Camacho and Montagna 1997）：第一种方法，用两根手指固定一束头发（40～50 根），另外一只手的两根手指做稳定牵拉（图 1）。这一方法主要是为检测毛干的脆性。第二种方法，曾被称为 Sabouraud 法，将两根手指张开，浸入头发中（如果头发够长的话），然后做轻柔的牵拉（图 2）。计数保留在手指间的头发数目。无论采用哪种方法，都应该在头皮上 4 个不同部位进行检测：左右头顶部、额部和枕部。

正常情况下，仅有静止期的头发会脱落，对成年人而言，这一部分的头发数目，在整个头皮不超过 4～5 根。如有 8～10 根头发被牵拉脱落，提示休止期脱发（telogen effluvium）。如果手中全是脱落的头发，提示可能诊断为隐性斑秃（alopecia areata incognita，AAI）。雄激素性脱发（androgenetic alopecia，AGA）患者被牵拉脱落的发量是 4～10 根。出现营养不良毛发提示活跃期斑秃和隐性斑秃。对瘢痕性脱发和天疱疮患者，部分生长期毛发会连同外毛根鞘一起被牵拉脱落

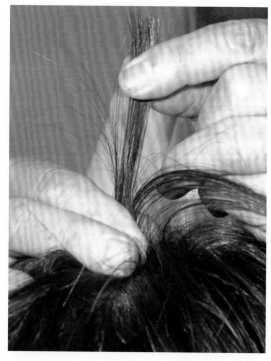

图 1 牵拉试验。两手抓握住一束 40～50 根头发，另一只手做稳定牵拉

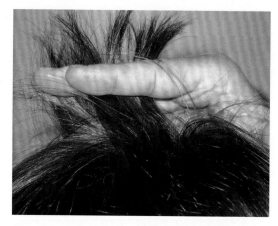

图 2 Sabouraud 法。仅一只手浸入头发中，轻柔牵拉

（Delmonte et al. 2000）。对毛发生长期松发综合征（loose anagen syndrome，LAS）患者，大量毛发会被牵拉脱落，如在低倍显微镜下观察，可见外毛根鞘缺失，毛小皮皱褶。要确诊毛发生长期松发综合征，需 70% 的毛发具备此特点（Tosti and Piraccini 2002）。

牵拉试验比较粗糙，可靠性较低，主要是因为牵拉的力量可变，但如果正确操作，可以很好地反映毛发脱落的严重程度。生理学上，对 60 名 4 ～ 10 岁的健康儿童进行牵拉试验，正常的平均脱发量是 1.77 ± 1.57 根（Rebora et al. 2016）。

3 改良冲洗试验

改良冲洗试验（modified wash test，MWT）是一种简单、无创的方法，为诊室而设计，可用于诊断和评估脱发的严重程度（Rebora et al. 2005）。

此方法基于休止期脱发仅终毛会脱落、雄激素性脱发仅细小毛发和毳毛会脱落这一事实。Rushton 将毳毛定义为短于 3cm、细于 40μm 的毛发（Rushton 1993）。方便起见，该实验仅测量脱落毛发的长度。

5 天不洗发后，患者在带有排水孔（纱布覆盖）的水槽中清洗头发，然后收集纱布上的毛发。患者在洗发前和洗发中都不应梳头，洗发后也不应使用护发素。在洗发后梳头及干发过程中脱落的毛发不计入其中。收集到的毛发晾干，放入纸信封。检查者计数并计算毳毛百分比。显微镜下观察毛根可提供更多信息，即是否有外生毛根和／或营养不良毛根，以及其数量（Rebora et al. 2014；Quercetani et al. 2011）。如出现后者，且总脱发数目超过 350 根，应诊断为隐性斑秃。

以下结果提示 4 种可能诊断（图 3）：脱发多于 100 根，毳毛少于 10% 提示休止期脱发；脱发少于 100 根，毳毛多于 10% 提示雄激素性脱发；脱发多于 100 根，毳毛多于 10% 提示休止期脱发＋雄激素性脱发；脱发少于 100 根，毳毛少于 10% 提示正常或缓解期的休止期脱发。实际上，一项统计分析提示临界值应是 91，而非 100（Guarrera et al. 2011）。

生理学上，冲洗试验是为了确定"正常"的脱发量（Rampini et al. 1999）。一组青春期前儿童（包括男童与女童）试验得出，无 5α 还原酶、无雄激素性脱发的情况下，正常脱发量是 10.68 ± 3.01 根。这个数值会随着青春期的到来稳步增加

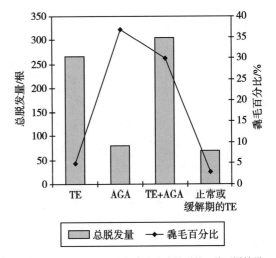

图 3　改良冲洗试验。改良冲洗试验得到的 4 种不同结果。休止期脱发（TE），雄激素性脱发（AGA），TE+AGA，正常或缓解期的 TE。柱状图代表总脱发量；线条图代表洗发后收集到的毳毛百分比

到 11 岁（图 4）。这一发现反驳了"正常个体"每日脱发量是 100 根这一论点。

改良后的冲洗试验可靠、可重复。在我们的一项研究中（Guarrera et al. 2011），组内相关系数，即多次测量的可重复性（可靠性），经证实，在一组雄激素性脱发患者的总发量和毳毛百分比这两项指标上几乎最佳（分别为 0.96 和 0.85）；在正常人群和休止期脱发患者的毳毛百分比这一指标上也几乎最佳（分别为 0.88 和 0.84）。在其他情况下此方法也具备良好可靠性，但在正常人群的总发量计算中则仅为中度可靠（0.43）。另外，其敏感度和特异度，经受试者工作特征曲线（ROC 曲线）评估，波动介于 81% 到 100% 之间（P=0.004 5 ～ 0.001），但对休止期脱发患者毳毛百分比敏感度和特异度较低（分别为 64.3% 和 50%）以及对雄激素性脱发患者总发量计算敏感度也较低（50%）。

改良冲洗试验有许多优势。第一，雄激素性脱发和休止期脱发可通过简单、无创、廉价的方法进行准确诊断。其他方法，诸如毛发摄影或计算机辅助皮肤镜，都更加耗时且昂贵。另外，隐性斑秃情况下，如果营养不良毛发散在于头皮，这两种方法均无法检测。与 TrichoScan® 的对比研究（Guarrera et al. 2013）发现，改良冲洗试验法更佳（k =

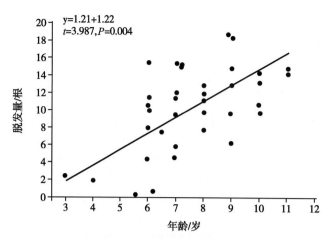

图4　儿童冲洗试验。在青春期前儿童（包括男童和女童）中发现的"正常"脱发量

0.32 vs 0.22），特别是对休止期脱发的诊断。第二，改良冲洗试验可辨别雄激素性脱发＋休止期脱发，而其他方法则不能诊断。第三，改良冲洗试验可识别主诉脱发但实际不脱发的患者。更重要的是，此试验可量化评估休止期脱发（脱落的终毛数量）和雄激素性脱发（毳毛百分比）的严重程度，在两者共存的情况下，可决定哪种情况更加重要、需要优先治疗。最后，改良冲洗试验允许治疗中的患者进行随访，评估疗效。如果休止期脱发患者被教会在家中计算所有脱发量，他们可以很好地为其病情提供宝贵信息。

　　不足之处包括：说服年轻患者5天不洗发很困难；对卷发患者进行洗发检测时头发易打结，得到的结果偏小；难以检测头发短于4cm的年轻男性患者。偏差的主要可能来源是患者在洗发前梳头或他们每次洗发的方式不同。建议患者早晨在进行其他护理之前收集洗过的头发。

（李祎铭 译，张舒、周蓉颖 校，李利 审）

参考文献

Camacho F, Montagna W. Trichologie. Madrid: Grupo Aula Médica; 1997. p. 101–2.

Delmonte S, Semino MT, Parodi A, Rebora A. Normal anagen effluvium: a sign of pemphigus vulgaris. Br J Dermatol. 2000;142:1244–5.

Guarrera M, Cardo PP, Rebora A. Assessing the reliability of the modified wash test. G Ital Dermatol Venereol. 2011;146:289–93.

Guarrera M, Fiorucci MC, Rebora A. Methods of hair loss evaluation: a comparison of TrichoScan(®) with the modified wash test. Exp Dermatol. 2013;22:482–4.

Quercetani R, Rebora AE, Fedi MC, Carelli G, Mei S, Chelli A, Poli E. Patients with profuse hair shedding may reveal anagen hair dystrophy: a diagnostic clue of alopecia areata incognita. J Eur Acad Dermatol Venereol. 2011;25:808–10.

Rampini P, Guarrera M, Rampini E, Rebora A. Assessing hair shedding in children. Dermatology. 1999;199:256–7.

Rebora A. Telogen effluvium revisited. G. Ital Dermatol Venereol, Venereol 2014;149:47–54.

Rebora A, Guarrera M, Baldari M, et al. Distinguishing androgenetic alopecia from chronic telogen effluvium when associated in the same patient. Arch Dermatol. 2005;143:1243–5.

Rebora A, Guarrera M, Drago F et al. Int J Dermatol 2016;55:e7–e10.

Rushton DH. Management of hair loss in women. Dermatol Clin. 1993;11:47–53.

Tosti A, Piraccini BM. Loose anagen hair syndrome and loose anagen hair. Arch Dermatol. 2002;138:521–2.

83

毛发偏振光显微镜

Adriana Rakowska

内容

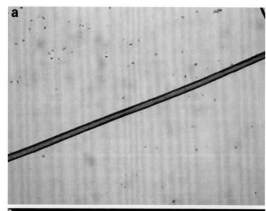

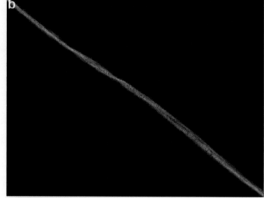

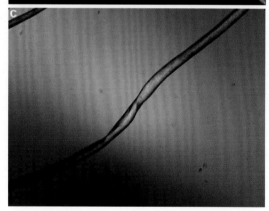

图 1 偏振光显微镜在发干异常鉴别诊断中的应用。（a）图示毛干具有不规则轮廓，但较难区分是沿着发轴的发干扭转还是结节而形成毛干的这种改变（光学显微镜，×10）；（b）偏振光显微镜显示图片 a 中的毛干有数个沿发轴扭曲的结构，此病例诊断为扭曲发（pili torti）（×10）；（c）偏振光显微镜可以观察毛发内部结构的细节（×20）

关键词

毛皮质·毛干·毛干营养不良·光学显微镜·扭曲发·偏振光显微镜·偏光镜·念珠状发·假念珠状发·结节性脆发症·毛发硫营养不良

1 背景

偏振光显微镜（polarized light microscopy）是一种用来观察和拍摄具有光学异向性样本的对比增强技术（Weaver 2003）。该技术基于反射及透射定律，即当特定的光线照射到光滑反射表面时，反射角等于入射角。当一束宽的入射光线照射到不规则表面时，就会发生漫反射。当一束窄的入射光线照射到光滑表面时，就会发生镜面反射，并且这种反射光可以被偏振（McCrone et al. 1978；Carlton 2011）。

偏振光显微镜有两个偏光装置：起偏器（polarizer）和检偏器（analyzer），仅沿某一特定方向振动的光才能通过。起偏器放置在样品前的光路中；检偏器放置在物镜后孔和观察管或相机端口之间的光路中。

当两个偏光器的振动方位角彼此成直角时，即起偏器和检偏器相互交叉，没有光线通过系统，目镜中出现暗视场。当两个偏光器彼此垂直排列时，会产生图像对比，并且可以在黑暗的背景下观察样本细节。

2 偏振光显微镜在毛发分析中的应用

与光学显微镜相比，偏振光显微镜因毛皮质（hair cortex）纤维的特性和干涉现象，可以观察到毛发内部结构具有多样、明亮的色调。

偏振光显微镜主要用于检查先天性和获得性的毛干（hair shaft）异常，因其易于鉴别毛干的结节、变细和扭曲的变化（图 1），甚至是毛发颜色的改变（Valente et al. 2006；Itin and Fistarol 2005）。

偏振光显微镜对诊断毛发硫营养不良起着至关重要的作用（Rakowska et al. 2008）。毛发硫营养不良（trichothiodystrophy，TTD），或缺硫的脆性毛发（sulfur-deficient brittle hair），是一种明显临床异质性的罕见而复杂的神经外胚层疾病（MoricePi-

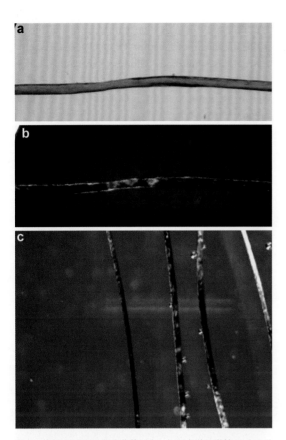

图2 偏振光下的毛发硫营养不良。（a）光学显微镜显示毛干不规则起伏不平的轮廓（×40）；（b）偏振光下可见毛干上有明暗交替的条纹，称为"虎尾"带，该结构对毛发硫营养不良的诊断至关重要（×40）；（c）如果在偏振光下观察到的几乎所有毛发都显示虎尾带，则可诊断为毛发硫营养不良症（×10）

card et al. 2009）。毛发硫营养不良患者的临床特征和严重程度存在较大差异，然而几乎所有患者的毛发都具有脆发的特征（Liang et al. 2005）。用偏振光显微镜观察毛干，当偏光器相互交叉时，毛干显示出独特的毛发特征：明暗交替的条纹，通常称为"虎尾"带（图2b，c）（Itin and Pittelkow 1991）光学显微镜（light microscopy）则只能显示毛干有不规则的波状轮廓（Sperling and DiGiovanna 2003）。偏振光下的明暗条纹与TTD患者毛皮质纤维的波动方向一致（图2a）。若仅有数根毛发具有明暗交替条纹的特征，则不能诊断TTD，而当所有的毛发都出现虎尾带，且都有起伏不规则的轮廓时（图2a，b），方可诊断。沿着毛干的间断横向亮线结构的原因尚不清楚。X线微量分析显示，沿着毛发长轴方向硫含量是不同的（Itin et al. 2001）。此外还发现暗带区域中不含钙，而钙通常存在于亮带区域中（Richetta et al. 2001）。毛发的氨基酸含量分析显示这种毛发的半胱氨酸含量特别低（因高硫基质蛋白的合成大幅减少，导致其含量低于正常的一半），这与总硫含量低具有一致性（Itin et al. 2001）。

（舒晓红 译，刘莲 校，蒋献 审）

参考文献

Carlton RA. Polarized light microscopy. In: Pharmaceutical microscopy. Springer New York: Springer; 2011. p. 7–64.

Itin PH, Fistarol SK. Hair shaft abnormalities – clues to diagnosis and treatment. Dermatology. 2005;211(1): 63–71.

Itin PH, Pittelkow MR. Trichothiodystrophy with chronic neutropenia and mild mental retardation. J Am Acad Dermatol. 1991;24(2 Pt 2):356–8.

Itin PH, Sarasin A, Pittelkow MR. Trichothiodystrophy: update on the sulfur-deficient brittle hair syndromes. J Am Acad Dermatol. 2001;44(6):891–920; quiz 1–4.

Liang C, Kraemer KH, Morris A, Schiffmann R, Price VH, Menefee E, et al. Characterization of tiger-tail banding and hair shaft abnormalities in trichothiodystrophy. J Am Acad Dermatol. 2005;52(2):224–32.

McCrone WC, McCrone LB, Delly JG. Polarized light microscopy. Ann Arbor: Ann Arbor Science Publishers; 1978.

Morice-Picard F, Cario-Andre M, Rezvani H, Lacombe D, Sarasin A, Taieb A. New clinico-genetic classification of trichothiodystrophy. Am J Med Genet A. 2009;149A(9):2020–30.

Rakowska A, Slowinska M, Kowalska-Oledzka E, Rudnicka L. Trichoscopy in genetic hair shaft abnormalities. J Dermatol Case Rep. 2008;2(3):14–20.

Richetta A, Giustini S, Rossi A, Calvieri S. What's new in trichothiodystrophy. J Eur Acad Dermatol Venereol. 2001;15(1):1–4.

Sperling LC, DiGiovanna JJ. "Curly" wood and tiger tails: an explanation for light and dark banding with polarization in trichothiodystrophy. Arch Dermatol. 2003;139(9):1189–92.

Valente NY, Machado MC, Boggio P, Alves AC, Bergonse FN, Casella E, et al. Polarized light microscopy of hair shafts aids in the differential diagnosis of Chediak-Higashi and Griscelli-Prunieras syndromes. Clinics (Sao Paulo). 2006; 61(4):327–32.

Weaver R. Rediscovering polarized light. Am Lab. 2003;35:55–61.

84

原子力显微镜研究头发接触动力学和相互作用

Gustavo S. Luengo, Hiroyasu Mizuno, and Mark W. Rutland

内容

关键词

头发·表面化学

1 简介

头发表面的不均匀结构（heterogeneous structure），以及由于生物起源导致的头发形态的先天差异性，是头发与自然因素（紫外线、梳头）以及化学处理（染、漂）这些外界因素相互作用的基础。因此，对头发表层（或皮肤和指甲）的认识对于开发创新型和功能型化妆品必不可少（Zviak 1986）。

化妆品基质的结构削弱了头发内在的机械和物理化学性质，这些性质在宏观尺上以不同的形式表现出来。例如，尽管毛发被认为具有超常的抵抗力，但是在持续阳光照射下，其抵抗力仍然会受到影响和风化。此外，大多数美容治疗尝试改善和修复头发的内在特性，其最终效果反映在头发机械性能和摩擦学表现的增强。

头发的形状大致为直径 50～100μm 的圆柱形纤维。人正常的头发数量为 120 000～150 000 根，这些头发的表面积总量相当可观（20cm 长的头发的表面积约为 6m²）。

在化妆品领域，头发的发型、感官以及易打理性取决于很多因素：毛发纤维的几何形状（长度、直径、椭圆度及卷曲度），在头皮植入的形态，尤其是纤维之间的相互作用。所有这些参数的组合将会导致极其不同的美容学特性。

头发的外层由毛小皮组成。它有重叠的鳞片状结构（约 50μm 间距 0.5μm 厚）保护着毛皮质，沿着从发根到发梢的方向排列，在每根头发的外表面产生一系列的鳞片边缘结构。毛小皮（cuticle）的最外层［上毛小皮（epicuticle）］结构很值得关注：头发的表面特性取决于这一层的物理化学性质。

最新研究表明，上毛小皮膜（epicuticle membrane）含有高度交联蛋白（75%）与脂肪酸（25%）。在这些吸附的脂肪酸中，最丰富的是占到总质量 50% 的十八甲基二十酸（18-methyleicosanoic acid，18-MEA）（Yorimoto and Naito 1994）。通过共价硫酯连接到蛋白质的方式共价连接到外表面（构成外 β 层）（Wertz and Downings 1988；Evans and Lanczki 1997），被认为在头发的物理化学与摩擦学性能上扮演着重要角色。

基于这些观察，我们使用一个模型来解释头发表面高度有序的单层 18MEA 连接到外毛小皮蛋白质的精细分子结构（molecular structure）（Negri et al. 1996）。这个结构可以解释在条件环境下自然发表面优秀的摩擦学性能（Breakspear et al. 2005；Huson et al. 2008）。

目前还不清楚这些不同的化学物质是如何促成发丝间的相互作用（非接触力，如范德瓦尔斯力（van derWaals）和静电学力；接触力，如摩擦力和黏附力），这种相互作用决定了头发在潮湿和干燥的情况下的动态和静态表现。毛发纤维间的相互作用是个人对头发状态日常感知的基础，因此头发护理和化妆品行业对于这些相互作用感兴趣的就不足为奇了（Bouillon and Wilkinson 2005；Robbins 2001）。不过，一个复杂的多纤维系统采用不同三维形状的方法，或者一个成千上万的纤维组成的系统在运动中怎样相互作用，这对于物理学界来说都还是未知，已经超越了纯粹的化妆品兴趣，并延伸到包括纺织学（Mizuno et al. 2006；Huang et al. 2009）、影视和娱乐产业中的人物动画（Ward et al. 2007）的其他领域。

头发的表面由瓦片状的鳞片状结构构成的。这种结构导致不同方向的相互作用不同；头发在宏观上呈现"差异性的摩擦效应"，也就是说从发根滑动到发梢和从发梢滑动到发根的摩擦力是不同的。从发梢到发根滑动（逆鳞片状结构）的摩擦系数会大一些。总的来说，也可以观察到一个相对特征性的黏滞滑动现象（LaTorre and Bhushan 2006）。

原子力显微镜（atomic force microscopy，AFM）对于开发化妆品以及理解它们的作用方式具有重要意义。这些方法提供了头发表面结构、性质以及在产品涂抹之后的变化的基本信息，因为它们提供了与所感兴趣的结构区域直接相互作用的可能。

例如，传统原子力显微镜经常被用来研究头发最外表面的性质，尤其是 18MEA 所起的作用。

通过观察氮化硅探针黏附力和摩擦力的增加，能很容易检测到 18MEA 层的缺失（这种情况可能发生在某些特定的头发病理学中或者漂白过的头发上）。

2 交叉纤维原子力显微镜

为了研究纤维间的相互作用，我们使用 AFM 在交叉纤维模式下测量接触力（摩擦力和黏着力）以及在空气介质和水介质中的非接触力。其中后者包括了范德瓦尔斯相互作用与电荷相互作用的非接触力，以及头发表面的基本信息，它们在理解和预测多纤维系统在潮湿或含水的环境中的表现时应当被考虑进去（图 1）。

AFM 悬臂是一个固定弹簧系数为 0.65N/m 的无针尖的硅材质结构（NSC12，MikroMasch，Estonia）。在立体显微镜下的 AFM 探针上，连接在微操作器上的蚀刻钨丝被用来分别固定胶水和头发纤维碎片。图 2 展示了一根被聚焦离子束（focused ion beam，FIB）修整以减轻这个问题的

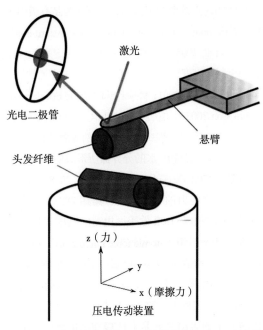

图 1 在 AFM 中使用的交叉人头发纤维的演示。上部发段和下部发段的长度分别为 60 和 500μm。头发的直径在 53 到 94μm 之间

扫描电子显微镜图片。如果在 AFM 悬臂下的头发纤维太长，它会在法向力和侧向力下弯曲变形，从而无法可靠地获得有效的弹簧常数。其次，AFM 探针与头发表面成 12° 的夹角。因此如果头发凸出部分离悬臂太远，它可能会在头发与头发接触之前碰撞基座，阻碍力的测量。靠外部的切口（左手边）是用 FIB 操作的，它的边缘比用普通刀片切割的内部切口更精细。

该实验技术可以以纳米（nm）分辨率控制两种纤维之间的分离，用纳牛顿（nN）分辨率测量两种纤维之间的法向力和摩擦力。交叉圆柱几何结构等价于一个球面与一个平面的相互作用。

这个力和摩擦的实验是运用原子力显微镜（Nanoscope III a，PicoForce，Veeco）根据 IUPAC 报告的操作流程来进行的（Ralston et al. 2005）。简而言之，每个 AFM 实验一开始会在 400nm/s 的扫描速度之下获得两个法向力的曲线。之后，摩擦力的测量会在扫描范围 10μm，滑动速度在 4～20μm/s 之间的条件下进行。这些速率相对较慢，很好地代表了头发组合中发生的与静态平衡形状的随机小动态偏差，实验上很方便。初始的低载荷逐渐增加至最大值（通常为 100～120nN），然后再降低至头发表面自然的分开。这些实验参数与头发在日常生活中的相互作用有关。选择相对大的扫描范围以保证探针在滑动过程中可以至少接触到一次毛小皮的边缘（毛小皮之间的距离大约为 5μm，见图 2）。

对于在液体中进行的测量，在力和摩擦力的测量前，头发纤维会在每种表面活性剂中浸泡约 15 分钟。这种表面活性剂是十四烷基三甲基溴化铵（tetradecyltrimethylammonium bromide，TTAB）（≥99%，Sigma-Aldrich，Germany）。在表面力测量中，水中使用一个小量的背景电解质是一个标准的做法（1mM NaCl，99.99%，Merck，Germany）。因为它限制了任何双层导电层的厚度以达到一个方便实验的范围，同时使力的曲线拟合变得更加简化（Ducker et al. 1991；Israelachvili and Adams 1978）。简而言之，我们指的是和"水"一样的不含表面活性剂的溶液。

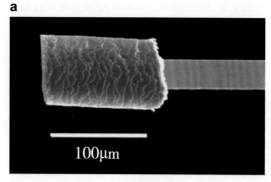

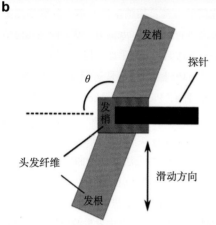

图2（a）头发探针连接在悬臂上的扫面电子显微镜图片。头发是使用 FIB 来进行切割的，以减少头发悬垂以及头发与悬臂之间机械作用的影响。和传统的剪刀切割（右边）相比，FIB 切割（左边）更加平整。在这个例子中，头发的根部方向是朝右的方向。（b）图为交叉头发纤维系统的俯视图。θ 是探针与两根头发纤维之间的夹角，这个角度决定了滑动的角度。

为了研究角度与摩擦之间的相关性，下部的头发被手动旋转以实现与头发探针形成不同的相对滑动角。在不考虑下部头发与悬臂之间的夹角的情况下，下表面的运动是垂直于悬臂和上部头发的（见图2b）。测量分别是由氯化钾饱和溶液控制下的低湿度（25% ～ 30%）和溶液控制下的高湿度（70% ～ 75%）的条件下进行（Rockland 1960）。悬臂法向和扭转向的信号会因为头发在潮湿环境中的膨胀而改变（Robbins 2001）。因此实验直到信号稳定之后（通常为 3 小时）才会开始进行。

如果探针的形状不是标准的圆柱形，或探针没有准确的安装在悬臂中心，即使在没有滑动的情况下，施加在探针上的法向力也会导致悬臂的扭曲。

因为头发探针的直径相比悬臂的宽度来说更大，所以它可以引起的扭曲也会更大。因此，为了能够排除方向在滑动摩擦中的影响，以获得在两个滑动方向独立的摩擦系数，我们开发了一种方法，能够准确解释由于不对称形状导致的扭曲（见参考文献 Mizuno et al. 2010）。

3 头发纤维间的相互作用力

图 3 显示了含有表面活性剂的溶液对自然发间的相互力的影响。来自表面带负电荷的双电层的重叠（Verwey and Overbeek 1999）可以在更大的范围内观察到斥力，它与表面的负电荷紧密相关（主要来自极性蛋白质部分的解离）（Robbins 2001）。在较短的范围中（15nm 以下），在最后的表面弹性压缩转化成刚性之前可以观测到引力。这个引力（attractive component）的范围似乎太长了，不能由分散力（范德瓦尔斯或利弗希茨相互作用）来决定，而且还反映出头发栅栏层的脂肪酸所造成的天然毛发的固有疏水性（图 3）。一个连续的、紧密包裹的脂质层连同烷基链在水相中预计会表现出疏水性，同时在这些表面之间的力被认为是有吸引力的（Carambassis et al. 1998；Tyrrell and Attard 2001；Stevens et al. 2005），尽管随着涉及的特定表面以及各种机制而高度，这些力的范围是可变的（Christenson and Claesson 2001；Meyer et al. 2006；Eriksson and Henriksson 2007）。然而广泛的共识是（Eriksson et al. 1989），在较短范围中（文中所指的观察范围），这些力与碳氢化合物 - 水的分界面所形成的不利的水结构有关（Tyrode et al. 2005；Hore et al. 2008）。

对于这些力的数据来说，运用 DLVO 拟合可以测定表面电势和有效表面电荷。其中我们需要知道交互作用的局部有效半径（显著小于纤维半径 40μm 的均值）。因此我们使用了一种基于表面活性剂的内部参照物，该表面活性剂保持在接触表面之间。实际上，TTAB 的表面电位在已知半径精确大小的表面之间是众所周知的。因此，半径大小是可以通过对测得的力的比例来预测，以适应预期的双层相互作用。TTAB 的表面电势在之前

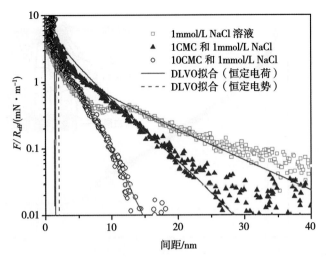

图3 在有表活 TTAB 以及背景电解质 1mmol/L NaCl 溶液中测量的自然发的法向力曲线。□，无表活；▲，1 临界胶束浓度（CMC）；○，10CMC。表活 TTAB 的 CMC 值在 1mmol/L 的 NaCl 中为 3.2mmol/L，德拜长度 K^{-1} 值对于水为 9.6nm，对于 1CMC 溶液为 4.7nm，对于 10CMC 溶液为 2.6nm。拟合所得的水的表面电势为 -42mV，10CMC 的溶液为 +33mV。1CMC 溶液的表面电势为 +50mV，其伴随的有效半径为 1.0μm（见正文）。德拜长度被约束到溶液存在的条件下计算出来的数值，除了当溶液 CMC 值为 10 的情况下，计算是取决于胶束之间的分散程度

的研究中已经被测得（Stiernstedt et al. 2005），在 +50mV 的范围之间。在每个实验中采用不同的双根毛发组，双层力在 1CMC 溶液中的作用被按比例缩放来拟合到 +50mV 的值，从而算出有效曲率半径介于 1μm 到 1.5μm 之间。因此，用 DLVO 理论拟合曲线（Chan et al. 1980）得到的表面电势为 -42mV（溶液中的自然发，在 1cmc（约束的）下为 +50mV，和在 10cmc 下为 +33mV）。众所周知自然发的表面是带负电荷的，并且头发的 Zeta 电势在 pH 为 5.5 时是 -12mV 左右（Jachowicz and Berthiaume 1989）。如同预期一样，Zeta 电势相对来说较低，因为是在距离带电表面较远的地方进行测量（Giesbers et al. 2002）头发表面的平均值，而不是皮肤的局部测量值。在 10CMC 下，较低的电势对应着与反粒子相关的较高的电解质浓度，与此同时也很好地反映出由于头发脂质去除而丢失的疏水性所导致的不均匀性。

图 4 所示为两根漂白过的头发在水溶液中的相互作用力。漂白这种处理会造成脂质分子栅栏层所提供的头发的外表面保护层的疏水性降低，见示意插图（Huson et al. 2008；Breakspear et al. 2005；

Jones and Rivett 1997；Swift 1999）。

用 DLVO 理论拟合数据得到的漂白发的双层结构的表面电势为 +55mV，表面电荷为 $0.49\mu C/cm^2$，这高于自然发所得的值，如图 3 所示。漂白发所具有的这个更大值与其表面暴露的大量带电荷的蛋白质相一致，因为通常情况下这些蛋白质会被脂质保护在内部。此外，天然毛发由于其疏水性质其吸引力的大小为 3.1 ± 1.1mN/m，这在漂白发中不会观察到。

在空气中，由于静电电荷的形成以及如图 5 曲线反映的库仑相互作用力导致的长距离吸引的特性，力的测量变得更加困难。这意味着在初始接触之后，电荷传导将会从其中一根转移到另一根上。这次力是负向，表示一个均匀的吸引力。如同实线所示，这个力与哥伦布相互作用是一致的。这个力的范围太长（图中测量至 800nm 的长度）以至于毛小皮的高度开始影响到力表现的结果。图中的插图表明在较短间距内，一个曲线形状陡峭的范德瓦尔斯力取代了静电力。使用相似半径为 1～1.5μm 会导致体系的哈梅克常数为 2×10^{20}J。此数值比接触角实验中所预测的要低一些（Molina et al.

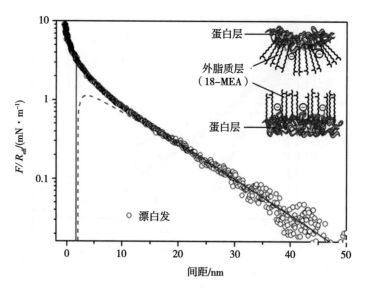

图4 在背景电解质 1mM NaCl 的水溶液中测量的漂白发的法向力曲线，和其相关的 DLVO 拟合（实线和虚线）。曲线为 10 次独立测量的平均值，并且根据有效半径进行了标准化，R_{eff}。德拜长度 K^{-1} 为 9.6nm，并不是一个拟合参数。实线为恒定电荷的极限，虚线为恒定电势的极限。依据空气中哈梅克常数的数值（约为 4.4×10^{-21} J），这里取值为 5×10^{-21} J，这是根据过氧化氢处理过的头发纤维上利弗希茨 - 范德瓦尔斯表面能所计算出的。（相互作用无明显的吸引力部分，并且也无黏附力被观察到）。DLVO 拟合使用的表面电势估计为 -55mV。插图为一个自然发表面接触到其他交叉头发系统的示意图。头发外表面是由脂质组成的，其主要成分为 18- 甲基二十酸（18-MEA），它们通过共价方式连接到下部蛋白质

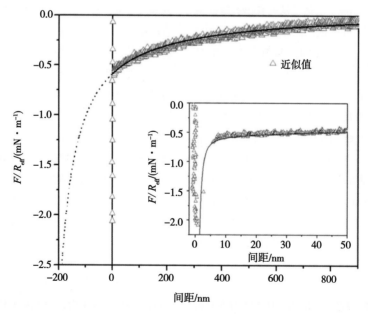

图5 空气中长距离范围的吸引力。如文中所写所得的有效半径为 1.0μm。实线为哥伦布吸引对于数据的拟合，其中哥伦布吸引的拟合相对于测量所得的力的数据来说有 250nm 的偏移。（这与毛小皮的 50% 的高度相一致）。插图：在局部短距离的互相作用中，7nm 以下范围，范德瓦尔斯相互作用占主导作用，然后表面由于弹簧不稳定性转成接触形式。插图中的实线对应于理论上的范德瓦尔斯相互作用，其哈梅克常数的数值为 2×10^{-20} J）

2001），但还是在正确的数量级之间。

当两根毛发纤维在人体头皮上相互作用时，它们会在更潮湿的环境中排出静电电荷。我们发现在极端干燥的环境中，头发自身的湿度也会随之降低，从而观察到静电现象，例如梳头的时候。（在这种情况下，头发间相互作用为排斥力，因为电荷传递发生在头发和刷子之间，并且头发之间带有相同电荷符号）。在对称系统中，相反电荷的出现多少有点出乎意料，实际上，这种现象对头发而言是有据可查的。如果接触到毛小皮边缘（具有更高的密度的极性可电离材料）（Robbins 2001），头发的表面不均匀性会可能导致了上述相反电荷的存在。

4 自然纤维的摩擦：滑动角的影响

AFM 所测量的摩擦力是当头发探针在下部头发上来回往复滑动，通过悬臂的扭转以及横向二极管的响应来完成的。

天然毛发以及漂白发的摩擦系数（friction coefficient）（70% 湿度）见图 6 和图 7。对于天然毛发（见图 6）来说，$\mu_{against}$ 和 μ_{along} 两个摩擦系数与滑动角有着很小的相关性。图 6b 表明了 $\Delta\mu$（$\mu_{against} - \mu_{along}$）是怎样随着滑动角的变化而变化的，在 74% 的测量中，$\Delta\mu$ 的范围介于 ±0.05 之间。这表明在大多数情况下 $\Delta\mu$ 为正值（也就是说逆向于

图 6 高湿度下自然发在不同滑动角大小的摩擦系数。（a）沿毛小皮或逆毛小皮方向的不同的摩擦系数。（b）平均 $\mu_{against}$ 和 μ_{along} 数值分别为 0.11 和 0.10

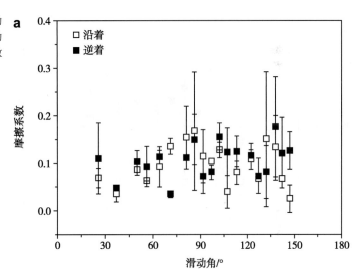

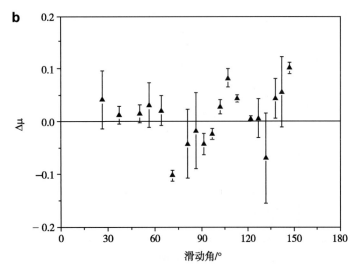

毛小皮方向的滑动会产生更高的摩擦力），对于不同的滑动角度，滑动方向对于天然毛发的影响可忽略不计。由于方向效应的缺失，以及相对毛小皮高度更大的头发半径，都表明毛小皮之间的机械锁连（方向效应的来源）仅在特定的滑动角度和条件下才有可能成立。

然而对于漂白的头发来说，我们会观察到完全不同的表现。$\mu_{against}$ 的数值大于 μ_{along}（见图 7a），这表明方向效应和机械连锁在被风化过的头发上表现得非常显著。此外，这个效应看起来具有很强的角度相关性（见图 7b）。所以我们推测在此现象中包含了两种机制：（a）在所有的滑动角范围里，$\Delta\mu$ 会随着锯齿状的毛小皮的翻起而增加（LaTorre and Bhushan 2006）；（b）$\Delta\mu$ 随滑动角度的变异与毛小皮之间的反平行相互作用有关。

从几何学角度考虑，最可能使两个毛小皮相碰连锁在一起的情况是在滑动角呈 45° 和 135° 的时候，并且相对应的最小可能情况是滑动角呈 90 度的时候。在图 7b 中，$\Delta\mu$ 代表漂白发，根据上述讨论所预测的，可以解释在一个最小值的两边可以找到两个峰值。实验中的最大数值是在滑动角大约为 70° 和 130° 的两个位置得到，最小值是在 100° 附近。130° 这个角度与所预测的最大 $\Delta\mu$ 的位置很接近，但是 70° 与所预测的另一个最大值的位置不

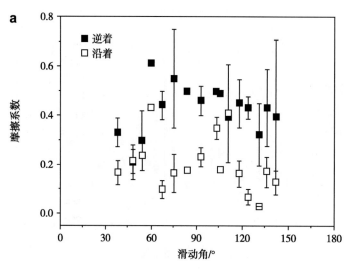

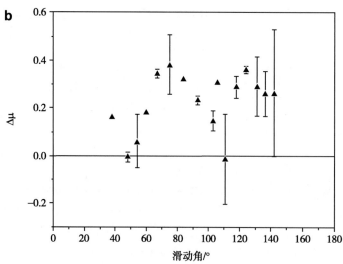

图 7　高湿度下处理过的头发在不同滑动角大小的摩擦系数。（a）沿毛小皮或逆毛小皮方向的不同的摩擦系数。（b）漂白发的平均 $\mu_{against}$ 和 μ_{along} 数值分别为 0.42 和 0.20

同，其原因尚不明确。我们只能从这个特定的结论总结出机械连锁并不是方向性滞后的主要原因。受损翻起的毛小皮仅仅参与到滑动接触，额外的逆向于毛小皮方向的摩擦滑动很可能是由角质层的形变（弯曲回复）引起的。在未受损的头发中，毛小皮是平铺在发丝上的，所以弯曲回复不太可能发生。最后我们再次重申，为测量角度相关性而开发的AFM 技术总是在正确角度下与悬臂探针进行运动的。因此运动不是沿下部的头发纤维（hair fibers）的轴向方向的。这个装置结构对于 AFM 来说存在一定的局限性，但是事实上它更能代表两个头发纤维间典型相互接触的方式。反平行的排列对一整头的头发来说是不太可能形成的构造，但在纺织品的羊毛纤维的情况中，可以被预见。

5 结论

所有纳米级别高分辨率的头发间的接触与不接触的力以及间隔都可以被测量。特性良好的阳离子表面活性剂的作用可改变这些力的大小和范围。尽管头发具有相对复杂的化学结构，此新型的纤维 - 纤维探针技术，可以展现出以下经典力学在头发纤维之间与的相互作用：溶液中的范德瓦尔斯力和泊松波尔兹曼力的相互作用，以及空气中哥伦布和范德瓦尔斯力的相互作用。

天然毛发的摩擦系数与滑动角是不相关的，也未发现明显的方向效应。另一方面，漂白发由于具有更大的表面粗糙度而在大部分的滑动角范围里都表现出明显的方向效应，并且与角度呈一个周期性函数的关系。这项发现与头发纤维之间毛小皮的表面或毛小皮 - 毛小皮的相互作用可能有关，并且此发现清楚地表明毛小皮翻起和锯齿状结构（氧化损伤的结果）是头发纤维之间出现方向效应的必要条件。方向效应具有关于滑动角大小而对称分布的现象，也就是说当一个毛小皮相对于另一个发生滑动时，两个毛小皮之间是平行放置还是反向放置都是无关紧要的。这表明摩擦滞后，事实上是由于单个翻起的毛小皮边缘的形变（弯曲），而不是之前所总结的毛小皮之间的机械锁连导致的。

不同滑动角下的摩擦力的定量分析可以被应用到其他纤维系统中。尤其在理解纤维组合在不同角度的相互作用方面的应用有一定的帮助，例如聚酯纤维中纤维之间的摩擦力决定了整个纤维列阵的机械强度。最后这些信息对于预测多纤维组合的动态特性是必不可少的。

（朱再凌 译，叶成达、苏峰杰 校，张舒 审）

参考文献

Atkin R, Craig VSJ, Wanless EJ, Biggs S. Mechanism of cationic surfactant adsorption at the solid-aqueous interface. Adv Colloid Interface Sci. 2003;103:219.

Bouillon C, Wilkinson J. The science of hair care. 2nd ed. New York: Informa Healthcare; 2005.

Breakspear S, Smith JR, Luengo GJ. Effect of the covalently linked fatty acid 18-MEA on the nano-tribology of hair's outermost surface. Struct Biol. 2005;149:235–42.

Carambassis A, Jonker LC, Attard P, Rutland MW. Forces measured between hydrophobic surfaces due to a submicroscopic bridging bubble. Phys Rev Lett. 1998;80:5357.

Chan DYC, Pashley RM, White LR. A simple algorithm for the calculation of the electrostatic repulsion between identical charged surfaces in electrolyte. J Colloid Interface Sci. 1980;77:283.

Christenson HK, Claesson PM. Adv Colloid Interface Sci. 2001;91:391.

DuckerWA, Senden TJ, Pashley RM. Direct measurement of colloidal forces using an atomic force microscope. Nature. 1991;353:239.

Eriksson JC, Henriksson U. Langmuir. Bridging-cluster model for hydrophobic atraction. 2007;23:10026.

Eriksson JC, Ljunggren S, Claesson PM. A phenomenological theory of long-range hydrophobic attraction forces based on a square-gradient variational approach. J Chem Soc Faraday Trans. 1989;2:85–163.

Evans DJ, Lanczki M. Cleavage of integral surface lipids of wool by aminolysis. Text Res J. 1997;67:435–44.

Giesbers M, Kleijn JM, Cohen Stuart MA. J Colloid Interface Sci. 2002;248:88.

Hore DK, Walker DS, Richmond GL. Water at hydrophobic surfaces: When weaker is better. J Am Chem

Soc. 2008;130:1800.

Huang F, Li KC, Kulachenko A. Measurement of interfiber friction force for pulp fibers by atomic force microscopy. J Mater Sci. 2009;44:3770.

Huson M, Evans D, Church J, Hutchinson S, Maxwell J, Corino GJ. New insights into the nature of the wool fibre surface. Struct Biol. 2008;163:127–36.

Israelachvili JN, Adams GE. Measurement of forces between two mica surfaces in aqueous electrolyte solutions in the range 0–100 nm. J Chem Soc Faraday Trans. 1978;1(74):975.

Jachowicz J, Berthiaume MD. Heterocoagulation of silicon emulsions on keratin fibers. J Colloid Interface Sci. 1989;133:118.

Jones LN, Rivett DE. The role of 18-methyleicosanoic acid in the structure and formation of mammalian hair fibres. Micron. 1997;28:469.

Koopal LK, Leermakers FAM, Lokar WJ, Ducker WA. Modeling of confinement-induced phase transitions for surfactant layers on amphiphilic surfaces. Langmuir. 2005;21:10089.

LaTorre C, Bhushan B. Nanotribological characterization of human hair and skin using atomic force microscopy. Ultramicroscopy. 2006;106:720.

Meyer EE, Rosenberg KJ, Israelachvili J. Recent progress in understanding hydrophobic interactions. Proc Natl Acad Sci U S A. 2006;103:15739.

Mizuno H, Kjellin M, Nordgren N, Pettersson T, Wallqvist V, Fielden M, Rutland MW. Friction measurement between polyester fibres using the fibre probe SPM. Aust J Chem. 2006;59:390.

Mizuno H, Luengo GS, RutlandMW. Interactions between crossed hair fibers at the nanoscale. Langmuir. 2010;26 (24):18909–15.

Molina R, Comelles F, Juliá MR, Erra P. Chemical modifications on human hair studied by means of contact angle determination. J Colloid Interface Sci. 2001;237:40.

Negri A, Rankin DA, Nelson WG, Rivett DE. A transmission electron microscope study of covalently bound fatty acids in the cell membranes of wool fibers. Text Res J. 1996;66:491.

Ralston J, Larson I, Rutland MW, Feiler AA, Kleijn M. Atomic force microscopy and direct surface force measurements (IUPAC technical report). Pure Appl Chem. 2005;77:2149.

Robbins CR. Chemical and physical behavior of human hair. 4th ed. New York: Springer; 2001.

Rockland LB. Anal Chem. Saturated salt solutions for static control of relative humidity between 5° and 40° C. 1960;32:1375.

Rutland MW, Parker JL. Surfaces forces between silica surfaces in cationic surfactant solutions: adsorption and bilayer formation at normal and high pH. Langmuir. 1994;10:1110.

Stevens H, Considine RF, Drummond CJ, Hayes RA, Attard P. Effects of degassing on the long-range attractive force between hydrophobic surfaces in water. Langmuir. 2005;21:6399.

Stiernstedt J, Fröberg JC, Tiberg F, Rutland MW. Forces between silica surfaces with adsorbed cationic surfactants: Influence of salt and added nonionic surfactants. Langmuir. 2005;21:1875.

Swift JA. Human hair cuticle: biologically conspired to the owner's advantage. J Cosmet Sci. 1999;50:23.

Tyrode E, Johnson CM, Kumpulainen A, Rutland MW, Claesson PM. Hydration state of nonionic surfactant monolayers at the liquid/vapor interface: Structure determination by vibrational sum frequency spectroscopy. J Am Chem Soc. 2005;127:16848.

Tyrrell JWG, Attard P. Images of nanobubbles on hydrophobic surfaces and their interactions. Phys Rev Lett. 2001;87:176104.

Verwey EJW, Overbeek JTG. Theory of the stability of lyophobic colloids. New York: Dover Publications; 1999.

Volkert CA, Minor AM. Focused ion beam microscopy and micromachinin. MRS Bull. 2007;32:389.

Ward K, Bertails F, Kim TY, Marschner SR, Cani MP, Lin MC. A survey on hair modeling: Styling, simulation, and rendering. IEEE Trans Vis Comput Graph. 2007;13:213.

Wertz PT, Downings DT. Integral lipids of human hair. Lipids. 1988;23:878–81.

Yorimoto N, Naito S. Physical and chemical properties of integral lipids in hair cell membrane complex. Proc Int Symp Fiber Sci Technol. Yokohama, 1994;215.

Zviak C. The science of hair care. New York: Marcel Dekker; 1986.

85

甲解剖学和生理学

Robert Baran

内容

关键词

Bucky 疗法·甲小皮·附着点·甲上皮·甲硬度·甲下皮·咬甲癣·甲真皮带·甲板 pH·简单的重量检测·软角蛋白·触觉辨别

1 解剖

在人的一生中，甲（nail）不停地生长。甲呈透明状、中等硬度的椭圆形板状结构，其长轴在双手呈纵向，在双足则成横向（De Berker et al. 2007）。

甲的表面平坦且光滑。甲板（nail plate）几乎平行于皮肤表面，但陷入一个呈锐角的深大凹槽中，这个结构称为"甲袋"（cul-de-sac）（像袋子一样将甲板装在其中），又称为近端或后端甲沟（posterior or proximal groove）（图 1）。两侧的甲沟形成甲的边缘，甲沟则由甲皱襞形成。由于甲下空气的存在，甲末端的可视部分拥有白色的游离缘。甲真皮带（onychodermal band）或称甲角膜带（onychocorneal band）位于甲床远端边缘，其色调与甲床其他部分有明显差异。它通常表现为 1～1.5mm 的横向深粉色（高加索白种人）或棕色（加勒比黑种人）条带，但也会因疾病或压力影响血供而发生颜色或形态的改变。甲真皮带是阻挡外来物质侵入甲床的坚固屏障（Sonnex et al. 1991）。甲板背面有特征性的纵嵴，甲板腹侧也有一套互补的纵嵴与之对应（在游离缘处这样的纵嵴并不存在）。这使得甲板黏附于甲床之上，生长时向前延伸犹如在轨道上行进一样。

近端甲皱襞（proximal nail fold，PNF）是远端指 / 趾骨背侧表皮的延续。它的腹侧面构成了近端甲沟的顶部，并覆盖了大约 0.5cm 最薄的且与甲母质（nail matrix）粘连最疏松的甲板。甲小皮是甲皱襞的末端，与甲板表面紧密粘连，密封了近端甲沟的空间。在两侧甲皱襞内侧也有复层上皮，其产生一种不脱落的软的角蛋白，形成薄层、粗糙的膜覆盖相邻的甲边缘。侧面甲皱襞（lateral nail folds）和近端甲皱襞相连是甲病进程的连续的解剖学路径。

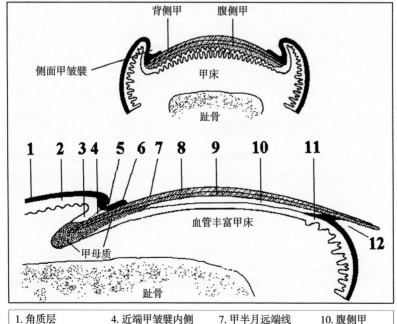

图 1 指甲图解

1. 角质层	4. 近端甲皱襞内侧	7. 甲半月远端线	10. 腹侧甲
2. 近端甲皱襞皮肤	5. 近端甲皱襞外侧	8. 上层背侧甲	11. 甲下皮
3. 甲上皮	6. 甲小皮	9. 下层背侧甲	12. 远端沟

图中标注：背侧甲、腹侧甲、侧面甲皱襞、甲床、趾骨、血管丰富甲床、甲母质、趾骨

甲母质覆盖近端甲沟的底面并在最近端向上反折覆盖近端甲沟顶部的近端 1/4。近端甲沟顶部的其余 3/4 部分则延续成为甲上皮（eponychium）。甲母质向后下方延伸形成新月形结构，其深部位于末节指/趾骨上。在大踇趾新月形两侧缘的位置较手指更深，这能很好地解释在嵌甲治疗中未完全清除甲母质角（matrix horns）时甲刺（spicules）出现的原因。甲半月呈不透明的白色，有一个前凸的弧形边缘，刚好对应甲母质远端的可视部分。甲半月在踇指非常明显，在其他手指可能消失或被表皮覆盖。甲母质的近端部分产生上 1/3 甲板，其远端部分则形成下 2/3 甲板。

甲板厚度（手指约 0.5 ~ 0.75mm，脚趾约 1mm）与甲母质的长度呈正比，取决于生发细胞的总量。然而，甲板的厚度在体力劳动者中似乎有所增加。通常甲母质的长度减少（横向切片）或甲母质的减少导致甲板变薄，这种现象可局限于甲的一个节段，这是由于甲母质细胞分化停止或减少导致的（如 Beau lines）。

甲半月前，可见与甲床对应的透明粉红色区域：因不存在脂肪组织使得间充质直接连接于骨面。与甲母质上皮不同，撕脱甲板后可见甲床的上皮粘连于甲板的腹侧。在横切面上可见甲床真皮乳头（dermal papillae）呈纵向平行排列的沟垄，类似于波形钢的形状。它们对应于甲板腹侧的纵嵴。

甲下皮（hyponychium）包含嵌入角状（solenhorn）结构，对应着甲板与甲下组织连接疏松的区域。当甲下皮向前延伸锚定在甲板的底面并且覆盖远端甲沟时称为腹侧翼状胬肉（胶原病，灼性神经痛等）。远端甲沟内角质生理性的沉积使其形成前凸的弧形。远端甲沟是甲单位与指尖在最远端的边界标志。

肌腱附着点（entheses）是肌腱韧带或关节囊与骨连接的部分。肌腱端包括软组织（肌腱韧带和纤维软骨）与硬组织（钙化纤维软骨和小梁网）。在很多部位，肌腱附着点不只是简单的局部附着点，而是在解剖结构和功能上与滑膜密切结合形成独特的器官，被称之为滑膜肌腱复合体（synovio-entheseal complex）。

甲的血液循环由两条沿着指（趾）分布的指（趾）动脉提供，并在甲的远端和近端形成弓形分支。

中间三指远节指骨背侧的感觉神经来源于掌侧侧支神经细小并斜行的背侧分支。而背侧侧支神经的纵行分支则支配拇指及第五指的远节指（趾）骨。

组织学显示甲母质及甲床不像近端甲皱襞腹侧面及甲下皮那样具有颗粒层（granular layer）。

甲单位的功能是多样化的。与其他哺乳类动物的爪或蹄一样，甲使人能操作物体，增强精细触觉，保护精巧的指（趾）免于外伤、搔刮，可美容修饰。但在它的多重功能中，甲还能提供软组织的反作用力，这对于手指的触觉及预防甲床和远端软组织过度生长非常重要。

咬甲癖会严重影响甲的美观，它的发生往往是因为咬甲能使患者获得一种放松感并减轻患者的无聊感（Williams et al. 2007）。最后，甲单元在某些方面与毛囊纵向切面相类似。

2 硬度

Forslind 等（1980）的生物物理学研究通过角蛋白纤维（keratin fibrils）的超微结构解释了指甲的硬度。角蛋白纤维是主体，它垂直于甲的生长轴，并平行于甲表面。它们在偏振光显微镜（polarized microscopy）下呈现双折射。通过对暴露在 X 射线（X-rays）下的甲碎片进行衍射研究，支持纤维排列提供甲板抗扭刚度和高断裂强度的观点。

角蛋白纤维通过胱氨酸分子的二硫键（disulfur bridges）及甲板的横纵嵴保持稳定。双曲面能防止甲翘曲。横向曲面是由于末端指/趾骨的形状和结缔组织背侧带纤维束（dorsal strip of connective tissue）固定在甲边缘上形成。纵向曲面可能是由于甲板细胞间生长速度的差异和/或甲板上层生长速率快于下层所形成的屈曲压力造成。硬度也由甲板细胞之间的黏附、连接及两层细胞间典型的结构布局所形成。甲板表层是由小细胞（2.2μm）构成的一种紧密压缩的细胞膜，且细胞之间的正常间隙呈壶腹状膨胀。下层由大细胞（5.5μm）构成，细胞膜轮廓极不规则，且细胞间有锚定点。最后，细胞内包膜及边缘带在细胞膜的胞内侧逐渐形成。细胞间的连续连接（紧密连接）解释了高质量的细胞间相互作用和甲背的硬性。由于甲板下层细胞的边缘相互重叠，其细胞表面积成比例的大于其体积。因此，该区域的特性是，来源于远端甲母质（distal part of the matrix），比能观察到的甲板表面部分（坚硬且易脆）更具有可塑性。各种侵害（如洗涤剂等）将导致甲板的分裂。甲板的切割能力也是由于这两层。

3 甲板 pH

甲床表面 pH 大约为 5，且脚趾甲显著高于手指甲。洗手后即刻，指甲表面 pH 明显增高，由 5.1 ± 0.4 上升到 5.3 ± 0.5。然而这种状态并不会持续存在，pH 将在 20 分钟内恢复到洗手前水平。未洗手的指甲存在性别差异，而洗手后的指甲则不受性别影响。甲板内部的 pH 低于其表面（Murdan et al. 2011）。

4 渗透和屏障功能

很明显，当通过甲使用药物时，其屏障功能便具有重要的现实意义。Burch 和 Winsor（1946）使用一个简单的重量分析法（gravimetric method）测量不同皮肤区域水分通过离体指甲的扩散状况。观察结果显示水分在甲的扩散速率（rate of diffusion）与手掌和脚掌相近。

Spruit（1971）通过让氮气透过甲板并测量气体所携带水分以测得活体指甲蒸汽损失。指甲的蒸汽损失和指甲厚度之间成反比。

Walters 等（1983）提供了有关甲在水、甲醇和乙醇中的体外渗透系数信息。还展示了当疏水性增加时甲对烷醇的渗透减弱，并且极性化合物（polar compounds）更容易通过甲角蛋白。

pH 降低时，产品在载体内的溶解性增加，使其渗透能力增强。Baran（2000）发现一些抗真菌产品可以穿过甲屏障，并可作为跨甲运载系统。Hemidy 等（1994）提出一个新的羊蹄仿真模型（simulation model，the sheep hoof），以研究体外抗真菌产品局部渗透入硬角蛋白的情况。关于局部使用药物后能很好分散到甲的研究已经发表（Murthy and Maibach 2013）。

5 射线穿透

甲能透光。Gammeltoft 和 Wulf（1980）的研究表明正常厚度的甲能透过 30% 的 Bucky 射线（Bucky rays）（12kV）和 80% 的 X 射线（29kV）。所以当甲病理性增厚时 Bucky 治疗是不够的，然而 60% 的 X 射线（29kV）却能穿透它们。

Parker 和 Diffey（1983）的研究表明甲板就像太阳镜一样能有效地限制 UVB（280～315nm）的穿透，仅仅只允许波长超过 330nm 的紫外线通过。Baran 和 Juhlin（1987，2002）报道 313～500nm 的射线有 3%～20% 能透过正常甲，对于银屑病甲的穿透却低于 4%。

6 指甲触觉

有人对 30 例健康人（平均年龄 23 岁）的 300 个指腹和甲板的触觉辨别（tactile discrimination）及阈值进行了研究。排除了有美甲、外伤、神经缺陷、皮肤疾病及有上肢外伤史的对象。一致性检查用于寻找指腹和甲板两个部位触觉阈值的临床一致性。

人甲的静止两点辨别距离、运动两点辨别距离及甲感知阈值分别为 6.7mm、2.4mm 和 0.06g，而指腹的对应值分别为 2.4mm、2.2mm 和 0.01g。甲板静止两点辨别距离和阈值优于指腹，而两者的运动两点辨别距离基本一致。这项研究表明，触觉辨别及阈值能通过甲板进行测量，且运动两点辨别距离在甲板和相应指腹基本一致。它强调了甲板在指甲感知功能中的重要性。这项研究中规范的研究数据有助于阐明甲外伤所造成的影响以及甲之于手功能的重要意义（Seah et al. 2013）。

（薛斯亮 译，周蓉颖 校，李利 审）

参考文献

Baran R. Nails. In: Gabard B, Surber C, Treffel P, Elsner P, editors. Dermatopharmacology of topical anti fungal preparations in nail tissue. Berlin/Heidelberg/New York: Springer; 2000.

Baran R, Juhlin L. Drug induced photo-onycholysis: three subtypes identified in a study of 50 cases. J Am Acad Dermatol. 1987;17:1012–6.

Baran R, Juhlin L. Photoonycholysis. Photodermatol Photoimmunol Photomed. 2002;18:202–7.

Burch GE, Winsor T. Diffusion of water through dead plantar, palmar and dorsal human skin and through toenails. Arch Derm Syphilol. 1946;53:39–41.

De Berker DAR, André J, Baran R. Nail biology and nail science. Int J Cosmet Sci. 2007;29:241–75.

Forslind B, Nordstrom G, Toijer D, et al. The rigidity of human fingernails: a biophysical investigation on influencing physical parameters. Acta Derm Venereol. 1980;60:217–22.

Gammeltoft M, Wulf HC. Transmission of 12 kV Grenz rays and 29 kV X rays through normal and diseased nails. Acta Derm Venereol. 1980;60:431–2.

Hemidy PY, Makki S, Muret P, Chaumont JP, Millet J. The use of sheep hoof plates for substituting human nails in transungual absorption studies. J Appl Cosmetol. 1994;12:73–84.

Murdan S, Milcovich G, Goriparthi GS. An assessment of the human nail plate pH. Skin Pharmacol Physiol. 2011;24:175–81.

Murthy SN, Maibach HI. Topical nail products and ungual drug delivery. Boca Raton: CRC Press; 2013.

Parker SG, Diffey BL. The transmission of optical radiation through human nails. Br J Dermatol. 1983;108:11–6.

Seah BZQ, Wu CCH, Sebastien SJ, Lahiri A. Tactile sensibility on the fingernail. J Hand Surg [Am]. 2013;38:2159–63.

Sonnex TS, Griffiths WAD, Nicole WJ. The nature and significance of transverse white band of human nails. Semin Dermatol. 1991;10:12–6.

Spruit D. Measurement of water vapor loss through human nail in vivo. J Invest Dermatol. 1971;56:359–61.

Walters KA, Flynn GL, Marvel JR. Physicochemical characterization of the human nail: permeation pattern for water and the homologous alcohols and differences with respect to the stratum corneum. J Pharm Pharmacol. 1983;35:28–33.

Williams TI, Rose R, Chisholm S. What is the function of nail biting: an analog assessment study. Behav Res Ther. 2007;45:989–95.

86

甲计量学

Robert Baran

内容

关键词

磨损·骨闪烁扫描·数字热成像·双通道流式细胞仪·压痕法·努普氏硬度仪·甲线性生长·磁共振（MRI）·黑素瘤·分子和基因敲除研究·甲挠度仪·甲厚度·甲真菌病·光学相干断层扫描（OCT）·光学表面轮廓测量仪·近端甲皱襞·近端甲皱襞毛细血管镜·反射式共焦显微镜（RCM）·硬度计·同步加速 X- 光微衍射·透视法·超声成像·血管活动·伍德灯检查·黄绿色甲荧光

1 甲板

甲板（nail plate）的测量包括常规技术和一些更复杂的、甚至是实验学的技术。一小块剪下的甲碎片的检测就常常十分有趣。

1.1 甲的线性生长

甲从甲母质中长出，可以在组织学层面或宏观层面测量甲长度、质量，或者厚度（Moffittand de Berker 2000）。Dawber 的技术（1970）是在距离近端甲皱襞（proximal nail fold，PNF）X（大约是 3mm）的位置作一 T 形刻痕标记，经过大约 1 个月，刻痕将前随着甲的生长向远端移动，与 PNF 的距离将增加到 Y。甲的日均增长量可由下式计算：

$$（Y-X）/ 生长日数$$

测量工具为带有积分标度的皮肤镜。要求受试者在测试期间，不能把甲小皮向近端推移。据测量，趾甲的生长速度约为每月 1mm。Orentreich 等（1979）用弓形锯在狗的趾甲近端刻一浅的凹痕，通过螺丝定位的两点式卡尺测量刻痕到近端皮肤的距离，两点间的距离使用有内置千分尺的放大镜观察，精确到 0.1mm。每 4 周测量右前爪的 2、3、4 趾，然后计算趾甲的线性生长速度，单位为毫米 / 周。Orentreich 使用安装在三目显微镜上的裂像测距仪观察了昼夜节律和温度对人类指甲生长速度的影响，记录间隔时间最短缩至 15 分钟。Heikkila

等（1996）也测量了甲的生长速度，方法是在甲表面刻一凹痕，当它到达远端边缘时，测量凹痕的体积，发现其体积会减少 30%～50%，这被认为是甲母质向甲板生长的证据。但是，这个说法似乎不太有力，类似的相关组织学研究认为更可能的情况是甲表面的细胞不断损失所致（de Berker and Forslind 2004）。Yaemsiri 等（2009）分别记录了手指和脚趾甲的生长速度，发现手指甲的平均生长速度更快（每月 3.47mm vs 每月 1.62mm，$P < 0.01$），甲的生长速度数据比几十年前测试的更高。由于脚趾甲的生长速度较慢，剪下的甲碎片也许可以反映更长时间内的暴露情况［译者注：是指测试某些物质（如砷）的慢性暴露情况，甲标本可能更佳］。

在甲弧（月牙）最高处作一横向的刻痕是种最简单易行的方法，之后再以甲弧为参考进行测量。对比测试前后放大的照片，可以提升测量的精确度。由于并非所有指 / 趾上都能看到甲弧（越向小指 / 趾，越是被 PNF 掩盖而不可见），而在大蹰趾上则很少见到（故需要在无明显可见甲弧的情况下进行测量），就只能用 PNF 替代甲弧作为参考位置，估算甲的线性生长速度作为甲床整体活动的一个测量指标可能具有误导性。Hamilton 等（1955）曾尝试用以下方程来测量体积：

$$体积 = 厚度（mm）× 宽（mm）×$$
$$每日增加的长度$$

在某些疾病，这一公式可能会改变甲生长减少的印象：当一个甲增厚了，而线性生长速度降低，但仍然可以产生相同质量的甲。例如，在黄甲综合征（yellow nail syndrome，YNS），"甲的生长速度减少了一半，但厚度增长速度增加 1 倍（Moffitt and de Berker 2000）"。

1.2 正常甲直向前生长

为何甲向前而不是向上方生长？Kligman（1961）解释因为甲母质被 PNF 所覆盖。这是错误的（Baran 1981）。Kligman 所谓的证据是将甲母质移植至前臂，其生长出一个垂直于甲母质移植物的角质柱状物。他忽略了一个经验上的规则，即：基

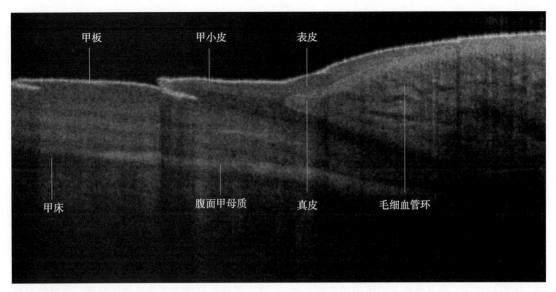

甲板　甲小皮　表皮

甲床　腹面甲母质　真皮　毛细血管环

图1　光学相干断层扫描，正常甲

因。我们不可想象在一个不正常的末端指节上长出一个正常的甲，因为存在着"依赖于骨的甲形成机制"（Baran and Juhlin 1986）。

最近的分子和基因敲除试验支持这个理论，证实间叶组织致密聚集形成远端指骨的同时，表皮变厚并形成甲皱襞（Seitz and Hamm 2005）。为了证实近端甲皱襞对于甲的生长方向并无影响，我切除了数个患有顽固慢性甲沟炎的手指的PNF，结果并没有影响甲的生长方向。另外，Jamieson（1893）曾报道一位患者先天性PNF缺失，甲也是向前而非向上生长。最后，K. Hashimoto（Hashimoto et al. 1966）清楚地证实，在胚胎早期，甲由背侧、顶部和腹面甲母质形成，而且所有甲母质细胞都按中央——远端方向进行排列，这种事先编排好的过程一直到整个成年都是如此。

1.3　厚度

测量甲厚度最简单的方法是用卡尺测量其游离端的厚度。Finlay等（1988）用手持式电子千分尺（Moore and Wright Ltd，Sheffield，UK），测量精度可达 ±2μm。在体测量其他位置，最常使用的方法是20/25MHz的超声成像。需要注意，超声在甲板的传播速度是3 100/ms（在活体皮肤仅为1 600/

ms）。相应的，目前超声成像所获得的厚度数据需要校正。标准的光学共聚焦断层成像（optical coherence tomography，OCT）可见甲板有层状的结构，包括了较多水平方向的均质带，密度和厚度不一（图1）。极化敏感OCT（polarization sensitive OCT，PS-OCT）成像也显示甲有分层结构。甲的折射率为1.47±0.09；相对于其他方法，OCT和PS-OCT的变异系数较小，分别为6.31和6.53，高频超声为12.70，卡尺则为14.03（Mogensen等2007）。

1.4　粗糙度

甲板表面的起伏程度可以活体测量，印模也是有用的。因为活体测量时，心跳等可造成不可避免的颤动，而印模可以减少这种情况，若有进一步研究和分析需要，印模还可以拿到医生诊室或在特殊的技术中心进行后续工作，既能用计算机成像分析或光学轮廓测量术（optical profilometry），也可用其他相关技术。甲表面的纵嵴由细小的直线形隆起构成，起点从PNF开始，可延伸至甲的游离边缘，也可能更短。纵嵴可能被规律性地打断，形成串珠状或香肠样的隆起外观（技术细节请参考第5章）。曾有研究成功利用光学轮廓测量术研究了因间歇性接受伊曲康唑造成的指甲珠状隆起，该研究显示光学轮廓测量术的数据可以作为甲加快生长的指标（De Doncker and Piérard 1994）。另外，光学轮廓测量术和激光技术可以量化测量甲表面的其他形貌变化，例如甲肥厚、甲表面凹陷、沟纹（Nikkels Tassoudji et al. 1995；Piérard and Piérard Franchimont 1996a）。Piérard 等（Piérard and Piérard-Franchimont 1996b）还测量了患者接受环孢菌素 A（3mg/kg）期间甲表面轮廓的变化，这可以作为一种新的技术以评估药物的效果。

1.5 颜色

甲板颜色的变化可能由以下原因引起：甲体积、表面的变化，或者甲板下方组织的变化，这种变化可以透过半透明的甲板而被观察到。外源或内源因素可以影响部分或整体甲板。甲颜色的异常变化可以反映相应的原因：如果之前有近端甲皱襞形状的变化，而且与甲一同生长出来，就是局部应用某些物质造成的；反之，如果颜色异常区域的形状和甲弧相同，这种异常就是由系统性因素引起的。甲的色素测试最佳方法是分光光度计（spectrophotometry），可以分辨出颜色是否源自黑素（技术原理细节请参见第 4 章和第 44 章）。甲母质上皮含有黑素细胞和朗格汉斯细胞。黑素细胞（melanocytes）的密度大约 200 个 /mm²（在表皮中约为 1 150 个 /mm²），多数都不活跃，不产生色素。但在深色皮肤人群，纵向线状黑甲亦有所见。黑素细胞较为少见（47 个 /mm²）或者缺如（Perrin et al. 1997）。

1.6 甲的物理特征

甲的 5 个重要物理特性是（Schoon 2005）：

（1）强度，即承受较重的力量而不致折断的能力；

（2）硬度，即表面不被刮刻、压痕的程度；

（3）韧度，即允许一定程度弯曲的能力；

（4）刚度，即强度和韧度之间的平衡；

（5）耐磨度，即抵抗磨损、刮擦的能力。

多位研究者设计了结构或繁或简的仪器以测量

这些特性。但就我们所知，目前还没有商用化的仪器。相应的技术细节可参见引用的文献。在做任何实验之前，必须记住影响甲物理特性的主要因素是甲的含水量。

Young 等（1965）用细砂纸打磨剪下的指甲边缘，得到横截面为长方形的标本，放置在横截面为长方形的、跨度为 0.33cm 的支撑柱上测量，装上没有惯性、装备了应变计式测功机的机器，满载荷不高于 2g，动齿轮的速度为 0.05cm/min，载荷通过一个半径为 0.013cm 的杆添加。

努普硬度仪（Knoop indenter）是一种测量表面硬度的仪器，其原理是测量固定的载荷作用于一定面积形成的凹陷深度。如想获得有意义、可重复的指甲努普氏硬度数据，需要恰当地准备样品。Newman 和 Young 的研究目的是确定指甲硬度的数量级。用圆形小球在人类指甲标准表面压痕并统计数据，发现硬度数据是 9kg/mm²（88.3MPa）。干涉测量法研究发现压痕并不是球形的，中央部分有一点平或升高。这些研究说明人类指甲被机械变形后有很强的恢复能力。因为内应力的弛豫时间比较长，所以恢复过程会持续至大约 1 小时。

Maloney and Paquette（Maloney et al. 1977）开发并测试了一种小型装置，用于测试指甲的物理特性，构成部分包括切削标本的装置，制备拉力试棒的模板，进行韧度、拉力、撕拉测量的装置，以及吸收冲击力的装置。测得指甲的物理特性范围如下：挠曲强度 4 928lb/in²（33.8kPa）～ 17 653lb/in²（122kPa）；拉伸强度 4 464lb/in²（30.8kPa）～ 17 081lb/in²（118kPa）；断裂强度 274.3 ～ 672.2lb/in（48 103 ～ 118 103N/m）；冲击吸收（回弹比）0.463 2 ～ 0.727 3。Maloney 和 Paquette 发现这些数据，依不同的年龄、性别、手指而有所不同。

Finlay 等（1980）开发了一种甲韧度计（nail flexometer）以测量不同材料对甲柔韧性的影响。该装置反复把甲的样本纵向弯曲至 90°，记录最终让甲断裂的次数。将甲浸入水或磷脂水，可以大幅增强甲的柔韧性，无论是未经任何处理的甲还是将脂类除去的甲。将甲浸入矿物油中则没有效果。甲的柔韧性直接与浸入水中的时间相关。

为了量化测试甲的主要物理特性,Baden(Baden 1970)测量了声音在甲中的传播速度,以测量甲的弹性、结合水的能力、水以何种速度浸润和渗透甲板。有意思的是,测得的甲弹性系数与头发相近,提示细胞间的连接可能影响甲组织的强度。

甲表现出流变性,可经受一定力量而不会碎裂或变形,但用"刚性"一词更恰当些。测量甲的有效弹性系数,发现 $E = 1.21 \pm 0.07$(SEM)GPa,显示水的含量对于甲的物理特性有十分重要的影响。

Vargiolu 等(1999)用压痕测试和 Vickers 压痕(金字塔形)测试了甲的物理特性。通过记录加载和去除负荷(最大 0.12N)阶段阻力和压痕深度的曲线,可以测试指甲的硬度(即力量和所压面积之比)和 Young E 系数[去除负荷时的初始正切(tangent)值]。他们发现 E 值在 20 个月、27 岁和 65 岁年龄时分别为 1.6、4.7 和 5.6。

1.7 甲在伍德灯下的荧光

利用伍德灯(Wood's light)可进行快速简单的在体检查。正常的甲有偏白色的荧光,内服四环素的个体可以在甲弧(Hendricks 1980)和甲(Dopuglas 1963;Zaun and Dill-Müller 1999)观察到黄色荧光,在使用去甲基金霉素的患者则可以观察到红色荧光。有趣的是盐酸阿的平(quinacrine hydrochloride)也可以导致黄绿色的甲荧光。伍德灯检查对于鉴别这些药物诱导的甲色素沉着和其他原因导致的黄甲有所帮助。

1.8 利用偏振光检查指甲

偏振光(polarized light)可有助于检查甲下的情况。光学显微镜可以分辨出纵嵴板(Apolinar and Rowe 1980)。对于真正的白甲病,甲组织在偏振光下表现紊乱,这是因为角蛋白纤维失去了正常的结构(Baran and Achten 1969)。

2 近端甲皱襞毛细血管镜检查

近端甲皱襞毛细血管镜(proximal nail fold capillaroscopy)检查简单、在体、非侵入性,它可靠地用于检查浅表微细血管的结构(Vaudaine 2012)。

毛细血管镜(capillaroscopy)由一个放大倍数为 50 ~ 200 倍的光学显微镜和一个冷光源构成,使用冷光源是为了避免血管扩张。

近端甲皱襞的微血管结构不能从正上方观察到,其有一种特殊的排列血管袢,与皮肤表面平行。

在进行检查之前,皮肤表面先滴上香柏油或液体石蜡以增强透明度,依次检查第二、三、四和五指,双手均要检查。

有研究者建议使用一个皮肤镜,或者一个眼科显微镜进行近端甲皱襞的毛细血管检查,较低的放大倍数,可以允许看到较大的毛细血管,但是并不足以观察血流的详细情况。

通过检查整体的毛细血管结构,可以获得一些有用的信息。生理状态下甲皱襞中的毛细血管袢呈发夹状,有两根平行的纵向血管。通常每毫米可见 12 ~ 18 个血管袢。在近端可以看到血管毛细血管下静脉,与毛细血管袢垂直排列。

没有任何明显病变的话,血管袢也有不同的表现,如小球状、正常的和卷曲的。病理性变化表现有分支血管、血管袢长度增加、巨大毛细血管、平行结构紊乱和微动脉瘤。

在最大放大倍数下,可以观察到血管袢中的血流:连续流动或者间歇性流动均有,并不固定。

仔细观察一个血管区域,可以客观评估血管活动。研究发现在特发性雷诺氏现象,血管活动非常活跃,而手足发绀则不够活跃。在红斑狼疮,同一个区域的毛细血管袢,血管活动在不同时间变化的速度快、幅度大。

检查毛细血管的背景,也可以得到有用的信息。生理情况下,背景的颜色是粉色的,静脉淤血时,可以表现为橙色。表皮的色素沉着过多,会影响对毛细血管的观察。

在毛细血管淤血或炎症情况下,毛细血管袢周围可以观察到空晕。

在硬皮病(scleroderma),可观察到朦胧现象;进行性微血管疾病可以看到出血。创伤导致的出血伴红斑，则可见到珍珠项链样的毛细血管。

我们可以观测到毛细血管中血细胞的流速、动态毛细血管血压，以及通过荧光示踪，观察皮肤中的经毛细血管扩散。活体毛细血管镜（capillary videomicroscopy）已被成功应用于人类皮肤微循环研究。毛细血管视频显微镜结合局部冷处理，在临床上可用于血管痉挛疾病的测试（关于毛细血管镜的详情和技术信息请参见第 40 章）。

3 甲板和甲床

3.1 透视法

透视法（transillumination）可用于鉴别甲板内部的变色和表面的变化（Goldman 1962；Ekin et al. 1997）。

（1）透视法是最便宜的技术。患者在暗室中行检查。可以用笔式手电筒的光束，从下往上由指肚照射，若有囊性瘤，可用一个光纤探头引导光束照射瘤的边缘处，光线可被引导至远位指间关节的背侧。

（2）透视法有助于确定该皮损的囊性本质，特别是非典型或深在的皮损，此法也可以发现皮损的分叶（若有）。

（3）透视法也可用于甲下球瘤的诊断，在透视时甲下球瘤有不同的颜色，可通过透视法估计其位置及大小。

3.2 数字热成像

数字热成像（digital thermography）（Passareti et al. 1988）对球瘤非常敏感。球瘤表现为局限性较淡的环形区（有关详情和技术讨论请参见第 38 章）。

3.3 超声成像

理想情况下，超声检查的设备应当有一个小的、线状探头，可在 7 ～ 18MHz 频率范围内工作。甲单位由 3 个部分构成：甲板、甲下和甲周组织。甲板背、腹面表现为双层的高回声区（两条平行线），中间一条低回声带（甲间区，图 2）。甲床通常可见低流速的动、静脉血管（彩色多普勒谱线分析，图 3）。指伸肌腱的横向带插入远节指骨，在超声检查中表现为纤维状的高回声区，是肌腱的典型表现。远节指骨表现为连续的高回声线，这是骨皮质的轮廓，中间间隔着指间关节的无回声区（其内含软骨和液体）。

Finlay 等（1987）用适配的电子千分尺在体测量了指甲厚度，还测试了超声穿透近端和远端的时间。在远端，两种方法测得的数据相关性很好，穿透时间比近端低 8.8%（亦可参见第 20 章）。

如果指甲有颜色异常，就可以很容易地确定球瘤的位置，但有些情况下则难以确定。超声成像（ultrasonography，US）可能有助于在手术前诊断

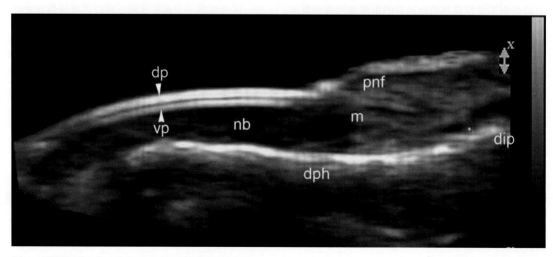

图 2 正常甲超声。（Courtesy of Ximena Wortsmann，Chile）

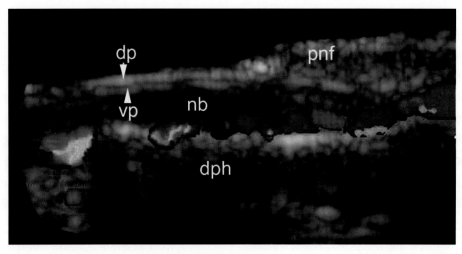

图 3 彩色多普勒超声。（Courtesy of Ximena Wortsmann，Chile）

球瘤的位置。超声回波图上可显示甲下肿瘤的清晰回声阴影（Wortsman and Jemec 2013）。

黏液样假性囊肿（mucoid pseudocyst）的超声图显示为回声不良的圆形球状物，或者仅仅是甲下空间的增厚，这些表现不足以与球瘤或血管瘤相鉴别。

有研究使用一种 30MHz 的高分辨率 B- 模式超声测量正常和损伤的甲，确认超声图对甲板变形的诊断有价值。

超声成像配合高频传感器对球瘤的诊断和术前三维定位（three-dimensional localization）均有作用。其诊断应联合考虑适当的临床表现，加上超声发现的局限性低回声物。

超声成像的鉴别诊断应当包括植入物、黏液样假性囊肿和血管瘤。甲板下血肿可能特别会迷惑人。

超声成像的灵敏度取决于所用仪器及操作者的经验，限制性因素是传感器的分辨率。

商用化的设备工作频率是 20MHz，使用水样凝胶涂布于皮肤上作为偶合剂。这可能会为指甲补充水分，使甲膨胀。因此，若检测的指标是三维体积或结构参数，则所有的检查都应当在很短时间内完成。另一方面，甲的厚度是通过计算超声束传导和反射所用的时间计算获得的，现有设备设置的速度是在活体组织的速度（=1 600/ms），但超声在甲中的传导速度更高（背侧 =3 100/ms，腹侧 =2 100/ms）。

因此，想要得到正确的厚度数据，需要考虑这些因素，否则会错误地认为甲很薄。

超声成像的特异性较低，诊断价值有限。但应当作为首选方法，因为很便宜，且可以确认近 50% 的病例。

在银屑病，超声成像和临床检查结果间有良好的相关性。超声成像检测甲下指伸肌腱起止点病，显示在银屑病和银屑病关节炎（psoriatic arthritis，PsA）中，起止点病在甲病病理中很重要，无论是否有关节炎临床表现（Aydin et al. 2012）。此外，Aydin et al. 使用超声成像和能量多普勒验证了一个假说，即：与银屑病中的表现相比，PsA 的亚临床性起止点病与炎症或血管表型相关。此项研究显示亚临床性起止点炎的超声表现在银屑病、PsA 有所不同。PsA 患者有更高的能量多普勒信号。这提示在 PsA 患者，有更多的炎症和血管过程，并提供了更多的信息以使我们更好地认识疾病从皮肤向关节的发展。

3.4 光学相干断层扫描

光学相干断层扫描（optical coherence tomography，OCT）是一种与超声成像原理上类似的光学系统，使用红外线而非声波探测。通常测量和处理不同组织对红外线的反射（Piérard 1993；Corcuff and Levêque 1993；Kaufman et al. 1995；Hongcharu et al. 2000），以提升信噪比，输入计算机，生成 OCT 影像。它的纵向分辨率取决于光源的波长（一般 1～2mm），因此限制了其对极浅表组织的探测。

OCT 在皮肤学研究中应用广泛，特别是非黑素瘤皮肤癌，对甲真菌病有诊断价值。此外，高分辨率超声和 OCT 的对比研究发现 OCT 的若干优势，例如能更好地区分形态学细节以及甲厚度。OCT 可被认为是超声的同类，只是使用光，具有更好的分辨率，但是穿透深度更小（见图 1）。

在有甲病表现的银屑病患者，OCT 的检测结果与物理特性检查、超声检测的结果一致。意外的是临床照片中观察到的弥漫性甲营养不良（diffuse nail dystrophy），甲表面相对正常，在 OCT 中却显示甲板与其下皮肤锚接处有异常。已有研究利用 OCT 测量甲的厚度，比较与超声检测的结果，提示 OCT 有可能提供银屑病甲的量化数据，且更为精确和客观，因此可能在干预试验中作为一种替代的结果检查方法。在 12 个临床上正常的甲和 41 个超声检测显示正常的甲中，OCT 都发现了轻微的异常（Aydin et al. 2013b）。

3.5 反射式共聚焦显微镜

反射式共聚焦显微镜（reflectance confocal microscopy，RCM）是一种新兴的技术，通过实时共聚焦显微镜观察活体组织不同深度反射的光线，可活体检测，并成像甲的不同层面情况，而不需要染色（Cinotti et al. 2014）。在此系统中，光和显微镜的焦点在同一个焦平面重合，焦平面之上或之下的结构就不会被观察到，从而不影响该焦平面的成像。RCM 可以得到组织的水平影像，实现细胞水平的分辨率，而不会影响组织表面。皮肤和甲易于观测，是 RCM 观察的理想对象。由于光线的穿透和反射深度有限，故 RCM 观察皮肤的深度范围仅在 200～300μm。

RCM 的独特之处在于能够观察甲的毛细血管袢，以及能观察到甲板和甲床的较深层。RCM 可以显示单个的角质细胞以及其完整的边缘。可以用 RCM 扫描甲，扫描范围从甲表面开始，直至与甲床交界处。根据反射密度不同，RCM 可发现甲有

3 层：表层有明亮的反射，之后是反射信号弱的一层，最深是一个亮层。

皮肤科医生感兴趣的主要应用有两个：

（1）RCM 和甲真菌病

Hongcharu 等（2000）首次报道了利用 RCM 诊断甲真菌病（onychomycosis）的可能性。RCM 可以产生高分辨率的图像，且有无侵入性这一巨大优势，因此可以得到甲在自然状态下的高分辨率图像，而无须固定、切片、染色。Hongcharu 等比较了 RCM 检测与常用的 KOH 处理标本检查结果，发现 RCM 诊断甲真菌病更快速、更精确。

由于 KOH 制备标本、真菌培养有时的结果并不令人满意，RCM 可作为诊断甲真菌病的一种额外工具。

（2）共聚焦显微镜和黑甲（melanonychia）

最近的研究显示甲切片过程中，可以利用 PNF 更好地观察甲母质的色素沉着，并进行术中的皮肤镜和 RCM 检查。

多数情况下，离体和在体观察得到的照片都能足以提供诊断依据，在体观察的照片质量仅有轻微影响，是因为观察对象会有轻微移动，但对于诊断价值并无影响。术中 RCM 检测可得到足够的非典型细胞学和结构信息，准确提示确诊黑素瘤。RCM 的结果与组织学检查结果良好相符：8 例经组织学诊断的甲下黑素瘤病例，术中 RCM 诊断可识别 7 例。

作者认为 RCM 在黑甲的术中诊断中很有潜力，因为它兼具了皮肤镜（作为非侵入性技术可以观察整个感兴趣的区域，而不会影响上皮表面）和组织病理学检查（细胞水平的分辨率）的优点。RCM 中，黑素细胞和毗邻组织的对比明显，可在细胞和组织结构上识别出黑素细胞的增殖特征。离体检查可以单独使用，若在体检查没有得到有价值的诊断信息，离体 RCM 也可以作为在体检查的补充措施。

3.6 双通道流式细胞仪

Arrese 等（1995）作了研究，用异硫氰酸荧光素（fluorescein isothiocyanate，FITC；Sigma Chemical

Company）标记真菌蛋白质，用碘化丙啶（propidium iodide，PI；Sigma Chemical Company）标记真菌的 DNA，然后用双通道流式细胞仪（dual flow cytometry）进行检查，检查依照 Miller 和 Quarles 方法，做了改进。文献报道此项技术可区分游离真菌和结合了单抗的真菌菌丝。FITC 和 PI 结合可以产生强烈的、可被检测到的真菌荧光。

3.7 磁共振成像

磁共振成像（magnetic resonance imaging，MRI）是一种可定位肿瘤的有效方法，特别是诊断有困难时。MRI 可应用于多种甲周肿物的检测，虽然它只是在对比观察肿瘤与周围组织的密度、液体含量、脂肪含量（Drape et al. 1995；Goettmaann et al. 1994）时才比较有用。

最具代表性的例子是黏液样囊肿，当然 MRI 也可以区分正常的软组织，在体进行解剖学评估，有助于鉴别银屑病关节病的炎症性变化，因为银屑病关节病对于甲的软组织有影响，继而影响甲的生长和外观，后两者仍然是甲部球瘤的诊断金标准。

MRI 可以检测到小至 1mm 宽的肿瘤，可以确定其组织特性、位置，有助于手术处理。

T1 加权像可进行形态学评估，了解损害的轮廓和解剖延伸。

T2 加权像可以通过肿瘤所发出的信号密度确定组织的特性。

钆（gadolinium）可以评估肿瘤的血管，也可以识别损害的轮廓。

所获得的信号有各种序列，且具有特征性，因此可以区分甲部常见的多数肿瘤。

Drapé 等发现高分辨率矢状 MRI 图像可探测到甲母质下方的真皮一个椭圆形区域，信号很特别。这项研究获得了此区域的 MRI 特征，并调查了它与甲弧的关系。研究特别为获取皮肤影像设计一个 1.5T 的高分辨率表面梯度线圈，12 位受试者注射了钆后，甲下母质（subnail matrix，SNM）区域较之甲床真皮的 T2 弛豫时间显著增长，信噪比也得到了增强。测试的 30 根手指与 10 个脚趾的数据显示，SNM 区域距 PNF 游离缘较远，该区域的长度与甲弧的长度高度相关（R=0.98），30 个手指数据的测试还发现 SNM 的总长度一定程度上与甲的厚度也相关（R=0.86）。21 个手指甲下组织的组织学和微血管检查发现 SNM 区域有特别的表现：该区域由疏松结缔组织构成，不成束。在此椭圆区域，真皮中网状和真皮下血管网有大的、形状规则的筛网。甲弧与其下方的一块边界清晰的真皮连接，具有特定的组织学和微血管结构（Drapé et al. 1996）。

3.8 人类甲在同步加速 X 线微衍射下的结构

同步加速 X 线微衍射（synchrotron X-ray microdiffraction）检查发现人类的甲从最外到最内，共有 3 层结构，分别对应甲板组织学的背侧、中间和腹侧。与毛发相似的 α- 角蛋白纤维仅在中间层出现，且与甲板的生长轴向呈完美垂直方向排列。背侧和腹侧可见角质细胞相同的角蛋白纤维，主要排列为两个方向：与甲板的生长轴垂直和平行。这种"三明治"结构和角质细胞间的牢固连接赋予和甲以很高的机构强度和硬度。平行的双脂质层平行于甲表面，填充甲板背侧的特定的壶腹状间隙，还填充甲板腹侧细胞间隙。同步加速 X 线微衍射发现甲真菌病中角蛋白结构紊乱，可能干扰了角蛋白的合成阶段（Garson et al. 2000）。

3.9 甲表面的摩擦学特性

磨损、微电感和硬度计用于测量甲表面的反应。特别是硬度计通过刮擦，模仿表面的磨损和撕裂，导致甲表面的变形及相当数量的物质损失。这些作用导致甲的形态、机械、光学特性破坏，以及其基本功能的丢失（Vargiolu et al. 1999）。通过摩擦或硬度计来模仿磨损的甲，以研究甲的磨损，具有美容学用途，例如研究指甲增硬剂、表面纹和亮甲油等（耐磨）。

3.10 骨闪烁扫描术

骨闪烁扫描（bone scintigraphy）的价值是提升肌腱 - 关节相关疾病诊断的精确性，这一作用在一项针对早期银屑病关节病的患者研究中已经得到了证实（Namey and Rosenthall 1976）。

一项探索性研究中，银屑病关节炎患者远端指间关节高分辨率［^{18}F］氟正电子发射断层成像（position emission tomography，PET）提示弥漫性的骨代谢增加，累及整个远端指骨膜和肌腱接骨点（附着点）。

4 甲碎片分析

甲碎片分析（nail clipping）是一种分析砷含量的常见方法，但也被用于钛——黄甲综合征的患者甲中检查到了钛，移除了种植牙后，该病就痊愈了（Berglund and Carlmark 2011）。

（许德田 译，袁超 校，梅鹤祥、李利 审）

参考文献

Apolinar E, Rowe WF. Examination of human fingernail ridges by means of polarized light. J Forensic Sci. 1980;25:156–61.

Arrese JE, Piérard-Franchimont C, Greimers R, Piérard GE. Fungi in onychomycosis. A study by immunohistochemistry and dual flow cytometry. J Eur Acad Dermato Venereol. 1995;4:123–30.

Aydin SZ, Castillo-Gallego C, Ash ZR, Marzo-Ortega H, Emery P, Wakefield RJ, Wittmann M, McGonagle D. Ultrasonographic assessment of nail in psoriatic disease shows a link between onychopathy and distal interphalangeal joint extensor tendon enthesopathy. Dermatology. 2012;225:231–5.

Aydin SZ, Ash ZR, Tinazzi I, Castillo-Gallego C, Kwok C, Goodfield M, et al. The link between enthesitis and arthritis in psoriatic arthritis: a switch to a vascular phenotype at insertions may play a role in arthritis development. Ann Rheum Dis. 2013a;72:992–5.

Aydin SZ, Castillo-Gallego C, Ash ZR, Abignano G, Marzo-Ortega H, Wittman M, Del Galdo F, McGonagle D. Potential use of optical coherence tomography and high-frequency ultrasound for the assessment of nail disease in psoriasis and psoriatic arthritis. Dermatology. 2013b;227:45–51.

Baden HP. The physical properties of nail. J Invest Dermatol. 1970;55:116–22.

Baran R. Nail growth direction revisited. J Am Acad Dermatol. 1981;4:78–83.

Baran R, Achten G. Les associations congénitales de koïlonychie et de leuconychie totale. Arch Belg Dermatol Suppl. 1969;25:13–29.

Baran R, Juhlin L. Bone-dependant nail formation. Br J Dermatol. 1986;114:371–5.

Berglund F, Carlmark B. Titanium, sinusitis and the YNS. Biol Trace Elem Res. 2011;143:1–7.

Cinotti E, Fouilloux B, Perrot JL, Labeille B, Douchet C, Cambazard F. Confocal microscopy for healthy and pathological nail. J Eur Acad Dermatol Venererol. JEADV 2014;28:853–858.

Corcuff P, Levêque JL. In vivo vision of the human skin with the tandem scanning microscope. Dermatology. 1993;186:50–4.

Dawber RPR. Fingernail growth in normal and psoriatic subjects. Br J Dermatol. 1970;82:454.

de Berker DAR, Forslind B. The structure and properties of nails and periungual tissues. In: Forslind B, Linberg M, Norlen L, editors. Skin, hair and nails, structure and function. New-York: Marcel Dekker; 2004.

De Doncker P, Piérard G. Acquired nail beading in patients receiving itraconazole. An indicator of faster nail growth? A study using optical profilometry. Clin Exp Derm. 1994;19:404–6.

Debarbieux S, Hospod V, Depaepe L, Blame B, Poulalhon N, Thomas L. Perioperative confocal microscopy of the nail matrix in the management of in situ or minimally invasive subungual melanomas. Br J Dermatol. 2012;167:828–36.

Dopuglas AC. The deposition of tetracycline in human nails and teeth: a complication of long-term treatment. Br J Dis Chest. 1963;57:44–7.

Drape JL, Idy-Peretti I, Goettmann S, et al. Subungual glomus tumors: evaluation with MR imaging. Radiology. 1995;195:507–15.

Drapé JL, Wolfram-Gabel W, Idy-Peretti I, Baran R, Goettmann S, et al. The lunula: a magnetic resonance imagining approach to the subnail matrix area. J Invest Dermatol. 1996;106:1081–5.

Ekin A, Özkan M, Kabaklioglu T. Subungual glomus tumours: a different approach to diagnosis and treatment. J Hand Surg. 1997;2:228–9.

Finlay AY. The physical properties and function of nails. In: Marks R, Barton SP, Edwards C, editors. The physical nature of skin. Lancaster: MTP Press; 1988. p. 143–54.

Finlay AY, Frost P, Keith AD, et al. The rigidity of human fingernails: a biophysical investigation on influencing physical parameters. Acta Dermato Venerol. 1980;60:217–22.

Finlay AY, Moseley H, Duggan JC. Ultrasound transmission time. An in vivo guide to nail thickness. Br J Dermatol. 1987,117.765–70.

Garson JC, Baltenneck F, Leroy F, Riekel C, Muller M. Histological structure of human nail as studied by synchroton X-ray microdiffraction. Cell Mol Biol. 2000;46:1025–34.

Goettmaann S, Drape JL, Idy-Peretti I, et al. MRI: a new tool in the diagnosis of tumours of the nail apparatus. Br J Dermatol. 1994;130:701–10.

Goldman L. Transillumination of the fingertip as aid in examination of nail changes. Arch Dermatol. 1962;85:644.

Hamilton JB, Terada H, Mestler GE. Studies of growth throughout the lifespan in Japanese: growth and size of nail and their relationship to age, sex heredity and other factors. J Gerontol. 1955;10:401–15.

Hashimoto K, Gross BG, Nelson R, Lever WF. The ultrastructure of the skin of human embryos. III The formation of the nail in 16–18 week-old embryos. J Invest Dermatol. 1966;47:205–17.

Heikkila H, Stubb S, Kiistala U. Nail growth measurement employing nail indentation – an experimental follow-up study of nail growth in situ. Clin Exp Dermatol. 1996;21:96–9.

Hendricks AA. Yellow lunulae with fluorescence after tetracycline therapy. Arch Dermatol. 1980;116:438–40.

Hirai T, Fumiiri M. Ultrasonic observation of the nail matrix. Dermatol Surg. 1995;21:158–61.

Hongcharu W, Dwyer P, Gonzalez S, Anderson R. Confirmation of onychomycosis by in vivo confocal microscopy. J Am Acad Dermatol. 2000;42:214–6.

Jamieson A. Congenital malformation of the nails. Trans Med Soc Edinburgh. 1893;12:191–2.

Jemec GBE, Gniadeska M. In vivo studies of normal and psoriatic finger nails using high frequency ultrasound. Turk J Dermatopathol. 1999;8:1–5.

Kaufman SC, Beuerman RW, Greer DL. Confocal microscopy: a new tool for the study of the nail unit. J Am Acad Dermatol. 1995;32:668–70.

Kierland RR, Sheard C, Masson HL, Lobitz WC. Fluorescence of nails from quinacrine hydrochloride. JAMA. 1946;131:809–10.

Kligman AM. Why do nails grow out instead of up? Arch Dermatol. 1961;84:181–3.

Maloney MJ, Paquette EG, Shansky A. The physical properties of fingernails. Apparatus for physical measurements. J Soc Cosmet Chem. 1977;28:415–25.

Moffitt DL, de Berker DAR. Yellow nail syndrome: the nail that grows half as fast grows twice as think. Clin Exp Dermatol. 2000;25:21–3.

Mogensen M, Thomsen JB, Skovgaard LT, Jemec GB. Nail thickness measurements using optical coherence tomography and 20-MHz ultrasonography. Br J Dermatol. 2007;157:894–900.

Namey TC, Rosenthall L. Periarticular uptake of 99 mtechnicium diphosphanate in psoriatics: correlation with cutaneous activity. Arthritis Rheum. 1976;19:607–12.

Nikkels-Tassoudji N, Piérard-Franchimont C, De Doncker P, Piérard GE. Optical profilometry of nail dystrophies. Dermatology. 1995;190:301–4.

Orentreich N, Markofsky J, Vogelman JH. The effect of aging on the rate of linear nail growth. I Invest Dermatol. 1979;73:120–30.

Passareti U, Gigliotti S, Fusco M. Thermography and hand's glomus tumors. Chir Mano. 1988;25:163–6.

Perrin C, Michiels JF, Pisani A, Ortonne JP. Anatomic distribution of Melanocytes in normal nail unit "an immunohistochimical investigation". Am J Dermatopathol. 1997;19:462–7.

Piérard GE. In vivo confocal microscopy: a new paradigm in dermatology. Dermatology. 1993;186:4–5.

Piérard GE, Piérard-Franchimont C. Fractal microrelief of the skin and nail. J Internal Dermatol Pediatr. 1996a;8:75–9.

Piérard GE, Piérard-Franchimont C. Dynamics of psoriatic trachyonychia during low-dose cyclosporine A treatment: a pilot study onychochronobiology using optical profilometry. Dermatology. 1996b;192:116–9.

Schoon D. Nail structure and product chemistry. 2nd ed. Clifton Park: Thomson-Delmar Learning; 2005. p. 19–31.

Seitz CS, Hamm H. Congenital brachydactyly and nail hypoplasia: clue to bone-dependant nail formation.

Br J Dermatol. 2005;152:1339–42.

Tan A, Tanner SF, Waller ML, Hensor EMA, Burns A, Jeavons AP, Bury RF, Emery P, McGonagle D. Highresolution [^{18}F] fluoride positron emission tomography of the distal interphalangeal joint in psoriatic arthritis – a bone-enthesis – nail complex. Rheumatology. 2013;52:898–904.

Vargiolu R, Zahouani H, Carpentier L. Caractérisation tribologique de la surface de l'ongle. 1er Colloque d'Ingénierie Cutanée, Arbois; 1999, 28–29 Mai Vaudaine M. Proximal nail fold capillaroscopy. In: Baran R, editor. Dawber's nail diseases and their management. Oxford: Wiley-Blackwell; 2012. p.

125–32.

Wortsman X, Jemec G. Dermatologic ultrasound with clinical and histological correlations. New York: Springer; 2013.

Yaemsiri S, Hou N, Slining MM, et al. Growth rate of human fingernails and toenails in healthy American young adults. J Eur Acad Dermatol Venereol. 2009;24:420–3.

Young RW, Newman SB, Capott RJ. Strenght of fingernails. J Invest Dermatol. 1965;44:358–60.

Zaun H, Dill-Müller D. Kranthafte Verändermigen des Nagels. 7th ed. Balingen: Spitta Verlag; 1999. p. 60.

87

甲生长评价及影响甲生长的因素

Shari R. Lipner and Richard K. Scher

内容

关键词

甲生长·甲测量·甲生长调控·甲生长评价

1 甲生长评价

早在 1684 年就有记录甲评价（nail evaluations）的文献。而追溯到 1939 年，Gichris 和 Buxton 就已将现代化的技术运用到甲生长的关键研究中。他们利用甲板上固定的凹槽与参照点作对比，并在一定时间测量它们之间的变化。虽然后来的研究在参照点上有所改进或运用放大镜及摄影技术来提高准确率，但仍然与此种原始的方法类似。图 1 展示的是在甲测量过程中常用的参照点。

1684 年，物理学家 Robert Boyle 被认为发表了第一篇关于甲生长的文章（Boyle 1684；Heller 1927）。1871 年，Weir Mitchell 报道了他照料的一位 56 岁的卒中患者，其偏瘫侧手指甲出现横向锯齿状改变及生长减慢，并用柠檬酸对偏瘫患者的甲进行染色，研究甲生长的状况（Fritsch 1981）。早在 1929 年，Halban 和 Spitzer 通过测量甲板上的染色点与甲小皮间的距离对甲生长进行量化测量（Halban 1928）。1930 年，Voit 在 3 项研究中通过测量修剪下来的指 / 趾甲重量对甲生长进行量化。1937 年，Basler 报道用特殊的"生物测微计"测量每小时的甲生长速度。他测量了两黄铜片之间的距离变化，其中一个黄铜片黏附在甲板上，而另一条

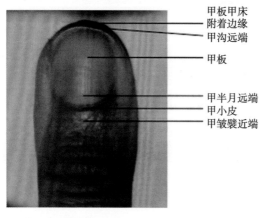

图 1　甲生长测量的参照点

甲板甲床附着边缘
甲沟远端
甲板
甲半月远端
甲小皮
甲皱襞近端

带黏附在皮肤上并与甲板重叠，同时使用显微镜来提高这些测量的精确度。但由于手指的微小活动，用显微镜（microscope）做测量是非常困难的。

现代测量技术可追溯到 1939 年，Gilchrist 和 Buxton 研究了牛津市本科生和小学生的甲生长。多年来，这种方法已经被改良，但仍然与最初描述的原始方法类似。该方法利用指甲上一个固定标记，在一段时间后测量它在指甲上的位置及与固定结构位置间的改变。Gilchrist 和 Buxton 使用小锉刀在甲半月最远端边缘中线的 2mm 处做了一个横向划痕，文中描述锉刀就是用打开玻璃安瓿的那种。使用安装有千分尺（micrometer scale）的放大镜用以测量，该装置测量可精确到 0.1mm。随着横向刮痕向远侧移动，约每月一次记录测量数据从而计算甲的每日生长速度。他们认为甲半月的边缘作为测量标志对于拇指、示指和中指指甲是足够清楚的，但无名指和第五个手指不够清楚。同时也注意到，甲半月可能并不是在所有人群均可见，这使得测量无法进行。所以建议如果甲上皮遮盖了甲半月，可在指甲用凡士林（Gilchrist and Dudley Buxton 1939）搓甲皱襞，暴露甲半月。在很多大规模研究中，使用甲半月作为固定点的一个缺点是高倍放大视野时，甲半月分界可能是不清楚的（Dawber and Baran 1987）。

1953 年，Bean 发表了一篇关于他自己左拇指甲发育的 10 年研究报告。他在论文中提到，参考关于甲测量的先前研究，甲测量可以用 3 种不同的方式进行：第一，使用不可擦掉的染色剂如硝酸；第二，用锐利器械在甲上刻痕；第三，称重或测量剪下的指甲。第一个月他选择在甲小皮处的甲板上做一个横向标记，每月重复这个过程。接着他记录该标记从参考点生长到甲板与甲床分离处所需要的天数。

他首先使用剃须刀片做标记，后来使用如 Gilchrist 和 Buxton 所述的那种常用于打开小玻璃瓶的尖锐锉刀。每年重复计算线性增长速度，再分配到起始月份。这项技术给出了大约 120 天的甲平均生长速度。因此，这种测量方法适用于时长持续几个月的研究，但不适于少于一个月的生长测量。需要注意的是，使用甲小皮作为参考点有一个缺点，它可能被水合作用、脱水、摩擦和修指甲而损

坏。再者，有些人可能很难看到甲小皮甚至甲小皮根本不存在（Dawber and Baran 1987）。他还指出，剪下指甲的重量可能因甲的磨损存在很大误差。此外，对于短期的甲生长测量，重量的测量可能是不准确的，因为厚度的变化可能需要 5 个月的时间才能达到可以测量的程度（Bean 1953）。

在 1955 年，Hillman 虽然和前面作者一样，在甲半月的凸缘上做了横向标记，并利用甲半月作为参考点进行测量，但与 Gilchrist 和 Buxton 所描述的原始方法略有不同。为了提高测量的准确性，他使用了心电图式卡尺（electrocardiogram-type calipers）和一个封住的钢尺，每 2～8 周做一次测量，平均间隔 46 天（Hillman 1955）。

后来，Babcock 通过多次拍摄放大的图片并比较图片来改进甲生长测量。这个技术使得可测量距离获得光学放大，并作为永久记录能在以后的时间做深入分析。作者也谈到了在测量中选择合适参照物的困难。他指出，不应该使用甲小皮作为参照，因为它很容易被影响和移动。他认为使用甲板与甲床分离点作为参照物也存在同样问题。他还提出，正如前面提到的因为甲半月不是在所有的指头可见，同样不是一个好的选择。此外，当放大照片时，甲半月轮廓不清晰，从照片上看边界模糊。因前述方法的缺点，他测试了 3 个参照点，即指骨、甲周皮肤和甲半月。他的方法是创新的，但可能通过不了今天的审查委员会。他使用深划痕标记甲，然后用铋汞合金（bismuth amalgam）填充划痕。这使得辐射光不能透过，并在 X 线片上可与其下的骨上参考点进行比较。随访时，在重新用汞合金填满划痕后拍 X 线片，从而对生长进行评估。他还在同一天拍摄放大（6.4 倍）的照片进行测量，并取 5 个人分别使用卡尺测量到的读数算出平均值。他的结论是，使用甲半月作为参考点和 X 线片测量甲生长比使用甲半月或皮肤图片的方法更精确。他认为通过 X 线片测量甲生长速度和使用照片测量无显著差异，但后者更容易施行（Babcock 1955）。该技术被 Sibinga 做了轻微改良，他使用不同的光学系统将照片放大了 35 倍。这使得测量每日甲生长增长速度和进行一个月时间的甲生长研

究成为可能（Sibinga 1959）。

1958 年 Geoghegan 等发表了 49 名海军官兵的甲生长。作者在每只手的大拇指和中指的甲半月边缘做横向标记，并在 2～6 周内每周测量。他们使用刻度为 1/10mm 的 Beck Luminex 放大镜（Geoghegan et al. 1958）观察。

4 年后，Morton 使用改良的 Babcock 技术测量甲生长。他使用螺旋钻头在拇指指甲上钻小孔（0.013 5in）作为参照点。定位孔洞表浅且不穿透甲板，然后使用黑蜡填充这些洞。使用 2.5 倍镜头拍摄指甲，得到的底片被总体放大 10 倍。他采用皮肤皱纹作为参考点。每周拍摄 1 次指甲照片，总共拍摄 12 周。因 Morton 认为他的技术不足以研究甲癣的治疗效果，他又进行了一个为期 5 个月的研究，使用了延时摄影技术。他要求患者 5 个月内每天两次到医院，包括假期和周末。他使用患者手部的石膏模型进行手部拍摄时的标准化，并使用光标测微计测量在甲上钻的两个小孔移动的一致性（Morton 1962）。

1963 年 Bean 发表他自己的指甲生长 20 年的研究，这是他之前研究的延续。改良了之前 10 年研究中将近端甲皱襞（proximal nail fold，PNF）和甲小皮（cuticle）间做文身作为参照点的原技术。他在皮肤上文身作一个永久的参照标记（Bean 1963），以预防甲小皮作为参照点有可能前进或退后的情况。并开始使用放大的照片。他使用了同样的技术继续为他的左拇指甲进行了为期 25 年研究（Bean 1968）。

1970 年，Dawber 选择不同的参照点，改良了 Gilchrist 和 Buxton 测量甲生长的方法（Dawber 1970a）。他从离甲下皮 3mm 处做 T 形划痕并使用甲小皮作为参照点，测量随后 27～35 天（平均 32 天）时间里甲的变化。测量是用一个带有精确到 0.1mm 线性标尺的 8 倍放大镜进行。在研究过程中要求所有的患者都避免把他们的甲小皮向后推。测量所有甲半月可见的大拇指上，甲板中线上甲板底部到甲半月的距离。

在 Bean 的 30 年甲研究中，他持续使用一个小锉刀在甲小皮边缘的甲板上做横向凹槽。他使用了之前论文中提到的测量技术，如可用胡桃壳的汁液或

戳或钻出小孔标记甲板。他还指出在研究时，他对指甲进行了详细拍照，以便在短时间内对指甲进行测量。摄像机固定在一个架子上，拇指插入一个木制框架中，以利于做出更精确的测量（Bean 1974）。

Orentreich 等在 1979 年研究年龄对甲线性生长的影响。作者用一个玻璃片在甲半月远端的甲板上做一横沟。他们将一个精确到 0.1mm 的玻璃刻板嵌入放大镜中来测量横沟到甲下皮远端边缘的距离及横沟到甲板刚过甲床处的距离。为了获得每周毫米级的甲线性生长速度，他在特定时间段内对这两个距离进行测量，然后将其平均值除以周数。为

了使测量间隔短至 15 分钟，他们使用了适用于三目显微镜（trinocular microscope）的分裂图像测距仪（split-image range finder），可以将测量精确到 0.01μm（Orentreich et al. 1979）。

Bean 关于甲生长长达 35 年的研究报告于 1980 年发表。他提到指甲油也可以用来标记甲板，但他还是更喜欢用锉刀在甲板上做一横沟，因为这种方法最为简单。他继续使用同样的方法于月初在甲板上制作刻痕，然后测量这个标记到甲板游离缘之间的距离。

表 1 显示了迄今为止甲生长测量方法和改良方法。图 2 显示了用于测量甲生长的技术的示意图。

表 1 甲生长测量方法总结

作者	参考点	备注
Gilchrist and Buxton（1939）	甲半月远端 2mm	甲半月在第四和第五个手指不清楚，放大后模糊不清
Bean（1953）	甲小皮	甲小皮可能被水合作用、脱水、摩擦和修指甲而损坏，有可能很难看到甚至不存在
Hillman（1955）	甲半月凸缘	利用卡尺来提高准确性
Babcock（1955）	甲半月	照片放大 6.4 倍
Sibinga（1959）	甲半月	照片放大 35 倍
Geoghegan et al.（1958）	甲半月	Beck Luminex 放大镜
Morton（1962）	甲半月	钻孔，放大的图片
Bean（1963）	在近端甲皱襞和甲小皮之间文身	放大的图片
Dawber（1970a）	离甲小皮处 3mm	8 倍放大镜
Orentreich et al.（1979）	甲半月的凸缘	放大镜

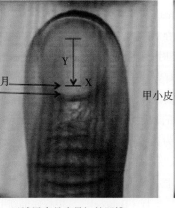 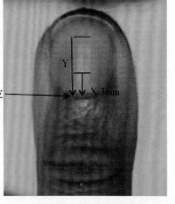

Gilchrist-Buxton 法，1939

X= 甲半月远端的 2mm 处为最初的凹槽
Y= 一段时间后的凹槽
甲生长 =（Y-X）/ 时间

Hillman 法，1955

X= 远端甲半月为最初的凹槽
Y= 一段时间后的凹槽
甲生长 =（Y-X）/ 时间

Dawber 法，1970

X= 离甲小皮 3mm 处为最初的凹槽
Y= 一段时间后的凹槽
甲生长 =（Y-X）/ 时间

图 2 常用指甲生长测量示意图

抗真菌药物在临床上可以阻止真菌向甲板近端侵犯，并且在有效剂量的抗真菌药物治疗后会产生正常的甲板。另外，甲向远端生长，而真菌生长方向恰恰相反。基于这个观点，甲生长测量也可用于确定甲真菌病治疗的药效，其方法与上述方法有些不同。一项研究中，作者用手术刀在甲板正中线上平行于甲癣边界处做出一个浅表标记。他在这个标记凹槽里填满墨水并测量其到近端甲皱襞的距离，每月评估药物对甲真菌的阻断效力。如果药物起效，甲癣区域将不再向标记的近端发展。产生的新甲板将恢复正常。然而，如果真菌区域向横沟标记近端侵袭，那么提示该计量的药物无效。药物加量后，需要标记新的横沟以便每月进行测量评估（Zaias and Drachman 1983）。

2002 年，Sawhney 发表了一个关于海拔对甲生长影响的研究，该研究包括了 22 名健康的苏格兰高地军人及 6 名苏格兰低地军人。他运用了 Dawber 先前描述的测量方法，即用刀片在每个研究对象右手示指甲板上做了一个 T 形标记，此标记距离近端甲皱襞 3～4mm。并且以近端甲皱襞作为参照点，运用游标卡尺测量出标记点最初及 2～3 个月后的距离。

一些作者运用两个参照点克服了非甲板标记易发生变化的问题。他们使用 CO_2 激光在甲半月最远点的正中进行标记并测量其到甲板附着最远端的距离，这个标记点透过甲板是可见的。后续的测量以甲半月及甲板附件边缘作为参照点。它们的总距离应该是相等的，这可以作为一种验证方法（Yu et al. 2004）。

2010 年，Yaemsiri 等发表了一项关于美国健康年轻人指／趾甲生长速度的研究。这项研究与之前的研究不同的是，测量没有运用照片或放大镜，且由患者自己完成。22 名研究对象在近端甲皱襞边缘处运用 4.5inch（1inch=2.54cm）的蓝宝石甲锉刀作一个标记，并用一个 6inch 的不锈钢直尺测量标记点到近端甲皱襞的距离。1～3 个月后，研究对象报告他们的测量数据。甲生长率的计算基于记录的距离和观察的时间。此测量方法的标准误差在 0.07mm 到 0.12mm（Yaemsiri et al. 2010）。

光学轮廓测定作为替代方案已被引用于研究甲生长。该技术利用甲的表面成像以测量甲表面不平整度，且无需使用甲板上的标记或划痕。De Doncker 和 Piérard 在伊曲康唑（itraconazole）治疗甲生长的研究中已报道该技术。串珠样甲面与甲母质更快地更替有关。需注意的是，只能评估剪下来的甲，而不是活体的整个甲板。

Hamilton 等尝试了使用体积的变化测量体积增长，测量的方法包括了全部线性生长的测量，使用方程式：体积＝厚度（mm）× 宽度（mm）× 每日生长长度（mm）。作者使用千分尺测量甲尖下部分的游离缘中线位置的厚度。他们特别地使用修剪下指甲的近端部分而不是远端部分，是因为众所周知远端部分存在破碎或磨损。他们在 3 个地方重复了该测量，即中线、侧边缘和两者的中间。发现在测量中，儿童的甲中线向外 1.0mm 或成人的甲中线向外 3.0mm 测量值无明显差异。还发现湿度和干燥对厚度均无影响。为防止因为剪下的甲没有张力，导致甲压缩的影响，卡尺的使用做了调整。测量前，使用 5 倍放大并使用锋利刀片在剪下甲的底面刮下碎片。使用针尖卡钳（needlepoint calipers）测量受试者甲的最大宽度。作者注意到由于甲的曲度，此值不代表甲的真正宽度。为了测量长度，他们在甲板表面做切口，并记录 6 周生长的距离。并使用 2 倍放大镜和针尖卡尺，以甲小皮作为参照点（Hamilton et al. 1955）。

Johnson 等为了尝试找出甲板全部由甲母质生成，还是部分由甲床生成，测量了不考虑时间情况下指甲线性生长和甲体积增长的关系。作者采用尸体拔下的指甲，并使用螺旋测微计或游标卡尺测量甲 3 个不同地方的厚度，通过 3 处测量的平均值计算了每个样本的厚度。还通过计算纸张描摹甲样本的表面积、天平称重、计算每个样本干湿状态下单位面积的重量来计算甲板 3 个不同地方的质量。

2 影响甲生长的因素

2.1 简介

人的一生中，甲单元始终处于代谢及有丝分裂的活跃状态。甲母质的生发层不间断地通过 DNA 合成、分裂及分化生成甲板。甲板主要来源于具有生长功能的甲母质并呈线性生长（Hillman 1955；Johnson et al. 1991；Baran 1981；Fleckman 1997；De Berker et al. 1996）。文献报道的甲生长速率差异并不大，指甲的平均生长速率为每月 3mm，趾甲为每月 1mm（Hillman 1955；Geyer et al. 2004）。因此，指甲完全长出通常需要 4～6 个月，而趾甲则需要 12～18 个月（Cohen and Scher 1992）。最近一个研究发现健康年轻人的指甲及趾甲的生长速率分别为每月 3.47mm 和每月 1.62mm。该作者的结论是甲的纵向生长速率会随着时间的推移而增加。然而，值得注意的是，该研究是由受试者而非医生进行测量，因此数据可能无法与早期的研究直接比较（Yaemsiri et al. 2010）。甲母质的增殖能力决定甲的生长速度。然而，生理、环境、某些疾病状态、创伤和治疗都会影响甲的纵向生长速率，如表 2 所示。值得注意的是，目前仅仅是对某些（而非全部）因素及变量进行了详细的生长动力学研究。一些已发表的研究仅仅是基于单个病例或小样本病例系列的观察。然而，一些研究却显示出相互矛盾的数据，这些数据已列于表格中并进行了阐述。这些变量对甲生长的影响有着重要的临床意义，因为一些因素可以被干预，并且可以使用药物来改变甲的生长速度。虽然改变甲的生长速度本身并不能治愈异常的甲，但其作为辅助手段可能会使得治疗更快、更完整（Geyer et al. 2004）。例如，通过降低银屑病（psoriasis）甲（往往生长过快）的生长速率并联合其他银屑病治疗手段可以使异常的甲得以改善（Dawber 1970b；Farber and Nall 1992）。另一方面，当甲真菌感染时，甲的生长速率会减慢（Elewski 1998；Cohen et al. 1982；Tosti and Piraccini 2003），促进甲纵向生长并联合抗真菌药物可能会提高治愈率（Evans 2001；Baran and Hay 2001）。

2.2 生理学与甲生长

Voit 研究了 3 个不同年龄阶段人群的甲，并第一次提出甲会随着年龄的增长而生长减慢。Bean 在 35 年的时间里研究了他的左拇指发现，随着年龄的增长，指甲的生长速度会有一个小而持续的下降。值得注意的是，当他在 32 岁开始这项研究时，指甲的生长速率是每月 3.69mm，当他 67 岁研究结束时，他的指甲生长速率为每月 2.85mm（Bean 1953，1963，1968，1974，1980）。Hillman 和 Hamilton 等都证实甲的生长速率会随年龄增长而降低（Hillman 1955；Hamilton et al. 1955）。Dawber 发现，在正常人和甲银屑病患者中，甲的生长也会随着年龄的增长而减慢（Dawber 1970a）。应该注意的是，Clark 和 Buxton，Gilchrist 和 Buxton 在两项不同的研究中并没有观察到随着年龄增长指甲生长会发生变化，但他们的研究年龄层次较低，年龄跨度也比较窄（Gilchrist and Dudley Buxton 1939；LeGros Clark and Buxton 1938）。此外，Edwards 和 Schott 认为年龄对脚趾甲的生长没有影响（Edwards and Schott 1937）。另外，关于男性和女性甲生长速率差异的数据是有争议的。但大多数研究发现两性之间的甲生长速率并没有统计学上的显著差异。例如，Clark 和 Buxton 及 Gilchrist 和 Buxton 在两份不同的报告中并没有观察到甲生长与性别之间的联系（Gilchrist and Dudley Buxton 1939；LeGros Clark and Buxton 1938）。Voit、Head 和 Sherre 都观察到了类似的结果（Voit 1930；Head and Sherren 1908）。此外，Hamilton 等发现，仅在 15～19 岁年龄组中，男性的甲生长速度快于女性。在其他年龄组中，结果在统计学上没有显著差异。Dawber 也没有观察到男性和女性的甲生长有统计学上的显著差异（Dawber 1970a）。另一方面，Hillman 在他的研究中发现，男性甲生长的平均速率比女性高（Hillman 1955）。

Halban 和 Spitzer 的研究表明，怀孕期间，甲生长速率比正常情况高出四分之一到三分之一（Halban 1928）。Hillman 支持这项早期的研究并指出，怀孕期间，甲生长将变快。他还表明，怀孕后期，甲的生长速度将更快。此外，还观察到，产后的甲生长速率有所下降。他发现甲的生长速率不受孕妇受孕时的体重、妊娠期孕妇体重增加、分娩次数、妊娠期及劳动时长的影响。孕妇的吸烟习惯对其甲的生长速率没有影响（Hillman 1960）。在另

表 2　甲纵向生长速率的影响因素

更快	更慢	无改变	备注
生理学			
年轻人	老年人		少量相互矛盾的研究表明没有差别
		男性和女性	一个矛盾的研究
怀孕	产后	孕妇受孕时的体重，妊娠期孕妇体重增加，分娩次数，妊娠期，劳动时长，孕妇吸烟习惯	
		出生顺序，胎儿出生时的产妇年龄	
		青春期	
		家族内	
第三手指	第一和第五手指		
			营养 - 相互矛盾的报道，结论不一致
			右手，左手，用手习惯 - 相互矛盾的报道，结论不一致
		身高，体重	
		甲厚度	
		甲板长度	
环境			
白天	夜晚		季节，气候 - 相互矛盾的报道，结论不一致
创伤			
咬甲癖			
甲撕脱			
		吸烟	
		中度压力	
	瘫痪，甲板或模具固定		四肢功能恢复后或按摩可获得缓解
疾病状态和甲状况			
	急性重症疾病	急性轻症疾病	
动静脉分流术	心血管疾病		
高循环状态	低循环状态		
甲状腺功能亢进	甲状腺功能减退		一些相互矛盾的资料
		家族史癌症，高血压，冠状动脉疾病，糖尿病	
银屑病			
甲剥离			
毛发红糠疹			

续表

更快	更慢	无改变	备注
先天性大疱性鱼鳞病样红皮病			
	黄甲综合征		
	脆甲综合征		
	扁平苔藓		
	甲癣		
药物			
氟康唑			
特比萘芬			
依曲康唑			一个相矛盾的研究
左旋多巴			
苯恶洛芬			
口服磷酸盐、骨化三醇、钙剂			
口服避孕药			
生物素			
半胱氨酸			
	甲氨蝶呤	糖皮质激素	
	唑硫嘌呤		
	补骨脂联合长波紫外线照射		
	锂制剂		
	磺胺类药		
	金制剂		口服维甲酸——矛盾的结论，不一致
	齐多夫定		
	环孢素		
	肝素		

一项研究中，他还发现，出生时的出生顺序和母亲的年龄对甲生长没有影响（Hillman 1955）。

　　一项研究表明，在青春发育过程中，甲的生长速率也没有变化。该研究的作者观察了腋毛、胡须的生长速度，以及痤疮的发生率和严重程度（Hamilton et al. 1955）。两项相互独立的研究表明，少数人群的甲生长有家族模式。例如，Hamilton 等发现兄弟姐妹的甲生长速度与家庭其他成员相似（Hamilton et al. 1955）。Hillman 还展示了一组同卵双胞胎（identical twins）和一组异卵双胞胎（frater-nal twins）的指甲生长速度，并表明这些兄弟姐妹之间是相似的（Hillman 1955）。

　　Clark 和 Buxton 发现，长手指的指甲比短手指的指甲长得更快（LeGros Clark and Buxton 1938）。Hillman 证实了这一发现，他观察到第 3 个手指指甲比其他的指甲长得快（Hillman 1955）。这一点在 Hamilton 等对日本人的研究中也得到了证实（Hamilton et al. 1955）。Dawber 也认同中指指甲的生长速度比其他指甲快（Dawber 1970a）。

　　营养和甲生长之间的联系是有争议的。例如，一项研究表明，甲的快速生长与更好的营养状况有关（Gilchrist and Dudley Buxton 1939）。但应该注意的是，在进行相关研究时，营养状况是基于一般的体态表现而不是营养缺乏的特定临床体征。同样，也有人观察到，在饥荒期间（Ivanowsky 1923）和营养不良如恶性营养不良病、消瘦（Fitzpatrick et al. 1971）的条件下，甲生长会减慢。

Hamilton 还提到了一项未发表的关于龋齿动物的研究，其表明饥饿会导致甲生长的速率减慢（Hamilton et al. 1955）。与此相反，在另一项研究中，营养状态（根据卡钳测量的皮褶厚度进行评估）对甲的线性生长速率没有影响（Hamilton et al. 1955）。此外，一项研究还对 10 名住院的新生婴儿进行了研究，以评估必需氨基酸对甲生长的需求。短时间内，单氨基酸从他们的饮食中被移除，其体重增加将减少或停止，但研究发现，从饮食中去掉这些氨基酸对甲生长并没有影响（Sibinga 1959）。最后，在 7 名肥胖成年人中，他们研究了卡路里限制（calorie restriction）（1～2 个月的时间里每天摄入 600cal 的热量）对甲生长的影响。该研究发现，饮食对甲生长速率没有影响（Sibinga 1959）。关于左右手及用手习惯对甲生长速率的影响，数据仍存在分歧。一些研究并没有显示出不同手之间指甲的生长差异，也表明了用手习惯对指甲生长没有影响（Hillman 1955；LeGros Clark and Buxton 1938）。然而，Dawber 发现，右手指甲的平均生长速率比左手要快（Dawber 1970a）。大量研究证实身高对甲生长没有影响（Hillman 1955，1960；Hamilton et al. 1955）。一些研究也表明体重对甲生长没有影响（Hillman 1955；Hamilton et al. 1955；Hewitt and Hillman 1966）。体重增加或减少对甲的生长动力学没有影响（Hillman 1955）。此外，甲板厚度和长度不会影响甲的线性生长速率。

2.3 环境与甲生长

Basler 指出，甲的生长速率在白天比晚上快（Basler 1937）。据推测，这种差异是由于血压的昼夜变化引起，夜间血压相对较低（Riddle 1908）。

季节性变化影响甲生长速率的观点具有争议。

一些研究提示季节影响甲的生长速率，且表明甲在温暖的天气里生长得更快，在寒冷的天气里生长会变慢（Gilchrist and Dudley Buxton 1939；LeGros Clark and Buxton 1938）。另一份报告支持了这些研究结论，该报告基于对英国附近温带水域和北极巡航的 49 名英国海军水手展开的研究。研究人员发现，甲在北极地区每日的平均生长速率要比温带区域的慢（Geoghegan et al. 1958）。Bier 猜测，甲在温暖的天气里生长得更快，是因为甲器官相对充血引起，而其在较冷的天气中生长速率较慢，是由于局部缺血所致（Bier 1905）。然而，其他几项研究未能证实甲生长与季节变化相关，其中两项研究包括南极洲暴露在不同温度下的男性受试者（Hillman 1955；Bean 1974；Donovan 1977；Gormly and Ledingham 1983）。

2.4 创伤与甲生长

许多研究发现，创伤如咬甲癖会增加甲的生长速度（Hillman 1955；Hamilton et al. 1955；LeGros Clark and Buxton 1938）。此外，对于那些传统治疗失败的甲癣患者，当甲被拔除时，真菌的负荷就会减少，手术的创伤可能会提供机械刺激来加速甲的再生。但这仍需要正式的研究加以证实（Zaias 1990）。

一项研究表明，吸烟对甲生长没有影响（Hillman 1955）。此外，适度的压力如期末考试对甲的生长速率没有影响（Hillman 1955）。

大量研究也表明，制动和瘫痪会导致甲生长的暂时减缓。Mitchell 早在 1871 年就首次对此进行了报道。他观察到一名他所照料的 56 岁妇女，其瘫痪的手指甲生长速率比未受累的手要慢。随后，他研究了两名偏瘫男子的甲，其发现偏瘫急性发作后不久，瘫痪侧手指甲便停止生长。然而，两名男子分别在 12 天及 21 天后患肢恢复了功能，甲也突然恢复到以前的生长速率（Mitchell 1871）。Blake 证实了这一发现，并且还观察到在偏瘫患者的患侧甲生长速率变慢。有趣的是，当肢体或手指固定在夹板或石膏上时，也会出现类似的结果。他们发现按摩会刺激甲的生长（Head and Sherren 1908）。

2.5 疾病状态、甲条件和甲生长

虽然急性轻症疾病不影响甲的生长（Hillman 1955），但多数研究资料显示，急性重症疾病会使甲的生长减慢（Bean 1953，1974；Sibinga 1959）。Bean 报告了两例流行性感冒（如伴有严重呼吸道感染的感冒）患者的甲生长变慢（Bean 1974）。此外，流行性腮腺炎患者的甲生长几乎完全停止（Bean 1953）。Sibinga 发现，他所研究的 23 名麻疹患者的甲生长速度均减缓。他还发现，一名流行性腮腺炎（mumps）并发睾丸炎（orchitis）的成年患者及一名葡萄球菌败血症（staphylococcus septicemia）的早产儿患者的甲生长停止（Sibinga 1959）。但另一方面，十名患有急性发热性肺结核（acute febrile tuberculosis）的儿童，其甲生长速度并没有减慢（Sibinga 1959）。

慢性疾病也会影响甲的生长。高流量的血管状态，如动静脉分流（arteriovenous shunts）以及甲状腺功能亢进（hyperthyroidism），都与甲生长速率加快有关（Orentreich et al. 1979）。与此相反，循环功能减弱，如充血性心力衰竭（congestive heart failure）及甲状腺功能减退（hypothyroidism），会引起甲的生长减慢（Orentreich et al. 1979）。

Hillman 指出，家族病史对甲生长没有影响，尤其是癌症、高血压、冠状动脉疾病和糖尿病（Hillman 1955）。

据 Dawber 报道，点滴状银屑病甲的生长速度快于临床甲表现正常的银屑病患者，而后者的生长速度却快于健康人的甲（Dawber 1970a）。此外，Dawber 等发现，在同一名患者身上，无论是特发性还是甲银屑病引起的甲剥离，其甲生长速度比临床未受累的甲要快，并快于正常人（Dawber et al. 1971）。

除银屑病之外的其他疾病，如毛发红糠疹（pityriasis rubra pilaris）及先天性大疱性鱼鳞病样红皮病（congenital bullous ichthyosiform erythroderma），其甲生长速度加快（Samman 1978）。人们相信，这些疾病患者的甲母质是过度增殖的（Dawber 1980）。

甲本身的条件能引起甲的生长减缓或停止。例如黄甲综合征（yellow nail syndrome，YNS），它的特征表现是黄甲、淋巴水肿和呼吸系统疾病。其指甲的生长速度明显减慢至 0.12～0.27mm/ 周（Samman and White 1964），这比甲的平均生长速度慢 3 到 6 倍（Hillman 1955；Geyer et al. 2004）。甲纵向生长的减少往往通过甲增厚加以弥补，以至于黄甲综合征的甲生长速度减半，而其甲厚度则增加到原来的两倍（Moffitt and de Berker 2000）。另一种引起甲生长缓慢的疾病是脆甲综合征（brittle nail syndrome）。它的特点是甲板脱水，这导致甲破损和分裂。其甲板通常是易碎的，远端边缘磨损，并有纵嵴（Scher and Bodian 1991）。此外，扁平苔藓（lichen planus）患者约 10% 会有甲受累，并可导致甲生长减缓（Baran 2000；Tosti et al. 2000）。甲母质炎症可能会导致脆甲、翼状胬肉形成（pterygium formation）和瘢痕。甲床的炎症可能导致永久性的甲营养不良。

甲感染也会导致甲纵向生长的减缓。甲癣是甲的真菌感染。一项研究表明，当甲癣累及超过一半甲板时，甲的生长速度将慢于其他未受累的趾甲（Yu et al. 2004）。

2.6 药物与甲生长

许多药物已被证实可以加速甲的生长。然而，值得注意的是，大部分数据并不是由双盲和有安慰剂的对照设计试验获得。1992 年，Shelley 报告了氟康唑（fluconazole）治疗可以加快甲生长速度（Shelley and Shelley 1992）。3 个独立的研究对甲癣患者使用特比萘芬（terbinafine）和灰黄霉素（griseofulvin）进行了对比，均发现使用特比萘芬的患者甲生长速度更快（Haneke et al. 1995；Faergemann et al. 1995；Baran et al. 1997）。有两项研究显示，伊曲康唑能提高甲的生长速度。其中一项研究对甲癣患者进行了每月一次的冲击治疗（400mg/d，连续 1 周），持续时间为 3～4 个月。研究者发现，服用伊曲康唑的患者，其甲的平均生长速度为每月 2.4～2.7mm，而正常人为每月 1.1mm（Doncker and Pierard 1994）。另一项研究则报道了一例黄甲综合征患者使用伊曲康唑冲击治疗 4 个月后甲生长速度加快（Luyten et al. 1996）。然而，值得注意的是，在另一份报告中，8 名黄甲综合征患者使用了伊曲康唑冲击治疗 6 个月后，但甲生长速度并没有增加（Tosti et al. 2002）。此外，由于在这些有关黄甲综合征及甲癣的研究中并没有设置对照组，所以目前尚不清楚这些抗真菌药物是否能加速甲的生长，也不清楚这些甲生长加快是否是由于甲病本身被治愈所致。一个病例报告显示一名患有帕金森病（Parkinson's disease）的妇女在接受 12 个月疗程的左旋多巴（levodopa）治疗过程中，其甲的生长速度加快（Miller 1973）两个研究中发现服用苯恶洛芬（benoxaprofen）增加了指甲生长速度（Fenton et al. 1982；Fenton and Wilkinson 1983）。一个病例报告报道了一名接受口服磷酸盐（oral phosphate）、骨化三醇（calcitriol）和钙剂治疗以提高骨转化率的低磷酸盐血症性骨软化症（hypophosphatemic osteomalacia）患者，其甲的生长速度加快（Hogan et al. 1984）。口服避孕药被报道可能会加快甲的生长（Knight 1974）。生物素（biotin）和半胱氨酸（cysteine）也被报道会促进甲的生长（Piraccini and Tosti 1999）。值得注意的是，生物素不仅可以降低甲的脆性，还能增加甲纵向生长的厚度及速度（Uyttendaele et al. 2003）。

药物也可以降低甲的生长速度。化疗药物可能会降低甲母质角质形成细胞有丝分裂的活性。例如，甲氨蝶呤（methotrexate）能显著抑制银屑病患者的甲生长（Dawber 1970b）。另外，硫唑嘌呤（azathioprine）也能抑制银屑病患者甲的生长，但弱于甲氨蝶呤。但有趣的是，激素对银屑病患者的甲生长没有明显影响（Dawber 1970b）。但是，补骨脂联合长波紫外线照射治疗银屑病能使甲生长速度减慢（Landherr et al. 1982）。有关维甲酸（retinoid）影响甲生长方面的研究数据却颇有争议。一些研究表明此类药物能促进甲的生长，而另一些研究则显示出相反的结论。例如，动物实验表明维甲酸能促进甲生长（Baran 1986），而在两个人体实验中也有类似的发现（Fritsch 1981；Ott 1977）。另外，在一项针对 28 名患者的小型研究中发现，口服维甲酸（阿维 A 酯）能提高银屑病患者的甲生

长速率。然而，接受阿维 A 酯治疗的非银屑病患者，如基底细胞癌、基底细胞痣综合征（basal cell nevus syndrome）、扁平苔藓、日光性角化病、掌跖角化病（palmoplantar keratoderma）患者，其甲生长并不受影响（Galosi et al. 1985）。也有研究报道口服维甲酸治疗会抑制甲生长（Baran 1982）。例如，一项研究纳入了 130 名接受阿维 A 酯治疗的患者，发现约 50% 的病例出现甲生长减慢（Baran 1986）。

其他能降低甲生长速率的药物还有锂制剂（lithium）、磺胺类药物（sulfonamides）、金制剂、齐多夫定（zidovudine）、环孢素和肝素（Piraccini and Tosti 1999）。应该注意的是，确切的甲生长动力学仍然需要进一步研究。

（薛斯亮 译，周蓉颖 校，李利 审）

参考文献

Babcock MJ. Methods for measuring fingernail growth rates in nutritional studies. J Nutr. 1955;55(2): 323–36.

Baran R. Nail growth direction revisited. Why do nails grow out instead of up? J Am Acad Dermatol. 1981;4(1):78–84.

Baran R. Therapeutic assessment and side-effects of the aromatic retinoid on the nail apparatus. Ann Dermatol Venereol. 1982;109(4):367–71.

Baran R. Etretinate and the nails (study of 130 cases). Possible mechanisms of some side-effects. Clin Exp Dermatol. 1986;11(2):148–52.

Baran R. Lichen planus of the nails mimicking the yellow nail syndrome. Br J Dermatol. 2000;143(5):1117–8.

Baran R, Hay RJ. New evidence for the efficacy of combination therapy in onychomycosis. Br J Dermatol. 2001;145 Suppl 60:1.

Baran R, Belaich S, Beylot C. Comparative multi-center double- blind study of terbinafine (250 mg per day) versus griseofulvin (1 g per day) in the treatment of dermatophyte onychomycosis. J Dermatol Treat. 1997;8:93–7.

Basler A. Growth processes in fully developed organisms. Med Klin 1937;1664–1666.

Bean WB. A note on fingernail growth. J Invest Dermatol. 1953;20(1):27–31.

Bean WB. Nail growth. A twenty-year study. Arch Intern Med. 1963;111:476–82.

Bean WB. Nail growth. Tweny-five years' observation. Arch Intern Med. 1968;122(4):359–61.

Bean WB. Nail growth: 30 years of observation. Arch Intern Med. 1974;134(3):497–502.

Bean WB. Nail growth. Thirty-five years of observation. Arch Intern Med. 1980;140(1):73–6.

Bier A. Hyperemia as a therapeutic agent. Chicago: Roberston; 1905.

Blake E. On the study of the hand: for indications of local and general disease. London/New York: H.J. Glaisher; Putnam's; 1899.

Boyle R. Experiments and considerations about the porosity of bodies. London: Sam Smith; 1684.

Cohen PR, Scher RK. Geriatric nail disorders: diagnosis and treatment. J Am Acad Dermatol. 1992;26(4): 521–31.

Cohen JL, Scher RK, Pappert AS. The nail and fungus infections. In: Elewski BE, editor. Cutaneous fungal infections. New York: Igaku-Shoin; 1982. p. 106–22.

Dawber R. Fingernail growth in normal and psoriatic subjects. Br J Dermatol. 1970a;82(5):454–7.

Dawber RP. The effect of methotrexate, corticosteroids and azathioprine on fingernail growth in psoriasis. Br J Dermatol. 1970b;83(6):680–3.

Dawber RP. The ultrastructure and growth of human nails. Arch Dermatol Res. 1980;269(2):197–204.

Dawber R, Baran R. Nail growth. Cutis. 1987;39(2): 99–103.

Dawber RP, Samman PD, Bottoms E. Fingernail growth in idiopathic and psoriatic onycholysis. Br J Dermatol. 1971;85(6):558–60.

De Berker D, Mawhinney B, Sviland L. Quantification of regional matrix nail production. Br J Dermatol. 1996;134(6):1083–6.

Doncker PD, Pierard GE. Acquired nail beading in patients receiving itraconazole – an indicator of faster nail growth? A study using optical profilometry. Clin Exp Dermatol. 1994;19(5):404–6.

Donovan KM. Antarctic environment and nail growth. Br J Dermatol. 1977;96(5):507–10.

Edwards LP, Schott RG. The daily rate of growth of toe nails. Ohio J Sci. 1937;37:91–8.

Elewski BE. Onychomycosis: pathogenesis, diagnosis, and management. Clin Microbiol Rev. 1998;11(3): 415–29.

Evans EG. The rationale for combination therapy. Br J Dermatol. 2001;145 Suppl 60:9–13.

Faergemann J, Anderson C, Hersle K, Hradil E, Nordin P, Kaaman T, et al. Double-blind, parallel-group comparison of terbinafine and griseofulvin in the treatment of toenail onychomycosis. J Am Acad Dermatol. 1995;32(5 Pt 1):750–3.

Farber EM, Nall L. Nail psoriasis. Cutis. 1992;50(3): 174–8.

Fenton DA, Wilkinson JD. Milia, increased nail growth and hypertrichosis following treatment with benoxaprofen. J R Soc Med. 1983;76(6): 525–7.

Fenton DA, English JS, Wilkinson JD. Reversal of malepattern baldness, hypertrichosis, and accelerated hair and nail growth in patients receiving benoxaprofen. Br Med J. 1982;284(6324):1228–9.

Fitzpatrick TB, Arndt KA, Clark WH, Eisen AZ, Van Scott EJ, Vaughan JH. Dermatology in general medicine. New York: McGraw-Hill; 1971. p. 1078.

Fleckman P. Basic science of the nail unit. In: Scher RK, Daniel CR, editors. Nails: therapy, diagnosis, surgery. 3rd ed. Philadelphia: Saunders; 1997. p. 37–54.

Fritsch P. Oral retinoids in dermatology. Int J Dermatol. 1981;20(5):314–29.

Galosi A, Plewig G, Braun-Falco O. The effect of aromatic retinoid Ro 10–9359 (etretinate). on fingernail growth. Arch Dermatol Res. 1985;277(2):138–40.

Geoghegan B, Roberts DF, Sampford MR. A possible climatic effect on nail growth. J Appl Physiol. 1958;13(1):135–8.

Geyer AS, Onumah N, Uyttendaele H, Scher RK. Modulation of linear nail growth to treat diseases of the nail. J Am Acad Dermatol. 2004;50(2):229–34.

Gilchrist ML, Dudley Buxton LH. The relation of fingernail growth to nutritional status. J Anat. 1939;73(4): 575–82.

Gormly PJ, Ledingham JE. Nail growth in Antarctic regions. Australas J Dermatol. 1983;24(2):86–9.

Halban JS, M.Z. On the increased growth of nails in pregnancy. Monatschr f Gerburtsh u Gyuak. 1928;82.

Hamilton JB, Terada H, Mestler GE. Studies of growth throughout the lifespan in Japanese: growth and size of nails and their relationship to age, sex, heredity, and other factors. J Gerontol. 1955;10(4):401–15.

Haneke E, Tausch I, Brautigam M, Weidinger G, Welzel D. Short-duration treatment of fingernail dermatophytosis: a randomized, double-blind study with terbinafine and griseofulvin. LAGOS III Study Group. J Am Acad Dermatol. 1995;32(1):72–7.

Head H, Sherren J. Injury to the peripheral nerves in man: changes in the nails associated with nerve injuries. Brain. 1908;28:263.

Heller J. Die Erkrankungen der Nagel, Jadassohn's Handbuch der Haut und Geschelechtskrankhetiten, vol. 13. Berlin: Springer; 1927. p. 34–40.

Hewitt D, Hillman RW. Relation between rate of nail growth in pregnant women and estimated previous general growth rate. Am J Clin Nutr. 1966;19(6): 436–9.

Hillman RW. Fingernail growth in the human subject; rates and variations in 300 individuals. Hum Biol. 1955;27 (4):274–83.

Hillman RW. Fingernail growth in pregnancy: relations to some common parameters of the reproductive process. Hum Biol. 1960;32:119–34.

Hogan DB, McNair S, Young J, Crilly RG. Nail growth, calcium, and vitamin D. Ann Intern Med. 1984;101(2):283.

Ivanowsky A. Physical modifications of the population of Russia under Famine. Am J Phys Anthropol. 1923;6:331–53.

Johnson M, Comaish JS, Shuster S. Nail is produced by the normal nail bed: a controversy resolved. Br J Dermatol. 1991;125(1):27–9.

Knight JF. Letter: side benefits of the pill. Med J Aust. 1974;2(18):680.

Landherr G, Braun-Falco O, Hofmann C, Plewig G, Galosi A. [Growth of finger nails in psoriasis patients undergoing PUVA therapy]. Der Hautarzt. Z Dermatol Venerol verwandte Geb. 1982;33(4):210–3.

LeGros Clark WE, Buxton LHD. Studies in nail growth. Br J Dermatol. 1938;50:221–9.

Luyten C, Andre J, Walraevens C, De Doncker P. Yellow nail syndrome and onychomycosis. Experience with itraconazole pulse therapy combined with vitamin E. Dermatology. 1996;192(4):406–8.

Miller E. Levodopa and nail growth. N Engl J Med. 1973;288(17):916.

Mitchell SW. On the growth of nails as a prognostic indication in cerebral paralysis. Am J Med Sci. 1871;61:420.

Moffitt DL, de Berker DA. Yellow nail syndrome: the nail that grows half as fast grows twice as thick. Clin Exp Dermatol. 2000;25(1):21–3.

Morton R. Visual assessment of nail growth. Med Biol Illus. 1962;12:26–30.

Orentreich N, Markofsky J, Vogelman JH. The effect of aging on the rate of linear nail growth. J Invest Dermatol. 1979;73(1):126–30.

Ott F. Treatment of psoriasis with an orally effec tive aromatic retinoid. Schweiz Med Wochenschr. 1977;107(5):144–7.

Piraccini BM, Tosti A. Drug-induced nail disorders: incidence, management and prognosis. Drug Saf Int J Med Toxicol Drug Exp. 1999;21(3):187–201.

Riddle O. The genesis of fault-bars in feathers and the cause of alternation of light and dark fundamental bars. Biol Bull. 1908;14:328–70.

Samman PD. The nails in lichen planus. Br J Dermatol. 1961;73:288–92.

Samman PD. The nails in disease. 3rd ed. London: Heinemann; 1978. p. 14.

Samman PD, White WF. The "Yellow Nail" syndrome. Br J Dermatol. 1964;76:153–7.

Sawhney MP. High altitude and nail growth. Indian J Dermatol Venereol Leprol. 2002;68(3):131–2.

Scher RK, Bodian AB. Brittle nails. Semin Dermatol. 1991;10(1):21–5.

Shelley WB, Shelley ED. A dermatologic diary. Portrait of a practice. Cutis. 1992;50(6):399–406.

Sibinga MS. Observations on growth of fingernails in health and disease. Pediatrics. 1959;24(2):225–33.

Tosti A, Piraccini BM. Biology of nails. In: Freedberg IM, Eisen AZ, Wolff K, Austen KF, Goldsmith LA, Katz SI, editors. Fitzpatrick's dermatology in general medicine 1. New York: McGraw- Hill; 2003. p. 159–63.

Tosti A, Piraccini BM, Cameli N. Nail changes in lichen planus may resemble those of yellow nail syndrome. Br J Dermatol. 2000;142(4):848–9.

Tosti A, Piraccini BM, Iorizzo M. Systemic itracona zole in the yellow nail syndrome. Br J Dermatol. 2002;146(6): 1064–7.

Uyttendaele H, Geyer A, Scher RK. Brittle nails: pathogenesis and treatment. J Drugs Dermatol JDD. 2003;2(1):48–9.

Voit E. Uber die Grosse der Emeuerung der Homge-bilde beim Menschen; die Nagel. Ztschr f Biol. 1930;90:509–24. 25–48, 49–56.

Yaemsiri S, Hou N, Slining MM, He K. Growth rate of human fingernails and toenails in healthy American young adults. J Eur Acad Dermatol Venereol JEADV. 2010;24(4):420–3.

Yu HJ, Kwon HM, Oh DH, Kim JS. Is slow nail growth a risk factor for onychomycosis? Clin Exp Dermatol. 2004;29(4):415–8.

Zaias N. The nail in health and disease. Norwalk: Appleton & Lange; 1990. p. 1–255.

Zaias N, Drachman D. A method for the determination of drug effectiveness in onychomycosis. Trials with ketoconazole and griseofulvin ultramicrosize. J Am Acad Dermatol. 1983;9(6):912–9.

88

人类甲板 pH

S. Murdan, G. Milcovich, and G. S. Goriparthi

内容

关键词

甲·pH·表面·胶带粘贴·清洗·性别·酸度

1 简介

关于皮肤 pH 及其在某些皮肤疾病中变化以及甲特性的文献很多（Schmid-Wendtner and Korting 2006；Ali and Yosipovitch 2013；Stefaniak et al. 2013；Fluhr and Bankova 2006）（Gupchup and Zatz 1999；Murdan 2012），而关于甲板 pH 的文献很少。然而，了解甲板（nail plate）pH 是非常重要的。甲板 pH 有可能对于甲单元的健康和抗微生物防护作用很重要，就像皮肤 pH 对于维持皮肤的屏障功能及完整性一样至关重要。因此，我们实验测量健康甲板的 pH，以确定基线（即健康状态）值（Murdan et al. 2011）。探讨性别、解剖部位（指/趾）、左侧或右侧、1 ～ 5 指/趾甲和是否清洗对甲板的影响。另外，还测量了甲板内部的 pH。

通常使用测量皮肤 pH 的仪器来测量甲板表面的 pH（皮肤 pH 测量尺 PH905®，Courage and Khazaka GmbH，德国）。将连接到 pH 计的水合平面玻璃电极放置在甲板上，甲板的水溶性成分将被从甲板中提取出来并进入甲和 pH 测量探针之间的液体界面。然后，玻璃电极将读出并显示溶液的 pH 以表示甲板表面的 pH。由于该值仅通过提取出甲板中的水溶性成分而获得，这个值应视为表观 pH，并且应如解读皮肤 pH 那样慎重解释（Rieger 1989）。

使用最初为测量皮肤 pH 的设备来测量甲板表面 pH 存在许多挑战。与皮肤不同，甲板表面较坚硬，因此很难在甲板和平板玻璃探针之间形成完美的界面。某些甲板如小指甲和所有脚趾甲（大脚趾甲除外）太弯曲或面积太小或者太过于凹凸不平。尽管如此，在招募的 37 名受试者（16 名女性及 21 名男性，年龄在 22 ～ 69 岁之间）的许多甲中去测量甲 pH 依然可能实现。

2 测量

在通过伦理审批后，在温度为 20.1 ～ 25.2℃（平均 22.8 ± 1.1℃），相对湿度在 22% ～ 35%（平均 28.0 ± 3.4%）的空调房间中进行活体测量。在测量之前，志愿者在房间内休息 20 分钟以适应环境。用蒸馏水冲洗 pH 探针，并在轻压下以正确的角度放置于甲板上约 1 分钟，然后读取 pH。进行多次读数以确保 pH 稳定，并记录稳定的 pH。为明确清洗的影响，志愿者用自来水和 CussonsCarex®（敏感）洗手液（其 pH 为 4.02）洗手，并用纸巾吸干。之后立即测量洗过的甲板的 pH，然后间隔一定的时间再测量 pH。结果发现在清洗后，甲板的 pH 在 20 分钟内稳定。随后，进行了更大规模的研究来测量洗过的手指和脚趾甲板的 pH，其中志愿者如上所述洗手和脚，并在测量之前在房间中休息 20 分钟。

使用拇指甲板来确定甲板内部的 pH。在适应环境及初始 pH 测量之后，将甲板胶带粘贴；操作者将黏合剂盘（D-Squame，Cuderm，Dallas，USA）放置于甲板上，并在按压 30 秒之后移除。多次重复上述过程，每剥离 10 次后和实验结束时测量新暴露的甲板表面的 pH，当志愿者感到刺痛和甲板不舒服时剥离停止。不同的志愿者感到不适的胶带粘贴程度不同。因此，在未清洗的甲板组中，所有志愿者总共收到 15（1 名志愿者）、20（1 名志愿者）、30（2 名志愿者）、40（1 名志愿者）和 50（1 名志愿者）条剥离条。在清洗的甲板组中，所有志愿者总收到 15（1 名志愿者）、20（5 名志愿者）、30（1 名志愿者）和 40（3 名志愿者）条剥离条。志愿者对胶带粘贴的耐受性不同可能是由于甲板机械性能存在个体差异，导致每个胶带粘贴的甲细胞/层数量不同。这种个体差异与 Tudela 等的结果相一致。结果表明每名志愿者在剥离 20 个胶带条带后去除的甲板蛋白不同（Tudela et al. 2008）。

3 结果和讨论

3.1 未清洗的甲板表面的 pH

发现甲板表面的 pH 为酸性（表 1）。在 15 名男性和 13 名女性中的 157 只指甲和 33 只大脚趾甲的测量表明，未清洗甲板表面的 pH 为 5.0 ± 0.5 [平均值（±标准差）]，其中最小值为 3.4，最大值为 6.3。测量所得的 pH 多认为是由提取到甲板和 pH 测量探钉之间的液体界面的甲板的水溶性组分、残留化妆品（如护手霜和汗液）[其中 pH 为 5～7（Agache and Candas 2004）]和皮脂[其中很大一部分由游离脂肪酸组成）（Agache 2004）]组成。甲板上可以检测到少量的皮脂（Murdan et al. 2012）；甲板上的汗水和皮脂可能通过皮肤和甲板之间接触和/或从周围皮肤流到甲板。

一般线性模型统计分析（general linear model statistical analysis）显示了性别和解剖部位（指/趾）对于甲板 pH 的影响，男性和脚趾甲的甲板 pH 较高（$P < 0.01$），而左侧/右侧无影响（$P = 0.2$）。另外，在十个指甲的 pH 之间没有发现显著差异（$P > 0.01$，对 15 名测量过十个指甲 pH 的志愿者的测量数据进行方差分析）。左右侧十个指甲之间甲板的 PH 缺乏差异可能是由于左右手或脚和指间/趾间所处环境相似。

尚不清楚为什么趾甲的 pH 在统计学上高于指甲的 pH（见表 1）。与指甲板相比，趾甲板较厚，生长速度较慢（Fleckman 2005），经甲水流失（transonychial water loss）较小（Murdan et al. 2008）。但有趣的是，在日本男性中进行的小型队列研究表明较高的脚趾甲 pH（与芬兰人的 pH 相比）反映了足部皮肤 pH 在统计学上高于手部皮肤 pH（Chikakane and Takahashi 1995）。虽然脚趾甲 pH 较高的原因尚不清楚，但可能具有临床意义。如果指甲板的酸性在抗菌防御中起作用，则趾甲板 pH 较低（与指甲板相比）可能导致它们对甲真菌病（onychomycosis）的易感性。事实上众所周知，与手癣相比，足癣的发病率较高（Midgley et al. 1994），治疗需要持续更长的时间，以及疗效欠佳（BNF 2012）。脚趾甲较高的 pH 也可能有利

于真菌孢子（fungal spores）存活；由红色发癣菌（trichophyton rubrum）产生的孢子是导致甲癣发病最常见的原因之一。在体外研究中，当培养基 pH 从 4.5 增加至 pH7.5 时，孢子产生增多，随后降低（Yazdanparast and Barton 2006）。较高的脚趾 pH 可能有利于真菌孢子的存在也为真菌感染提供了机会。性别对甲板 pH 的影响将在下一节讨论。

3.2 清洗过的甲板表面的 pH

为了消除残留化妆品等对甲板 pH 的可能影响，应清洗甲。在洗手和干燥后即刻，甲板表面的 pH 增加，平均值（±标准差）为 5.1 ± 0.4 至 5.3 ± 0.5（配对试验，$P < 0.01$，14 名志愿者共 140 枚甲）。这可能是由于甲板在清洗过程中暴露于高 pH 的物质。尽管液体清洁剂的 pH 为 4.02，但清洗液（清洁剂 + 自来水）的 pH 会高得多，清洁剂在自来水中的 2%w/w 水溶液的 pH 测得为 7.90。然而，如图 1 所示，升高的甲板 pH 不能持久。在 20 分钟的清洗过程中，pH 已降至清洗前水平。甲板表面 pH 的瞬时增加和随后返回到清洗前水平反映了清洗后皮肤 pH 的变化范围（Gfatter et al. 1997；Korting et al. 1987）。

随后，扩大研究来测量清洗、干燥和休息（至少 20 分钟）指甲板和趾甲板的 pH。清洗后的甲板表面的 pH 为 5.1 ± 0.6 [平均值（±标准差）]，其中最小值为 3.9，最大值为 6.9，其中男性 13 人，女性 9 人，指甲 204 枚，大脚趾甲 32 枚。趾甲板的 pH 高于指甲板（表 1，一般线性模型，$P = 0.01$），而右侧/左侧及性别没有影响（$P > 0.2$）。至于未清洗的指甲，十个指甲的 pH 没有显著差异（15 名志愿者，每名志愿者测量的十个指甲 pH 重复方差分析，$P = 0.2$）。

比较洗过的和未洗过的指/趾甲的 pH（表 1），发现清洗对男性指甲和趾甲的 pH 没有显著影响[独立 t 检验（$P = 0.5$，表 1）]。然而，在女性中，清洗过的指甲 pH 显著高于未清洗的指甲（$P < 0.01$），而趾甲的 pH 没有差异（$P = 0.5$）。这表明洗涤剂除了指甲上的某些东西，例如护手霜。性别影响未清洗指甲的 pH，而对清洗指甲的 pH 无

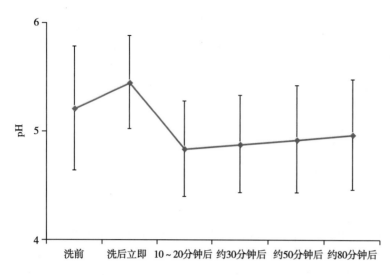

图1 清洗后随着时间推移甲板表面的pH改变。后者是一个近似值，而不是一个确定的值，因为每个志愿者和每个甲板的时间略有不同，这取决于pH测量的持续时间

表1 比较男性和女性未清洗及清洗过的指甲板和趾甲板表面的pH。［经Murdan等（2011）许可转载］

性别	甲板表面的pH［平均值 ± 标准差（最小值～最大值；N= 甲板数；n= 志愿者数）］			
	非清洗		清洗	
	指甲	趾甲	指甲	趾甲
男性	5.1 ± 0.5（3.4～6.1；N=87，n=10）	5.3 ± 0.4（4.5～6.3；N=20，n=10）	5.1 ± 0.5（3.9～6.4；N=125，n=13）	5.3 ± 0.7（4.1～6.9；N=20，n=11）
女性	4.8 ± 0.4（3.8～5.7；N=70，n=7）	5.4 ± 0.5（4.4～5.8；N=13，n=7）	5.1 ± 0.6（3.9～6.5；N=79，n=9）	5.1 ± 0.6（4.7～6.9；N=13，n=7）

影响，这一事实表明，女性未清洗指甲的pH较低可能是外源因素导致的，例如可能是由于残余护手霜造成的。已经有报道提出使用润肤剂等化妆品作为男性和女性皮肤pH差异的潜在原因与性别对皮肤pH影响的相互矛盾（Burry et al. 2001）。最近的研究表明，不受部位和年龄的影响，男性皮肤的平均pH低于女性（Luebberding et al. 2013）。进一步的研究中，在测量甲板pH之前，志愿者避免在手和脚上使用外用产品，并使用相同的清洁剂进行清洗，可以更清楚地了解性别对甲板pH的影响。

3.3 甲板内部的pH

胶带粘贴可去除甲板细胞，而新鲜露出的甲板表面看起来有点"薄片状"（图2），志愿者抱怨甲去除了一定数量的条带时会出现刺痛感。不同的志

愿者在感到不适时胶带粘贴的数量不同。因此，比较每名志愿者的剥离前和剥离后pH，以研究甲板表面和内部pH之间的差异（如果有的话）。对于未清洗的甲，发现甲板内部的pH（4.1 ± 0.7）低于其表面的（4.7 ± 0.7），差异有统计学意义（配对t检验，$P < 0.05$；6名志愿者的12个拇指指甲）。对于清洗过的甲（10名志愿者的20个拇指指甲），甲板内部的pH也略低于表面的pH［5.1 ± 0.5（清洗前）和5.2 ± 0.7（清洗和休息后）］。

甲板内部的pH较低可能是由于在pH测量过程中，当最上面的甲层已经通过胶带粘贴除去时，酸性水溶性甲组分的提取增加。甲板的最顶层是甲板渗透性最低的部分，其去除导致化学品渗透到甲板中的量增加（Kobayashi et al. 1999）。另外，去除甲的最顶层会增加大部分的分子从甲板移动到甲板和pH测量探针之间的液体界面。胶带粘

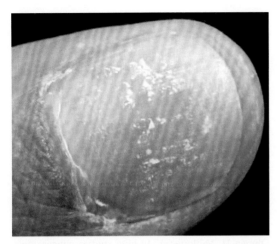

图 2 胶带粘贴后钉板表面的"薄片状"外观。这名志愿者共剥离 15 次，此时他感到不适和刺痛。[经 Murdan 等（2011）许可转载]

贴时甲板 pH 的降低反映了胶带粘贴时皮肤 pH 的降低，若进一步剥离，皮肤 pH 升高（Wilhelm et al. 1991；Berardesca et al. 1998；Wagner et al. 2003；Ohman and Vahlquist 1994）。

4 结论

甲板表面的 pH 约为 5，趾甲比指甲显著高。然而，在十个手指甲之间或两个大脚趾甲之间没有区别。性别影响未清洗指甲的 pH，与男性相比，女性 pH 更低，但对洗过的指甲的 pH 没有影响，表明外源性因素对女性指甲 pH 的影响。用液体清洁剂和自来水清洗甲，即刻 pH 增加，20 分钟后恢复至未清洗前水平。使用胶带粘贴甲板的方法来测量甲板内部的 pH，结果表明甲板内部 pH 较其表面低。

这项研究表明，尽管获得稳定测量值需要较长的时间，同时某些甲板的面积小和曲率高妨碍其测量，但是使用 Courage 和 Khazaka 皮肤 pH 计测量甲板表面的 pH 是可能的。

5 未来工作

该研究已经采集了健康指甲板和趾甲板的 pH。

需要进一步研究以了解甲板 pH 的起源和意义以及病变状态的变化。诸如衰老、环境及系统性疾病（如糖尿病）等因素对甲板 pH 的影响可能导致甲更易于发生疾病，如甲真菌病。病变的甲使得我们能够更好地了解这些疾病，进一步探索新的预防和治疗方式。例如，甲真菌病中甲板 pH 的变化（如果有的话）可能会影响真菌定植和感染。我们现在已知真菌可影响其生存环境 pH，其可以分泌适当的蛋白水解酶，导致侵入和随后感染（Martinez-Rossi et al. 2012）。无论最初的培养基 pH 如何（Ferreira-Nozawa et al. 2003），皮肤癣菌（dermatophyte）- 红色毛癣菌也已显示出将培养基的 pH 由 8.3 升高至 8.9 的特性。甲癣中甲板 pH 是否发生这种变化还有待观察。上文提到了使用 pH 计的玻璃电极存在的困难，需要更灵活且面积更小的电极，以便进行更精确的测量。

（曾子珣、顾华 译，何黎 校 / 审）

参考文献

Agache P. Sebaceous physiology. In: Agache P, Humbert P, editors. Measuring the skin. Berlin: Springer; 2004. p. 271–80.

Agache P, Candas V. Eccrine sweat glands. In: Agache P, Humbert P, editors. Measuring the skin. Berlin: Springer; 2004. p. 302–9.

Ali SM, Yosipovitch G. Skin pH: from basic science to basic skin care. Acta Derm Venereol. 2013; 93(3):261–7.

Berardesca E, et al. Differences in stratum corneum pH gradient when comparing white Caucasian and black African-American skin. Br J Dermatol. 1998;139(5): 855–7.

BNF. British national formulary. 63rd ed. London: BMJ Group & RPS Publishing; 2012.

Burry JS, et al. Erroneous gender differences in axillary skin surface/sweat pH. Int J Cosmet Sci. 2001; 23(2):99–107.

Chikakane K, Takahashi H. Measurement of skin pH and its significance in cutaneous diseases. Clin Dermatol. 1995;13(4):299–306.

Ferreira-Nozawa MS, et al. The dermatophyte Trichophyton rubrum secretes an EDTA-sensitive alkaline phosphatase on high-phosphate medium. Braz J Microbiol. 2003;34(2):161–4.

Fleckman P. Structure and function of the nail unit. In: Scher R, Daniel III CR, editors. Nails. Diagnosis therapy surgery. Philadelphia: Elsevier Saunders; 2005. p. 13–25.

Fluhr J, Bankova L. Skin surface pH: mechanism, measurement, importance. In: Serup J, Jemec GBE, Grove GL, editors. Handbook of non-invasive methods and the skin. Boca Raton: Taylor & Francis; 2006. p. 411–20.

Gfatter R, Hackl P, Braun F. Effects of soap and detergents on skin surface pH, stratum corneum hydration and fat content in infants. Dermatology. 1997;195(3):258–62.

Gupchup GV, Zatz JL. Structural characteristics and permeability properties of the human nail: a review. J Cosmet Sci. 1999;50(6):363–85.

Kobayashi Y, et al. Drug permeation through the three layers of the human nail plate. J Pharm Pharmacol. 1999;51(3):271–8.

Korting HC, et al. Influence of repeated washings with soap and synthetic detergents on ph and resident flora of the skin of forehead and forearm – results of a crossover trial in healthy probationers. Acta Derm Venereol. 1987;67(1):41–7.

Luebberding S, Krueger N, Kerscher M. Skin physiology in men and women: in vivo evaluation of 300 people including TEWL, SC hydration, sebum content and skin surface pH. Int J Cosmet Sci. 2013;35(5): 477–83.

Martinez-Rossi NM, et al. Role of pH in the pathogenesis of dermatophytoses. Mycoses. 2012;55(5): 381–7.

Midgley G, Moore MK, Cook JC. Mycology of nail disorders. J Am Acad Dermatol. 1994;31:S68–74.

Murdan S. The nail: anatomy, physiology, diseases and treatment. In: Murthy SN, Maibach H, editors. Topical nail products and ungual drug delivery. Boca Raton: CRC Press, Taylor & Francis; 2012. p. 1–36.

Murdan S, Hinsu D, Guimier M. A few aspects of transonychial water loss (TOWL): inter-individual, and intra-individual inter-finger, inter-hand and interday variabilities, and the influence of nail plate hydration, filing and varnish. Eur J Pharm Biopharm. 2008;70(2):684–9.

Murdan S, Milcovich G, Goriparthi GS. An assessment of the human nail plate pH. Skin Pharmacol Physiol. 2011;24(4):175–81.

Murdan S, Milcovich G, Goriparthi G. Is there any sebum on the nail plate surface?. In: UK PharmSci conference. Nottingham; 2012.

Ohman H, Vahlquist A. In-vivo studies concerning a pH gradient in human stratum-corneum and upper epidermis. Acta Derm Venereol. 1994;74(5):375–9.

Rieger M. The apparent pH of the skin. Cosmet Toiletries. 1989;104:53–60.

Schmid-Wendtner MH, Korting HC. The pH of the skin surface and its impact on the barrier function. Skin Pharmacol Physiol. 2006;19(6):296–302.

Stefaniak AB, et al. International guidelines for the in vivo assessment of skin properties in non-clinical settings: part 1. pH. Skin Res Technol. 2013; 19(2):59–68.

Tudela E, et al. Tape stripping on a human nail: quantification of removal. Skin Res Technol. 2008; 14(4):472–7.

Wagner H, et al. pH profiles in human skin: influence of two in vitro test systems for drug delivery testing. Eur J Pharm Biopharm. 2003;55(1):57–65.

Wilhelm D, Elsner P, Maibach HI. Standardized trauma (tape stripping) in human vulvar and forearm skin – effects on transepidermal water-loss, capacitance and ph. Acta Derm Venereol. 1991;71(2): 123–6.

Yazdanparast SA, Barton RC. Arthroconidia production in Trichophyton rubrum and a new ex vivo model of onychomycosis. J Med Microbiol. 2006;55(Pt 11): 1577–81.

89

甲的高频超声

Charles B. Kromann, Ximena Wortsman, and Gregor B. E. Jemec

关键词

成像·超声·皮肤·甲·解剖

甲是功能性的结构并在美容中发挥重要作用，因而是大多数患者比较关注的敏感区域。临床诊断甲病可能具有一定挑战性，因此往往需要依靠活检来确定诊断，但是甲活检可能造成瘢痕形成和永久性甲畸形等风险。此外，患者通常更倾向于接受无创的诊断方法。因此，高频超声成像（high-frequency ultrasound imaging）是一种合适且可行的甲研究技术。

1 关于超声

超声检查（ultrasonography）的工作原理是利用人耳无法听及的声波，穿过被检查组织后会形成反射波，分析并转换反射波为二维可视化图像，从而实现对被检查组织的实时无创诊断成像。声波具有三大特点，分别是振幅（amplitude）、传播速度（propagation speed）和频率（frequency）。不同物质具有不同声阻抗（acoustic impedances），它改变声波的振幅或传播速度，因而导致了声波反射的差异。一般来说，干、硬物质和空气具有较高的声阻抗，超声成像上表现为（高回声）明区，而流体阻抗较低，超声成像上表现为（低回声）暗区（Wortsman and Jemec 2006；Bitsch et al. 2011）。

在标准的灰度模式（B型模式）下，超声发射的频率是恒定的。高频超声的穿透深度较浅，成像的分辨率高。而低频超声的穿透深度较深，但是成像的分辨率低。

分析反射声波频率的变化，可以探查被检测组织的运动情况，而多普勒超声（Doppler ultrasound）就是一种最常见的用于测定体液流动性的超声波模式。在B模式超声波图像上，流动的液体通常显示为蓝色/红色［彩色多普勒模式（color Doppler mode）］或单色［能量多普勒模式（power Doppler mode）］的叠加区域。被检查组织中的特定区域的液体流动性，通过频谱多普勒超声（spec-

tral Doppler mode）发出的声音和呈现的图像，进行更深入的研究。

超声成像装置中计算机辅助的静态三维可视化技术，可以呈现复杂病变组织的概貌，适合用于甲病的检查（Bitsch et al. 2011）。

2 技术特点/操作

市场上有许多不同的超声波设备，现代化的超声设备功能强大，其中包括对皮肤和甲进行成像的技术能力，成像设备质量普遍的提高，价格的降低，手持超声的出现，使得超声在众多医院得以普及和开展。

超声设备基本上是由计算机和连接计算机的专用传感器组成，而压电晶体（piezoelectric crystals）是传感器中的重要组成元件。在个人计算机中，大型的处理器和高清的屏幕可以提供更好的图像。而高频换能器一般采用线性或紧凑型线性探头（曲棍球棒形）通常用于研究皮肤和甲（Bitsch et al. 2011）。

这些可变频率探头的上限频率范围为15～22MHz，相同的探头也可以在7～8MHz的低频率模式下工作。因此超声的操作者需要根据待测组织的解剖结构的深度来设置参数。超声的频率范围足以保证在测量一定的深度的同时，提供较高的分辨率。高频超声更适合用于甲的成像。

为了更清晰地探测皮肤或甲的全层结构，超声检查的时候需要涂抹大量的凝胶，而且施加在超声探头上的压力应该尽可能小，避免皮肤的外层组织被压缩变薄或压闭皮肤的脉管系统，这与检查内脏器官所施加的压力是不同的。

当检查手指/脚趾的时候，为了使超声扫描过程中有可以辨识的解剖标志物，应尽可能扩大超声扫描的范围，且纵切面和横断面的扫描图像应同时具备。B型模式（灰度模式），多普勒彩色血流模式，多普勒能量模式和多普勒频谱分析（很少使用）能够用于甲相关的检测（Wortsman and Jemec 2006；Wortsman 2013）。

3 甲的解剖 / 声学特性

甲的解剖

甲的解剖结构已详细地阐述，其表面解剖结构由甲板，近端和侧面甲皱襞，侧面的甲沟和甲小皮所组成。甲板可以被描述为一个纵向和横向均凸起的组织——具有远端游离缘，甲下皮，中央甲板和近端甲半月等结构。第 92 章中描述了甲板的变异。

甲板下方是甲床。在近端，甲半月下方的甲母质和甲窦（nail sinus）可以产生构成甲板的角质形成细胞，甲板的远端有一层薄薄的表皮，覆盖在真皮和远端指骨上。

指 / 趾的重要神经和血管穿行在掌侧。远端指骨的神经支配和血流供应主要来自掌侧的神经和血管。但是，甲母质的血流供应来自背侧的血管弓。甲床中含有成簇的血管穿通支和毛细血管球。手指伸肌腱的附着点位置邻近甲母质（Fleckman 2005）。

4 正常的甲超声图像

甲的不同组织具有不同的密度，因此具有不同的回声特性。甲板具有特征性的双板层结构，板层中央是低回声区域（Jemec and Serup 1989），参见图 1。声音在甲板中的传播速度为 2 459m/s，而在皮肤中的传播速度约为 1 580m/s。一般认为，双板层结构反映了甲板中水的分布（35%），外板层结构较为干燥，声音的传播速度为 3 103m/s，内板层结构较为湿润，声音的传播速度为 2 125m/s（Jemec and Serup 1989）。

在甲床下方，可以检测到远端指骨的线性高回声骨皮质。在甲板的近端，邻近甲母质的地方，通过超声可以看到指骨伸肌腱的起点。在靠近远端指骨的骨缘的位置，经常可以检测到低速的血流信号（图 2）。甲板周围的皮肤几乎没有脂肪组织，除此之外，在其他方面与正常皮肤超声图像没有任何区别（Wortsman and Jemec 2006；Wortsman 2013）。

5 病理 / 临床应用

甲及其甲下与甲周的病变的临床诊断较为困难，因为甲板使得医师不能仔细地视诊病甲。而病理学诊断需要借助甲或甲周组织的活检，往往造成患者的疼痛不适，而且容易损伤甲母质，进而导致患者永久性失去甲这一具有美学功能的结构。

超声具有便捷性和无创动态成像等优势，能够早期诊断常见的甲病。使用超声这种成像方式，需要了解组织在超声下的基本特点：

（1）炎症（inflammation）：炎症导致血管扩张和继发水肿，并可能形成脓肿。彩色多普勒或能量多普勒模式显示血管的变化最佳，表现为血管过

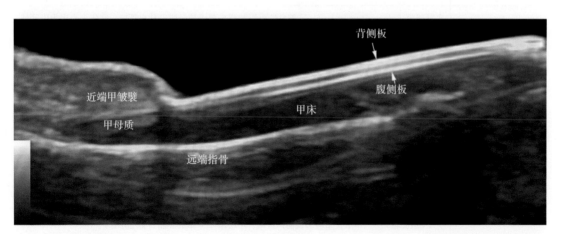

图 1　正常甲板的超声图像（灰度，纵切面）提示甲单位的不同部分

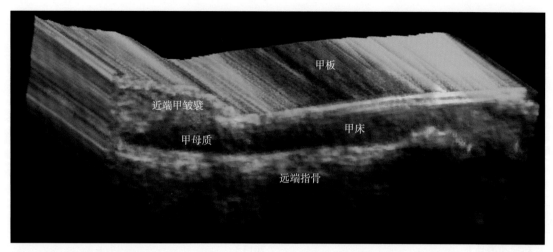

图2　甲单位的多普勒三维能量重建图像（纵切面）证明了甲床中含有血管（红色部分）

度增生和血流量增加。炎症通常表现为相关的低回声区域。在陈旧的病变中，甲床的反应性增厚常常可见。

（2）肿瘤（tumors）：超声图像取决于肿瘤的密度。使用标准程序测量肿瘤是一个优点。了解肿瘤的确切位置，大小，组成，所涉及的结构以及血流信号对于诊断十分重要。

（3）脓肿（abscess）或囊肿（cysts）：充满液体的腔隙不论是否含有空气，超声上表现为无回声，并且不显示多普勒信号，但通常是增强伪影，使得深部组织回声增强。

表1中列出了由超声确定的甲病理的综述。

表1　甲的超声表现

病理	典型表现
斑秃 （alopecia areata）	三分之二的斑秃患者具有一定程度的非特异性的甲改变，并可能出现在脱发之前。甲凹陷和甲营养不良是最常见的临床表现，这与银屑病中的甲改变相似。但与银屑病相反，斑秃患者的甲床血供往往不丰富（Wortsman 2013）
鱼鳞病 （ichthyoses）	通常甲变厚，双板层结构的中央低回声区域消失（Wortsman and Aranibar 2001）
良性肿瘤 （benign tumors）	血管球瘤（glomus tumors）——这类良性血管肿瘤来源于神经肌动脉血管球，临床上表现为甲区域的剧烈疼痛。在超声上表现为血流丰富的边界清楚的低回声结节。远节指骨骨缘的扇形压迹是一种常见的与肿瘤相关的临床表现（Wortsman and Jemec 2009）
	甲母质瘤（onychomatricoma）——可看到沿着甲纵向分布的黄色条带。有时肿瘤凸起可使甲成圆锥形。甲板通常表现为低回声区域，夹杂着点状或线状的高回声信号，双板层结构的中央低回声区域可以辨认。甲床下方的指骨通常无阳性发现（Soto et al. 2009）
	角化棘皮瘤（keratoacthoma）——这类鳞状细胞肿瘤很少发生在甲床。表现为一个边界清楚的实体肿块，中央为囊性/无回声区域，周围环绕低回声组织和增强伪影。肿瘤可以累积甲板和骨缘。使用多普勒模式时，肿瘤会表现出血供匮乏（Choi et al. 2007）
	肉芽肿（granuloma）——一种最常累及甲周组织的慢性增生性炎症性瘢痕反应，但也可累及甲床和甲母质。在超声下表现为边界不清的低回声病变。甲床增厚，甲板有波纹状的向上凸起（Wortsman et al. 2010b）
	疣（verrucae）——甲下疣呈梭型低回声区域，甲板增厚（Wortsman et al. 2010c）

病理	典型表现
皮肌炎（dermatomyositis）	病程较长者的典型特征是出现钙沉着现象。指尖微小的钙沉积物表现为高回声信号，并伴有明显的后部声影（Wortsman 2013）
恶性肿瘤（malignant tumors）	鲍恩病（Bowen disease）——早期诊断鲍恩病几乎不太可能，然而在肿瘤晚期，在超声下可发现侵蚀甲板的低回声实体团块（Wortsman 2013）
	恶性黑素瘤（malignant melanoma）——起源于甲母质的恶黑的典型表现是纵行黑线，可累及甲半月和甲下皮。目前超声还无法识别色素，因而无法通过超声进行早期诊断，但是超声可以发现界限不清的低回声区域和局部丰富的血流信号。在肿瘤的晚期，恶黑表现为低回声的实性肿瘤（Wortsman 2013）
脱甲病（onychomadesis）	脱甲病的基本表现是甲横沟（Beau线）将甲完全隔离，而不是形成凹陷。甲停止生长后，可见甲脱失。甲板和甲母质相隔离，超声下表现为两个不连续的高回声甲板，通常远端甲板有一定程度增厚（Wortsman et al. 2010a）
银屑病（psoriasis）	银屑病甲与银屑病关节炎和银屑病的严重程度有关。典型表现为甲床增厚，即甲板和指骨的距离增加。两个板层结构增厚，且腹侧板层结构变得模糊不清。在银屑病晚期中，背侧板层结构也会变得模糊不清
	银屑病处于活动期时，甲床的血供增加，彩色多普勒信号增加（Gutierrez et al. 2009）
硬皮病（scleroderma）	硬皮病患者的核心病理表现为血管损伤。甲床增厚，在超声下表现为低回声区域，甲板变厚，在超声下表现为双板层结构的中央低回声区域消失。通常甲床的血供减少（Wortsman et al. 2011）
系统性红斑狼疮（systemic lupus erythematosus，SLE）	甲床和甲板的形态不规则，甲床的血供减少（Wortsman et al. 2011）
甲下脓肿（subungual abscess）	脓肿表现为无回声区域伴随着后方回声增强，甲床表现为炎性增厚。高回声的气泡可能出现。窦道增加了关节感染和骨炎发生的风险（Wortsman 2013）

6 结论

甲的高频超声操作简单，可以为甲病提供有价值的诊断线索，为甲病的早期诊断提供证据。在临床工作中，罕见或常见的甲病通过超声均可诊断。

超声检查与组织学不同之处在于，它提供的诊断信息不同，诊断信息并没有组织学那么详尽，但它的优势在于提供了组织的在体实时功能信息。这方面最好的例子就是甲板的双板层图像，超声反映了甲板的水含量，这在其他检查方法上是无法看到的。类似地，组织的密度和灌注在超声上很容易得到，但在组织学上无法看到，使其成为皮肤病临床表现的重要成像方法。

当选择诊断方法的时候，超声具有操作简单，动态成像等优势，与磁共振相比，超声普及度更高，易于获取。总之，超声是一种重要的获取病甲病理生理信息的无创检查方法。

（陈伟 译，薛斯亮、周蓉颖 校，李利 审）

参考文献

Bitsch M, Bessmann EL, Jensen F. Hvad er ultralyd? In: Bitsch M, Jensen F, editors. Klinisk Ultralyd Skanning. Copenhagen: FADL; 2011.

Choi JH, Shin DH, Shin DS, Cho KH. Subungual keratoacanthoma: ultrasound and magnetic resonance imaging findings. Skeletal Radiol. 2007;36:769–72.

Fleckman P. Structure and function of the nail unit, Chapter 3. In: Scher RK, Daniel C, editors. Nails. 3rd ed. Philadelphia: Elsevier; 2005.

Gutierrez M, Wortsman X, Filippucci E, De Angelis

R, Filosa G, Grassi W. High-frequency sonography in the evaluation of psoriasis: nail and skin involvement. J Ultrasound Med. 2009;28:1569–74.

Jemec GB, Serup J. Ultrasound structure of the human nail plate. Arch Dermatol. 1989;125:643–6.

Soto R, Wortsman X, Corredoira Y. Onychomatricoma: clinical and sonographic findings. Arch Dermatol. 2009;145:1461–2.

Wortsman X. Sonography of the nail, Chapter 18. In: Wortsman X, Jemec GBE, editors. Dermatologic ultrasound with clinical and histologic correlations. Heidelberg: Springer; 2013.

Wortsman X, Aranibar L. Postnatal 2-and 3-dimensional sonography of the skin and nail in congenital autosomal recessive ichthyosis correlated with cutaneous histologic findings. J Ultrasound Med. 2001;30:1437–9.

Wortsman X, Jemec GBE. Ultrasound imaging of nails. Dermatol Clin. 2006;24:323–8.

Wortsman X, Jemec G. Role of high-variable frequency ultrasound in preoperative diagnosis of glomus tumors. Am J Clin Dermatol. 2009;10:23–7.

Wortsman X, Wortsman J, Guerrero R. Anatomical changes in retronychia and onychomadesis detected using ultrasound. Dermatol Surg. 2010a;36:1615–20.

Wortsman X, Wortsman J, Soto R, Saavedra T, Honeyman J, Sazunic I, Corredoira Y. Benign tumors and pseudotumors of the nail: a novel application of sonography. J Ultrasound Med. 2010b; 29:803–16.

Wortsman X, Jemec GB, Sazunic I. Anatomical detection of inflammatory changes associated with plantar warts by ultrasound. Dermatology. 2010c;220:213–7.

Wortsman X, Gutierrez M, Saavedra T, Honeyman J. The role of ultrasound in rheumatic skin and nail lesions: a multi-specialist approach. Clin Rheumatol. 2011; 30:739–48.

90

成纤维细胞功能评价：细胞外基质合成

Céline Viennet and Patrice Muret

内容

关键词

皮肤·成纤维细胞·培养·细胞外基质

1 细胞外基质和皮肤培养模型

许多关于成纤维细胞的生理学知识是基于单层细胞培养（monolayer culture）的研究得来的。活检组织通过传代培养后，乳头层和网状层来源的成纤维细胞在合成和分泌的某些细胞外基质（extracellular matrix，ECM）（Sorrell and Caplan 2004）表现出稳定的差异（表1）。

通常采用三维器官型培养模型（three-dimensional organotypic cultures）来研究细胞 - 细胞和细胞 - 基质的相互作用。Bell 等于 1979 年首次提出真皮替代物（equivalent dermis）模型，并称其为网格状，在该模型中成纤维细胞被嵌入到不同的胶原凝胶系统中。随着成纤维细胞的迁移和胶原基质的重塑，网格会逐渐收缩并悬浮于培养液中。基质的附着可干扰致密的胶原网格中的张力，从而影响其收缩（Viennet et al. 2005）。该模型揭示了成纤维细胞附着于基质是通过机械传感应整合信号转导通路而实现的（Dallon and Ehrlich 2008）。当整合素结合到胶原蛋白时，它们转导的信号可以调节细胞的生物学功能，如增殖、迁移和基质代谢。细胞内级联信号，如转化生长因子 - β（TGF-β）、细胞外信号调节激酶（extracellular signal-regulated kinases）、p38 丝裂原活化蛋白激酶（p38 mitogen-activated protein kinase）和 Wnt/β 环路蛋白（Wnt/β-catenin）途径已被证实参与调节成纤维细胞合成的细胞外基质。

成纤维细胞合成的基质金属蛋白酶（matrix metalloproteinase，MMP），它调控着胶原蛋白和弹性纤维的代谢。MMP 是锌依赖性酶，它参与细胞外基质降解、生长因子和细胞因子的释放和激活。它的活性受组织金属蛋白酶抑制剂（tissue inhibitors of metalloproteinases，TIMPs）控制，其合成受多种因素调控，包括细胞与细胞外基质相互作用、机械应力和细胞因子 / 生长因子（TGF-β，IL-1，TNFα）。根据 MMP 表达谱，不同类型的成纤维细胞可能具有不同的特征：口腔成纤维细胞的 MMP-2 活性形式的表达水平比真皮成纤维细胞的更高（Stephens et al. 2001），且表现出较高的活性。单层细胞培养或三维胶原模型共培养的培养基的 MMP 表达或激活水平不同。角质形成细胞和成纤维细胞共培养可显著诱导 MMP 的活化。角质细胞 - 成纤维细胞之间的旁分泌（paracrine）途径在胶原代谢中发挥重要作用（Tandara and Mustoe 2011）。

皮肤生物学模型中的细胞外基质的基因表达和合成可以通过 PCR，明胶酶谱法（zymography）和 ELISA 法来检测。

表 1　单层细胞培养的真皮成纤维细胞表达的细胞外基质（Sorrell and Caplan 2004）

基质成分	乳头状成纤维细胞	网状成纤维细胞
Ⅰ 型和Ⅲ型胶原蛋白	产生量与网状成纤维细胞相同	产生量与乳头状成纤维细胞相同
Ⅴ 型和 Ⅵ型胶原蛋白	产生	产生
Ⅻ型胶原蛋白	产生	产生
ⅩⅣ 型胶原蛋白	单细胞培养时不产生	单细胞培养时不产生
ⅩⅥ 型胶原蛋白	产生多量	产生少量
韧黏素 -C	产生	产生
韧黏素 -X	研究未表明	研究未表明
蛋白聚糖	产生少量	产生多量
核心蛋白聚糖	产生多量	产生少量

成纤维细胞的合成功能较多，因此其活性需要受到控制。调控障碍导致合成增多或不足反映了疾病的发展进程，如硬皮病（scleroderma）、系统性硬化症（systemic sclerosis，SSc）及瘢痕疙瘩（keloids）等疾病，也体现在皱纹的产生及皮肤早衰。

2 细胞外基质在皮肤老化方面的作用

随着年龄增长，成纤维细胞增殖能力逐渐减弱，细胞外基质生物合成减少，从而导致真皮萎缩和皱纹形成。与邻近的皮肤相比，成纤维细胞合成Ⅰ型胶原蛋白（collagen）减少而MMP-1的合成（图1）增加是产生皱纹的来源。在单细胞培养中，来自较老捐献者的成纤维细胞或体外老化的成纤维细胞可以表达特定的年龄特征。与年幼的成纤维细胞相比，较老的成纤维细胞增殖能力和Ⅰ型胶原生

成减少，MMP-1合成增加（Humbert et al. 2012）。

老化的原因之一是出现了晚期糖基化终产物（advanced glycosylation end products，AGEs）。糖化反应是发生于糖、游离赖氨酸及蛋白质中精氨酸三者中的非酶促反应（nonenzymatic reaction）。因此，AGEs似乎改变了细胞外基质分子的表达和合成。其可以诱导成纤维细胞的激活；增加Ⅲ型和Ⅳ型胶原蛋白；增加MMP-1、MMP-2和MMP-9的合成；改变α6和β1整合素模式（Pageon et al. 2007；Pageon 2010）（图2）。

3 细胞外基质在创伤愈合和纤维化方面的作用

创伤愈合（wound healing）是一个受到细胞因子和生长因子调控的复杂生物学过程，它包括炎症期、肉芽组织期和组织重塑期。成纤维细胞在创伤

图1　单细胞培养邻近皮肤（NF）和皱纹来源的成纤维细胞（WF）表达Ⅰ型胶原和MMP-1（未发表数据）

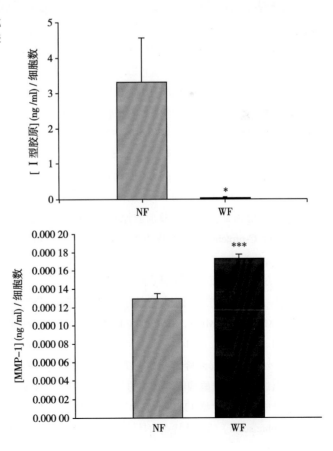

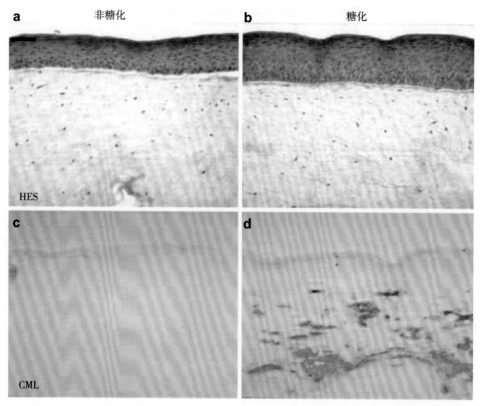

图 2　HE 染色（a，b），AGE 标记在体外重建的皮肤（c，d），未处理胶原蛋白（a，c）或预糖化处理胶原蛋白（b，d）。组织病理切片结果显示，糖化处理胶原构建的真皮组织有差异，表皮没有差异。标尺 =100μm。（From Pageon et al. 2007）

愈合过程中发挥着至关重要的作用。在这个过程中，成纤维细胞以 TGF-β 依赖的方式增殖并合成许多细胞外基质分子来修复结缔组织的完整性。

创伤愈合时，真皮成纤维细胞的基因表达及蛋白质的合成是张力诱导的（Agha et al. 2011）。机械张力增加（Lambert et al. 2001；Kessler et al. 2001）可以诱导 Ⅰ 型和 Ⅲ 型胶原以及前胶原 C- 蛋白酶（procollagen C-proteinase）（形成不溶性胶原纤维所需的酶）的表达。其他细胞外基质成分也可以通过机械张力诱导合成，如细胞黏合素 C，可以调节细胞黏附、迁移和生长。当张力消退时，细胞外基质重塑，MMP-1、MMP-3、MMP-9 和 MMP-13 表达上调（Lambert et al. 2001）。

细胞外基质合成或降解异常以及金属蛋白酶 -2 与组织金属蛋白酶抑制剂合成的失衡将会导致瘢痕形成。瘢痕疙瘩（keloids）和增生性瘢痕（hypertrophic scars）的显著特点均是结缔组织的过度增生，尤以胶原蛋白的增生为甚。创伤愈合时，与正常成纤维细胞相比，瘢痕疙瘩中的成纤维细胞中出现一些异常表达的分子，可见于创伤愈合的所有阶段。瘢痕疙瘩组织中的成纤维细胞合成的 Ⅰ 型胶原蛋白、纤连蛋白、MMP-1、MMP-2、MMP-3、MMP-13、MMP-19 和 TIMP-1 增多，MMP-8 降低（Shih et al. 2010）。MMP（Lambert et al. 2001）合成增多有助于增强瘢痕疙瘩来源的成纤维细胞的迁移活性（Fujiwara et al. 2005）。

系统性硬皮病是一种全身性的疾病，其特征是细胞外基质的过度沉积。系统性和局限性硬皮病的成纤维细胞都合成过多的 Ⅰ 型、Ⅲ 型和 Ⅵ 型的胶原蛋白（Krieg et al. 1981）。基因转录增强及 mRNA 的稳定性改变可导致基质的过度沉积。与正常成纤维细胞相比，系统性硬皮病的成纤维细胞对外环境反应不同，提示其反馈系统发生改变（Herzhoff et al. 1999）。

4 结论

细胞外基质是机体细胞和组织功能最重要的调控因素之一。精密调控的细胞外基质稳定是发育、创伤愈合、皮肤稳态的必要条件，若调控失衡则可能导致疾病发生。成纤维细胞是真皮中的主要细胞，它通过合成和分泌各种细胞外基质成分，如胶原蛋白、弹力蛋白、糖蛋白和蛋白聚糖来维持皮肤的抗拉强度和弹性。因此，增强成纤维细胞的活性，使细胞外基质产生增多，可有效地改善皮肤的质地。

（顾华 译，何黎 校，何黎 审）

参考文献

Agha R, Ogawa R, Pietramaggiori G, Orgill DP. A review of the role of mechanical forces in cutaneous wound healing. J Surg Res. 2011;171(2):700–8.

Bell E, Ivarson B, Merrill C. Production of a tissue-like structure by contraction of collagen lattices by human fibroblasts of different proliferative potential in vitro. Proc Natl Acad Sci U S A. 1979;76: 1274–8.

Chiquet-Ehrismann R, Chiquet M. Tenascins: regulation and putative functions during pathological stress. J Pathol. 2003;200(4):488–99.

Dallon JC, Ehrlich HP. A review of fibroblast-populated collagen lattices. Wound Repair Regen. 2008;16(4): 472–9.

Fujiwara M, Muragaki Y, Ooshima A. A keloid-derived fibroblasts show increased secretion of factors involved in collagen turnover and depend on matrix metalloproteinase for migration. Br J Dermatol. 2005;153(2):295–300.

Herzhoff K, Sollberg S, Huerkamp C, Krieg T, Eckes B. Fibroblast expression of collagen integrin receptors alpha1beta1 and alpha2beta1 is not changed in systemic scleroderma. Br J Dermatol. 1999;141(2): 218–23.

Humbert P, Viennet C, Legagneux K, Grandmottet F, Robin S, Muret P. In the shadow of the wrinkle: experimental models. J Cosmet Dermatol. 2012;11(1):79–83.

Kessler D, Dethlefsen S, Haase I, Plomann M, Hirche F, Krieg T, Eckes B. Fibroblasts in mechanically stressed collagen lattices assume a "synthetic" phenotype. J Biol Chem. 2001;276(39):36575–8.

Krieg T, Luderschmidt C, Weber L, Müller PK, Braun-Falco O. Scleroderma fibroblasts: some aspects of in vitro assessment of collagen synthesis. Arch Dermatol Res. 1981;270(3):263–72.

Lambert CA, Colige AC, Munaut C, Lapière CM, Nusgens BV. Distinct pathways in the over-expression of matrix metalloproteinases in human fibroblasts by relaxation of mechanical tension. Matrix Biol. 2001;20(7): 397–408.

Pageon H. Reaction of glycation and human skin: the effects on the skin and its components, reconstructed skin as a model. Pathol Biol. 2010;58(3):226–31.

Pageon H, Bakala H, Monnier VM, Asselineau D. Collagen glycation triggers the formation of aged skin in vitro. Eur J Dermatol. 2007;17(1):12–20.

Shih B, Garside E, McGrouther DA, Bayat A. Molecular dissection of abnormal wound healing processes resulting in keloid disease. Wound Repair Regen. 2010;18(2):139–53.

Sorrell JM, Caplan AI. Fibroblast heterogeneity: more than skin deep. J Cell Sci. 2004;117:667–75.

Stephens P, Davies KJ, Occleston N, Pleass RD, Kon C, Daniels J, Khaw PT, Thomas DW. Skin and oral fibroblasts exhibit phenotypic differences in extracellular matrix reorganization and matrix metalloproteinase activity. Br J Dermatol. 2001;114:229–37.

Tandara AA, Mustoe TA. MMP- and TIMP-secretion by human cutaneous keratinocytes and fibroblasts – impact of coculture and hydration. J Plast Reconstr Aesthet Surg. 2011;64:108–16.

Viennet C, Bride J, Armbruster V, Aubin F, Gabiot AC, Gharbi T, Humbert P. Contractile forces generated by striae distensae fibroblasts embedded in collagen lattices. Arch Dermatol Res. 2005;297(1):10–7.

91

成纤维细胞的力学性能

Carol Couderot-Masuyer

关键词

成纤维细胞·力学应力·收缩力·真皮·下肢溃
疡·皱纹·妊娠纹·光老化

成纤维细胞（fibroblast）除了在细胞外基质
的产生中扮演重要角色，它还具有收缩的力学特
性（Gabbiani et al. 1971；Grinnell 1994；Ryan et al.
1974）。自然状态下，皮肤的力学性能源于真皮。
施加在皮肤上的外力传导到真皮层，真皮层产生的
内在应力影响表皮层表面。内在应力是真皮层纤维
网络的自然张力以及成纤维细胞收缩作用到纤维上
的结果。施加在皮肤表面上的外力是挤压，拉伸和
摩擦的结果。机械应力（mechanical stress）刺激
成纤维细胞的增殖，通过诱导 α- 平滑肌肌动蛋白
表达和分化成肌成纤维细胞来调节成纤维细胞的
表型。机械压迫可导致细胞凋亡并调节细胞因子
的释放。以往研究发现，肉芽组织中的成纤维细
胞是肌成纤维细胞并认为是它们造成伤口的收缩
力（Darby and Gabbiani 1990；Hirschel et al. 1971；
Schurch et al. 1984）。Bell 等建立与伤口收缩过程
等效的体外模型，在胶原蛋白凝胶中掺入成纤维
细胞致使凝胶渐进性收缩，从而形成稠密的胶原
盘，称为收缩网架（retracted lattice）（图 1）（Bell
et al. 1979）。成纤维细胞增殖能力降低及细胞收
缩、细胞运动产生的牵引力以及细胞伸长 3 种机
制可能是造成网架收缩的主要原因（Dallon and
Ehrlich 2008），其收缩力可通过测量特定时间的凝

胶直径大小获得。Philippe Humbert 教授（贝桑松，
法国）开发的一种新的设备 Glasbox®，可直接测
量成纤维细胞在胶原凝胶中产生的作用力（图 2）
（Viennet et al. 2004）。设备中培养模型是一种带张
力的网架，将细胞种植在固定在网架末端的胶原基
质内。收缩被抑制且网架的形成与内部应力的产生
息息相关。这个模型是建立在一个非常精密的硅片
上，胶原网架中产生的任何微弱的应力都会引起它
的弯曲。硅片的形变由贴附在它表面的应变仪进行
测量。胶原网架通过附着在硅片上的条纹网格和感
应器连接。这样紧绷的网架在内部构造和力学性能
方面比收缩网架更接近于皮肤，因为皮肤也是长期
处于紧绷的状态下。文献中也记载了其他几种应力
检测设备（Campbell et al. 2003；Chapuis et al. 1996；
Darby et al. 1991；Eastwood et al. 1994；Kasugai et al.
1990；Kolodney and Wysolmerski 1992）。不同来源的
细胞被用于研究并证实不同人群的成纤维细胞产生
的收缩力是不同的（Delvoye et al. 1986；Gillery et
al. 1991；Rayan and Tomasek 1994）。

Glasbox® 可应用于来自下肢静脉溃疡、妊娠
纹、辐照后以及皱纹的成纤维细胞和其周围正常健
康皮肤的成纤维细胞产生的收缩力的对比研究。早
期妊娠纹中的成纤维细胞是含 α- 平滑肌肌动蛋白
丝最丰富的细胞，它产生的收缩力最大，其峰值收
缩力比正常成纤维细胞高 26%，含有的 α- 平滑肌
肌动蛋白比正常成纤维细胞高 150%。相反，陈旧
妊娠纹和正常成纤维细胞产生的收缩力没有显著性
差异。正常成纤维细胞不表达 α- 平滑肌肌动蛋白

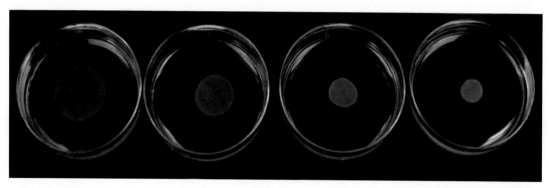

图 1　胶原网架的直径在 10 天培养中的变化情况

图2 （a）Glasbox 示意略图。（b）Glasbox 视图。细胞培养室由 8 个用于形成网架的矩形培养槽组成。两个硅梁相对悬挂到每个槽中。胶原网架通过固定在硅梁最底端的网格贴附到感应器上。应变仪固定于硅梁表面并连接形成一个单臂电桥。应变仪的信号经过放大和转换后，经由内置芯片和程序的计算机收集输出实时的应力数据

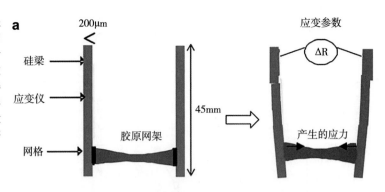

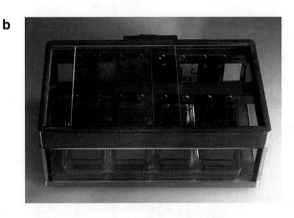

（alpha-smooth muscle actin），其收缩特性随着疾病的不同阶段也会发生变化（Viennet et al. 2005）。Glasbox® 可以用于检测活性物质是否有减缓收缩力的效果，从而防止妊娠纹形成。对静脉性溃疡成纤维细胞的力学性能检测发现，与溃疡边缘成纤维细胞相比，溃疡中心的成纤维细胞产生的收缩力大大增强，与 α- 平滑肌肌动蛋白的高表达相关。因此在慢性静脉性溃疡中，收缩力的产生和胞质肌动蛋白丝的形成不受影响（Viennet et al. 2004）。UVA 照射后成纤维细胞的收缩力也使用 Glasbox 装置进行了研究。多项研究证明 UVA 波段参与造成了光老化（photoaging）的长期临床效应（Lavker et al. 1995）。只有 UVA 能穿透到达真皮层的成纤维细胞。在日光暴露皮肤和皮肤老化过程中，真皮细胞外基质（extracellular matrix，ECM）的正常纤维结构被无功能性的 ECM 所取代，正常的二价胶原交联被三价胶原交联所取代，从而导致胶原纤维增粗和混乱（Kligman and Kligman 1986）。晚期糖基化终产物（advanced glycation end products，AGEs），

是蛋白质和脂质经过非酶性糖基化反应和氧化的产物，尤其是在紫外线引起的光老化过程中会修饰弹性蛋白（Mitzutari et al. 1997），同时积聚在皮肤弹性蛋白和胶原蛋白中，干扰皮肤正常的功能和结构（Wondrak et al. 2002）。Okano 等推测 AGEs 与弹力纤维细胞膜的结合可促进皮肤老化进展（Okano et al. 2002）。UVA 产生的反应活性氧也导致蛋白的交联（例如胶原蛋白），巯基氧化引起二硫化物交联，氧化使得某些酶失活导致细胞（成纤维细胞、角质形成细胞、黑素细胞、朗格汉斯细胞）的功能损伤，同时释放出蛋白酶、胶原酶和弹性蛋白酶（Dalle Cabonare and Pathak 1992）。Ⅰ型胶原蛋白（collagen Ⅰ）合成减少是衰老的典型特征，光损伤可加剧此现象（Varaniet et al. 2006）。最近一项研究表明 UVA 辐射后成纤维细胞收缩力降低，同时通过研究某种硅烷醇混合物（mixture of silanols）对Ⅰ型胶原蛋白合成的作用以及对 UVA 辐射引起的成纤维细胞应力性能变化的影响证实其对光老化的预防和修护功能（图3、图4和图5）（Robin et

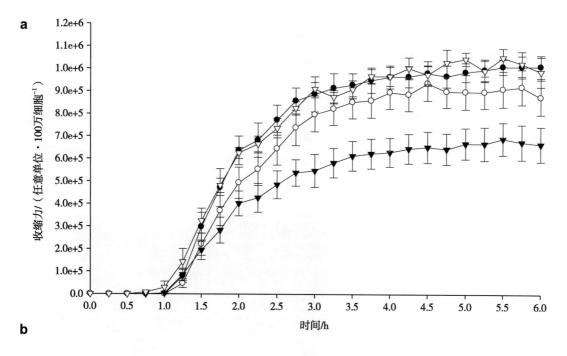

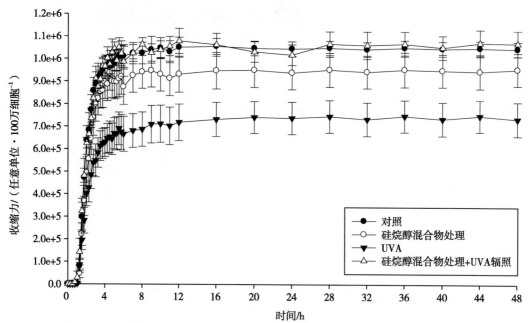

图 3　UVA 照射使用和不使用两种硅烷醇混合物（甲基硅烷醇甘露糖醛酸酯（monomethylsilanetriol mannuronate）和二甲基硅烷二醇水杨酸酯（dimethylsilanediol salicylate））处理的成纤维细胞，测试其收缩力随时间的变化。（a）收缩力 6 小时测试结果，（b）收缩力 48 小时测试结果

图4 使用和不使用两种硅烷醇混合物处理的成纤维细胞产生的收缩力的定量测试结果。结果用曲线覆盖面积表示（AUC）。$^*P < 0.05$，$^{**}P < 0.01$vs 对照

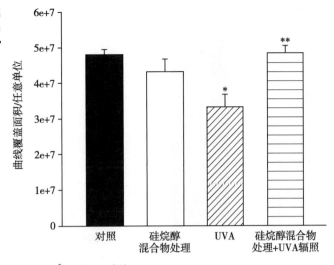

$^*P<0.01$ vs 对照
$^{**}P<0.01$ vs UVA辐照

图5 使用和不使用两种硅烷醇混合物处理（甲基硅烷醇甘露糖醛酸酯和二甲基硅烷二醇水杨酸酯）的成纤维细胞辐照后 I 型胶原蛋白合成测试。结果展示 μg/10^6 细胞数（均数 ± 标准误差）

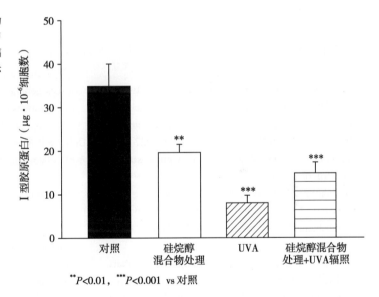

$^{**}P<0.01$，$^{***}P<0.001$ vs 对照

al. 2012）。在正常老化的成纤维细胞和来自同一患者皱纹基部的成纤维细胞之间的生物力学性能和合成的差异的研究中，发现来自皱纹的成纤维细胞的 I 型胶原蛋白合成低于正常的成纤维细胞（Jouandeaud et al. 2004）。最近的一项研究发现聚 -L- 乳酸（L-poly lactic）能够改变皱纹成纤维细胞的代谢状态。在将皱纹成纤维细胞和聚 -L- 乳酸共同培养 42 天后，观察到了 I 型胶原蛋白合成的恢复和细胞的迁移，证实了聚 -L- 乳酸对皱纹成纤维细胞

代谢状态产生了直接的作用（Courderot-Masuyer et al. 2012）。应用 Glasbox 也证实皱纹成纤维细胞比正常老化的成纤维细胞产生的收缩力更低（图 6）。Glasbox 可以用于对一系列活性物进行筛选，选出其中最具有抗衰老活性的物质。总之，对成纤维细胞收缩力的定量测试证实了不同人群成纤维细胞的力学性能差异，且不同疾病阶段和皮肤老化阶段其收缩力也是不同的。

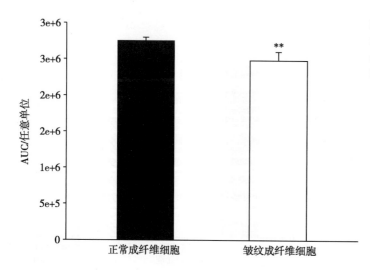

图6 正常老化的成纤维细胞和来自同一患者的皱纹成纤维细胞收缩力的定量测试。结果由曲线下面积（area under the curve，AUC）表示。**$P < 0.01$ vs 正常成纤维细胞

（陈银杯 译，王银娟 校，袁超 审）

参考文献

Bell E, Ivarsson B, Merril C. Production of a tissue-like structure by contraction of collagen lattices by human fibroblasts of different proliferative potential in vitro. Proc Natl Acad Sci U S A. 1979;3:1274–8.

Campbell BH, Clark WW, Wang J. A multi-station culture force monitor system to study cellular contractility. J Biomech. 2003;36:137–40.

Chapuis JF, Lucarz-Bietry A, Agache P, Humbert P. A mechanical study of tense collagen lattice. Eur J Dermatol. 1996;6:56–60.

Courderot-Masuyer C, Robin S, Tauzin H, Humbert P. Evaluation of the behaviour of wrinkles fibroblasts and normal aged fibroblasts in the presence of Poly-L-Lactic acid. J Cosmet Dermatol Sci Appl. 2012;2:20–7.

Dalle Cabonare M, Pathak MA. Skin photosensitizing agents and the role of reactive oxygen species in photoaging. J Photochem Photobiol B. 1992;14:105–24.

Dallon JC, Ehrlich HP. A review of fibroblast-populated collagen lattices. Wound Repair Regen. 2008;16:472–9.

Darby I, Gabbiani G. A-smooth muscle actin is transiently expressed by myofibroblasts during experimental wound healing. Lab Invest. 1990;63:21–9.

Darby I, Delvoye P, Wiliquet P, Leveque JL, Nusgens BV, Lapiere CM. Measurement of mechanical forces generated by skin fibroblasts embedded in a three-dimensional collagen gel. J Invest Dermatol. 1991;16:324–30.

Delvoye P, Mauch C, Krieg T, Lapiere CM. Contraction of collagen lattices by fibroblasts from patients and animals with heritable disorders of connective tissue. Br J Dermatol. 1986;115:139–46.

Eastwood M, MacGrouther A, Brown RA. A culture force monitor for measurement of contraction forces generated in human dermal fibroblast cultures: evidence of cell-matrix mechanical signalling. Biochim Biophys Acta. 1994;1201:186–92.

Gabbiani G, Ryan GB, Majno G. Presence of modified fibroblasts in granulation tissue and their possible role in wound contraction. Experientia. 1971;27(5): 49–50.

Gillery P, Maquart FX, Le Corre Y, Kalis B, Borel JP. Variability in the retraction of collagen lattices by scleroderma fibroblasts – relationships to protein synthesis and clinical data. Clin Exp Dermatol. 1991;16:324–30.

Grinnell F. Fibroblasts, myofibroblasts, and wound contraction. J Cell Biol. 1994;124:401–4.

Hirschel BJ, Gabbiani G, Ryan GB, Majno G. Fibroblast of granulation tissue: immunofluorescent staining with antismooth muscle serum. Proc Exp Biol Med. 1971;138:466–9.

Jouandeaud M, Viennet C, Bordes S, Closs B, Humbert P. Comparison of the biomechanical and biosynthetic behavior of normal human fibroblasts and fibroblasts from forehead wrinkle. IFSCC Mag. 2004;7:2–6.

Kasugai S, Susuki S, Shibata S, Yasiu S, Amano H, Ogura H. Measurement of the isometric contractile forces generated by dog periodontal ligament fibroblasts in vitro. Arch Oral Biol. 1990;35:597–601.

Kligman LH, Kligman AM. The nature of photoaging: its prevention and repair. Photodermatology. 1986;3:215–27.

Kolodney MS, Wysolmerski RB. Isometric contraction by fibroblasts and endothelial cells in tissue culture: a quantitative study. J Cell Biol. 1992;117:73–82.

Lavker RM, Veres DA, Irwin CJ. Quantitative assessment of cumulative damage from repetitive exposures to suberythemogenic doses of UVA in human skin. Photochem Photobiol. 1995;62:348–52.

Mitzutari K, Ono T, Ikeda K, Kayashima K, Horiuchi S. Photo-enhanced modification of human skin elastin in actinic elastosis by N(epsilon)-(carboxymethyl)lysine, one of the glycoxidation products of the Maillard reaction. J Invest Dermatol. 1997;108:797–802.

Okano Y, Masaki H, Sakuri H. Dysfunction of dermal fibroblasts induced by advanced glycation end products (AGEs) and the contribution of a nonspecific interaction with cell membrane and AGEs. J Dermatol Sci. 2002;29:171–80.

Rayan GM, Tomasek JJ. Generation of contractile force by cultured Dupuytren's disease and normal palmar fibroblasts. Tissue Cell. 1994;26:747–56.

Robin S, Courderot-Masuyer C, Tauzin H, Guillon S, Gaborit J, Harbon S, Humbert P. Evaluation of protective and restoring effects of a mixture of silanols on photoaging. Use of a device allowing the quantification of human fibroblasts after UVA irradiation. Int J Cosmet Sci. 2012;34:311–7.

Ryan GB, Cliff WJ, Gabbiani G, Irle C, Montandon D, Statkov PR, Majno G. Myofibroblasts in human granulation tissue. Hum Pathol. 1974;5:55–67.

Schurch W, Seemayer TA, Legace R, Gabbiani G. The intermediate filament cytoskeleton of myofibroblasts: an immunofluorescence and ultrastructural study. Virchows Arch A Pathol Anat Histopathol. 1984; 403:323–36.

Varani J, Dame MK, Rittie L, Fligiel SEG, Kanh S, Fisher Voorhees JJ. Decreased collagen production in chronologically aged skin. Am J Pathol. 2006;168: 1861–8.

Viennet C, Armbruster V, Gabiot AC, Gharbi T, Humbert P. Comparative contractile properties and alphasmooth muscle actin filament distribution between cultured human fibroblasts from venous ulcers and normal skin. J Wound Care. 2004; 13(9):358–61.

Viennet C, Bride J, Armbruster V, Aubin F, Gabiot AC, Gharbi T, Humbert P. Contractile forces generated by striae distensae fibroblasts embedded in collagen lattices. Arch Dermatol Res. 2005;297:10–7.

Wondrak GT, Roberts MJ, Jacobson EL. Photosensitized growth inhibition of cultured human skin cells: mechanism and suppression of oxidative stress from solar irradiation of glycated proteins. J Invest Dermatol. 2002;119:489–98.

92

皮肤的基因表达及遗传基因评估

Philippe Benech

如果我们的大脑简单到足以让我们理解它们，那我们个体将简单到不能再简单。

Ian Stewart《混乱的崩溃：在复杂世界中发现简单》
（*Collapse of Chaos: Discovering Simplicity in a Complex World*）

内容

关键词

DNA 微阵列·基因表达·转录组学·功能基因组学·遗传检测·单核苷酸多态性

1 简介

皮肤是人体最大的器官，执行多种功能，发挥保护作用，并维系生存。它帮助我们感知周围，也是隔离环境危害的一道屏障。得益于大规模蛋白质组学和基因组学技术的发展，我们对皮肤发育的机制、皮肤细胞内及细胞间的分子相互作用有了深入了解。这些技术加深了我们对皮肤疾病和损伤的了解，并有助于评估 / 发展治疗方法。

对于研究人员来说，皮肤是一种特殊的、非常活跃的组织：其生理特点要求细胞持续更新并分化为不同的细胞类型，以确保发挥不同功能。可以想象维持每种细胞基础功能稳态时所需表达的基因数量，以及应对损伤或外界刺激时所需表达的其他基因的数量。

皮肤细胞和其他细胞间的区别主要取决于基因的表达。尽管所有细胞的 DNA 都相同，但其运转状态却由合成的蛋白质所决定。RNA 携带着合成这些蛋白质的信息，探索 RNA 的价值在于找到决定组织、发育阶段及疾病的表达差异。

现今，想要获得一个细胞的总体转录状态，称为转录组或细胞 RNA 组分，有两种方法可以选择：DNA 微阵列和 RNA 测序。

转录组（transcriptome）是在不同环境下不同的基因表达模式所致的动态变化。转录组的研究被称为转录组学（transcriptomics），转录组学评价的是基因表达的差异，即基因的编码信息翻译为存在于细胞内并发挥作用的蛋白质或者 RNA 结构。基因表达的过程包括基因转录成为信使 RNA（mRNA），这是基因表达的关键步骤，mRNA 再将 DNA 的遗传密码翻译成组成蛋白质的氨基酸。有些基因转录为 RNA 后并不翻译为蛋白质。其中转运及核糖体 RNA 参与蛋白质的合成，近期发现的微小 RNA（miRNA），是一种非编码小 RNA（small noncoding RNA）分子，在基因表达中发挥转录和转录后调控的功能。值得注意的是，由于存在其他的转录后基因调控，mRNA 丰度和相关蛋白含量之间并非总是具有很强的相关性。然而，在测定外部信号（如药物处理）如何影响细胞转录系统，或测定细胞在健康状态与疾病状态下差异时，RNA 定量仍然是一种有用的方法。

2 技术和方法特点

2.1 DNA 微阵列

DNA 微阵列（DNA microarray）是一种高通量筛选系统，建立在 DNA 能够与其序列互补的其他 DNA 或 RNA 相互作用 / 杂交的核酸特性基础上（Schena et al. 1995）。显微 DNA 斑点被黏附到一个小的二维平面上，通常是玻片，每一个斑点包含皮克摩尔的特定基因序列。这样，全基因组的基因序列可呈现在一个阵列上，鉴于该过程的微型化，一张片子可包含八个阵列，故能同时定量来源于不同生物学样本的 RNA。其密度可达约 60 000 个 DNA 斑点，包括每个基因中用于评估重复性的相同序列，以及用于检测同一基因来源的可变 RNA 种类（称为剪接变异体）的不同序列。通过在互补碱基对之间形成氢键，每个 DNA 序列（称为探针）会在非常严格的条件下与 cDNA 或 cRNA（也称为反义 RNA）样品（称为靶标）杂交。从细胞中提取的所有 RNA 加工成 cDNA 或 cRNA 样品时会被标记上荧光基团。使用激光扫描仪，检测探针靶向杂交后发射的荧光强度，便可确定不同实验条件下所有 RNA 的相对丰度（图 1）。事实上，微阵列使用的是相对定量法，利用其中一个阵列中一个指定 DNA 斑点的强度与其他阵列中相同位置的点进行比较。DNA 斑点的识别（该基因的名称来源于其短斑点序列所在的基因）是由它在阵列上的位置来判断的。测量基因表达的过程被称为表达分析或基因表达谱（gene expression profiling）分析。

这类分析的结果通常是实验中表达水平改变的特定基因的列表。之后由用户根据受调控的基因所涉及的生物学过程来解释其意义。

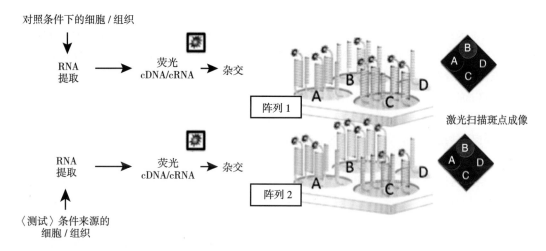

图 1　DNA 微阵列杂交目标的生成。RNA 被加工成 cDNA 或 cRNA 的荧光分子。"对照条件"或"测试条件"来源的这些分子与斑点 DNA/寡核苷酸阵列杂交，并将其呈递至激光扫描仪，根据发出的荧光进行定量。斑点 A：两种条件间没有差异；斑点 B：实验条件下相关基因的表达被上调；斑点 C：表达被下调；斑点 D：无信号表示相关基因在细胞或者组织中不表达

2.2 RNA 测序

另一种转录分析使用的是下一代测序（next-generation DNA sequencing，NGS），称为 RNA 测序（RNA sequencing，RNAseq），它将所有 RNA 逆转录成为 cRNA，转化成一个测序文库后，进行测序及分析（Wang et al. 2009）。NGS 是一种可在基因组水平分析生物体的高通量技术，一次可产生数以百万计的序列。这使得研究人员能够以从前达不到的速率对数据进行测序和排序。有别于 DNA 微阵列需要基因序列信息，NGS 可读取样本中的任何 cDNA。

RNA 测序优于微阵列的一个优点是它提供了比微阵列更宽的动态范围，通常可以获取更低丰度的转录本。微阵列报告的相对表达量是基于荧光强度，与之不同，RNA 测序的计数则是读取转录数量，因此可以报告丰度绝对值。另外，RNA 测序还可以揭示转录组的结构和剪切，甚至可以识别新的异构体，基因融合和等位基因变异。实际上，高通量测序技术的发展促进了对基因序列上单个变化的识别，称为单核苷酸多态性（single nucleotide polymorphism，SNP）。例如，发现 SNP 是影响多种生理过程的常见变异，如色素表型（Rees and Harding 2012）以及黑素瘤等癌症的不同易感性

（Kunz et al. 2013）。

然而，RNA 测序目前的成本目前仍高于 DNA 微阵列，这限制了它的使用。在大多数情况下，研究者对表达的绝对水平并不是很感兴趣，更重视的是两种条件下的表达变化。因此，当不限制敏感度时，低成本、短周期、出色的定量准确性以及简易的数据生成使得玻片微阵列成为可接受的选择（Peterson 2010）。

2.3 实验设计

由于开展基因表达分析是从不同的起始生物材料提取的 RNA，因此要知道不同细胞系，原代细胞培养物，二维/三维表-真皮模型或者皮肤移植物间的结果可能不相同。细胞间交互作用缺失、遗传背景、解剖部位差异、相同活检组织的不同区域及培养条件都会对基因表达以及其所致的蛋白质含量有重要的影响。

因此，基于基因表达的生物学复杂性（biological complexity），周全的实验设计是至关重要的开端。目前认为包括 RNA 独立提取在内的生物学样本重复，对最终给出的结论很重要。然而，需要考虑微阵列的成本，那问题是应该做多少个重复才能得到统计上相关的数据呢？此外，基因表达是一个

动态过程，根据包括动力学和/或计量反应在内的不同实验条件需求，重复的数量将会翻倍。同一批次的细胞应当可以提供相同的数据（细胞分裂的数量将根据所需实验条件来定），与之不同，当使用活检组织或培养的皮肤移植物时便可能存在差异。正如我们提及的，这些差异并非人为因素，主要取决于捐赠者们不同的遗传背景及皮肤区域的生理状态。同样，从人群队列中提取 RNA（例如，健康捐献者和患者）进行微阵列分析时，其数量应当足够大以达到统计学意义。

另一方面，商业化 RNA 提取试剂盒的使用以及商业化的微阵列设计，即整个微阵列中包含相似的 DNA 斑点以保证杂交的均一性，均大大减少了技术层面的重复需求（指相同实验单元的两个 RNA 样本）。正如 Lander 所评论的（Lander 1999），好的科学问题和高质量的 RNA 影响更多的是结果而非技术本身。

2.4 数据标准化（data normalization）

微阵列杂交后，结果数据用于图像分析，并进行背景校正以提供每种 RNA 转录本的最终表达量。微阵列的数据集通常很大，分析精度受许多变量的影响。其统计分析的挑战包括考虑背景噪声的影响及适当的数据标准化。每个商业化微阵列平台会提供基于各自特殊算法的标准化工具，用于图像分析（网格化，扫描图像的斑点识别，去除或标记质量差和密度低等特点的标记）和数据处理（背景扣除，确定斑点密度和密度比）。由美国食品药品管理局（FDA）和国际微列阵基因表达数据协会（Microarray Gene Expression Data Society，MGED）等发起的"微阵列质量控制项目"制定了标准和质量控制的指标，使得微阵列数据可在药物开发、临床实践及决策监管中使用。

2.5 数据分析（data analysis）

一旦标准化完成了，接下来的问题是，如何从测试和对照条件下得到的基因列表中提取有用信息？聚类过程提供了一个基础工具，它基于数据的自动化分类（Hand et al. 2001）。人们可以区分被

监管和无监管的处理。绝大多数用于微阵列数据分析的算法都可被归为 3 种主要方法："类别发现""类别比较"和"类别预测"。在类别发现中，研究对象不会被分组到预定义的分类中，这个方法因此是"无监管的"。聚类算法应用是在条件限制下基于基因和/或样本的相似性进行分组。该方法从定义距离度量开始，即在基因表达中基因间和样本间的距离。该算法接下来对这些对象进行分组，使得同一组对象之间的距离最小化，而不同组对象之间的距离最大化。在类别比较研究中，类别是基于先前的知识而定义的。这种方法因此是"被监管的"，用来确定表达谱与预定义类别是否存在差异。这种方法的典型输出是类别之间差异表达基因的基因列表。评估表达差异的统计学意义常用的方法是 t 检验和方差分析。类别预测的方法也是"被监督的"，从已知知识开始，将研究对象（如生物样本）分到不同等级。这些方法在临床研究中具有巨大的潜能，并且已在风险评估、诊断测试、预后分层和治疗方案的选择中描述过（Golub et al. 1999）。

尽管多种策略可用于确定表达调控的基因，但生物学家对倍数变化和 t 检验更有信心，大概是因为它们的简易性和可解释性。显然，对于每个基因来说，差异表达基因的鉴定依赖于测试条件和对照下的强度值（患者 vs 健康志愿者，治疗患者或细胞/活检组织 vs 未治疗对照）。多个报道表明，与 t 检验相比，倍数变化更能获得可重复的基因列表。（Witten and Tibshirani 2007），同时鉴定调控基因所选择的方法会很大程度上影响最终鉴定出的基因集（Jeffery et al. 2006）。

2.6 微阵列实验的功能注释（functional interpretation）

在大多数情况下，可以发现数百基因上调或下调。这些结果的生物学注释（biological interpretation），即将这些数据翻译成有用的生物学知识，仍是一个挑战。仅根据基因与其在诸如基因本体等项目中所定义的生物学相关术语之间的联系来分类基因的方法效果不佳。事实上，依靠富集显

著生物学术语的基因分类，并不能精确判定所有这些基因产物在特定生物学过程中的功能。此外，通过转录后事件或与其他分子的不同相互作用后，它们的活性可因细胞的类型或组织而有所差异。因此，重要的是在这些被调控的基因中明确哪些基因的表达受相同的转录因子调控或其产物涉及特定的信号通路（图2）。几款整合了相互作用和可视化工具的免费或商业化的软件，已发展到叮确定基因产物所涉及的分子相互作用、信号通路、疾病及过程（见综述 Kelder et al. 2010，Hedegaard et al. 2009，Benech et al. 2007，Barrey et al. 2009，2012，Mille-Hamard et al. 2012）。它们主要基于从策划性出版物或者 Pubmed 出版摘要的详尽清单中进行文本挖掘，后者指国家生物技术信息中心（National Biotechnology Information Center，NCBI）提供的生物医学文献书目数据库。它们的效率依赖于多维相关矩阵的使用，使得迭代查询能将基因整合到特定的生理/病理或者组织背景下的功能网络中（图3）。关注基因表达谱中

这些功能性网络，能够更好地了解持续生理过程，治疗反应或者疾病的分子基础。

③ 基因表达谱和银屑病：个案研究

银屑病（psoriasis）是一种免疫介导的疾病，它与慢性炎症介导下不可控的角质形成细胞增生和分化改变有关。为了更好地了解银屑病的病理机制，已有多项研究开展了 DNA 微阵列实验（Bowcock et al. 2001；Oestreicher et al. 2001；Zhou et al. 2003）。例如，其中一项研究（Zhou et al. 2003）发现，在皮损和非皮损皮肤处有 1 300 个基因存在表达差异。这其中的大量基因与免疫信号级联相关，其中一些编码趋化因子，这是以前的银屑病研究中没有报道过的。这些趋化因子参与调节 T 淋巴细胞和树突状细胞的运输，支持了银屑病中可见的局部组织炎症细胞浸润。近期，比较了已发表的不同差异表达基因（DEG）的列表，通过计数其重叠基因的数量，发现各研究的结果明显不一致（Suarez-Farinas et

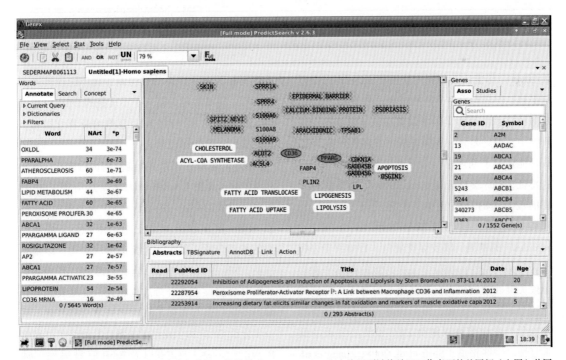

图 2　截屏显示受调节的基因之间存在相关性。该软件（PredictSearch™）允许识别被拖放至工作桌面的基因间（左图）共同引用的生物学术语。这些术语可以依据已发表的 P 值或数量而选出。与选定的基因（红色下划线）没有任何关系的基因或术语被划了斜线。

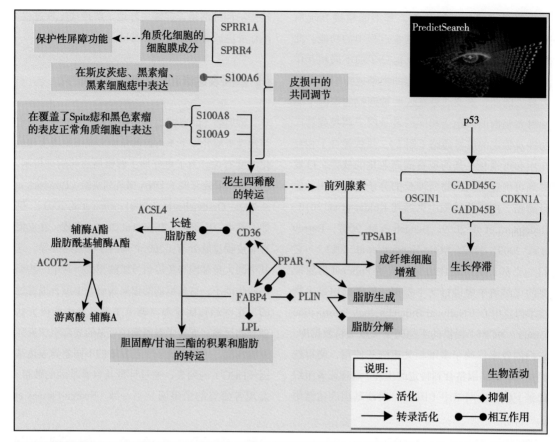

图3 基因组网络示意图。通过使用基于文本挖掘的计算机工具识别的关联整合到功能性网络中，可看到基因在定义生物学过程中如何起作用。表达上调或下调的基因分别用蓝色或红色表示

al. 2010）。尽管所有数据均使用相同的DNA微阵列平台，但仍有很多原因能解释这种差异。的确，不同的芯片系列和实验室误差应该能够解释这些研究中发现的差异。不同分析中共同发现的DEG很可能定义了病理学、角质形成细胞增生和炎症的特征（Suarez-Farinas et al. 2010）。银屑病中发现的被上调的DEG支持了炎症反应，如IFN-γ调控的基因，编码抗微生物肽（antimicrobial peptides）的基因，以及促炎蛋白。目前用于分析患者间共同特性的统计学工具所致的数据平滑会导致关键因素的缺失，这些因素解释了病理异质性的个体差异。因此，银屑病患者中存在异质的生物学变异应该可以解释DEG检测中显著的低重复性。一些报道（Shift et al. 2008；Zhang et al. 2008）讨论了这些问题，并得出结论，认为需要发展新的度量标准，特别是在评估数据重复性时，

要依据相关分子涉及的过程而非简单的计算基因的重叠。一种有趣的猜想是不重叠的DEG可能提供了更多信息，因为它们可以作为患者分层和疾病严重度分级的标记。

Ainali等最近调查了可能影响预后或者疗效所涉及的分子亚型（Ainali et al. 2012）。开展了37名银屑病患者的炎症/皮损型（PP）和非炎症/非皮损（PN）组织以及34名正常个体（NN）皮肤样本的转录分析。基于无监督的分层聚类，结果如预期，NN和PN集群在一起，远离PP。低表达的基因与免疫反应和纤维过程相关，过度表达基因编码的蛋白参与角质形成细胞的增殖和分化。进一步分析PP中两个亚型的差异，其网络集群富集在Wnt、Notch、TGF-β以及ErbB信号通路，或在代谢的BMP通路。这表明两个银屑病亚型皮损具有不同的功能特点，提示尽管皮损在临床上很难

区分，但他们涉及不同的潜在生物学过程。作者提出，这些差异可能有助于解释为什么一些患者具有不同的疾病过程以及为什么有些患者对治疗的反应更好。然而，除了这些通路与银屑病之间的联系以外，通路之间的潜在关系及其对银屑病潜在的整体影响并没有进行讨论。

Wnt 信号通路（Wnt signaling pathway）是一组信号转导途径，它以旁分泌或自主分泌方式起作用。3 种最具特点的 Wnt 通路是经典 Wnt 通路，非典型平面细胞极性通路和非典型 Wnt/ 钙通路。它们之间的区别在于，经典涉及 β- 连环蛋白（β-catenin），而非经典的通路的运行不依赖它（Rao and Kuhl 2010）。Wnt 信号在包括胚胎发育、轴图案、细胞定向分化、细胞增殖、细胞迁移和胰岛素敏感性等不同过程中均发挥重要作用（Nusse 和 Varmus 的综述）。银屑病皮肤中 Wnt 信号变化的证据来源于之前的基因表达谱研究，该研究显示在银屑病皮损活检组织中，Wnt 蛋白家族中一个编码 Wnt-5a 的 RNA 过表达（Gudjonsson et al. 2010）。这些结果提示，银屑病中经典 Wnt 信号途径向非经典 Wnt 信号途径的转变，是受 Wnt-5a 与其同源受体之间相互作用所驱动的。这种转变可能与 Wnt 信号转导受损的稳态抑制有关。作者提出 Wnt-5a 可能在皮损皮肤中典型的血管变化，影响表皮增殖以及扩大炎症反应中起作用。

有趣的是，已有报道提出了在安排细胞分化时，Wnt 和 Notch 信号之间有着错综复杂的功能关系（Hayward et al. 2008）。两种信号都属于六种主要且普遍的转导细胞内装置，他们在胚胎发育过程中为细胞分化的转变和分配提供基础系统（Martinez Arias and Stewart 2002）。有研究提示 Wnt 和 Notch 信号可以作用于其他可供选择的通路，使得其他信号通路能够有效的驱动细胞的特定分化，其中低 Noth 信号有助于 Wnt 信号转导，反之亦然（Hayward et al. 2008）。由于 β-catenin 可能参与不同类型干细胞的自我更新（Lowry et al. 2005），因此 Wnt 和 Notch 信号中一个细微的变化都可能在增殖 / 分化的异常调控中产生重要影响。在皮肤中，基于这个假说，Wnt 促进干细胞分

化，Notch 则促进转换为"过渡型增殖细胞"（TA）（Lowell et al. 2000）。

同样的，已有研究表明 Wnt 和 ErbB 信号交互作用，并在发育和癌症中彼此反式激活（Hu 和 Li 的综述 2010）。ErbB 家族，涉及大多数常见上皮恶性肿瘤的发展和进程，由 ErbB1（也称为 EGFR）、ErbB2（HER2）、ErbB3（HER3）和 ErbB4（HER4）四个成员组成，它们涉及自分泌的生长通路（Bieche et al. 2003）。ErbB1/EGFR 是一个细胞表面受体，可与表皮生长因子（EGF）、转化生长因子 -α（TGFA）、双调蛋白（AREG）相结合，也与表皮调节蛋白（EREG）、β 细胞素（BTC）和肝素结合的表皮生长因子（HB-EGF）结合。除 EGFR 的表达外，EGFR 的配体如 AREG，HB-EGF 和 EGER，也在银屑病皮损中过度表达，其中 EGFR 的结合诱导了受体二聚化以及酪氨酸磷酸化，导致细胞增殖。最新研究进展揭示了表皮中 EGFR 通路对不同免疫 / 炎症功能的影响。事实上，EGFR 配体表达多种抗微生物肽（Sorensen et al. 2003），通过诱导白细胞趋化（Miller et al. 2005），以及在大量募集的 T 细胞、单核细胞和未成熟树突状细胞中调节趋化因子（Mascia et al. 2003），从而参与到多种免疫保护机制中。已有研究提出，当角质形成细胞针对皮肤炎症反应时，ErbB 信号通路已成为 TGFA- 配体 - 驱动放大回路中的一部分（Mascia et al. 2010）。尽管 EGFR 抑制剂治疗最常见的不良反应是皮肤炎症反应（Robert et al. 2005），但 EGFR 激酶阻滞剂已被认为是有效的抗银屑病药物（Ben-Bassat and Klein 2000）。这些明显相反的观察结果可能表明了 EGFR 配体系统是连接增殖过程与先天性和适应性免疫反应的桥梁，并且支持疾病发展过程中出现的两种主要假说。第一种假说认为银屑病最主要的改变是皮肤细胞过度生长和自我更新，第二种认为疾病是一种免疫介导的紊乱。根据这两种假说，T 细胞产生的细胞因子引发了过度的细胞更新，细胞随后活化并迁移至真皮层。近期研究发现携带 TCR 的 Th17 细胞识别表皮自身抗原后诱导了银屑病样炎症（Nishimoto et al. 2013），同时存在的不同抗原可能与银屑病的多种临床亚型有关

（Hagforsen et al. 2007），这些结果支持了后一假说。值得注意的是，皮肤蛋白降解过程紊乱的原因是编码 ATP/ 泛素 - 依赖非溶酶体蛋白降解途径中部分基因的表达上调，该途径涉及肽段加工并呈递给 T 细胞的过程（Bowcock et al. 2001）。

上述的差异基因表达研究聚焦了银屑病所涉及的信号通路（Wnt、Notch 及 EGFR 信号），但它究竟是原因还是结果仍然不清楚。这种针对 DNA 微阵列技术的批评一直未断，也引发了某种挫败感。一方面，应该系统地开展更深层次的功能分析，以精细地确定差异表达基因之间联系的本质，从而有助于找出导致病理学结果的一系列事件。另一方面，在开展同一患者皮肤活检及外周血单核细胞的基因表达比较的同时，开展多种自身免疫疾病之间的基因表达比较可能也特别重要。实际上，针对发现相关性的全面比较，或许可以确定免疫系统、炎症反应、增殖 / 分化过程各自的贡献。

4 基于 SNP 的遗传检测（genetic testing）和其在皮肤病学中的贡献

如前所述，RNA 测序技术不仅提供了 RNA 分子的定量分析，还可对 RNA 转录组进行测序，从而鉴定出 RNA 上特定 SNP 的突变。由于一些 SNP 位于 RNA 转录组所对应的基因序列中，它们最常位于基因间区域，因此这样的 SNP 只能在基因组 DNA 上被检测到。平均每 300 个核苷酸有一个，这意味着在人类基因组中大约存在 1 000 万个 SNP，SNP 是人类中最常见的遗传变异。

一个 SNP 代表单核苷酸的差异，其存在并不会系统地导致一个蛋白质的氨基酸序列发生变化。相反，错义（一个影响氨基酸的改变）或者无义（引入一个影响蛋白大小的终止密码子）SNP 可能会对蛋白质的活性产生严重后果（功能丧失或获得）。当 SNP 位于控制基因转录的调节区域内时，基因的表达会发生改变。

SNP 检测作为遗传 /DNA 检测的一部分，越来越多应用在个体对药物的反应、对环境因素的易感性以及发生特定疾病的风险。然而，如果没有遗传咨询，私营公司不断扩大直接面向消费者进行基因检测的业务，来确定一个人罹患疾病的可能性，将会带来无法预料的后果。事实上，没有显示任何症状的人们，正面临着遗传信息和疾病风险间的联系被夸大和不准确的后果。在许多案例中，DNA 变异与患病风险之间只是弱相关，或几乎没有足够证据支持其相关性。此外，正如我们在银屑病中描述的那样，疾病发展的风险取决于基因间复杂的相互作用以及导致疾病易感性的生活方式。即便是由单个基因引起的疾病，如囊性纤维化，也会受到影响其严重度的其他基因的影响。

除 RNA 测序外，包括 DNA 测序在内的多种分析方法都可用于发现或检测 SNP。已有很多生物信息学数据库可帮助解释和分析或描述多态性与疾病之间的相关性，全基因组关联分析研究（Genome Wide Association Study，GWAS）通常用于多基因疾病，例如 2 型糖尿病，肥胖症和克罗恩病。GWAS 扫描一大群患有特定疾病的患者 DNA 以寻找 SNP。人类基因组计划和国际 HapMap 项目产生的数据库中包含有人类基因组参考序列和大量群体中常见的遗传变异图谱（国立卫生研究院；国际 HapMap 联盟 2003）。因此，可通过判断来自相同种族群体的患者中纯合或杂合的 SNP 是否较对照组更加频繁来推断 SNP 的潜在影响。

不同的遗传检测已用于研究皮肤科疾病（Kwon et al. 2013）。除了人类白细胞抗原（HLA）和 PSORS（Saneczko et al. 1997；Jullien and Barker 2006；Al Robaee 2010）等多个银屑病易感基因位点的特征外，大规模 GWAS 还确定了功能上与银屑病有关，编码细胞因子基因上的多态性（Pietrzak et al. 2008）。尽管这些 SNP 中的一些具有良好的鉴别力，可用于银屑病的预测（Fang et al. 2011），但它们并非疾病必要的致病标记。

说到基因表达，GWAS 不能区分原因和结果，但在通路分析中有重要意义。多种检测通路相关性的方法已被提出（Zhao 2011）。此外，RNA 测序技术或基因表达谱与 GWAS 的结合应可揭示患者亚群内的特定 SNP 的生物学影响。研究表明 IL12B 中危险变体与其表达增加以及 Th1 更强的极化倾向相关联（Johnston et al. 2013）。这些影响是由 IL-23/IL-17 反应导致的局部炎症环境 IL12/IFN-γ 偏差所致。一篇近期的报道中（Swindell et al. 2013），同一组里分析了 163 名患者银屑病皮损的表达模式，结果显示角蛋白活性和炎症细胞浸润解释了大部分表达上调的 DEG。他们依靠炎症细胞浸润和 IFN-γ 活性的差异鉴定了亚组。此外，这些差异可用于区分对依那西普治疗有效和无效的患者，为抗 TNF 治疗的疗效判断提供了一种预测方式。有人提出，患者特异性差异至少部分依赖于每个银屑病皮损的发展进程，很可能是由遗传和环境信号共同作用形成的。

5 总结和展望

识别人类基本变异方面所取得的进展，带来了诸多令人兴奋的机会和挑战。基因表达、SNP 基因分型和拷贝数变异对于研究人员理解皮肤病及其分子机制极其重要。这些技术突出了患者个体基于年龄、种族、性别、遗传、皮肤类型以及环境影响而存在的变异。毫无疑问，利用进一步发展的计算机工具整合分析基因表达、DNA 突变和功能研究，将受益于日益丰富的生物信息学数据库。

医学史上关联的挑战在于学习如何使用已有的信息库来改变病程管理。皮肤科医生因可从其患者中方便地获取生物学样本，而成为这一历史的前沿。事实上，根据皮肤病学向个体化医疗的发展，在不久的将来，转录组学和遗传学研究将成为个体化皮肤病实践的一部分。作为合格的顾问，他们必须警告公众，对于互联网上提出的直接面向消费者进行的遗传学检测所存在的风险，以及对结果潜在的误解或过于简单的解读。

（吴文娟 译，何黎 校 / 审）

参考文献

Ainali C, Valeyev N, Perera G, Williams A, Gudjonson JE, Ouzounis CA, Nestle FO, Tsoka S. Transcriptomic classification reveals molecular subtypes in psoriasis. BMC Genomics. 2012;13:472.

Al Robaee AA. Molecular genetics of psoriasis (principles, technology, gene location, genetic polymorphism and gene expression). Int J Health Sci (Qassim). 2010;4 (2):103–27.

Barrey E, Mucher E, Jeansoule N, Larcher T, Larcher T, Guigand L, Herszberg B, Chaffaux S, Guerin G, Mata X, Benech P, Canale M, Alibert O, Maltere P, Gidrol X, Barrey E, Mucher E, Jeansoule N, Larcher T. Gene expression profiling in equine poly saccharide storage myopathy revealed inflammation, glycogenesis inhibition, hypoxia and mitochondrial dysfunctions. BMC Vet Res. 2009;5(1):29.

Barrey E, Jayr VL, Mucher E, Gospodnetic S, Joly F, Benech P, Alibert O, Gidrol X, Mata X, Vaiman A, Guerin G. Transcriptomic analysis of muscle in horses suffering from recurrent exertional rhabdomyolysis revealed energetic pathway alterations and disruption in the cytosolic calcium regulation. Anim Genet. 2012;43(3):271–81.

Ben-Bassat H, Klein BY. Inhibitors of tyrosine kinases in the treatment of psoriasis. Curr Pharm Des. 2000;6 (9):933–42.

Benech P, Mas-Chamberlin C, Mondon P, Lintner K. PredictSearch: understanding biological activity of cosmetic ingredients. Personal Care Asia September. 2007;61(8):61–65.

Bièche I, Onody P, Tozlu S, Driouch K, Vidaud M, Lidereau R. Prognostic value of ERBB family mRNA expression in breast carcinomas. Int J Cancer. 2003;106 (5):758–65.

Bowcock AM, Shannon W, Du F, Duncan J, Cao K, Aftergut K, Catier J, Fernandez-Vina MA, Menter A. Insights into psoriasis and other inflammatory diseases from large-scale gene expression studies. Hum Mol Genet. 2001; 10:1793–1805.

Fang S, Fang X, Xiong M. Psoriasis prediction from genome-wide SNP profiles. BMC Dermatol. 2011; 11:1.

Golub TR, Slonim DK, Tamayo P, Huard C, Gaasenbeek M, Mesirov JP, Coller H, Loh ML, Downing JR, Caligiuri MA, et al. Molecular classification of cancer: class discovery and class prediction by gene expression monitoring. Science. 1999; 286:531–7.

Gudjonsson JE, Johnston A, Stoll SW, Riblett MB, Xing X, Kochkodan JJ, Ding J, Nair RP, Aphale

A, Voorhees JJ, Elder JT. Evidence for altered Wnt signaling in psoriatic skin. J Invest Dermatol. 2010;130 (7):1849–59.

Hagforsen E, Sunnerberg K, Michaëlsson G, Kämpe O, Hedstrand H. Psoriasis autoantigens in normal scalp skin – identification by expression cloning. J Invest Dermatol. 2007;127(9):2276–80.

Hand D, Mannila H, Smyth P. Principles of data-mining. Cambridge, MA: The MIT Press; 2001.

Hayward P, Kalmar T, Arias AM. Wnt/Notch signalling and information processing during development. Development. 2008;135(3):411–24.

Hedegaard J, Arce C, Bicciato S, Bonnet A, Buitenhuis B, Collado-Romero M, Conley LN, Sancristobal M, Ferrari F, Garrido JJ, Groenen MA, Hornshøj H, Hulsegge I, Jiang L, Jiménez-Marín A, Kommadath A, Lagarrigue S, Leunissen JA, Liaubet L, Neerincx PB, Nie H, van der Poel J, Prickett D, Ramirez-Boo M, Rebel JM, Robert- Granié C, Skarman A, Smits MA, Sørensen P, Tosser- Klopp G, Watson M. Methods for interpreting lists of affected genes obtained in a DNA microarray experiment. BMC Proc. 2009;3 Suppl 4:S5.

Hu T, Li C. Convergence between Wnt-β-catenin and EGFR signaling in cancer. Mol Cancer. 2010;9:236.

International HapMap Consortium. The International HapMap Project. Nature. 2003;426:789–96.

Jeffery IB, Higgins DG, Culhane AC. Comparison and evaluation of methods for generating differentially expressed gene lists from microarray data. BMC Bioinformatics. 2006;7:359.

Johnston A, Xing X, Swindell WR, Kochkodan J, Riblett M, Nair RP, Stuart PE, Ding J, Voorhees JJ, Elder JT, Gudjonsson JE. Susceptibility-associated genetic variation at IL12B enhances Th1 polarization in psoriasis. Hum Mol Genet. 2013;22(9):1807–15.

Jullien D, Barker JN. Genetics of psoriasis. J Eur Acad Dermatol Venereol. 2006;20 Suppl 2:42–51.

Kelder T, Conklin BR, Evelo CT, Pico AR. Finding the right questions: exploratory pathway analysis to enhance biological discovery in large datasets. PLoS Biol. 2010;31:8(8).

Kunz M, Dannemann M, Kelso J. High-throughput sequencing of the melanoma genome. Exp Dermatol. 2013;22(1):10–7.

Kwon EK, Basel D, Siegel D, Martin KL. A review of next-generation genetic testing for the dermatologist. Pediatr Dermatol. 2013;30(4):401–8.

Lander ES. Array of hope. Nat Genet. 1999;21(Suppl):3–4.

Lowell S, Jones P, Le Roux I, Dunne J, Watt FM. Stimulation of human epidermal differentiation by delta-notch signalling at the boundaries of stemcell clusters. Curr Biol. 2000;10:491–500.

Lowry WE, Blanpain C, Nowak JA, Guasch G, Lewis L, Fuchs E. Defining the impact of beta-catenin/Tcf transactivation on epithelial stem cells. Genes Dev. 2005;19:1596–611.

Martinez Arias A, Stewart A. Molecular principles of animal development. New York: Oxford University Press; 2002.

Mascia F, Mariani V, Girolomoni G, Pastore S. Blockade of the EGF receptor induces a deranged chemokine expression in keratinocytes leading to enhanced skin inflammation. Am J Pathol. 2003;163:303–12.

Mascia F, Cataisson C, Lee TC, Threadgill D, Mariani V, Amerio P, Chandrasekhara C, Souto Adeva G, Girolomoni G, Yuspa SH, Pastore S. EGFR regulates the expression of keratinocyte-derived granulocyte/macrophage colony-stimulating factor in vitro and in vivo. J Invest Dermatol. 2010; 130(3):682–93.

Mille-Hamard L, Billat VL, Henry E, Bonnamy B, Joly F, Benech P, Barrey E. Skeletal muscle alterations and exercise performance decrease in erythro-poietin-deficient mice: a comparative study. BMC Med Genomics. 2012;5(1):29.

Miller LS, Sørensen OE, Liu PT, Jalian HR, Eshttiagh-pour D, Behmanesh BE, et al. TGF-α regulates TLR expression and function on epidermal keratinocytes. J Immunol. 2005;174:6137–43.

National Institutes of Health. All about the human genome project internet. Bethesda: National Institutes of Health (2012). http://www.genome.gov/10001772. Accessed 5 Jan 2012.

Nishimoto S, Kotani H, Tsuruta S, Shimizu N, Ito M, Shichita T, Morita R, Takahashi H, Amagai M, Yoshimura A. Th17 cells carrying TCR recognizing epidermal autoantigen induce psoriasis-like skin inflammation. J Immunol. 2013;191(6):3065–72.

Nusse R, Varmus H. Three decades of Wnts: a personal perspective on how a scientific field developed. EMBO J.2012;31(12):2670–84.

Oestreicher JL, Walters IB, Kikuchi T, et al. Molecular classification of psoriasis disease-associated DNA microarray technology in dermatology genes through pharmacogenomic expression profiling. Pharmacogenomics J. 2001;1:272–87.

Peterson S. DNA microarrays RNAseq-the winner and new heavyweight champion is?...It's a draw. Infect Dis Microb Environ Genomics Seq. http://blogs.jcvi.org/2010/02/dna-microarrays-vs-rnaseq-the-winner-and-newheavyweight- champion-is-it's-a-draw/. Accessed on 3 Feb 2010.

Pietrzak A, Zalewska A, Chodorowska G, Nockowski P, Michalak-Stoma A, Osemlak P, Krasowska D. Genes and structure of selected cytokines involved in pathogenesis of psoriasis. Folia Histochem Cytobiol. 2008;46(1):11–21.

Rao T, Kühl M. An updated overview on Wnt signaling pathways: a prelude for more. Circ Res. 2010;106: 1798–806.

Rees JL,Harding RM.Understanding the evolution of human pigmentation: recent contributions from population genetics. J Invest Dermatol. 2012;132(3 Pt 2):846–53.

Robert C, Soria JC, Spatz A, Le Cesne A, Malka D, Pautier P, et al. Cutaneous side-effects of kinase inhibitors and blocking antibodies. Lancet Oncol. 2005;6:491–500.

Saneczko F, Kaszuba A, Trznadel-BudŸko E. Human leukocyte antigens (HLA) in psoriasis. (Polish). Pol Merk Lek. 1997;3:210–2.

Schena M, Shalon D, Davis RW, Brown PO. Quantitative monitoring of gene expression patterns with a complementary DNA microarray. Science. 1995;270 (5235):467–70.

Shi L, Jones WD, Jensen RV, Harris SC, Perkins RG, et al. The balance of reproducibility, sensitivity, and specificity of lists of differentially expressed genes in microarray studies. BMC Bioinformatics. 2008;9 Suppl 9:S10.

Sørensen OE, Cowland JB, Theilgaard-Mönch K, Liu L, Ganz T, Borrregaard N.Wound healing and expression of antimicrobial peptides/polypeptides in human keratinocytes, a consequence of common growth factors. J Immunol. 2003;170:5583–9.

Suarez-Farinas M, Lowes MA, Zaba LC, Krueger JG. Evaluation of the psoriasis transcriptome across different studies by gene set enrichment analyses (GSEA). PLoS One. 2010;5(4):e10247.

Swindell WR, Johnston A, Voorhees JJ, Elder JT, Gudjonsson JE. Dissecting the psoriasis transcriptome: inflammatory- and cytokine-driven gene expression in lesions from 163 patients. BMC Genomics. 2013; 14:527.

Wang Z, Gerstein M, Snyder M. RNA-Seq: a revolutionary tool for transcriptomics. Nat Rev Genet. 2009;10 (1):57–63.

Witten DM, Tibshirani R. A comparison of fold-change and the t-statistic for microarray data analyses. Stanford: Stanford University; 2007. p. 1–13.

Zhang M, Yao C, Guo Z, Zou J, Zhang L, et al. Apparently low reproducibility of true differential expression discoveries in microarray studies. Bioinformatics. 2008;24:2057–63.

Zhao J, Gupta S, Seielstad M, Liu J, Thalamuthu A. Pathway-based analysis using reduced gene subsets in genome-wide association studies. BMC Bioinformatics. 2011;12:17.

Zhou X, Krueger JG, Kao MC, et al. Novel mechanisms of T-cell and dendritic cell activation revealed by profiling of psoriasis on the 63,100-element oligonucleotide array. Physiol Genomics. 2003;13: 69–78.

93

在非临床环境下评估人体皮肤表面 pH 的生物计量学指南

Aleksandr B. Stefaniak and Johan L. Du Plessis

内容

皮肤表面 pH·玻璃平面电极·测量场所·职业性皮肤病·角质层

皮肤表面外层覆盖有汗液和油脂的混合物，共同维持了皮肤表面的 pH。皮肤表面 pH（skin surface pH）有助于维持皮肤屏障完整性，调节表皮屏障的动态平衡，维持皮肤微生态平衡（Ali and Yosipovitch 2013）。在职业环境中，皮肤有可能暴露于各种化学、物理和机械压力（有时同时存在）之下，这些可能会改变皮肤表面 pH，并由此导致很多问题：首先，皮肤表面 pH 的变化可加速许多化学物质的溶解和 / 或分配，从而增加它们在皮肤上的生物有效性（Collins 1957；Hemingway and Molokhia 1987）；其次，皮肤表面 pH 会影响溶解离子和汗液成分之间形成的水溶性复合物，由此相应地影响了水溶性复合物与皮肤蛋白质和细胞成分的相互作用（Stefaniak et al. 2014）；最后，皮肤表面 pH 的改变会损坏角质层的皮肤屏障，从而会使化学物质更易渗透和侵入人体。

对皮肤表面 pH 的测定，一般在严格控制的临床环境（clinical settings）下进行（Parra and Paye 2003）。但是，在非临床环境中，如工作环境（work environment）测量皮肤表面 pH 有许多优势。重要的是，几乎可以同时评估皮肤上的污染物数量和皮肤表面 pH，从而更精准地描述工作环境中的皮肤屏障状况（Du Plessis et al. 2013）。了解皮肤表面 pH 也使得我们有机会来制定保护策略。例如，应推荐偏酸性皮肤 pH 的工人使用防化学腐蚀手套，以尽量减少污染物的溶解 / 分配。此外，可以记录诸如使用碱性肥皂洗手等活动对皮肤屏障的影响，并向领导和工作人员提供反馈。本章描述了在非临床环境下测量皮肤表面 pH 的实用指南，有关皮肤表面酸度的详细资料及皮肤表面 pH 测量仪器分别记录于第 12 章。

1 皮肤表面 pH

测量皮肤表面 pH 的通用方法是用玻璃平面电极（glass planar electrode）连接电压表。从化学角度，pH 被定义为溶液氢离子浓度的负值 $-\lg[H^+]$，然而，皮肤表面的膜并不是纯溶液，而是汗水、皮脂及细胞代谢产物的混合物（Rippke et al. 2002）。因此，皮肤表面 pH 的测量并不是 H^+ 浓度，而是测量从两性游离脂肪酸脂质释放到皮肤表面水分中（被玻璃平面电极触及）的氢离子。更精确地说，在皮肤表面测量的 pH 应该称为"可视的皮肤表面 pH"（Parra and Paye 2003）。

2 皮肤表面 pH 的影响因素

一些与工作环境有关的内源性、外源性因素和环境因素可能影响皮肤表面 pH（表 1）一般来说，皮肤表面 pH 在不同解剖位置（如额头和前臂）和部位（如面部 T 区和 U 区）均不同（Ehlers et al. 2001a；Kim et al. 2006；Kleesz et al. 2012；Kobayashi and Tagami 2004；Lee et al. 2013；Luebberding et al. 2013a，b，2014；Marrakchi and Maibach 2007；Youn et al. 2013；Zlotogorski 1987），尽管并非所有研究者都观察到了差异（Pratchyapruit et al. 2007；Schreml et al. 2012；Treffel et al. 1994）。关于性别对皮肤表面 pH 的影响尚不完全清楚，一些研究报告了性别之间的差异（Ehlers et al. 2001a；Kim et al. 2006；Luebberding et al. 2013a；Youn et al. 2013；Jacobi et al. 2005；Man et al. 2009；Ohman and Vahlquist 1994），但其他的研究则无差异（Zlotogorski 1987；Dikstein and Zlotogorski 1994；Wilhelm et al. 1991）。数据显示，种族对皮肤表面 pH 的影响也是有争议的（Lee et al. 2013；Berardesca et al. 1998；Grimes et al. 2004；Warrier et al. 1996；Wesley and Maibach 2003）。皮肤病，如特应性皮炎、荨麻疹、刺激性接触性皮炎等，会改变成人皮肤表面 pH（Cork et al. 2009；Jungersted et al. 2010；Kezic et al. 2012；Knor et al. 2011；Ohman and Vahlquist 1998；Schmid-Wendtner and Korting 2006；Ye et al. 2014）。一些研究表明，皮肤表面 pH 在白天变化很大，在晚上或清晨达到最低值（Ehlers et al. 2001b；Latreille et al. 2004；Le Fur et al. 2001；Yosipovitch et al. 1998），这对轮班制

工作有一定意义。年龄对皮肤表面 pH 有影响，在 70～95 岁以后，pH 变得没那么低了（Luebberding et al. 2014；Marrakchi and Maibach 2007；Zlotogorski 1987；Schreml et al. 2012；Man et al. 2009；Wilhelm et al. 1991；Dikstein et al. 1984；Sato et al. 2014），但是，这些年龄段人群通常已经退休。

在测量皮肤表面 pH 中经常遇到的外部因素包括卫生习惯（即频率、肥皂和洗涤剂的使用）、局部外用产品的使用（如乳液、护肤霜和化妆品）和遮挡物（如使用防护服）。与此高度相关的是皮肤卫生习惯，这可能涉及使用刺激性肥皂（特别是在肮脏的和油腻的工作场所），或者医护人员（Jungbauer et al. 2004；Keegel et al. 2012）和食品制作者（Steiner et al. 2011）经常洗手。碱性肥皂会使皮肤表面 pH 升高，而酸性肥皂则只会轻微增加甚至降低皮肤表面 pH（Duncan et al. 2013；Korting et al. 1987，1990，1991；Moldovan and Nanu 2010）。

肥皂、合成洗涤剂和外用产品的影响往往是短暂的，皮肤 pH 在 2 小时内恢复到基线水平（Duncan et al. 2013；Korting et al. 1987；Moldovan and Nanu 2010），但也有可能在洗涤后 12 小时皮肤 pH 未能完全恢复到正常（Grunewald et al. 1995；Lambers et al. 2006）。医护人员使用的酒精洗手液可能会降低皮肤表面 pH，尽管有时研究报道结果不一致（Ahmed-Lecheheb et al. 2012）。使用一次性密闭手套只需 2 小时即可使皮肤表面 pH 增加，甚至这个改变持续到手套去除后 4 小时（Rippke et al. 2002）。众所周知，锻炼可以提高皮肤 pH，这可能与无需久坐的工作有关，例如房屋设计师和建筑工人（Luebberding et al. 2013c；Wang et al. 2013）。

季节对皮肤表面 pH 的影响尚不清楚（Abe et al. 1980；De Paepe et al. 2009；Galzote et al. 2014），但研究者应该意识到这是一个影响因素，尤其对户外工作者而言。

表 1　皮肤表面 pH 的影响因素

因素	参考文献	作用 [a]
内因		
解剖位置	Ehlers et al. 2001a；Kim et al. 2006；Kleesz et al. 2012；Kobayashi and Tagami 2004；Lee et al. 2013；Luebberding et al. 2013a，b，2014；Marrakchi and Maibach 2007；Youn et al. 2013；Zlotogorski 1987	+
性别	Ehlers et al. 2001a；Kim et al. 2006；Luebberding et al. 2013a；Youn et al. 2013；Zlotogorski 1987；Jacobi et al. 2005；Man et al. 2009；Ohman and Vahlquist 1994；Dikstein and Zlotogorski 1994；Wilhelm et al. 1991	±
种族	Lee et al. 2013；Berardesca et al. 1998；Grimes et al. 2004；Warrier et al. 1996；Wesley and Maibach 2003	±
皮肤健康状况	Cork et al. 2009；Jungersted et al. 2010；Kezicetal. 2012；Knoretal. 2011；Ohman and Vahlquist 1998；Schmid-Wendtner and Korting 2006；Ye et al. 2014	+
节律／昼夜节律	Ehlers et al. 2001b；Latreille et al. 2004；LeFur et al. 2001；Yosipovitch et al. 1998	+
外因		
清洗	Duncan et al. 2013；Korting et al. 1987，1990，1991；Moldovan and Nanu 2010；Grunewald et al. 1995；Lambers et al. 2006	+
密闭	Rippke et al. 2002	+
运用	Luebberding et al. 2013c；Wang et al. 2013	+
环境		
季节性	Abe et al. 1980；De Paepe et al. 2009；Galzote et al. 2014	±

改编自 Stefaniak et al.（2013）。
[a] +，有影响；±，不确定。

3 非临床环境下测量方案

如第 2 节所述，工作场所中会遇到许多影响皮肤表面 pH 的因素，因此，必须精心设计工作场所中的研究方案，才能很好地解决特定问题。在方案中，必须向参与者明确说明哪些行为可能会影响测量结果。为了有助于研究方案的制定，在第 94 章中提供了一份清单，其中包含了工作环境下测量皮肤表面 pH 的许多注意事项。

3.1 工作环境下测量的注意事项

在设计研究方案时，考虑到工作环境中可能遇到的实际限制是至关重要的。例如：临床指南建议，皮肤表面 pH 测量应该分别在用自来水冲洗 2 ～ 3 小时后，用合成洗涤剂清洗 5 小时后，用碱性肥皂冲洗 10 小时后进行（Parra and Paye 2003）。如果药膏、沐浴液和其他外用产品被用于测量部位，临床指南建议在测量前等待 12 小时（John 2006）。实际上，在标准的 8 小时轮班期间，这种长时间的等待时间通常是不可能的。特别是潮湿环境下工作的职业，如经常洗手的医护人员和食品工作人员，或者经常处理洗剂、染料和其他产品的美容医生（Jungbauer et al. 2004; Steiner et al. 2011; Lysdal et al. 2012）。因此，在非临床环境下，在可行的情况下，应在冲洗或使用软膏和洗剂之前进行测量（如在开始工作之前和下班之前）。如果在清洗或使用外用产品之前无法进行测量。研究人员应注意到，在数据解释中，水、肥皂等对皮肤表面 pH 的影响（见表 1）。最后，不应测量感染或临近感染部位的皮肤（Stefaniak et al. 2013），使用个人防护服（如整体罩衣式防护服和手套）在工作中很常见（Jungbauer et al. 2004; Lysdal et al. 2012），即使由天然纺织品（如棉织品）制成的衣服也会在工作环境中封闭皮肤，即使是短期使用密闭手套，也会导致皮肤表面 pH 在使用几小时后升高（Rippke et al. 2002），研究人员必须观察参与者是否在测量位置上穿着防护服（手套、工作服、弹性面罩等），并在报告结果时记录。

3.2 测量环境

理想情况下，研究参与者在测定皮肤表面 pH 之前，应适应测量环境（measurement environment）至少 20 分钟（Parra and Paye 2003）。工作场所中进行研究之所以具有挑战性，是因为测量通常是在工人轮班前、期间和 / 或之后进行的。工作轮班前后所做的测量给必须提前上班或工作较晚的员工带来了负担，但他 / 她可能得不到补偿。在换班期间进行的测量会给雇主造成很多负担（如生产力缺失、工作重新指派和薪水支付）。因此，对于一个工人来说，适应 20 分钟以上的测量时间是不可行的，特别是在整个轮班期间要进行多次测量的话。

在临床环境中，测量皮肤表面 pH 的环境条件是温度 20 ～ 22℃，相对湿度 40% ～ 60%（Parra and Paye 2003）。在工作场所的研究中，研究人员可能无法完全控制环境温度和湿度水平，因为门窗可能打开（或关闭）来冷却（或加热）工作空间。因此，对于工作场所的研究，应尽一切努力控制温度 20 ～ 22℃，相对湿度 40% ～ 60% 时进行测量，但是，如果这些条件不可能，调查员应该在合理可行的范围内控制和描述测量环境，并在报告结果时提供详细的条件说明。

3.3 皮肤表面 pH 的测量

需遵照制造商的指示来处理和使用玻璃平面电极。在使用前，应使用超过预期皮肤表面 pH（如 pH 4 ～ 7）的标准缓冲液（standard buffers）对电极进行校准，并用制造商指定缓冲液重新校准，或用标准缓冲液定期校准，pH 电极和仪表应在使用前至少 20 分钟适应工作环境（Parra and Paye 2003）。

在测量位置的皮肤表面应清洁，不含化妆品、洗剂或其他外用产品。如有必要，可使用清洁、干燥、无油、无洗液的纸巾清洁皮肤。光是水就能改变 pH，不应在测量部位用水来清洁皮肤（Lambers et al. 2006）。通常，电极表面在放置于皮肤前，可以先用 20μl 的蒸馏水润湿（Parra and Paye 2003），然而，Lambers 等的报告说，水量高达 100μl 并未影响测量结果。pH 电极应轻柔地与皮肤保持直角以确保最佳接触位置，避免使用过多的压力（Ehlers et al. 2001b），这会影响电极和皮肤间的液体量（Parra and Paye 2003）。当一个稳定的信号（如仪表制造商定义的）出现时，测量的结果应该记录下来。

应在同一解剖位置上连续 3 次测量，每次测量间隔时间为 5 秒，取其平均值。为了减少电极污染对皮肤表面 pH 测量的影响，应定期使用去离子水冲洗（Ehlers et al. 2001b）。在给定的解剖位置上的所有测量，都应在移到下一位置前进行（Stefaniak et al. 2013）。如果皮肤表面 pH 的重复测量（例如工作前后）将在给定的解剖位置上进行，则在同一位置上记录这两组测量值，以减少误差。数码摄影有助于记录解剖位置，以确保测量的一致性。如果同时评估暴露于污染物的皮肤也是一个研究目的，pH 测量部位应尽可能接近被监测的污染物暴露部位，而不混淆各自的测量。最后，如果要做其他生物物理学的皮肤测量，Kottner 等（2014）建议在测定皮肤表面 pH 或角质层水分值之前，测定经表皮的水分丢失，以避免测量偏差。

不同的研究人员获得的测量结果可能不同（因为它们可能使用不同的压力或探针角度），因此，应同一个人完成所有的测量，用 0.1 单位的精度报告皮肤 pH。在测量间歇，电极和仪表应按照制造商的指示存储。

4 数据解释（data interpretation）和报告

表 1 说明了皮肤表面 pH 的影响因素，在暴露于无数因素下的工作环境中进行相关检测是非常具有挑战性的。此外，目前尚无正常皮肤或皮肤病的皮肤表面 pH 的参考值。因此，报告皮肤表面 pH 的绝对值是有问题的，特别是在不同研究之间进行数据对比时。因此，测量结果应该以相关术语报告，例如工作轮班期间皮肤 pH 的百分比变化。对于给定的一组条件，所有的测量结果都应该用中心趋势（例如 3 次重复测量的算数平均值）和变异性（即标准差或百分位数）来表示。如果根据研究目的的需要，需要设置对照组，志愿者应该在相关的内源性、外源性因素和环境因素方面与工人相匹配，并使用相同的仪器在类似的环境中进行测量，以确保数据收集的一致性。

任何研究结果至少要报告以下内容，包括：①相关的内源性（解剖部位、测量时皮肤健康、日期、时间等）、外源性（皮肤卫生、外用产品、在测量部位穿着密封的衣物等），以及环境（季节、地理位置）因素；②测量条件（设备及受试者的环境适应时间和条件、pH 电极校准、测量次数等）；③测量结果的相关术语（百分比变化）、中心趋势和变异性；④与本研究方案中与皮肤表面 pH 测量指南的相关不一致之处。

（刘厚芳、周炳荣 译，袁超 校，梅鹤祥、李利 审）

参考文献

Abe T, Mayuzumi J, Kikuchi N, Arai S. Seasonal variations in skin temperature, skin pH, evaporative water loss and skin surface lipid values on human skin. Chem Pharm Bull (Tokyo). 1980;28(2):387–92.

Ahmed-Lecheheb D, Cunat L, Hartemann P, Hautemaniere A. Prospective observational study to assess hand skin condition after application of alcohol-based hand rub solutions. Am J Infect Control. 2012;40(2):160–4.

Ali SM, Yosipovitch G. Skin pH: from basic science to basic skin care. Acta Derm Venereol. 2013;93(3):261–7.

Berardesca E, Pirot F, Singh M, Maibach H. Differences in stratum corneum pH gradient when comparing white Caucasian and black African-American skin. Br J Dermatol. 1998;139(5):855–7.

Collins KJ. The corrosion of metal by palmar sweat. Br J Ind Med. 1957;14(3):191–7.

Cork MJ, Danby SG, Vasilopoulos Y, Hadgraft J, Lane ME, Moustafa M, et al. Epidermal barrier dysfunction in atopic dermatitis. J Invest Dermatol. 2009;129(8):1892–908.

De Paepe K, Houben E, Adam R, Hachem JP, Roseeuw D, Rogiers V. Seasonal effects on the nasolabial skin condition. Skin Pharmacol Physiol. 2009;22(1):8–14.

Dikstein S, Zlotogorski A. Measurement of skin pH. Acta Derm Venereol Suppl (Stockh). 1994;185:18–20.

Dikstein S, Hartzshtark A, Bercovici P. The dependence of low-pressure indentation, slackness, and surface pH on age in forehead skin of women. J Soc Cosmet Chem. 1984;35:221–8.

Du Plessis JL, Eloff FC, Engelbrecht S, Laubscher PJ, van Aarde MN, Franken A. Dermal exposure and changes in skin barrier function of base metal refinery workers co-exposed to cobalt and nickel. Occup Health South Afr. 2013;19(1):6–12.

Duncan CN, Riley TV, Carson KC, Budgeon CA, Siffleet J. The effect of an acidic cleanser versus soap on the skin pH and micro-flora of adult patients: a non-randomised two group crossover study in an intensive care unit. Intensive Crit Care Nurs. 2013;29(5): 291–6.

Ehlers C, Ivens UI, Moller ML, Senderovitz T, Serup J. Females have lower skin surface pH than men. A study on the surface of gender, forearm site variation, right/left difference and time of the day on the skin surface pH. Skin Res Technol. 2001a;7 (2):90–4.

Ehlers C, Ivens UI, Moller ML, Senderovitz T, Serup J. Comparison of two pH meters used for skin surface pH measurement: the pH meter 'pH900' from Courage & Khazaka versus the pH meter '1140' from Mettler Toledo. Skin Res Technol. 2001b;7(2):84–9.

Galzote C, Estanislao R, Suero MO, Khaiat A, Mangubat MI, Moideen R, et al. Characterization of facial skin of various Asian populations through visual and non-invasive instrumental evaluations: influence of seasons. Skin Res Technol. 2014;20:453–62.

Grimes P, Edison BL, Green BA, Wildnauer RH. Evaluation of inherent differences between African American and white skin surface properties using subjective and objective measures. Cutis. 2004;73(6):392–6.

Grunewald AM, Gloor M, Gehring W, Kleesz P. Damage to the skin by repetitive washing. Contact Dermatitis. 1995;32(4):225–32.

Hemingway JD, Molokhia MM. The dissolution of metallic nickel in artificial sweat. Contact Dermatitis. 1987;16(2):99–105.

Jacobi U, Gautier J, Sterry W, Lademann J. Gender-related differences in the physiology of the stratum corneum. Dermatology. 2005;211(4):312–7.

John S. Primary and acquired sensitive skin. In: Berardesca E, Fluhr J, Maibach H, editors. The sensitive skin syndrome. New York: Taylor & Francis; 2006. p. 129–47.

Jungbauer FH, Lensen GJ, Groothoff JW, Coenraads PJ. Exposure of the hands to wet work in nurses. Contact Dermatitis. 2004;50(4):225–9.

Jungersted JM, Scheer H, Mempel M, Baurecht H, Cifuentes L, Hogh JK, et al. Stratum corneum lipids, skin barrier function and filaggrin mutations in patients with atopic eczema. Allergy. 2010;65(7):911–8.

Keegel TG, Nixon RL, LaMontagne AD. Exposure to wet work in working Australians. Contact Dermatitis. 2012;66(2):87–94.

Kezic S, O'Regan GM, Lutter R, Jakasa I, Koster ES, Saunders S, et al. Filaggrin loss-of-function mutations are associated with enhanced expression of IL-1 cytokines in the stratum corneum of patients with atopic dermatitis and in a murine model of filaggrin deficiency. J Allergy Clin Immunol. 2012;129(4):1031–9.

Kim MK, Patel RA, Shinn AH, Choi SY, Byun HJ, Huh CH, et al. Evaluation of gender difference in skin type and pH. J Dermatol Sci. 2006;41(2):153–6.

Kleesz P, Darlenski R, Fluhr JW. Full-body skin mapping for six biophysical parameters: baseline values at 16 anatomical sites in 125 human subjects. Skin Pharmacol Physiol. 2012;25(1):25–33.

Knor T, Meholjic-Fetahovic A, Mehmedagic A. Stratum corneum hydration and skin surface pH in patients with atopic dermatitis. Acta Dermatovenerol Croat. 2011; 19(4):242–7.

Kobayashi H, Tagami H. Distinct locational differences observable in biophysical functions of the facial skin: with special emphasis on the poor functional properties of the stratum corneum of the perioral region. Int J Cosmet Sci. 2004;26(2):91–101.

Korting HC, Kober M, Mueller M, Braun-Falco O. Influence of repeated washings with soap and synthetic detergents on pH and resident flora of the skin of forehead and forearm. Results of a cross-over trial in health probationers. Acta Derm Venereol. 1987; 67(1):41–7.

Korting HC, Hubner K, Greiner K, Hamm G, Braun-Falco O. Differences in the skin surface pH and bacterial microflora due to the long-term application of synthetic detergent preparations of pH 5.5 and pH 7.0. Results of a crossover trial in healthy volunteers. Acta Derm Venereol. 1990; 70(5):429–31.

Korting HC, Megele M, Mehringer L, Vieluf D, Zienicke H, Hamm G, et al. Influence of skin cleansing preparation acidity on skin surface properties. Int J Cosmet Sci. 1991;13(2):91–102.

Kottner J, Ludriksone L, Garcia Bartels N, Blume-Peytavi U. Do repeated skin barrier measurements influence each other's results? An explorative study. Skin Pharmacol Physiol. 2014;27(2):90–6.

Lambers H, Piessens S, Bloem A, Pronk H, Finkel P. Natural skin surface pH is on average below 5, which is beneficial for its resident flora. Int J Cosmet Sci. 2006;28(5):359–70.

Latreille J, Guinot C, Robert-Granie C, Le Fur I, Tenenhaus M, Foulley JL. Daily variations in skin surface properties using mixed model methodology. Skin Pharmacol Physiol. 2004;17(3):133–40.

Le Fur I, Reinberg A, Lopez S, Morizot F, Mechkouri M, Tschachler E. Analysis of circadian and ultradian rhythms of skin surface properties of face and forearm of healthy women. J Invest Dermatol. 2001; 117(3):718–24.

Lee MR, Nam GW, Jung YC, Park SY, Han JY, Cho JC, et al. Comparison of the skin biophysical parameters of Southeast Asia females: forehead-cheek and ethnic groups. J Eur Acad Dermatol Venereol. 2013; 27(12):1521–6.

Luebberding S, Krueger N, Kerscher M. Skin physiology in men and women: in vivo evaluation of 300 people including TEWL, SC hydration, sebum content and skin surface pH. Int J Cosmet Sci. 2013a; 35(5):477–83.

Luebberding S, Krueger N, Kerscher M. Age-related changes in skin barrier function – quantitative evaluation of 150 female subjects. Int J Cosmet Sci. 2013b; 35(2):183–90.

Luebberding S, Kolbe L, Kerscher M. Influence of sportive activity on skin barrier function: a quantitative evaluation of 60 athletes. Int J Dermatol. 2013c; 52(6):745–9.

Luebberding S, Krueger N, Kerscher M. Age-related changes in male skin: quantitative evaluation of one hundred and fifty male subjects. Skin Pharmacol Physiol. 2014;27(1):9–17.

Lysdal SH, Johansen JD, Flyvholm MA, Sosted H. A quantification of occupational skin exposures and the use of protective gloves among hairdressers in Denmark. Contact Dermatitis. 2012; 66(6):323–34.

Man MQ, Xin SJ, Song SP, Cho SY, Zhang XJ, Tu CX, et al. Variation of skin surface pH, sebum content and stratum corneum hydration with age and gender in a large Chinese population. Skin Pharmacol Physiol. 2009;22(4):190–9.

Marrakchi S, Maibach HI. Biophysical parameters of skin: map of human face, regional, and age-related differences. Contact Dermatitis. 2007;57(1):28–34.

Moldovan M, Nanu A. Influence of cleansing product type on several skin parameters after single use. Farmacia. 2010;58(1):29–37.

Ohman H, Vahlquist A. In vivo studies concerning a pH gradient in human stratum corneum and upper epidermis. Acta Derm Venereol. 1994;74(5):375–9.

Ohman H, Vahlquist A. The pH gradient over the stratum corneum differs in X-linked recessive and autosomal dominant ichthyosis: a clue to the molecular origin of the "acid skin mantle"? J Invest Dermatol. 1998; 111(4):674–7.

Parra JL, Paye M. EEMCO guidance for the in vivo assessment of skin surface pH. Skin Pharmacol Appl Ski Physiol. 2003;16(3):188–202.

Pratchyapruit W, Kikuchi K, Gritiyarangasan P, Aiba S, Tagami H. Functional analyses of the eyelid skin constituting the most soft and smooth area on the face: contribution of its remarkably large superficial corneocytes to effective water-holding capacity of the stratum corneum. Skin Res Technol. 2007;13 (2):169–75.

Rippke F, Schreiner V, Schwanitz HJ. The acidic milieu of the horny layer: new findings on the physiology and pathophysiology of skin pH. Am J Clin Dermatol. 2002;3(4):261–72.

Sato N, Kitahara T, Fujimura T. Age-related changes of stratum corneum functions of skin on the trunk and the limbs. Skin Pharmacol Physiol. 2014; 27(4):181.

Schmid-Wendtner MH, Korting HC. The pH of the skin surface and its impact on the barrier function. Skin Pharmacol Physiol. 2006;19(6):296–302.

Schreml S, Zeller V, Meier RJ, Korting HC, Behm B, Landthaler M, et al. Impact of age and body site on adult female skin surface pH. Dermatology. 2012; 224(1):66–71.

Stefaniak AB, Plessis J, John SM, Eloff F, Agner T, Chou TC, et al. International guidelines for the in vivo assessment of skin properties in non-clinical settings: part 1. pH. Skin Res Technol. 2013;19(2):59–68.

Stefaniak AB, Duling MG, Geer L, Virji MA. Dissolution of the metal sensitizers Ni, Be, Cr in artificial sweat to improve estimates of dermal bioaccessibility. Environ Sci Process Impact. 2014;16(2):341–51.

Steiner MF, Dick FD, Scaife AR, Semple S, Paudyal P, Ayres JG. High prevalence of skin symptoms among bakery workers. Occup Med (Lond). 2011; 61(4):280–2.

Treffel P, Panisset F, Faivre B, Agache P. Hydration, transepidermal water loss, pH and skin surface parameters: correlations and variations between dominant and non-dominant forearms. Br J Dermatol. 1994; 130(3):325–8.

Wang S, Zhang G, Meng H, Li L. Effect of exercise-induced sweating on facial sebum, stratum corneum hydration, and skin surface pH in normal population. Skin Res Technol. 2013;19(1):e312–7.

Warrier A, Kligman A, Harper R, Bowman J, Wickett R. A comparison of black and white skin using noninvasive methods. J Soc Cosmet Chem. 1996; 47:229–40.

Wesley NO, Maibach HI. Racial (ethnic) differences in skin properties: the objective data. Am J Clin Dermatol. 2003;4(12):843–60.

Wilhelm KP, Cua AB, Maibach HI. Skin aging. Effect on transepidermal water loss, stratum corneum hydration, skin surface pH, and casual sebum content. Arch Dermatol. 1991;127(12):1806–9.

Ye YM, Kim BE, Shin YS, Park HS, Leung DY. Increased epidermal filaggrin in chronic idiopathic urticaria is associated with severity of urticaria. Ann Allergy Asthma Immunol. 2014;112(6):533–8.

Yosipovitch G, Xiong GL, Haus E, Sackett-Lundeen L, Ashkenazi I, Maibach HI. Time-dependent variations of the skin barrier function in humans: transepidermal water loss, stratum corneum hydration, skin surface pH, and skin temperature. J Invest Dermatol. 1998;110(1):20–3.

Youn SH, Choi CW, Choi JW, Youn SW. The skin surface pH and its different influence on the development of acne lesion according to gender and age. Skin Res Technol. 2013;19(2):131–6.

Zlotogorski A. Distribution of skin surface pH on the forehead and cheek of adults. Arch Dermatol Res. 1987;279(6):398–401.

94

非临床条件下在体测量经表皮的水分丢失量和角质层含水量的生物计量学指南

Johan L. Du Plessis and Aleksandr B. Stefaniak

内容

关键词

职业·角质层含水量·经表皮失水·皮肤屏障·指南·非临床·测量

缩写词

RH	Relative humidity	相对湿度
SC	Stratum corneum	角质层
TEWL	Transepidermal water loss	经表皮失水

1 简介

皮肤最重要的功能是防止体液丢失至环境中，以及防止异物和病原微生物进入体内（Zhai and Maibach 2002; Agache 2004; Proksch et al. 2008）。皮肤屏障功能主要依赖于表皮，它包含了物理和生物化学的屏障（Proksch et al. 2008）。角质细胞和角质层（stratum corneum，SC）脂质构成了物理屏障（physical barrier），而皮肤表面微酸性的水脂膜则作为一个补充的生物化学屏障（biochemical barrier）（Korting et al. 1990; Ohman and Vahlquist 1998）。皮肤屏障功能和外观的维护取决于经表皮失水（transepidermal water loss，TEWL）、角质层含水量、皮脂和皮肤表面 pH 之间的相互影响和作用（Roskos and Guy 1989; Wilhelm et al. 1991）。

TEWL 和角质层含水量（skin hydration）已被广泛作为评估皮肤屏障功能（skin barrier function）的代表性指标（Zhai and Maibach 2002; Pirot and Falson 2004; Rogiers 2001; Levin and Maibach 2005; Tupker and Pinnagoda 2006; Rawlings 2006; Darlenski et al. 2009）（译者注：“Skin Hydration” 直译为 “皮肤水合” 或 “皮肤含水”，但文中意指角质层中的水分，故翻译为 “角质层含水量”）。最重要的发现是在一系列皮肤疾病（如特应性皮炎、湿疹、银屑病），以及在非临床研究中溶剂、表面活性剂用于皮肤导致（译者注：以

破坏皮肤屏障，诱导皮肤干燥模型和 TEWL 升高）TEWL 升高（Proksch et al. 2008; Darlenski et al. 2009）。另外，屏障功能紊乱时升高的 TEWL 值，常常和角质层含水量降低相关（Proksch et al. 2008）。

在职业环境中，对皮肤的损伤，以及损伤的皮肤屏障（虽然有时肉眼不可见），常常是因为物理/机械或化学因素引起的。有证据显示损伤的皮肤屏障会增加皮肤的渗透性，以及对大分子化学物质的吸收（即颗粒物质和蛋白质），这些物质通常不能有效的穿透完整皮肤（Kezic and Nielsen 2009）。长时间用保护性面料封闭皮肤表面，特别是不透气的手套，会阻止水分蒸发，导致角质层细胞间水分积累和角质细胞水肿（Zhai and Maibach 2002），这会扰乱角质层的脂质双层结构，降低扩散阻力从而增加物质渗透进入皮肤。长时间接触水，比如湿作业，就会产生类似的效果（Kezic and Nielsen 2009）。

已有一系列有关职业因素影响皮肤屏障的研究发表，内容超出了本章讨论的范围，但最值得关注的职业有：(i) 金属行业（水溶性油和矿物油）（Coenraads et al. 1986; Goh and Gan 1994; Berndt et al. 1999; Kütting et al. 2010）；(ii) 卫生和健康行业，特别是护士（Smit et al. 1994; Hachem et al. 2002）；(iii) 美发行业（湿作业和发用产品中的化学成分）（Smit et al. 1994; John et al. 2000; Packham et al. 2005）；(iv) 人造纤维制造（二硫化碳和硫酸）（Chou et al. 2004）；(v) 制造业（极端低湿度）（Chou et al. 2005）；(vi) 食品工业（湿作业）（Packham et al. 2005; Bauer et al. 2007）；(vii) 日托/幼托（湿作业）（Packham et al. 2005）(viii) 建筑业（含铬的水泥）（Chou et al. 2008）；(ix) 贱金属精炼（精炼镍和钴要使用硫酸）（Du Plessis et al. 2010, 2013）。

在高度受控的临床条件下在体测量 TEWL 和角质层含水量的指南已广为人知和广泛应用（Rogiers 2001; Pinnagoda et al. 1990; Berardesca 1997），最近在非临床条件下测试这些参数的指南也已发表（Du Plessis et al. 2013; Stefaniak et al.

2013）。"真实生活"的职业环境更加多变、难以控制，这是由很多不可控制的因素导致的，因此比起在临床条件下做测试更有挑战性。本章讨论已发表的相关指南以及对这些指南的修订，以便在非临床条件下（例如工作场所）在体测试 TEWL 和角质层含水量。

2 TEWL 和角质层含水量测试仪器

在体测试 TEWL 仪有封闭和开放式两种。它们的工作原理参见第 108 章，但也可参考其他文献：Pirot and Falson（2004），Tupkerand Pinnagoda（2006），and Imhof et al.（2009，2014）。

开放式测量（open-chamber measurement）广泛应用于临床和实验性研究，也是后来出现的封闭式测量（closed chamber measurement）的校正标准（Imhof et al. 2009；Fluhr and Darlenski 2014；Imhof et al. 2014）。但开放式仪器有一系列的局限性，例如环境空气流动非常容易干扰测试、校准的不一致性、对角度的要求、易受温度影响、易受压力影响、测试时间较长，大约需要 30 秒（Imhof et al. 2014）。相反，封闭式方法不会被环境空气流动干扰，总体测试时间较短（＜10 秒）（Nuutinen 2006；Imhof et al. 2009），因此利于在非临床环境下使用。部分制造商声称他们的仪器使用封闭腔，不会被探头角度所影响，但有几项研究报道认为角度也有所影响（Raynor et al. 2004；Cohen et al. 2009）

商用的仪器品牌有 DermaLab（Cortex Technology, Hadsund, Denmark）、Evaporimeter（ServoMed, Stockholm, Sweden）和 Tewameter（Courage and Khazaka, Cologne, Germany）。AquaFlux（Biox Systems Ltd, London, United Kingdom）是一个在封闭腔中带冷凝器的仪器，AS-CT1（Asahi Biomed Company Ltd, Yokohama, Japan）和 VapoMeter（Delfin Technologies, Kuopio, Finland）带有不通风的封闭腔（Du Plessis et al. 2013）。

角质层含水量测试（skin hydration measure-ment）可基于 3 种原理，分别是电容法、电导法和阻抗法（Barel and Clarys 2014）。相关的原理在第 15 章中作了重点讨论。基于电导法（capacitance）的商用仪器有 Corneometer（Courage and Khazaka, Cologne, Germany）和 MoistureMeter SC（Delfin Technologies, Kuopio, Finland）。ASA-M2（Asahi Biomed Company Ltd, Yokohama, Japan）和 Skicon（ISBS Co Ltd, Hamamatsu, Japan）基于电容法（conductance），DermaLab Moisture Unit（Cortex Technology, Hadsund, Denmark）和 Nova Dermal Phase Meter（Nova Technology Corporation, Portsmouth, NH, USA）则基于阻抗法（impedance）。

3 非临床条件下 TEWL 和角质层含水量测试方案的指南

本方案的目的是提供一个指南，以便能利用最优的操作在非临床条件下测试 TEWL 和角质层含水量。我们需要认识到并须解释清楚：需要尽最大可能消除和尽可能减少内源性、外源性、环境、测试操作和仪器因素对测试的影响（表 1）。

3.1 知情同意

测试之前，必须征得每位受试者的知情同意（informed consent），以符合相关机构对人体测试伦理的要求。知情同意书必须精确写明有关测试的目的、程序、受试者责任、参与测试的风险和受益，以及与该项研究有关的确切的信息。

3.2 对受试者的指导

获得知情同意后应给予受试者准确的指导，包括测试前可接受、可允许的卫生措施（清洗皮肤）、局部使用的产品（即化妆品、乳液、屏障修复霜），以及摄入可能影响血管活性的物质，如咖啡因（包括含咖啡因的饮料）、尼古丁（吸烟）、和／或药品（Rogiers 2001；Brandner et al. 2006；Crowther et al. 2008；Fluhr and Darlenski 2014）。

表 1　对 TEWL 和角质层含水量测试有影响的内源性、外源性、环境、测试操作和仪器因素
（Adapted from Du Plessis et al. 2013；Fluhr and Darlenski 2014）

	TEWL	角质层含水量
内源性因素		
年龄	是 [a]	是
性别	否	否
种族	结论不一致	结论不一致
解剖部位	是	是
皮肤温度	是	是
出汗	是	是
昼夜节律	是	结论不一致
皮肤健康状况	是	是
外源性因素		
皮肤清洗和湿作业	是	是
溶剂 / 表面活性剂	是	是
封闭	是	结论不一致
皮肤损伤	是	是
摄入血管活性物质（药品、咖啡因、尼古丁）	是	是 [b]
环境和测试因素		
空气对流 / 流动	是 / 否 [c]	是
环境温度	是	是
直射湿度	是	是
只是光照	是	
季节	是	是

[a] TEWL 基线与受试者的年龄和工龄无关，> 60 岁略有升高。
[b] 仅吸烟。
[c] 封闭式仪器不受对流影响，开放式仪器受影响。

3.3　仪器

在非临床环境下测试 TEWL，非常推荐使用封闭式仪器（closed-chamber-type instrument），因为不会受空气流动影响、测试时间短，有些仪器是便携式的，带有电池，使用方便（Imhof et al. 2009，2014）。两种在文献报道中最为著名的封闭式 TEWL 测试仪是 AquaFlux 和 VapoMeter。它们的测试原理、概念和设计不同（AquaFlux 有冷凝器，为台式仪器，用交流电源）。VapoMeter 使用不通风的封闭腔测试，是一体化的，用电池供电，

Imhof 等（2014）已描述了其工作特点。相比而言，AquaFlux 更精确、敏感，重复性更好，测试时间也很短（7 ~ 16 秒）。便携性是 VapoMeter 主要优点之一。

如果要在非临床条件下使用开放式 TEWL 测试仪，加用气流防护罩可以大幅减少空气流动对测试的影响。Rogiers（2001）发现皮肤和探头温度的差异对测试有影响，故一家开放式测试仪制造商建议在测试 TEWL 前先测试皮肤的温度，在测试前先使用 TEWL 探头加热仪把探头，加热到皮肤温度。

另外，在测试中还需要使用环境温度计和相对湿度计记录测试环境的温度和相对湿度。

3.4 仪器准备、操作和保管

在测试之前，仪器在测试地点应提前 15 ～ 30 分钟开机（Pinnagoda et al. 1990；Tupker and Pinnagoda 2006；Imhof et al. 2009，2014），如果仪器是在一整天里间歇性使用，就一直保持开机状态（Tupker and Pinnagoda 2006）。不过便携式仪器为了延长电池供电时间，会在空闲时间一段后自动关机。测试前和测试中应当戴隔热手套持 TEWL 探头，特别是 VapoMeter，以避免手的热量传导至探头，温度升高而影响测试结果。

出于卫生考虑，每位测试者测试完成后，应该用酒精浸泡的织物擦拭探头（译者注：仅限接触皮肤的部位），以避免微生物传染。替代做法是用一次性保护罩，有些厂商会提供。需要注意的是：保护罩会增加探头到皮肤的距离，因此在报告中应当写明测试时使用了保护罩。

仪器不使用时，应按照厂商的说明清洁并保管。一般情况下，要用软布或酒精浸泡的织物擦除污垢，然后干燥、洁净保存。保存环境的温度和湿度应当与正常使用环境的温湿度相近（Du Plessis et al. 2013）。

3.5 仪器校准

只有校准过的 TEWL 和皮肤水分测试仪才可以用于测量。有两种校准方法可供选择，一种是制造商校准（manufacturer calibration），一种是使用前校准（prior to use calibration），不一定适合所有的仪器。前一种方法需要定期把仪器送回给制造商，通常是每年一校，若使用频率很高，如有可能，推荐每年 2 次或 4 次校准。使用前校准需要根据制造商的说明定期进行，校准程序依仪器厂商不同而不同。考虑到有些校准程序非常简单，可以方便地进行日常校准。为了进一步质量控制的目的，若有可能在特定日期或在使用前校准日期之间，可以通过一系列测试对使用前校准的质量进行验证。

目前较常用于 TEWL 测试仪的校准有两种方法

（Imhof et al. 2009 作了详细描述），湿杯法（wet-cup method）较常用（用于开放和封闭式仪器），较新的方法是水滴法（droplet method）（用于可持续记录水通量的仪器，不能用于封闭式仪器）。

对于皮肤水分测试仪，使用前或定期校准时，应在纤维素上或滤纸上进行两点法（two-point）（低值和高值）体外校准。

3.6 TEWL 和角质层含水量的测试

测试 TEWL 和 / 或角质层含水量前，受试者应当先适应测试环境，以避免环境温度或出汗引起的误差。化妆品和其他局部产品功效测试欧洲专家组（European Expert Group on Efficacy Measurement of Cosmetics and Other Topical Products，EEMCO）临床试验指南推荐测试 TEWL 前，受试者最少适应时间为 15 ～ 30 分钟，环境温度为 20 ～ 22℃，相对湿度为 40% ～ 60%（Rogiers 2001；Pinnagoda et al. 1990），测试角质层含水量前最少适应时间为 20 分钟（Berardesca 1997）。最近，Fluhr 和 Darlenski（2014）提出测试 TEWL 时温度可以低至 18℃，但不应高于 21℃，适应时间为 20 ～ 30 分钟。Barel 和 Clarys（2014）认为测试皮肤含水量时理想的环境温度是 20 ～ 21℃。

在工作环境下，不太可能让受试者（正在工作的人员）离开岗位太久以适应环境 20 ～ 30 分钟，还要外加测试的时间。因个人原因，他们也不一定愿意在私人时间（上岗前、在岗位工作中、离开岗位后）进行测试。推荐将环境适应时间尽可能延长，最好不要低于 20 分钟。在非临床环境下，例如工厂，不太可能达到临床测试的推荐环境条件。根据过去的经验，工作场可能为测试者提供一个小空间，只能非常有限地控制环境温度、湿度和空气流动。因此，建议在最终报告中写明这些情况，这也是可以被理解的。应避免在极端环境条件下测试，包括寒冷、炎热和极端的湿度（Du Plessis et al. 2013）。

测试前，接受测试的部位需要暴露于环境空气中至少 10 分钟（Berardesca 1997），但最好与环境适应时间相同。

局部外用产品、清洁、封闭、吸烟、摄入含咖啡因的饮料可能会影响 TEWL 和角质层含水量的数据（Du Plessis et al. 2013）。在测试前最短 3 小时内及工作期间，应避免饮用含咖啡因的饮料（Crowther et al. 2008）。测试部位不可有外用产品，测试前最短 12 小时应避免外用产品（John 2006；Fluhr and Darlenski 2014）。不过，在职业环境下，例如医药卫生行业、食品工业、美容化妆品行业，要经常洗手或者外用产品、乳液，这一要求不现实，屏障修复霜也是如此。因此，若受试者有外用任何产品，应当在报告中说明使用的产品类型、频率和最后一次使用的时间（Du Plessis et al. 2013）。在工作环境的研究，TEWL 和角质层含水量在工作期间到之后的正常工作程序的剧烈变化引人关注。由于清洗皮肤对 TEWL 和角质层含水量的急剧影响（Voegeli 2008），建议在清前或局部使用产品前做测试。很多工作场所要求常规穿戴高度封闭的个人劳保用品，如手套、各种材质的罩衣。测试前需要了解受试者的测试部位是否被这些用品所封闭，如果是，则应当报告相关的信息，如用品的类型、使用频率、穿戴时长、最后一次使用的时间以及测试过程。

不能在临床有炎症、患病皮肤或者其邻近部位做测试。如果测试部位疾病或受伤而受损，可以测试附近的部位，但应如实记录。如果无法确定一个附近的合适位置，则应当排除该受试者（Du Plessis et al. 2013）。

推荐用于临床研究测试 TEWL 和角质层含水量的解剖部位是前臂曲侧，距腕部较远处（Berardesca 1997；Rogiers 2001），不过也有人测试其他部位。在工作场所，TEWL 和角质层含水量应当在与工作活动和任务相关的位置进行测试。即使研究者有意测试其他位置，强烈建议测试前臂中部的数据作为参考。复杂的因素是使用个人防护用品和口罩，导致前臂被封闭，而只有颈部和面部未被封闭。这种情况下必须考虑决定一个最适合的解剖部位作测量，在报告中应当列明可能影响测试值的因素，解读相关数据时，也应当考虑到这些因素。

用开放式 TEWL 测试探头时，保持水平角度

（horizontal angle）非常重要，这样可以避免扰乱自然的空气对流。外界空气对流不会影响封闭式探头，但探头的封闭小室内部也会有空气对流。因此，角度也是需要考虑的问题（Imhof et al. 2014）。建议测试 TEWL 时，无论使用什么类型的仪器，都在水平角度测试（Imhof et al. 2009，2014）。若测试面颊和或颈部，受试者必须躺下，如有可能，应调整受试者的姿势以确保水平角度测试。

使用开放式探头 TEWL 测试仪时，探头与皮肤接触的压力会影响测试数据（Gabard and Treffel 2004；Tupker and Pinnagoda 2006），这是由于探头的设计原因造成（Imhof et al. 2014）。封闭式探头对压力不敏感，探头与皮肤的接触时间影响更大，因为在测试前很短时间内就测试了环境温度和相对湿度。两种类型的 TEWL 计都需要合适的（轻轻的）、恒定的皮肤接触力度，以确保不会有水分泄漏至探头之外，也避免探头在皮肤上滑动（Imhof et al. 2009，2014）。角质层含水量测试探头带有一个弹簧装置，可以保持探头测量时接触皮肤的压力恒定（Barel and Clarys 2006）。应当指出，低于和高于弹簧压力也都可以触发一次测试，压力过高时测得的数据会明显上升（Barel and Clarys 2014）。仪器使用者应当有一套技术，保持稳定而合适的压力触发测试，以使结果具有可重复性。

测得稳定信号后，即应记录测量结果。由于各种 TEWL 和皮肤水分含量测量仪器的不同，当测量的结果达到制造商规定的标准时，就应视为稳定。推荐所有的测试都由同一个人进行以减少数据波动（Du Plessis et al. 2013）。在已发表的临床试验中，每个解剖部位重复测试的次数不尽一致。有一家制造商推荐同一部位连续测 3 次，取平均值，每次测量间隔 5 秒（C & K 2004），不过我们并没有发现间隔 1、5 和 10 秒的测量结果之间的差异有统计学意义（$P > 0.74$，未发表的数据）。另外，推荐一个部位的所有测试完成后，再进行下一步部位的测试。Kottner 等（2014）提出，如果在同一部位测量多个生物生理参数指标，应先测量 TEWL，然后再测其他数据。若在同一部位重复测试数据（例如工作前和工作后），测量的部位应该保持完全

一致，以避免误差，这可以通过拍照来完成。可用无毒的笔墨和 / 或一个模板标记测试部位毗邻区域，测试前用照片作对比来确定准确的位置。

若研究的目的是评估职业暴露或疾病造成的慢性影响，那么优先使用试验组和对照组的 TEWL 和 / 或角质层含水量的百分数，而不是用绝对值。在有对照组的情况下，对照组受试者应当合理地与试验组进行配对，考虑的因素包括内源性、外源性和环境因素，测试环境应当相似，测试仪器应当相同（Du Plessis et al. 2013）。

某一解剖部位的 TEWL 和角质层含水量测试结果应当用算术平均数加标准差的方式报告，柱状图应当带有误差线，不过盒须图（box and whisker plot）更好，它可以显示均数、中位数、极值和百分位数（这些可能依软件不同而有所差异）。

3.7 测试结果的解读

正常和 / 或患病皮肤的 TEWL 和角质层含水量，并没有公认的参考值。例如，制造商提供的角质层含水量参考值（C & K 2004）与 3 个独立研究利用同样仪器测的数据（Barel and Clarys 2006；Heinrich et al. 2003；Packham et al. 2005）之间有差异。因此，建议用相对值（或百分比）来报告或对比某一部位的 TEWL 和角质层含水量变化。示例如下：如果研究的目的是了解暴露于某种污染物后 TEWL 值的急性变化［TEWL(Δ)］，那么一位（或一组）受试者 TEWL 值相对于暴露前的值（基线，t_0）合适的量化公式（公式 1）是：

$$\%\Delta TEWL=[(TEWL_{t1}-TEWL_{t0})/TEWL_{t0}]\times100 \quad (1)$$

其中：$TEWL_{t0}$ 是上岗工作前的 TEWL 基线值，$TEWL_{t1}$ 是下岗工作后的值。

4 数据报告

为了使数据的意义被人理解，以及对不同研究的数据进行比较（如有可能），要采集和报告一套基本的研究数据。除了记录和报告指南要求的差异之外，根据 Du Plessis 等（2013）的列举和修订，以下信息必须报告（作为一个检查清单，

可以提升数据的采集质量，亦可以发表论文时提供给杂志）。

- **内源性因素**

（a）解剖部位和确切的测试位置

（b）选择所测部位的理由

（c）测试皮肤的健康状况。若在非临床条件下测试手部和腕部，可以用一个已被验证的电子皮肤工具箱采集标准化的手部照片，记录和评估手部健康状况（Steiner et al. 2011）

（d）推荐针对当前皮肤状况做一个皮肤问卷调查

（e）测试的日期时间。如果测试在不同日期做的，应该尽可能每次在同一时间进行测试，尽可能减少昼夜节律对测试结果的影响

- **外源性因素**

（a）测试前的卫生措施（清洗），包括受试者对测试要求遵守的一致性

（b）是否使用了任何外用产品，包括受试者对测试要求遵守的一致性。应说明皮肤在测试前，是否因为使用了局部产品后再擦干

（c）由于工作需要，皮肤是否暴露于化学物质或机械损伤

（d）是否使用了任何个人劳防用品，或者其他有可能导致皮肤封闭的材料，包括类型、使用频率、使用时长，以及最后一次使用的时间

（e）测试前服用药物、饮用含咖啡因的饮料、是否吸烟等情况

- **环境因素**

（a）日期、季节、测试时间

（b）室外平均环境温度和相对湿度

（c）工作场所温度和湿度

（d）测试地点、环境温度和湿度

- **试验操作和仪器因素**

（a）测试仪器、探头类型、型号和制造商

（b）TEWL 和皮肤水分测试仪在测试环境的平衡时间

（c）仪器的校准（无论制造商校准和测试前校准）

（d）研究中校准仪器的频率

（e）研究中，对校准进行验证的频率

（f）受试者在测试前适应环境的时间，测试持

续时间、测试所在地点的环境温度相对湿度

（g）将仪器应用于皮肤的方法，包括根据仪器的使用说明，探头的手持方法、达到测试稳定值的时间

（h）每一位置的测试次数以及每次测试之间的间隔时间

5 结语

在职业性/工作环境中，皮肤经常会连续暴露于一系列的物理应激或化学污染物，可能影响皮肤屏障。除了对应激因素或化学物质进行评估之外，检查皮肤本身的状态也很重要，也就是皮肤屏障功能。如何用最好的方法测试 TEWL 和角质层含水量已形成共识指南，特别强调了最为困难的测试条件——即在职业环境中进行测试。本章提供了这些指南以及指南初次发表后的修订内容。本指南的要点是：（i）尽最大可能认识到并尽量减小相关的内源性、外源性、环境性、测量操作和仪器相关的影响因素；（ii）推荐用于测试的仪器，特别是 TEWL 测试仪；（iii）推进标准化的测试结果报告；（iv）准确披露与指南不一致的情况。这些指南的目的是保证 TEWL 和角质层含水量非临床测试和报告的一致性，这对于比较不同研究中的结果非常重要。

声明 本章中提到相关的产品并不意味着美国疾病预防控制中心的背书，文中所引用的数据和结论来自相关文献的作者，并不代表美国国家职业健康和安全研究所的观点。

（许德田 译，袁超 校，梅鹤祥、李利 审）

参考文献

Agache P. Stratum corneum histophysiology. In: Agache P, Humbert P, editors. Measuring the skin. Germany: Springer; 2004. p. 95–100.

Barel AO, Clarys P. Measurement of epidermal capacitance. In: Serup J, Jemec GBE, Grove GL, editors. Handbook of non-invasive methods and the skin. 2nd ed. Boca Raton: CRC Press; 2006. p. 337–44.

Barel AO, Clarys P. Skin capacitance. In: Berardesca E et al., editors. Non invasive diagnostic techniques in clinical dermatology. Berlin: Springer; 2014. p. 357–65.

Bauer A, Kelterer D, Bartsch R, Stadeler M, Elsner P. Skin protection in the food industry. Curr Probl Dermatol. 2007;34:138–50.

Berardesca E. EEMCO guidance for the assessment of stratum corneum hydration: electrical methods. Skin Res Technol. 1997;3:126–32.

Berndt U, Hinnen U, Iliev D, Elsner P. Is occupational irritant contact dermatitis predictable by cutaneous bioengineering methods? Results of the Swiss metalworkers' eczema study (PROMETES). Dermatology. 1999;198:351–4.

Brandner JM, Behne MJ, Huesing B, Moll I. Caffeine improves barrier function in male skin. Int J Cosmet Sci. 2006;28:343–7.

C&K. Derma unit SSC3 information and operation instructions. Germany: CK Electronic GmbH; 2004.

Chou T-C, Shih T-S, Tsai J-C, Wu J-D, Sheu H-M, Chang H-Y. Effect of occupational exposure to rayon manufacturing chemicals on skin barrier to evaporative water loss. J Occup Health. 2004;46:410–7.

Chou T-C, Lin K-H, Wang S-M, Lee C-W, Su S-B, Shih T-S, Chang H-Y. Transepidermal water loss and skin capacitance alterations among workers in an ultra-low humidity environment. Arch Dermatol Res. 2005;196:489–95.

Chou T-C, Wang PC, Wu JD, Sheu SC, Wu TN, Chang HY, Shih TS. Skin barrier alteration associated with chromium exposure and smoking amongst cement workers. Epidemiology. 2008;19:S142–3.

Coenraads P-J, Lee J, Pinnagoda J. Changes in water vapor loss from the skin of metal industry workers monitored during exposure to oils. Scand J Work Environ Health. 1986;12:494–8.

Cohen JC, Hartman DG, Garofalo MJ, Basehoar A, Raynor B, Ashbrenner E, Akin FJ. Comparison of closed chamber and open chamber evaporimetry. Skin Res Technol. 2009;15:51–4.

Crowther JM, Sieg A, Blenkiron P, Marcott C, Matts PJ, Kaczvinsky JR, Rawlings AV. Measuring the effects of topical moisturizers on changes in stratum corneum thickness, water gradients and hydration in vivo. Br J Dermatol. 2008;159:567–77.

DarlenskiR, Sassning S, TsankovN, Fluhr JW. Non-invasive in vivo methods for investigation of the skin barrier. Eur J Pham Biopharm. 2009;72:295–303.

De Paepe K, Houben E, Adam R, Wiesemann F, Rogiers V. Validation of the VapoMeter, a closed unventilated chamber system to assess transepidermal water loss vs. the open chamber Tewameter®. Skin Res Technol. 2005;11:61–9.

Du Plessis JL, Eloff FC, Badenhorst CJ, Olivier J, Laubsher PJ, van Aarde MN, Franken A. Assessment of dermal exposure and skin condition of workers exposed to nickel at a South African base metal refinery. Ann Occup Hyg. 2010;54:23–30.

Du Plessis JL, Eloff FC, Engelbrecht S, Laubsher PJ, van Aarde MN, Franken A. Dermal exposure and changes in skin barrier function of base metal refinery workers co-exposed to cobalt and nickel. Occup Health South Afr. 2013a;19:6–12.

Du Plessis J, Stefaniak AB, Eloff FC, John SM, Agner T, Chou TC, Nixon R, Steiner MFC, Franken A, Kudla I, Holness DL. Guidelines for the in vivo assessment of skin properties in workplace settings: part 2. Transepidermal water loss and skin hydration. Skin Res Technol. 2013b;19:265–78.

Fluhr JW, Darlenski R. Transepidermal water loss (TEWL). In: Berardesca E et al., editors. Non invasive diagnostic techniques in clinical dermatology. Berlin: Springer; 2014. p. 353–6.

Fluhr JW, Darlenski R, Angelova-Fisher I, Tsankov N, Basketter D. Skin irritation and sensitisation: mechanisms and new approaches for risk assessment. Skin Pharmacol Physiol. 2008;21:124–35.

Gabard B, Treffel P. Transepidermal water loss. In: Agache P, Humbert P, editors. Measuring the skin. Germany: Springer; 2004. p. 553–64.

Goh CL, Gan SL. Efficacies of a barrier cream and an afterwork emollient cream against cutting fluid dermatitis in metalworkers: a prospective study. Contact Dermatitis. 1994;31:176–80.

Hachem JP, De Paepe K, Sterckx G, Kaufman L, Rogiers V, Roseeu D. Evaluation of biophysical and clinical parameters of skin barrier function among hospital workers. Contact Dermatitis. 2002;46:220–3.

Heinrich U, Koop U, Leneveu-Duchemin MC, Osterrieder S, Bielfeldt C. Multicentre comparison of skin hydration in terms of physical-, physiological- and product-dependent parameters by the capacitative method (Corneometer CM 825). Int J Cosmet Sci. 2003;25:45–53.

Imhof RE, De Jesus ME, Xiao P, Ciortea LI, Berg EP. Closed-chamber transepidermal water loss measurement: microclimate, calibration and performance. Int J Cosmet Sci. 2009;31:97–118.

Imhof B, Xiao P, Angelova-Fischer I. TEWL, closed chamber methods: aquaflux and vapometer. In: Berardesca E et al., editors. Non invasive diagnostic techniques in clinical dermatology. Berlin: Springer; 2014. p. 345–52.

John SM. Primary and acquired sensitive skin. In: Berardesca E, Fluhr J, Maibach HI, editors. The sensitive skin syndrome. New York: Taylor & Francis; 2006. p. 129–47.

John SM, Uter W, Schwanitz HJ. Relevance of multiparametric skin bioengineering in a prospectively-followed cohort of junior hairdressers. Contact Dermatitis. 2000;43:161–168.

Kezic S, Nielsen JB. Absorption of chemicals through compromised skin. Int Arch Occup Environ Health. 2009;82:677–88.

Korting HC, Hübner K, Greiner K, Hamm G, Braun-Falco O. Differences in the skin surface pH and bacterial microflora due to long-term application of synthetic detergent preparations of pH 5.5 and pH 7.0. Results of a cross-over trial in healthy volunteers. Acta Derm Venereol. 1990;70:429–31.

Kottner J, Ludriksone L, Bartels NG, Blume-Peytavi U. Do repeated skin barrier measurements influence each other's results? An explorative study. Skin Pharmacol Physiol. 2014;27:90–6.

Kütting B, Uter W, Baumeister T, Schaller B, Weistenhöffer W, Drexler H. Non-invasive bioengineering methods in an intervention study in 1020 male metal workers: results and implications for occupational dermatology. Contact Dermatitis. 2010;62:272–8.

Levin J, Maibach H. The correlation between transepidermal water loss and percutaneous absorption: an overview. J Control Release. 2005;103:291–9.

Nielsen JB. Percutaneous penetration through slightly damaged skin. Arch Dermatol Res. 2005;296:560–7.

Nuutinen J. Mesurement of transepidermal water loss by closed-chamber systems. In: Serup J, Jemec GBE, Grove GL, editors. Handbook of non-invasive methods and the skin. 2nd ed. Boca Raton: CRC Press; 2006. p. 411–20.

Ohman H, Vahlquist A. The pH gradient over the stratum corneum differs in X-linked recessive and autosomal dominant ichthyosis. A clue to the molecular origin of the "acid skin mantle"? J Invest Dermatol. 1998;111:674–7.

Packham CL, Packham HE, Packham HM, Cherrington A. Investigation into different skin conditions in certain occupations. J R Soc Prom Health. 2005;125:181–5.

Pinnagoda J, Tupker RA, Agner T, Serup J. Guidelines for transepidermal water loss (TEWL) measurement. Contact Dermatitis. 1990;22:164–78.

Pirot F, Falson F. Skin barrier function. In: Agache P, Humbert P, editors. Measuring the skin. Germany: Springer; 2004. p. 513–24.

Proksch E, Brandner JM, Jensen J-M. The skin: an indispensable barrier. Exp Dermatol. 2008;17:1063–72.

Rawlings AV. Ethnic skin types: are there differences in skin structure and function? Int J Cosmet Sci. 2006;28:79–93.

Raynor B, Ashbrenner E, Garofalo M, Cohen J, Akin F. The practical dynamics of transepidermal water loss (TEWL): pharmacokinetic modeling and the limitations of closed-chamber evaporimetry. Skin Res Tech. 2004;10:3. Abstract.

Rogiers V. EEMCO guidance for the assessment of transepidermal water loss in cosmetic sciences. Skin Pharmacol Appl Skin Physiol. 2001;14:117–28.

Roskos KV, Guy RH. Assessment of skin barrier function using transepidermal water loss: effect of age. Pharmacol Res. 1989;6:949–53.

Smit HA, van Rijssen A, Vandenbroucke JP, Coenraads PJ. Susceptibility to and incidence of hand dermatitis in a cohort of apprentice hairdressers and nurses. Scand J Work Environ Health. 1994;20:113–21.

Stefaniak AB, Du Plessis JL, John SM, Eloff FC, Agner T, Chou TC, Nixon R, Steiner MFC, Kudla I, Holness DL. Guidelines for the in vivo assessment of skin properties in workplace settings: part 1. pH. Skin Res Technol. 2013;19:59–68.

Steiner M, Dick FD, Ormerod A, Semple SE, Murphy E, Ayres JG. Teledermatology in occupational skin health surveillance – diagnostic accuracy and reliability. Dermatitis. 2011;22:295.

Tupker RA, Pinnagoda J. Measurement of transepidermal water loss by semi open systems. In: Serup J, Jemec GBE, Grove GL, editors. Handbook of non-invasive methods and the skin. 2nd ed. Boca Raton: CRC Press; 2006. p. 383–92.

Voegeli D. The effect of washing and drying practices on skin barrier function. J Wound Ostomy Continence Nurs. 2008;35:84–90.

Wilhelm KP, Cua AB, Maibach HI. Skin aging. Effect on transepidermal water loss, stratum corneum hydration, skin surface pH, and casual sebum content. Arch Dermatol. 1991;127:1806–9.

Zhai H, Maibach HI. Occlusion vs. skin barrier function. Skin Res Technol. 2002;8:1–6.

95

皮肤机械功能

Pierre Agache and Daniel Varchon

关键词

弹性变形·弹性模量·体外力学行为·抗摩擦·皮肤弹性行为·皮肤硬度·皮肤各向异性·皮肤机械行为·皮肤黏度

皮肤有 3 个主要的机械作用：①立即或永久地匹配皮下器官和脂肪组织的形状和体积的变化；②保护他们免受外来的机械损伤；③协助手掌和脚底牢固抓取物体和地面。

1 皮肤解剖学的观点

皮肤是分为 3 层的复合材料，其每层都具有不同的机械特性。表层是约为 15μm 厚的角质层（stratum corneum），结实能拉伸并带有自然皱纹。其下的活表皮层约 50μm 厚，没有那么紧致，并且也带有天然皱纹。最下面的第 3 层是约为 1mm 厚的真皮层（dermis），具有弹性，并成自然的紧缩状态。在这 3 层皮肤的底部存在着厚度约为 1mm 到超过 5cm 的皮下组织，其中充满了具缓冲作用的脂肪组织。每一层皮肤具有不同的机械性能及结构。比如在真皮的上半层就有斜插的像标杆一样的毛发。这样复杂的结构赋予皮肤完美的解剖学上的顺应性以及功能上的协调性（如上面两层皮肤的皱纹对应着收缩状态的真皮），以至在正常的活体状态即使每层都有完全不同的内在特性但仍然能保持完整的机械性能。这种特性促成了把皮肤作为均一物质来研究其机械性能的方法。

真皮是皮肤机械性能的主要成分。类似所有的缔结组织，真皮就像一块毡，饱含浸没在充满葡萄糖蛋白的黏稠基质里的胶原蛋白。真皮有两个作用：维持其下组织的空间结构及抵抗外部机械应力。在解剖学和功能上有两部分需要考虑。真皮上层或真皮乳头层下部的厚度为 50～200μm，与表皮厚度成比例（Frost and Van Scott 1966）。它由疏松的组织构成，富含糖蛋白，有细的弹性纤维和胶原束，其中胶原蛋白Ⅲ的比例高于较深的网状真皮（Lapiere et al. 1988）。它富含血管、淋巴管和神经。其含水量和血管总量的生理变化可改变整个皮肤的机械行为。真皮下部是绒毛或网状真皮（约 1mm），是由厚的胶原蛋白束（2～20μm）组成，它们紧密结合并与大弹性纤维（0.1～0.4μm）相连接。这里血管和神经的数量相对较少，但尺寸更大。在透射和扫描电镜下真皮的结构已在第 41 章中描述。

真皮 - 表皮交界处（dermo-epidermal junction）虽然有很清晰的定义，两种结构还是有相互交织。真皮乳头穿透表皮，其下部边缘呈锥形的乳头状突起，从而增加了界面。在组织学的横截面上，后者的长度比直线的长度要长 20%（Frost and Van Scott 1966）。该联结结构含具体结合部件，其尺寸和分布已知（巴顿 1988）（见第 156 章），其物理性质已被研究（Beerens 1977）。真皮 - 表皮交界处的轮廓不应被误解为皮肤的表面起伏，虽然后者也可以塑造该轮廓，但它的间距更大，而且有不同的图案。

活的表皮层（30～80μm 厚）包含 5～10 层的细胞（角化细胞）和高性能的角蛋白细胞骨架（张力原纤维）通过强壮的角蛋白连接体（细胞桥粒）在细胞间进行沟通（见第 37 章）。这种结构使它比其他软组织更坚实。其机械性能是未知的，但是当对整个表皮，包括角质层，在体外条件下施加拖力并和相同区域的单独角质层相比较时，有以下的观察结果：弹性和塑性阶段斜率增高、所需力更强、更小的断裂应变和相似的总能量消耗（Ferguson J，Agache P 未发表的数据）。这表明由于单独添加了活的表皮层，坚实度增加。因此，这一层在皮肤的机械行为中所起的作用不可忽视。

网状真皮与皮下组织之间的界限是不规则的，定义也不明确。据我们所知，皮下组织（通常富含脂肪的松散的结膜组织）的机械性质没有被研究过，但可以用吸力类仪器进行无创伤体内研究（见第 95 章）。通过允许皮肤在其底层结构上整体移动，这一皮层在吸收外部剪切力的过程中起着重要的作用。在瘢痕中，因其皮下组织消失，皮肤失去了原有的活动性，呈现出相当高的拉伸和摩擦限制。

2 皮肤整体的机械行为

当皮肤置于突然且持续的张力（蠕变试验）时，会出现 3 种连续的行为（图 1）。第一阶段是即刻扩展（U_e），它被认为是纯弹性的，因为黏滞现象不可能出现这么快。其次是相连的两个阶段（U_v），其中有黏度所起的作用：第二阶段为变量蠕变（U_{v1}），第三阶段为常量蠕变（U_{v2}）。当测试在体内进行时，它意味着应变保持在 25% 以下并且是可逆的。在更大的张力下，如图 1 所示，将导致皮肤的不可逆变形（塑性阶段）。这样的变形是痛苦的，只会在创伤中发生。

科学家们提出了这种行为的模拟化模型（图 2），在这个模型中，第一阶段由一个弹簧表示，第二阶段由一个弹簧和一个阻尼器并联组成，而第三阶段由一个阻尼器来表示，因为它是时间的线性函数。第一和第二阶段之间的界限是不精确的，这取决于组织内部弹性和黏性阻力之间的平衡，且这两者都随身体部位、年龄和个体而变化。第二阶段和

第三阶段之间的界限也不精确。当张力突然消失时，皮肤立即收缩，经过与拉伸相似的阶段，但不完全，其差异是完全恢复需要一个长的时间——从几分钟到几个小时，根据张力的程度、持续时间和皮肤机械功能的不同而不同。

2.1 弹性行为

无论使用什么方法［单向拉伸（Wijn et al. 1978）、扭力（Wijn et al. 1976）、吸力（Agachc et al. 1995）或常速逐步拉伸（Vasselet and Agache 1987）］，皮肤弹性组织的机械属性不能从原始数据取得（Ue、Uf 等），因为后者依赖于设备和方法。这些只能从根据原始数据和几何变形计算出的固有参数——应变 ε（相对变形）和应力 σ（力除以其作用面积）——来决定（见第 95 章）。

体外和体内的应力 - 应变曲线是相同的并呈指数型（图 3）。曲线在不同拉伸长度的切线为弹性模量 $E=d\sigma/d\varepsilon$。根据 Fung 公式（Fung's formula）（Fung 1972）：

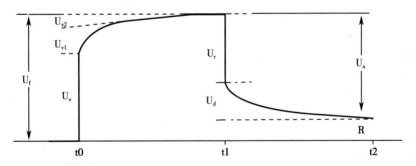

图 1 蠕变实验：皮肤变形与时间的关系。U_f：施加力后的最大变形。U_e：即刻变形（弹性）。U_{v1}：黏弹性变形。U_{v2}：后期变形（完全黏性）。U_a：在实验结束后的变形恢复。R：实验结束时残余变形。U_r：即刻恢复。U_d：后期恢复

图 2 蠕变实验中所涉及的皮肤机械性能模型（仅拉伸阶段）

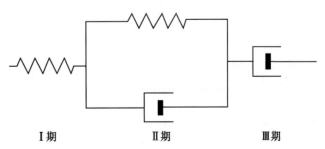

Ⅰ期　　　　　Ⅱ期　　　　　Ⅲ期

$$E=E_0+k\sigma$$

其中 E_0 为零应力模量（杨氏模量）。在 20 世纪 80 年代初 Nijmegen 小组进行的一些出色的研究结果中，Wijn 等（1981）通过对 50 多名受试者的体内研究证实了这一线性关系（$r > 0.998$）。它暗示着以下关系：

$$E=E_0e^{k\varepsilon}\sigma=E_0/k(e^{k\varepsilon}-1)$$

$$\varepsilon=1/k\ln(1+k\sigma/E_0)$$

结果表明，拉伸过程中的弹性模量是初始（杨氏）模量，其随拉伸长度以指数增加。初始模量 E_0 和放大系数 k 是在低应力及所谓的纯弹性阶段（Kelvin-Voigt 模型的第一阶段，图 2）皮肤力学行为的两个基本参数。在弹性极限，即沿着肢体轴线方向大约 10% 或垂直于轴线方向大约 20%～30% 的拉伸长度，应力 - 应变曲线逐渐趋向水平，显示可塑性（Manschot and Brakkee 1986）。扭力测试得到了相同的方程（Wijn et al. 1981），其中剪切模量为 $G=d_\tau/d_y$、τ 为剪切应力、γ 为剪切角（不同于皮肤扭角）。方程 $G=G_0+k\tau$ 也被证实。从生物学的观点来看，这些方程意味着，在弹性阶段，所有与应力有关的单个弹簧纤维具有相同的力（由 k 值表示），但它们在拉伸过程中以指数形式参与。

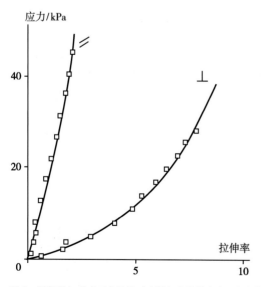

应力/kPa

拉伸率

图 3 平行及与垂直于兰格线（小腿）皮肤的应力 - 应变曲线。（由 Wijn et al. 1981 的结果修改）

单向拉伸只拉长沿扩展轴方向的纤维（Wijn et al. 1976; Pierard and Lapiere 1987）。拉伸开始时（E_0），这些纤维很少，但当拉伸增加时，越来越多的纤维沿着这个轴取向从而产生更大的阻力。因此在每个应变值中，弹性模量 E 表示所涉及的纤维数和每根纤维的强度 k。Nijmeren 组里的 Manschott and Brakkee（1986）也使用了一个来自肌腱结构的胶原纤维的正弦模型。在这个有 61 个实验对象的单向拉伸实验中，他们能够计算出纤维的平均直径、正弦模型的平均振幅和斜率以及与兰格线（Langer's lines）平行和垂直的纤维数。

自从 Dupuytren 之后，人们就知道，在静止状态下，皮肤在特定的方向上伸展，后来被 Langer（1978）所描述从而生成兰格线的术语。Wijn 等（1978）在对人小腿的实验中观察到那些平行和垂直于肢体轴（在这个区域与兰格线为 30° 角）的线性关系式 $E=f(\sigma)$ 是类似的，唯一的区别是 E_0 值在肢体轴（接近兰格线）方向更高。在静息条件下，以兰格线方向为取向的纤维较多，所以力学各向异性（mechanical anisotropy）和拉伸时弹性模量的增加是两个独立的现象。平行（//）和垂直（⊥）于兰格线的杨氏模量的比值是弹性纤维分布（称为 A）的各向异性参数，这是每个身体区域的特征。

如 Wijn 等（1981）在单向拉伸实验（Wijn et al. 1981）中所发现，小腿处皮肤的杨氏模量（E_0//）值为 1.714MPa，$k=0.244$（无单位），$A=16.0$。弹性极限的模量约为：平行方向 20MPa；垂直方向 4MPa（Manschot and Brakkee 1986）。

在前臂内侧，不同的方法有不同的值。Vasselet 等用 1% s^{-1} 的单向拉伸法（从兰格线到 45°）发现 $E=3$MPa（Vasselet and Agache 1987）；Escoffier 等采用扭力法发现 $E=1.12$MPa（Escoffier et al. 1989）；使用吸力法得到的计算值较低（例如，在年轻的成年人中，$E=0.13$MPa（Diridollou et al. 2000）和 0.20MPa（Khatyr F，Varchon D，and Agache P，未发表的数据），以及 50 岁以上的人 0.20MPa（Diridollou et al. 2001）。显然，目前还需要进一步的工作以在同一个人的同一部位对不同的方法进行比较。

与前臂相比，小腿的高弹性模量值可能与需要补偿腿部静水压的增加有关。事实上，使用吸力装置，丹麦的研究小组发现，在整个身体上，皮肤的可扩展性（U_e参数）有一个离心下降梯度。在夜晚，这个下降梯度趋于减小（Gniadecka et al. 1994），暗示着弹性组织的疲劳。在老年人中，梯度松动可能与众所周知的弹性组织退化有关。

与兰格线平行的小腿皮肤的杨氏模量随着年龄的增长逐渐减小，从 20 岁的 1～4MPa 下降到 65 岁的 2MPa 以下（Wijn et al. 1981）。Diridollou 等（2001）在前臂内侧皮肤使用吸力装置，发现杨氏模量在 50 岁之前是稳定的，然后上升。这种差异的起源仍然不清楚。下降的模量符合目前观察到的随老化降低的皮肤弹性。

通常认为皮肤的弹性行为（elastic behavior）主要依赖于网状真皮的弹性纤维。然而，弹性纤维的杨氏模量接近 0.3MPa（Burton 1968；Caro et al. 1978）。由于弹性蛋白在皮肤中的干重仅占不到 4% 而胶原蛋白是 80%，因此推测（Manschot and Brakkee 1986）如果只有弹性纤维负责对拉伸的抵抗，皮肤弹性模量将不会超过 0.01MPa。所以，胶原蛋白束可能通过对其旋转结构压力形变的抵抗而深入影响皮肤的弹性（Comninou and Yannas 1976）。Manschott and Brakkee（1986）通过对胶原纤维的建模，证明了胶原蛋白本身可以解释弹性极限下杨氏模量的实验值，使得弹性纤维的作用"微不足道"。这一结果并不令人惊讶，因为在这个阶段，胶原纤维几乎被拉直，承受了主要的压力。弹性纤维似乎在低应力下起作用。弹性组织降解被认为是衰老过程以及一些疾病的原因，因为皮肤失去弹性，如皮肤松弛症（Grahame and Holt 1969；Fazio et al. 1989）和假黄瘤（Wijn et al. 1981；Harvey et al. 1975）。在上述研究中，表皮的作用被忽视了。这一皮层遵循皮肤表面纹路的高低起伏。在拉伸过程中，它不是拉长而是部分展开（Ferguson and Barbenel 1981）。角质层对弹性阶段展开的阻力有一个模量（前臂，用吸力测量），是同一区域内整个皮肤的 10 倍（Panisset et al. 1993）。因此，总皮肤杨氏模量应划分为角质层部分（约 11%）和真皮部分（约 89%）

（Panisset et al. 1993）。

2.2 拉伸的黏性阶段（蠕变）

在蠕变（creep）试验中，皮肤变形与时间（U_{v1}）的第二阶段是曲线型的，以下方程描述了该递减的指数函数：

$$U_{v1}=U_{v1max}(1-e^{-t/r})$$

第三阶段（U_{v2}）是一条可以被描述为 $U_{v2}=At$ 的直线（Vlasblom 1967）。 些作者也提出了 $U_{v2}=At^{1/3}$（Pichon et al. 1990）。这些方程是从图 2 的模拟模型中得出的。该模型的使用受到了批评，因为它只有在弹性阶段低于弹性极限（Vasselet and Agache 1987）时才符合实验曲线，而且因为它只有两个弛豫时间（模型中只有两个缓冲器）；因此，它假定皮肤只有两个黏度系数，这显然是一个虽然有用但过于简化的方法。根据 Vasselet（Vasselet and Agache 1987），在扭力测试中的变形角 θ 应该在黏性阶段用对数方程给予更好的描述：$\theta=b \cdot \ln(1+nt)$，其中 b 是拉伸率，n 是黏性阶段前产生的拉伸。不幸的是，这些理论考虑还没有实际应用。在临床实践中，通常只测量黏弹性变形（U_v，图 1），没有对固有机械参数（即：应力、应变及黏度系数）做任何评估。第 96 章（第 11.1 节）展示了一个简单的计算固有黏度参数 0_1 和 0_2 的方法。

从生物学的角度来看，黏性行为可能起源于胶原网络的变形和网络中基底物质的位移。后者的移动性取决于几个因素：网络的韧性、基底物质的黏性以及通过蛋白聚糖对网络的可能的连接。

经皮肤厚度校正后的参数 U_v，在老化过程中保持稳定（Escoffier et al. 1989），并已知与基底物质中蛋白聚糖的减少有关，从而降低其黏度。这一断言由高扭矩下产生的小而稳定减少的松弛时间所支持（Escoffier et al. 1989）。由于 U_v 是既黏性又弹性的，在老化的皮肤中，较低的基底物质黏度可以通过降低胶原网络拉伸的能力来得到补偿（通过分子交联增加刚性或韧性），但是弹性组织的强度增加是不可能的。皮肤的可扩展性（U_e）只有在 75 岁以后才会下降（Escoffier et al. 1989）。

使用下一章第 11.1 节中描述的数据分析方法，

在年轻人前臂内侧的蠕变实验中，与第Ⅱ（0_1）和第Ⅲ（0_2）阶段有关的皮肤黏度分别为 0.4MPa 和 12MPa（Khatyr F，Varchon D and Agache P，未发表的数据）。在第Ⅱ阶段（黏弹性）中，相应的弹性模量约为 0.475MPa。这表明在小的应变增量状况下黏性阻力陡增。

2.3 恢复阶段

在蠕变试验中，当应力突然消失时，皮肤立即开始恢复原来的尺寸（这适用于低于 25% 的生理变形）。在拉伸过程中，恢复经历了一个被认为只有弹性的即刻阶段（U_r），然后是黏弹性阶段（U_d），最后是一个持久的残余变形（R）（图 1）。在临床实践中，"皮肤弹性"（即，它的弹簧式反弹能力）是由即刻恢复和即刻变形（U_r/U_e）之间的比率来评估的。无论是 U_e 还是 U_v 都比 U_r 和 U_d 要高，因为为了达到拉伸的目的，外力必须始终高于相关的内部皮肤反弹力和组织对变形的抵抗力（即：黏度）。在恢复过程中，黏性阻力与扩展阶段大致相同；然而，皮肤的反弹力总是低于施加的外力。儿童的皮肤反弹迅速，老年人则需要很长时间。因此，在前臂内侧，比率 U_r/U_e 随年龄的增加而减少，从童年时期的 0.9 以上下降到 65 岁以后的 0.7（Escoffier et al. 1989）。

在递进装载 - 卸载实验中，延迟恢复在力/变形曲线上产生滞后——越"弹性"的皮肤，越小的滞后回圈面积。后者具有功的单位，其公式为：3［（加载力 - 卸载力）× 变形］。它代表了弹性纤维对抗组织黏度所做的功。在老化过程中，迟滞区域的增加显示黏度的增加（尽管基底物质减少了）（Diridollou et al. 2001），但如组织学观察所示它也减少了弹性纤维的数量（后者主要是在光化老化过程中）。因此在老年人中，反弹力的降低和对变形的阻力的增加都导致恢复的迟滞。

2.4 机械行为的其他特征

- 内皮结构总能保留其所达到的最新变形的一部分。很明显，这种残余变形（residual deformation）在随后的变形过程中得到了了的

修正，但并不是导致随后变形过程的原因。"预处理"可以避免该现象发生。

- 如果重复相同的拉伸长度，并且皮肤有时间在每个拉伸之间恢复，拉伸限制会增加（Vasselet and Agache 1987）。这种皮肤的"硬化（hardening）"，类似于许多其他物质（"应变硬化"）可能是一种生理现象，从生物学角度讲可以推测为是通过新的分子交联对胶原网络的整合。

- 和任何材料一样，在拉伸时皮肤会收缩。在力学中，这一现象被描述为泊松比（Poisson's ratio，ν），即相对减少的横向维度和相对增加的长度之比例。对于皮肤来说，泊松比可能在拉伸是取不同的值，因为基底物质可以在测试开始时被吸入胶原网络（因此 $\nu < 0.5$）就像在超声检查时所看到的（Diridollou et al. 1998），然后在其后的拉伸过程中被排挤出来（因此 $\nu > 0.5$）。事实上，为了达到在皮肤上吸出水疱的效果，只需要在 400mbar 的吸力下保持 2～3 小时；水泡的来源是因真皮和表皮的分离导致间质液体流入。在小规模和短时间的皮肤变形测试中，皮肤不膨胀，所以一般使用 ν 值 =0.4 或 0.5。

- 已有研究尝试评估皮肤的机械阻抗，即通过使其表面振动并测量图 2 中模拟模型中第二阶段的参数。其有作用的参数主要是 30～200Hz 的弹性和 300～1000Hz 的黏性。当皮肤被压缩时，弹性和黏度都会增加（Thompson et al. 1981）。

- 皮肤的压缩性（compressibility）是与可扩展性相同甚至更重要的力学性质。其作用是维持大部分组织垂直于我们身体的表面。此外，当坐或躺卧时，皮肤必须长时间承受身体的重量。皮肤对这种对压迫的抵抗力是保持持续血液灌注重要功能的基础，是预防褥疮的保护因素。Hayes 等（1972）在前臂内侧 20mm 直径的皮肤上施加 12kPa 的压力，任意选择一个泊松比 ν=0.3 并使用公式：

$$G=P(1-v)/RKd^4$$

其中 P 为压力，d 为受测皮肤区域的直径，K 为无量纲函数 t/R 的参数，得到了 1～2kPa 之间的剪切模量（Bader and Bowker 1983）。

在老年人中这个模量变小（Bader and Bowker 1983）。Lanir 也研究了压缩产生的变形，并给出了它们的数学表达式（Lanir 1981）。可压缩性的生物基础主要来自真皮基质在压缩时能够侧向流动的能力，其中涉及黏度、纤维网络的紧密性和组织间压力。与皮肤表面平行的少数弹性纤维的阻力以及因压缩位移导致的拉伸也起到一定作用。

2.5 机械行为的各向异性

皮肤在兰格线方向对拉伸的阻力占主导地位，并随着身体部位的变化而变化。从尸体上用圆锥钻得到的椭圆形切口，这些线可以被检测出来，它们对应于椭圆的主轴（图 4）。切下的皮肤在这个方向收缩更多，其可伸长性很小。因此，它是"静息状态下"的自发皮肤张力的各向异性，这与体位、肌肉或内脏来源的皮肤张力截然不同。这种现象是杨氏模量（E_0）各向异性（Wijn et al. 1981）的来源，其分布角度在兰格线轴呈最大值（Manschot et al. 1982）（见图 3）。这些数据倾向于与皮肤色调有关的弹性纤维的类似取向。假设纤维是独立的，从小腿数据计算出 76% 是沿兰格线，约 5.1% 与其垂直（Manschot et al. 1982）。当然，这种分布只涉及与皮肤表面平行的弹性纤维。

用扫描电子显微镜观察真皮证实了这一数据（Pierard and Lapiere 1987）。在收缩的皮肤中，胶原束看起来是曲折的，没有特殊的方向，波状的弹性纤维在其几个地方特别是在凹部固定。在不收缩状态下，最薄的胶原蛋白束和弹性纤维沿着兰格线方向几乎平行地伸展；最厚的胶原蛋白束仍然是杂乱的，朝着各个方向，但是它们的形状似乎是被来自正常取向的胶原蛋白束和弹性纤维的牵引而改变（Pierard and Lapiere 1987）。与以往的普遍看法相反，兰格线并不反映胶原蛋白密度的各向异性，而反映网状真皮胶原蛋白束的方向和弹性纤维张力的各向异性。后者可在皮肤体内机械性能测量中量化

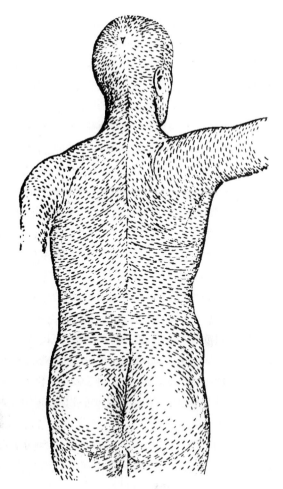

图 4　兰格线（来自原始文章，1861）

（Manschot et al. 1982）。

真皮上层（下乳头状）层的胶原束不是线性导向的，与纹理方向无关（Namikawa et al. 1986）。因此，似乎只有网状真皮参与了皮肤各向异性的力学特征。

2.6 体外状态下的机械行为

体外（in vitro）应力 - 应变曲线与体内一样呈指数型。对浸在等渗溶液中完全放松的皮肤样品做恒速拉伸测量直到破裂，随后用扫描电镜检查组织（Brown 1973）（样本从腹部得到，8mm 宽，超声波测得的皮肤厚度是 1.8mm（Tan et al. 1982）结果显示出 3 个阶段。第一阶段，对应于生理扩展和体内研究，拉伸至大约 40% 时，表现出由于皮肤

纹理的舒张和真皮上层部分胶原束的重新排列而导致的低阻力（小于 10g，因此 $E < 7kPa$）（Brown 1973）。第二阶段（拉伸至 40% ~ 70%）皮肤变得僵硬，其模量为 510kPa（假设该部分保持不变），角质细胞变长，真皮上层和底层的胶原蛋白束和弹性纤维沿牵引方向排列，但真皮中部的胶原蛋白依然呈波浪状。第三阶段是断裂前阶段，在此过程模量保持不变，胶原蛋白束呈压缩状并独立地存在于在网络中；没有发现游离碎片存在。断裂发生在 90% 的伸长率。该研究描述了浸泡状态下皮肤的行为，这解释了在第一阶段中的低模量和高可扩展性（在空气中进行的体外拉伸实验，腹部皮肤弹性模量在拉伸率 0.7%/s 的条件下为 7 ~ 50MPa（Kenedi et al. 1965；Daly and Odland 1973）。作者认为，角质层对扩展的抵抗作用是可以忽略的；这个假设是可能的，因为浸泡可能大大减小了皮肤的展开和拉伸的模量（Agache et al. 1973；Wildnauer et al. 1971）。由于真皮是一种生理上浸润的组织，所以这些体外浸泡研究的结论很可能在体内适用，但只适用于真皮。

对于超出生理极限的拉伸，模量随年龄有规律的增长，从儿童的 3MPa 到 50 岁后的 20MPa（Rollhauser 1950）。在这个阶段，皮肤不比肌腱更容易拉伸。如果纤维的尺寸能够通过电镜检查得知，塑性和预破裂期可以提供胶原蛋白结构尤其是链交联的数据。这些数据可能有助于更好地了解涉及结缔组织的先天或获得性疾病。瘢痕组织的弹性模量比邻近的健康皮肤要高，这意味着胶原蛋白束更紧密，而且可能有更频繁的相互链接（Kenedi et al. 1965）。

在生理扩展阶段以外，样本在横向大幅收缩而且整体不变薄（Kenedi et al. 1965），缩小和拉伸之间的比率增长很快。这与测试期间的组织间隙流体的泄漏有关，因为在这之后直到破裂发生之前，泊松比仍然是恒定的（即：与非有机材料相反，样品体积不上升）。在成人中，它的值从 0.5 到高于 1.3，表明在拉伸末期体积有所减小。随着年龄的增长，基底物质挤出的现象也在中等程度的拉伸中发生，样本体积损失则更有可能。这与老化皮肤的

皮肤黏度下降有关，由于蛋白聚糖的流失，真皮拥有更多的游离水。

流变仪（rheometer）（Dia-Stron Ltd，Andover，Hampshire，英国）是一个商业化的设备，该仪器可被用作对皮肤样品的体外单向拉伸或压缩，以及强迫松弛和形状恢复的研究。

3 角质层的力学行为

角质层（stratum corneum，SC）的厚度约为 15μm，除了手掌和脚底，在那里厚度可达到 1 毫米（见第 23 章）。它是一个由死亡细胞组成的结构，由大约 19 层堆积的角质化的细胞（角化细胞）构成。它们是扁平的（0.3μm），呈大致的五边形（直径 30μm），并由 0.07μm 宽的细胞间隙分开。每一个细胞都有一层比细胞内部更有抵抗力的厚膜。细胞间空间充满了层状的脂质和蛋白类的酶，并通过角质化的细胞结合桥 [角化桥粒（corneodesmosomes）] 相连接。细胞间的黏附力沿底层至表面方向而减小，但总是低于细胞膜的坚固度，所以自然脱皮（每天一个细胞层）或 SC 胶带粘贴只和细胞间隙的性能有关（关于脱皮的细节见第 25 章）。人类和动物 SC 的结构和物理性质是相似的。因此，它的力学性能已经在猪、鼠和人身上得到了研究。

3.1 体外

- 1956 年，Peck 和 Glick（1956）使用了用于皮革行业的硬度计，注意到干燥的人 SC 的硬度与玻璃相似，并且不能用矿物油、羊毛脂或甘油来软化。然而，这种性质主要依赖于 SC 的水合程度。加入 10% 的水足以使其软化并柔韧；同样的结果可以通过 60% 的环境相对湿度（relative humidity，RH）获得（Blank 1952），但其硬度仍然是玻璃的 70%，可明显观测到。SC 吸水的程度随着相对湿度的变化而呈指数级变化（Singer and Vinson 1966；Middleton 1968）（更多细节见第 29 章）。

- SC 的力 / 拉伸曲线是典型黏弹性材料的特性，受其水化程度的强烈影响（图 5）。RH 从 0% 增加到 100% 导致最大拉伸和断裂所需功的增加，而断裂所需的力有所减小（Wildnauer et al. 1971；Kligman 1964；Papir et al. 1975）。随着 RH 的增加，弹性模量急剧下降，这一效应在 RH 60% 以上更为明显（Middleton 1968；Papir et al. 1975；Park and Baddiel 1972）。在某些情况下，SC 的微断裂可在体内状态发生（如鱼鳞癣、角化症等），甚至在健康皮肤发生（面部皮肤弹性不佳的主观感觉，家政人员和水泥工人手上起皮和开裂等）。这种情况通常是由于干燥引起的角质层的硬化。

- SC 的机械性能（mechanical behaviour）对温度也很敏感，它的上升与其随 RH 上升的作用相同（Wilkes et al. 1973）。在含水量为 10% 的条件下，当温度从 25℃到 60℃变化时，其破裂点拉伸度和力的变化类似于 RH 从 26% 到 100% 的变化（Middleton 1969；Spencer 1976）。当温度从 25℃到 60℃变化时，弹性模量呈指数递减，下降至初始值的千分之一。温度和水的作用相互影响（Spencer 1976；Spencer et al. 1975）。因此，在恒定的 RH 条件下，当温度从 20℃升到 30℃时，SC 水化增加了 50%，但该温度依赖性在高 RH 条件下降低，在 RH 达到 90% 时变得很小。

- 根据组织的水化水平（图 5），在恒定拉伸率下 SC 的力 / 伸长曲线显示 1、2 或 3 个阶段。在第一阶段拉伸最高可达 10%，被认为是纯弹性的。然而，它的斜率随拉伸率增加而上升（Wilkes et al. 1973），从而证实材料的黏弹性性质。第二阶段在低 RH 中不存在，是一个低斜率（所谓的塑性阶段）的不可逆拉伸。只有非常水化的 SC 显示第三阶段，其在破裂之前有相当陡的斜率。预处理对 SC 没效果，这是与完整皮肤的一个重要的区别，表明材料中没有移动成分（Koutroupi and Barbenel 1990）。因此，第一阶段的两个主要内在参数是弹性模量和黏度系数。背部 SC（9 ～ 10μm 厚）的准静态弹性模量如下（Holbrook and Odlan 1974）：

弹性模量 / MPa	温度 / ℃	RH/%	拉伸率 / (% · s⁻¹)	参考文献
50	22	82	0.42	Ferguson 1980
10 ～ 200	22	60	0.22	Vasselet 1989
210	19	75	0.08	Koutroupi and Barbenel 1990

动态模量为 600MPa（Takahashi et al. 1981）。Rasseneur 等对复合弹性模量与刺激频率的关系进

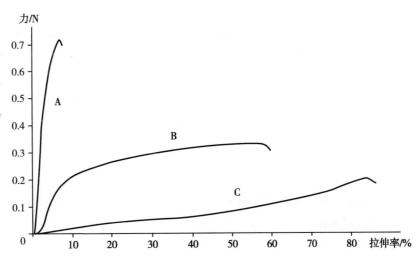

图 5 角质层体外单向拉伸下的力学行为。样品来源：后背。拉伸以恒定速度进行直至破裂。A，相对湿度 =50%；B，相对湿度 =80%；C，相对湿度 =90%。（来自 Vasselet 1989，Laboratoire de Biophysique Cutanée，Besançon）

行了深入的研究（Rasseneur et al. 1982）。在 82%
RH、22℃和 25%/min 拉伸率条件下，力 / 伸长曲
线的其他参数为（Ferguson J，Agache P，未公布
的数据）：

弹性限度	10% 拉伸度
断裂拉伸度	32% ～ 35%
断裂力	15 ～ 19g，相应的应变 3.7 ～ 4.7MPa
断裂功	7.5 ～ 9.0mJ，或 1.9 ～ 2.3kJ/m² [其他作者报告 3.6kJ/m² （Koutroupi and Barbenel 1990）]

在腹部瘢痕中观察到了弹性极限（超过标准偏
差的 4 倍）以及弹性模量的显著增加（Ferguson J，
Agache P，未发表的数据）。

SC 在体外拉伸下的行为可能反映了细胞间的
连接（Frost and Van Scott 1966），因为尽管角化细胞
被拉得很长，最终的破裂始终是细胞外的。因此，
与耐受力最相关的成分可能是角化桥粒（corneodes-
mosomes）。在拉伸过程中，它们同时承受着直接拉
力和剪切力，其数量也会下降（Agache et al. 1973）。
用显微操作器在一滴水介质中，导致角化桥粒断裂
所需的力为 0.19×10^{-3}N（Leveque et al. 1988）。考
虑到一段角化桥粒约为 7 250nm² [25nm × 290nm
（Barton 1988）]，该压力为 26GPa。角化细胞的膜
也很有抵抗力。那些作者还观察到，放置在一滴水
中的角化细胞可以很容易地折叠起来，但是它们的
最大延伸率是 30%（不断裂），拉伸模量为 450MPa
（Lévêque et al. 1988）。这些数字大约是 SC 体外拉伸
值的两到八倍（见上表）。这表明，在 SC 中包含桥
粒的累积切片区域仅占 SC 切片区域的 1/8 ～ 1/2。
电镜下的测量可以很容易地证实这个假设。

- Vasselet 通过拉伸 - 弛豫和蠕变试验研究了
  人类 SC 的黏性行为和其本构方程（Vasselet
  1989）。相对松弛和时间的对数之间的关系
  是一条直线，所以其关系不可能只有单一的
  黏度系数。然而，现有的基于多个黏度系数
  的标准黏弹性模型不能够重建一个完整的拉
  伸 - 松弛曲线。另一方面，SC 在重复拉伸
  后迅速变硬（应变硬化）。因此，SC 的弹性

和黏弹性阶段的本构方程应包括一个弹性参
数、两个非线性黏性参数和一个应变硬化参
数。基于扭力蠕变实验，Vasselet 提出了符
合实验曲线的以下方程：

$$d\varepsilon/dt = (dF/dt)/E + Kf''\varepsilon_v^m$$

其中（dF/dt）$/E$ 描述弹性变形，$Kf''\varepsilon_v^m$ 描述
黏性变形（E 是弹性模量、F 是所施加的力、
K 和 n 是固有黏度参数、m 是应变硬化参
数）。这些参数之间以及与 SC 的解剖成分
的联系尚需确定。

- SC 机械行为有方向性吗？在拉长 5% 的情
  况下，在平行或垂直于皮肤纹理的方向皮
  肤的拉伸度似乎没有任何差别（Elfbaum and
  Wolfram 1970）。该拉伸度在来自具有水平
  兰格线的背部下侧的样本中也没有显著的差
  异（Ferguson J and Agache P，未公布的数据）。
  这可以很容易地解释为，在体内的 SC 的各
  向异性的生理纹理是由其下的皮层所决定的，
  而体外的 SC 已经与那些皮层分离，并且在
  操作过程因暴露于室温条件下而变得松弛。
  事实上，在它的表面没有任何纹理。这些结
  果表明 SC 不存在任何结构上的各向异性。

- 在体外，SC 所在的环境条件与生理环境有很
  大的不同。在体内，它和其下强烈附着的活
  细胞层密切相关。分离时必须使用蛋白酶，
  如胰蛋白酶，它能破坏活组织之间的桥粒体
  （使用 0.125% 以上的胰蛋白酶可使弹性极限
  和弹性模量以剂量依存方式增加（Ferguson J
  and Agache P，未被报道的数据））。由于其位
  置，SC 受到湿度和温度梯度的影响，其程
  度从最深层到皮肤表面逐渐下降。Agache 等
  （1973）用从人后背采到的 SC 样本（斑蝥
  素导致的皮肤水疱），使其上部暴露在空气中，
  其背面保持生理湿度以尽可能接近体内条
  件，发现当 RH 从 40% 增加至 88% 时引起
  样品断裂所做的功有所下降。然而，他们观
  察到最大拉伸度的减少，而弹性模量不变。
  这些与均匀条件下力学行为的差异表明，SC
  的较深部分对其整体机械性能有较大的影

响。作者认为，皮肤表面的过度水化会削弱 SC，从而为"运动员脚"的脚趾网状裂隙提供了解释（Agache et al. 1973）。

- SC 的整体厚度与形成皮肤纹理的折痕相匹配。当皮肤拉伸时，它部分展开，但不会延伸。因此，人们希望知道体外测量所得的 SC 的内在特性是否与体内皮肤的机械功能有关。就其硬度和吸收机械冲击的能力而言，答案是肯定的。然而，它的可扩展性仅限于高剪切应变范围的、临界超生理状况。后者可以达到 33% 而无明显损伤，但这样的拉伸率则能导致扁平 SC 的破裂（见上文）。

由 Dia-Stron 有限公司（Andover，Hampshire，英国）商业化的流变仪可对 SC 进行体外的单向拉伸的机械性能研究。

3.2 体内

硬度（hardness）。为在体内条件下评估 SC 硬度，Peck 和 Glick 测量了在力的变化下（100g、200g 和 400g）探针（直径 0.8mm、1.5mm 和 2mm）对 SC 的穿透深度（Peck and Glick 1956）。他们观察到在足浴后穿透深度不会增加，尽管 SC 应该变得柔软。这些结果使人们对这项技术的可靠性产生了怀疑。Cardiff 的研究小组提出了同样的问题（Nicholls et al. 1978；Graves and Edwards 2002），他们的依据是，角质层应该以大于 $5 \times 10^3/ms$ 的速度被压凹，其深度应该相当于其厚度。因此一种叫作微压计的新装置被开发了出来，它可以可靠地测量皮肤对压陷的阻力。然而，作者认为在实际使用之前需做进一步的开发（Graves and Edwards 2002）。

有几项研究使用同一类型的设备在体内来评估病变皮肤的硬度（Falanga and Bucalo 1993；Romanelli and Falanga 1995）。其结果在这篇文章中有综述（Romanelli and Falanga 2002）。事实上，这是定量评估疾病严重程度的唯一方法，而不是通过挤压或按压皮肤来获得单一的临床评估。

弹性模量（elastic modulus）。在体内，SC 与皮肤表面纹理的沟痕相匹配。沟痕越深（Rtm 参数）及其侧沿越过陡峭（Δq 参数），扩展的生理极限越高，如常见的扩展到生理极限时皮肤开始发白（Ferguson and Barbenel 1981）。在这个极限下，皮肤表面的平均粗糙度降低了一半。检测大腿，胸部，腹部，前臂和脚的数据显示，高可扩展性的方向通常垂直于皮肤主沟痕的方向〔前臂可扩展性：10%//（平行），27% ⊥（垂直）〕。因此，体内的 SC 不能承受伸长的应力，而只维持展开的应力。然而，这种对展开的抵抗是皮肤整体对应力抵抗的一个重要特征。用吸力法在前臂内侧测量到的模量的绝对值为 57.8MPa（Panisset et al. 1993）（见第 95 章）。这种贡献的程度解释了为什么整个皮肤的机械行为可以通过改变 SC 柔软度的产品来改变，以及为什么可以通过测量皮肤整体机械行为的变化来评估 SC 机械行为的变化。

摩擦阻力（resistance to friction）。这是皮肤表面的一个有趣的特性，尤其当人们知道摩擦系数在手掌抓取物体以及走路和跑步时脚在地上的附着力时的重要性。Naylor（1955）在剃除体毛的人体胫骨区域（没有脂肪组织的区域）推动一块聚乙烯材料在恒压下以恒定速度在皮肤表面移动以监控其摩擦系数（friction coefficient，μ）（Naylor 1955）。初始 μ 为 0.5，用乙醚对表面脱脂后该值翻了一倍，涂抹花生油又把它降到 0.25，从而解释了皮肤脂质减轻表面摩擦的作用。水的作用更为复杂：潮湿的皮肤表面使 μ 减小（水动力摩擦系数 - 水分子间的滑动），但湿润的皮肤使 μ 增加（静态摩擦系数）。在完全干燥的皮肤上，其与羊毛材料之间的摩擦系数为 0.5，和尼龙材料之间则更低（Comaish and Bottoms 1971）。最低值是皮肤与非编织聚四氟乙烯之间（$\mu=0.2$）。干滑石是一种极好的润滑剂，但当它潮湿时，其摩擦系数会大大增加。

皮肤经过水处理后，其静摩擦系数的动力学是值得研究的（Highley et al. 1977）。一旦皮肤湿润，就会出现一个峰，与水的表面张力有关；它的持续时间很短，因为水与表面亲水的脂质混合，从而降低了这种张力。随后第二次出现峰，虽然皮肤表面看起来不再潮湿，但似乎与皮肤表面的水合作用有关。使用公式 $f=\mu P^n$，其中 P 是应用材料的重量，

n 是一个和测试表面有关的经验数据（$n < 1$），人们可以从摩擦力 f 计算出 μ（Comaish and Bottoms 1971）。静态摩擦系数随时间的关系还可用来对局部用制剂特别是乳剂的亲和性进行评估。

这个问题最近被 Zahouani 等（2002）重新审视，他使用一个钢球在皮肤表面移动，并监测垂直载荷力 F_Z 和水平抵抗摩擦力 F_X。当球以 $0.3 \sim 2mm/s$ 的速度移动约 $5 \sim 15mm$ 的距离时，记录到的摩擦力显示 3 个不同的阶段（图 6）。第一阶段是一个线性增加阶段直到最大值，这也是定义静摩擦系数 μ_S 的范围：

$$\mu_S = \frac{F_{X_1 maz}}{F_Z}$$

该曲线的斜率对应于皮肤的水平硬度，K_X（N/m）。

第二阶段是静态和动态摩擦之间的过渡阶段。

第三阶段为动力摩擦阶段，由最大摩擦应力与皮肤松弛蠕变之间的不稳定平衡产生。根据环境和表面的具体状况，它显示了一种在"黏"和"滑"之间频繁切换的运动。"黏"阶段的斜率提供了关于皮肤水平硬度的信息。在此阶段，动态摩擦系数 z 定义为以下比率：平均摩擦力/垂直载荷。

$$\mu_Z = \frac{F_{X_1 mean}}{F_Z}$$

在对一个 40 岁女性（前臂内侧）皮肤进行测试时，在移动速度为 $600\mu m/s$ 条件下使用 3 个垂直载荷，显示出两个表面摩擦系数对垂直载荷的依赖（图 7），这个结果与阿蒙东定理（Amonton's Law）相矛盾。

皮肤水合作用后静态和动态参数的第一次增加和减少的现象也具有研究兴趣（图 8）。

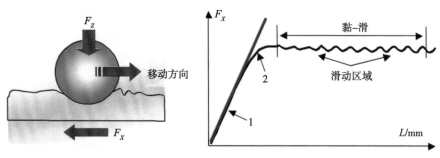

图 6　皮肤摩擦的 3 个阶段

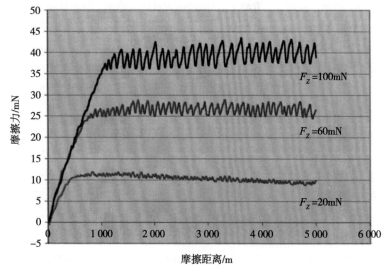

图 7　40 岁女性前臂内侧皮肤摩擦力与垂直载荷的关系

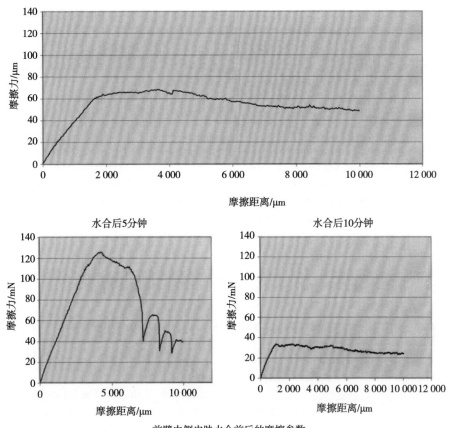

前臂内侧皮肤水合前后的摩擦参数

	垂直载荷 F_z	穿透深度	水平硬度 K_x	静态摩擦系数	动态摩擦系数
水合前	50mN	1 823μm	51N/m	1.35	1.12
水合后5分钟	50mN	1 929μm	41N/m	2.24	1.55
水合后10分钟	50mN	1 912μm	51N/m	0.69	0.65

图8　前臂内侧皮肤摩擦力与皮肤水合程度的关系

（曲镝 译，华薇 校，李利 审）

参考文献

Agache P, Boyer JP, Laurent R. Biomechanical properties and microscopic morphology of human stratum corneum incubated on a wet pad in vitro. Arch Dermatol Forsch. 1973;246:271–83.

Agache P, Panisset F, Varchon D, Humbert PH. Mesure du module d'Young du stratum corneum et du derme humain in vivo. XXème Congrès Soc Biomécanique, Lausanne, 11–12 Sept 1995. Arch Physiol Biochem. 1995;C81 (Abstract).

Bader DL, Bowker P. Mechanical characteristics of skin and underlying tissue in vivo. Biomaterials. 1983;4:305–8.

Barton SP. Epidermal dimensions at the ultrastructural level. In: Marks R, Barton SP, Edwards C, editors. The physical nature of the skin. Lancaster: MTP Press; 1988. p. 13–22.

Beerens ECJ. Dermo-epidermal adherence. A study on repair after separation effected by suction blistering.

Thesis, University of Utrecht; 1977.

Blank IH. Factors which influence the water content of the stratum corneum. J Invest Dermatol. 1952;18:433–40.

Brown IA. A scanning electron microscope study of the effects of uniaxial tension on human skin. Br J Dermatol. 1973;89:383–93.

Burton AC. Les parois des vaiseaux sanguins et leurs fonctions. In: Burton AC, editor. Physiologie et biophysique de la circulation. Masson: Paris; 1968. p. 63–75.

Caro C, Pedley T, Schroter R, Seed W. The mechanics of the circulation. Oxford: Oxford University Press; 1978.

Comaish S, Bottoms E. The skin and friction: deviation from Amonton's laws and the effect of hydration and lubrication. Br J Dermatol. 1971;84:37–43.

Comninou M, Yannas J. Dependence of stress strain nonlinearity of connective tissue on the geometry of collagen fibres. J Biomech. 1976;13:463–8.

Daly CH, Odland GF. Age-related changes in the mechanical properties of human skin. J Invest Dermatol. 1973;73:84–7.

Diridollou S, Berson M, Black D, Gregoire JM, Patat E, Gall Y. Subcutaneous fat involvement in skin deformation following suction. In: 12th International Symposium on Bioengineering and the Skin and Joint ISBS/DCES Poster Sessions; 1998 June 25–27; Boston; 1998.

Diridollou S, Black D, Lagarde JM, Gall Y, Berson M, Vabre V, Patat F, Vaillant L. Sex- and site-dependent variations in the thickness and mechanical properties of human skin in vivo. Int J Cosmet Sci. 2000;22:421–35.

Diridollou S, Vabre V, Berson M, Vaillant L, Black D, Lagarde JM, Grégoire JM, Gall Y, Patat F. Skin ageing: changes of physical properties of human skin in vivo. Int J Cosmet Sci. 2001;23:353–62.

Elfbaum SG, Wolfram MA. Effect of demethyl sulfoxide and other reagents upon mechanical properties of stratum corneum strips. J Soc Cosmet Chem. 1970;21:129–40.

Escoffier C, De Rigal J, Rochefort A, Vasselet R, Lévêque J-L, Agache P. Age-related mechanical properties of human skin: an in vivo study. J Invest Dermatol. 1989;93:353–7.

Falanga V, Bucalo B. Use of a durometer to assess skin hardness. J Am Acad Dermatol. 1993;29:47–51.

Fazio MJ, Olsen DR, Uitto JJ. Skin aging: lessons from cutis laxa and elastoderma. Cutis. 1989;43:437–44.

Ferguson J. The structural and mechanical properties of human stratum corneum. Thesis, University of Strathclyde; 1980.

Ferguson J, Barbenel JC. Skin surface patterns and the directional mechanical properties of the dermis. In: Marks R, Payne PA, editors. Bioengineering and the skin. Lancaster: MTP Press; 1981. p. 83–92.

Frost P, Van Scott EJ. Ichtyosiform dermatoses: classification based on anatomic and biometric observations. Arch Dermatol. 1966;94:113–26.

Fung YCB. Stress–strain-history relations of soft tissues in simple elongations. In: Fung YCB et al., editors. Biomechanics, its foundations and objectives. Englewood Cliffs: Prentice Hall; 1972. p. 181–208.

Gniadecka M, Gniadecki R, Serup J, Sondergaard J. Skin mechanical properties present adaptation to man's upright position. Acta Derm Venereol. 1994;74:188–90.

Grahame R, Holt PJL. The influence of ageing on the in vivo elasticity of human skin. Gerontologia. 1969;15:121–9.

Graves CJ, Edwards C. The microindentometer. In: Elsner P, Berardesca E, Wilhelm KP, Maibach HI, editors. Bioenginering of the skin: skin biomechanics. Boca Raton: CRC Press; 2002. p. 161–78.

Harvey W, Pope FM, Grahame R. Cutaneous extensibility in pseudoxanthoma elasticum (PXE). Br J Dermatol. 1975;92:679–83.

Hayes WC, Keer LM, Herrmann G, Mockross LF. A mathematical analysis for indentation tests of articular cartilage. J Biomech. 1972;6:541–51.

Highley DR, Coomey M, DenBeste M, Wolfram LJ. Frictional properties of skin. J Invest Dermatol. 1977;69:303–5.

Holbrook KA, Odland GF. Regional differences in the thickness (cell layers) of the human stratum corneum: an ultrastructural analysis. J Invest Dermatol. 1974;62:415–22.

Kenedi RM, Gibson T, Daly CH. Bio-engineering studies of the human skin. In: Kenedi RM, editor. Biomechanics and related bioengineering topics. Oxford: Pergamon Press; 1965. p. 147–58.

Kligman AM. Biology of the stratum corneum. In:

Montagna W, Lobitz WC, editors. The epidermis. London: Academic; 1964. p. 387–433.

Koutroupi KS, Barbenel JC. Mechanical and failure behaviour of the stratum corneum. J Biomech. 1990;23:281–7.

Langer K. On the anatomy and physiology of the skin. 1: The cleavability of the cutis (English translation by T Gibson). Br J Plast Surg. 1978;31:3–8.

Lanir Y. The fibrous structure of the skin and its relation to mechanical behaviour. In: Marks R, Payne PA, editors. Bioengineering and the skin. Lancaster: MTP Press; 1981. p. 93–5.

Lapière CM, Nusgens BV, Pierard GE. The architectural organization and function of the macromolecules in the dermis. In: Marks RM, Barton SP, Edwards C, editors. The physical nature of the skin. Lancaster/Boston: MTP Press; 1988. p. 163–76.

Lévêque JL, Poelman MC, de Rigal J, Kligman AM. Are corneocytes elastic? Dermatologica. 1988;76:65–9.

Manschot JFM, Brakkee AJM. The measurement and modelling of the mechanical properties of human skin in vivo: the model. J Biomech. 1986;19:517–21.

Manschot JFM, Wijn PFF, Brakkee AJM. The angular distribution function of the elastic fibres in the skin as estimated from in vivo measurements. In: Huiskes R, van Campen DH, de Wijn JR, editors. Biomechanics: principles and applications, Developments in biomechanics, vol. 1. The Hague: M. Nijhoff; 1982. p. 411–8.

Middleton JD. The mechanism of water binding in stratum corneum. Br J Dermatol. 1968;80:437–50.

Middleton JD. The effect of temperature on extensibility of isolated corneum and its relation to skin chapping. Br J Dermatol. 1969;81:717–21.

Namikawa A, Sakai H, Motegi K, Oka T. Cleavage lines of skin. In: Lierse W, editor. Bibliotheca Anatomica, vol. 27. Basel: Karger; 1986. p. 1–60.

Naylor PFD. The skin surface and friction. Br J Dermatol. 1955;67:239–48.

Nicholls S, King S, Guibarra E, Marks R. Measurement of point deformation of human skin in vivo: contribution of the stratum corneum. J Invest Dermatol. 1978;70:227 (Abstract).

Panisset F, Varchon D, Agache P. Non invasive assessment of stratum corneum Young's modulus in vivo. In: XIVth International Congress on Biomechanics; 1993 July 4–8; Paris, Congrès Annuel de Recherche Dermatologique; 1993 Oct 14–16; Nimes, and 10th International Symposium of Bioengineering and the Skin; 1994 June 13–15; Cincinnati; 1993.

Papir YS, Hsu KH, Wildnauer RH. The mechanical properties of stratum corneum. 1: The effect of water and ambient temperature on the tensile properties of newborn rat corneum. Biochim Biophys Acta. 1975;399:170–80.

Park AC, Baddiel CB. Rheology of stratum corneum. 2: a physico-chemical investigation of factors influencing the water content of the corneum. J Soc Cosmet Chem. 1972;23:13–21.

Peck S, Glick AW. A new method for measuring the hardness of keratin. J Soc Cosmet Chem. 1956;7:530–40.

Pichon E, De Rigal J, Lévêque J-L. In vivo rheological study of the torsional characteristics of the skin. In: 8th International Symposium on Bioengineering and the Skin; 1990 June 13–16; Stresa; 1990.

Piérard GE, Lapière CM. Microanatomy of the dermis in relation to relaxed skin tension lines and Langer's lines. Am J Dermatopathol. 1987;9:219–24.

Rasseneur L, de Rigal J, Lévêque JC. Simultaneous determination of the static and dynamic modulus of elasticity of stratum corneum. Bioeng Newls. 1982;1:52–64.

Rollhauser H. The tensile strength of human skin. Gegenbaurs Morph Jb. 1950;90:249–61.

Romanelli M, Falanga V. Use of a durometer to measure the degree of skin induration in lipodermatosclerosis. J Am Acad Dermatol. 1995;32:188–91.

Romanelli M, Falanga V. The durometer. In: Elsner P, Berardesca E, Wilhelm KP, Maibach HI, editors. Bioenginering of the skin: skin biomechanics. Boca Raton: CRC Press; 2002. p. 139–45.

Singer ED, Vinson LJ. The water binding properties of skin. Proc Sci Section Toilet Goods Ass. 1966;46:29.

Spencer TS. Water and the horny layer. J Soc Cosmet Chem. 1976;27:63.

Spencer TS, Linamen CE, Akers WA, Jones HE. Temperature dependence of water content of stratum corneum. Br J Dermatol. 1975;93:159–64.

Takahashi M, Kawasaki K, Tanaka M, Ohta S, Tsuda Y. The mechanism of stratum corneum plasticization with water. In: Marks R, Payne PA, editors. Bioengineering and the skin. Lancaster: MTM Press; 1981. p. 67–76.

Tan CY, Statham B, Marks R, Payne PA. Skin thickness measurement by pulsed ultrasound: its reproducibility, validation and variability. Br J Dermatol. 1982;106:657–67.

Thompson DE, Husseln HMG, Perritt RQ. Point impedance characterization of soft tissues in vivo. In: Marks R, Payne PA, editors. Bioengineering and the skin. Lancaster: MTP Press; 1981. p. 103–11.

Vasselet R. Etude mécanique du stratum corneum humain in vitro. Thesis, University of Besançon; 1989.

Vasselet R, Agache P. Perspectives de modélisation des propriétés mécaniques de la peau humaine in vivo. In: Vasselet R, editor. Étude in vitro des propriétés mécaniques du stratum corneum humain à partir des essais de traction-relaxation et fluage: identification de son comportement viscoélastique à un modèle rhéologique non linéaire avec écrouissage. Thèse Sciences pour l'Ingénieur, Besançon; 1987. p. 213–33.

Vlasblom DC. Skin elasticity. PhD thesis, University of Utrecht; 1967.

Wijn PFF, Brakkee AJM, Stienen GJM, Vendrik AJH. Mechanical properties of human skin in vivo for small deformations: a comparison of uniaxial strain and torsion measurements. In: Kenedi RM et al., editors. Bed sore biomechanics. London: Macmillan; 1976. p. 103–8.

Wijn PFF, Brakkee AJM, Vendrik AJH. The alinear viscoelastic properties of the human skin in vivo for small deformations. In: Reul H, editor. Conference Digest of the 1st ICMMB; 1978; Aachen. Baden-Baden: Witzstrock; 1978. p. 207–10.

Wijn PFF, Brakkee AJM, Kuiper JP, Vendrik AJH. The alinear viscoelastic properties of human skin in vivo related to sex and age. In: Marks R, Payne PA, editors. Bioengineering and the skin. Lancaster: MTP Press; 1981. p. 135–46.

Wildnauer RH, Bothwell JW, Douglass AB. Stratum corneum biomechanical properties. 1. Influence of relative humidity on normal and extracted human stratum corneum. J Invest Dermatol. 1971;56:72–8.

Wilkes GL, Brown IA, Wildnauer RH. The biomechanical properties of skin: a polymer composite. CRC Crit Rev Bioeng. 1973;1:453–95.

Zahouani H, Pailler-Mattei C, Vargiolu R, Abellan MA. Assessment of the elasticity and tactile properties of the human skin surface by tribological tests. In: 22nd IFSCC Congress, Proceedings' oral papers, vol 2; 2002 Sept; Edinburgh; 2002.

96

皮肤力学行为的评估

Pierre Agache and Daniel Varchon

内容

1 目的

皮肤力学测试（skin mechanical testing）的两个主要目的是：

- 为了追踪并记录皮肤或其某一成分在疾病、治疗或后续的美容应用等方面的机械行为。
- 为了获取主要组织或结构的内在机械特性和功能性状态：弹性元件（弹性纤维、连接束的编织、角质层柔韧性）或具有黏性行为的元件（间质流体流动性和黏度、组织内的摩擦）。

由于皮肤的形状可以通过不同方式（拉伸、扭转、压缩等）和不同程度进行改变，因此可在优先给定的元件上施加约束，从而独立地评估其行为。由于每种生物结构都具有一种力学行为，而这些都是构成整体皮肤行为的一部分，因此，对机械行为的评估在理论上开辟了对皮肤各个组成部分解剖性或功能性研究的新领域。

现今的主要用途包括：美容及抗衰老产品的功效测试，紫外线影响的测试，皮肤硬化性疾病的随访（硬皮病、硬斑病、辐射性皮炎等）、皮肤萎缩（通过皮质类固醇、风湿病、皮纹扩张等）、结缔组织病的诊断（Ehlers-Danlos 综合征、弹性假黄瘤、真皮中层弹性溶解等）、整形美容外科中的预见性测试、对健康及病理皮肤弹性及黏性的表征以及皮肤生理学研究。

2 生物力学方法论

对皮肤力学性能的测量仅限于在活体体内及日常生活中使用的无损测试方法。对皮肤在过度创伤性应变下表现的研究也许本身可能很有趣，但这仅限于体外（见第 95 章，2.6 和 3.1 节）。力学性测量可采用多种约束限制：拉伸、扭转、抽吸、压缩、冲击和提升等。每种约束都可以用不同的方式进行测试：突然施加恒力并测量形变随时间的变化（蠕变试验，图 1）；施加以恒定速率增加的力并测量形变；恒定速率增加应变并测量阻力（牵引试验，图 2）；突然施加永久形变并测量阻力随时间的变化（松弛试验，图 3）；以及振荡应力（例如通过声音传播的动态测试）。

虽然对皮肤硬度的评估可能是临床评估皮肤损伤的重要步骤，但它尚未得到普遍认可。硬度计作为一种工业仪器，对它的使用需要在皮肤下层具有坚实的基础，但由于身体各个部位某些皮下组织的存在，这种基础并不存在。一个利用 3 种标准硬度

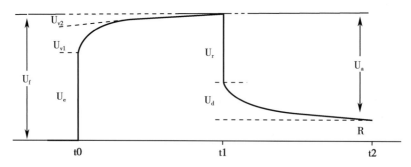

图 1 蠕变试验。形变与时间。U_f 为最大形变，U_e 为瞬时（弹性）形变，U_{v1} 为黏弹性形变，U_{v2} 为黏性形变，U_r 为瞬时（弹性）恢复，U_d 为延迟（黏弹性）恢复，U_a 为测试结束时最大恢复，R 为测试结束后的残余形变

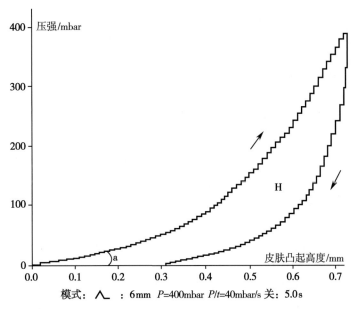

图2 在前臂掌侧吸力（皮肤弹性测定仪）作用下的渐进变形周期。Y轴：压强（mbar）。X轴：皮肤凸起高度（mm）。箭头表示图形随时间的变化。角a：牵引阶段的斜率。H：滞后。测试特性显示在X轴下（循环类型、内径、最大压力、压强增长率等）

模式：∧ ：6mm P=400mbar P/t=40mbar/s 关：5.0s

圆盘作为实验对照的人工暂行评估方法对瘢痕瘤给出了令人满意的结果（Flores et al. 1998）。通过使用3个标准硬度橡胶圆盘进行快速训练后，观察者间的差异性（13个皮肤科医生）仅为9.25%。虽然这只是一个3点的尺度，但该方法在临床实践中可能很有用。

2.1 描述性与绝对力学参数

力学设备记录形变或力。这些参数被称为描述性参数或现象学参数，因为它们依赖于所施加的压力（吸力、扭力等）及使用的仪器设备。这样的参数，在图1、图2和图3（如力F，形变U_e中可见，描述了特定条件下的行为，而只有在相同条件下获得的数据之间才有可能进行比较。然而，这种行为反映了材料的内在属性，具有价值并值得测量发现。内在属性可以用普通力学参数来描述，称为内在或绝对参数。无论测试的类型如何，这些参数允许将不同的材料和实验间的结果进行比较。因此，将描述性或现象学参数转换成绝对参数是非常可取的，而且在科学上是有益的。观察到的形变（长度、角度等）应该被转换成相对形变（或应变）ε%；单位为N的力F应转化为单位为Pa的应力σ；所有这些都在三维空间中给出。只有精确了解

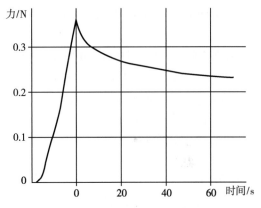

图3 松弛试验。力（皮肤抵抗力）与时间。拉伸速率为1%/s持续10s（拉伸器无法移动得更快）。因此，测量开始前便产生了一部分松弛。（Vasselet and Agache 1987）

变形皮肤的面积和形变的几何尺寸时才能计算出相对变形。应力$\sigma=F/a$是施加的力除以样品部分的面积a，单位为m^2。必须评估测量部位皮肤的厚度（通常通过超声波成像）来计算a。每种测试方法都应当检查参数转换的方法。

2.2 蠕变

蠕变（creep）试验曲线如图1所示。形变类型为：瞬时形变U_e（e代表"弹性"）、延迟形

变 U_v（v 代表"黏性"）趋向渐近极限、最终形变 $U_f=U_e+U_v$（f 代表最终）、瞬时恢复 U_r（r 代表恢复）、延迟恢复 U_d（d 代表延迟）、恢复总量 $U_a=U_r+U_d$（a 代表相加）以及残余形变 R。U_e 和 U_v 之间的界限并不明确。通常通过肉眼来大致确定，但对 U_v 曲线的数学处理可得到一个简单而准确的答案，该曲线为指数：$U_v=U_{v\,max}\left(1-e^{-t/\tau}\right)$，其中 $U_{v\,max}=U_f-U_e$。因此，$\ln\left(U_{v\,max}-U_v\right)=U_{v\,max}-t/\tau$（此方程式仅在 $t \geqslant 3\tau$ 时正确，之后将验证）。利用此方程式，通过对一些 U_v 值实验的测量可确定 $U_{v\,max}$ 以及随后的 U_e。计算同时给出了时间常数 τ，它代表了 U_v 达到 63% $U_{v\,max}$ 值所需的时间。这是对黏滞位移率的测量，并且 $1/\tau$ 也是组织流动性指数。

对于 U_r 和 U_d 之间的界限也是如此。恢复阶段的时间常数是对相同组织黏滞位移率的另一个测量。然而，后者取决于产生运动的力。因此，两个流度值之间的比较或多或少是内部恢复力与外部作用力的比较。

那么需要施加多长时间的力才能使黏性运动有足够时间发生并被准确地评估呢？在过去（Sanders 1973；Agachel et al. 1980），测试持续时间为 2～120 秒。然而，U_v 包含了第一部分短暂的曲直线阶段（U_{v1}），紧接着第二阶段类似于一条直线（U_{v2}），与第 95 章中图 1 的模型相对应。前者描述了黏弹性行为，而后者反映出与第一部分不同（更高）的具有较少实际应用的黏性特征。由于这个原因，大部分的蠕变试验仅持续 2～5 秒，因为他们的主要目的是评估弹性阻力，一种实用的肤色指数。但为了测量两种黏度，将施加的力延长至少 10 秒是十分有必要的（见 11.1 节）。

2.3 渐进形变测试

渐进形变测试（progressive deformation tests）提供了一个力 F（N）与形变 U（m）（见图 2）的关系图。在一个以恒定速率先增加再减小的力构成的周期中，相较于力增加阶段，形变总是在力减小的阶段更为明显。因此产生了一个滞后回线，其面积对应于黏性形变（Diridollou et al. 2000a）。在此类测试中，描述性参数包括代表皮肤刚性增加（在这些特定的实验条件下）的上升坡度（力／延伸率），以及滞后回线的面积 j（F_1-F_2）× 延伸率，其中 F_1 和 F_2 分别为加载时和卸载时的力。在这个测试中，像前一个测试一样，相对形变不能超过 15%。这一阈值通常通过检测到疼痛而确定。

2.4 松弛测试

在松弛测试（relaxation tests）中，皮肤抵抗力 F 是随时间而得到连续测量（见图 3）。突然的拉伸导致了阻力 F_0，但它只具备弹性性质（相当于蠕变试验中的 U_e），因为它发生的过快以至于黏性运动还来不及产生。后者在这之后产生，并可通过测量逐渐减少的阻力（弹性结构的松弛）来检测黏性运动。因此，该测试不仅可以评估瞬时形变 U_e，也可评估黏性流动的速率和范围。虽然该测试能提供很多信息，但没有一个商用设备能够做到这一点，而且设备原型样机的发展也毫无进展。因此，将不做更多描述。

3 吸力

3.1 实现方式

进行蠕变测试时，为防止抽吸过程中出现皮肤滑动，吸力腔被双面胶带固定在皮肤上。施加吸力时，皮肤出现约半球状的提拉，仪器在短时间间隔内（小于 1 秒）测量其提拉高度。吸力通常持续几秒钟，然后停止，之后的测量持续相同时间长度，但通常不足以使皮肤恢复至其初始条件（见图 1）。以此来获得 5 个描述性参数（descriptive parameters）：U_e、U_f、U_r、U_a 和 R。对于给定的吸力，如果皮肤更柔软，皮肤提拉高度会更高。皮肤恢复的程度随肤色增加而增加，并随其黏度降低而降低。通常 U_e 在前四次抽吸过程中降低，而后保持稳定。这是一种典型的预适应现象，显示了皮肤在拉伸方向上调整其弹性结构的能力。

对于渐进加载和卸载测试，施加的吸力逐步递增并记录吸力 F 和形变 U_f 的关系图（见图 2）。上升斜面的切线是实验条件下相继的皮肤硬度模量，特别是针对给定增加的抽吸率 – 抽吸率越高，曲线的斜度越陡。在蠕变测试中，第一条曲线与之后的曲线不同，直到第四条曲线（预适应现象）。如果一个周期以相同的抽吸率进行，则得到另外两个有意义的参数：滞后回线面积和下降曲线的斜率。曲线上升的斜率随肤色的增加而增加，并随其黏度而降低。对于下降斜率，情况正好相反。滞回面积则与皮肤黏度有关。

3.2 仪器设备

市场上现有的两种设备提供了抽吸区域的精确范围，因此，可以将描述性参数转换成绝对参数。所获得参数是水平面上两个方向参数的平均值，因为在此平面上皮肤在力学上是各向异性的。

Dermaflex A^2（Gniadecka and Serup 1995）拥有一个直径 10mm 的吸力腔，可在 2～20 秒内达到 0.5bar 的吸力。也可通过软件编程达到 1～30个连续的抽吸 - 恢复周期并记录图形曲线。直接可获得的参数有：①第一次抽吸之后的膨胀性 U_f（因其膨胀），并不提供 U_e；②弹性膨胀 $R=U_f-U_a$；③相对弹性收缩（relative elastic retraction，RER）或弹性指数 R/U_f（黏弹性指数，因为这两种元素都有黏性成分）；④第一和最后一次抽吸之间 U_f 的增加，这是对预适应的测量，而抽吸和恢复曲线（滞回曲线）之间的差值则是皮肤黏性指数。在成人前臂掌侧进行的 6 个周期持续 4 秒 0.3bar 吸力测试所得值约为（Overgaard Olsen and Jemec 1993）：

黏弹性膨胀	$U_f=0.65mm$
残余膨胀	$R=0.60mm$
弹性	$R/U_f=65\%$
滞回（预适应）	$U_{f4}-U_{f1}=0.19mm$

考虑到吸力腔的直径（10mm），以上描述的参数对角质层柔软度的变化并不敏感，因为这一层几乎不涉及膨胀。然而，它们对皮下组织的机械特性较为敏感（该层对皮肤向上运动的阻力），即使在看起来松弛的身体部位（Panisset 1992；Diridollou et al. 1998）。

Dermalab（Cortex Technology，Hadsund，

Denmark）是一种简单的仪器，其目的是对皮肤的柔软度进行粗略的研究，它利用总仪器的多个探头测量经皮水分流失和表皮水合作用，该仪器近期被推向市场（Serup 2002）。在直径为 10mm 的吸力腔中，逐渐施加吸力直到皮肤膨胀达到 1.5mm。该仪器可施加预拉伸吸力和几个拉伸 - 恢复周期。其结果可表示为必要的时间和吸力，一个通过计算得到的与弹性模量有关的参数，以及将皮肤提升至中间水平所需要的时间和吸力。这个较为粗糙的科学仪器的使用对象显然是零售化妆品商人。

Cutometer SEM 474（Courage-Khazaka，Cologne，Germany）具有一个圆柱形腔体，可产生瞬间 0.1～0.5bar（10～50kPa）的吸力。它有4 个不同直径的腔体：2mm、4mm、6mm 和 8mm。在蠕变模式下，吸力可持续 0.1～60 秒。软件程序可产生连续的抽吸 - 恢复周期。它可记录形变图形曲线，并可通过光标系统直接提供所需要的扩展参数（U_e 等）。同时计算了比值（U_v/U_e 等）和预适应值。为了获得精确的数值，吸力装置必须在皮肤上施加一个恒定的压力，该压力可通过探头中的弹簧得到保证（Asserin et al. 1994）。图 4（Panisset 1992）显示了在青年前臂掌侧，以不同直径吸力腔及在不同压力下的 U_f 值。它们表明使用 8mm 的吸力腔，皮肤阻力增加，这对应于预期降低的 U_f。这是皮下组织开始产生对皮肤提升的抵抗结果。皮肤弹性测定仪（cutometer）同样也可被用于渐进形变测试模式。在此模式下，吸力逐渐增加。仪器会显示形变与吸力的图形曲线（见图 2）。

2mm 的吸力腔对角质层的机械行为很敏感（比如，利用 0.4bar 的吸力）。但其他直径的吸力腔却不同。对于前臂掌侧，使用 2mm、4mm 和 6mm 的吸力腔即使在 0.5bar 的吸力下似乎都没有来自皮下的阻力，但对于 8mm 腔却很可能产生阻力，纵然吸力只有 0.1bar（图 4）（Panisset 1992）。在身体其他部位，皮下组织不是那么松弛或稀疏，即便只用很小的吸力腔，这种阻力也非常有可能。Cua 等（1990）使用周期 5 秒、压强为 500mbar 的 2mm 的吸力腔，对年龄在 20～30 岁和 60～70 岁的受试者 11 处身体部位进行测量，测得参数 U_e、U_v、U_r、

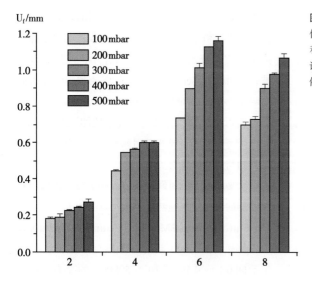

图4 一位26岁受试者前臂掌侧 U_f 值（皮肤弹力测定仪）（Panisset 1992）。每个吸力腔（2mm、4mm、6mm和8mm）使用5个压力（吸力）。均值和标准差（每列测试 n=10）。当使用8mm吸力腔时，U_f 随压力平稳的增长停止了，说明由于皮下组织扩张造成的缩胀

U_f 以及 U_v/U_e 和 U_r/U_{f°。而 Barel 等（1998）利用不同的吸力腔及压强值对20～30岁和60～70岁的受试者4处身体部位进行测量并得到 U_r/U_e、U_v/U_e 和 U_r/U_f 的比值，从而研究了皮肤预适应的效果。

皮肤弹性测定仪（cutometer）（Ruetschi AG，Yverdon and Murten，Switzerland）使用了直径为20mm，重量为442g的真空探头。实验包括了6秒的蠕变和4秒的恢复阶段。所测得的参数包括皮肤瞬时延展性 U_e、最终延展性 U_f、瞬时恢复 U_r 和 U_f/U_r 比。一项针对96位健康志愿者和10位系统性硬化病患者、包含22处身体部位的研究（Hauselman et al. 2002）发现，U_f 和 U_r 在健康女性受试者中偏高，在躯干部位更高而在肢体末端更低。令人惊讶的是，并未发现它随年龄的变化。作者还得出结论 "Derma-graph 可用于针对系统性硬化症患者的纵向研究"。

较大的吸力腔孔径（20mm）降低了角质层对结果的影响，但增加了皮下组织的影响。后者的阻力会降低延展性，从而曲解皮肤数据。测试皮下组织的阻力需要将在多个吸力下测得的数据进行对比（见图4）。在系统性硬化病中对皮肤划纹的使用对于 Dermaflex A 和 Cutometer SEM 474 显然也同样成立。

3.3 描述性参数向绝对参数的转换

转换过程基于形变的几何形状（Panisset 1992；

Agache et al. 1992）。在蠕变实验中，假设：①皮肤是一种均匀且各向同性的材料（错误却实用的假设）；②皮肤在吸力腔中的形变是一个球体的一部分，而其纵切面是圆弧的一部分，因此计算应变 a 和相对伸长 e 的方程式如下：

$$R=(U^2+r^2)/2U \quad \sin\theta/2=r/R \quad L=R\theta(\theta \text{ 为弧度})$$
$$\sigma=PR/2e(P \text{ 单位是 kPa}) \quad \varepsilon=(L/2-r)/r$$

其中 P 为吸力（Pa），U 为皮肤在吸力腔中的提升高度（m），r 为吸力腔的半径（m），L 为被拉伸皮肤的弧度长度，R 为该弧度圆弧的半径，而 θ 为该弧度所对应的角度。根据是否使用 U_e 或 U_f，应变以及导致的模量将略有不同。两种选择都可使用，但必须明确指明。

在渐进加载 - 卸载测试中，使用类似皮肤弹性测定仪但不同型号的样机，可证明用来计算初始应力 F_0、加载时应力 F 以及加载过程中相对伸长的方程式更为复杂（Diridollou et al. 2000a）。

对蠕变试验中的黏性行为（通过计算黏性系数）及渐进加载卸载测试（通过计算非恢复能量比）的分析在11.1节进行了描述。

4 扭力法

4.1 仪器设备

在这种方法中，夹在中央圆盘和外围环或板

之间环状的皮肤突然受到来自中央圆盘恒定的扭转力（Agache 1995）。所导致的圆盘旋转角度是测量的形变。Dermal 扭矩测量仪（Dia-Stron Ltd，Andover，Hamp- shire，UK）来源于未被商业化的 Twistometer（欧莱雅）。圆盘和外围环应通过双面胶牢固地粘在皮肤上。操作者可以设定 1 ～ 20 个扭转周期、选择持续时间（1 ～ 99 秒）、频率（间隔从 1 秒开始）、转矩强度（0 ～ 30×10⁻³N·m，0.1×10⁻³N·m 分辨率）。扭转角度测量范围为 0 ～ 40°，分辨率为 0.02°。中央旋转圆盘直径为 20mm，外围环可测试 1mm、3mm、5mm 宽的环状皮肤区域。

在蠕变模式下，仪器记录了角度（°）与时间（秒）和标准形变参数 U_e 等的曲线图。也可通过测量扭矩提升过程中步进的扭转角度来得到渐进牵引模式。所得的结果是扭转角度与施加扭矩的关系图。在吸力法中，第一条曲线与其他曲线不同，直到第四条曲线才达到稳定（预适应）。

1mm 的皮肤环状区域对角质层的行为变化非常敏感（Agache 1995）。为了评估整体皮肤行为，最好使用 3mm 环和 $2\times10^{-3} \sim 10\times10^{-3}$N·m 扭矩（de Rigal and Lévêque 1985）。在前臂掌侧实验中，5mm 宽的皮肤环状区内 0.028N·m 的扭矩对儿童皮肤产生了 5.3° 的扭转（U_e），而对 70 岁以上受试者只产生了 2.6° 的扭转（Agachel et al. 1980）。更大的扭矩则涉及皮下阻力。

当只想测量弹性模量 $\Delta E/E$ 的相对变化时，以下方程式给出了近似：$\Delta E/E = -(\Delta U_e/U_e + \Delta e/e)$，其中 e 和 Δe 为皮肤厚度及其变化（Agache 1995）。对绝对值 E 的测量则需要通过下文所描述的额外计算。

4.2　描述性参数向绝对参数的转换

正如在一个吸力测试中，皮肤形变的几何尺寸是已知的，因为这种形变的界限很好识别。因此，通过假设皮肤是均匀的并且表皮内没有剪切梯度（虽然错误但很有用）可得到形变的绝对参数。描述应变 σ（N/m²）以及距离中心圆盘距离为 d 的圆上一点的相对伸长 ε（%）的方程为：

$$\sigma = -C/2\pi d^2 e \qquad \varepsilon = -\sin\alpha/d^2(1/r^2 - 1/R^2)$$

其中 C（N·m）是施加的扭矩，R（m）是板的半径，r（m）是中心圆盘的半径，e（m）是皮肤厚度，α（弧度）为测量得到的扭转角度（Courtesy of P. Vescovo，Laboratoire de Mécanique Appliquée，Besançon University，France）。如果角度 α 取自 U_e 或 U_f，参数会略有不同。两种选择都正确，但必须明确指出原因。

对黏性行为及黏性系数的分析在 11.1 节进行了描述。

5　单轴伸长

为了解释测试结果，有必要考虑皮肤力学的各向异性，并且将其延展方向与兰格线进行比较。另一方面，此类测试中，拉伸区域的界限是未知的。因此，通常不可能通过原始数据计算得到绝对参数。但是，研究表明，当下颌/样本长度的比值宽度等于或大于 4 时，紧绷的皮肤区域实际上只局限于颌骨之间的区域（Stark 1980）。另一个解决这个问题的方法是将有限元模型应用到可能有压力的区域（即颌骨之间）。无论测试材料的力学性能如何，这可以计算出给定位置及尺寸的颌骨在整个形变区域内的形变场，从而确定它的绝对弹性参数。

5.1　重复蠕变实验

这项实验使用了最传统的商业化设备来评估皮肤的力学行为——气体轴承电测功仪（gas-bearing electrodynamometer，GBE）（气体轴承电测功仪，由 C.W. Hargens 提出制造，C.W. Hargens 是注册专业工程师，1006 Preston Road，Erdenheim，Pennsylvania 19038，USA）。一个小圆盘被粘贴在皮肤上，并以 1Hz 的频率前后移动。横坐标记录皮肤的拉伸，纵坐标记录施加的力。每个周期包括朝相反方向的伸展，伸展周期分别持续 0.5 秒。虽然伸展主要是弹性力，但在每个周期中（滞变）也产生了小的黏弹性形变，因此周期图可表示为叠加的椭圆曲线（图 5）。椭圆斜率的陡度反映了皮肤的硬度，椭圆的宽度反映了皮肤承受被动形

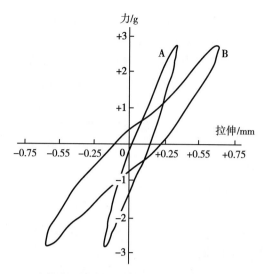

图5 气体轴承伸长计。手背，RH 20%（修改自 Cooper et al. 1985）。A 为施水之前 B 为之后。整体斜率坡度的降低与椭圆拓宽（滞回）源自角质层增加的柔韧性和降低的黏度

变的能力。这两个参量均可通过其在横轴上的投影而获得。

该仪器（Hargens 1981；Christensen et al. 1977）由两个电磁装置组成：一个装置施加间歇性牵引力，另一个测量前后移动。轴承远端有固定的圆盘并被置于皮肤上，轴承在充满空气的管中通过磁力驱动而移动，并不与墙壁接触以避免摩擦，该仪器因此而得名。圆盘不直接粘在皮肤上，而是插入一个小型施力器，而后用胶粘剂附着在皮肤上。可以很容易地取出并被用于其他地方。所施加的力使施力器的运动保持在每个方向不到 1mm。然而，皮肤伸展的面积却是未知的。因此所得参数只是描述性的。

最近，原先的仪器被更新型的线性皮肤流变仪（linear skin rheometer）所取代，它基于同样的原理但使用完全不同的仪器装置，更加灵敏和准确（Matts and Goodyer 1998；Matts 2002）。粘在皮肤上的探头发射出与表面平行的震荡力，频率大约为 0.33Hz（每个周期持续 3 秒），施加的力与探头的位移（大约 1mm）会被同时测量（每个周期 3000 对测试点）。与仪器相连的电脑通过反馈回路来控制所施加的力，以调整对皮肤响应的力。以下方程

式被用于模拟所得到的回路：

$$F = F_{max}\sin(t) \quad P = P_{max}\sin(t+T)$$

其中 F 和 P 分别代表施加的力和探头的位移，T 为相对于力的延迟位移。而滞后区可通过以下方程式获得：

$$F_{max}\sin(t)P_{max}\cos(t+T)$$

椭圆的轴线，代表皮肤的硬度，由 F_{max}/P_{max} 给出，作者称之为动态弹力刚性（dynamic spring rate，DSR）。相反，F_{max}/P_{max} 表示皮肤柔软度。

在对于鱼鳞癣的应用中，气体轴承电测功仪显示出椭圆斜率的增加和宽度的缩小，两种现象都揭示了角质层的脱水。相反地，润肤剂的应用则造成了持续下降的椭圆斜率以及宽度的拓宽。当涂敷器嵌入角质层时，相同的效果更加明显，从而证实了该仪器对这种结构力学行为的卓越的灵敏度。然而，不同皮肤部位相同的角质层可产生不同的结果，这表明其他皮肤层也涉及其中。

5.2 声波传播

假设皮肤是一层薄膜并且声波的传播是单轴的，动态杨氏模量由方程式 $E = Dc^2$ 给出，其中 D 为密度，c 为声传播速度。

Reviscometer RVM 600（Reviscometer RVM 600，Courage & Khazaka，Cologne，Germany）是一种新型仪器，旨在通过超声波传播来评估皮肤的力学行为。双针探针以较低和恒定的压力置于皮肤上，间隔 2mm。一个发射声冲击波，另外一个为接收器。所测参数为信号在发射器 - 接收器之间的传播时间。该波动的本质为声波（不要误认为是剪切波），并由一系列未知的频率构成。由于声传播速度与频率无关，且角质层声速更高，该仪器可计算角质层动态杨氏模量，但无法计算整体皮肤模量。

5.3 累进延伸

Extensometer（由 Cutech and the Stiefel Laboratories 推出，已不再使用）拥有两个固定在皮肤上的垫子，一个是固定的，另一个以恒定速率移动。测量皮肤阻力与时间的关系（Gunner et al. 1979）。

起初，10mm 宽的垫片间距为 5mm，移动速度为 0.35mm/s（3.5%/s），最大延伸为 4mm。在单轴延伸测试中，如前文所述，拉伸区域的横向界限通常未知。然而，如果垫宽与样本长度的比值大于或等于 4，拉伸的皮肤区域可能只限于垫子之间（Stark 1980）。使用 Extensometer，这意味着在延伸之前，垫子间的间隔应该小于 2.5mm。这是获得弹性基本参数的前提。此外，由于延伸是线性的，并且因为皮肤的力学各向异性，正确的解释需要将牵引力的方向与兰格线进行比较。

实际的形变仍然可以通过有限元方法来获得。在选取泊松比之后，杨氏模量可通过常用方程式计算而得 $E=F/el^*\varepsilon$，其中 F 为测得的力、ε 为测量得到的相对伸长量、e 为皮肤厚度、l^* 为有限元方法测得的样品等效宽度（Vescovo et al. 2000）。

6 皮肤压缩性

6.1 压痕法

压痕法（indentometry）是通过小型圆盘垂直下压皮肤，对所造成的凹陷的测量。它只能在皮肤覆盖骨骼的部位进行，否则其测量的对象则是皮下肌肉组织的压缩性（compressibility）（Piérard 1984）。形变与时间的关系图为蠕变类型。Dikstein 的原型样机（Manny-Aframian and Dikstein 1995a）使用了 $10g/cm^2$ 的负载，持续 10 秒施加于前额，这导致了大约 0.5mm 的下陷。他发现在 20 到 70 岁之间，下陷深度降低，但差异并不显著。这同样适用于 U_r（20 岁为 80.5%，而 70 岁为 65.5%）。水肿降低了这两个参数，而角质层的补水对此则没有效果。

压缩性与延展性有很大的不同，因为真皮的胶原蛋白束在结构上与表面平行，并形成了一层防止直接冲击的保护性黏弹缓冲层。因此，压痕法主要用来评估间隙基质被移动的能力。而这依赖于它的黏度以及胶原蛋白网络中可用的空间。在较小程度上，圆盘周围弹性纤维的垂直拉伸（Lanir et al. 1993）和间质组织中的压力也参与其中。

Lanir 试图定义形变的几何形状，计算弹性结构导致的阻力、黏性以及压缩性的内在参数（Lanir et al. 1990）。

该技术最近被 Zahouani 等（2002）重复，通过激光光束偏转测量，他们检测了球形压力头在皮肤上的压力深度，并记录了垂直力 Fz。装载 - 卸载周期中最大压痕深度为 2 000μm，分辨率为 0.07μm，负载范围是 0.1 ~ 100mN。由于皮肤的黏弹性性质，在恒定速率下，加载 - 卸载周期图显示为滞后回路。

通过对与皮肤接触的球状圆的半径 a 在压痕深度处的计算（图 6），并考虑到与球半径 R 相比 a 较小（非常浅的压缩），作者计算出了球上沿半径 a 的压力（$0 < r < a$）以及绝对力学参数：应力 F 和应变。

$$\sigma = 3F_z/2\pi a^2(1-r^2/a^2)$$
$$\varepsilon = 0.4a/R(\%)$$

通过对应变速度的计算从而对加载和卸载曲线做了进一步处理，这可以评估压力作用下皮肤力学的特性并计算弹性及黏性能量（图 7）。

图 8 和表 1 给出了皮肤力学响应与年龄老化之间关系的例子。该表总结了 27 岁和 51 岁的两名女性受试者（前臂掌侧）的测量参数。整个周期中整体能量耗散（W_T）被分为弹性（W_e/W_T）和黏性（W_v/W_T）两部分。

此外，这种压痕技术允许作者描述整个加载 - 卸载周期中皮肤表面黏附力的行为，并展示出这种黏附吸引力对压痕参数的影响（Agache et al. 2004）。它也被应用于研究皮肤表面的摩擦特性（见第 95 章）。

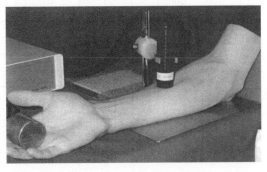

图 6 前臂在抽吸试验中的位置

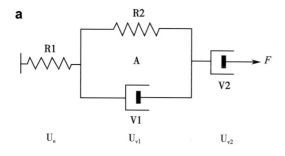

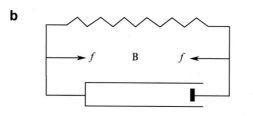

图 7 皮肤力学行为的模拟模型。A，扩展过程中 Kelvin-Voigt 模型（延展之前的状况）。U_e 阶段：R1 弹簧单独伸长。U_{v1} 阶段：R2 弹簧和 V1 阻尼器同时阻抗。V2 阻尼器在整个测试时间内均呈阻抗。B，恢复过程的初步模型（恢复前的情况）。F 为外拉伸力，f 为皮肤自收缩力。在恢复过程中，内部弹簧和阻尼器呈相互对立

6.2 回弹性测试法

该技术（Ballistometer Dia-Stron Ltd, Unit 9, Focus 303, Business Centre, South Way, Andover, UK）记录了轻锤在给定能量下在一个表面上落下后的连续反弹（Adhoute et al. 1993；Hargens 1995）。动能可以转化为反弹、形变或热。转变成反弹的部分越多，表面的弹性就越大。由于锤子的动能，它在皮肤上制造出一个小的凹陷（压缩阶段），但由于皮肤具有弹性，它将能量送回到锤子（恢复阶段），因此形成反弹。显然，因为皮肤黏性造成能量的部分吸收而且形变与此相关，反弹过程中返回的能量总是比初始能量低。因此，每次反弹的高度和持续时间都比前一次的低。

回弹性测试法的主要参数是恢复系数 $e = (h_2/h_1)^{0.5}$，其中 h_1 和 h_2 是第一次和第二次反弹高度。以下的比值保持不变直到最后一次反弹：$\mathrm{d}Y/\mathrm{d}n = -kY$。因此，反弹的振幅为 $Y = Y_0 \mathrm{e}^{-kn}$，其中 Y_0 为测试前下落质体的高度，n 是序列回弹数，k 是皮肤的吸收系数（Adhoute et al. 1993）。

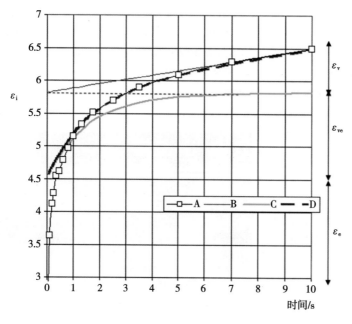

图 8 蠕变实验数据处理。11.1 节例子：每个 U 被其所对应的应变 ε 而取代。A，实验测试曲线；B，直线代表整个实验中纯粹的黏性伸展；C，黏弹性 + 黏性形变随时间变化曲线：它与 A 曲线完全吻合（除了 1 秒之前的无效值，见正文）。D，黏弹性形变时间曲线，它减去 B 线后等于 C 曲线

表 1　年龄对压痕参数的影响（见图 8）

力学参数	受试者 A（27 岁）	受试者 B（51 岁）
垂直加载：F_z	60mN	60mN
下压深度：δ	2 311μm	1 416μm
接触半径：a	3 831μm	2 999μm
垂直硬度：K_z	52N/m	128N/m
压缩杨氏模量 E	7.1kPa	21kPa
弹性部分：W_e/W_T	90.7%	81%
黏性部分·W_v/W_T	9.3%	19%

恢复系数取决于两个因素：它通过皮肤弹性而增加，通过皮肤黏性而降低。皮肤吸收系数 k 与恢复系数 e 密切相关。因此，只有第一个参数是原始的，因为它不依赖于实验条件，所以更适用于比较不同实验室的测试结果。皮肤上的锤击力为 Moq/L，其中 Mo 是"锤的动量"，它是锤到达皮肤表面水平高度时的角位移，L 是锤的长度。当与锤击皮肤凹陷深度共同绘制时，则得到与本章图 2 曲线上升部分等同的力 - 形变曲线（Pugliese and Potts 2002）。该曲线不应与应力 - 应变曲线混淆，因为应力（即力除以皮肤应力面积）和应变（即皮肤相对形变）在 3 个坐标中都是未知的。因此，目前回弹性测试法并无法计算内在皮肤参数。

弹性响应取决于皮肤的扩张程度（锤的凹陷深度），而当扩张速度越快，黏性响应越强（Hargens 1995）。从实用的角度出发，建议使用较低的锤下落速度，以降低黏性分量而增加反弹幅度，这样能够提供更精准的测量。另一方面，改变锤子的质量或许可以分离并测量皮肤反应的两个分量。但这需要通过额外的理论研究来查明它是否可行（Hargens 1995）。

1976 年，Tosti 等（1977）第一次通过测量 0.5g 锤子从 2cm 高度下落在皮肤表面产生反弹的能力评估了皮肤表面的弹性。对于特定的身体部位，恢复系数被发现是恒定的：前额为 0.5，手背为 0.6，大腿为 0.7。该比率随年龄增长而显著下降（Tosti et al. 1977；Pugliese and Potts 2002）。第一次反弹的幅度也同样如此（Fthenakis et al. 1991；Pugliese and Potts 2002）。另一方面，k 在 0.4 到 1.1 之间，并随年龄增长而增加（Adhoute et al. 1993）。

7　皮肤提拉抗性

皮肤提拉弹性测试法可测量贴在皮肤上的小型提升圆盘垂直拉升的高度。Dikstein 的原型样机（Manny-Aframian and Dikstein 1995b）利用 10 秒介于 5 ～ 40g/cm^2（0.5 ～ 3.9kPa）的牵引力测量了直径为 2.5mm 圆盘的提拉高度。提拉高度与时间的曲线图为蠕变类型。在前臂掌侧，当牵引力低于 2.0kPa 时，提拉高度在男性中较低，在前额实验中，提拉高度随年龄增加而降低，而并不受牵引力影响。Dikstein 的仪器没有使用任何防护环，这使得与圆盘相邻的皮肤一并被提拉。

皮肤提拉弹性测试法似乎是评估皮下组织力学行为最简单的方法，因为在提拉过程中，皮肤只能维持一段可忽略的伸展。承受压力的区域范围尚不明了；因此，无法计算绝对参数。该仪器并没有被商用。

8　兰格线的识别

在所有身体部位，皮肤的张力在兰格线（Langer's lines）的方向上更大（Langer 1978）。这导致切开或切除的皮肤呈各向异性形变。沿兰格线的皮肤切口扩张更小，关闭切口时需要的拉力更小。这反映了皮肤的内在张力，而这与皮下组织体积增加（如肌肉收缩、水肿或某种拉伸皮肤的特殊姿势）所引起的额外张力不同。因此，对兰格线的识别必须在松弛的皮肤上进行。

8.1 Stark 法

根据定义，可通过在几个方向上以同样大小的力拉伸皮肤来找到最大张力的方向——伸展最小的方向便是兰格线。Stark 开发了一种可以与指南针相媲美的简单装置：在 14.2g/mm 的弹簧作用力下可自发分开 30mm 的两个带有爪子的分支。他可快速的测量皮肤在 8 个方向上的伸展，每个测量仅需 1.5 秒。该仪器并没有被商用（Stark 1977）。

8.2 Borges 法

该方法与 Stark 法类似却不是很准确，可是它更快。该方法是通过在拇指和示指间沿所有的方向褶皱皮肤直到皱纹变得规律且平行而确定兰格线。这些规律平行的皱纹方向为兰格线方向。在其他方向上，它们被皮肤的张力所阻，使它们变得不规律（Borges 1989）。

8.3 Barbenel 法

使用吸力方法测量皮肤的伸展性只有在能防止皮肤滑入吸力腔的情况下才有效。反之，如果该滑动得以促进，皮肤最容易伸展的方向就会很容易显现，也就是说该方向垂直于兰格线方向。如果在抽吸过程中画出吸力腔的轮廓，当吸力腔被移走时，会观察到一个椭圆形的而非圆形的轮廓，而椭圆的主轴与兰格线相对应（Barbenel 1995）。

8.4 皮肤纹理

除了手掌和脚底之外，皮肤纹理（skin microrelief）由被沟壑分开的"高原"组成。沟壑大致平行并且沿 2～3 个方向，这种布局结构在每个身体部位有其独特的特征。最深的沟壑方向与兰格线吻合。也可能有 1～2 个优先的方向，这表明一种有序的非正交的力学各向异性。相较于其他方法，这种方法更有优势，因为它对外在的皮肤张力并不敏感。它的生理学解释很简单。真皮层通常呈收缩状（皮肤张力）并可被伸展，而表皮层则完全没有这些性质。因此，由表皮褶皱产生的纹理似乎是一种张力的转换，使这种褶皱可通过拉伸而变

平。介于表皮和真皮中间地带的浅层真皮正是皮肤产生纹理的开始。这种力学转导是其功能之一（Pierard et al. 2003）。

8.5 声冲击波传播速度

由于皮肤内剪切刺激的传播速度依赖于方向（Vexler et al. 1999），人们可能认为它也适用于声波。因此可以使用 Reviscometer（弹性纤维组织测试仪）（见 5.2 节）来评估皮肤的力学各向异性，它测量了声冲击波在 4 个方向上传播 2mm 的速度（Nizet et al. 2001）。

9 可靠测量的条件

- 在吸力、扭转和伸展方法中，有必要注意的是皮肤不能滑入设备或进入设备底部。毛发应当被剔掉、防止出汗并去除任何油膏。虽然双面胶带的黏附程度要高于在皮肤表面施加的低强度的力，但必须要检查确定。氰基丙烯酸酯胶的使用可确保皮肤不被移动。当发表文章时，建议精确描述所使用胶粘剂的类型。无论如何，测试黏合设备（Tokumura et al. 1999）是强制性的。
- 测量仪器的重量可能会大大地改变皮肤的力学性能。因此，它应当被抵消去除，例如用一个支架固定装置，使它只接触到皮肤。如果不这样做，则必须指出皮肤上的压力。使用皮肤弹性测定仪时必须施加制造商所推荐的压力（Asserin et al. 1994）。
- 根据测试方法的类型，与皮肤接触的仪器部位必须平行或垂直于皮肤。任何偏差都会引起严重的误差。
- 受试者的姿势是外源性皮肤紧张的一个可能因素（增加内源性张力）。除非是为了测量这种额外的张力，否则应在松弛的皮肤上进行力学测试（图 6）。然而，皮肤不能被皱起，因为皮肤的伸展可能被误认为是皮肤变平过程。
- 皮肤的行为对测试室的温度和相对湿度较敏感。必须表明这些指标。

在房间等候 20 分钟后或类似条件下再进行力学测试，这会使皮肤和整个身体的行为有时间作出改变以适应这些条件（例如，由寒冷引起的血管收缩可能会改变测试结果的普适性）。受试者应处于舒适的温度环境中。

对于同一部位的重复测试，应精确地描述测试部位，因为差之毫厘，皮肤的行为可能就会不同。

10 正确解释的条件

大多数设备测量形变（U_e 等）与力。显然，形变和伸长并不是同义词。然而，形变有时被误认为是相对伸长，而它在力学中被称为应变（strain）。相对伸长 ε 是相对于初始长度变化比例的测量。应力 σ，单位通常为 Pa，则为力除以所测皮肤区域面积，它要求测量皮肤厚度。只有这些参数才能描述皮肤的内在力学行为。

10.1 研究对象的定义

如果研究目的只是进行比较，测量不同的形变和它们之间的相互关系就足够了（例如，U_r/U_e 与年龄相关的进化（Escoffier et al. 1989）或局部外用制剂对角质层的软化效果（de Rigal and Lévêque 1985））。

如果对皮肤内在行为（如弹性模量）变化的研究也是研究的目的，则有必要测量皮肤的厚度并使用方程式：$\Delta E/E = -(\Delta e/Ue + \Delta e/e)$，其中 e 和 Δe 是皮肤的厚度及其变化。一个例子是将 Ehlers-Danlos 和 Marfan 综合征与健康皮肤的可扩展性相比较（Bramont et al. 1988）。

最后，如果研究内在参数，应当通过增加外力进行一些测试。对于每一种力，都需要计算：相对伸长、应力和松弛时间；然后计算弹性模量 E（或剪切模量 G）；还有黏性 η 与应力关系。工程师或物理学家的帮助可能很有用。

对于单轴测量，必须考虑皮肤力学的各向异

性，测试最好与兰格线平行或垂直。任何情况下，伸展的方向相对于这些线的关系必须明确。

在力学测试中，对于相同的应力，第一次的伸展比随后的要更为重要。原因则是由于先前力学约束留下的小的残留形变，即使此形变不是最近残留的。皮肤的预适应包括连续重复测试至少 4 次，以消除这种先前未知行为所造成的任何残留痕迹，并在可重复的条件下进行力学研究。然而，即使具有较高的变化风险，也可以在没有预适应的情况下进行皮肤研究，因为皮肤是在它自发的状态下。可是，不应当对在过去 24 小时内做过剧烈运动的受试者进行力学测试，因为他们的皮肤很有可能仍处于异常状态。

了解方法的局限性是准确解释测试结果的必要条件。例如，使用直径 8mm 的吸力腔更有可能测量皮肤和皮下组织整体的机械阻力（图 4）而非皮肤自身的机械阻力。

11 皮肤结构 - 流变学关系

正如前言所述，力学功能研究的目的之一是获取皮肤力学性能的数据，并进一步研究所观察到的数据在皮肤内部结构行为上的来源。

11.1 寻找内在力学属性

11.1.1 伸展阶段分析

伸展阶段可以通过施加的外力与组织的弹性及黏性成分阻力的对立关系而得到表征。图 7a 的模拟模型被用于此类分析。弹簧 R1 负责产生对瞬时形变 U_e 的阻力（由于力的突然性，黏性形变没有时间产生）；第二个弹簧 R2 与黏性一起负责产生曲线 U_{v1} 阶段对形变的阻力。黏性由阻尼器表示，第一个阻尼器 V1 在 U_{v1} 过程中伸展；第二个阻尼器 V2 在直线阶段 U_{v2} 过程中变形。

弹性结构的固有性质仅从加载阶段计算。拉伸实验中的弹性模量 E（Pa）和扭力实验中的剪切模量 G（Pa）为主要参数。在抽吸实验中，E 通过以下方程式获得（Agache et al. 1992，1995）：$E=(1-v)\sigma/\varepsilon$，其中 σ 为应变，ε 是相对伸展，v 是任意选取的泊松比，取值为 0.4（体积轻微增加）或者 0.5（体积不发生变化）（见第 95 章 2.4 节）。剪切模量 G 通过以下方程式获得：$G=C(1/r^2-1/R^2)/4\pi e\sin\alpha$，其中 C（N·m）为施加的扭力，e（m）为皮肤的厚度，r 和 R（m）为圆盘和保护环的半径，α（弧度）为测量的旋转角度。方程式 $E=2G(1+v)$ 允许将一个模量转换为另一个模量，前提假设是皮肤为均匀的且各向同性（虽然在特殊情况下成立，但该假设是不准确的）。

在一个吸力为 0.4bar 持续 2 秒的蠕变实验中，20 名年龄为 25.5±2.1 的受试者前臂的平均弹性模量被测得为 814kPa（Agache et al. 1992）。为找到杨氏模量 E_0，即自然张力被抵消时皮肤的自然张力（即，皮肤的弹性结构完全缩回），有必要进行多个增加外力的蠕变测试并绘制弹性模量与应力的曲线。然后得到一条上升的直线：纵坐标的截距为 E_0；与横坐标的负截距 σ_0 为皮肤静息条件下的自然张力；而斜率 m（无尺度）则测量了皮肤弹性结构的内在行为，这也就是说弹性结构根据它们所承受应力而变硬。

在使用 Kelvin-Voigt 模型（Kelvin-Voigt model）进行的渐进牵引试验过程中，每个步骤增加的吸力都足够短，以至于阻尼器 V1 和 V2 都没有时间进行拉伸，则形变几乎只来自弹簧 R1 的伸展；这使得最终的形变与蠕变测试中增加的 U_e 相近似。相反，如果逐步增加的吸力周期很长，则有充分时间产生黏性形变，观察到的形变则与蠕变测试中增加的 U_f 相近似。对于每个应力 σ 和相对伸展 ε，计算 E，然后绘制 E 与 σ 的曲线图——该图通常为一条上升的直线。在 $\sigma=0$ 处的外推值给出杨氏模量 E_0。一项受试者年龄在 60～70 岁之间的研究中，Barel 等（1998）发现在介于 0.15 到 0.5bar 的下压力下，E 显然保持不变（$E=E_0$），在前臂掌侧大约 146kPa、前额为 214kPa、双颞区为 272kPa。这些数值似乎很低。这可能是由于吸力的增加速率过低，使得黏性形变得以产生（通

过阻尼器），从而减少了弹簧的贡献。使用另一种设备和另一种模拟模型，Diridollou 等发现前臂掌侧 $E=120$kPa、前额为 230kPa（Diridollou et al. 2000b）。Barel（Barel et al. 1998）和 Diridollou（Diridollou et al. 2000b）所发现的前额 E 数值虽然一致，但有可能过高，因为前额处的皮下组织相较于前臂发育得较少，这有可能产生一些对抗皮肤鼓胀的阻力。接受这些结果之前应当进行检查。

黏性流的内在特性。物理参数是黏度系数 η（单位 poise=N·s/m²=Pa·s），它随材料的黏度而增加。

在延长的蠕变测试过程中，总黏性形变通过以下方程式表示 $U_f-U_e=U_v(1-e^{-t/\tau})+At$（Vlasblom 1967），其中 $U_v(1-e^{-t/\tau})$ 对应于 U_{v1}（U_v 的曲线部分），它代表了弹簧 R2 和阻尼器 V1 的联合伸展。而 At 对应于 U_{v2}（U_v 的直线部分）以及整个施力期间阻尼器 V2 的延伸（图 7a）。如果 $t=\infty$，这个模型显然是错误的，但对正常时间区间内的力学测试是有效的。对于定义 U_{v1} 和 U_{v2} 之间的界限并没有一个全球公认的标准。作为推理，可以假设在一个持续至少 10 秒的蠕变测试中，前 5 秒是黏弹性阶段，后 5 秒则适用于纯黏性阶段。

计算固有属性时，首先需要将每个计量点测得的描述性参数（U 和 F）通过 3.3 节提到的方程式转换成绝对参数（ε 和 σ）。或许有人认为皮肤并不显著变薄，因此应力 σ 在整个测试中保持不变。如图 8 所示，总相对形变 ε_t（曲线 A）是形变 ε_e（纯瞬时弹性），ε_{ve}（黏弹性，曲线 C）和 ε_v（纯弹性，直线 B）的总和。只有 ε_t 是已知的。

首先计算 ε_v（图 8，直线 B）。通过使用最长时间（例如 6～10 秒）的 ε 值可以确定 ε 随时间的斜率（整体方程式的参数 A）和截距（ε_i）。应力 σ 除以斜率可以给出阻尼器 V2 的黏性 η_2。另一方面，截距 ε_i 为以下加和：$\varepsilon_e+\varepsilon_{ve}$（图 8）。

然后在较短时间（例如 2～5 秒）测量黏弹性形变 ε_{ve}。由以下方程式给出：$\varepsilon_i-\varepsilon_{ve}=(\varepsilon_i-\varepsilon_e)e^{-t/\tau}$，或者 $\ln(\varepsilon_i-\varepsilon_{ve})=\ln(\varepsilon_i-\varepsilon_e)-t/\tau$。

该函数是一个下行直线，其斜率为 $1/\tau$，截距为 $\ln(\varepsilon_i-\varepsilon_e)$。如此可得到 ε_e，同样 $E_2/\eta_1=t/\pi$。然

后可如下计算弹簧 R1 和 R2 的弹性模量 E_1 和 E_2：$E_1=(1-v)\,\sigma/\varepsilon_e$，$E_2=(1-v)\,\sigma/\varepsilon_{ve}$。因为 E_2 已知，所以可以得到 η_1。

如果使用探头直径为 4mm，吸力 400mbar 的皮肤弹性测定仪，在前臂掌侧，任意取皮肤厚度为 1mm，泊松比 $v=0.4$，可以得到以下值：$E_1=1/09MPa$，$E_2=3.40MPa$，$\mu_1=4.5MPa\cdot s$，$\mu_2=110MPa\cdot s$。使用皮肤弹性测定仪时，形变的测量必须在 1 秒之后（吸力加载时间）。

在扭力蠕变测试或累进牵引实验中，计算要复杂得多。通过累进加载-卸载测试，Diridollou 等（2000b）计算了可反映测试结束时恢复程度的"未恢复能量比"。

11.1.2 恢复阶段分析

据我们所知，虽然关于恢复阶段的信息丰富，但对恢复阶段的分析尚未完成。首先，伸展阶段的建模必须通过一个并行的弹簧完成，它是造成完全恢复均匀延迟的因素。图 7b 所示可能为最简单的模型。因此，在利用此阶段来研究皮肤固有特性前仍需进行额外的研究。类似的问题也出现在扭力测量和累进延伸测试中。

11.2 内在参数与生物学的联系

力学参数的生物对应是什么？看起来皮肤弹性结构元素（弹簧）仿佛与其他的结构相互交织在一起，减慢了它们的延伸和收缩（阻尼器）。

其中，弹簧包括：

- 真皮弹性网络（涉及纤维的数量和它们的硬度）
- 胶原蛋白束的曲率（涉及的曲率和它们的硬度）
- 皮肤松弛（特别是角质层的折叠）

这 3 种弹簧是平行的。目前的测试衡量它们整体的行为。然而，应该很快就可以分别测量它们并获得它们的内在参数（见 Panisset 1992；Agache et al. 1995；Wijn et al. 1981）。在前一段末提到的例子中，或许可以想象 E_1 代表了弹性网络的行为（力×密度），而 E_2 则反映了编织胶原蛋白网络很高的硬度值以及角质层的刚度。

吸收系统特别包括：

- 间质基质的黏度（蛋白聚糖的作用）
- 纤维网络内液体艰难的流动（例如，由于其紧密型）
- 间质压力（在扭转过程中排出的间质液体，特别是压缩时必须相向移动）
- 蛋白质和其他大分子之间的摩擦力

11.1 节的例子中，η_1 可代表上述提到的吸收系统，η_2 对真皮-表皮交界逐渐分离的抵抗超过 24 倍（此处的吸力 1 小时内可造成吸力水泡）。因此，测量这些现象的绝对参数显然很有意义。

潜在的弹簧削弱的例子（U_e 将增加）：

- 润肤剂对角质层的软化效应（de Rigal and Lévêque 1985）
- 较低数量和硬度的胶原蛋白（2 型 Ehlers Danlos）（Bramont et al. 1988）

潜在的弹簧强化的例子（U_e 将降低）：

- 较高数量和硬度的胶原蛋白（系统性硬皮病）（Agache and Humbert 1993）
- 弹性纤维再生（维生素 A 对皮质类固醇萎缩的作用）（de Lacharriere et al. 1990）
- 更多沿兰格线的弹性纤维（Wijn et al. 1981）
- 皮肤的全面增厚（从儿童期到成年期的变化）（Agachel et al. 1980）
- 65 岁以后，尽管皮肤变薄，U_e 并没有增加，说明 E 的增加（Escoffier et al. 1989）

潜在的黏性增加的例子（U_v 将降低）：

- 硬化性黏液水肿（Pierard 1993）
- 胶原网络的收紧（从儿童期到成年期的变化）（Escoffier et al. 1989）

潜在的黏性降低的例子（U_v 将增加）：

- 60 岁后葡萄糖胺聚糖减少
- 水肿降低（Piérard-Franchimont et al. 1998）

12 适当方法的选择

- 使用对形变能提供可识别变量的仪器——对于蠕变试验：U_e、U_v、U_f、U_r（Sanders 1973）、U_a（Barel et al. 1998）、U_d（这里提

出的）和 R；对于回弹性测试法，则为恢复系数。

- 为保证仪器设备的可靠性且不产生偏差，应定期检查并校准。

- 包含可粘贴皮肤探头的仪器更容易测量角质层力学行为的变化，因为这种情况下表面的力最大。无论仪器设备是什么，都有必要使用小的探头（对于皮肤弹性测定仪，直径为2mm 的孔径，对于真皮扭矩测试仪，1mm宽的皮肤环）。由于角质层厚度与表面积比的增加，表面越小，角质层在形变中的作用就越重要。由于其探头直径较大（10mm），Dermaflex A 对角质层刚性的变化较不敏感。回弹性测试法几乎不能检测到它们。

- 测量皮肤厚度的仪器取决于测试目的。如果要测量绝对参数和内在属性，则需要测量厚度，但在针对同一个人的比较研究中，皮肤的厚度应当保持不变，则不需要测量。

13 测试方法的进展

综上所述，我们提到了皮肤生物力学的技术发展，因为它是皮肤科学中一个新的、几乎未成熟的领域。发展可采集定量数据的原型样机是非常有价值的第一步，即使这些参数只是纯描述性的，并且仅针对此仪器。而后可对产品进行测试并跟踪一些疾病的病程。许多实验室开发的原型样机都有这类功能。第二个重要的阶段是将设备投放市场，这通常是严谨性和可靠性的保障。与样机相比，商业化的设备具有被所有人测试和使用的优点，因此它们便于将实验室之间结果进行比较并促使所有的研究人员使用相同的测试参数。到目前为止，大多数发表的论文都使用了纯粹的描述性（现象学）力学参数，而这些参数依赖于测试设备。然而，通过对皮肤厚度测量和简单的计算，可以得到物理学上绝对的和通用的力学参数，这就可以将皮肤的力学行为与它的内在属性联系起来。后者既不依赖于测量方法，也不依赖于仪器。这种方法上的进步将有助于扩大对皮肤力学功

能的评估，并在不久的将来促进其在临床医学中的应用。

（吴子奇 译/校，华薇 审）

参考文献

Adhoute H, Berbis E, Privat Y. Ballistometric properties of aged skin. In: Lévêque JL, Agache P, editors. Aging skin: properties and functional changes. New York: Marcel Dekker; 1993. p. 39–48.

Agache P. Twistometry measurement of skin elasticity. In: Serup J, Jemec GBE, editors. Handbook of non-invasive methods and the skin. Baca Raton: CRC Press; 1995. p. 319–28.

Agache P, Humbert P. Moyens objectifs d'évaluation de la sclérose cutanée. Objectif Peau. 1993;1:117–22.

Agache P, Varchon D, Humbert Ph, Rochefort A. Non invasive assessment of biaxial Young's modulus of human skin in vivo (Poster). In: 9th International Symposium on Bioengineering and the skin; 1992 Oct 19–20; Sendai; 1992.

Agache P, Panisset F, Varchon D, Humbert Ph. Mesure du module d'Young du stratum corneum et du derme humain in vivo. In: XXème Congrès Soc Biomécanique; 1995 Sept 11–12; Lausanne; 1995. Arch Physiol Biochem C81(Abstract).

Agachel P, Monneur C, Leveque JL, de Rigal J. Mechanical properties and Young's modulus of human skin in vivo. Arch Dermatol Res. 1980;269:221–32.

Agache P, Elkyhat A, Mavon A, Measurement of skin surface wettability. In: Handbook of Measuring the skin. 1st edn. Berlin: Springer; 2004. p. 87–94.

Asserin J, Agache P, Humbert Ph. Checking the mechanical performance of a skin suction meter: the Cutometer (Poster). In: 10th International Symposium of Bioengineering and the Skin; 1994 June 13–15; Cincinnati; 1995; Congrès Annuel de Recherche Dermatologique; 1994 Oct 27–29; Lyon; and J Invest Dermatol 104:165 (Abstract).

Barbenel JC. Identification of Langer's lines. In: Serup J, Jemec GBE, editors. Handbook of non-invasive methods and the skin. Boca Raton: CRC Press; 1995. p. 341–4.

Barel AO, Lambrecht R, Clarys P. Mechanical function of the skin: state of the art. In: Elsner P et al., editors. Skin bioengineering techniques and applications in dermatology and cosmetology. Basel: Karger; 1998. p. 69–83.

Borges AF. Relaxed skin tension lines. Dermatol Clin. 1989;7:169–77.

Bramont C, Vasselet R, Rochefort A, Agache P. Mechanical properties of the skin in Marfan syndrome and Ehlers-Danlos syndrome. Bioeng Skin. 1988;4:217–27.

Christensen MS, Hargens CW, Nacht S, Gans EH. Viscoelastic properties of intact human skin: instrumentation, hydration effects, and the contribution of the stratum corneum. J Invest Dermatol. 1977;69:282.

Cooper EP, Missel PJ, Hannon DP, Albright GB. Mechanical properties of dry, normal and glycerol-treated skin, as measured by gas bearing electrodynamometer. J Soc Cosmet Chem. 1985;36:335–47.

Cua AB, Wilhelm KP, Maibach HI. Elastic properties of human skin: relation to age, sex, and anatomical region. Arch Dermatol Res. 1990;282:283–8.

de Lacharriere O, Escoffier C, Gracia AM, Teillac D, Saint Léger D, Berrebi C, Debure A, Leveque JL, Kreis H, De Prost Y. Reversal effects of topical retinoic acid on the skin of kidney transplant recipients under systemic corticotherapy. J Invest Dermatol. 1990;95:516–22.

de Rigal J, Lévêque JL. In vivo measurement of the stratum corneum elasticity. Bioeng Skin. 1985;1:13–23.

Diridollou S, Berson M, Black D, Gregoire JM, Patat E, Gall Y. Subcutaneous fat involvement in skin deformation following suction. In: 12th International Symposium on Bioengineering and the Skin and Joint ISBS/DCES Poster Sessions; 1998 June 25–27; Boston; 1998.

Diridollou S, Patat F, Gens F, Vaillant L, Black D, Lagarde JM, Gall Y, Berson M. In vivo model of the mechanical properties of the human skin under suction. Skin Res Technol. 2000a;6:214–21.

Diridollou S, Black D, Lagarde JM, Gall Y, Berson M, Vabre V, Patat F, Vaillant L. Sex- and site-dependent variations in the thickness and mechanical properties of human skin in vivo. Int J Cosmet Sci. 2000b;22:421–35.

Escoffier C, de Rigal J, Rochefort A, Vasselet R, Lévêque J-L, Agache P. Age-related mechanical properties of human skin: an in vivo study. J Invest Dermatol. 1989;93:353–7.

Flores J, Berman B, Burdick A, Jonusas AM. The effectiveness of a new method for assessing induration. J Am Acad Dermatol. 1998;39:1021–2.

Fthenakis CG, Maes DH, Smith WP. In vivo assessment of skin elasticity using ballistometry. J Soc Cosmet Chem. 1991;42:211–22.

Gniadecka M, Serup J. Suction chamber method for measurement of skin mechanical properties: the Dermaflex. In: Serup J, Jemec GBE, editors. Handbook of non-invasive methods and the skin. Boca Raton: CRC Press; 1995. p. 329–34.

Gunner CW, Hutton WC, Burlin TE. The mechanical properties of skin in vivo: a portable hand-held extensometer. Br J Dermatol. 1979;100:161–3.

Hargens CW. The gas bearing electrodynamometer (GBE) applied to measuring mechanical changes in skin and other tissues. In: Marks R, Payne PA, editors. Bioengineering and the skin. Lancaster: MTP-Press; 1981. p. 113–22.

Hargens CW. Ballistometry. In: Serup J, Jemec GBE, editors. Handbook of non-invasive methods and the skin. Boca Raton: CRC Press; 1995. p. 359–66.

Haüselman H, Huber K, Seifert B, Michel B. The Dermagraph in patients with systemic sclerosis and in healthy volunteers. In: Elsner P, Berardesca E,Wilhelm KP, Maibach HI, editors. Bioenginering of the skin: skin biomechanics. Boca Raton: CRC Press; 2002. p. 123–38.

Langer K. On the anatomy and physiology of the skin. 1: the cleavability of the cutis (English trans: Gibson T). Br J Plast Surg. 1978;31:3–8.

Lanir Y, Dikstein S, Hartzshtark A, Manny V. In vivo indentation of human skin. J Biomech Eng. 1990;112:63–9.

Lanir Y, Manny V, Zlotogorsky A, Shafran A, Dikstein S. Influence of ageing on the in vivo mechanics of the skin. Skin Pharmacol. 1993;6:223–30.

Manny-Aframian V, Dikstein S. Indentometry. In: Serup J, Jemec GBE, editors. Handbook of non-invasive methods and the skin. Boca Raton: CRC Press; 1995a. p. 349–52.

Manny-Aframian V, Dikstein S. Levarometry. In: Serup J, Jemec GBE, editors. Handbook of non-invasive methods and the skin. Boca Raton: CRC Press; 1995b. p. 345–8.

Matts PJ. The gas-bearing electrodynamometer and linear skin rheometer. In: Elsner P, Berardesca E, Wilhelm KP, Maibach HI, editors. Bioenginering of the skin: skin biomechanics. Boca Raton: CRC Press; 2002. p. 99–109.

Matts PJ, Goodyer E. A new instrument to measure the mechanical properties of human stratum corneum in vivo. J Cosmet Sci. 1998;49:321.

Nizet JL, Piérard-Franchimont C, Piérard GE. Influence of body posture and gravitational forces on shear wave propagation in the skin. Dermatology. 2001;202:177–80.

Overgaard Olsen L, Jemec GBE. The influence of water, glycerin, paraffin oil and ethanol on skin mechanics. Acta Derm Venereol. 1993;73:404–6.

Panisset F. Le stratum corneum: sa place dans la fonction mécanique de la peau humaine in vivo. Thèse de Pharmacie, Besançon, N°2592039; 1992.

Piérard GE. Évaluation des propriétés mécaniques de la peau par les méthodes d'indentation et de compression. Dermatologica. 1984;168:61–6.

Pierard GE. Mechanical properties of aged skin: indentation and elevation experiments. In: Lévêque JL, Agache P, editors. Aging skin: properties and functional changes. New York: Marcel Dekker; 1993. p. 49–56.

Piérard GE, Uhoda I, Piérard-Franchimont C. From skin microrelief to wrinkles: an area ripe for investigation. J Cosmet Dermatol. 2003;2(1):21–8.

Piérard-Franchimont C, Letawe C, Fumal I, Van Cromphaut I, Pierard GE. Gravitational syndrome and tensile properties of skin in the elderly. Dermatology. 1998;197:317–20.

Pugliese PT, Potts JR. The ballistometer. In: Elsner P, Berardesca E, Wilhelm KP, Maibach HI, editors. Bioenginering of the skin: skin biomechanics. Boca Raton: CRC Press; 2002. p. 147–59.

Sanders R. Torsional elasticity of human skin in vivo. Pflugers Arch. 1973;342:255–60.

Serup J. The Dermalab. In: Elsner P, Berardesca E, Wilhelm KP, Maibach HI, editors. Bioenginering of the skin: skin biomechanics. Boca Raton: CRC Press; 2002. p. 117–21.

Stark HL. Directional variations in the extensibility of human skin. Br J Plast Sur. 1977;30:105–14.

Stark HL. An interpretation of the initial low-stiffness phase of the in vivo load extension relationship for human skin. Eng Med. 1980;9:184–8.

Tokumura F, Ohyama K, Fujisawa H, Suzuki M, Nukatsuka H. Time-dependent changes in dermal peeling force of adhesive tapes. Skin Res Technol. 1999;5:33–6.

Tosti A, Compagno G, Fazzini ML, Villardita S. A ballistometer for the study of the plastoelastic properties of skin. J Invest Dermatol. 1977;69:315–7.

Vasselet R, Agache P. Perspectives de modélisation des propriétés mécaniques de la peau humaine in vivo. In: Vasselet R, editor. Étude in vitro des propriétés mécaniques du stratum corneum humain à partir des essais de traction–relaxation et fluage: identification de son comportement viscoélastique à un modèle rhéologique non linéaire avec écrouissage. Thèse Sciences pour l'Ingénieur, Besançon; 1987. pp 213–233.

Vescovo P, Jacquet E, Burtheret A, Varchon D, Coral H, Humbert PH. Méthodologie expérimentale sur matériaux biologiques: application à la peau humaine. In: Mécano-transduction, matériaux et structures des sciences de l'ingénieur et du vivant. Paris: Tec et Doc; 2000. pp. 317–24.

Vexler A, Polyansky I, Gorotletsky R. Evaluation of skin viscoelasticity and anisotropy by measurement of speed of shear wave propagation with viscoelasticity skin analyzer. J Invest Dermatol. 1999;113:732–9.

Vlasblom DC. Skin elasticity. PhD Thesis, University of Utrecht; 1967.

Wijn PFF, Brakkee AJM, Kuiper JP, Vendrik AJH. The alinear viscoelastic properties of human skin in vivo related to sex and age. In: Marks R, Payne PA, editors. Bioengineering and the skin. Lancaster: MTP Press; 1981. p. 135–46.

Zahouani H, Pailler-Mattei C, Vargiolu R, Abellan MA. Assessment of the elasticity and tactile properties of the human skin surface by tribological tests. In: Proceedings oral papers. Vol. 2. 22nd IFSCC Congress; 2002 Sept; Edinburgh; 2002.

97

皮肤的硬度测量：
硬件和测量原理

Salvatore Panduri, Valentina Dini, and Marco Romanelli

内容

关键词

硬度计·皮肤硬度·硬斑病·脂肪性皮肤硬化·静脉疾病·神经病变性足·邵氏单位等级

1 简介

1.1 测量系统

第一个用于评估表面硬度的仪器是雷克斯硬度计（Rex® durometer，型号1700，Rex Gauge Company，Inc.，Glenview，IL，美国）。该仪器是测量橡胶、塑料、非金属材料及皮肤等软组织硬度的国际标准。硬度计（durometer）是一种便携式手持设备，它由一个经过校准的测量单元组成，以线性方式，0～100邵氏单位（shore units scale），记录物体的相对硬度（图1）。这个特性由仪器内部的弹簧提供，通过在测量标本上加载导致凹陷的负荷以感知物体硬度。硬度计的底部有一个小的、圆钝的、可伸缩的压锥，负责产生测量单元所需的测量信息（图2）。因靠自身重力置于皮肤之上，测量时仪器必须保持垂直位置。初始硬度（initial hardness）的定义是在硬度计与皮肤的紧密接触的

1秒内所记录的测量值。对于许多材料来说，这个初始读数在第一秒测量后保持不变（接近理想弹性）。不完全弹性被称为塑性（plasticity），在当硬度计与表面的持续接触导致更高的读数时观察到。这种可塑性的程度被称为"蠕变"，在动物组织中，蠕变量很小。皮肤科用于评估皮肤硬度的硬度计类型为0型，提供822g的弹性负荷。为了消除操作者的错误，该公司改进了第一代型号，使用400g重量加在仪器的顶部，以在没有任何额外压力的条件下压制压锥。应用该恒定负荷原理，为操作员在每次测量皮肤时提供了更一致的读数。对于皮肤的测量，硬度计通常在25℃下使用，在同一区域连续进行四次测量。在每次测量之间，硬度计重设为零，并要求患者呈仰卧位，从而避免肌肉紧张或收缩。

1.2 测量的准确性和再现性

对于每个受试者，在不同的临床条件下，同一区域连续四次测定的硬度值的差别通常低于5%（Falanga and Bucalo 1993；Aghassi et al. 1995）。在一项对硬斑病（morphea）（局部硬皮病）的皮肤硬化研究中（Seyger et al. 1997），对使用硬度计的观

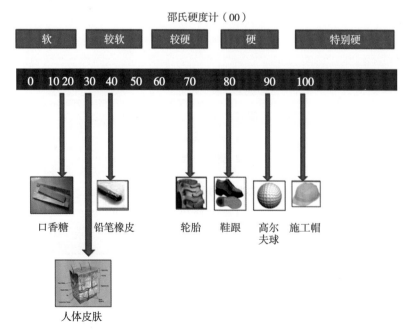

邵氏硬度计（00）

| 软 | 较软 | 较硬 | 硬 | 特别硬 |

0　10 20　30　40　50　60　70　80　90　100

口香糖　铅笔橡皮　轮胎　鞋跟　高尔夫球　施工帽

人体皮肤

图1 邵氏硬度等级

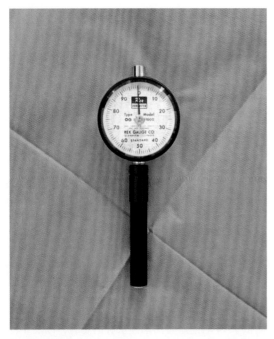

图 2　硬度计

测者内和观测者间数据的一致性进行了评估。硬度计与一个称为皮肤评分系统的改良的皮肤评分（modified skin score，MSS）结合使用（Zachariae et al. 1994）。观测者间的硬度计数据可变性仅为 0.5%，甚至低于 MSS 的观测者内可变性（0.5% vs 2.2%）。同一观测者产生的读数变化量约为 0.5。在皮肤的不同部位，如有较少皮下组织的前额和指（趾）背，硬度计读数变化不敏感。对这一现象（未能区分正常和硬化皮肤）的解释可能基于以下假设，即皮下肌腱或骨结构增加了仪器在这些部位的测量值（Falanga and Bucalo 1993）。

2　医疗应用

2.1　硬皮病

　　硬皮病（scleroderma）皮肤的特征是真皮下部和与其紧接的皮下组织的硬化，可能是系统性硬化症引起的广泛受累，或硬斑病引起的局部受累。硬皮病的皮肤硬度和硬化程度可作为对该疾病发展的预估值，通常使用临床皮肤评分系统进行主观评估。对硬皮病皮肤的客观测量手段包括使用超声、

皮肤弹性测量、透皮氧张力测量及更复杂的如磁共振成像技术。所有这些方法都能提供有关皮肤参与程度的有用信息，但在临床实践中通常认为这样的系列测量是不现实的。Falanga and Bucalo（1993）是第一个使用硬度计描述系统性硬化症的人。他们使用硬度计和皮损严重度评分方法调查了 12 名患者和 12 名对照者的 6 个皮肤解剖学区域。结果显示在除额头外所有皮测区域存在皮损严重度评分和硬度计读数之间的直接关系：皮损分越高，硬度计所测的偏差值越大（P 值对皮损分 1、2 和 3 分别为 0.003 2、0.000 2 和 0.005）。此外，硬度计能够区分不同硬化程度的皮肤硬度。该研究称在体重、皮肤评分、解剖部位直径和硬度读数之间没有发现有统计学意义的关系。使用硬度计与任何疼痛或不适无关。Aghassi 等（1995）在一项研究中将硬度计和激光多普勒灌注成像器结合使用，得出了类似的结果，即在硬斑病中皮肤硬度增加。在这项研究中，作者在正常人群的前臂腹侧部位发现了年龄和硬度的关系。皮肤硬度从出生开始上升，到青春期达到一个恒定的水平，然后保持稳定直到 65 岁，之后皮肤逐渐开始失去它的坚实的质地。女性的硬度值比男性低，而且该仪器能够在硬斑病中区别相邻区域的不同硬化程度。在两项不同的研究中，通过硬度计读数对局限性硬皮病患者的治疗效果进行了研究。Moon 等（2012）研究了 31 例系统性硬化症患者，以评估硬度计读数与 Rodnan 皮肤评分（Rodnan skin score，MRSS）、硬皮病症状和生理功能的相关性。使用硬度计和 MRSS 评估皮肤的参与程度。作者所考虑的其他参数是：健康评估问卷（health assessment question-naire，HAQ）、残疾指数、Keitel 功能测试（Keitel function test，KTF）评分、握力和硬皮病的视觉模拟评分法（visual analog scale，VAS）。硬度计总读数与 MRSS 相关（r=0.537，P=0.002），也和 KTF 评分相关（r=0.608，P < 0.001），但与 HAQ、残障指数（r=0.202，P=0.276）和个人硬化症 -VAS 评分的相关性较差。用硬度计测出的皮肤硬度可以很好地与手指、手、前臂、上臂、大腿和脚部的 MRSS 相关联。该研究表明，在系统性硬化症患者

的皮肤硬度测量时，应考虑这些皮肤部位。

Seyger et al.（1998）通过使用硬度计和其他临床评估来监测对 9 名弥漫性硬皮病患者 24 周的治疗方案，评估了低剂量甲氨蝶呤（每周 15mg）的影响。9 例患者中，有 7 例在试验结束时出现硬度计读数下降，其平均数值由治疗前的 101 ± 13.9 下降至治疗后的 89.7 ± 10.3（$P=0.07$）。在皮检部位中，硬度计读数显示最大的改善是手臂区域的疗效（$P=0.03$）。在另一项研究中，Karrer 等（2000）使用硬度计和临床评分对 5 例进展性局限性硬皮病患者局部光动力疗法的疗效进行了评价（这些患者对其他疗法没有反应）。在所有患者中，硬度计读数显示该疗法很有效。在治疗 6 个月后，皮肤硬度值平均减少了 20%。Kroft 等（2009）使用硬度计和其他参数（表面积测量、摄影、临床特征评分）来评价局部使用他克莫司 0.1% 治疗硬斑病的疗效。该研究对 10 例有活跃斑块硬皮病的患者进行了观察，分别用他克莫司 0.1% 的软膏和一种润肤剂（凡士林）在所选的两种硬皮病斑块上进行治疗，每天两次，持续 12 周。结果表明，在局部使用 0.1% 他克莫司治疗的硬皮病患者中，皮肤硬度值和临床特征评分都有显著降低。

2.2 脂性硬皮病

慢性脂性硬皮病（lipodermatosclerosis）的特点是在腿的内侧皮肤有色素沉着和硬化病变，在静脉功能不全的患者中很常见。硬化的严重程度与溃疡愈合不良有关。Nemeth 等（1989）报道了脂性硬皮病中皮肤硬化程度和溃疡愈合的相关性。他们用临床评分来评估皮肤的硬化程度，发现在那些有溃疡愈合的病人中，脂质硬化的程度要比那些溃疡没有愈合的患者的严重程度要低。皮肤硬度计也用于一组脂性硬皮病患者，其中部分患者同时有静脉溃疡（Romanelli and Falanga 1995）。在一个脂质皮病变的上边缘和下缘之间的皮肤部位，使用了一个临床盲测硬度评分和硬度计结合的方法，并对同一地点的经皮氧分压（transcutaneous oxygen pressure，TcPO$_2$）进行了测量。与对照组的正常皮肤相比，升高的临床硬度评分与增高的硬度计读数相关

（$P < 0.01$）。临床分数与硬度计读数之间呈直接线性相关（$r=0.962 1$）；硬度计能够区分不同程度的皮肤硬度。因此，临床硬度评分为 2 的皮肤比临床评分 1 的硬度计读数要高（$P=0.001 6$）。在 TcPO$_2$ 结果与硬度计读数之间发现有统计学意义的反比关系（$r=0.431$；$P=0.007 9$）（图 3）。在该研究中发现的 TcPO$_2$ 测量值与硬度计读数之间的相关性，证实了在脂性皮硬化中存在致密和增厚的皮肤中氧扩散不足的假设。Le Blanc 等（1997）使用硬度计对静脉溃疡周围的脂皮硬化区进行评估，并获得皮肤硬度分布图。他们的假设是，皮肤的最高硬结程度与溃疡的存在有关。作者发现，静脉性溃疡位于受到脂性硬化病影响的皮肤部位。硬度计测量显示，从溃疡上边缘到膝关节部位皮肤的硬度值呈逐渐线性下降趋势（$r=0.925$）。在同一研究中，作者测试了 14 名皮肤有凹陷性水肿的患者，以及 8 名没有水肿的正常人作为对照。对于轻微或严重水肿（$P > 0.05$）的患者，无论解剖位置如何，其硬度计读数都没有显著差异。

Choh 等（2010）使用硬度计来评估静脉疾病。他们调查了 107 名患有孤立性静脉疾病的病人和在门诊就诊的志愿者；对所有患者进行了 CEAP（临床、病因、解剖和病理学）分类评估。硬度计测量是在患者斜卧状态下内踝上部 15cm 处的非溃疡皮肤上进行。作者们使用了四次测量的平均值。该研究的结果表明，年龄和 CEAP 分类与硬度计结果的相关性有统计学意义（$P < 0.000 1$）。因此，硬度计可以帮助监测溃疡前静脉疾病和确定高危患者。

2.3 神经病变性足

患有周围多神经病变的糖尿病患者足部溃疡风险增加。神经性溃疡的主要致病途径之一是在压力较高的区域皮肤角质化过度。非酶糖基化和自主神经性出汗不良与皮肤硬化的发病机制有关系。Piaggesi 等（1999）在选定的糖尿病患者足部（避开骨质突出区域）的 3 个不同部位测量皮肤硬度。神经病变患者的皮肤硬度比非神经病变性患者和对照组更高（$P < 0.01$）。在神经性病变患者中，跖

图3 经皮氧压分压（TcPO₂）和硬度计读数或临床硬度评分的关系（插图）

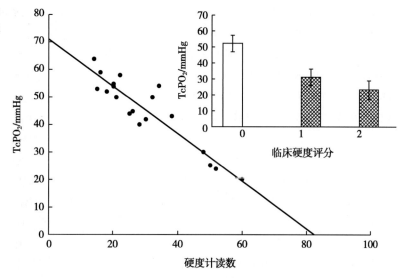

图4 神经病变性糖尿病患者拇趾处振动感知阈值和足中部皮肤硬度值的相关性。DMT-M，中部皮肤硬度值；VPT-A，拇趾处振动感知阈值

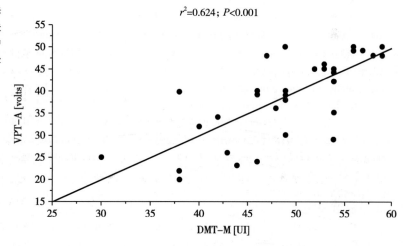

骨角质化症患者的皮肤硬度值明显高于无角质化症的患者。受试者还通过使用生物触觉测量器确定振动感知阈值（vibration perception threshold，VPT）来评估神经病变。该仪器是一种带有振动探头的电气装置，在测试中使用逐渐增强的振动强度。三种振动强度中最低的一种叫作VPT。在该研究中，神经病变患者的皮肤硬度计读数与VPT之间在内踝（$r=0.516$）和拇趾（$r=0.624$）部位均存在显著正相关（图4）。Cuaderes等（2009）评估了糖尿病患者的皮肤硬度和足部压力。使用硬度计在10个部位（拇趾的跖侧，第三和第五趾，第一、第三和第五跖趾，足中段的内、外侧，脚跟，以及拇趾

和第二趾之间的背侧）对皮肤硬度进行测量。硬度计和压力计的读数显示出在拇趾、第三趾、第一、第三和第五跖趾等部位有一致性。由于大多数糖尿病足溃疡都发生在这些部位，硬度计和压力计都可能是有用的、可确定风险程度的筛查工具。

3 结论

硬度测定法（durometry）是一种测量皮肤硬度的技术。这种方法利用了硬度计在线性尺度上的感知和记录硬度的能力，它的简单性和易用性是独一无二的。硬度计的测量在相同的受试者和皮肤硬

化程度相同的不同受试者中具高度可重复性。所获得的数据表明，在皮下组织少的皮肤区域使用时，硬度计可能是不敏感的。在现阶段，该仪器被用作一种标准的无创检测工具来测量系统性硬化症的皮肤硬度。作者们认为，在其他皮肤科疾病中，硬度测定法可用于评估皮肤的参与程度，并监测治疗效果。

（曲镝 译，华薇 校，李利 审）

参考文献

Aghassi D, Monoson T, Braverman I. Reproducible measurements to quantify cutaneous involvement in scleroderma. Arch Dermatol. 1995;131(10):1160–6.

Choh CT, Wall ML, Brown MD, et al. Use of durometry in assessment in venous disease. Phlebology. 2010;25(2): 94–9.

Cuaderes E, Khan MM, Azzarello MM. Reliability and limitations of the durometer and PressureStat to measure plantar foot characteristics in Native Americans with diabetes. J Nurs Meas. 2009;17(1):3–18.

Falanga V, Bucalo B. Use of durometer to assess skin hardness. J Am Acad Dermatol. 1993;29(1):47–51.

Karrer S, et al. Topical photodynamic therapy for localized scleroderma. Acta Derm Venereol (Stockh). 2000; 80(1):26–7.

Kroft EB, Groeneveld TJ, Seyger MM, et al. Efficacy of topical pacrolimus 0.1% in active plaque morphea: randomized, double-blind, emollient-controlled pilot study. Am J Clin Dermatol. 2009;10(3):181–7.

Le Blanc N, et al. Durometer measurements of skin induration in venous disease. Dermatol Surg. 1997;23(4): 285–7.

Moon KW, Song R, Kim JH, et al. The correlation between durometer score and modified Roadnan skin score in systemic sclerosis. Rheumatol Int. 2012;32(8):2465–70.

Nemeth AJ, Eaglestein WH, Falanga V. Clinical parameters and transcutaneous oxygen measurements for the prognosis of venous ulcer. J Am Acad Dermatol. 1989;20(2 Pt 1):186–90.

Piaggesi A, Romanelli M, Schipani E, et al. Hardness of plantar skin in diabetic neuropathic feet. J Diabet Complications. 1999;13(3):129–34.

Romanelli M, Falanga V. Use of durometer to measure the degree of skin induration in lipodermatosclerosis. J Am Acad Dermatol. 1995;32(2 Pt 1):188–91.

Seyger MMB, et al. Reliability of two methods to assess morphea: skin scoring and the use of a durometer. J Am Acad Dermatol. 1997;37(5 Pt 1):793–6.

Seyger MMB, et al. Low-dose methotrexate in the treatments of widespread morphea. J Am Acad Dermatol. 1998;39(2 Pt 1):220–5.

Zachariae H, et al. Skin scoring in systemic sclerosis: a modification- relations to subtypes and the aminoterminal propeptide of type III procollagen (PIIINP). Acta Derm Venereol (Stockh). 1994;74(6): 444–6.

98

声速和频散测量皮肤的黏弹性：角质层张力的影响

Eduardo Ruvolo, Christina Lee, and Nikiforos Kollias

内容

关键词

弹性·弹性纤维组织测试仪·老化·皮肤保湿·皮肤黏弹性·皮肤的力学性能

1 简介

老化过程中，皮肤弹性的减少是由于真皮基质中弹性蛋白（elastin）和胶原蛋白（collagen）的流失（Jansen and Rottier 1957；Lavker et al. 1987）、皮下组织质量的缺失（脂肪层和肌肉重量）以及随交联度增加的胶原蛋白的硬化而导致的皮肤变薄所造成。年龄同时也会影响皮肤力学性能的方向性。在发育过程中，从婴儿期到青春期，为适应生长，皮肤对压力的反应将呈各向同性，而在成年期，这种各向同性的行为将会由特定部位的张力习惯而退化。

皮肤的力学强度主要归因于真皮基质，它主要由胶原蛋白和弹性蛋白组成。胶原蛋白分子形成纤丝、纤维和纤维束，呈篮网状图案排列。这使得真皮会因压力而变形，同时减少撕裂损伤。胶原束的大小随真皮深度［从真皮上层（乳头状）到深层（网状）］的变化而变化，所受张力取决于身体部位、方向和姿势，范围通常从 0 到 20N/m（Skin Mechanics 1986；Nizet et al. 2001）。自 19 世纪以来，由于观察到皮肤圆形穿孔能产生椭圆形孔，外科医生们认识到皮肤这种拉力载荷是定向的（Nizet et al. 2001）。这些线条被称为"兰格线"（Langer's lines）（Langer 1861），它们代表皮肤最大张力的方向，整个身体上下都能识别到这些线条（Cox 1942；Gibson et al. 1969）。它们被用作手术切口首选的方向，这样可使得跨越伤口的张力最小。此外，我们已知真皮成纤维细胞可产生张力并沿张力方向改变其方向（Takakuda and Miyairi 1996）。因此，皮肤的力学性能将随兰格线所定义的张力的各向异性而变化。

许多技术被开发用来研究皮肤的力学性能及其对年龄老化的依赖性（Elsner 1995；Rodrigues 2001）。这些技术主要基于这样一个概念，即评估

拉动或推压皮肤所需的作用力可给出对组织弹性和塑性性质的估量，它们可分为以下类别：（a）仪器在皮肤表面生成弱真空环境并测定皮肤在恒定吸力作用下被拉伸的高度以及皮肤返回原始形状的速率；（b）仪器使用与皮肤接触的两个同心圆筒并测量扭矩作用下的角位移以及扭矩移除后皮肤恢复平衡态的速度；（c）仪器可以通过测定从预定高度撞击皮肤的小质量体的反弹高度来评估皮肤的硬度 / 弹性（Serup and Jemec 2006）。以上所有种类仪器测量的参数都受到皮肤表面以及深层真皮组织，甚至皮下组织力学性质的影响。因此，我们从这些仪器得到的信息并不总是局限于皮肤。这些方法并不提供任何关于力学各向异性的信息。

另一种仪器通过测量放置于材料表面两个传感器之间剪切波的传播时间来评估材料的力学性能。传感器之间的距离和剪切波的频率决定了测量采样深度。Reviscometer® RVM 600 是该方法用于测量皮肤黏弹性的商业版本。Reviscometer® 被设计用于测量样本深度高达几十微米，使其适合测量表皮及真皮乳头层（papillary layer）的力学参数。所应用的脉冲频率在可听声范围（4.5kHz）。材料中的声速取决于材料的密度及所处的张力。机械振动（mechanical vibrations）在较高张力方向上传播得更快，正如吉他的弦，张力越大、弹拨之后震动的频率越高。由于胶原蛋白纤维的优先排列与皮纹线（兰格线）相对应，弹性扰动在皮肤上传播的速度很大程度上取决于此排列方向。

以往的研究表明，皮肤上剪切波的传播时间与老龄化的相关性较弱（Nizet et al. 2001；Dahlgren and Elsnau 1986；Vexler et al. 1999）。这些研究的一个共同点是测量都只在探头有限数量的角位置上进行，通常是以增量为 45° 的 4 个位置上测量。因此，小于 45° 的方向特征则被忽略或平均。可最近的研究表明剪切波的传播与年龄之间有很强的相关性（Ruvolo et al. 2007）。

前一章中（Ruvolo Jr et al. 2014），作者们用相同的技术描述了以往的实验和研究，该技术记录了组织的密度变化以及活性成分累积排列活的角质形成细胞时产生的变化对声速的影响。在本章

中，我们通过大量的研究证明了声剪切波传播［速度和角频散（angular dispersion）］测量皮肤黏弹性特性的灵敏度和效用。本章中所给出的研究使用了Reviscometer® RVM 600，但其他使用相同驱动原理的仪器也可被用于此类研究。这种技术依赖于方向提供了表层弹性参数的独特信息，并通过测量不同年龄皮肤黏弹性性质的方向依赖性（directional dependence），使各向异性的变化与皮肤结构特征相关联，表征了作用于皮肤表面的张力。因此，我们试图通过测量润肤剂局部应用之前和之后皮肤黏弹性特性的各向异性，来表征作用于皮肤表面的拉力。为此，我们为该技术（通过 Reviscometer® RVM 600）建立了新的具有更高角分辨率的数据采集方法，并定义了一个与皮肤黏弹性各向异性及一致性相关的新的力学参数。

② 技术及硬件描述

1980 年，Hagen Tronnier 教授（1980）开发了一种测量皮肤共振频率的方法。之后，1999 年 Vexler（Vexler et al. 1999）描述了一种更类似于商业仪器（Reviscometer® RVM 600，Courage + Khazaka Electronic GmbH，Cologne，Germany）的皮肤黏弹性分析仪。

通过研究机械扰动沿材料表面的传播是一种评估黏弹性材料（如皮肤）力学特性的无损方法。脉冲或周期（波）机械扰动的传播速度取决于传播方向上材料的张力以及材料的密度（Doukas et al. 2001）。激发信号的幅度应当很小，并在材料中不产生永久性的变化，而研究中产生扰动的仪器与研究介质（如皮肤）之间的耦合应当足够稳定（Vexler et al. 1999；Potts et al. 1983；Dorogi et al. 1986；Mridha et al. 1992）。以下描述是基于构建和使用 Reviscometer® RVM 600。

与皮肤接触的探头包括两个间距约为 2mm 的压电式换能器，它们被安装在两个独立支架上。一个换能器产生一个小幅度的声波脉冲，＜ 0.2mm，在可听声范围中（4.5kHz），第二个换能器作为接收器。声脉冲从发射机到接收机的时间被定义为谐

振运行时间（resonance running time，RRT）。RRT 的值可用于计算声脉冲的传播速度。如果我们考虑 Dahlgren（Dahlgren and Elsnau 1986）的声波传播一维纵波模型，材料的杨氏弹性模量（Young's modulus of elasticity，E）直接关系到声波传播速度（c）的平方：

$$E = dc^2 \cdot 10^6 \tag{1}$$

其中 E 单位是 N/m^2，d 为皮肤的密度，单位是 g/cm^3，c 单位是 m/s。因此，一旦测得传播速度，弹性模量则可被确定。

为了确保换能器与皮肤之间的良好接触（无滑动），需施加恒定的压力；探头在皮肤上施加的压力通过弹簧机制调节：施加一定的压力是测量程序启动的必要条件。探头由一个空心圆柱形支架支撑垂直置于皮肤表面，支架通过双面胶带附着在皮肤表面。制造商在支架外围以 45° 的间隔对其进行标记。在本章所介绍的所有工作中，我们使用了一个改进的探头支架装置，我们在探头上和支架上各放置了毫米刻度。我们通过在支架内旋转探头使两个刻度线互相对齐来进行测量。这相当于在 100° ～ 180° 的间隔内每隔 3° 进行一次测量。自定义采集软件的开发基于 LabVIEW 6.0（National Instruments Corporation，Austin，TX）。

为演示采集数据时增加角分辨率的必要性，我们记录了同一个 47 岁志愿者相同皮肤部位（上臂内侧）处间隔 45° 和间隔 3° 的弹性纤维组织测试仪的读数（图 1）。显然，角宽小于 45° 的特征很可能被错过。根据奈奎斯特采样准则（Nyquist sampling criterion），利用 3° 的采样间隔，我们可以准确地记录角分散宽度至少为 6° 的特征。一般情况下，年龄较大的个体具有较小的最大值，最大的角分散宽度可在 10° 的量级。采用较高角分辨率的测量方法增加了准确记录皮肤径向各向异性的可能。黏弹性读数中增加的角分辨率提供了有可能被忽略的信息。

人体皮肤测量的 RRT 值对测量角度的依赖性可用高斯曲线（Gaussian curve）来描述，如图 2 所示。从高斯拟合函数中可确定两个参数：半高全宽值（full width at half maximum，FWHM）以

及对应于 RRT 角度各向异性的曲线幅度值。各向异性定义为在给定皮肤部位，测量的最大与最小 RRT 值之比：

$$A=RRT_{max}/RRT_{min} \qquad (2)$$

图 2 演示了 RRT 最小与最大值的定义（分别为 RRT_{min} 以及 RRT_{max}）以及拟合曲线的半高全宽值（FWHM）；这些参数与基于 Reviscometer® 测量的可在皮肤中确定的两个新的力学参数相对应，它们是各向异性与角分散宽度。

Reviscometer® 并不对所有的皮肤部位都很有效。具有较高绒毛密度的皮肤部位使换能器与皮肤之间的耦合变得困难。从较紧的皮肤部位（如

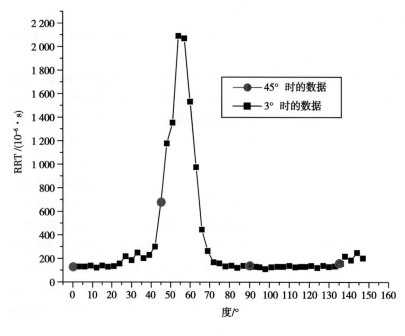

图 1 通过 Reviscometer® 从 47 岁测试者上臂内侧获取的典型的数据。数据显示对于相同部位 3° 角间隔（黑色方块）和 45° 间隔（红色圆圈）的测量数据

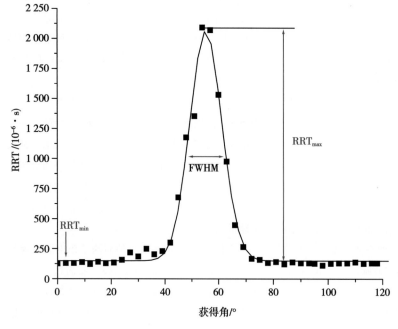

图 2 从与图 1 相同主体上臂内侧获得的 RRT 数据。数据测量是在 120° 的范围内以 3° 为角增量而获得。拟合了高斯曲线。拟合所得的相关参数如图所示。这些参数为最小 RRT（RRT_{min}），最大 RRT（RRT_{max}），以及曲线的半高全宽值（FWHM）

小腿、前额等处）获取高质量的数据也同样困难。仪器在皮肤摸起来特别"软"的部位如上臂内侧、颈部、腹部、乳房和大腿，特别是内侧以及躯干的侧面，可提供非常可靠及高质量的数据。值得注意的是可以获得高质量 Reviscometer® 测量的皮肤部位，同时也是腹纹或妊娠纹有可能出现的部位。

3 仪器校准

在类似前臂背侧和腹侧的解剖学部位的典型的 RRT 数值范围覆盖 100×10^{-6} 到 450×10^{-6} 秒。制造商对仪器提供 RRT=$230 \times 10^{-6} \pm 30 \times 10^{-6}$ 秒的弹性体标准。该标准的 RRT 值适用于从身体不同部位测得的绝大多数数值。

当不同的 Reviscometer® 探头被用来测量相同皮肤部位的皮肤黏弹性时，我们观察到不同探头间的读数并不相同，这可能是由于换能器之间的距离以及灵敏度不同的原因。因此，探头是针对更为广泛的黏弹性标准进行校准的。为此，我们使用了标准热塑弹性弹力仪（Biscoe and Sebastian 1993）测试材料块工具包来测量肖氏硬度 A（Shore scale A）（Rex Gauge Company Inc.，Buffalo Grove，IL）与肖氏硬度 00（Shore scale 00）（Corporate Consulting，Service and Instruments，Inc.，Akron，Ohio）。之所以选择这些材料是因为它们较为广泛的 RRT 值（$200 \sim 1\,100 \times 10^{-6}$ 秒）。每个样品进行 10 次重复的测量，数据取平均值。在 RRT 值上，弹性体是各向同性的。所有测量在温度为 18℃，相对湿度为 40% ~ 50% 的环境条件下进行。表 1 显示了该研究中使用的标准测试材料块的肖氏硬度、国际橡胶硬度（International Rubber Hardness Degree，IRHD）（ASTM 2003）和密度（g/cm^3）。肖氏硬度是一种利用弹簧加载压印计对材料的抗压强度的测量。塑性材料硬度测试最常用的方法是肖氏（硬度计）硬度测试或洛氏硬度测试；测量数值越高、对缩进的阻力越大。通过使用方程式 1，我们估计了每个弹性体的声速并列于表 1。图 3a 显示了两个不同探头测得的 RRT 值与声速（m/s）的标准，图 3b 显示了相同的弹性体作为杨氏模量（Young's

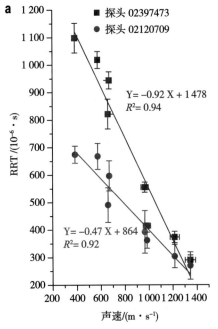

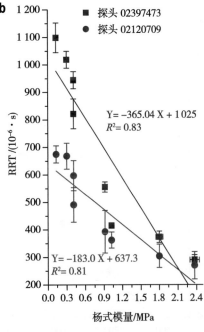

图 3 制造商所提供的两个不同探头的 Reviscometer® 数据。（a）展示了不同弹性体的黏弹性特性作为声速（m/s）的函数。（b）不同弹性体黏弹性特性作为杨氏模量（MPa）的函数。数据表示为平均值，误差条为平均值的标准差（均值＋标准差）

modulus，MPa）的函数。从图 3 中可以看出不同探头对低 RRT 的弹性体有相似的响应，但在高 RRT 上则不同。对于不同弹性体，我们可以发现相较于杨氏模量（图 3b，$R^2=0.81$ 和 $R^2=0.83$），RRT 与声速（图 3a，$R^2=0.92$ 和 $R^2=0.94$）之间的相关性更高。由于杨氏模量被定义为在一定应力范围内，即线性化假设下拉伸测试时胡克定律（Hook's law）依然成立，应力与应变的比值，所以弹性体中对横波传播（RRT 或声速）的测量可以更好地测量表面弹性性质。

利用标准的弹性体材料块，不同探头间的测量读数可通过绘制弹性体测量值而联系起来，如图 4 所示。两个测试探头间的相关性可通过线性拟合来描述（$r^2=0.92$）。举个例子，图 5 展示了两个不同的探头在同一位 41 岁受试者上臂内侧测得的 RRT 数值作为角度的函数。若从灵敏度较低的探头（02120709）读取数据，并利用从材料块测得的数值进行线性校正［$Y=220.1+1.94* \times$ 硬度（X）］，我们在图 5 中可观察到较低灵敏度探头测得的数据与具有较高动态范围的探头测得的数据更为接近。

表 1　用于校准的硬度计测试材料块的物理参数

肖氏硬度种类	IRDH	杨氏模量 / MPa	密度 / （g·cm⁻³）	声速 / （m·s⁻¹）
00	31	0.133	0.91	384
00	46.9	0.303	0.92	574
00	54.5	0.412	0.93	669
00	63.1	0.414	0.95	660
00	77.3	0.916	0.98	965
A	29	1.024	1.06	983
A	42.8	1.801	1.22	1 215
A	50.2	2.367	1.31	1 345

4　不同年龄及不同解剖部位皮肤的黏弹性性质

众所周知，人的皮肤随着年龄增长而变化，尤其变得越发"松弛"和缺乏"弹性"。这可通过手背的"捏掐"实验得到证实，我们观察到两指之间被横向压缩的皮肤在捏掐之后皮肤返回原始状态的速度——年轻的皮肤表面会产生一个"膨胀凸出（bulge）"，而老化的皮肤则产生出众多的皱纹

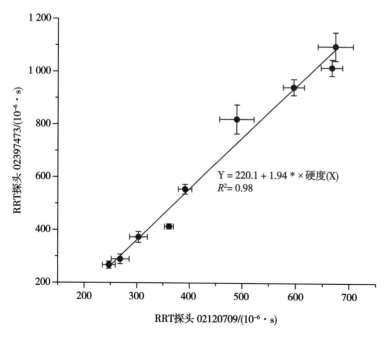

图 4　不同硬度弹性体 RRT 探测值的相关性。图中显示了两个探头间的线性相关性。数据代表平均值，误差条是均值的标准偏差（均值 ± 标准差）

$Y = 220.1 + 1.94 * \times$ 硬度(X)
$R^2 = 0.98$

图 5　展示了两个不同探头对上臂内侧的测量值。通过对探头 02120709 进行线性校正（Y=220.1+1.94*X）以获得调整后的测量读数（红色星号）

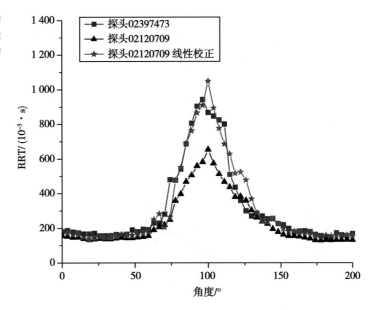

图案。人们已经得出结论，要观察到这种明显的皮肤变化，皮肤的弹性性质必须发生改变。在对皮肤处于负压之下皮肤表面形变的研究中，跨越 50 年的年龄范围（10 ～ 60 岁）内，用仪器测量记录到的皮肤变化的量级可达 33%。但由于较小的动态范围，这一数字并未提供所观察到皮肤的变化随年龄产生变化的记录。由于 Reviscometer® 评估皮肤的表层，人们认识到对表层皮肤与年龄相关的力学性质变化的监测，将会提供更为准确的皮肤随年龄改变的表征。

研究方案获得了独立伦理委员会的批准，受试者总体健康状况良好，并给予知情同意。对 239 名志愿者进行了 RRT 测量，志愿者的皮肤类型涵盖从皮肤非常淡的白种人（Ⅰ型和Ⅱ型）到非裔美国人（Ⅵ型）。志愿者被分成 5 个年龄段：0 ～ 2 岁（1.8±1.1，均值 ± 标准差）、14 ～ 20 岁（17±4.2）、24 ～ 40 岁（32.5±10.6）、55 ～ 60 岁（57.5±3.5）及 65 ～ 75 岁（70±7）。Reviscometer® 测量的部位位于离肘部 15cm 处的上臂内侧，探头角度跨越 0° 到 100° 的范围并以 3° 为角增量，初始探头的角度被选择在 RRT 读数最低的方向。同时对 117 名志愿者的颈部、背侧和腹侧前臂进行了 Reviscometer® 测量。

对各年龄组及测量部位的均值和标准差进行了计算。利用 JMP® 统计软件（SAS Institute Inc.，Cary，NC）并采用标准最小二乘分析法进行了方差分析。$P < 0.05$ 被认为具有统计学意义。

为确保视觉外观与力学特性之间的关系，对 239 名受试者的上臂内侧及前臂背侧进行了活体宏观成像。利用 100 倍放大镜头（Model MX-100Z，Hirox Inc.，Tokyo，Japan），视频显微成像系统（video-microscope image system）（HiScope®，Model KH-2400，HiroxInc.，Tokyo，Japan）被用于获取被测部位的特写图像（2.8mm×2.1mm 图像尺寸）。依据掠射角度的照明，这套成像系统可提供对皮肤表面纹理或下表层特征的测量。在本研究中，掠射角照明（grazing angle illumination）被用于增强皮肤纹理的对比度。

图 6 显示了 3 个不同年龄组上臂内侧测量得到的典型的 RRT 曲线轮廓。我们观察到，纵然不同测试年龄组 RRT_{min} 值保持得相当一致，但 RRT_{max} 值随着年龄的增长而增加。因此，方程式 2 所给出的各向异性比也随着年龄的增加而增加（图 7）。此外，RRT 曲线轮廓的宽度，即角频散的宽度随年龄增加而变窄（图 7）。不同年龄组间的变化的差异有统计学意义（$P < 0.01$）。由于随年龄的增

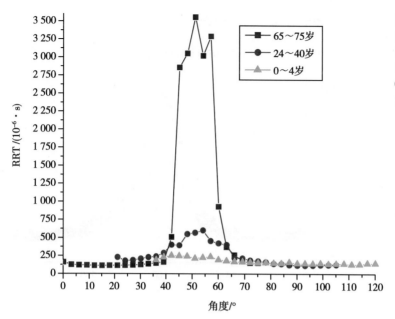

图6 皮肤黏弹性性能取决于年龄。3 个年龄组别上臂内侧具有代表性的谐振运行时间（RRT）轮廓图：0 ～ 4 岁（绿色三角）、24 ～ 40 岁（红色圆圈）和 65 ～ 75 岁（蓝色方块）

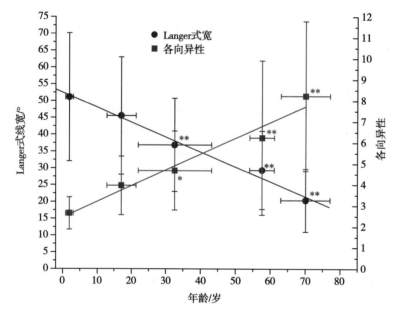

图7 皮肤黏弹性性能表现出较强的对年龄的依赖性。随着年龄的增加，各向异性比（红色方块）增加，而角频散宽度（蓝色圆圈）则减小。所有测量均位于上臂内侧：*P < 0.01，**P < 0.001 相较于最小年龄组。数据表示平均值，误差条为均值的标准差（均值 ± 标准差）

长，RRT 各相异性增加而角频散宽度降低，我们可将二者的比例定义为一个记录皮肤随年龄变化的单独的黏弹性参数，相较于两者之中的任何一个，该参数具有更宽的动态范围（图 8）。该参数与年龄之间关系的最佳表述可通过一个指数方程式表达，并将数据拟合到此方程式：

各向异性比 = 各向异性 /FWHM=0.04 × e$^{(年龄/31)}$（3）每个老年群体的各向异性比的数值与最年轻的群体相比具有统计学差异。

皮肤的力学和物理性质受到了广泛的研究（Skin Mechanics 1986；Rodrigues 2001；Serup and Jemec 2006）。这些研究将皮肤描述为一种黏弹性

图8 各向异性与角频散宽度的比值提供了一个与年龄相关的单一黏弹性参数，该参数比二者之间任何一个具有更大的动态范围：*P＜0.03，**P＜0.001，相较于最小年龄组。数据表示平均值，误差条为均值的标准差（均值 ± 标准差）

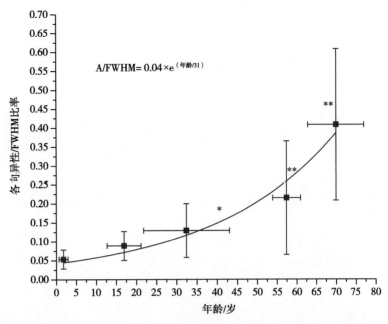

介质，并解释了皮肤具有均匀的密度和各向同性的弹性模量。皮肤的力学性能得益于其结构成分的贡献，如胶原蛋白、弹性蛋白、角蛋白及纯黏性间质流体（puerly viscous interstitial fluids）（Dahlgren and Elsnau 1986）。根据方程式 1，剪切波的传播速度取决于声传播方向中介质的密度。本章的结果表明，皮肤表面剪切波的传播是各向异性的，因此与皮肤力学性质有关的组织密度和张力也是各向异性的。对于不可压缩介质，这两个参数相对独立，但在皮肤或黏弹性材料中，它们可能不是相对独立的。我们可以用吉他的弦来做类比；弦产生的声音取决于它的张力，也取决于材料的密度（类型和厚度）。

随着年龄的变化，上臂内侧部位的皮肤在其结构和力学性能上发生了很大的变化。从图 6 中可明显看出，与其他两个年龄组相比，年轻皮肤的 RRT 读数更多是各向同性的。对于 24 ～ 40 年龄组，各向异性出现了明显的增加，而老龄组则呈现出一个非常明确的 RRT 最大值。

这也可以在影像显微成像仪器对皮肤微纹的成像中观察到。皮肤微纹包括不同年龄组特征性的前臂腹侧上的纹理。图 9 中的活体显微图像代表了不同年龄组：0 ～ 4 岁、14 ～ 24 岁、24 ～ 40 岁和 65 ～ 75 岁。很明显，随着年龄增长，三角和六角形纹理逐渐被线性方向的纹理所取代，这反映出真皮乳头的扁平化以及乳头状真皮中胶原蛋白纤维的强化。这些纹理的变化伴随着黏弹性各向异性的减小和对方向性具有很强依赖性的角频散宽度的增加。

对 4 个测试主体成像获得的各向异性值为 2.1（16 个月，图 9a）、2.4（14 岁，图 9b）、4.2（39 岁，图 9c）及 15.6（70 岁，图 9d），相对应的角频散宽度值分别为 108°、84°、40° 和 35°。黏弹性各向异性与皮肤结构特征作为年龄的函数的变化相关。

从图 10 中我们可以更好地了解皮肤微纹方向的共位性及 RRT 值的角分布。通过 100× 放大，一个 47 岁的受试者的上臂内侧经视频显微镜成像。在极坐标中，Reviscometer 换能器的发射机和接收机的探头被按比例大小绘出，相同部位获得的 RRT 读数也被绘于相同坐标图中。非常重要的是，RRT 最大值与皮肤表面微纹重合（图 10）。上臂内侧皮肤微纹随年龄增长的发展变化方式（图 9）与 RRT 各向异性的发展变化相似。随着年龄的增长，张力逐渐向优先选择的方向发展，这造成了皮肤纹

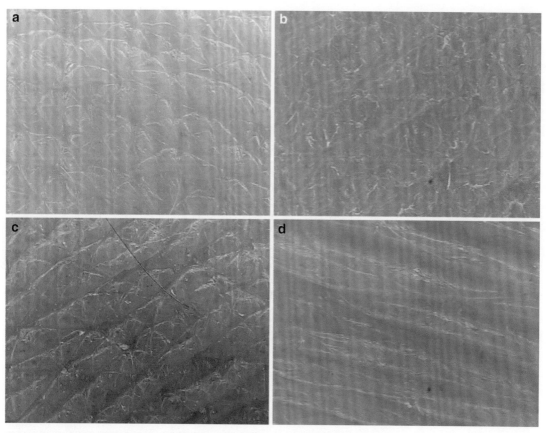

图9 展示了不同年龄组皮肤结构特征和黏弹性变化。活体显微图像代表了不同年龄组:(a) 0～4 岁(各向异性 =2.1;FWHM=108°);(b) 14～24 岁(各向异性 =2.4;FWHM=84°);(c) 24～40 岁(各向异性 =4.2;FWHM=40°);(d) 65～75 岁(各向异性 =15.6;FWHM=35°)

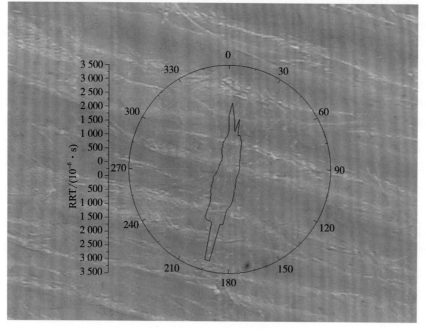

图10 皮肤的黏弹性的各向异性沿皮肤微纹的方向,沿垂直于皮肤微纹(兰格线)方向与最大 RRT 相连接的线。作为一个例子,一个皮肤的视频显微镜图像(×100)与 RRT 值图表相叠加作为角度的函数,即在极坐标系下

理学分布和形状的变化。年轻的皮肤中，纹理线条上部看起来更丰满圆润，形成了类似星星的图案。随着个体年龄的增长，纹理结构变得更加扁平和各向异性，即并非在所有方向上保持对称，而在恒张力的方向上伸长。此方向性与张力密切相关。纹理的延伸沿张力增加的方向发生。

图 11 展示了一个 70 岁的受试者上臂内侧的视频显微图像（Hirox，Japan 100× 镜片）。这幅图按比例显示了探头方向（换能器尖端）与皮肤微纹之间的关系。当换能器尖端如图 11a 所示垂直置于皮肤微纹时，RRT 值最小，通常在 250×10^{-6} 秒左右，对应的声速为 1 800m/s（基于探头校准）。沿此方向（沿纹理线），皮肤的张力最大、横波传播得更快。相反的，当换能器尖端被置于与纹理线平行的方向时（图 11b），记录到的 RRT 值最大。RRT 值为 $1 100 \times 10^{-6}$ 秒，对应的声速为 390m/s，接近于空气中的声速（340m/s）。此方向皮肤的张力最低。

图 11　一个 70 岁的受试者的上臂内侧的视频显微镜图像（HiScope，Hirox 100× 镜片）案例。图中按比例显示了 Reviscometer® 换能器尖端与皮肤纹理学的关系。a 信号沿兰格线方向传播。谐振运行时间较低；取决于探头响应和测试部位，典型值介于 100×10^{-6} 秒与 300×10^{-6} 秒之间。b 信号沿垂直于兰格线方向传播对应高的 RRT 值。取决于探头响应和测试部位，典型值可以达到 $3 000 \times 10^{-6}$ 秒

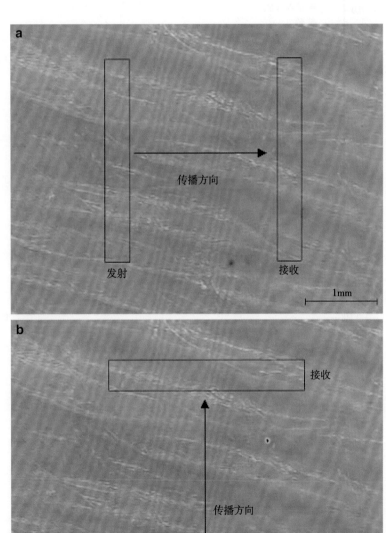

　　不同身体部位（颈部、上臂内侧、前臂腹侧和前臂背侧）测试得到的各向异性比显示出，整个身体的各向异性比对年龄的依赖性并不相同（图12）。黏弹性性能的变化率取决于解剖学部位。各向异性随年龄增长而增加，尤其是在皮肤被认为是"细嫩"或"柔软"的解剖部位，如上臂和颈部。有趣的是，最剧烈的变化发生在皮肤被认为是"更松散"或"更柔软"的部位，如脖子和上臂。前臂腹侧和背侧皮肤的黏弹性特征在统计学上没有差异，在所测试的年龄范围内也没有明显的变化。

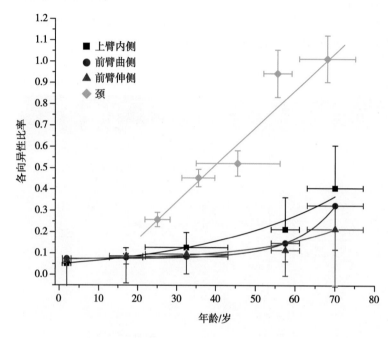

图12　各向异性比随年龄增长而增加显示出皮肤"较软"部位较高的增长率。各向异性比在许多解剖部位显示出作为年龄的函数：颈部（绿色钻石形）、上臂内侧（黑色方块）、前臂腹侧（蓝色圆圈）和前臂背侧（红色三角形）。数据表示平均值，误差条为均值的标准差（均值 ± 标准差）

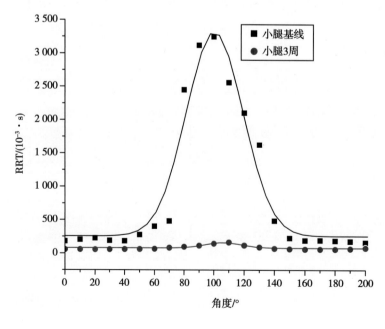

图13　基线及使用10%甘油治疗小腿3周后测得的谐振运行时间（10^{-3}ms）作为探头角度（°）的函数

润肤霜对谐振运行时间的影响：更好的评估消费者认为"软"的工具

人们研究了许多不同的对于干性皮肤的管理方法。根据治疗的方法，它们可以被分为润肤剂、保湿剂和封闭剂或者将它们结合起来。有许多不同的无损仪器和临床评估方法来评测改善和干燥等级。本研究中，我们的目的在于比较化妆品工业中用于治疗干性皮肤的 3 种常用成分：甘油（glycerin）、凡士林（petrolatum）和二甲硅油（dimethicone）。已经证明甘油在局部应用中对皮肤具有广泛的益处。甘油作为一种保湿剂，单分子甘油可与 6 个水分子结合。甘油也被证明是一种脂相调节器，它可抑制角质层类脂从液体到固体晶体的转变。凡士林和二甲硅油主要作为封闭材料来帮助降低相对环境的水分损失。二甲硅油是一种美国食品药品管理局（Food and Drug Administration，FDA）专著的作为皮肤保护剂的成分，其浓度范围从 1% 到 30%。

这是一项对小腿分别进行的单盲临床研究，随机 3 周的研究包括实验开始时对基线和使用一种温和液体清洁剂清洗一周后的第 3 周时的无损测量及自我评估。98 名女性受试者（48 名白人和 50 名非裔美国人）参与了此实验，受试者的皮肤均自我评估为干性并且每周至少使用 5 次身体保湿霜。N=11 ～ 13/ 治疗组 / 族群。每日对小腿使用测试产品两次。测试产品按它们主要的治疗方法分为四组：产品 A（10% 甘油）、产品 B（10% 凡士林）、产品 C（5% 二甲硅油）、产品 D（12.5% 甘油、4% 凡士林、1.25% 二甲硅油）。产品 A、B、C 的配方均使用相同的简单乳剂性基液，产品 D 使用了更复杂的乳液配方。

通过测量皮肤的电导（skin conductance）（Skicon® 200，I.B.S Co.，Ltd.，Japan）、经表皮的水分丢失（transepidermal water loss，TEWL）（VapoMeter®，Delfin Technologies，Finland）、皮肤剥落（flaking）（D-Squame®，CuDerm，USA）、295nm 皮肤荧光（SkinScan®，HoribaJobinYvon Inc.，Edison，NJ，USA）和皮肤黏弹性（skin viscoelasticity）（Reviscometer®，Courage+Khazaka Electronic GmbH，Cologne，Germany）对皮肤水合性能进行评估。

甘油在增加皮肤电导率和降低脱皮指数（desquamation index）方面明显优于凡士林和二甲硅油。此外，与实验前基线相比，甘油同时显著降低了 295nm 皮肤荧光（色氨酸荧光）。一些研究（Kollias et al. 1998；Doukas et al. 2001；Stamatas et al. 2006）认为实验基线时皮肤干燥并存在过度增殖状态，通过使用保湿剂，细胞增殖率降回了正常健康皮肤水平（Russell et al. 2012）。

由于种族间黏弹性评估不存在统计学上的差异，我们将对所有不同族群的黏弹性评估定位成一个实验群体。并对随时间渐进的治疗效果进行了评估。图 13 展示了基线及使用产品 A 治疗小腿 3 周后，黏弹性测量作为探头角度的参数的一个例子。我们观察到谐振运行时间的角度值随治疗进度显著降低，说明了局部密度的显著增加（较低的 RRT）、各向异性的降低（张力）、水分的增加以及角质层黏弹性显著的变化。

图 14 展示了使用 4 种不同保湿产品治疗前及治疗 3 周后小腿皮肤各向异性的测量值（平均值和标准误差）。注意到小腿在基线时并不呈现出很高的各向异性。本研究中小腿平均的各向异性值约为 2.5。对于同一年龄组，上臂内侧的各向异性大约高于小腿 3 ～ 4 倍。与基线读数相比，产品 A 的各向异性显著降低（$P < 0.5$），产品 D 呈现出各向异性定向的下降（$P < 0.1$）。

5 论述

本章中，我们研究了皮肤黏弹性（skin viscoelasticity）对年龄的依赖性、对身体部位的依赖性以及保湿剂的效果。为此，我们使用了一种市场上可买到的仪器（Reviscometer® RVM 600，Courage+Khazaka Electronic GmbH，Cologne，Germany），改进了数据采集方法（通过窄角间隔测量）并定义了一个与 RRT 各向异性及角频散有关的参数。这些参数提供了广泛的动态范围，比目前所提出的方法更能准确的反映皮肤力学特性随年龄的变化。利用改良的 Reviscometer® 方法，我们

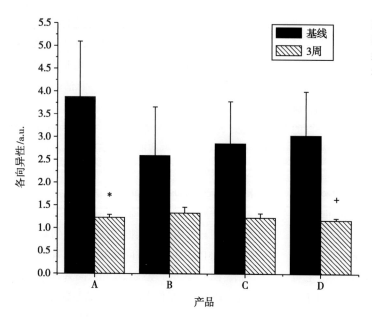

图 14 利用 Reviscometer® RVM 600 测得的基线和 3 周治疗后小腿的各向异性。误差条表示标准偏差（均值为 3 个读数取平均，均值 ± 标准差）

表征了皮肤黏弹性性质的方向性特征，并提供了方向性与皮肤微纹方向相关的证据。这些微纹线条随着皮肤的老化而发展并与兰格线所描述的张力线（Langer 1861）相对应。这种方法也可被用于外科手术来显示皮肤中较低张力的方向以减少术后瘢痕。

如图 1 所示，我们可以看到按照制造商推荐的 45° 间隔用 Reviscometer® 进行测量会丢失非常重要的信息。本文提出的 3° 间隔测量过程使我们可以分辨出皮肤的各向异性并定义两个新的皮肤力学参数：各向异性和角频散宽度（FWHM）。

皮肤的力学性能是决定皮肤"质量"的重要因素。它们和皮肤的视觉外观一样重要。皮肤视觉外观上的变化包括色素沉着病变和轻微炎性病变，它们使皮肤变得不均匀。皮肤力学性能的变化涉及大面积皮肤并被认为是衰老的表现。皮肤老化的主要特征之一是失去弹性。虽然在几十年的生命周期中皮肤力学性能的变化是巨大的，但至今为止客观测量并未能成功捕捉到变化的量级幅度。此外，皮肤的力学性能并不是各向同性的（即在各个方向都是均匀的），因此需要对这种角度各向异性进行评估。在生长发育过程中，从婴儿期到青春期，为适应生长，皮肤将对压力作出各向同性的反应，而在成年期，这种各向同性的行为会因身体部位对张力的特定适应性而产生退化。

皮肤的力学和物理性质得到了广泛研究（Skin Mechanics 1986；Rodrigues 2001；Serup and Jemec 2006）。这些研究将皮肤描述为一种黏弹性介质并解释了皮肤具有均匀密度和各向同性的弹性模量。皮肤的力学性能得益于其结构成分的贡献，如胶原蛋白、弹性蛋白、角蛋白及纯黏性间质流体（Dahlgren and Elsnau 1986）。根据方程式 1，剪切波的传播速度取决于声传播方向中介质的密度。本章的结果表明，皮肤表面剪切波的传播是各向异性的，因此与皮肤力学性质有关的组织密度也是各向异性的。

我们报告说这种各向异性随年龄增长而增加，最明显的是在皮肤被认为是"细嫩"的解剖部位，如上臂和颈部。有趣的是，前臂腹侧和背侧皮肤的黏弹性特征在统计学上没有差异，随年龄增长也无明显的变化。

上臂内侧部位的皮肤在结构和力学性能上随年龄产生了明显的变化（见图 9）。图 6 和图 7 明显表明，与其他两个年龄组相比，年轻皮肤的 RRT 读数更加的各向同性。对于 24 ～ 40 岁组，各向异性有明显的增加，而年龄较大组则呈现出一个非常明确的 RRT 最大值。

非常重要的是，RRT 值的最大值与皮肤表面微纹（见图 10）有重合。上臂内侧皮肤微纹随年龄增长的发展变化方式（见图 9）与 RRT 各向异性的发展变化相似。随着年龄的增长，张力逐渐向优先选择的方向发展，这造成了皮肤纹理学分布和形状的变化。年轻的皮肤中，纹理线条上部看起来更加丰满圆润。年龄越大，纹理结构变得更加扁平且缺乏组织，皮肤的表面线条则更加明显。

探头（换能器尖端）相对于皮肤微纹线的方向对 RRT 的测量值有很大的影响。当换能器尖端如图 11a 所示垂直置于皮肤微纹时，RRT 值最小，通常在 250×10^{-6} 秒左右，对应的声速为 1 800m/s（基于探头校准）。沿此方向（沿纹理线），皮肤的张力最大、横波传播得更快。相反的，当换能器尖端被置于与纹理线平行的方向时（见图 11b），记录到的 RRT 值最大。RRT 值为 $1\ 100 \times 10^{-6}$ 秒，对应的声速为 390m/s，接近于空气中的声速（340m/s）。此方向皮肤的张力最低。皮肤中的声速同时取决于密度和方向。

皮肤是非均匀的，所有其他的力学探头所测得的都是对一定区域内测量的平均。局部的不均匀性可能被认为是任何皮肤损伤发展的早期事件，这种非均匀性有可能由于探头的平均作用使其影响被最小化从而被忽略。虽然局部的非均匀性在数据上显示出不确定性，但我们放置 Reviscometer® 探头的部位应尽量避免毫毛和立毛肌以减少可变性。

探头中使用的 4.5kHz 频率使声波在皮肤表面、角质层、表皮和真皮的浅表面上传播，这使其成为评估皮肤组织表面变化的理想仪器。当我们在皮肤上涂抹润肤霜时，我们观察到由干燥引起皮肤僵硬和紧张感得到显著降低（见图 13），并达到了正常自然皮肤张力的低基线水平。

相较于提供皮肤结构矩阵体积等信息的吸力探头，对剪切波传播的使用很可能提供有价值的信息，特别是关于皮肤浅表面力学特性的信息。这是由于它实际提供了两种测量：一种根据皮肤的密度而另一种根据角度各向异性（张力）。为了能够充分利用这种仪器，我们必须在随年龄而产生明显各向异性变化的皮肤部位进行研究。即使是在具有较低的各向异性的皮肤部位（如小腿）进行测量，如评估使用保湿剂时的皮肤力学性质的变化，这种技术也被证明十分有用并且灵敏。

综上所述，我们提出了一种测量皮肤表层力学性质的灵敏方法。我们证明该方法可以用来记录皮肤的力学性质随年龄的变化，角度各向异性与这些性质的相关性，同时记录了肤纹定位也与兰格线的方向相关。在之前的研究中（Ruvolo Jr et al. 2014），我们证明了使用特定的抗衰老成分（2- 二甲胺基乙醇）可以在具有活性的表皮中收缩角质细胞，改变组织密度，这可以通过组织中声速的增加来得以评估。本章中，我们证明了使用保湿霜可以通过降低皮肤的各向异性来减少"干燥"造成的皮肤张力。最后，探头产生的能在皮肤表层传播的声波使我们能够评估组织表面的密度和张力。

（吴子奇 译 / 校，华薇 审）

参考文献

ASTM. D2240-03 standard test method for rubber property – durometer hardness. West Conshohocken: ASTM International; 2003.

Biscoe B, Sebastian K. Analysis of the "durometer" indentation. Rubber Chem Technol. 1993;66:827–36.

Cox H. The cleavage lines of the skin. Br J Surg. 1942;29:234–40.

Dahlgren R, Elsnau W. Measurement of skin condition by sonic velocity. J Soc Cosmet Chem. 1986;35:1–9.

Dorogi PL, DeWitt GM, Stone BR, Buras Jr EM. Viscoelastometry of skin in vivo using shear wave propagation. Bioeng Skin. 1986;2:59–70.

Doukas AG, Soukos NS, Babusis S, Appa Y, Kollias N. Fluorescence excitation spectroscopy for the measurement of epidermal proliferation. Photochem Photobiol. 2001;74(1):96–102.

Elsner P. Skin elasticity. In: Bardesca E, Elsner P, Wilhelm K, Maibach H, editors. Bioengineering of the skin: methods and instrumentation. Boca Raton: CRC Press; 1995.

Gibson T, Stark H, Evans J. Directional variation in extensibility of human skin in vivo. J Biomech.

1969;2:201–4.

Jansen L, Rottier PB. Elasticity of human skin related to age. Dermatologica. 1957;115:106–11.

Kollias N, Gilles R, Moran M, Kochevar IE, Anderson RR. Endogenous skin fluorescence includes bands that may serve as quantitative markers of aging and photoaging. J Invest Dermatol. 1998;111(5):776–80.

Langer K. Zur Anatomie und Physiologie der Haut: I. Uber die Splatbarkeit der Cutis. Sitzungber Aka Wiss Wien. 1861;44:19–46.

Lavker RM, Zheng PS, Dong G. Aged skin: a study by light, transmission electron, and scanning electron microscopy. J Invest Dermatol. 1987;88:44s–51.

Mridha M, Odman S, Oberg PA. Mechanical pulse wave propagation in gel, normal and oedematous tissues. J Biomech. 1992;25:1213–8.

Nizet JL, Pierard-Franchimont C, Pierard GE. Influence of body posture and gravitational forces on shear wave propagation in the skin. Dermatology. 2001;202:177–80.

Potts RO, Chrisman DA, Burns EM. The dynamic mechanical properties of human skin in vivo. J Biomech. 1983;16:365–72.

Rodrigues L. EEMCO guidance to the in vivo assessment of tensile functional properties of the skin. Part 2: instrumentation and test modes. Skin Pharmacol Appl Skin Physiol. 2001;14:52–67.

Russell M, Lee C, Ruvolo E. Stratum corneum hydration and barrier benefits with glycerin on xerotic skin. Proceedings of Stratum Corneum VII. Cardiff, UK. 2012.

Ruvolo Jr E, Kollias N. Assessment of mechanical properties of skin by shear wave propagation and acoustic dispersion. In: Berardesca E, Maibach H, Wilhelm K, editors. Non invasive diagnostic techniques in clinical dermatology. Berlin: Springer; 2014. p. 233–50. DOI 10.1007/978-3-642-32109-2_21.

Ruvolo Jr EC, Stamatas GN, Kollias N. Skin viscoelasticity displays site- and age-dependent angular anisotropy. Skin Pharmacol Physiol. 2007;20:313–21.

Serup J, Jemec G, Grove G. Handbook of non-invasive methods and the skin. Boca Raton: CRC Press; 2006.

Lanir Y. Skin mechanics. In: Skalak R, Chien S, editors. Handbook of bioengineering. New York: MacGraw- Hill; 1986. p. 11.11–24.

Stamatas GN, Estanislao RB, Suero M, Rivera ZS, Li J, Khait A, Kollias N. Facial skin fluorescence as a marker of the skin's response to chronic environmental insults and its dependence on age. Br J Dermatol. 2006;154:25–132.

Takakuda K, Miyairi H. Tensile behaviour of fibroblasts cultured in collagen gel. Biomaterials. 1996;17:1393–7.

Tronnier H. Dermatologisch-phamakologische Methoden zur Prüfung kosmeticher Präparate und Grundstoffe. Ärzliche Kosmotogie. 1980;10:361–7.

Vexler A, Polyansky I, Gorodetsky R. Evaluation of skin viscoelasticity and anisotropy by measurement of speed of shear wave propagation with viscoelasticity skin analyzer. J Investig Dermatol. 1999;113:732–9.

99

硬皮病皮肤拉力的强度

Gérald E. Piérard, TrinhHermanns-Lê and Claudine Piérard-Franchimont

内容

关键词

真皮·结缔组织强度·皮肤黏弹性·生物力学性能·拉力强度·硬皮病·皮肤硬度

1 简介

近几十年来，不同测量方法被开发用于评估体内皮肤的黏弹性（viscoelasticity）（Pierard et al. 2013；Rodrigues and EEMCO et al. 2001；Sandford et al. 2013；Shang et al. 2010）。这些方法的建立基于多种不同手段包括单向和双向的拉伸、吸入、提升、压陷、扭转、回弹和振动（Murry and Wickett 1997；Rodrigues and EEMCO 2001）。这些仪器之间存在一些不同甚至是相反的基础理论，但都是可靠的。经典的吸入法旨在测量外部压力在指定区域降低时引起的皮肤形变（skin deformation）（Cua et al. 1990；Diridollou et al. 2000；Livarinen et al. 2013；Pierard et al. 1995，2013a）。在这个方法中，皮肤的形变与吸力、作用时间和作用面积息息相关（Pierard 1999；Pierard et al. 1995；Schlangen et al. 2003）。是测试皮肤整体黏弹性的一种特异性方法。

2 皮肤生物力学性能

从病理生理学的观点，皮肤生物力学性能（biomechanics）相关的3个临床物理特性至关重要：(a) 皮肤硬度（stiffness）即皮肤抵抗形变的能力；(b) 皮肤弹性（elasticity）即形变后皮肤自然回复到初始形状的能力；(c) 皮肤黏性形变即在恒定外力作用下随时间推移产生的蠕变（Pierard et al. 2013a）。大部分部位的皮肤黏弹性来自真皮 - 皮下结缔组织的细胞外基质（extracellular matrix，ECM），极少一部分是来自表皮（Pierard 1999）。

主导皮肤黏弹性的真皮主体由形成ECM细胞外基质支架的纤维网状结构组成。纤维网状结构的主要成分是胶原纤维（collagen fibers），它决定了组织力学稳定性和抵抗形变能力。在严重的真皮萎缩或皮肤功能不全中纤维网状结构会严重缺失（Kaya and Saurat 2007）。次要成分是弹性纤维，含量较少，负责将弯曲的胶原蛋白束恢复到放松状态（Langton et al. 2012；Pierard and Lapiere 1987）。相连交错的疏松的纤维支架中渗透了无定形水合ECM成分像蛋白多糖（proteoglycans）、糖蛋白（glycoproteins）和葡萄糖胺聚糖（glycosaminoglycans）。真皮细胞包括成纤维细胞（fibroblasts）、真皮树突细胞（dermal dendrocytes）、肥大细胞（mast cells）和肌成纤维细胞（myofibroblasts）负责维持和重塑高分子基质。它们可能通过作用于有黏附力的分子从而在纤维网络上产生收缩活动（Binaict et al. 2012），其张拉完整性、在ECM纤维上的粘附性和收缩性对于应力在真皮层的内部传导是很重要的。

一般来说，具有良好重现性和置信度的体内ECM黏弹性测量非常困难。皮肤对机械应力的整体反应取决于皮肤和皮下组织复合特性所表现出的拉伸生物力学（tensile biomechanical）性能和流变性（rheological characteristics）（Pierard and Lapiere 1987）。在硬皮病（scleroderma）中，组织重塑无一例外地影响了所有层次的ECM，粗胶原网络机械性能的影响远超其他的结构性变化。

在一系列结缔组织疾病（包括硬皮病）中，皮肤黏弹性的测量主要用于评估疾病的严重程度和治疗反馈（Pierard et al. 2013b）。一般来说，真皮和皮下组织的性能代表了皮肤整体的拉力特性。健康的皮肤具备良好的灵活性和抗形变能力，允许身体自由活动和局部暂时性、可逆转的挤压和拉伸。当导致皮肤形变的力量去除后，弹性将使得皮肤自然并缓慢地回复到原始状态。因此，为达到稳步的抗形变能力，皮肤的灵活性和弹性必须取得很好的平衡以获得最佳的皮肤拉力强度。立体ECM纤维网络性能是其各组分应对形变的综合体现。这些性能是ECM从分子水平到大分子结构和微观结构的功能体现。

毫无例外，不同身体部位、年龄和性别的黏弹性差异大于由于皮肤个别内在分子组成不同引起的变化（Pierard 1999；Pierard et al. 2013a）。由于真

皮 - 皮下组织的复合结构，体内皮肤黏弹性的测量非常复杂且难以精确测量，同时结果难以解读，特别是在某些病理情况下（Pierard 1999）。每种大分子组分的典型机械响应基本都落于日常生活中存在的较大的强度范围内，但会有更多异常的情况。这些情况明显增加了在解读试验和观察数据时的困难程度，也揭示了皮肤拉力强度的复杂性。

3 结缔组织结构

皮肤 ECM 的结构和机械性能整体上是相互依存的。每种纤维组分的基本性能在体外都已经被发现。然而，皮肤结构和功能之间的关系在体内呈现出错综复杂的关系。多种从卷曲到直的纤维的自然状态主导了大部分组织的 ECM 黏弹性特性。ECM 纤维网络有着各种从松散到致密的结构。形形色色不同纤维结构和纤维网络物理性的交错使得情况更加复杂。

在硬皮病中，真皮结缔组织的网状 ECM 主体由密集的胶原纤维沉积组成。单个的胶原纤维聚集形成纤维组然后进一步形成纤维束。纤维之间是如何聚集和维系在一起的对于 ECM 的机械性能非常重要。胶原分子之间的交联并不是原纤维在纤维和纤维束中聚集的主要原因。更准确地说，纤维间的网络结构扮演了主要的角色。在更高层级水平，粗胶原束是相互关联的。它们经常紧密地聚集和拉伸形成和皮肤表面相对平行的叠加平面。弹性纤维的数量较少，通常的作用是恢复变形的胶原束到一个原始和卷曲的状态。这样的机制在硬皮病皮肤中不适用。

ECM 的厚度和结构的紧密性有着举足轻重又相互独立的机械性能。例如，当涉及具体的皮肤形变时，拉力强度通常主要都归因于弹性纤维的结构、密度和位置。事实上，虽然弹性纤维公认具有典型的弹性体性能，但皮肤整体的弹性不能单纯归结于它。其他结构在组织的弹性性能中也发挥着作用，要单独区分出它们各自在皮肤拉伸性能上的贡献是不现实的（Pierard 1999）。

真皮是一种多相结构，不同层次的表现差异很大，同时存在着不同程度的日光弹性组织变性。此外，皮下组织和皮脂腺的体量对整体皮肤拉伸性能的影响不次于皮肤厚度。事实上，富含脂肪小叶组成的皮脂腺细胞或脂肪细胞将真皮置于张力下，限制了皮肤的流动性（Pierard 1999）。基于所有的不确定性，计算体内拉伸应力与组织应变之间的比率［杨氏模量（Young's modulus）、剪切模量（shear modulus）和体积模量（bulk modulus）］仅被视为理论概念，对于应用到人体皮肤和皮下组织的繁复结构时关联性极低。

4 硬皮病的临床评估

硬皮病（scleroderma）代表不同临床指征的各类情况。主要的临床表现分为局限性（硬斑病 morphea）、单肢型（monomelic type）和系统性（Walters et al. 2009）。系统性硬皮病分为 3 个等级：Ⅰ级为肢端硬化病，包括了雷诺综合征（Raynaud's syndrome）的分支，Ⅱ级为病灶从远肢端逐渐发展到近肢端的肢端硬化病，Ⅲ级是弥漫型硬皮病，从躯体开始很快扩展到肢端。

硬皮病皮肤受累的主要特征为硬化和活动受限，这源于真皮和皮下组织胶原束的大量沉积和变直。通常会出现短暂的皮肤水肿。皮肤硬化和受限程度一般通过临床触诊进行严重等级评判。（Clements et al. 1990，1993；Pope et al. 1995）。不同的皮肤评分参数存在着一些交叉包括皮肤厚度指数和皮肤受限 / 硬化指数。皮肤厚度 / 受限评分为 4 分制（0，正常；1，轻度；2，中度；3，重度）。众所周知，皮肤的硬化程度及整体疾病活跃度和系统性硬化症的预后相关。然而，这种评估仍停留在主观阶段，同一和观察者之间的重复性很低，且存在主观偏见。根据研究，改良后的 Rodnan 皮肤评分由 17、26 或 74 个区域的评估结果获得。

5 皮肤拉力强度的仪器测量

硬皮病一般从远肢端皮肤开始受累，其表征通常比其他皮肤部位更显著。选取其他部位进行生物力学测试也是可信的。然而，正常皮肤的物理性能随着部位的不同差异非常大。另外，对肢端硬皮病进行对比性测试时，除前臂外，选取其他特定区域测试前应该多进行计算。

硬皮病皮肤黏弹性的机制非常复杂，很难获得像了解真皮分子结构般清晰的认知（Martin et al. 2012）。无论如何，建议雷诺氏综合征患者尽早进行基本功能检查（Pistorius and Carpentier 2012）。要正确解读人体机械性能测量结果需要具备皮肤微观结构的综合基本知识，包括胶原纤维和弹性纤维排布及与 ECM 成分的关系。

大体上，硬皮病皮肤的拉力强度、温度和厚度已经由一系列不同的非侵入性方法研究过（Aghassi et al. 1995；Enomoto et al. 1996；Hermanns-Lê et al. 2001；Pauling et al. 2012；Reisfeld 1994；Scheja and Akesson 1997；Seyger et al. 1997；Zhang et al. 2011）。毋庸置疑，组织厚度变化会影响硬皮病皮肤的整体拉力强度，但利用超声波方法测量真皮厚度作为评判硬皮病严重性的主要标准是非常危险并且可能是误导性的。实际上，虽然真皮通常会变厚，但不同时间点差异非常大。在硬化期，当胶原纤维和弹性纤维在静止状态被拉伸时，皮肤水肿消退，同时皮肤厚度通常是降低的。

临床上各种混杂因素导致体内皮肤拉力强度的准确测量通常存在一定不确定性，包括拉力强度的区域性差异，以及不同身体部位、姿势，实验者的年龄、性别和紫外线累积暴露程度引起的差异（Diridollou et al. 2000b；Schlangen et al. 2003）。尽管如此，有些测试还是非常有帮助的（Fett and Werth 2011；Hermanns-Lê et al. 2013；Piérard et al. 2013b）。

值得注意的是，整体皮肤的拉力强度是随时间变化的。当皮肤负载受力时，整体器官以非线性方式改变形。第一时间发生快速拉伸，之后入拉伸程度较低的黏弹性阶段。当外力在某种程度上维持一段时间，进一步的伸展也就是蠕变或黏性形变会逐渐产生（Piérard et al. 2013a）。这种现象通常来源于近期一系列应力在同一部位连续性的施加和移除的历史（图 1）。当形变（应力）持续一段时间

（几天和几周），组织重塑逐步产生，从而引起不同于机械蠕变的生物学蠕变即应力松弛。综合上述考虑，时间依赖性拉力强度在某种程度上取决于施加负载的速率、持续的时间、之前的应力历史及部位可能经过的预处理。在硬皮病中，生物学蠕变和机械蠕变会降低，特别是在硬化阶段（见图 1）。

皮肤活动受限是硬皮病中最令人印象深刻和典型的变化。这一特性并不直接与皮肤增厚相关。硬化皮肤很难捏出褶皱，只有少数几种非侵入性生物工程方法能有效地评估皮肤的深层固定度和硬化程度。其中，吸入法模拟使用手指夹起皮肤评估其受限程度（Piérard et al. 2013b）（图 2）。实际上，影响皮肤整体拉伸性能的另一个重要因素是脂肪层对 ECM 的牵制。在硬皮病中，真皮层的自由流动受到了限制。用吸入法定量测试硬皮病中皮肤的韧性以监控疾病的进程和治疗的效果是很有意义的。迄今为止，针对硬皮病患者进行的皮肤黏弹性研究非常有限（Dobrev 1999，2007；Fett and Werth 2011；Hermanns-Lê et al. 2013；Nikkels-Tassoudji et al. 1996；Piérard-Franchimont et al. 1998）。试验所使用的不同设备也缺乏标准方案。因此，即使大家对皮肤黏弹性在普遍和特定情况下的变化有整体上的共识，仍难以对比结果。

测试区域的大小会影响测试结果（Piérard et al. 1995），甚至在有些情况下会出现矛盾。硬皮病的真皮浅层会出现萎缩，小面积（2mm 测量探头）的测试显示皮肤扩张性上升。相形之下，测试较大面积时皮肤的扩张性较低，这是由于底层组织对皮肤的牵制。对垂直应力的阻抗主要来自真皮而不是皮下组织，虽然它们各自的贡献很难单独进行区分。相对于低吸力小面积的测量，皮下脂肪层对高吸力大面积的测量影响更大。硬皮病的主要变化集中在真皮网状层和皮下组织，大测试探头和高吸力可能获得更有价值的信息（Hermanns-Lê et al. 2013）。在硬皮病的各个阶段，皮肤整体的伸展性下降。这一功能特征和胶原纤维的伸展性相关，表现为皮肤的硬化和深层次的受限。黏弹性比在不同患者中甚至在同一患者的不同时间都是有很大差异的，这主要归因于皮肤水肿和 ECM 中蛋白多糖的

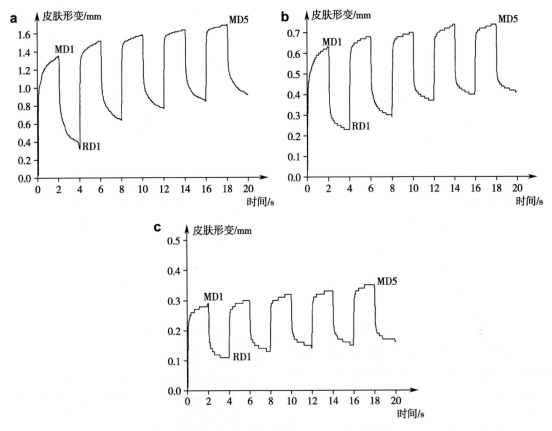

图 1 测量组织在经过连续 5 个循环（2 秒吸入和 2 秒释放）的形变。（a）高度皮肤形变（MD1），生物学弹性（MD1-RD1/MD1^{-1}），张力蠕变（MD5-MD1）。（b）中度皮肤形变。（c）低度皮肤形变

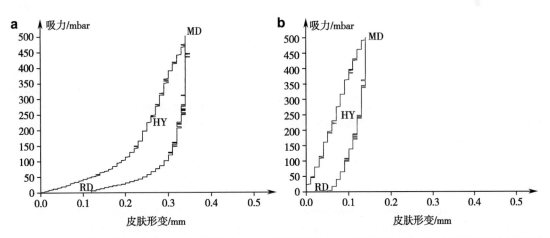

图 2 一个循环中渐进的吸入和释放。（a）高形变（MD）和低残余形变（RD）和滞变（HY）。（b）低形变（MD）和低残余形变（RD）和滞变（HY）

变化。吸力释放后即时回复力通常是下降的。皮肤的生物学弹性不变或升高，特别是在硬皮病的硬化末期。

硬皮病患者的个体数值可以和第 10 和第 90 百分位数的正常参考人群进行对比。根据与临床表现相关的黏弹性参数随时间的演化，初步提出了肢端硬皮病的 4 种流变学阶段，分别为初期、进行期、显性期和退行期（Piérard et al. 2013b）。

6 治疗效果的评估

相对于主观评估，客观测量皮肤硬度具有明显的优势，是现有评估硬皮病中内脏器官受累程度的生物学和功能学检测的一个补充。治疗效果在硬皮病受累的不同器官中经常是不同的。例如，肺功能的改善通常不与皮肤活动性的改善相关。

在硬皮病中，皮肤硬度不会自发地或在各种辅助治疗后降低。只有少数临床研究报告治疗改善硬皮病（Beyer et al. 2012）。它们仍有待于使用循证医学的标准进行确认（Andres et al. 2010；Herrick et al. 1994；Humbert et al. 1990，1993；Piérard et al. 2013c）。基于肢端硬化病的自然进程，任何能稳定皮肤受累程度的治疗都是有帮助的。仍未出现能使皮肤硬化显著性逆转的药物。

（陈银杯 译，王银娟 校，袁超 审）

参考文献

Aghassi D, Monoson T, Braverman I. Reproducible measurements to quantify cutaneous involvement in scleroderma. Arch Dermatol. 1995;131:1160–6.

Andres C, Kollmar A, Mempel M, Hein R, Ring J, Eberlein B. Successful ultraviolet A1 phototherapy in the treatment of localized scleroderma: a retrospective and prospective study. Br J Dermatol. 2010;162:445–7.

Beyer C, Distler O, Distler JH. Innovative antifibrotic therapies in systemic sclerosis. Curr Opin Rheumatol. 2012;24:274–80.

Binai N, O'Reilly S, Griffiths B, van Laar JM, Hügle T.

Differentiation potential of CD14[+] monocytes into myofibroblasts in patients with systemic sclerosis. PLoS One. 2012;7:e33508.

Clements PJ, Lachenbruch PA, Ng SC, Simmons M, Sterz M, Furst DE. Skin score: a semi-quantitative measure of cutaneous involvement that improves prediction of prognosis in systemic sclerosis. Arthritis Rheum. 1990;33:1256–63.

Clements PJ, Lachenbruch PA, Seibold JR, Zee B, Steen VD, Brennan P, Silman AJ, Allegar N, Varga J, Massa M. Skin thickness score in systemic sclerosis: an assessment of interobserver variability in three independent studies. J Rheumatol. 1993;20:1892–6.

Cua AB, Wilhelm KP, Maibach HI. Elastic properties of human skin: relation to age, sex, and anatomical region. Arch Dermatol Res. 1990;282:283–8.

Diridollou S, Patat F, Gens F, Vaillant L, Black D, Lagard eJM, Gall Y, Berson M. In vivo model of the mechanical properties of the human skin under suction. Skin Res Technol. 2000a;6:214–21.

Diridollou S, Black D, Lagarde JM, Gall Y, Berson M, Vabre V, Patat F, Vaillant L. Sex- and site-dependent variations in the thickness and mechanical properties of human skin in vivo. Int J Cosmet Sci. 2000b;22:421–35.

Dobrev HP. In vivo study of skin mechanical properties in patients with systemic sclerosis. J Am Acad Dermatol. 1999;40:436–42.

Dobrev H. In vivo study of skin mechanical properties in Raynaud's phenomenon. Skin Res Technol. 2007;13:91–4.

Enomoto D, Mekkes NH, Bossuyt JR, Hoekzema R, Bos JD. Quantification of cutaneous sclerosis with a skin elasticity meter in patients with generalized scleroderma. J Am Acad Dermatol. 1996;35:381–7.

Fett N, Werth VP. Update on morphea: part II. Outcome measures and treatment. J Am Acad Dermatol. 2011;64:231–42.

Hermanns-Lê T, Jonlet F, Scheen A, Piérard GE. Age- and body mass index-related changes in cutaneous shear wave velocity. Exp Gerontol. 2001;36:363–72.

Hermanns-Lê T, Piérard-Franchimont C, Piérard GE, André B, de Roover C, Renwart L, et al. How I explore... the skin functional involvement in scleroderma. Rev Med Liege. 2013;68:141–7.

Herrick AL, Gush RJ, Tully M, Jayson MI. A controlled trial of the effect of topical glyceryl trinitrate on skin blood flow and skin elasticity in sclero-derma. Ann Rheum Dis. 1994;53:212.

Humbert P, Dupond JL, Rochefort A, Vasselet R, Lucas A, Laurent R, Agache P. Localized sclero-derma – response to 1,25-dihydroxyvitamin D3. Clin Exp Dermatol. 1990;15:396–8.

Humbert P, Dupond JL, Agache P, Laurent R, Roche-fort A, Drobacheff C, de Wazieres B, Aubin F. Treatment of scleroderma with oral 1,25-dihydrox-yvitamin D3: evaluation of skin involvement using non-invasive techniques. Results of an open prospec-tive trial. Acta Derm Venereol. 1993;73:449–51.

Kaya G, Saurat JH. Dermatoporosis: a chronic cutane-ous insufficiency/fragility syndrome. Clinicopatho-logical features, mechanisms, prevention and poten-tial treatments. Dermatology. 2007;215:284–94.

Langton AK, Sherratt MJ, Griffiths CE, Watson RE. Differential expression of elastic fibre compo-nents in intrinsically aged skin. Biogerontology. 2012;13:37–48.

Livarinen JT, Korhonen RK, Julkunen P, et al. Exper-imental and computational analysis of soft tissue mechanical response under negative pressure in forearm. Skin Res Technol. 2013;19:e356–65.

Martin P, Teodoro WR, Velosa AP, de Morais J, Carrasco S, Christmann RB, Goldenstein-Schain-berg- C, Parra ER, Katayama ML, Sotto MN, Capelozzi VL, Yoshinari NH. Abnormal collagen V deposition in dermis correlates with skin thickening and disease activity in systemic sclerosis. Autoim-mun Res. 2012;11:827–35.

Murry BC, Wickett RR. Correlations between Dermal torque meter®, Cutometer®, and Dermal phase meter® measurements of human skin. Skin Res Technol. 1997;3:101–6.

Nikkels-Tassoudji N, Henry F, Piérard-Franchi-mont C, Piérard GE. Computerized evaluation of skin stiffening in scleroderma. Eur J Clin Invest. 1996;26:457–60.

Pauling JD, Shipley JA, Harris ND, McHugh NJ. Use of infrared thermography as an endpoint in thera-peutic trials of Raynaud's phenomenon and systemic sclerosis. Clin Exp Rheumatol. 2012;30:S103–15.

Piérard GE. EEMCO guidance to the in vivo assess-ment of tensile functional properties of the skin. Part 1: relevance to the structures and ageing of the skin and subcutaneous tissues. Skin Pharmacol Physiol.

1999;12:352–62.

Piérard GE, Lapière CM. Microanatomy of the dermis in relation to relaxed skin tension lines and Langer's lines. Am J Dermatopathol. 1987;9:219–24.

Piérard GE, Kort R, Letawe C, Olemans C, Piérard-Franchimont C. Biomechanical assessment of photodamage. Derivation of a cutaneous extrinsic ageing score. Skin Res Technol. 1995a;1:17–20.

Piérard GE, Nikkels-Tassoudji N, Piérard-Franchimont C. Influence of the test area on the mechanical prop-erties of skin. Dermatology. 1995b;191:9–15.

Piérard GE, Piérard S, Delvenne P, Piérard-Fran-chimont C. In vivo evaluation of the skin tensile strength by the suction method. Coping with hyster-esis and creep extension. Int Sch Res Netw Derma-tol. 2013a;841217:2013.

Piérard GE, Hermanns-Lê T, Piérard-Franchimont C. Scleroderma: skin stiffness, assessment using the stress-strain relationship under progressive suction. Exp Opin Med Diagn. 2013b;7:119–25.

Piérard-Franchimont C, Nikkels-Tassoudji N, Lefèbvre P, Piérard GE. Subclinical skin stiffening in adults suffering from type 1 diabetes mellitus. A compari-son with Raynaud's syndrome. J Med Eng Technol. 1998;22:206–10.

Pistorius MA, Carpentier PH. Minimal work-up for Raynaud syndrome: a consensus report. J Mal Vasc. 2012;37:207–12.

Pope JE, Baron M, Bellamy N, Campbell J, Carette S, Chalmers I, Dales P, Hanly J, Kaminska EA, Lee P, et al. Variability of skin scores and clinical measure-ments in scleroderma. J Rheumatol. 1995;22:1271–6.

Reisfeld PL. A hard subject: use of Durometer to assess skin hardness. J Am Acad Dermatol. 1994;31:515.

Rodrigues L, EEMCO group. EEMCO guidance to the in vivo assessment of tensile functional properties of the skin. Part 2: instrumentation and test modes. Skin Pharmacol Appl Skin Physiol. 2001;14:52–67.

Sandford EY, Chen YI, Hunter I, Hillebrand G, Jones L. Capturing skin properties from dynamic mechanical analyses. Skin Res Technol. 2013;19:e339–48.

Scheja A, Akesson A. Comparison of high frequency (20 MHz) ultrasound and palpation for the assess-ment of skin involvement in systemic sclerosis (scleroderma). Clin Exp Rheumatol. 1997;15:283–8.

Schlangen LJM, Brooken D, Van Kemenade PM.

Correlations between small aperture skin suction parameters: statistical analysis and mechanical model. Skin Res Technol. 2003;9:122–30.

Seyger MM, van den Hoogen FH, de Boo T, de Jong EM. Reliability of two methods to assess morphea: skin scoring and the use of a Durometer. J Am Acad Dermatol. 1997;37:793–6.

Shang X, Yen MR, Gaber MW. Studies of biaxial mechanical properties and nonlinear finite element modeling of skin. Mol Cell Biomech. 2010;7:92–104.

Walters R, Pulitzer M, Kamino H. Elastic fiber pattern in scleroderma/morphea. J Cutan Pathol. 2009;36:952–7.

Zhang X, Osborn TG, Pittelkow MR, Qiang B, Kinnick RR, Greenleaf JF. Quantitative assessment of scleroderma by surface wave technique. Med Eng Phys. 2011;33:31–7.

100

基于模型的皮肤微结构表述和力学测量

Jessica W. Y. Jor, Matthew D. Parker, Martyn P. Nash,
Andrew J. Taberner, and Poul M. F. Nielsen

内容

关键词

基于结构的本构模型·皮肤生物力学·胶原蛋白·无创成像·力学测试

1 简介

皮肤是人体最大的器官，具有很多保护、感官和调节的功能（Kanitakis 2002）。它是由 3 层主要结构组成的复合组织（Wilkes et al. 1973）：（i）表皮（epidermis），一层薄层细胞不断更新迭代并且向皮肤外表面迁移；（ii）真皮（dermis），由胶原蛋白和弹性蛋白纤维网络组成，它们附着在蛋白多糖基质中为皮肤提供力学稳定性；（iii）皮下组织（hypodermis），位于皮肤的最底层，主要由脂肪组织构成，具有保温、储能和减震的作用。

作为一种复合组织，人类皮肤呈现出复杂的、高度非线性的、各向异性的、黏弹性的和非均匀的力学反应。皮肤的整体力学表现很大程度上依赖于皮肤的组织成分及其个体成分的性质。皮肤当中主要的承重组织成分是胶原蛋白（collagen），占组织干重量的 60% ～ 80%（Wilkes et al. 1973）。相比之下，弹性纤维（elastin fibers）（占组织干重量的 1% ～ 4%）能够使皮肤在拉伸时弹性地向后收缩（Carton et al. 1962），它与蛋白多糖基质一并决定了皮肤在低应变（low strains）之下的整体力学反应（Daly 1969，Harkness and Harkness 1959）。

最早在 1880 年就有一些对皮肤特性的测量。在 Langer 使用人类尸体的经典研究中，他测量了圆形穿刺皮肤所产生的椭圆伤口的形状（Langer 1861；Langer 1978）。这种创口对于方向依赖性的观察表明活体皮肤存在于一种固有的非均匀的预拉伸状态。组织学研究后来发现这些张力线的方向与皮肤内在胶原纤维排列有关（Ridge and Wright 1966；Cox 1941）。

皮肤典型的应力 - 应变反应（stress-strain response）以及它与胶原蛋白网络几何排列的关系，已经在早期的组织学研究中得到了很好的证实（Craik and McNeil 1964；Daly 1966；Finlay 1969）。如图 1 所示，应力 - 应变响应由 3 个主要阶段构成。在第一阶段，大部分胶原蛋白纤维呈最初的波状。在矫直前，应力随应变的逐渐增加被认为与波状纤维向加载轴的重新定向相对应。第二阶段所观察到的逐渐硬化主要是由越来越多重新排列的纤维在矫直和伸展过程中而开始承受负荷所造成。纤维呈不同的程度的波动，而皮肤独特的非线性反应则是由于不同形变阶段逐渐增加的纤维抗拉强度。另一方面，各向异性反应被认为是纤维取向非均匀分布的结果。第三阶段为高应变区的线性应力响应。在这个阶段，大部分纤维沿着加载轴拉伸；因此，力学响应主要依赖于纤维的固有力学性能。

皮肤是身体与外部环境之间的物理屏障，对皮肤力学行为的认知在许多医学应用中都息息相关。在规划手术切口时为减少皮肤组织的瘢痕（Borges

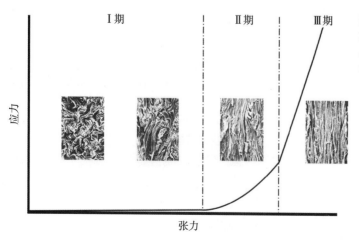

图 1 人类皮肤典型的应力应变响应曲线。真皮平行切片的扫描电子显微镜图像显示出与每个负载阶段相对应的胶原蛋白纤维的组织结构。（经 Brown 1973 许可）

I 期　　　　Ⅱ 期　　　　Ⅲ 期

应力

张力

and Alexander 1962），兰格线（Langer's lines）的方向已经成为重要的考虑因素。最近，皮肤的有限元模型（Finite element model）被用于预测手术切口（Yoshida et al. 2000，2001；BuganzaTepole et al. 2014a；Flynn 2010；Lott-Crumpler and Chaudhry 2001）和面部手术（Cavicchi et al. 2009；Koch et al. 1996；Keeve et al. 1998）的外观结果及应力分布。同样，了解皮肤摩擦机制对于压力性溃疡（pressure ulcers）（Derler and Gerhardt 2012）的预防和治疗规划也十分重要。

组织工程学的进展促进了用于治疗皮肤损伤的生物材料的发展，如治疗严重烧伤和大的痣（nevi）（Wood 2011）。使用皮肤替代物能取得成功结果关键依赖于对天然、健康皮肤力学特性的准确认识（MacNeil 2007）。通过与体外胶原蛋白支架力学测试结果的相结合（Blackwood et al. 2008），精确的皮肤计算模型可以揭示伤口愈合（wound healing）、瘢痕形成（scar formation）和皮肤植皮挛缩（skin graft contraction）的机制（Harrison and MacNeil 2008）。此外，综观制药、美容（Paye et al. 2007；Sandford et al. 2013）及动漫产业（Hung et al. 2009；Edward et al. 2012），人们对于使用皮肤测量和建模来促进消费品设计（Hendriks and Franklin 2009）和医疗仪器设计（Taberner et al. 2012；Groves et al. 2012）的兴趣越来越大。

计算建模是对皮肤力学定量理解的一种有力工具。与此同时，皮肤力学的准确表征对于塑造与皮肤紧密相连的其他器官和组织的力学行为非常重要，例如对于乳房（Lee et al. 2013）和脚（Fontanella et al. 2014）。在此，我们将对最先进的皮肤生物力学模型进行综述，重点论述基于结构的本构模型，它可以为组织结构-功能关系提供有用的洞见。对于本构模型的成功应用往往非常依赖于对皮肤组织结构和力学性能的精确定量测量。我们回顾了目前测量皮肤特性的方法，并讨论了将计算建模与实验数据测量相结合所面临的挑战。

2 皮肤的本构模型

为了描述皮肤的力学特性，人们已经建立了许多本构模型。基于对皮肤性质的特定假设（如非线性、各向异性、黏弹性和变形模式），这些本构模型具有不同的功能形式。皮肤的本构模型可分为两大主要类别：（i）唯象模型（phenomenological models），利用数学函数提供最符合实验测量数据的模型；（ii）结构模型（structural models），它将本构参数直接与个体组织成分潜在的几何和力学性能相联系。

2.1 唯象模型

早期的唯象模型来源于单轴拉伸试验（uniaxial tensile test）（Ridge and Wright 1966；Daly 1966；Tong and ung 1976；Kenedi et al. 1965）。利用线性弹性公式（linear elastic formulation）（Manschot and Brakkee 1986；Agache et al. 1980；Bader and Bowker 1983；Diridollou et al. 2000；Delalleau et al. 2008a），一些唯象模型通过皮肤的杨氏模量（Young's modulus）来描述其力学反应。各种实验研究表明，皮肤的力学反应是高度非线性的（Lanir and Fung 1974；Flynn et al. 2011；Meijer et al. 1999）；因此，除非在特定的狭窄的应变范围内，线性弹性方法是一种过度简化的表现形式。最近的基于应变不变量的模型以 Mooney-Rivlin 模型（Hendriks et al. 2003；Shergold et al. 2006）和 Ogden 模型（Shergold et al. 2006；Flynn et al. 2011b，c；Evans and Holt 2009）的形式假设了非线性、各向同性的力学性质。

基于对兔皮肤的经典双轴拉伸实验，皮肤中所观察到的随应变增加的非线性硬化可通过 Tong 和 Fung（1976）提出的 13 项参数模型（13-parameter model）得以表达。该模型也被用于描述活体人体皮肤的力学反应（Flynn et al. 2011b；Kvistedal and Nielsen 2009）。研究人员提出了其他几个非线性唯象模型（Veronda and Westmann 1970；Bischoff et al. 2000），虽然大多数模型能够较好地拟合实验测量的皮肤数据，但它们的本构参数一般不代表皮肤组织的任何物理属性。因此，对这些参数和模型的解释仅可对组织微观结构与皮肤宏观力学性能之间的关系提供有限的预测能力或见解。

2.2 结构模型

皮肤的宏观力学反应由其结构成分的组织所决定，这激发了基于结构的皮肤本构模型的发展（Manschot and Brakkee 1986；Decraemer et al. 1980；Diamant et al. 1972；Comninou and Yannas 1976）。Lanir 等开创性的研究最先将单个微观结构成分的几何和力学特性全面的综合到皮肤的本构模型之中（Lanir 1979，1983）。利用这种方法，皮肤组织的总应变能量可被假定为在蛋白多糖基质内的胶原蛋白和弹性纤维网络的应变能量之和。单个的纤维成分最初可假定为波动状的，它们只有在完全伸直和拉伸时才开始产生抵抗拉力。连续统计分布则被用作在数学上表示纤维取向和波动的变化。该结构模型已被用于表征体外老鼠皮肤的单轴反应（Belkoff and Haut 1991）、体内人类皮肤（Meijer et al. 1999）及体外猪皮肤的多轴实验（Jor et al. 2011a）。结构方法已广泛应用于其他身体器官和组织的建模中，包括心肌（Horowitz et al. 1988）、心脏瓣膜（Billiar and Sacks 2000a；Sacks et al. 2006）和心包膜的建模（Sacks 2003）。

利用统计分布来表示皮肤纤维取向和波动的变化是相对复杂的。为了解决这一问题，基于不变性的结构模型方法得以发展，通过利用指数函数代替统计分布，它被用来代表胶原蛋白纤维的矫直（Gasser et al. 2006；Holzapfel and Gasser 2000）。Gasser-Ogden-Holzapfel（GOH）模型起初被用来描述动脉壁（Holzapfel et al. 2002）、心肌（Holzapfel and Ogden 2009a）、主动脉瓣（Freed et al. 2005）、体外人类皮肤（Annaidh et al. 2012；Tonge et al. 2013）和皮瓣（Skin flaps）（BuganzaTepole et al. 2014b）的力学特性。此外，闭型解析表达式（closed-form analytic expressions）被提出用来描述基于 von Mises 取向分布和指数应力应变函数（Raghupathy and Barocas 2009）所模拟的纤维。这种解析解只可在某些统计分布中得到，却不能描述纤维波动的变化（Fan and Sacks 2014）。Flynn 等开发了一种离散的六纤维模型，该模型可被用于提供应变能量函数的解析公式（Flynn et al. 2011d）。在此模型中，6 个加权

的胶原蛋白 - 弹力纤维束的方向如此排列使得它们可穿过 1 个二十面体的相对顶点。胶原纤维的波动是由阶跃函数描述的，而弹性纤维则是用一种新胡克本构关系（Neo-Hookean constitutive relation）来模拟的。该模型很好的拟合了双轴兔皮和单轴猪皮肤拉伸测量。然而，该模型的一个局限性则是纤维的加权值并无法纯粹表征各向异性（如所有纤维的加权相等并无法得到各向同性）。之后发展出的广义不变性模型（generalized invariant model）（Flynn and Rubin 2012）克服了这个限制，尽管与之前的模型相比，在使用相同的数据时它导致了更大的误差。

一个横向各向同性的本构模型（transversely isotropic constitutive model）（Groves et al. 2013）最近被用于模拟体外人类和鼠皮肤的单轴机械响应（uniaxial mechanical response），它由 3 类纤维族嵌入的各向同性的 Veronda-Westmann 基阵所构成（Veronda and Westmann 1970）。该模型各向异性的特质起初由 Weiss 等（1996）提出，此特质可被 3 类纤维族描述，而纤维的矫直则是由指数函数表示的。有如许多其他基于结构的本构模型能够很准确的拟合实验测量，该模型包含了大量的本构参数（本例中若不考虑黏弹性则有 14 个参数），这使得对通常非唯一参数的识别变得困难。

2.3 时间依赖性模型

由于黏弹性（viscoelasticity）和预处理等效应（Lokshin and Lanir 2009a），皮肤被认为具有依赖于时间的力学性能。其中，黏弹性被认为是由于纤维与基质之间的剪切作用、纤维的耗散摩擦和间质流体的位移所造成（Wilkes et al. 1973；Oomen et al. 1987；Silver et al. 2001）。预处理则描述了最大应力随负荷循环的减少，直到观察到一个可重复的响应（Fung 1993）。这种现象在体外和体内皮肤中都曾被观察到（Lanir and Fung 1974）。

Bischoff 等利用基于不变性的八链模型（invariant-based eight chain model）（Bischoff et al. 2000）对皮肤胶原蛋白的强迫拉伸反应进行了建模，此八链模型最初由 Arruda 和 Boyce 提出，并被用于

模拟弹性体的反应（Arruda and Boyce 1993）。虽然此模型对于单轴体外人类和鼠皮肤（Belkoff and Haut 1991；Gunner et al. 1979；Dunn et al. 1985）可提供相对较好的拟合，但它无法模拟皮肤基质的作用以及胶原蛋白纤维引起的各向异性反应。取而代之的是通过向各向同性的本构模型中加入各向异性的预应力状态来模拟各向异性反应。在最近的研究中，各向异性和时间依赖性效应则是通过三元流变公式（three-element rheological formulation）（Bischoof et al. 2004）或皮肤纤维层中准线性黏弹性的假设（Bischoff 2006）而得以引入。

很少有皮肤力学模型考虑过预处理效应。Rubin等用一种实证的方法将面部皮肤模拟成弹性和耗散成分组成的复合材料（Rubin and Bodner 2002；Rubin et al. 1998）。Lokshin 和 Lanir 提出了一种集合了几个皮肤力学特征（包括非线性、各向异性、黏弹性和预处理效应（preconditioning effects））（Lokshin and Lanir 2009a，b）的综合的结构本构表述方式。基于早期的模型（Lanir 1983），这种方法假定胶原蛋白和弹性纤维网络是准线性黏弹性的。预处理可通过两种方法来得以解释：对于胶原蛋白纤维，预处理被假定为可导致纤维无应力长度的增加，同时保持应力 - 应变曲线的斜率不变；对于弹性纤维而言，预处理应当是通过弹性纤维的应变软化而产生的（即纤维无应力长度保持不变）。结果表明，该模型能较好地拟合体外单轴大鼠和双轴兔皮肤的数据。虽然该模型需要 31 个本构参数，但与其他唯象模型相比，预估参数的样本间方差却较小。参数分析表明，大多数参数是模型的重要因子，其中纤维取向和波动分布、纤维应力 - 应变关系、黏弹性和预处理效应最为重要。

3 皮肤力学特性的测量

体内受力状态通常难以测量，皮肤的生物力学建模是预测体内受力状态的一种有效方法。能够反映皮肤内在复杂力学特性的本构模型的发展并不是一项简单的任务。虽然最先进的结构模型能够表征广泛的皮肤特征，但对于本构参数的可靠识别仍然

是一项主要的挑战。这是因为通常大量的参数需要确定，而这些参数通常与任何给定的实验数据相关。此外，由于缺乏皮肤力学定量的和体内的实验数据，计算模型的应用常常受到阻碍。

利用数值实验方法 [例如反 FE（finite element）分析]，本构参数可通过最小化实验和模型预测数据的差异来进行识别。本构参数之间的相关性可能会产生非唯一的估计，因此在相似的拟合度下而导致多个局部极小值。此外，参数估计常常表现出较大的样本间差异（Tonge et al. 2013），而这部分归因于个体或样本结构特征的巨大差异性。皮肤结构模型的参数通常具有实际物理意义（如纤维取向、波动、密度），因此可将皮肤微观结构的测量直接纳入这些模型中，以减少需要数值估计的未知参数的数量。然而，令人惊讶的是，很少有研究去探索将皮肤测量纳入结构模型的完整潜力，这主要是由于皮肤组织结构量化过程中相关的挑战。

对皮肤力学的准确表征需要一种基于模型的方法来分析和解释皮肤测量。对于此类研究，重要的是要考虑：①对皮肤组织结构的定量测量，理想情况是通过无创体内成像模式；②对体内受到丰富三维（3D）形变的皮肤的力和形变的测量。为了获得这样的皮肤测量数据，我们需要发展复杂的成像技术和仪器，并将它们集成到计算建模的框架中。

3.1 皮肤结构的测量

3.1.1 有创成像

早期的组织学研究表明，胶原蛋白纤维的几何排列在决定软组织的力学反应方面起了重要作用（Craik and McNeil 1964；Finlay 1969；Brown 1973）。因此，对软组织中胶原蛋白取向知识的理解多年来一直是人们关注的焦点。

许多研究用胶原蛋白排列的相对指数描述了胶原蛋白纤维各向异性的程度。纤维各向异性的量化可通过：①将椭圆拟合为二进制，即使用偏振光获得皮肤横截面的图像并将椭圆拟合的主轴作为排列指数参数；②进行傅里叶分析并利用功率普的宽高来估测排列指数（Noorlander et al. 2002；van

Zuijlen et al. 2002）。排列指数 0（或者 1）分别代表各向同性（或对齐）的纤维分布。这些技术虽然可定量的测量纤维各向异性，但它们并不能按照基于统计分布的结构本构模型来表征纤维相对于主轴线的绝对方向。

Sacks 等开发了著名的小角度光散射（small angle light-scattering，SALS）成像技术（Sacks et al. 1997），并用其量化了软性结缔组织样本中（如心包膜和心脏瓣膜）胶原蛋白取向。该技术利用激光照射组织，并测量纤维结构随之产生的光散射。胶原蛋白纤维的角向分布与散射光的角向分布直接相关。尽管该技术可提供实验测量的胶原蛋白纤维的角向分布，并将其直接纳入各种薄软组织的结构模型中（Sacks et al. 2006；Sacks 2003；Sacks and Gloeckner 1999；Sacks and Sun 2003），但该技术也被证实并不适用于检测较厚组织如皮肤（Meijer et al. 1999）的散射光。SALS 技术同时也仅限于对膜样本平面上纤维取向的量化。

大多数传统的高分辨率成像模式仅限于相对较小的空间尺度（即数百微米量级）。对于较大空间尺度上组织结构的成像，必须处理图像注册和失真相关的额外问题。为此，Jor 等使用了拓容共焦激光扫描显微镜（extended-volume confocal laser scanning microscopy，CLSM），将猪皮肤中的胶原蛋白成像于 3mm×2mm 的视野范围内（Jor et al. 2011b）。皮肤切片被一种胶原蛋白染色剂染色为天

狼猩红色。在横断面共焦图像中可观察到表皮与皮下组织之间胶原蛋白纤维束呈倾斜排列（见图 2）。采用一种结构张量法（Jahne 2004）（基于图像的一阶导数），纤维取向的定量测量可被提取。取向数据随后被拟合到一个双模态 von Mises 分布中。利用这种方法，纤维取向可直接通过简单的双参数数学表示方法被纳入结构本构模型的框架中。Ni Annaidh 等对沿表皮平行切除的人类皮肤进行了明场显微成像（bright-field microscopy），并利用 van Gieson 染色（Annaidh et al. 2012）使胶原蛋白纤维可见。胶原蛋白的取向通过自动成像技术得以量化，与 Jor 等的研究相似，所测得的纤维取向被拟合到 von Mises 分布中，用于基于结构的皮肤本构模型。

3.1.2 无创活体成像

传统的显微技术包含将组织切成薄片，提供高空间分辨率的组织成像能力，并可分辨深层组织结构。常规的组织学程序包括组织切片、固定和染色，所有这些都可能导致组织形态或其力学行为的不良改变。此外，临床诊断所需要的组织活检十分耗时，对病人来说也可能很痛苦。由于这些原因，最近主要的研究工作是针对皮肤的无创成像。无创成像可通过提供实时的、特定于病人的组织结构信息来提高临床诊断能力。

常见的皮肤组织无创高分辨率成像方法包括共焦激光扫描显微（confocal laser scanning micros-

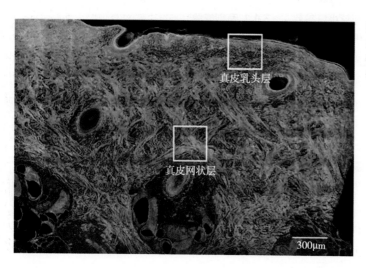

图 2　体外猪皮肤横断面的高分辨率 CLSM 成像，显示出真皮网状层区胶原蛋白纤维特殊的晶格组织结构。（经 Jor et al. 2011a 许可）

真皮乳头层

真皮网状层

300μm

copy，CLSM）、光学相干断层扫描（optical coherence tomography，OCT）和双光子显微（two-photon microscopy，TPM）。CLSM通过使用点照明和针孔来消除离焦信号来达到光学组织切片。通常可以达到很高的皮肤平行面（0.5～1μm）及皮肤垂直面（3～5μm）分辨率。然而，皮肤成像深度仅仅限制在350μm（即浅层真皮乳头层）（Rajadhyaksha et al. 1999）。这主要是由于随皮肤层深度而增加的散射造成，并导致随成像深度增加而降低的成像信噪比（Neerken et al. 2004）。体内CLSM被用于对正常皮肤（Rajadhyaksha et al. 1995，1999）和病变皮肤（Scope et al. 2007；Gonzalez et al. 2006）不同结构的成像，这些结构包括表皮细胞，真皮乳头层、血管、皮脂腺和毛囊中的胶原蛋白网络。然而，对CLSM图像的分析仍然只是定性的。体内CLSM并没有对胶原蛋白几何排列的定量描述。

OCT是一种基于对随深度变化的反射光测量的实时成像方法（Schmitt 1999；Welzel 2008）。与CLSM相比，OCT具有更深的成像深度，最深可达2mm（Pierce et al. 2004a），而平面内分辨率可达10μm量级。OCT成像已广泛应用于体内人体皮肤组织结构的成像（Welzel 2008；Mogensen et al. 2009）。值得一提的是，偏振OCT（polarization-sensitive-OCT，PS-OCT）利用了胶原蛋白的内在双折射特性（De Boer et al. 1997，1999；Pierce et al. 2004b；Saxer et al. 2000）。由于胶原蛋白可改变光的偏振状态，所以PS-OCT可以通过测量反射光偏振状态的变化来量化组织的损伤。研究表明，双折射的变化与衰老（Sakai et al. 2008）、烧伤相关的胶原蛋白纤维的热变性（Pierce et al. 2004c；Park et al. 2001；Kaiser et al. 2011）以及基底皮肤癌肿瘤的发展（Strasswimmer et al. 2004）同时产生。因此，PS-OCT十分有可能通过提供胶原蛋白网络完整性的额外信息来反映出皮肤的健康状况。

另一方面，TPM使用飞秒、近红外（680～1100nm）激光来实现高分辨率组织的深度成像，同时不需要染色或外部标记（Perry et al. 2012；So et al. 2000；Helmchen and Denk 2005）。激光通过物镜聚焦，以确保荧光的激发只局限于目标被聚焦的体积内。不同类型的软组织具有不同的成像深度。对于高度透明的组织如角膜，成像深度可达1mm，而对于高度散射的组织如皮肤（So et al. 2000），成像深度仅限于200μm到300μm。TPM非线性信号有两种类型：双光子激发荧光（two-photon excitation fluorescence，TPEF）和二次谐波效应（second harmonic generation，SHG）（Masters et al. 1998；Baldewecka et al. 2012；Konig and Ricmann 2003；Jiang et al. 2011；Raub et al. 2007）。由于这两种技术都涉及与目标材料相互作用的双光子，所以TPEF和SHG信号通常可在成像过程中同时获得，随后通过频谱发射滤波器来进行区分。表皮（如黄素、角蛋白和黑素）以及弹力纤维网络的内在荧光素有助于产生TPEF信号，而胶原蛋白网络由于其非中心对称的三重螺旋结构的存在则可生成强烈的SHG信号。因此，通过分离TPEF和SHG信号，有可能同时对弹性纤维和胶原蛋白网络进行成像。当受热时，胶原蛋白的分子结构会形成中心对称的随机卷曲，从而导致SHG信号强度的降低。因此，SHG显微成像已被用于定性观察不同组织热变性引起的胶原蛋白组织结构的变化，这些组织包括真皮（Yasui et al. 2010；Lin et al. 2006）、眼角膜（Lin et al. 2005）以及肌腱（Sun et al. 2006）。最近，通过分析SHG消逝模式可量化真皮胶原蛋白热变性程度（Tanaka et al. 2013），体内SHG显微成像被用于烧伤评估。

由于CLSM、OCT和TPM的成像深度与分辨率存在明显差异，每一种成像模式都显示出不同的组织结构信息。虽然OCT成像具有最大的成像深度，但由于平面分辨率低，很难区分单个组织的结构。相反，OCT提供了组织内光学结构非均匀性的测量（Neerken et al. 2004）。此外，CLSM和TPM提供与皮肤表面平行的图像，而OCT成像通常提供透过皮肤深度的横切面视图。开发多模式成像技术对于综合全面的了解皮肤结构是很有利的，这可以通过多种成像模式形成相互互补的测量（Neerken et al. 2004；Masters and So 2001；Yeh et al. 2004）。

目前的体内成像模式提供了有前景的方法来观

测皮下组织。然而，仍然急需开发足以涵盖整个真皮层的成像技术，这对于表征胶原蛋白网络十分必要。最近光声显微（photoacoustic microscopy，PAM）技术的发展使皮肤表面以下超过 1mm 深度的高分辨率成像成为现实（Zhang et al. 2006）。PAM 涉及对介质反射光波时所震动产生的声波信号的监测。虽然体内 PAM 并未显示出胶原蛋白的结构，但它提供了诸如血管生成和血氧饱和度（Kaiser et al. 2011）等额外的功能信息。PAM 与 OCT 相结合的多模态成像技术已被用于小鼠耳的显微解剖和微脉管系统的研究中（Jiao et al. 2009）。此外，无创成像与组织的力学检测相结合的技术有可能揭示出在机械加载过程中纤维网络结构变化的重要信息（Zoumi et al. 2004；Gusachenko et al. 2012）。图像分析技术也需要进一步的发展，以便更好地将体内图像与常规组织学联系起来，并从图像中量化参数，用于基于结构的皮肤本构模型中。

3.2 皮肤力学的测量

准确的力学实验是本构模型精确参数化的关键。这种精度依赖于对所选形变程序的严格控制，与它相关的边界条件，以及它在计算模型中的复制。传统的组织表征研究是在体外进行的。如前所述，体外实验组织切除可改变皮肤的结构、负荷环境和机械性质，如皮下组织的预应力及潮湿性。目前，我们还不可能完全复制体内的边界和环境条件；因此，我们依靠体内实验来完成对皮肤的完整表述。

选取一定的变形模式可降低计算模型中必须重设的边界条件的复杂性。在体内研究中，相对简单的边界条件由简单、受控的形变模式提供，例如沿单轴（Gunner et al. 1979；Coutts et al. 2013；Lim et al. 2008；Jacquet et al. 2008；Gahagnon et al. 2012）或双轴（Kvistedal and Nielsen 2009；WanAbas 1994）的延伸和 / 或压缩、扭转（Escoffier et al. 1989；Leveque et al. 1984；Salter et al. 1993；Finlay 1970；Duggan 1967）、吸力（Delalleau et al. 2008a，2009；Hendriks et al. 2003，2006；Viatour et al. 1995；Krueger et al. 2011；Sutradhar and Miller

2013；Woo et al. 2014）、压痕（Groves et al. 2012；Bader and Bowker 1983；Flynn et al. 2011d；Flynn and Rubin 2012；Bischoff et al. 2004；Boyer et al. 2009；Zahouani et al. 2009；Flynn and McCormack 2010；Tran et al. 2005；Moerman et al. 2009；Pailler-Mattei et al. 2008；Delalleau et al. 2006）、回弹（Woo et al. 2014；Fthenakis et al. 1991）和剪切波传播（Paye et al. 2007；Zhang and Greenleaf 2007；Zhang et al. 2008；Verhaegen et al. 2010）。虽然每种方法能确定皮肤某些方面的特性，但仍需发展可以完整描述皮肤三维力学特性的方法。这一节讲述了近期文献报道的多种形变模式，并指出了一些潜在的对实验仪器的改进。

早期的对体内皮肤的实验研究沿用了为测试体外组织（Lanir and Fung 1974）和高弹体（Rivlin et al. 1951；Treloar et al. 1976）而发展的拉伸测试。拉伸测试拉伸表面平面内的皮肤，以此能识别出表面平面内的应力应变各向异性。体内拉伸实验通常比体外拉伸实验测得的结果更硬，这主要是由于皮肤的预拉伸。研究中，将伸长计探针的尖端从周围组织中屏蔽有助于减少此类观察间的差异（Lim et al. 2008；Jacquet et al. 2008）。在假定皮肤的不可压缩性的前提下，双轴拉伸测试被认为可提供完整的三维应力 - 应变特性。Lanir and Fung（1974）研究报告指出不可压缩材料的第三维的变化可被其他两个维度的形变完整描述。这种解释在文献中得到了广泛的应用（Gunner et al. 1979；Lim et al. 2008；Gahagnon et al. 2012；Delalleau et al. 2008b；Billiar and Sacks 2000b；Bismuth et al. 2014）。然而，Holzapfel and Ogden（2009b）通过不变性方法证明了单独使用双轴测试并不足以表征正交各向异性材料的三维响应，即使它具有不可压缩性。虽然双轴拉伸测试提供了有用的表面平面特性，但仍需进一步发展形变实验程序来完整的表征皮肤三维特性。

吸力装置（suction devices）可能是迄今为止文献引用中最为广泛使用的工具。在皮肤表面形成负压，从而测量皮肤升高高度。由于这些仪器提供了对于皮肤体积性质易于解释的测量及其良好的操作间重复性，他们常常被用于临床研究（Jachowicz et al. 2008；Pierard et al. 2013，2014a，b；Boyer et al. 2012；Luebberding et al. 2014；Ohshima et al. 2013；OsmolaMańkowska et al. 2013；Bonaparte and Ellis 2014）。典型的临床测试包括对组织主体黏性和弹性特性的测量。虽然吸力装置的设计提供了一定程度上对边界的约束，但研究有时会利用额外的保护环（Pierard et al. 2014a）。Hendriks 等（2006）证明了吸力试验一个有用的特征，他们指出通过改变吸力装置的直径，可将不同皮肤层的响应纳入整体的皮肤机械响应中。透皮肤层的超声成像显示，直径2mm 的探针只能引起最表面结构的反应，而真皮反应则随着吸力装置直径的增加而逐渐增加。文献中提到的装置通常提供对皮肤表变形的单点测量，而非覆盖皮肤表面的多点测量。因此，在缺失形变或形状信息的情况下，吸力法并不能分辨皮肤的各向异性。所以通常用简单的模型来解释吸力装置的实验数据（Delalleau et al. 2008a，2009；Hendriks et al. 2003，2006；Viatour et al. 1995；Sutradhar and Miller 2013；Woo et al. 2014）。商业产品例如 Cutometer® SEM 575®（Courage + Khazaka Electronic GmbH，Klon，Germany）和 Dermaflex®（Cortex Technology，Hadsund，Denmark）的适用性使得这种形变模式在目前的研究中仍然很受欢迎。

压痕装置（indentation devices）也被用于了解皮肤各层的材料特性（Jachowicz et al. 2007）。这些实验中探针针尖的直径各不相同。由于有限的形变测量和对称探头的使用，典型的压痕实验无法测量各向异性。各向异性可以被确定如果测量多个表面或体积或采用非对称探头。Bischoff 等提出使用非对称探头来支持对各向异性的表征，即在同一个位置上将探头放置于不同的方向进行一系列的压痕测试（Dischoff ct al. 2004）。这种方法尚未在皮肤上得到证实，但已成功应用于各向异性的软凝胶（Namani et al. 2012）。Flynn 等展示了一个压痕测试机器人，它可以执行复杂的三维形变轮廓（Flynn et al. 2011c，2013）（图 3）。这些测试证明了前臂、上臂（Flynn et al. 2011a，c）和脸部（Flynn et al. 2013）皮肤的非线性的、黏弹性的和各向异性的特性。最近的研究集中在表皮细胞几十微米的尺度上（Crichton et al. 2013），这对于表征皮肤表层的最上层细胞非常重要（Boyer et al. 2009；Boyer and Zahouani 2007；Kendall et al. 2007）。进一步的压痕研究试图描述皮肤的动态反应，利用正弦变形扰动（Boyer et al. 2009）和随机扰动（Sandford et al. 2013；Chen and Hunter 2012，2013）来将皮肤参数化成质量、刚度和阻尼项。这些模型将皮肤视为单

图3 活体人类体皮肤上的压痕试验使用了一种力敏感微机器人，它由一个探针组成，探针可通过驱动三个平行轴在三维空间内移动。（经 Flynn et al. 2011a 许可）

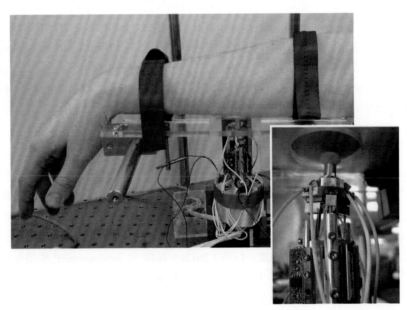

层，但在微针和无针透皮给药等应用中（Sandford et al. 2013）可能有用。

从 20 世纪 60 年代到 90 年代的研究采用了扭转试验来表征皮肤的机械响应（mechanical response）（Escoffier et al. 1989；Salter et al. 1993；Finlay 1970；Duggan 1967）。许多研究采用了 Dermal Torque Meter™（Dia-Stron Ltd.，Andover，UK），它包括一个用于将皮肤从周边组织分离的固定保护环，和一个提供弹性测试的旋转探头。通过限制真皮上层的形变，扭矩计被特别设计用来更多的评估与皮肤表面平行的角质层以及余下的表皮下层的机械性质。De Rigal and Lévêque 证明了通过减小扭转探头的尺寸，表皮的含水量对应力 - 应变反应（stress-strain response）的作用呈增加趋势，这支持了此类仪器更多的是测量表皮响应的假设（de Rigal and Leveque 1985）。相比于 Cutometer®（皮肤弹性测定仪），扭矩计（torque meter）被证明对表皮的含水量更为敏感（Murray and Wickett 1997）。然而，扭矩仪器似乎不再受关注，这有可能是由于它们并无法测量各向异性，以及测量仅限于表皮层的相对独立的响应。

一个不断扩大的研究领域开始利用剪切波或声表面波来进行皮肤测量。Reviscometer®（Courage+Khazaka Electronic GmbH，Koln，Germany）是一种被设计用来表征平面内各向异性的产品。该仪器的探头包括一个能在皮肤表面产生声剪切波的发射针传感器，以及一个用来测量声波从发射器到接收器传播时间的接收针传感器。声波传播的时间延迟与组织的密度和硬度成反比。这种测量可解释纤维排列的程度以及各向异性的程度。利用这种方法的活体研究往往被应用于临床分析（Paye et al. 2007；Verhaegen et al. 2010；Neto et al. 2014），而非本构模型。然而 Zhang 等（2008）及 Zhang and Greenleaf（2007）使用他们自制的表面波工具产生了介于 100Hz 到 400Hz 间的震动，通过 Voigt 模型解释了测得的数据，该模型估计了皮肤的切向弹性和剪切黏度。Li 等（2012a）提出了一种用压电陶瓷驱动器来产生脉冲，并用 OCT 来测量脉冲的方法，而后他们用线性本构模型来

解释测量结果。Chen 等（2014）提出了一种利用激光诱导表面声波的仪器，并在含有黑素瘤的皮肤 FE 模型中模拟了该仪器。相同的仪器也得以发展，并被用于其他软质材料，例如一种气脉冲源表面波系统，该系统被用于模拟角膜组织的凝胶假体（Wang et al. 2013）、体外黏液液及脂肪组织（Wang et al. 2012）。由于这些仪器不会对组织施加很大的应变，对他们的应用是有限的。除非外部设备能施加更大的形变，否则这些仪器只能用于测量小应变下皮肤的线性力学性能。

完整的活体皮肤三维表征无法通过上述的方法来实现。每种技术都缺乏对测试活体边界和环境条件的控制，而形变的复杂性也不足以涵盖皮肤力学的方方面面。一个显著的混杂因素是活体皮肤固有的预拉伸。虽然这在文献中得到了很好的认可，但研究者们往往忽略此预拉伸（Lim et al. 2008），考虑单轴张力（uniaxial tension）（Jacquet et al. 2008）或将预拉伸（Pretension）视为一个必须在优化过程中识别的未测量的参数（Flynn et al. 2011c）。测量活体中预拉伸可以显著改善现有的表征方法。通过使用多电机双轴伸长计，Kvistedal and Nielsen（2009）间接估计了皮肤的预拉伸。对个体电机对的控制可对体外皮肤的双轴张力进行评估和调整。活体实验中对边界条件的控制也存在类似的问题。文献中描述的技术通常用压缩和 / 或黏接剂将皮肤束缚在坚硬的结构上（Flynn et al. 2011a，2013；Hendriks et al. 2003；Verhaegen et al. 2010；Bischoff et al. 2009）。通常可以假定（未经验证）在皮肤表面施加的压缩和黏接剂会对皮下真皮及皮下组织提供足够的限制，并且不会破坏被测量组织的机械性能。

在将来的研究中，皮肤的表征应通过结合多种形变和 / 或成像模式，从而为确定模型参数提供更多更缜密的测试。将皮肤置于多种形变模式，可以更可靠地识别出本构参数。例如，双轴拉伸与压痕相结合可以在调节预应力的同时提供了三维测量。又例如，Neto 等提出利用 Cutometer® 与 Reviscometer® 相结合的测量，通过减少单个仪器多提供的目标参数，可获得更加完整的对皮肤的表征（Neto et al. 2014）。近期的研究将成像设备与形

变产生仪器进行了耦合。例如，超声已经被用于在吸力下对真皮的成像，以测量和解释真皮厚度的变化。

活体 CLSM（Rajadhyaksha et al. 1995，1999）和 OCT（Delalleau et al. 2006）可以追踪皮肤机械表征研究中发生形变的真皮各层组织。在简单的力学载荷下，超声（Coutts et al. 2013；Gahagnon et al. 2012；Iagnocco et al. 2010；Mofid et al. 2004；Sandrin et al. 2002）与磁共振成像（magnetic resonance imaging）（Sinkus et al. 2005）或 OCT（Li et al. 2012a，b；Kennedy et al. 2009）的结合导致了一系列的弹性成像技术。弹性成像提供了对机械特性高度局域性的、深度方向的估计，如对杨氏模量、切向模量和剪切黏度的估计。此类方法将不可避免地包含更复杂的本构模型，并增强皮肤横截面的表征。特别重要的是，弹性成像技术可以改善对真皮的表征（Gennisson and Baldeweck 2004；Van Houten et al. 2003），传统上，这种表征由于其不可获得性而一直被忽略。

数字图像相关法（digital image correlation methods）可用于追踪活体皮肤（Groves et al. 2012；Evans and Holt 2009；Kvistedal and Nielsen 2009；Staloff and Rafailovitch 2008；Kacenjar et al. 2013）和其他组织（Bischoff et al. 2009；Ji et al. 2011）的表面形变。Malcolm 等（2002）开发了一种具有亚像素精确度并可以捕捉混合二维应变场的系统，该技术被 Kvistedal and Nielsen（2009）用于活体实验。此法被拓展到三维空间（Azhar et al. 2011；Parker et al. 2012；HajiRassouliha et al. 2013）并承诺增强对活体皮肤特性的三维表征。在不同的成像模式中并没有明显的领跑者，因为这些方法具有不同程度的空间分辨率和成像深度。通过成像与机械扰动有限的交叠，我们可以明显看到，对同一个活体样本，结合多种测试方法是全面描述皮肤结构-功能关系的最佳方法。

4　结论

实现利用计算模型来表征皮肤力学特性的全部

潜力，关键依赖于能否对皮肤组织结构和力学性能进行定量的皮肤测量。未来科学的发展进步应集中在能够测量全面三维形变下活体皮肤力学性能的仪器发展，以及与之紧密结合的用于解释这些数据的建模技术。为了将研究成果转化为临床应用，我们需要进一步发展无创、多模态成像能力来测量个体特定的皮肤特性。无创成像与机械测试设备的结合，以及对组合数据集基于模型的解释，将极大地促进我们对机械载荷下皮肤微观结构变化的理解。

（吴子奇 译，曲镝 校，华薇 审）

参考文献

Agache PG, Monneur C, Leveque JL, de Rigal J. Mechanical properties and Young's modulus of human skin in vivo. Arch Dermatol Res. 1980;269(3): 221–32.

Annaidh AN, Bruyère K, Destrade M, Gilchrist MD, Maurini C, Otténio M, et al. Automated estimation of collagen fibre dispersion in the dermis and its contribution to the anisotropic behaviour of skin. Ann Biomed Eng. 2012;40(8):1666–78.

Arruda EM, Boyce MC. A three-dimensional constitutive model for the large stretch behavior of rubber elastic materials. J Mech Phys Solids. 1993;41(2):389–412.

Azhar M, Taberner A, Nash MP, Nielsen PMF. 3D material point tracking using phase based cross-correlation stereoscopy. 26th International Conference on Image and Vision Computing New Zealand IVCNZ; 2011.

Bader DL, Bowker P. Mechanical characteristics of skin and underlying tissues in vivo. Biomaterials. 1983;4(4):305–8.

Baldewecka T, Tancrèdeb E, Dokladalc P, Koudoroc S, Morardc V, Meyerc F, et al., editors. In vivo multi-photon microscopy associated to 3D image processing for human skin characterization. Proc of SPIE Vol; 2012.

Belkoff SM, Haut RC. A structural model used to evaluate the changing microstructure of maturing rat skin. J Biomech. 1991;24(8):711–20.

Billiar KL, Sacks MS. Biaxial mechanical properties

of the native and glutaraldehyde-treated aortic valve cusp: part II – a structural constitutive model. J Biomech Eng. 2000a;122:327–35.

Billiar KL, Sacks MS. Biaxial mechanical properties of the natural and glutaraldehyde treated aortic valve cusp – part I: experimental results. J Biomech Eng. 2000b;122(1):23–30.

Bischoff JE. Reduced parameter formulation for incorporating fiber level viscoelasticity into tissue level biomechanical models. Ann Biomed Eng. 2006;34(7):1164–72.

Bischoff JE, Arruda EM, Grosh K. Finite element modeling of human skin using an isotropic, nonlinear elastic constitutive model. J Biomech. 2000;33(6):645–52.

Bischoff JE, Arruda EM, Grosh K. A rheological network model for the continuum anisotropic and viscoelastic behavior of soft tissue. Biomech Model Mechanobiol. 2004;3(1):56–65.

Bischoff JE, Drexler ES, Slifka AJ, McCowan CN. Quantifying nonlinear anisotropic elastic material properties of biological tissue by use of membrane inflation. Comput Methods Biomech Biomed Engin. 2009;12(3):353–69.

Bismuth C, Gerin C, Viguier E, Fau D, Dupasquier F, Cavetier L, et al. The biomechanical properties of canine skin measured in situ by uniaxial extension. J Biomech. 2014;47(5):1067–73.

Blackwood KA, McKean R, Canton I, Freeman CO, Franklin KL, Cole D, et al. Development of biodegradable electrospun scaffolds for dermal replacement. Biomaterials. 2008;29(21):3091–104.

Bonaparte JP, Ellis D. Skin biomechanical changes after injection of onabotulinum toxin A: prospective assessment of elasticity and pliability. Otolaryngol Head Neck Surg. 2014;150(6):949–55.

Borges AF, Alexander JE. Relaxed skin tension lines, z-plasties on scars, and fusiform excision of lesions. Br J Plast Surg. 1962;15:242–54.

Boyer G, Zahouani H, (eds). In vivo characterization of viscoelastic properties of human skin using dynamic micro-indentation. Conf Proc IEEE Eng Med Biol Soc 2007; pp 4584–4587. Lyon.

Boyer G, Laquièze L, Le Bot A, Laquièze S, Zahouani H. Dynamic indentation on human skin in vivo: ageing effects. Skin Res Technol. 2009;15(1):55–67.

Boyer G, Pailler Mattei C, Molimard J, Pericoi M,

Laquieze S, Zahouani H. Non contact method for in vivo assessment of skin mechanical properties for assessing effect of ageing. Med Eng Phys. 2012;34(2): 172–8.

Brown IA. A scanning electron microscope study of the effects of uniaxial tension on human skin. Br J Dermatol. 1973;89(4):383–93.

Buganza Tepole A, Gosain AK, Kuhl E. Computational modeling of skin: using stress profiles as predictor for tissue necrosis in reconstructive surgery. Comput Struct. 2014a;143:32–9.

Buganza Tepole A, Gart M, Gosain AK, Kuhl E. Characterization of living skin using multi-view stereo and isogeometric analysis. Acta Mater. 2014b;10(11):4822–31.

Carton RW, Dainauskas J, Clark JW. Elastic properties of single elastic fibers. J Appl Phycol. 1962;17(3):547–51.

Cavicchi A, Gambarotta L, Massabò R. Computational modeling of reconstructive surgery: the effects of the natural tension on skin wrinkling. Finite Elem Anal Des. 2009;45:519–29.

Chen Y, Hunter IW. Stochastic system identification of skin properties: linear and wiener static nonlinear methods. Ann Biomed Eng. 2012;40(10):2277–91.

Chen Y, Hunter IW. Nonlinear stochastic system identification of skin using volterra kernels. Ann Biomed Eng. 2013;41(4):847–62.

Chen K, Fu X, Dorantes-Gonzalez DJ, Lu Z, Li T, Li Y,et al. Simulation study of melanoma detection in human skin tissues by laser-generated surface acoustic waves. J Biomed Opt. 2014;19(7):077007.

Comninou M, Yannas IV. Dependence of stress-strain nonlinearity of connective tissues on the geometry of collagen fibers. J Biomech. 1976;9(7):427–33.

Coutts L, Bamber J, Miller N. Multi-directional in vivo tensile skin stiffness measurement for the design of a reproducible tensile strain elastography protocol. Skin Res Technol. 2013;19(1):e37–44.

Cox HT. The cleavage lines of the skin. Br J Surg. 1941; 29(114):234–40.

Craik JE, McNeil IRR. In: Kenedi RM, editor. Biomechanics and related bioengineering topics. Oxford: Pergamon Press; 1964. p. 159–64.

Crichton ML, Chen X, Huang H, Kendall MAF. Elastic modulus and viscoelastic properties of full thickness skin characterised at micro scales. Biomaterials. 2013;34(8):2087–97.

Daly CH. The biomechanical characteristics of human skin. Glasgow: University of Strathclyde; 1966.

Daly CH, editor. The role of elastin in the mechanical behavior of human skin. 8th Int Conf Med Biol Eng; Chicago. 1969.

De Boer JF, Milner TE, van Gemert MJC, Nelson JS. Two-dimensional birefringence imaging in biological tissue by polarization-sensitive optical coherence tomography. Opt Lett. 1997;22(12):934–6.

De Boer JF, Milner TE, Nelson JS. Determination of the depth-resolved Stokes parameters of light backscattered from turbid media by use of polarization-sensitive optical coherence tomography. Opt Lett. 1999;24(5):300–2.

de Rigal J, Leveque JL. In vivo measurement of the stratum corneum elasticity. Bioeng Skin. 1985;1:13–23.

Decraemer WF, Maes MA, Vanhuyse VJ, Vanpeperstraete P. A non-linear viscoelastic constitutive equation for soft biological tissues, based upon a structural model. J Biomech. 1980;13(7):559–64.

Delalleau A, Josse G, Lagarde JM, Zahouani H, Bergheau JM. Characterization of the mechanical properties of skin by inverse analysis combined with the indentation test. J Biomech. 2006;39(9):1603–10.

Delalleau A, Josse G, Lagarde JM, Zahouani H, Bergheau JM. A nonlinear elastic behavior to identify the mechanical parameters of human skin in vivo. Skin Res Technol. 2008a;14(2):152–64.

Delalleau A, Josse G, Lagarde J, Zahouani H, Bergheau J. Characterization of the mechanical properties of skin by inverse analysis combined with an extensometry test. Wear. 2008b;264(5):405–10.

Delalleau A, Josse G, George J, Mofid Y, Ossant F, Lagarde J-M. A human skin ultrasonic imaging to analyse its mechanical properties. Eur J Comput Mech. 2009;18(1):105–16.

Derler S, Gerhardt LC. Tribology of skin: review and analysis of experimental results for the friction coefficient of human skin. Tribol Lett. 2012;45:1–27.

Diamant J, Keller A, Baer E, Litt M, Arridge RG. Collagen; ultrastructure and its relation to mechanical properties as a function of ageing. Proc R Soc Lond B Biol Sci. 1972;180(60):293–315.

Diridollou S, Patat F, Gens F, Vaillant L, Black D, Lagarde JM, et al. In vivo model of the mechanical properties of the human skin under suction. Skin Res Technol. 2000;6(4):214–21.

Duggan TC. Dynamic mechanical testing of living tissue. 7 th international conference on medical and biological engineering, Stockholm. vol. 27, no. 1, 1967.

Dunn MG, Silver FH, Swann DA. Mechanical analysis of hypertrophic scar tissue: structural basis for apparent increased rigidity. J Invest Dermatol. 1985;84(1):9–13.

Edward L, Dakpe S, Feissel P, Devauchelle B, Marin F. Quantification of facial movements by motion capture. Comput Methods Biomech Biomed Engin. 2012;15 Suppl 1:259–60.

Escoffier C, de Rigal J, Rochefort A, Vasselet R, Leveque JL, Agache PG. Age-related mechanical properties of human skin: an in vivo study. J Invest Dermatol. 1989;93(3):353–7.

Evans SL, Holt CA. Measuring the mechanical properties of human skin in vivo using digital image correlation and finite element modelling. J Strain Anal Eng. 2009;44:337–45.

Fan R, Sacks MS. Simulation of planar soft tissues using a structural constitutive model: finite element implementation and validation. J Biomech. 2014;47(9):2043–54.

Finlay B. Scanning electron microscopy of the human dermis under uni-axial strain. Biomed Eng. 1969;4(7): 322–7.

Finlay B. Dynamic mechanical testing of human skin 'in vivo'. J Biomech. 1970;3:557–68.

Flynn C. Finite element models of wound closure. J Tissue Viabil. 2010;19:137–49.

Flynn C, McCormack BA. Simulating the wrinkling and aging of skin with a multi-layer finite element model. J Biomech. 2010;43(3):442–8.

Flynn C, Rubin MB. An anisotropic discrete fibre model based on a generalised strain invariant with application to soft biological tissues. Int J Eng Sci. 2012;60:66–76.

Flynn C, Taberner A, Nielsen P. Measurement of the forcedisplacement response of in vivo human skin under a rich set of deformations. Med Eng Phys. 2011a;33(5): 610–9.

Flynn C, Taberner A, Nielsen P. Modeling the mechanical response of human skin under a rich set of deformations. Ann Biomed Eng. 2011b;39(7):1935–46.

Flynn C, Taberner A, Nielsen P. Mechanical characterisation of in vivo human skin using a 3D force-sensitive micro-robot and finite element analysis. Biomech Model Mechanobiol. 2011c;10(1):27–38.

Flynn C, Rubin MB, Nielsen P. A model for the anisotropic response of fibrous soft tissues using six discrete fibre bundles. Int J Numer Method Biomed Eng. 2011d; 27(11):1793–811.

Flynn C, Taberner AJT, Nielsen PMF, Fels S. Simulating the three-dimensional deformation of in vivo facial skin. J Mech Behav Biomed Mater. 2013;28:484–94.

Fontanella C, Carniel E, Forestiero A, Natali A. Investigation of the mechanical behaviour of the foot skin. Skin Res Technol. 2014;20(4):445–52.

Freed AD, Einstein DR, Vesely I. Invariant formulation for dispersed transverse isotropy in aortic heart valves: an efficient means for modeling fiber splay. Biomech Model Mechanobiol. 2005;4(2–3):100–17.

Fthenakis C, Maes D, SmithW. In vivo assessment of skin elasticity using ballistometry. J Soc Cosmet Chem. 1991;42:211–22.

Fung Y. Biomechanics: mechanical properties of living tissues. New York: Springer; 1993.

Gahagnon S, Mofid Y, Josse G, Ossant F. Skin anisotropy in vivo and initial natural stress effect: a quantitative study using high-frequency static elastography. J Biomech. 2012;45(16):2680–5.

Gasser TC, Ogden RW, Holzapfel GA. Hyperelastic modelling of arterial layers with distributed collagen fibre orientations. J R Soc Interface. 2006;3(6):15–35.

Gennisson J, Baldeweck T. Assessment of elastic parameters of human skin using dynamic elastography. IEEE Trans Ultrason Ferroelectr Freq Control. 2004;51:980–9.

González S, Gilaberte-Calzada Y, Jaén-Olasold P, Rajadhyaksha M, Torres A, Halpern A. In vivo reflectance mode confocal microscopy in clinical and surgical dermatology. In: Serup J, Jemec GBE, Grove GL, editors. Handbook of non-invasive methods and the skin. 2nd ed. Boca Raton: CRC Press; 2006.

Groves R, Coulman S, Birchall JC, Evans SL. Quantifying the mechanical properties of human skin to optimise future microneedle device design. Comput Methods Biomech Biomed Engin. 2012;15(1):73–82.

Groves RB, Coulman SA, Birchall JC, Evans SL. An anisotropic, hyperelastic model for skin: experimental measurements, finite element modelling and identification of parameters for human and murine skin. J Mech Behav Biomed Mater. 2013;18:167–80.

Gunner CW, Hutton WC, Burlin TE. The mechanical properties of skin in vivo – a portable hand-held extensometer. Br J Dermatol. 1979;100(2):161–3.

Gusachenko I, Tran V, Houssen YG, Allain JM, Schanne- Klein MC. Polarization-resolved second-harmonic generation in tendon upon mechanical stretching. Biophys J. 2012;102(9):2220–9.

HajiRassouliha A, Babarenda Gamage TP, Parker MD, Nash MP, Taberner AJ, Nielsen PM. FPGA implementation of 2D cross-correlation for real-time 3D tracking of deformable surfaces. Inimage and vision computing New Zealand (IVCNZ), 28th International Conference, 2013, pp. 352–357. IEEE.

Harkness ML, Harkness RD. Effect of enzymes on mechanical properties of tissues. Nature. 1959; 183:1821–2.

Harrison CA, MacNeil S. The mechanism of skin graft contraction: an update on current research and potential future therapies. Burns. 2008;34:153–63.

Helmchen F, DenkW. Deep tissue two-photon microscopy. Nat Methods. 2005;2(12):932–40.

Hendriks CP, Franklin SE. Influence of surface roughness, material and climate conditions on the friction of human skin. Tribol Lett. 2009;37:361–73.

Hendriks FM, Brokken D, van Eemeren JTWM, Oomens CWJ, Baaijens FPT, Horsten JBAM. A numericalexperimental method to characterize the non-linear mechanical behaviour of human skin. Skin Res Technol. 2003;9(3):274–83.

Hendriks FM, Brokken D, Oomens CWJ, Bader DL, Baaijens FPT. The relative contributions of different skin layers to the mechanical behavior of human skin in vivo using suction experiments. Med Eng Phys. 2006;28(3):259–66.

Holzapfel GA, Gasser TC. A new constitutive framework for arterial wall mechanics and a comparative study of material model. J Elast. 2000;61:1–48.

Holzapfel GA, Ogden RW. Constitutive modelling of passive myocardium: a structurally based framework for material characterization. Philos Transact A Math Phys Eng Sci. 2009a;367(1902):3445–75.

Holzapfel GA, Ogden RW. On planar biaxial tests

for anisotropic nonlinearly elastic solids. A continuum mechanical framework. Math Mech Solids. 2009b;14:474–89.

Holzapfel GA, Gasser TC, Stadler M. A structural model for the viscoelastic behavior of arterial walls: continuum formulation and finite element analysis. Eur J Mech A Solids. 2002;21:441–63.

Horowitz A, Lanir Y, Yin FCP, Perl M, Sheinman I, Strumpf RK. Structural three dimensional constitutive law for the passive myocardium. J Biomech Eng. 1988;110:200–7.

Hung A, Mithraratne K, Sagar M, Hunter P. Multilayer soft tissue continuum model: towards realistic simulation of facial expressions. Proc World Acad Sci Eng Technol. 2009;54:134–8.

Iagnocco A, Kaloudi O, Perella C, Bandinelli F, Riccieri V, Vasile M, et al. Ultrasound elastography assessment of skin involvement in systemic sclerosis: lights and shadows. J Rheumatol. 2010;37:1688–91.

Jachowicz J, McMullen R, Prettypaul D. Indentometric analysis of in vivo skin and comparison with artificial skin models. Skin Res Technol. 2007;13(3):299–309.

Jachowicz J, McMullen R, Prettypaul D. Alteration of skin mechanics by thin polymer films. Skin Res Technol. 2008;14(3):312–9.

Jacquet E, Josse G, Khatyr F, Garcin C. A new experimental method for measuring skin's natural tension. Skin Res Technol. 2008;14:1–7.

Jahne B. Practical handbook on image processing for scientific and technical applications. 2nd ed. Boca Raton: CRC Press; 2004. p. 419–42.

Ji S, Fan X, Roberts D, Paulsen K, editors. Cortical surface strain estimation using stereovision. Medical Image Computing and Computer-Assisted Intervention–MICCAI 2011; 2011.

Jiang X, Zhong J, Liu Y, Yu H, Zhuo S, Chen J. Twophoton fluorescence and second-harmonic generation imaging of collagen in human tissue based on multiphoton microscopy. Scanning. 2011;33(1):53–6.

Jiao S, Xie Z, Zhang HF, Puliafito CA. Simultaneous multimodal imaging with integrated photoacoustic microscopy and optical coherence tomography. Opt Lett. 2009;34(19):2961–3.

Jor JWY, Nash MP, Nielsen PMF, Hunter PJ. Estimating material parameters of a structurally based constitutive relation for skin mechanics. Biomech Model Mechanobiol. 2011a;10(5):767–78.

Jor JWY, Nielsen PMF, Nash MP, Hunter PJ. Modelling collagen fibre orientation in porcine skin based upon confocal laser scanning microscopy. Skin Res Technol. 2011b;17(2):149–59.

Kacenjar S, Chen S, Jafri M, Wall B, Pedersen R, Bezozo R. Near real-time skin deformation mapping. IS&T/SPIE electronic imaging: International Society for Optics and Photonics; 2013;86550G-G.

Kaiser M, Yafi A, Cinat M, Choi B, Durkin AJ. Noninvasive assessment of burn wound severity using optical technology: a review of current and future modalities. Burns. 2011;37:377–86.

Kanitakis J. Anatomy, histology and immunohistochemistry of normal human skin. Eur J Dermatol. 2002; 12(4):390–9.

Keeve E, Girod S, Kikinis R, Girod B. Deformable modeling of facial tissue for craniofacial surgery simulation. Comput Aided Surg. 1998;3(5):228–38.

Kendall MF, Chong Y-F, Cock A. The mechanical properties of the skin epidermis in relation to targeted gene and drug delivery. Biomaterials. 2007;28: 4968–77.

Kenedi RM, Gibson T, Daly CH. Bioengineering studies of the human skin. In: Jackson SF, Harkness RD, Partridge SM, Tristram GR, editors. Structure and function of connective and skeletal tissue. London: Butterworths; 1965. p. 388–95.

Kennedy BF, Hillman TR, McLaughlin RA, Quirk BC, Sampson DD. In vivo dynamic optical coherence elastography using a ring actuator. Opt Express. 2009;17:21762–72.

Koch RM, Gross MH, Carls FR, von Büren DF, Fankhauser G, Parish YIH, editors. Simulating facial surgery using finite element models. In: Proceedings of the 23rd Annual Conference on Computer Graphics and Interactive Techniques. New Orleans: ACM. 1996.

Konig K, Riemann I. High-resolution multiphoton tomography of human skin with subcellular spatial resolution and picosecond time resolution. J Biomed Opt. 2003; 8(3):432–9.

Krueger N, Luebberding S, Oltmer M, Streker M, Kerscher M. Age-related changes in skin mechanical properties: a quantitative evaluation of 120 female subjects. Skin Res Technol. 2011;17(2):141–8.

Kvistedal YA, Nielsen PMF. Estimating material parameters of human skin in vivo. Biomech Model Mechanobiol. 2009;8(1):1–8.

Langer K. Zur Anatomie und physiologie der haut 1. Uever der spaltbarkeit der cutis. Sitzungsber Akad-WissWien. 1861;44:19.

Langer K. On the anatomy and physiology of the skin. I. The cleavability of the cutis. Br J Plast Surg. 1978;31:3–8.

Lanir Y. A structural theory for the homogeneous biaxial stress-strain relationships in flat collagenous tissues. J Biomech. 1979;12(6):423–36.

Lanir Y. Constitutive equations for fibrous connective tissues. J Biomech. 1983;16(1):1–12.

Lanir Y, Fung YC. Two-dimensional mechanical properties of rabbit skin. II. Experimental results. J Biomech. 1974;7(2):171–82.

Lee AW, Rajagopal V, Babarenda Gamage TP, Doyle AJ, Nielsen PM, Nash MP. Breast lesion co-localisation between X-ray and MR images using finite element modelling. Med Image Anal. 2013;17(8): 1256–64.

Leveque JL, Corcuff P, de Rigal J, Agache P. In vivo studies of the evolution of physical properties of the human skin with age. Int J Dermatol. 1984;23(5): 322–9.

Li C, Guan G, Reif R, Huang Z, Wang RK. Determining elastic properties of skin by measuring surface waves from an impulse mechanical stimulus using phasesensitive optical coherence tomography. J R Soc Interface. 2012a;9(70):831–41.

Li C, Guan G, Cheng X, Huang Z,Wang RK. Quantitative elastography provided by surface acoustic waves measured by phase-sensitive optical coherence tomography. Opt Lett. 2012b;37(4):722–4.

Lim K, Chew C, Chen P, Jeyapalina S, Ho H, Rappel J, et al. New extensometer to measure in vivo uniaxial mechanical properties of human skin. J Biomech. 2008;41(5):931–6.

Lin WC, Lin SJ, Jee SH, Dong CY, Tan HY, Teng SW, Lo W. Characterizing the thermally induced structural changes to intact porcine eye, part 1: second harmonic generation imaging of cornea stroma. J Biomed Opt. 2005;10(5):054019.

Lin M-G, Jee S-H, Chen Y-F, Lin S-J, Dong C-Y, Yang T-L, et al. Evaluation of dermal thermal damage by multiphoton autofluorescence and second-harmonicgeneration microscopy. J Biomed Opt. 2006;11(6): 064006.

Lokshin O, Lanir Y. Viscoelasticity and preconditioning of rat skin under uniaxial stretch: microstructural constitutive characterization. J Biomech Eng. 2009a;131(3): 31009.

Lokshin O, Lanir Y. Micro and macro rheology of planar tissues. Biomaterials. 2009b;30:3118–27.

Lott-Crumpler D, Chaudhry H. Optimal patterns for suturing wounds of complex shapes to foster healing. J Biomech. 2001;34(1):51–8.

Luebberding S, Krueger N, Kerscher M. Mechanical properties of human skin in vivo: a comparative evaluation in 300 men and women. Skin Res Technol. 2014;20(2): 127–35.

MacNeil S. Progress and opportunities for tissueengineered skin. Nature. 2007;445(7130):874–80.

Malcolm DTK, Nielsen PMF, Hunter PJ, Charette PG. Strain measurement in biaxially loaded inhomogeneous, anisotropic elastic membranes. Biomech Model Mechanobiol. 2002;1:197–210.

Manschot JF, Brakkee AJ. The measurement and modelling of the mechanical properties of human skin in vivo – II. The model. J Biomech. 1986;19(7):517–21.

Masters BR, So PT. Confocal microscopy and multiphoton excitation microscopy of human skin in vivo. Opt Express. 2001;8(1):2–10.

Masters B, So P, Gratton E. Optical biopsy of in vivo human skin: multi-photon excitation microscopy. Laser Med Sci. 1998;13(3):196–203.

Meijer R, Douven LFA, Oomens CWJ. Characterisation of anisotropic and non-linear behaviour of human skin in vivo. Comput Methods Biomech Biomed Engin. 1999;2(1):13–27.

Melis P, Noorlander ML, van der Horst CMA, van Noorden CJF. Rapid alignment of collagen fibers in the dermis of undermined and not undermined skin stretched with a skin-stretching device. Plast Reconstr Surg. 2002;109(2):674–82.

Moerman KM, Holt CA, Evans SL, Simms CK. Digital image correlation and finite element modelling as a method to determine mechanical properties of human soft tissue in vivo. J Biomech. 2009;42(8):1150–3.

Mofid Y, Ossant F, Patat F, Imberdis C, Josse G,

editors. High frequency elastography for in-vivo study of the mechanical behavior of skin. 2004 I.E. International Ultrasonics, Ferroelectrics, and Frequency Control Joint 50th Anniversary Conference; Montreal. 2004.

Mogensen M, Thrane L, Joergensen TM, Andersen PE, Jemec GBE. Optical coherence tomography for imaging of skin and skin diseases. Semin Cutan Med Surg. 2009;28(3):196–202.

Murray BC, Wickett RR. Correlations between dermal torque meter, cutometer, and dermal phase meter measurements of human skin. Skin Res Technol. 1997;3:101–6.

Namani R, Feng Y, Okamoto RJ, Jesuraj N, Sakiyama-Elbert SE, Genin GM, et al. Elastic characterization of transversely isotropic soft materials by dynamic shear and asymmetric indentation. J Biomech Eng. 2012;134:061004.

Neerken S, Lucassen GW, Bisschop MA, Lenderink E, Nuijs TA. Characterization of age-related effects in human skin: a comparative study that applies confocal laser scanning microscopy and optical coherence tomography. J Biomed Opt. 2004;9(2):274–81.

Neto P, Ferreira M, Bahia F, Costa P. Improvement of the methods for skin mechanical properties evaluation through correlation between different techniques and factor analysis. Skin Res Technol. 2014;19(4): 405–16.

Noorlander ML, Melis P, Jonker A, van Noorden CJF. A quantitative method to determine the orientation of collagen fibers in the dermis. J Histochem Cytochem. 2002;50(11):1469–74.

Ohshima H, Kinoshita S, Oyobikawa M, Futagawa M, Takiwaki H, Ishiko A, et al. Use of cutometer area parameters in evaluating age-related changes in the skin elasticity of the cheek. Skin Res Technol. 2013;19(1):e238–42.

Oomens CWJ, Van Campen DH, Grootenboer HJ. A mixture approach to the mechanics of skin. J Biomech. 1987;20(9):877–85.

Osmola-Mańkowska A, SilnyW, Dańczak-Pazdrowska A, Polańska A, Olek-Hrab K, Sadowska-Przytocka A, et al. Assessment of chronic sclerodermoid Graft-versus- Host disease patients, using 20 MHz high-frequency ultrasonography and cutometer methods. Skin Res Technol. 2013;19(1):e417–22.

Pailler-Mattei C, Bec S, Zahouani H. In vivo measurements of the elastic mechanical properties of human skin by indentation tests. Med Eng Phys. 2008;30(5): 599–606.

Park BH, Saxer C, Srinivas SM, Nelson JS, de Boer JF. In vivo burn depth determination by high-speed fiberbased polarization sensitive optical coherence tomography. J Biomed Opt. 2001;6(4):474–9.

Parker MD, Azhar M, Babarenda Gamage TP, Alvares D, Taberner AJ, Nielsen PMF, editors. Surface deformation tracking of a silicone gel skin phantom in response to normal indentation. 34th Annual International Conference of the IEEE Engineering in Medicine and Biology Society (EMBC'12); 2012 2012-08-28 to 2012-09- 01. San Diego: IEEE.

Paye M, Mac-Mary S, Elkhyat A, Tarrit C, Mermet P, Humbert P. Use of the Reviscometer® for measuring cosmetics-induced skin surface effects. Skin Res Technol. 2007;13(4):343–9.

Perry SW, Burke RM, Brown EB. Two-photon and second harmonic microscopy in clinical and translational cancer research. Ann Biomed Eng. 2012;40(2):277–91.

Piérard GE, Hermanns-Lê T, Piérard-Franchimont C. Scleroderma: skin stiffness assessment using the stress-strain relationship under progressive suction. Expert Opin Med Diagn. 2013;7(2):119–25.

Piérard GE, Hermanns-Lê T, Paquet P, Piérard- Franchimont C. Skin viscoelasticity during hormone replacement therapy for climacteric ageing. Int J Cosmet. 2014a;36(1):88–92.

Piérard GE, Paquet P, Piérard-Franchimont C. Skin viscoelasticity in incipient gravitational syndrome. J Cosmet Dermatol. 2014b;13(1):52–5.

Pierce MC, Strasswimmer J, Park BH, Cense B, de Boer JF. Birefringence measurements in human skin using polarization-sensitive optical coherence tomography. J Biomed Opt. 2004a;9(2):287–91.

Pierce MC, Strasswimmer J, Park BH, Cense B, de Boer JF. Advances in optical coherence tomography imaging for dermatology. J Invest Dermatol. 2004b;123(3): 458–63.

Pierce MC, Sheridan RL, Hyle Park B, Cense B, de Boer JF. Collagen denaturation can be quantified in burned human skin using polarization-sensitive optical coherence tomography. Burns. 2004c;30(6):511–7.

Raghupathy R, Barocas VH. A close-form structural model of planar fibrous tissue mechanics. J

Biomech. 2009;42:1424–8.

Rajadhyaksha M, Grossman M, Esterowitz D, Webb RH, Anderson RR. In vivo confocal scanning laser microscopy of human skin: melanin provides strong contrast. J Invest Dermatol. 1995;104(6):946–52.

Rajadhyaksha M, González S, Zavislan JM, Anderson RR, Webb RH. In vivo confocal scanning laser microscopy of human skin II: advances in instrumentation and comparison with histology1. J Invest Dermatol. 1999;113(3):293–303.

Raub CB, Suresh V, Krasieva T, Lyubovitsky J, Mih JD, Putnam AJ, Tromberg BJ, George SC. Noninvasive assessment of collagen gel microstructure and mechanics using multiphoton microscopy. Biophys J. 2007; 92(6):2212–22.

Ridge MD, Wright V. The directional effects of skin. A bio-engineering study of skin with particular reference to Langer's lines. J Invest Dermatol. 1966;46(4):341–6.

Rivlin RS, Saunders D, Rivlin R, Saunders D. Large elastic deformations of isotropic materials. VII. Experiments on the deformation of rubber. Philos Transact A Math Phys Eng Sci. 1951;243(865):251–88.

Rubin M, Bodner S. A three-dimensional nonlinear model for dissipative response of soft tissue. Int J Solids Struct. 2002;39(19):5081–99.

Rubin MB, Bodner SR, Binur NS, et al. An elasticviscoplastic model for excised facial tissues. J Biomech Eng. 1998;120(5):686.

Sacks MS. Incorporation of experimentally-derived fiber orientation into a structural constitutive model for planar collagenous tissues. J Biomech Eng. 2003;125(2): 280–7.

Sacks MS, Gloeckner DC. Quantification of the fiber architecture and biaxial mechanical behavior of porcine intestinal submucosa. J Biomed Mater Res A. 1999;46:1–10.

Sacks MS, Sun W. Multiaxial mechanical behavior of biological materials. Annu Rev Biomed Eng. 2003;5:251–84.

Sacks MS, Smith DB, Hiester ED. A small angle light scattering device for planar connective tissue microstructural analysis. Ann Biomed Eng. 1997;25:678–89.

Sacks MS, Mirnajafi A, Sun W, Schmidt P. Bioprosthetic heart valve heterograft biomaterials: structure, mechanical behavior and computational simulation. Expert Rev Med Devices. 2006;3(6):817–34.

Sakai S, Yamanari M, Miyazawa A, Matsumoto M, Nakagawa N, Sugawara T, et al. In vivo threedimensional birefringence analysis shows collagen differences between young and old photo-aged human skin. J Invest Dermatol. 2008;128(7):1641–7.

Salter DC, McArthur HC, Crosse JE, Dickens AD. Skin mechanics measured in vivo using torsion: a new and accurate model more sensitive to age, sex and moisturizing treatment. Int J Cosmet. 1993;15(5):200–18.

Sandford E, Chen Y, Hunter I, Hillebrand G, Jones L. Capturing skin properties from dynamic mechanical analyses. Skin Res Technol. 2013;19(1):e339–48.

Sandrin L, Tanter M, Gennisson J-L, Catheline S, Fink M. Shear elasticity probe for soft tissues with 1-D transient elastography. IEEE Trans Ultrason Ferroelectr Freq Control. 2002;49:436–46.

Saxer CE, de Boer JF, Park BH, Zhao Y, Chen Z, Nelson JS. High-speed fiber based polarization-sensitive optical coherence tomography of in vivo human skin. Opt Lett. 2000;25(18):1355–7.

Schmitt JM. Optical coherence tomography (OCT): a review. IEEE J Sel Top Quantum Electron. 1999;5(4): 1205–15.

Scope A, Benvenuto-Andrade C, Agero A-LC, Malvehy J, Puig S, Rajadhyaksha M, et al. In vivo reflectance confocal microscopy imaging of melanocytic skin lesions: consensus terminology glossary and illustrative images. J Am Acad Dermatol. 2007;57(4):644–58.

Shergold OA, Fleck NA, Radford D. The uniaxial stress versus strain response of pig skin and silicone rubber at low and high strain rates. Int J Impact Eng. 2006;32:1384–402.

Silver FH, Freeman JW, DeVore D. Viscoelastic properties of human skin and processed dermis. Skin Res Technol. 2001;7(1):8–23.

Sinkus R, Tanter M, Catheline S, Lorenzen J, Kuhl C, Sondermann E, et al. Imaging anisotropic and viscous properties of breast tissue by magnetic resonanceelastography. Magn Reson Med. 2005;53:372–87.

So PT, Dong CY, Masters BR, Berland KM. Two-photon excitation fluorescence microscopy. Annu Rev Biomed Eng. 2000;2(1):399–429.

Staloff IA, Rafailovitch M. Measurement of skin stretch using digital image speckle correlation. Skin Res Technol. 2008;14(3):298–303.

Strasswimmer J, Pierce MC, Park BH, Neel V, Boer JFD. Polarization-sensitive optical coherence tomography of invasive basal cell carcinoma. J Biomed Opt. 2004;9(2):292–8.

Sun Y, Wei-Liang Chen, Sung-Jan Lin, Shiou-Hwa Jee, Yang-Fang Chen, Ling-Chih Lin, Peter TC So, Chen- Yuan Dong. Investigating mechanisms of collagen thermal denaturation by high resolution secondharmonic generation imaging. Biophys J. 2006;91(7): 2620–5.

Sutradhar A, Miller MJ. In vivo measurement of breast skin elasticity and breast skin thickness. Skin Res Technol. 2013;19(1):e191–9.

Taberner A, Hogan NC, Hunter IW. Needle-free jet injection using real-time controlled linear Lorentz-force actuators. Med Eng Phys. 2012;34(9):1228–35.

Tanaka R, Fukushima S-I, Sasaki K, Tanaka Y, Murota H, Matsumoto T, et al. In vivo visualization of dermal collagen fiber in skin burn by collagen-sensitive second-harmonic-generation microscopy. J Biomed Opt. 2013;18(6):61231.

Tong P, Fung YC. The stress-strain relationship for the skin. J Biomech. 1976;9(10):649–57.

Tonge TK, Voo LM, Nguyen TD. Full-field bulge test for planar anisotropic tissues: part II – a thin shell method for determining material parameters and comparison of two distributed fiber modeling approaches. Acta Mater. 2013;9:5926–42.

Tran H, Charleux F, Ehrlacher A, Ho Ba Tho M, editors. Propriétés mécaniques multi-couches de la peau humaine in vivo. Colloque National en Calcul des Structures. 2005.

Treloar L, Hopkins H, Rivlin R, Ball J. The mechanics of rubber elasticity [and discussions]. Proc R Soc Lond A Mat. 1976;351(1666):301–30.

Van Houten EEW, Doyley MM, Kennedy FE, Weaver JB, Paulsen KD. Initial in vivo experience with steady-state subzone-based MR elastography of the human breast. J Magn Reson Imaging. 2003;17: 72–85.

van Zuijlen PPM, de Vries HJC, Lamme EN, Coppens JE, van Marle J, Kreis RW, et al. Morphometry of dermal collagen orientation by Fourier analysis is superior to multi-observer assessment. J Pathol. 2002;198:284–91.

Verhaegen PDHM, Res EM, Van Engelen A, Middelkoop E, Van Zuijlen PPM. A reliable, non-invasive measurement tool for anisotropy in normal skin and scar tissue. Skin Res Technol. 2010;16(3): 325–31.

VerondaDR,WestmannRA.Mechanical characterization of skin-finite deformations. J Biomech. 1970;3(1):111–24.

Viatour M, Henry F, Pierard GE. A computerized analysis of intrinsic forces in the skin. Clin Exp Dermatol. 1995;20(4):308–12.

WanAbas WA. Biaxial tension test of human skin in vivo. Biomed Mater Eng. 1994;4(7):473–86.

Wang S, Li J, Manapuram RK, Menodiado FM, Ingram DR, Twa MD, et al. Noncontact measurement of elasticity for the detection of soft-tissue tumors using phase-sensitive optical coherence tomography combined with a focused air-puff system. Opt Lett. 2012;37(24):5184–6.

Wang S, Larin KV, Li J, Vantipalli S, Manapuram RK, Aglyamov S, et al. A focused air-pulse system for optical-coherence-tomography-based measurements of tissue elasticity. Laser Phys Lett. 2013; 10(7):075605.

Weiss JA, Maker BN, Govindjee S. Finite element implementation of incompressible, transversely isotropic hyperelasticity. Comput Methods Appl Mech Eng. 1996;135(1–2):107–35.

Welzel J. Optical coherence tomography in dermatology: a review. Skin Res Technol. 2008;7(1):1–9.

Wilkes GL, Brown IA, Wildnauer RH. The biomechanical properties of skin. CRC Crit Rev Bioeng. 1973;1(4): 453–95.

Woo MS, Moon KJ, Jung HY, Park SR, Moon TK, Kim NS, et al. Comparison of skin elasticity test results from the Ballistometer® and Cutometer®. Skin Res Technol. 2014;20(4):422–8.

Wood F. Tissue engineering of skin. In: Atala A, Lanza R, Thomson JA, Nerem RM, editors. Principles of regenerative medicine. London: Academic/Elsevier; 2011. p. 1063–78.

Yasui T, Sasaki K, Tanaka R, Fukushima SI, Araki T. Determination of burn depth based on depthresolved second-harmonic-generation imaging of dermal collagen. In: America TOSo, editor. Biomedical Optics. Miami; 2010. p. BSuD104.

Yeh AT, Kao B, Jung WG, Chen Z, Nelson JS, Tromberg BJ. Imaging wound healing using optical coherence tomography and multiphoton microscopy in an in vitro skin-equivalent tissue model. J Biomed Opt. 2004;9(2):248–53.

Yoshida H, Tsutsumi S, Mizunuma M, Yanai A. Threedimensional finite element analysis of skin suture: part 1: spindle model and S-shaped modified model. Med Eng Phys. 2000;22(7):481–5.

Yoshida H, Tsutsumi S, Mizunuma M, Yanai A. A surgical simulation system of skin sutures using a threedimensional finite element method. Clin Biomech. 2001;16(7):621–6.

Zahouani H, Pailler-Mattei C, Sohm B, Vargiolu R, Cenizo V, Debret R. Characterization of the mechanical properties of a dermal equivalent compared with human skin in vivo by indentation and static friction tests. Skin Res Technol. 2009;15(1):68–76.

Zhang X, Greenleaf JF. Estimation of tissue's elasticity with surface wave speed. J Acoust Soc Am. 2007;122:2522.

Zhang HF, Maslov K, Stoica G, Wang LV. Functional photoacoustic microscopy for high-resolution and non-invasive in vivo imaging. Nat Biotechnol. 2006;24(7):848–51.

Zhang X, Kinnick R, Pittelkow M, Greenleaf J, editors. Skin viscoelasticity with surface wave method. Ultrasonics Symposium, 2008 IUS 2008 IEEE. IEEE. 2008.

Zoumi A, Lu X, Kassab GS, Tromberg BJ. Imaging coronary artery microstructure using second-harmonic and two-photon fluorescence microscopy. Biophys J. 2004;87(4):2778.

101

皮肤光保护功能

Dominique Leroy

关键词

皮肤的抗自由基防御·黑素·黑素屏障·最小红斑剂量（MED）·核苷酸切除－合成·含氧自由基·*p53* 基因·光诱导的色素沉着·皮肤分型·角质层光屏障·应激蛋白·光诱导色素增加

太阳的辐射光在进入大气之前光谱范围为 200～2 600nm。在距地球表面约 20～30km 时由于臭氧层（ozone）吸收紫外线光（100～280nm）使光谱变窄。太阳辐射光在穿透大气层时，水汽分子扩散与吸收损失部分能量。最终接触到皮肤的太阳光辐射类型有紫外线（ultraviolet，UV）、可见光和红外辐射（infrared radiation，IR）。UVB（290～320nm）和 UVA（320～400nm）是最有可能产生生物效应（biological effects）最短波长。其中一些辐射是有益的，如 IR 的热效应，UVB 将 7- 去氢胆固醇（7-dehydrocholesterol）转化为维生素 D 具有抗佝偻病作用，可见光和 IR 的热能具有抗抑郁以及全身抗炎和抗过敏作用。还有一些影响不利于健康甚至有危害，如晒伤（UVB）、皮肤光老化（UVA）和光致癌性。

为了对抗光辐射，皮肤会发生适应性和具有个体差异的防御机制。主要的防御方式是角质层的增厚、黑素的产生、抗氧化分子的激活、DNA 修复系统和细胞因子的分泌等。

1 角质层屏障

1.1 毛

人类只在头皮上长有头发，表明人类适应直立的状态。除了幼儿和秃顶的人，头皮都可以得到很好的防护光辐射。

1.2 角质层

角质层（horny layer）较厚的手掌和脚掌不会被晒伤证明了角质层的光保护作用。皮肤的光防护作用与皮肤可以限制光辐射的穿透有关（图 1）

接近 8% 的入射光被空气 - 皮肤界面反射，超过 92% 的入射光通过反射（reflection）、衍射（diffraction）和吸收（absorption）进入皮肤（Anderson 和 Parrish 1981）。衍射是重要的进入方式，因为大量角蛋白丝（keratin filaments）平行于表面排列形成了假晶体结构（pseudocrystalline structure）。光

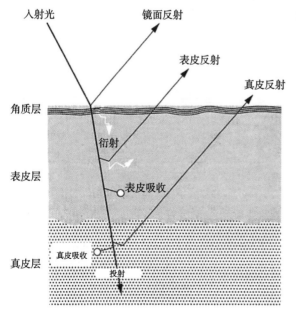

图 1　皮肤内的光辐射路径

图2 UVA 可见红外光的穿透深度

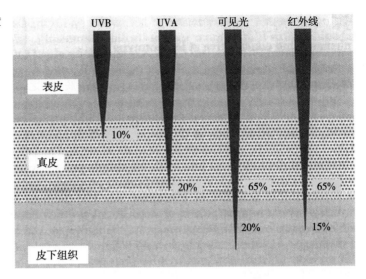

吸收主要发生在富含极性氨基酸的黑素、尿酸和角蛋白中。光辐射的穿透率随波长而变化，低于320nm（UVB）的辐射光只有10%能到达真皮层（Everett et al. 1966），UVA、可见光和IR可以穿透表皮、真皮和部分皮下组织（图2）。在角质层，水和液体对紫外线的折射率高于透过率（Soland and Laden.1977；Bruls et al. 1984）。

主要由角质层发挥对紫外线的防护作用。UVB可诱导角化过度（hyperkeratosis）和角质层增厚，从而减少紫外线透过（Epstein et al. 1970；Sterenborg et al. 1986）。不同种族间角质层增厚的差异较小，但光敏性变化较大（Thomson 1955；Weigand et al. 1974）。

在黑人中，角质层的光防护能力主要来自黑素的光扩散作用（diffusion of light）。在白人中角质层厚度起主要作用，因为角蛋白比黑素有更好的过滤效果。白癜风（vitiligo）是研究光防护作用引起表皮增生的一个有价值的模型。白癜风皮损区无黑素生成且无色素沉着，因此光防护作用仅由角质层和表皮的其他结构提供。白癜风皮损通过表皮增生和角化过度弥补因黑素缺乏引起的光防护作用降低（Gniadecka et al. 1996）。此外，皮肤对UVA的防护作用低于太阳的全光谱辐射（overall sun irradiation），因为UVA仅刺激黑素生成而不引起明显的角质层增厚。然而，角质层增厚对光防护作用中色素沉着

发展的影响仍然存在争议（Westerhof and Uscanga 1998；Bech-Thomsen and Wulf 1995）。

1.3 尿酸

UV激活组氨酸酶（histidase），组氨酸脱氨基产生尿酸（Morrison 1985）。尿酸在UVB作用下从反式结构转变为顺式结构（de Fine Olivarius et al. 1996）。尿酸也可能是紫外线诱导的免疫抑制的光感受器，这种作用的确切机制尚不清楚（Redondo et al. 1996；Lappin et al. 1997）。

1.4 表面脂类

紫外线照射对皮肤屏障（skin barrier）功能有积极作用。用UVB或UVA照射后皮肤对原始刺激物的耐受性增加，从而表明皮肤屏障功能提高（Lehmann et al. 1991）。这种屏障功能的提高与表皮增生（UVA照射后不会出现表皮增生）无关，而与角质层中神经酰胺（ceramide）等表面脂质（surface lipids）的增加相一致（Halelern et al. 1997）。

2 黑素屏障

2.1 色素构成和皮肤光型（日光反应性皮肤类型）

健康皮肤（health skin）是由4种颜色叠加而

成的：表皮中的类胡萝卜素显现的黄色、毛细血管内红细胞的红色、静脉内的血红蛋白蓝和表皮黑素的黄棕色。皮肤颜色（skin color）是由遗传相关色素沉着和紫外线照射有关的后天色素沉着共同决定的结果。皮肤光型（skin phototype）是预测紫外线照射后皮肤反应的简单方法。Fitzpatrick 分类（Fitzpatrick 1988）是基于太阳晒伤和晒黑制定的（表1）。晒黑作用光谱主要在 UVB 中，且与晒伤的剂量接近。Ⅰ型或Ⅱ型（浅肤色）受试者，引起晒黑的 UVB 剂量高于引起晒伤的 UVB 剂量，因此这些受试者在晒黑之前就会晒伤。对于第四型（黑皮肤）的受试者来说，情况正好相反，受试者在晒伤前已经晒黑了。其他分类（Cesarini 1988）常结合肤色、头发颜色和雀斑等表型特征（表2）。关于深肤色皮肤光型的论文很少。起初，所有的黑皮肤都划分在 Fitzpatrick Ⅴ型（Fitzpatrick 1988）中。后来，发现一种皮肤光型为亚洲型暗皮肤（Kawada 1986）。事实上，暗皮肤具有变异性，包括 Fitzpatrick 分型Ⅱ、Ⅲ、Ⅳ和Ⅴ（Youn et al. 1997）。

最小红斑剂量（minimal erythema dose，MED），对应于诱导红斑的 UVB 最小剂量，也是一种简单的测量光敏性的方法。一些文献表明，MED 和皮肤光型之间具有良好的相关性（Shono et al. 1986；Andreassi et al. 1987）。出现较小 MED 的受试者通常伴有红发、蓝色眼睛和雀斑。相比之下，其他出版物还没有证实 MED 和晒伤的相关性，包括白种人（Westerhof et al. 1990）和亚洲人（Chung et al. 1994）。色度计测量皮肤颜色的方法比皮肤光型评估法更客观，并且能提供更精准的光敏性评估（Wee et al. 1997）。

2.2 黑素

在人体皮肤中，黑素（melanin）位于黑素小体（melanosome）中，直径为 20～40nm 的球形颗粒。前黑素小体内发现一种可溶的黑素颗粒。黑素是一组异质性的色素，可以根据其化学结构和颜色分两类。褐黑素（pheomelanin）富含硫，呈黄色或红褐色，主要在红发受试者中发现。真黑

表 1　日光反应皮肤分型（Fitzpatrick 1988）

肤色	皮肤类型	晒伤	晒黑
白色	Ⅰ	极易发生	从不发生
	Ⅱ	容易发生	轻微晒黑
	Ⅲ	有时发生	有些晒黑
	Ⅳ	很少发生	中度晒黑
棕黑色（地中海、亚洲、阿拉伯）	Ⅴ	罕见发生	呈深棕色
黑色	Ⅵ	从不发生	呈黑色

表 2　包括表型特征的皮肤光型分类

皮肤光型	发色	肤色	雀斑	晒伤	晒黑
Ⅰ	红色		+++	极易发生	从不发生
Ⅱ	金色	白皙	++	容易发生	轻微晒黑
Ⅲ	金色	白皙	+	有时发生	有些晒黑
	棕色		0	有时发生	中度晒黑
Ⅳ	棕色		0	很少发生	明显晒黑
Ⅴ	棕色	棕色	0	罕见发生	呈深棕色
Ⅵ	黑色	黑色	0	从不发生	呈黑色

素（eumelanin）硫含量低，呈黑色或棕色，不溶于水，主要在棕色或黑色受试者中发现。黑素代谢中间产物多巴醌形成这两种不同的代谢终产物（Kollias et al. 1991）。遗传和环境因素决定了个体黑素构成的种类与数量，光防护能力主要取决于真黑素，少量取决于褐黑素。深色皮肤含有大量黑素，尤其是真黑素，使其具有较强的光防护能力。红发人群暴晒后出现雀斑或色斑可能与其黑素细胞产生的黑素以真黑素为主有关。黑素在光毒性反应被激活后，可以产生攻击细胞的光产物（Menon et al. 1983），引起了皮肤的癌变。

黑素细胞（melanocyte）位于表皮基底层，散在分布于角质形成细胞之间，紧密黏附于基底膜上（图3），因无角蛋白张力丝而较易识别（图4），可

以合成黑素。黑素细胞伸出树突，延伸到基底层和角质形成细胞间（图5）。黑素小体合成黑素通过树突运输，在树突伞状分布的末端传递给相邻的角质细胞，并保护细胞核及 DNA（Kaidbey et al. 1979）（图6）。角质形成细胞和黑素细胞之间的功能性结合构成表皮黑素单位的概念（见图5），其受遗传控制和环境因素影响。

在健康的皮肤中，黑素的分布取决于由 UVB、UVA 或 PUVA［补骨脂（psoralen）+UVA］诱导的黑素活化。UVB 照射后，黑素细胞受到刺激，产生和转移到角质形成细胞的黑素量增加。角质形成细胞也被刺激增殖，导致表皮中黑素的密度增加。UVA 照射后，在基底层的黑素细胞和角质形成细胞中发现大量黑素，但在表皮的其他结构

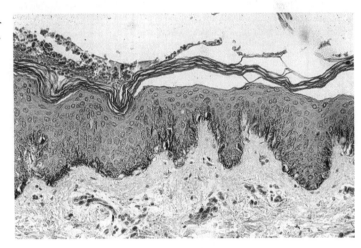

图3 表皮基底层中的黑素细胞，白种人皮肤，银染。（皮肤生物物理学实验室，Beasouon）

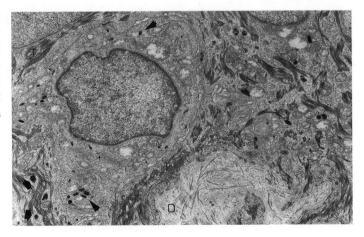

图4 高加索人皮肤中的黑素细胞。小箭头，细胞中的未成熟黑素体；箭头，黑素细胞中成熟黑素体；厚箭头，相邻角质形成细胞中的黑素体；D，真皮；T，相邻角质形成细胞中的角蛋白纤维束。戊二醛和锇酸固定后；醋酸铀和柠檬酸铅染色。放大倍数 ×3 200。（René Laurent，Besançon 皮肤科教授）

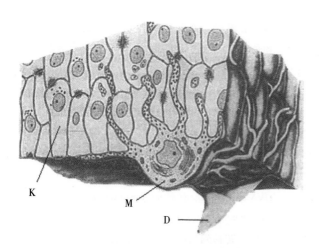

图 5　表皮黑素单位图。（Queedoo 1969，修改后的图）

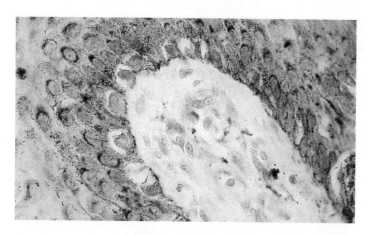

图 6　基底层角质形成细胞间黑素细胞树突形成"伞"状结构运输黑素小体，高加索人皮肤，银染。（皮肤生物物理学实验室，Beasouon）

中，黑素密度保持不变。当角质层内的角质形成细胞死亡时，黑素小体被破坏，黑素散在分布于细胞质中。

2.3 黑素的光保护作用

众所周知，黑素具有光保护功能（Morison 1985）。阳光照射后，皮肤变黑且敏感性降低。泰斯金人对阳光的敏感程度比白皙皮肤的人低。白癜风皮肤（无黑素）MED 低于健康皮肤。

裸露部位有色素沉着的皮肤比无色素沉着的皮肤患癌率低。

对乌贼进行的体外研究证实（Zeise et al. 1992），黑素的光保护功能基于对紫外光的吸收能力（Kollias1995）。在体内通过色素皮肤的反射光谱与无色素皮肤［白癜风（Kollias and BaqER

1985）或白化病］反射光谱进行比较，可以发现黑素的吸收特性。对于乌贼和人类黑素，最大吸收峰发生在 335nm。这表明，黑素对 UVA 的防护能力比 UVB 更高。

2.4 光诱导的色素沉着及日晒黑斑

通过照射，可以改变表皮中的黑素密度和分布。光照后色素沉着的程度随光辐射吸收量变化。光诱导色素沉着分两个阶段。

- UVA 会引起一种直接的色素沉着，即 Meirowski 现象或立即晒黑反应（immediate pigment darkening，IPD）。这种反应在曝光后几分钟内就会发生，并在几小时内消失。但当剂量足够高时，色素沉着显著且持续数天。这是黑素细胞刺激前黑素光氧化形成的浅灰色的色素沉着（Beitner and Wennersten 1985；Hönigsmann et al. 1986）。这种直接的色素沉着反映了个体化色素沉着水平，皮肤光型Ⅰ型或Ⅱ型这种反应极弱或不存在（Agin et al. 1985）。直接色素沉着对UVB引起的光化性红斑没有保护作用。相反，在亚MED剂量时，可以通过光加成机制促进红斑的发生（Paul and Parrish 1982；Black et al. 1985）。晚期UVA色素沉着（late UVA pigmentation）（24～48小时）总是在炎症反应之前出现，UVA色沉剂量低于红斑剂量，因此UVA导致晒黑而不晒伤。UVA诱导的色素沉着可以吸收部分可见光波段。

- UVB导致晚期色素沉着或暂时性晒黑。照射2天后出现晒黑，第二十天达到顶峰，如果没有其他照射，则色沉逐渐消退。UVB所致炎症反应或光化红斑总是先于色素沉着，并且只要红斑没有充分消退就检测不到色素沉着。晒黑是由于产生新的黑素以及黑素细胞和角质形成细胞的形态和功能改变引起的，黑素体的产生及其转移到角质形成细胞的数量剧增。UVB照射9～10天后，所得到的色素沉着在300nm处显示最大吸收峰。
- 可见光（visible light）诱导暂时性和持久性两种类型的色素沉着（Kollias and Baqer 1984），后者仅在强辐射照射（＞720J/cm²）后出现。所需时间与UVA引起持续色素沉着所需的时间相同。可见光辐射仅引起色素沉着而不发生炎症反应。
- PUVA照射所引起的色素沉着和炎症反应是UVB和UVA光照作用的组合。氧合血红蛋白（oxyhemoglobin）在300nm（UVB照射）处为最大吸收峰，同时在542和571nm有两个吸收峰。由于氧合血红蛋白的吸收光辐射的效应可以持续几个月。这意味着PUVA诱导的色素沉着合并较强的血管作用。

以上讨论表明，黑素细胞激活与皮肤炎症之间的关系与波长有关。暴露于UVB、UVA或PUVA后形成边界清晰的色素沉着持续数月至数年，照

射区域之外不累及。UV照射可以诱导受保护的皮肤特别是Ⅰ型或Ⅱ型皮肤黑素细胞数量增加（Stierner et al. 1989）。

后期色素沉着提供的皮肤光保护随皮肤光型而异。肤色越深越容易被晒黑，已经晒黑的人群容易进一步色沉。这种渐进的自然光保护对UVB最有效，但有效的色沉需要长时间的阳光照射，这增加有害效应的风险。

3 抗自由基防御

3.1 氧自由基

UV通过存在于皮肤中的内源性发色团（endogenous chromophore）引起皮肤损伤。UVB对核酸、尿刊酸和一些蛋白质有直接损害作用。UVA启动光敏反应，产生氧自由基（oxygenated free radicals）。氧自由基分子最外层仅一个电子，使该结构不稳定且具有较高活性。氧自由基的自由电子与相邻分子的自由电子结合，从而改变了自身结构。这些含氧自由基的靶目标较多，特别是核酸和多不饱和脂肪酸（polyunsaturated fatty acids）。氧化损伤导致核酸链断裂及遗传物质突变。细胞膜中不饱和脂肪酸的氧化损伤会引起膜破裂、膜受体失活、释放细胞毒性物质和炎症介质。

3.2 抗氧化剂

细胞具有许多防御机制抑制活性氧合物的过度形成及其产生的后果。皮肤具有超氧化物歧化酶（superoxide dismutase）、过氧化氢酶（catalase）和过氧化物酶（peroxidase）等酶系统，以及小的抗氧化分子或自由基清除剂，如维生素A、C和E、β-胡萝卜素（β-carotene）、谷胱甘肽（glutathione），以及硒（selenium）、锌（zinc）和铜（copper）等微量元素。维生素E，特别是α-生育酚（α-tocopherol）与其他抗氧化系统协同作用防止膜氧化，并可通过维生素C再生（Fryer 1993；Eberlein-König et al. 1998）。维生素C是一种在局部应用中可能有效的强抗氧化剂（Darr et al. 1992）。类胡萝卜素（carotenoids）有黄色、橙色或红色色素，具有

光保护剂的作用。β- 胡萝卜素是胡萝卜中的橙黄色素，是维生素 A 的前体，即使大量吸收 β- 胡萝卜素也不会因维生素 A 过多产生毒性。番茄红素，类胡萝卜素为非维生素 A 前体物质，似乎可以更有效清除氧自由基（Di Mascio et al. 1989）。硒（selenium）是人体必需的微量元素，作为谷胱甘肽过氧化物酶的活性位点，直接参与自由基的消亡（La Ruche and Césarini 1991）。其他抗氧化剂存在，如锌，它是超氧化物歧化酶（superoxide dismutase）的活性位点之一。半胱氨酸衍生物（cysteine derivative）可能通过增加谷胱甘肽的细胞内浓度发挥光保护作用（Steenvoorden and Beijersbergen van Henegouwen 1997）。

这些抗氧化分子可以防止部分太阳曝晒造成的损害。例如，如果在紫外线照射之前或之后立即注射超氧化物歧化酶，则在暴晒后 24 小时表皮中观察到的角化不良细胞或晒伤细胞明显减少（Danno et al. 1984）。为了增加皮肤光防护能力，可以补充类胡萝卜素，维生素 E，维生素 C 和硒，因为阳光照射后它们在血浆中的比例会减少（White et al. 1988）。几种抗氧化剂分子的相互作用有助于皮肤防护紫外光诱导的氧化应激（La Ruche and Césarini 1991）。

4 DNA 修复

当 DNA 的抗自由基防御被击溃和破坏时，仍有一些特定的酶参与修复。DNA 损伤主要影响胸腺嘧啶（thymine），导致在同一 DNA 链上两个相邻的胸腺嘧啶形成二聚体。

4.1 核苷酸切除 – 再合成

紫外线开始照射时发生的核苷酸切除合成修复机制可以剪除大部分受损 DNA。该机制包括 4 个阶段：①携带二聚体的 DNA 链的识别和切割；②受损 DNA 的切除；③来自相对未损 DNA 的新 DNA 的合成；④重新连接修复链的两端。

这一修复机制在着色性干皮病中发挥了重要作用，这种遗传疾病的特征是紫外线诱导的有缺陷的损伤修复，导致曝光部位肿瘤发生较早（Dumaz et al. 1995）。

其他修复系统的也可以发生变化，导致变异的发生。

4.2 *p53* 基因

紫外线损伤 DNA 可激活 *p53* 基因，从而增加 p53 蛋白的合成（Krekels et al. 1997）。这种天然蛋白质在保持基因组完整性中起着重要的作用，它通过阻止或减缓细胞周期来促进 DNA 修复，为 DNA 修复留存时间，或者在 DNA 损伤较重时诱导细胞凋亡。*p53* 基因突变导致异常 p53 蛋白的产生，其不能够诱导正确的 DNA 修复，而发生肿瘤。

5 免疫反应

在基础状态时角质形成细胞与许多细胞一样，分泌少量细胞因子。紫外线照射后，细胞因子分泌量增加，尤其是 IL-1、IL-6、IL-10、TNF-α 和炎症的重要介质前列腺素（Schwarz and Luger 1989）。紫外光也参与了皮肤的免疫反应，使朗格汉斯细胞无法处理和向淋巴细胞提呈抗原。这种光免疫抑制（这可能对一些皮肤过敏性疾病治疗的发展有意义）有利于癌症治疗的发展（Morison 1989）。综上所述，应注意两个要点：①自然光保护有效性存在较大的个体差异；②在皮肤光型 I 型和 II 型的人群中，自然光保护并不安全，需要额外的人工光保护，如服装遮挡和防晒霜。

致谢 感谢 Rik Roelandts 博士（比利时鲁汶大学）审阅本章内容。

（陈红 译，李强 校，刘玮 审）

参考文献

Agin PP, Desrochers DL, Sayre RM. The relationship of immediate pigment darkening to minimal erythemal dose, skin type, and eye color. Photodermatology. 1985;2:288–94.

Anderson RR, Parrish JA. The optics of human skin. J Invest Dermatol. 1981;77:13–9.

Andreassi L, Simoni S, Fiorini P, Fimiani M. Phenotypic characters related to skin type and minimal erythemal dose. Photodermatology. 1987;4:43–6.

Applegate LA, Scaletta C, Fourtanier A, Mascotto RE, Seité S, Frenk E. Expression of DNA damage and stress proteins by UVA irradiation of human skin in vivo. Eur J Dermatol. 1997;7:215–9.

Bech-Thomsen N, Wulf HC. Photoprotection due to pigmentation and epidermal thickness after repeated exposure to ultraviolet light and psoralen plus ultraviolet A therapy. Photodermatol Photoimmunol Photomed. 1995;11:213–8.

Beitner H, Wennersten G. A qualitative and quantitative transmission electronmicroscopic study of the immediate pigment darkening reaction. Photodermatology. 1985;2:273–8.

Black G, Matzinger E, Gange RW. Lack of photoprotection against UVB-induced erythema by immediate pigmentation induced by 382 nm radiation. J Invest Dermatol. 1985;85:448–9.

Bruls WAG, Slaper H, van der Leun JC, Berrens L. Transmission of human epidermis and stratum corneum as a function of thickness in the ultraviolet and visible wavelengths. Photochem Photobiol. 1984;40:485–94.

Cesarini JP. Photo-induced events in the human melanocytic system: photoaggression and photoprotection. Pigment Cell Res. 1988;1:223–33.

Chung JH, Koh WS, Youn JI. Relevance of skin phototyping to a Korean population. Clin Exp Dermatol. 1994;19:476–8.

Danno K, Horio T, Takigawa M, Imamura S. Role of oxygen intermediates in UV-induced epidermal cell injury. J Invest Dermatol. 1984;83:166–8.

Darr D, Combs S, Dunston S, Manning T, Spinnell S. Topical vitamine C protects porcine skin from ultraviolet radiation-induced damage. Br J Dermatol. 1992;127:247–53.

de Fine Olivarius F, Wulf HC, Crosby J, Norval M. The sunscreening effect of urocanic acid. Photodermatol Photoimmunol Photomed. 1996;12:95–9.

Di Mascio P, Kaiser S, Sies H. Lycopene as the most efficient biological carotenoid singlet oxygen quencher. Arch Biochem Biophys. 1989;274:532–8.

Dumaz N, Marionnet C, Eveno E, Robert C, Vuillaume M, Stary A, et al. Photosensitivity and genetic diseases. In: Dubertret L, Santus R, Morlière P, editors. Ozone, sun, cancer, molecular and cellular mechanisms prevention. Paris: Editions Inserm; 1995. p. 140–4.

Eberlein-König B, Placzek M, Przybilla B. Protective effect against sunburn of combined systemic ascorbic acid (vitamin C) and d-α-tocopherol (vitamin E). J Am Acad Dermatol. 1998;38:45–8.

Epstein JH, Fukuyama K, Fye K. Effects of ultraviolet radiation on the mitotic cycle and DNA, RNA and protein synthesis in mammalian epidermis in vivo. Photochem Photobiol. 1970;12:57–65.

Everett MA, Yeargers E, Sayre RM, Olson RL. Penetration of epidermis by ultraviolet rays. Photochem Photobiol. 1966;5:533–42.

Fitzpatrick TB. The validity and practicality of sun-reactive skin types I through VI. Arch Dermatol. 1988;124:869–71.

Fryer MJ. Evidence for the photoprotective effects of vitamin E. Photochem Photobiol. 1993;58:304–12.

Gniadecka M, Wulf HC, Mortensen NN, Poulsen T. Photoprotection in vitiligo and normal skin. A quantitative assessment of the role of stratum corneum, viable epidermis and pigmentation. Acta Derm Venereol. 1996;76:429–32.

Holleran WM, Uchida Y, Halkier-Sorensen L, Haratake A, Hara M, Epstein JH, et al. Structural and biochemical basis for the UVB-induced alterations in epidermal barrier function. Photodermatol Photoimmunol Photomed. 1997;13:117–28.

Hönigsmann H, Schuler G, Aberer W, Romani N, Wolff K. Immediate pigment darkening phenomenon. A reevaluation of its mechanisms. J Invest Dermatol. 1986;87:648–52.

Kaidbey KH, Agin PP, Sayre RM, Kligman AM. Photoprotection by melanin – a comparison of black and Caucasian skin. J Am Acad Dermatol. 1979;1:249–60.

Kawada A. UVB-induced erythema, delayed tanning, and UVA-induced immediate tanning in Japanese skin. Photodermatology. 1986;3:327–33.

Kollias N. Aspects of photoprotection by epidermal melanin pigmentation at the molecular, cellular and organ levels: a review. In: Dubertret L, Santus R,

Morlière P, editors. Ozone, sun, cancer, molecular and cellular mechanisms prevention. Paris: Editions Inserm; 1995. p. 187–98.

Kollias N, Baqer A. An experimental study of the changes in pigmentation in human skin in vivo with visible and near infrared light. Photochem Photobiol. 1984;39:651–9.

Kollias N, Baqer A. Spectroscopic characteristics of human melanin in vivo. J Invest Dermatol. 1985;85:38–42.

Kollias N, Baqer AH. The role of human melanin in providing photoprotection from solar mid-ultraviolet radiation (280–320 nm). J Soc Cosmet Chem. 1988;39:347–54.

Kollias N, Sayre RM, Zeise L, Chedekel MR. Photoprotection by melanin. J Photochem Photobiol B Biol. 1991;9:135–60.

Krekels G, Voorter C, Kuik F, Verhaegh M, Ramaekers F, Neumann M. DNA-protection by sunscreens: p53-immunostaining. Eur J Dermatol. 1997;7:259–62.

La Ruche G, Césarini JP. Protective effect of oral selenium plus copper associated with vitamin complex on sunburn cell formation in human skin. Photodermatol Photoimmunol Photomed. 1991;8:232–5.

Lappin MB, Weiss JM, Schöpf E, Norval M, Simon JC. Physiologic doses of urocanic acid do not alter the allostimulatory function or the development of murine dendritic cells in vitro. Photodermatol Photoimmunol Photomed. 1997;13:163–8.

Lehmann P, Hölzle E, Melnik B, Plewig G. Effects of ultraviolet A and B on the skin barrier: a functional, electron microscopic and lipid biochemical study. Photodermatol Photoimmunol Photomed. 1991;8:129–34.

Menon IA, Persad S, Haberman HF, Kurian CJ. A comparative study of the physical and chemical properties of melanins isolated from human black and red hair. J Invest Dermatol. 1983;80:202–6.

Morison WL. What is the function of melanin. Arch Dermatol. 1985;121:1160–3.

Morison WL. Effects of ultraviolet radiation on the immune system in humans. Photochem Photobiol. 1989;50:515–24.

Morrison H. Photochemistry and photobiology of urocanic acid. Photodermatology. 1985;2:158–65.

Paul BS, Parrish JA. The interaction of UVA and UVB in the production of threshold erythema. J Invest Dermatol. 1982;78:371–4.

Quevedo Jr WC. The control of color in mammals. Am Zool. 1969;9:531–40.

Redondo P, Garcia-Foncillas J, Cuevillas F, Espana A, Quintanilla E. Effects of low concentrations of cis-and trans-urocanic acid on cytokine elaboration by keratinocytes. Photodermatol Photoimmunol Photomed. 1996;12:237–43.

Schwarz T, Luger TA. Effect of UV irradiation on epidermal cell cytokine production. J Photochem Photobiol B Biol. 1989;4:1–13.

Shono S, Imura M, Ota M, Ono S, Toda K. The relationship of skin color, UVB-induced erythema, and melanogenesis. J Invest Dermatol. 1986;84:265–7.

Solan JL, Laden K. Factors affecting the penetration of light through stratum corneum. J Soc Cosmet Chem. 1977;28:125–37.

Steenvoorden DPT, Beijersbergen van Henegouwen GMJ. Cysteine derivatives protect against UV-induced reactive intermediates in human keratinocytes: the role of glutathione synthesis. Photochem Photobiol. 1997;66:665–71.

Sterenborg HJCM, de Gruijl FR, van der Leun JC. UV-induced epidermal hyperplasia in hairless mice. Photodermatology. 1986;3:206–14.

Stierner U, Rosdahl I, Augustsson A, Kagedal B. UVB irradiation induces melanocyte increase in both exposed and shielded human skin. J Invest Dermatol. 1989;92:561–4.

Thomson ML. Relative efficiency of pigment and horny layer thickness in protecting the skin of Europeans and Africans against solar ultraviolet radiation. J Physiol. 1955;127:236–46.

Wee LKS, Chong TK, Koh Soo Quee D. Assessment of skin types, skin colours and cutaneous responses to ultraviolet radiation in an Asian population. Photodermatol Photoimmunol Photomed. 1997;13:169–72.

Weigand DA, Haygood C, Gaylor JR. Cell layers and density of negro and caucasian stratum corneum. J Invest Dermatol. 1974;62:563–8.

Westerhof W, Uscanga OE. Photoprotection in vitiligo and normal skin. Acta Derm Venereol. 1998;78:149–50.

Westerhof W, Estevez-Uscanga O, Meens J, Kammeyer A, Durocq M, Cario I. The relation between constitutional skin color and photosensitivity estimated from UV-induced erythema and pigmentation dose–

response curves. J Invest Dermatol. 1990;94:812–6.

White WS, Kim C-I, Kalkwarf HJ, Bustos P, Roe DA. Ultraviolet light-induced reductions in plasma carotenoid levels. Am J Clin Nutr. 1988;47:879–83.

Youn JI, Oh JK, Kim BK, Suh DH, Chung JH, Oh SJ, et al. Relationship between skin phototype and MED in Korean, brown skin. Photodermatol Photoimmunol Photomed. 1997;13:208–11.

Zeise L, Addison RB, Chedekel MR. Bio-analytical studies of eumelanins. I. Characterization of melanin the particle. Pigment Cell Res. 1992;Suppl 2:48–53.

102

红外辐射对人皮肤自由基产物的影响

Maxim E. Darvin, Martina C. Meinke, and Jürgen Lademann

内容

关键词

抗氧化剂·类胡萝卜素·β-胡萝卜素·番茄红素·共振拉曼光谱·顺磁共振光谱学·活性氧种类·热冲击半径·防护

1 简介

日光照射的副作用通常与紫外线（ultroviolet，UV）辐射相关，这是由于其具有在皮肤中产生自由基（free radical）的能力。自由基可导致细胞氧化损伤、皮肤早衰甚至皮肤癌。考虑到这一情况，市场上提供了针对 UVA 和 UVB 有效防护的防晒霜。

然而，人类皮肤主要暴露于近红外辐射（near-infrared radiation，NIR）（760～3 000nm），约占到达地球表面的太阳辐射总量的 54%。许多研究表明，NIR 可以根据应用剂量不同在皮肤上起到治疗或病理作用，两种作用都与活性氧（reactive oxygen species，ROS）的产生相关，因此所施加的剂量不同引发不同的效果——低剂量起治疗效果（通过 NF-kB 信号途径），高剂量起病理效果（通过 AP-1 信号途径）。

大剂量日光红外辐射（infrared radiation，IR）对人体皮肤的病理效应是科学上公认的事实。最近研究的分析表明，红外辐射诱导皮肤中自由基的产生是所有受红外线影响的皮肤效应的基础，例如细胞增殖加速、炎症细胞因子基因表达和促炎介质合成的抑制。在 NIR 持续过程中，皮肤表面温度从 27.6～33.1℃上升到可诱发热激自由基产生的 41～45℃。NIR 诱导产生 ROS 和热激 ROS 通过不同信号通路独立作用，但可因增加照射剂量和/或增加温度来倍增彼此的影响。

人体抵抗过量自由基作用的防御机制基于不同的抗氧化剂的协同作用，包括类胡萝卜素、维生素和酶等。在皮肤中，类胡萝卜素（carotenoids）、β-胡萝卜素（beta-carotene）和番茄红素（lycopene）被认为是有效中和活性氧（包括单线态氧）的强抗氧化剂。类胡萝卜素与大量自由基作用后被破坏，

导致生物体抗氧化防御系统的耗竭。EPR 测量证实了皮肤中被破坏的类胡萝卜素数量与自由基的量正相关，这一结论表明类胡萝卜素可以作为人类表皮的整体抗氧化状态的标记物质。近年来，通过共振拉曼光谱可以无创地测量皮肤中类胡萝卜素的浓度。在本研究中使用该方法研究 IR 照射对人皮肤抗氧化状态的影响。

本章描述了通过无创方法测量接受 NIR 和 IRA 照射后皮肤中自由基产生的结果。本研究第一步，使用共振拉曼光谱研究体内 IR 照射下人类皮肤中类胡萝卜素的稳定性。本研究第二步，体外条件下使用电子顺磁共振波谱光谱法来分析 IR 照射期间产生的类胡萝卜素浓度变化是否与皮肤中自由基相关。第三步，通过局部应用含有单一抗氧化剂制剂 β-胡萝卜素来改变皮肤中类胡萝卜素的浓度，以便研究其对皮肤的潜在保护作用。

2 材料和方法

2.1 共振拉曼光谱

利用共振拉曼光谱（resonance Raman spectrum，RRS）可快速、无创、高灵敏度地测定人类皮肤中类胡萝卜素的浓度。这种体内测量方法比其他方法更具有优势。主要是基于激光激发波长和类胡萝卜素吸收峰的最佳组合以及装置的设计方案。因 RRS 激发的共振区域位于光谱的蓝绿色范围内，也是类胡萝卜素具有最大吸收峰的区域，引起类胡萝卜素拉曼信号的增强，使得该方法非常适合于皮肤中类胡萝卜素的测量。使用 488nm 和 514.5nm 的氩激光器作为激发源，类胡萝卜素浓度通过在 1 523cm^{-1} 处测量类胡萝卜素分子线的碳-碳双键拉伸振动强度来确定，1 005cm^{-1} 和 1 156cm^{-1} 处测量的类胡萝卜素的拉曼谱线不纳入考虑。

2.2 电子顺磁共振波谱

利用来自 Sigma（德国施泰纳姆公司）的稳定长寿命自由基自旋标记物 3-羧基-2,2,5,5-四甲基吡咯烷-1-氧基（3-carboxy-2,2,5,5-tetramethylpyrrolidine-1-oxyl）（PCA）和 Magnettech（德国，柏林）

的 L 波段电子顺磁共振波谱（electron paramagnetic resonance，EPR）谱仪，用 EPR 谱仪对红外光诱导的自由基进行体外测量。PCA 自旋标记物产生与 PCA 浓度正相关的 EPR 信号强度。

由于 PCA 长寿命自由基与 IR 诱导的短寿命自由基之间的相互作用，PCA 被还原成对应的不会产生任何 EPR 信号的羟胺。重组的结果为 PCA 标记物浓度降低，进而可获得生成自由基数量。

由于 PCA 在猪耳皮肤中无辐射而稳定，因此选择 PCA 应用于猪皮肤样品以清除诱导的自由基。将滤纸片置于穿孔活组织上，并加入 50μl PCA（10mM 在水／乙醇中 50/50v/v）。孵育 30 分钟后，用水洗涤皮肤样品并用软组织纸干燥，记录每个样品的初始 EPR 信号。在样品接受 IR 照射后，每10 分钟测量 PCA 降低的动力学。

考虑到 EPR 信号的强度与实验样品温度之间的强相关性，在样品冷却至室温（约 23℃）后进行 EPR 测量。

2.3 红外辐射源

本研究中使用了两种红外光源。第一种光源是在 NIR 光谱范围内照射的辐射器（飞利浦红外 RI 1521，尼德兰）。第二种光源是发出 IRA 辐射的辐射器，该辐射器有一个滤水器与辐射头前面相连（德国，海伦国际技术有限公司）。

两个辐射器均用于人体皮肤的体内辐射，推荐用于治疗作用的参数为功率密度 170～190mW/cm²，持续 30 分钟（剂量 306～342J/cm²）；在体外测量猪耳皮肤时，功率密度 105～115mW/cm²，持续 30 分钟（剂量 189～207J/cm²）。猪皮肤样品采用较低的功率密度，以将皮肤表面温度限制在 42℃。

2.4 皮肤温度测定

使用非接触温度计（noncontact thermometer）（Rytek Schlender Messtechnik）在红外辐射后无创地测量皮肤表面的温度。

2.5 实验设计

对 12 名 25～35 岁健康志愿者（男 3 例，女

9 例）的双前臂屈肌进行了体内活体研究。在每只前臂屈肌上，均用永久性标记物标记 4cm×4cm 的两个区域。在 IR 辐射之前，用 2mg/cm² 含有 0.2%β- 胡萝卜素的 o/w 制剂均匀地预处理每只前臂的其中一个区域，余下两个皮肤区域未采取措施。

预处理和未处理的皮肤区域用在 NIR 和 IRA 光谱范围内工作的两种不同的红外辐射器照射。

对用于体外实验的猪耳皮肤进行相同的过程。

为了检验在 IR 辐射期间试剂中的自由基形成过程，将含有 0.2%β- 胡萝卜素抗氧化剂的 o/w 制剂放置在由两块相距 1.0nm 的玻璃板组成的比色皿中，以排除内部溶解和氧化。此后对 12 个样品进行 NIR 放射的 IR 辐射。其余 12 个样品用 IRA 照射。所有测量均在 170mW/cm² 的能量密度下照射 30 分钟。对 6 个样品进行无 IR 照射的对照测量。

体内研究已获得柏林慈善大学伦理委员会的批准。

3 结果和讨论

3.1 红外辐射 RRS 测定类胡萝卜素的动力学

3.1.1 含 β- 胡萝卜素的制剂

在 IR 辐射前后，用共振拉曼光谱对含有 0.2%β- 胡萝卜素的 o/w 制剂进行了体外测定。同时进行无辐射的对照测量。

测量结果表明，无论是 NIR 辐射器还是 IRA 辐射器实验组样品以及对照组样品在辐射前后，β- 胡萝卜素浓度都没有差异。

这表明试剂本身在 IRA 和 NIR 辐射后以及 IR 诱导加热期间的样本均未产生自由基。此外，β- 胡萝卜素不受红外辐射的直接影响。

3.1.2 红外辐射对体内皮肤类胡萝卜素浓度的影响

为了人工提高皮肤抗氧化剂的水平，局部应用含有 β- 胡萝卜素的试剂。这导致所有志愿者皮肤中的类胡萝卜素绝对浓度增加到 1.75±0.29 倍。处理后获得的 β- 胡萝卜素浓度接近生理浓度，因此促氧化作用几乎被排除。

从图 1 中可以看出，在 IRA 和 NIR 辐射之后类胡萝卜素浓度降低。IR 辐射后测量皮肤中类胡萝卜素的平均降低幅度为 IRA 23% 和 NIR 33%，与辐射皮肤区域的预处理无关。NIR 辐射后类胡萝卜素的平均破坏率比 IRA 辐射后高 10% 是具有统计学意义。所得结果与已发表的结果一致。

用含有 β- 胡萝卜素的试剂预处理后的皮肤，经 IR 辐射后被破坏的类胡萝卜素的绝对数量平均高于未处理皮肤（图 1）。如果应用不同浓度的不同抗氧化剂的混合物，则含有 β- 胡萝卜素试剂的抗氧化稳定性可以显著提高。可以使用不同的方法来研究这种影响。

图 2 显示了个体水平上经 IR 辐射后未预处理皮肤中类胡萝卜素含量的与用 NIR（a）和 IRA（b）分别辐射 30 分钟后类胡萝卜素剩余含量之间的相关性。可见，对于 NIR 和 IRA 辐射分别得到相关因子 $R^2 = 0.60$ 和 $R^2 = 0.63$。这种相关性并不令人惊讶，并且可以通过皮肤经 IR 暴露之后产生特定量的自由基来解释。在本实验中，所有志愿者产生的导致类胡萝卜素含量降低的自由基数量大致相同。志愿者皮肤中类胡萝卜素的初始浓度较低，被发现有较高的损伤程度。这意味着皮肤中具有高个

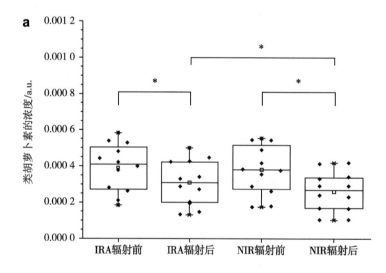

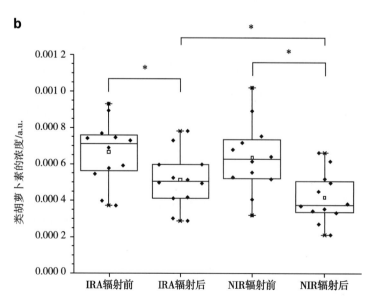

图 1 用 IRA 和 NIR 辐射前后志愿者皮肤中类胡萝卜素的浓度。a. 未预处理皮肤；b. 预处理皮肤。*$P < 0.005$ Wilcoxon vs 比较检验

图2 12名志愿者皮肤中类胡萝卜素的个体水平与用NIR（a）和IRA（b）照射30分钟后类胡萝卜素剩余量之间的相关性

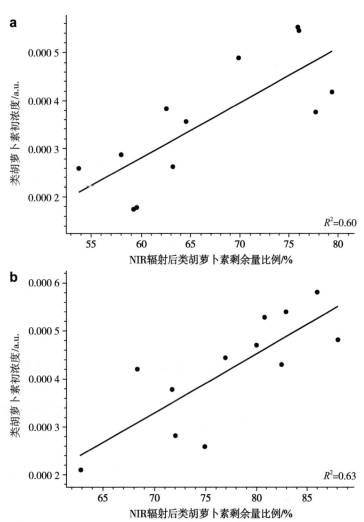

体水平类胡萝卜素抗氧化物质的志愿者对与自由基产生相关IR辐射影响具有额外的防御潜力。

就两个IR辐射器而言，在未处理和预处理的皮肤区域中类胡萝卜素的典型降低动力学的比较表明，在IR辐射期间皮肤中类胡萝卜素的减少是持续发生的（数据未示出）。

3.2 体外红外辐射后的 EPR 动力学

利用EPR技术，研究了猪耳皮肤组织中自由基的形成过程，认为猪耳皮肤组织是一种人类皮肤组织学适合的模型。图3示出了在没有辐射、IRA辐射和NIR辐射后，皮肤中PCA自旋标记减少的平均值。大多数测量值被发现具有统计学意义。

NIR辐射后皮肤表面温度测量平均为41.5℃，而经IRA辐射后平均为39℃。对PCA溶液的进一步研究表明，由于PCA具有稳定性，既不受IR辐射的影响，也不受温度升高的影响。

因此，结果表明，IR辐射在皮肤中产生短寿命自由基（主要是ROS），可以通过PCA自旋标记物（PCA spin marker）的降低来测量。接受相同剂量的辐射，NIR产生的自由基（free radical）的量大约比IRA高10%。

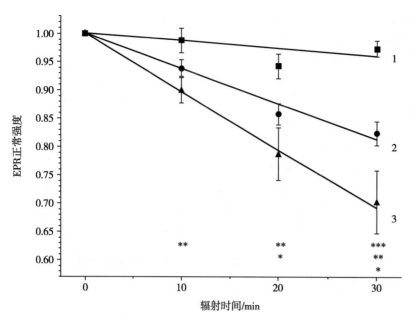

图3 猪皮肤活检中 PCA 的衰变。辐射条件：1，无辐射；2，IRA 辐射；3，NIR 辐射。* 在 1 和 2 之间有意义；** 在 1 和 3 之间有意义；*** 在 2 和 3 之间有意义。Wilcoxon 检验，$P < 0.05$，Darvin et al.（2011c）

3.3 红外辐射诱导热效应对皮肤的影响

人体皮肤水分对 IR 辐射的高吸收可导致皮肤温度升高。如果皮肤温度超过 39℃，则可能发生病理改变。在这种条件下，热休克（heat shock）诱导产生的 ROS 可能导致 MMPs 合成的增加及对皮肤组织的病理作用。然而，在皮肤中，NIR 辐射诱导产生 ROS 和热休克诱导产生 ROS 的形成是通过不同的途径彼此独立进行。只有当皮肤温度超过 39℃ 时，它们才互相促进。

体内实验结果表明，IR 辐射过程中，皮肤表面温度持续升高，IRA 辐射后皮肤表面温度达到最大值 39.1 ± 0.7℃，NIR 辐射后皮肤表面温度达到最大值 41.3 ± 0.6℃。因此，可以假定皮肤中 IRA 和 NIR 辐射射产生 ROS 间的差异（见图3）是由于皮肤中热休克诱导 ROS 形成所导致。

4 结论

自由基（主要是 ROS）由人体皮肤经 IR 辐射后产生，主要是太阳红外光谱中 IRA 部分。ROS 的产生与接受 IR 剂量相关。红外辐射致热当皮肤温度超过 39℃ 时可通过形成热冲击诱导的 ROS 而

起病理作用。

因此，在 NIR 辐射皮肤期间 ROS 产生，且浓度随着 IR 剂量的增加而增加。当皮肤温度超过 39℃ 时，皮肤中另外产生热休克诱导 ROS，从而使 NIR 辐射诱导 ROS 的作用倍增。

体内测定表明，IR 诱导的自由基可被皮肤抗氧化成分和通过局部应用抗氧化物质（包括 β- 胡萝卜素）有效中和。如果应用相应浓度不同抗氧化剂的混合物，自由基中和效果可以显著提高。化妆品配方中抗氧化剂混合物的优化问题有待进一步研究，而现代非侵入性技术的应用是化妆品配方优化的必要条件。

具有健康生活方式的志愿者，例如以大量食用水果和蔬菜为特征的志愿者的皮肤中积累更多的抗氧化剂，比其他志愿者更好地防护 IR 引起的损害。

（王清玉 译，李强 校，刘玮 审）

参考文献

Akhalaya MJ, Maksimov GV, Rubin AB, Lademann J, Darvin ME. Molecular action mechanisms of solar infrared radiation and heat on human skin. Ageing

Research Reviews 2014;16:1–11.

Alaluf S, Heinrich U, Stahl W, Tronnier H, Wiseman S. Dietary carotenoids contribute to normal human skin color and UV photosensitivity. J Nutr. 2002;132(3): 399–403.

Bensadoun RJ, Nair RG. Low-level laser therapy in the prevention and treatment of cancer therapy-induced mucositis: 2012 state of the art based on literature review and meta-analysis. Curr Opin Oncol. 2012; 24(4):363–70.

Biesalski HK, Obermueller-Jevic UC. UV light, beta-carotene and human skin – beneficial and potentially harmful effects. Arch Biochem Biophys. 2001;389(1): 1–6.

Calles C, Schneider M, Macaluso F, Benesova T, Krutmann J, Schroeder P. Infrared A radiation influences the skin fibroblast transcriptome: mechanisms and consequences. J Invest Dermatol. 2010;130(6): 1524–36.

Cho S, Shin MH, Kim YK, Seo JE, Lee YM, Park CH, et al. Effects of infrared radiation and heat on human skin aging in vivo. J Investig Dermatol Symp Proc. 2009;14(1):15–9.

Darvin ME, Gersonde I, Meinke M, SterryW, Lademann J. Non-invasive in vivo determination of the carotenoids beta-carotene and lycopene concentrations in the human skin using the Raman spectroscopic method. J Phys D Appl Phys. 2005a;38(15):2696–700.

Darvin ME, Gersonde I, Albrecht H, Gonchukov SA, Sterry W, Lademann J. Determination of beta carotene and lycopene concentrations in human skin using resonance Raman spectroscopy. Laser Phys. 2005b; 15(2):295–9.

Darvin ME, Gersonde I, Albrecht H, SterryW, Lademann J. In vivo Raman spectroscopic analysis of the influence of UV radiation on carotenoid antioxidant substance degradation of the human skin. Laser Phys. 2006a;16(5): 833–7.

Darvin M, Zastrow L, Sterry W, Lademann J. Effect of supplemented and topically applied antioxidant substances on human tissue. Skin Pharmacol Physiol. 2006b;19(5):238–47.

Darvin ME, Gersonde I, Albrecht H, Zastrow L, Sterry W, Lademann J. In vivo Raman spectroscopic analysis of the influence of IR radiation on the carotenoid antioxidant substances beta-carotene and lycopene in the human skin. Formation of free radicals. Laser Phys Lett. 2007;4(4):318–21.

Darvin ME, Zastrov L, Gonchukov SA, Lademann J. Influence of IR radiation on the carotenoid content in human skin. Opt Spectrosc. 2009;107(6):917–20.

Darvin ME, Haag S, Meinke M, Zastrow L, Sterry W, Lademann J. Radical production by infrared A irradiation in human tissue. Skin Pharmacol Physiol. 2010a;23(1):40–6.

Darvin ME, Haag SF, Lademann J, Zastrow L, Sterry W, Meinke MC. Formation of free radicals in human skin during irradiation with infrared light. J Invest Dermatol. 2010b;130(2):629–31.

Darvin ME, Sterry W, Lademann J. Resonance Raman spectroscopy as an effective tool for the determination of antioxidative stability of cosmetic formulations. J Biophotonics. 2010c;3(1–2):82–8.

Darvin ME, Sterry W, Lademann J, Vergou T. The role of carotenoids in human skin. Molecules. 2011a;16(12): 10491–506.

Darvin ME, Fluhr JW, Meinke MC, Zastrow L, Sterry W, Lademann J. Topical beta-carotene protects against infra-red-light-induced free radicals. Exp Dermatol. 2011b;20(2):125–9.

Darvin ME, Haag SF, Meinke MC, Sterry W, Lademann J. Determination of the influence of IR radiation on the antioxidative network of the human skin. J Biophotonics. 2011c;4(1–2):21–9.

Darvin ME, Meinke MC, Sterry W, Lademann J. Optical methods for noninvasive determination of carotenoids in human and animal skin. J Biomed Opt. 2013;18(6): 61230.

Dumay O, Karam A, Vian L, Moyal D, Hourseau C, Stoebner P, et al. Ultraviolet AI exposure of human skin results in Langerhans cell depletion and reduction of epidermal antigen-presenting cell function: partial protection by a broad-spectrum sunscreen. Br J Dermatol. 2001;144(6):1161–8.

Galluzzi L, Kepp O, Kroemer G. Mitochondria: master regulators of danger signalling. Nat Rev Mol Cell Biol. 2012;13(12):780–8.

Haag SF, Bechtel A, Darvin ME, Klein F, Groth N, Schafer-Korting M, et al. Comparative study of carotenoids, catalase and radical formation in human and animal skin. Skin Pharmacol Physiol. 2010;23(6): 306–12.

Haag SF, Taskoparan B, Darvin ME, Groth N, Lademann J, Sterry W, et al. Determination of the antioxidative capacity of the skin in vivo using resonance Raman and electron paramagnetic resonance spectroscopy. Exp Dermatol. 2011;20(6):483–7.

Halliwell B. Biochemistry of oxidative stress. Biochem Soc Trans. 2007;35(Pt 5):1147–50.

Harman D. Free-radical theory of aging – consequences of mitochondrial aging. Age. 1983;6(3):86–94.

Hata TR, Scholz TA, Ermakov IV, McClane RW, Khachik F, Gellermann W, et al. Non-invasive raman spectroscopic detection of carotenoids in human skin. J Invest Dermatol. 2000;115(3):441–8.

Herrling T, Fuchs J, Rehberg J, Groth N. UV-induced free radicals in the skin detected by ESR spectroscopy and imaging using nitroxides. Free Radic Biol Med. 2003;35(1):59–67.

Jung T, Hohn A, Piazena H, Grune T. Effects of water-filtered infrared A irradiation on human fibroblasts. Free Radic Biol Med. 2010;48(1):153–60.

Karu TI. Mitochondrial signaling in mammalian cells activated by red and near-IR radiation. Photochem Photobiol. 2008;84(5):1091–9.

Kleesz P, Darlenski R, Fluhr JW. Full-body skin mapping for six biophysical parameters: baseline values at 16 anatomical sites in 125 human subjects. Skin Pharmacol Physiol. 2012;25(1):25–33.

Kochevar IE, Pathak MA, Parish AJ. Photophysics, photochemistry, and photobiology. In: Fitzpatrick A, editor. Dermatology in general medicine. New York: McGraw-Hill; 1999. p. 220–9.

Krinsky NI. Carotenoids as antioxidants. Nutrition. 2001;17(10):815–7.

Krutmann J. Inhibitory effects of sunscreens on the development of skin cancer. Hautarzt. 2001;52(1):62–3.

Krutmann J, Morita A, Chung JH. Sun exposure:what molecular photodermatology tells us about its good and bad sides. J Invest Dermatol. 2012;132(3 Pt 2):976–84.

Lan CC,Wu CS,Yu HS. Solar-simulated radiation and heat treatment induced metalloproteinase-1 expression in cultured dermal fibroblasts via distinct pathways: implications on reduction of sun-associated aging. J Dermatol Sci. 2013;72(3):290–5.

Lauer AC, Groth N, Haag SF, Darvin ME, Lademann J, Meinke MC. Radical scavenging capacity in human skin before and after vitamin C uptake: an

in vivo feasibility study using electron paramagnetic resonance spectroscopy. J Invest Dermatol. 2013;133(4):1102–4.

Matthews YJ, Halliday GM, Phan TA, Damian DL. Wavelength dependency for UVA-induced suppression of recall immunity in humans. J Dermatol Sci. 2010a;59(3):192–7.

Matthews YJ, Halliday GM, Phan TA, Damian DL. A UVB wavelength dependency for local suppression of recall immunity in humans demonstrates a peak at 300 nm. J Invest Dermatol. 2010b;130(6): 1680–4.

Meinke MC, Syring F, Schanzer S, Haag SF, Graf R, Loch M, et al. Radical protection by differently composed creams in the UV/VIS and IR spectral ranges. Photochem Photobiol. 2013;89(5):1079–84.

Moon JS, Oh CH. Solar damage in skin tumors: quantification of elastotic material. Dermatology. 2001;202(4): 289–92.

Murphy GM. Ultraviolet radiation and immunosuppression. Br J Dermatol. 2009;161 Suppl 3:90–5.

Norval M, Halliday GM. The consequences of UV-induced immunosuppression for human health. Photochem Photobiol. 2011;87(5):965–77.

Palozza P, Krinsky NI. Antioxidant effects of carotenoids in vivo and in vitro: an overview. Methods Enzymol. 1992;213:403–20.

Ribaya-Mercado JD, Garmyn M, Gilchrest BA, Russell RM. Skin lycopene is destroyed preferentially over beta-carotene during ultraviolet irradiation in humans. J Nutr. 1995;125(7):1854–9.

Rockenbauer A, Nagy NV, Le Moigne F, Gigmes D, Tordo P. Thermodynamic analysis of the chemical exchange of beta-phosphorylated cyclic nitroxides by using two-dimensional (temperature versus magnetic field) simulation of ESR spectra: the impact of labile solvent-solute interactions on molecular dynamics. J Phys Chem A. 2006;110(31):9542–8.

Schade N, Esser C, Krutmann J. Ultraviolet B radiationinduced immunosuppression: molecular mechanisms and cellular alterations. Photochem Photobiol Sci. 2005;4(9):699–708.

Schieke S, Stege H, Kurten V, Grether-Beck S, Sies H, Krutmann J. Infrared-A radiation-induced matrix metalloproteinase 1 expression is mediated through extracellular signal-regulated kinase 1/2 activation in human dermal fibroblasts. J Invest Dermatol.

2002; 119(6):1323–9.

Schieke SM, Schroeder P, Krutmann J. Cutaneous effects of infrared radiation: from clinical observations to molecular response mechanisms. Photodermatol Photoimmunol Photomed. 2003;19(5):228–34.

Schroeder P, Haendeler J, Krutmann J. The role of near infrared radiation in photoaging of the skin. Exp Gerontol. 2008a;43(7):629–32.

Schroeder P, Lademann J, Darvin ME, Stege H, Marks C, Bruhnke S, et al. Infrared radiation-induced matrix metalloproteinase in human skin: implications for protection. J Invest Dermatol. 2008b;128(10):2491–7.

Shin MH, Moon YJ, Seo JE, Lee Y, Kim KH, Chung JH. Reactive oxygen species produced by NADPH oxidase, xanthine oxidase, and mitochondrial electron transport system mediate heat shock-induced MMP-1 and MMP-9 expression. Free Radic Biol Med. 2008;44(4):635–45.

Sies H, Stahl W. Nutritional protection against skin damage from sunlight. Annu Rev Nutr. 2004;24:173–200.

Simon GA, Maibach HI. The pig as an experimental animal model of percutaneous permeation in man: qualitative and quantitative observations – an overview. Skin Pharmacol Appl Skin Physiol. 2000;13(5):229–34.

Sklar LR, Almutawa F, Lim HW, Hamzavi I. Effects of ultraviolet radiation, visible light, and infrared radiation on erythema and pigmentation: a review. Photochem Photobiol Sci. 2013;12(1):54–64.

Tanaka Y, Matsuo K, Yuzuriha S. Near-infrared irradiation nonthermally induces long-lasting vasodilation by causing apoptosis of vascular smooth muscle cells. Eplasty. 2011;11:e22.

Taylor CR, Sober AJ. Sun exposure and skin disease. Annu Rev Med. 1996;47:181–91.

Zastrow L, Ferrero L, Herrling T, Groth N. Integrated sun protection factor: a new sun protection factor based on free radicals generated by UV irradiation. Skin Pharmacol Physiol. 2004;17(5): 219–31.

Zastrow L, Groth N, Klein F, Kockott D, Lademann J, Renneberg R, et al. The missing link – light-induced (280–1 600 nm) free radical formation in human skin. Skin Pharmacol Physiol. 2009;22(1): 31–44.

103

光毒性、光刺激和光过敏检测与评估

Jean-Claude Beani

内容

关键词

中央紫外试验设备®·渐强反应模型·渐弱反应模型·荧光灯管·高压 UVA 灯·最小红斑剂量·光变应潜能·光感性皮肤病·光皮内试验·光斑贴试验·光点刺贴试验·光毒性和光变态反应·光毒性·平台反应模型·点刺试验方法·划痕光斑贴试验·太阳模拟器·系统光照试验

光敏作用（photosensitization）包括由分子（称为光敏剂或发色团）和通常位于紫外（UV）波段的光相互作用而在皮肤内触发的事件。它可能与光毒性（紫外光剂量和发色团浓度决定的炎症反应），或者与光变态反应有关（一种需要初级致敏期的特异性免疫反应）。下列两种情况需要体内试验化合物的光敏作用潜能：

一是在病人身上检查一种被怀疑是外源性光敏化合物（exogenous photosensitization）；

二是药物在商业化前的光敏作用潜能的前瞻性评价。

光敏试验将化合物引入皮肤，并进一步利用人工光源进行皮肤照射。它们有 3 种类型：光斑贴试验、光皮内试验和系统光照试验。在光斑贴试验中，化合物被涂抹在预先处理以增加渗透（角质层的磨损或擦伤）的皮肤上。在光皮内和光点刺试验中，化合物是经皮内注射通过皮肤屏障。UVA 和 UVB 最小红斑剂量的预测量是必要的，以帮助选择适当的照射剂量。在光皮肤病的探索中，还应该尝试实验性地再现光诱导激发（light-induced eruption）。

1 材料

1.1 光源

可供选择的设备：

太阳模拟器（solar simulator）是基础设备，发射连续光谱的氙弧灯，结合水过滤器以去除红外线和 WG305 肖特滤波器以消除更短的 UV，是获得近似于太阳光的光谱的常用方式。法国广泛使

用两种设备：其中一种来自 CUNOW 公司在研究中使用的设备，特别是 Dermolum 3®（Müller，德国 Moosining）。定点滤光片或单色器（monochromator）的插入使得能够选择合适的波长。

高压 UVA 灯（UVAsun®3000，Mutzhas，慕尼黑 RFA）也是必不可少的，它们发射非常高的 UVA 剂量，具有 330 ~ 460nm 光谱（不含 UVB），允许皮肤在距离灯 30cm 处接收到小于 100J/cm² 每半小时的照射强度。

发射 UVB（Philips TL12® 或 Sylvania F75®）或 UVA（Philips TL09® 或 Sylvania F85®）的荧光灯管，这些灯管或者是用于非常局部照射的小尺寸，或者容易放置在光疗舱中的大尺寸。

带有 Schott WG450 过滤器的幻灯投影仪，用于可见光照射，这是一种很少使用的设备。

1.2 光圈

设置曝光时间，通过介于光源和皮肤之间的光圈来调节辐照区域。

两种类型的光圈是必要的：

一种是直径 15 ~ 20mm 的多孔片（通常 9 孔），被手动或机械移动的第二块拨片覆盖。移动前面的拨片露出可使预先设定的几何或算术级数剂量 UVA 或 UVB 光穿过的孔。这种称为感光计的电脑控制设备集成在太阳能模拟器中。

另一种拨片具有足够的孔数以便于照射大面积皮肤区域，通常为 5cm×10cm。

1.3 剂量计

在给定时间内测量所接受光辐射剂量的仪器。

为了更加公正，测量设备应该匹配源频谱（source spectrum）。两种类型的设备被广泛使用：一种是剂量计中央紫外实验设备®（Osram，Munich）和 IL9700® 研究辐射计（国际之光，纽伯里波特，马萨诸塞州美国），有两个探头，一个用于测量 UVB，另一个用于测量 UVA。

另一种是连接到电压表的热电堆（例如，KippZonen，93270Sevran France）对整个光谱（即 UV，可见光和红外光）敏感。如果它们被校准为

低能量，可以连接到单色器。

1.4 实验位置

选定的皮肤区域，通常是背部，必须垂直于光源和光圈放置。为了便于定位，侧向和垂直移动座椅是有帮助的（Leroy and Dompmartin 1988）。

2 方法

2.1 最小红斑剂量

最小红斑剂量（minimum erythema dose，MED）是在整个照射区域引起可见红斑的最低 UV（A 和 / 或 B）剂量。其评估使用了一个敏感度计。由太阳模拟器的总光谱照射导致多色（UVA 和 UVB）MED，也称为 MED_B，因为诱发性红斑绝大部分与 UVB 相关。MED_A 由通过玻璃窗或高压 UVA 源过滤的太阳模拟器引起的辐射提供。

试验区域是肩膀或臀部。照射后 24 小时进行读数，MED_B 以 mJ/cm^2，MED_A 以 J/cm^2 进行。如果怀疑有速发型变态反应相关光敏性（例如日光性荨麻疹），应立即终止。

MED 量化受试者的光化敏感性与他 / 她的光照种类相关，因此，在光敏性试验时使用的 UV 剂量是关键因素。

2.2 光斑贴试验（也称光表皮试验）

皮肤光斑贴试验（photopatch test）先在试验区域使用需要研究的化合物，然后照射该区域，如果仅在照射后出现反应，则试验被宣布为阳性。直到 1980 年，光斑贴试验没有标准化，因此在这些时间里它们的可靠性很差（Hölzle al. 1985）。

第一次标准化尝试是由北欧诸国的光斑贴试验团队提出的（Thune 1988），随后是德国 - 奥地利 - 瑞士团队（Hölzle et al. 1991）和法国团队（Beani 1987；Jeanmougin M. et le Groupe de Recherche en Photobiologie Cutanée1986）。虽然有些观点有争议，最终仍达成共识。

试验区域通常是正常的背部皮肤。

将试验化合物（在凡士林或酒精中）置于酚蓝小杯® 中，照射前静置 24 小时，非照射对照静置 48 小时。

局部应用实验化合物 24 小时后进行照射。然而，这段时间可能不足，因为所有光变应原反应方式不同，所以无法完全标准化。例如，对于 6- 甲基香豆素，应用和照射之间的最佳时间间隔较短，在 30 到 60 分钟之间（Jackson et al. 1980）。

UVA 照射是强制性的，因为大多数光敏剂的吸收光谱在 UVA 波段。UVA 光源的类型可能会影响结果；Przybilla 等（1991）在 81 个患者的一系列 27 种化合物研究中发现，TL09 型 UVA 荧光管照射效率高于高压 UVA 光源。根据预期的反应类型选择 UVA 剂量。Duguid 等（1993）已经证明，在 $5J/cm^2$ 照射后获得的光变应斑贴试验的患者中，$0.7 \sim 1.9J/cm^2$ 之间的照射可以引起相同的评分。Murphy（Murphy and White 1987），Cronin（1984），和 Englis 等（1987）也证明，低剂量（$1 \sim 2J/cm^2$）足以引起光变态反应。相比之下，诱导剂量依赖性光毒性反应（dose-dependent phototoxic reaction）需要 $10 \sim 20J/cm^2$。

然而，一些分子的反应光谱在 UVB 波段。因此，为了防止任何检测中的缺失，UVA 和 UVB 平行照射现在被认为是强制性的（Beani 1987；Jeanmougin M. et le Groupe de Recherche en Photobiologie Cutanée1986；Jung 1981；Leroy et al. 1992；Przybilla et al. 1987）。使用 UVB 剂量是 $0.75MED_B$，由太阳模拟器发射。

对照组包括无化合物的皮肤照射和仅用载体的皮肤照射。

光斑贴试验解读：照射后立即读取结果，此后在 20 分钟、24 小时、48 小时和 72 小时后或必要时读取结果；按照关于批量试验评估的国际规定，对反应进行量化：

+：红斑和扁平丘疹或浸润

++：红斑伴丘疹和囊泡

+++：红斑伴丘疹和水疱

仅限于照射区域的反应普遍被认为是阳性（Gould et al. 1995）。然而，当照射区域和非照射区域均为阳性时，没有共识。北美接触性皮炎团队

（Menz et al. 1988）和北欧国家团队（Jansen et al. 1982）诊断照射部位反应更强烈为光照加重的接触性过敏反应。因为对"加重"评价的主观性，使红斑强度的分级变得困难和不切实际（建议读者参阅第105章"皮肤屏障功能"），因此这些反应的解释是不确定的。

必须区分光毒性和光变态反应：前者产生明确的早发（24小时内）和直接最大强度的红斑，有时伴随坏死，而后者是逐渐出现的并可导致湿疹，活检可能有助于区分反应。（光毒性层次浅、发生快、红斑水泡为主、主要由UVB引起，光变态反应层次深、发生慢、多形性损害、UVA/UVB/可见光均可引起。）

Hölzle等（1991）和Neuman等（1994）通过在4天内观察强度参数来完善诊断：红斑，浸润，丘疹、囊泡和水疱。分为4种类型：

第一种为渐弱反应模型（decrescendo reaction model），与接触性皮炎相似：第一天最大限度的限制性红斑，随后几天褪去。不存在继发性炎症反应，表明不是化合物的药理学作用或光毒性反应。在得出任何结论之前需要进一步的光试验。这种类型的反应可以由呋塞米获得。

第二种称为联合反应模型（combined reaction model），在第一天显示剧烈红斑，随后减少，第二天出现浸润，第四天出现丘疹和囊泡。它被解释为初期为光毒反应，后期为过敏反应。这种反应类型的例子为四氯水杨酰胺、防腐剂、PABA、"麝香香料"或香料混合物。

第三种类型，即平稳反应模型（plateauing reaction model），从第一天到第四天显示持续性红斑，通常伴有浸润，但很少伴有囊泡或水疱。该类型首先在氯丙嗪和噻洛芬酸中发现。其含义仍然未知。

第四种称为渐强反应模型（crescendo reaction model），模仿过敏反应，红斑不是主要皮疹，存在丘疹和囊泡。例如由硫双氯酚，4-异丙基-二苯甲酰基-烷，2-羟基-4-甲氧基-二苯甲酮和对甲氧基异戊基肉桂酸酯。

这种基于时间过程的分析旨在区分临床上的药理学、光毒性和光变态反应，尽管可能非常有用，但需要其他方法验证。

2.3 划痕光斑贴试验

在应用试验分子之前，在对照和照射区域用小针头对角划痕，施加足够强的压力以切割表皮而不导致出血（Kaidbey and Kligman 1978b; Kurumaji and Shono 1992），照射和解释原则与标准光斑贴试验相同。

划痕光斑贴试验（scarified photopatch test）很有趣，因为它促进具有低透皮吸收能力的化合物穿透，从而与标准光斑贴检验相比具有较低假阴性反应（Kurumaji and Shono 1992）。然而，最近的一项研究未能在药物诱导的光敏作用诊断中表现出更好的敏感性（Conilleau et al. 2000）。

2.4 光皮内试验

光皮内试验（photointradermal test）绕过了表皮屏障。Epstein（1939）是第一个用磺胺实验的人，并且获得了持续阳性结果。Schorr和Monash（1963）用它来证实二甲基氯四环素和四环素的光毒性作用。考虑到受试药物的数量和试验方案，两项关键性研究脱颖而出：Kligman和Breit（1968）的研究，Kaidbey和Kligman（1978a）改进，其试验方案仍然是标准。最近被用于法国的一项研究（Peyro and Pedailles 1986）。同一受试者分别进行5次皮内注射0.1ml化合物稀释溶液，15分钟后，一个区域照射具有10J/cm²的UVA，另一个区域照射具有0.75MED$_B$的UVB。有3种对照：未照射化合物注射皮肤区，UVA照射生理盐水注射皮肤区和UVB照射生理盐水注射皮肤区。分别即刻、6小时和24小时后进行读取结果，标准与普通的光斑贴试验相同。

2.5 光点刺试验

由于点刺试验方法发生全身反应的风险较低，广泛用于IgE介导的变态反应，最近已被命名为光点刺试验（photoprick test）来进行光生物学研究（Bourrain et al. 1997）。

该技术包括通过在 $1cm^2$ 皮肤上滴一滴溶解于水的化合物并刺 3 下（Stallerpoint®，Lab.Stallergène，Fresnes，法国），此后该区域立即照射 $5J/cm^2$ 的 UVA，未照射点刺试验区域和照射点刺试验区域互为对照。$0.75MED_B$ 的 UVB 可以同时进行相同的试验。

这种方法与光划痕实验（photoscarification）具有相同的目的，但更易实施，并且就全身反应的风险而言是更安全的。

2.6 系统性光照试验

系统性光照试验（systemic phototest）包括通过口服或注射可疑光敏剂（photosensitizer）（通常为药物）后进行光生物学试验（Beani 1987；Diffey and Langtry 1989；Emmett 1986；Ferguson 1995；Ferguson and Johnson 1990，1993；Guidichi and Maguire 1985；Hölzle et al. 1987；Jonhson and Ferguson 1990；Leroy et al. 1992；Ljunggren and Bjellerup 1986；Meola et al. 1993；Schürer et al. 1992）。受试者在整个试验过程中背部不接受任何光照。

以下两种方法是最广泛使用的：

即刻、早期（5、30、30 分钟和 4 小时）和延后（24、48 和 72 小时）读数的 MED_A 和 MED_B 评估：主要用于识别光毒性作用（MEDs 被降低），尽管长期的红斑也可能（理论上）指示光变态反应（photoallergy）。

光照检测：背部有限区域（5cm×5cm）用 UVB（0.5 或 $0.75MED_B$）或 UVA（$10J/cm^2$）照射；即刻、30 分钟、1 小时、4 小时、24 小时、48 小时和 72 小时后读取结果，反应可能是光毒性和 / 或光变态反应性。它们在临床上（表现和时间过程）有区别，有些病例需要病理检查区分。

药物可以单剂量或治疗剂量 2～3 倍应用。由于药物代谢动力学的不确定性，在药物摄入后不同时间（1/2、1、2、4、6 和 8 小时）重复进行光照试验。另一种情况，药物可以在正常剂量下服用 5～7 天后在假定皮肤被药物饱和的情况下进行单次触发照射。

最后一个很少使用的方法是研究目前仍在服用药物的患者：逐渐增加 UVB（5～100J/cm²）和 UVA（1～15J/cm²）的剂量；在低于预期的剂量下产生红斑表示具有光毒性。在停止药物摄入后，试验应重复 2 周或更长时间，且 MED 必须恢复正常。最后的证据将包括一个重新引入试验与额外光试验，这在实践中很难实现（Gould et al. 1995），最近该技术被优化（Vousden et al. 1999），通过使用输出若干波长的单色仪，计算药物摄入 5 天前后的 MED。光敏作用指数（photosensitization index）定义为药物摄入前后的 MEDS 比值。该指数用来比较各种化合物的光敏作用潜能并定义它们的作用光谱。

3 适当方法的选择

3.1 化合物光毒性或光敏作用潜能的检测和定量

该类型研究目的是在药物商业化之前检测其光毒性或光敏作用潜能（photosensitizing potential），这是以前在体外或动物试验中进行的类似研究的自然补充，在健康的 Ⅱ～Ⅳ 型皮肤受试者中进行试验，排除标准是人类研究中常用的标准。此外，在试验前 3 个月必须避免任何潜在的光敏作用药物，包括口服避孕药，志愿者的平均人数通常为 30 人，标准光生物试验只能证明光毒性潜能，它们不适于检测光变态反应潜能，因为光变态反应需要早期致敏阶段。

光毒性能力检测

光斑贴试验是应用最广泛的试验。光毒性反应是剂量依赖性的，因此试验中可增加药物浓度和 UV 剂量。然而，一项前瞻性研究中表明化合物全身性吸收是该方法的局限性（Jeanmougin M. et le Groupe de Recherche en Photobiologie Cutanée 1986）。首先，发色团作用的往往不是天然药物，而是其代谢产物之一。其次，试验药物可能无法穿过角质层，因此未能引起组织的反应。可以通过增加皮肤渗透方法来提高效率，但是这种方案可能引起伦理问题。

也可以通过全身给药来检测，在 5～7 天药物摄入前后的 MED_A 和 MED_B 比较是一种比单次高剂量的光照试验动力学观察更优选的方法。给药组随机分为两组，一组服用维拉姆，另一组服用安慰剂。

在一些研究中，创建额外的亚组，以比较每种化学类别内各种药物的光敏作用潜能，通过氟喹诺酮类药物（Ferguson and Johnson 1990，1993）的检测，得到以下相对危险性定量（Scheife et al. 1993）：氟罗沙星（fleroxacin）＞洛美沙星（lomefloxacin）、培氟沙星（pefloxacin）＞环丙沙星（ciprofloxacin）＞依诺昔林（enoxicin）、诺氟沙星（norfloxacin）、氟哌酸（floxacin）。

对于光毒性能力测定，我们缺乏系统试验和光斑贴试验之间有效性的比较研究。

3.1.2 光变态反应潜能的检测：光照最大化试验

为了检测光变态反应的潜能，Kaidbey 和 Kligman（1980）在 1980 年提出了一个来源于最大化试验的适用于检测潜在接触致敏物的人体试验。他们使用 150W 太阳模拟器多色光进行超敏诱导，并使用 UVA 光（配备 WG345 滤光片的太阳模拟器）进行诱导。

诱导阶段分为 6 个步骤：①将该化合物在 $2.5cm^2$ 贴片上保存 24 小时；②利用由太阳模拟器发射的 3 个 MED 多色光照射贴片 0.8cm 直径区域；③将试验区域暴露 48 小时；④新斑贴置同一区域 24 小时；⑤这个试验区暴露 24 小时；⑥新照射从步骤 1 开始。上述步骤重复 6 次。在白皙的皮肤受试者（Ⅰ型和Ⅱ型）中，第二次致敏照射后通常很快发生较强烈的炎症反应。

在末次照射后 10～14 天显示诱导的光敏作用：斑贴试验的致敏和照射部位具有特殊性以及照射 $4J/cm^2$ 的 UVA 剂量（带有 WG345 过滤器的太阳模拟器）与本试验不同，对照包括仅化合物相同的类似光斑贴试验（photopatch test）和非照射斑贴试验（nonirradiated patch test）。照射后 24 小时和 48 小时记录读取结果。为了区分光毒性和光变态反应，作者建议减少试验化合物的浓度和照射剂量。

不过这种方法引发了一个重大伦理问题，即引起志愿者光敏作用的风险。

3.2 光敏性皮肤病的调查

很显然，通过患者的面诊和临床检查确定光敏性皮肤病的诊断，但若无明显病变，则光生物学检查必不可少（Beani 1987；Emmett 1986；Epstein 1962；Goerz et al. 1995；Hölzle et al. 1987；Leroy et al. 1992；Meola et al. 1993；Selvaag and Thune 1996）。光斑贴试验与诊断中的实验性病变再现相比更费时费力。只有在强烈怀疑光敏作用时才应使用光斑贴试验。有必要适当地使用光斑贴试验，因为不能完全避免试验本身引起光敏作用的风险（Meola et al. 1993）。

这里光斑贴试验的目的是确定该化合物的是否为光变应源，而鉴定光毒性反应只会表明该化合物可能有潜在光敏作用但与疾病无关（同样的说法适用于所有上述的光生物学试验）。在两种类型结果之间进行区分需要低 UV 剂量和低化合物浓度（British Photodermatology Group Work-shop report 1997；Emmett 1986；Goerz et al. 1995；Jeanmougin M. et le Groupe de Recherche en Photobiologie Cutanée 1986；Menz et al. 1988；Schauder 1985），因为光变态反应不是剂量依赖性的。因此，建议的 UVA 剂量仅为 $5J/cm^2$；出现可疑反应时，应该再次进行试验，但继续减少 UV 剂量。试验化合物根据患者的病史进行选择，也可以使用最常见光敏剂的标准化合物。

光斑贴试验在接触性光变态反应中寻找有关致敏化合物很有效，但在全身性药物引起的光变态反应方面效果不佳。例如，在后一种情况下，阴性结果并不意味着疑似药物不相关，阳性结果也不意味着药物一定相关。

药物的关联性要求患者与其接触，并且在患者既往史中，光敏作用发生与药物的接触史相匹配。最近的一篇论文（Conilleau et al. 2000）给出了如何解释不令人满意的光斑贴试验结果与光变态反应的关系，其中 15 名有药物光敏反应的患者中只有 3 名患者对疑似化合物有阳性反应。这证实了德国 - 奥地利 - 瑞士光斑贴试验组的一项研究（870 名受试患者）：2 041 次光斑贴试验阳性，但只有

108 次被认为是具有临床相关性的光变态反应证据（Hölzle et al. 1991）。这种低特异性也在 Mayo Clinic 的研究中出现（Menz et al. 1988），其中 27 次光斑贴试验阳性中仅有 14 次阳性被证实具有临床相关性。

虽然难以解释这些光变态反应类型中假阳性光斑贴试验，但假阴性结果可以解释：化合物低穿透能力，不合适的载体，不适当的方法（UV 剂量，照射时间等）和对结果的误判。事实上，大多数与药物引起的光变态反应相关的研究缺乏可靠性。光斑贴试验中的促进经皮渗透和系统试验的应用可以增加它们的可靠性。但是这样的试验不能在日常中使用，仅限于实验室研究。

（王清玉 译，李强 校，刘玮 审）

参考文献

Anderson TF. Light sources in photomedicine. In: Lim HW, Soter NA, editors. Clinical photomedicine. New York: Marcel Dekker;1993. p. 37–58.

Beani JC. Interprétation des tests photobiologiques. Ann Dermatol Venereol. 1987;114(1):123–6.

Bourrain JL, Paillet C, Woodward C, Beani JC, Amblard P. Diagnosis of photosensitivity to flupenthixol by photoprick testing. Photodermatol Photoimmunol Photomed. 1997;13:159–61.

British Photodermatology Group Workshop report. Photopatch testing- methods and indications. Br J Dermatol. 1997;136:371–6.

Conilleau V, Dompmartin A, Michel M, Verneuil L, Leroy D. Photoscratch testing in systemic drug-induced photosensitivity. Photodermatol Photoimmunol Photomed. 2000;16:62–6.

Cronin E. Photosensitivity to musk ambrette. Contact Dermatitis. 1984;11:88–92.

Diffey BL, Langtry J. Phototoxic potential of thiazide diuretics in normal subjects. Arch Dermatol. 1989;125:1355–8.

Duguid C, O'Sullivan D, Murphy GM. Determination of threshold UV-A elicitation dose in photopatch testing. Contact Dermatitis. 1993;29:192–4.

Emmett EA. Evaluation of the photosensitive patient. In: De Leo VA, editor. Dermatologic clinics, photosensitivity diseases. Philadelphia: Saunders; 1986. p. 195–202.

English JS, White IR, Cronin E. Sensitivity to sunscreens. Contact Dermatitis. 1987;17:159–62.

Epstein S. Photoallergy and primary photosensitivity of sulfanilamide. J Invest Dermatol. 1939;2:43–51.

Epstein JH. Polymorphous light eruptions: phototest technique studies. Arch Dermatol. 1962;85:502–4.

Ferguson J. Fluoroquinolone photosensitization: a review of clinical and laboratory studies. Photochem Photobiol. 1995;62(6):954–8.

Ferguson J, Johnson BE. Ciprofloxacin-induced photosensitivity: in vitro and in vivo studies. Br J Dermatol. 1990;123:9–20.

Ferguson J, Johnson BE. Clinical and laboratory studies of the photosensitizing potential of norfloxacin, a 4-quinolone broad-spectrum antibiotic. Br J Dermatol. 1993;128:285–95.

General information will be found in Marzulli FN, Maibach HI (eds): Dermato-toxicology and Pharmacology. 6th edition, John Wiley and sons, New York, 2002.

Goerz G, Merk HF, Hölzle E. Photoallergy. In: Kruttmann J, Elmets CA, editors. Photoimmunology. Oxford: Blackwell Science; 1995. p. 176–86.

Gould JW, Mercurio MG, Elmets CA. Cutaneous photosensitivity diseases induced by exogenous agents. J Am Acad Dermatol. 1995;33(4):551–73.

Guidichi PA, Maguire HC. Experimental photoallergy to systemic drugs. J Invest Dermatol. 1985;85:207–17.

Hölzle E, Plewig G, Hoffman C, et al. Photopatch testing – result of a survey on test procedures and experimental findings. Z Hautkr. 1985;151:361–5.

Hölzle E, Plewig G, Lehmann P. Photodermatoses – diagnostic procedures and their interpretation. Photodermatol. 1987;4:109–11.

Hölzle E, Neumann N, Hausen B, Przybilla B, Schauder S, Hönigsmann H, Bircher A, Plewig G. Photopatch testing: the 5-year experience of the German, Austrian and Swiss photopatch group. J Am Acad Dermatol. 1991;25:59–68.

Jackson RT, Nesbitt LT, De Leo VA. 6-methylcoumarin photocontact dermatitis. J Am Acad Dermatol. 1980;2:124–7.

Jansen CT, Wennersten G, Rystedt I, Thune P, Brodthagen H. The Scandinavian standard photopatch test procedure. Contact Dermatitis. 1982;8:155–8.

Jeanmougin M. et le Groupe de Recherche en Photobiologie Cutanée. Détermination du pouvoir photosensibilisant d'un médicament par la méthode des photopatch-tests Nouv Dermatol. 1986;50:204–8.

Jonhson BE, Ferguson J. Drug and chemical photosensitivity. Sem Dermatol. 1990;9:39–46.

Jung EG. Die belichtete epikutantestung. Akt Dermatol. 1981;7:163–5.

Kaidbey KH, Kligman AM. Identification of systemic phototoxic drugs by human intradermal assay. J Invest Dermatol. 1978a;70:272–4.

Kaidbey KH, Kligman A. Identification of topical photosensitizing agents in humans. J Invest Dermatol. 1978b;70:149–51.

Kaidbey H, Kligman A. Photomaximisation test for identifying photoallergic contact sensitizers. Contact Dermatitis. 1980;6:161–9.

Kligman AM, Breit R. The identification of phototoxic drugs by human assay. J Invest Dermatol. 1968;51:90–9.

Kurumaji Y, Shono M. Scarified photopatch testing in lomefloxacin photosensitivity. Contact Dermatitis. 1992;26:5–10.

Leroy D, Dompmartin A. A motorized chair for phototesting. Photodermatol. 1988;5:230–1.

Leroy D, Dompmartin A. Les moyens d'exploration des eczémas liés à la lumière. In: Lorette G, Vaillant L, editors. Les Eczémas. Paris: Doin; 1992. p. 104–11.

Ljunggren B, Bjellerup M. Systemic drug photosensitivity. Photodermatol. 1986;3:26–35.

Menz J, Muller SA, Connolly SM. Photopatch testing: a six year experience. J Am Acad Dermatol. 1988;18:1044–7.

Meola T, Lim HW, Soter NA. Evaluation of the photosensitive patient. In: Lim HW, Soter NA, editors. Clinical photomedicine. New York: Marcel Dekker; 1993. p. 153–66.

Murphy GM, White IR. Photoallergic contact dermatitis to 2-ethoxyethyl-p-methoxycinnamate. Contact Dermatitis. 1987;16:296.

Neumann JH, Hölzle E, Lehmann P, Benediter S, Tapernoux B, Plewig G. Pattern analysis of photopatch test reactions. Photodermatol Photoimmunol Photomed. 1994;10:65–73.

Peyron JL, Pedailles S. Etude in vivo de la phototoxicité chez l'homme par la technique des photointra dermoréactions (photo-IDR). Nouv Dermatol. 1986;5 (3):208–9.

Przybilla B, Ring J, Schwab U, et al. Photosensibilisierende eigenschafter nichtsteroidaler antirheumatika in photopatch-test. Hautarzt. 1987;38:18–25.

Przybilla B, Hölzle E, Enders F, Gollhausen R, Ring J. Photopatch testing with different ultraviolet A sources can yield discrepant test results. Photodermatol Photoimmunol Photomed. 1991;8:57–61.

Schauder S. How to avoid phototoxic reactions in photopatch testing with chlorpromazine. Photodermatol. 1985;2:95–100.

Scheife RT, Cramer WR, Decker EL. Photosensitizing potential of ofloxacin. Int J Dermatol. 1993;32:413–6.

Schorr WF, Monash S. Photoirradiation studies of two tetracyclines. Arch Dermatol. 1963;88:440–4.

Schürer NY, Hölzle E, Plewig G, Lehmann P. Photosensitivity induced by quinidine sulfate: experimental reproduction of skin lesions. Photodermatol Photoimmunol Photomed. 1992;9:78–82.

Selvaag E, Thune P. Drug photosensitivity in Norway. Acta Derm Venereol. 1996;76:405–6.

Thune P. The Scandinavian multicenter photopatch test study. Photodermatol. 1988;5:261–9.

Vousden M, Ferguson J, Richards J, Bird N, Allen A. Evaluation of phototoxic potential of gemifloxacin in healthy volunteers compared with ciprofloxacin. Chemotherapy. 1999;45:512–20.

104

防晒剂的光生物学评价

D. Moyal

内容

关键词

防晒系数（SPF）· UVA 防护系数（UVAPF）·
体内·体外·临界波长·ISO·美国 FDA·
防水

为了评估防晒剂局部应用对 UVA 和 UVB 有效防护作用，需要有明确的评判标准。为了标准化评估防晒剂的功效，美国食品药品管理局（Food and Drug Administration，FDA）在 1978 年（Department of Health，Education，and Welfare and FDA USA 1978）发表了第一种确定防晒系数（sun protection factor，SPF）的方法。1982 年德国 DIN 又公布了一种与美国不同的方法（Deutsches Institut für Normung 1984），主要是在产品应用量方面（1.5mg/cm^2，而不是 2mg/cm^2）。美国 FDA 在 1988 年、1993 年和 1999 年分别修订了该方法，最终版本发表在 2011 年（Department of Health and Human Services and FDA USA 2011）。1994 年欧洲化妆品协会（European Cosmetics Association）（译者注：原称 European Cosmetic Toiletry and Perfumery Association，简写 COLIPA）公布了关于 SPF 测定的首份欧洲指南［European Cosmetic Toiletry and Perfumery Association（COLIPA）1994］，2003 年与日本生态工业协会（Japanese Cosmetic Industry Association，JCIA）和来自南非的化妆品盥洗用品及香水协会（Cosmetic Toiletries and Fragrances Association，CTFA）一起修订了新的版本（CTFA SA et al. 2003）。该方法被称为国际 SPF 测试方法，国际标准统一的第一步。同样的方法在美国工业协会 CTFA（现在称为 PCPC）的支持下再次发表在 2006 年（CTFA SA et al. 2006）。澳大利亚在 1993 年公布了 SPF 测试方法，并在 1998 年（Australian/New Zealand Standards 1998）修订该方法。由于国际 SPF、美国 FDA 和澳大利亚的方法测试结果不同，国际化妆品标准化协会技术委员会（ISO TC217）决定在 2006 年制定统一的 SPF 测定 ISO 标准。

2006 年，欧洲委员会（2006）提出了分别评估防晒产品 UVB 和 UVA 防护标准的要求。需要研发与体内方法等效的体外方法，并以体内方法作为标准。欧盟委员会还建议，所使用的方法应考虑到产品的光不稳定性（photo-instability），以免高估防护效果。体内 SPF 和体内 UVA 防护系数（UVA protection factor，UVAPF）（持续色素暗化）测试方法应考虑到光衰变，因为适当的 UV 剂量被用于进行 SPF 测定诱导人皮肤红斑或进行 UVAPF 测定诱导色素沉着。

当使用体外方法时，也应考虑该因素来提供相关评价。

1 防晒系数的测定

2010 年，国际标准化组织（International Standardization Organization，ISO）负责防晒方法工作组 N°7 的化妆品技术委员会 TC 217 公布了第一个防晒系数（sun protection factor，SPF）测定的 ISO 标准（ISO 24444），该 ISO 标准（ISO 24444）是基于 2006 年的 SPF 测定国际试验方法（CTFA SA et al. 2006）。2011 年，美国 FDA 公布了一份最终版本（Department of Health and Human Services and FDA USA 2011），其中包括一个基于 2006 年国际 SPF 试验方法和一个类似于 ISO 24444 的体内 SPF 试验方法。然而，仍然存在部分差异，如表 1 所述。

欧盟和南非于 2010 年，澳大利亚、南方共同市场、日本、墨西哥于 2012 年，以及加拿大于 2013 年（表 2）通过了该项 ISO 标准。然而，美国 FDA 没有认可 ISO 24444。此外，一些国家不承认美国 FDA 的方法。这种情况意味着防晒剂在这些国家上市时，同样的产品会重新测试，并最终引发伦理和成本问题。

2 UVA 防护的测定

在 2006 年，欧洲委员会建议使用持久性色素沉着（persistent pigment darkening，PPD）作为终点，通过类似于 JCIA 方法［Japan Cosmetic Indus-

表 1 体内 SPF 的测定：ISO 24444：2010 和 FDA USA 2011 方法之间的主要差异

参数	ISO 24444 2010	FDA USA 2011
受试者	根据肤色分类的皮肤类型：Ⅰ型、Ⅱ型和Ⅲ型进行选择	受试者皮肤类型为Ⅰ型、Ⅱ型和Ⅲ型
	（ITA° 值＞ 28° 非常白、较白和中等肤色）	
	根据统计学标准进行 10 ～ 20 个测试验证	不允许超过 30% 受试者数据不可用
	不允许超过 5 名受试者数据不可用	
测试条件	产品应用、UV 曝光和 MED 评估应在稳定的条件下进行，室温从 18 ～ 26℃	受试者光照时应保持相同体位
	所有步骤应在相同的姿势进行：直立、坐姿或俯卧位（粉末应在俯卧位测试）	
试验位置	表面应用，面积为 30 ～ 60cm²	表面应用，面积至少 30cm²
产品数量和应用	（2.00±0.05）mg/cm²；天平的灵敏度至少为 0.1mg；按损失称重的方法	2mg/cm²
	在整个试验区域上应用，铺展时间在 20 ～ 50 秒内，应用小压力	尽可能均匀地分散产品
	粉末，抹刀，手指，涂抹器加入水或其他合适的溶剂	医用手套不需要预饱和
	可以使用医用手套，但是不需要使用产品预先饱和	UV 照射前的干燥时间至少 15 分钟
	UV 照射前的干燥时间 15 ～ 30 分钟	
紫外线照射	在测试前最多 1 周，由经验丰富的技术员用比色法（ITA°）或临时 MEDu 来预估个体 MEDu	具有 1.25 几何级数的初始 MEDu
	紫外线连续照射受防护和未受防护部位	未受防护部位的紫外线剂量增加 25%
	预期 SPF ≤ 25，25% 或更低	UV 连续照射防护部位
	预期 SPF ＞ 25，15% 或更低	预期 SPF ＜ 8，25%
		预期 SPF 8-15，20%
		预期 SPF ＞15，15%
验证测试的参考文献	P2，P3，P7	P2
测试的统计验证	95% 置信区间必须 ≤平均值的 17%	无统计学标准
	如果情况允许，可以把受试者从 10 名增加至 20 名以符合标准	

try Association（JCIA）1995］或任何能够提供可靠且相似结果的体外方法，来确定 UVA 防护。此外，应该确定临界波长，用于估算防晒产品吸光光谱，至少等于 370nm。

2.1 体内 UVA 防护

1996 年 1 月，JCIA 首次发布官方体内测定 UVA 防护水平方法，采用 PPD 法评估防晒产品的 UVA 功效［Japan Cosmetic Industry Association（JCIA）1995］。韩国和中国分别在 2001 年和 2007 年采纳该方法。ISO TC217 提出了体内测定 UVA 标准方法，并在 2011 参考 ISO 24442（ISO 24442）发表，现在许多国家采用该方法（表 2）。

PPD 皮肤反应现作为标准化测试方法，因其满足制定量化防晒产品对 UVA$_S$ 功效相关方法的不同标准，如：（a）覆盖整个 UVA 范围并尽可能宽的光谱；（b）与积分通量率无关；（c）稳定的终点，PPD 反应在 240 分钟后稳定；（d）UVA 剂量有依赖性，使用 10 ～ 25J/cm²UVA 对于未处理的皮肤进行照射，可以确定最小色沉剂量。由于 PPD 反应要求剂量大于 10J/cm²（夏季午后约 40 分钟），所以在 PPD 测试过程中，防晒剂的光稳定性也受到挑战。

表 2　ISO 标准的采纳 / 认可

	Europe	Australia 2012	South Africa 2013	USA 2011	Canada 2013	Mercosur 2013	Mexico 2012	Japan 2012
In vivo SPF	ISO 24444	ISO 24444	ISO 24444	FDA 2011	FDA 2011	Interna 2006	FDA 2011	ISO 24444
					ISO 24444	FDA 1999 or updates (ISO 24444; FDA 2011)	ISO 24444	
In vivo UVA	ISO 24442	No	ISO 24442	No	ISO 24442	JCIA 1995 or updates (ISo 24442)	ISO 24442	ISO 24442
			JCIA 1995					
In vitro UVA	ISO 24443	ISO 24443	ISO 24443	FDA 2011	ISO 24443 COLIPA 2011 PDA 2011	COPIPA 2009 or all updates (COLIPS 2011, ISO 24443)	COLIPA 2011, ISO 24443, PDA 2011	No

这个防晒测试方法运用了终点反应类似于 SPF 测试的设计。该方法的主要特点是对 Ⅱ 、Ⅲ 和 Ⅳ 型皮肤即容易诱发色素沉着的受试者进行照射，使用厚度为 3mm WG335 过滤器和 1mm UG11 过滤器的氙弧太阳光模拟器（xenon arc solar simulator），逐渐增加（单次 25% 增量）UVA 剂量对受试区域进行照射，2 ～ 24 小时后观察色素反应。防护指数（protection index）由经防晒剂处理皮肤获得最小色素反应（minimally perceptible pigment Response）所需光照剂量除以未防护皮肤引起相同反应剂量的比率确定。已经证实，使用该方法，结果可在大范围的产品和各种水平的 UVA 防护上重现。

JCIA 条约和 ISO 24442 标准之间存在一些细微差异，其中包括一个称为 S2 的参考公式 [平均 UVAF 12.7，接受范围（10.7 ～ 14.7）]，与预期 UVAFF > 12 的产品一起测试以验证试验结果（Moyal et al. 2007）。

2.2 体外 UVA 防护

2007 年，欧洲化妆品协会公布了使用体外方法测定 UVA 防护指数的指南（COLIPA 2007）。该方法可以替代体内 UVA 防护指数。该方法于 2011 修 订（COLIPA 2011；Moyal et al. 2013） 并作为 ISO 标准（ISO 24443）于 2012 年公布（ISO 24443）。该方法可以测定 UVA 防护指数和临界波长（critical wavelength）。过程如下：

防晒产品聚甲基丙烯酸甲酯（polymethyl methacrylate，PMMA）用量为 1.3mg/cm² 厚度约为 5μm。通过防晒涂层样品的透射率通过 UVA 和 PPD 作用倍增。为了减少操作者的影响，校准步骤被纳入计算。光谱吸光度（spectral absorbance）通过标量倍数进行校正，以使预期 SPF 与临床测量 SPF 相匹配，从而产生"绝对"吸光度曲线，使用以下等式可以预测 UVA 防护作用：

$$SPF_{in\ vitro} = \frac{\int_{\lambda=290nm}^{\lambda=400nm} E(\lambda) * I(\lambda) * d\lambda}{\int_{\lambda=290nm}^{\lambda=400nm} E(\lambda) * I(\lambda) * 10^{-A_0(\lambda)} * d\lambda}$$

$$SPF_{in\ vitro,\ adj} = SPF\ labelled$$

$$= \frac{\int_{\lambda=290nm}^{\lambda=400nm} E(\lambda) * I(\lambda) * d\lambda}{\int_{\lambda=290nm}^{\lambda=400nm} E(\lambda) * I(\lambda) * 10^{-A_0(\lambda)*C} * d\lambda}$$

$$UVAPF_0 = \frac{\int_{\lambda=320nm}^{\lambda=400nm} P(\lambda) * I(\lambda) * d\lambda}{\int_{\lambda=320nm}^{\lambda=400nm} P(\lambda) * I(\lambda) * 10^{-A_0(\lambda)*C} * d\lambda}$$

考虑产品的光不稳定性存在，需要照射的 UVA 剂量被定义为通过 UV 照射前初始 UVAPF0 乘以 1.2J/cm² 计算得到（例：对于 UVAPF0=10，UVA 剂量将是 10×1.2J/cm²=12J/cm²）。

$$D=UVAPF_0 \times 1.2J/cm^2$$

照射后，在相同位置上再次测量体外光谱（vitro spectrum），并使用先前确定的常数 C 进行变换。在照射步骤之后使用该转换光谱重新计算 UVAPF。

$$UVAPF = \frac{\int_{\lambda=320nm}^{\lambda=400nm} P(\lambda)*I(\lambda)*d\lambda}{\int_{\lambda=320nm}^{\lambda=400nm} P(\lambda)*I(\lambda)*10^{-A(\lambda)*C}*d\lambda}$$

体外 UVA 方法结果与那些用于光稳定和光不稳定防晒产品的体内 PPD 方法已获得实验室间的良好重现性和显著相关性结论。

2.3 临界波长

大多数防晒剂的吸收曲线具有共同的特征，即其吸收值在 290nm 波长附近，且随着波长的增加而逐渐降低。曲线的宽度代表防晒剂吸收紫外线波长的范围，也就是说，是否具有较宽的吸收范围。临界波长（critical wavelength）是指波长 $\lambda c > 290nm$，吸收曲线下面积占整个吸收光谱总面积的 90%（290～400nm）。可用公式表示：

$$\int_{290}^{\lambda c} A\lambda.d\lambda = 0.9 \int_{290}^{400} A\lambda.d\lambda$$

A（λ）是防晒剂在波长 λnm 处的吸光度

$d\lambda$，波长之间的间隔

2011 年，美国 FDA 公布的最终原则，包括确定临界波长的方法（Department of Health and Human Services and FDA USA 2011）。该方法与 ISO 24443 测定的结果不同。这两种方法之间的主要差异，见表 3。

2.4 UVA 防护标准

欧盟委员会（2006）首次提出结合 UVA 防护水平和临界波长法评估防晒产品的 UVA 防护作用，澳大利亚、南方共同市场、墨西哥和加拿大等其他国家随后亦采纳此方法。UVAPF 值必须至少达到 SPF 的三分之一。

在美国和加拿大，定义为"广谱"的合格产品临界波长值必须 ≥ 370nm。

3 防水性测定

防水防晒产品的测量包括 3 个主要标准，COLIPA（2005）、澳大利亚（2012）（AS/NZS2604）和美国（2011）（Department of Health and Human Services and FDA USA 2011）。这些标准在浸水过程有一些不同（表 4）。

支持防水性索赔的标准和标签也不同（表 4）。ISO TC217WG7 正在统一防水性标准方法。

表 3 体外 UVA：ISO2443：2012 与美国 FDA 2011 的主要差异

参数	ISO2443：2012	FDA 2011
底物／涂抹厚度	PMMA，5μm 平均厚度	PMMA，厚度为 2～7μm
	至少 4 个	至少 3 个
单位面积用量	1.3mg/cm², 无指套	0.75mg/cm², 用指套
干燥时间和干燥温度	黑暗中至少干燥 30 分钟，温度 25～35℃	未定义
紫外光源照射水平	40～200W/m²	达到 1 500W/m²
照射剂量	1.2J/cm² × UVAFF0	4MED_s（8J/cm²）
照射期间的温度	25～35℃	未定义
利用体内 SPF 值校正吸收曲线	是	否
试验验证参考	S2SPF 16UVAFF 验收范围（10.7～14.7）	否
统计验证	95% 置信区间必须 ≤ 17% 的平均 UVAPF	否

表4 防水性：比较3种方法的主要参数

	欧洲	美国	澳大利亚
方法	COLIPA 指南，评估阳光产物 WR，2005 年 12 月	FDA 防晒药品最终标准，OTC 人体使用，2011 年	澳大利亚 / 新西兰标准 AS/NZS 2604：2012 防晒产品 - 评估和分类
推荐浸没装置	温泉池、按摩浴缸或水循环浴缸	室内淡水池、漩涡浴池或按摩浴缸	室内模拟游泳试验装置（SSTD）约 1.8m×1.8m
水温	29±2℃	23～32℃	33±2℃
水搅拌	持续循环，无空气搅动	未标明	每浸水 20 分钟：水循环 16 分钟，空气搅拌 4 分钟
水质	符合 EC 理事会标准 98/83/EC 的饮用水 Mg 和 Ca（合并）含量 50～500mg/ml；用溴或氯消毒或为每名志愿者换新水	符合标准 40CFR 第 141 部分的饮用水	pH 在 6.8 和 7.2 之间
建议流程	测量静态 SPF 和浸水 20 分钟后，空气干燥 15 分钟，浸泡 20 分钟，风干至少 15 分钟直至完全干燥后的 SPF	浸泡后 SPF 测量：水中适量活动 20 分钟，休息 15 分钟，再适量活动 20 分钟，风干（持续时间未指定）	浸泡后 SPF 的测量：在水中浸泡 20 分钟，休息 5 分钟，再浸泡 20 分钟 WR 静止 > 40 分钟，交替 20 分钟浸泡和 5 分钟休息。最后浸泡后空气干燥 ≥15 分钟
受试者数量	从 25 名受试者中选取 10～20 例有效数据，根据统计学标准确定静态 SPF 值	13 名受试者中至少 10 例有效数据	25 名受试者中，10～20 例有效数据，统计浸泡后 SPF 数值
参考 WR 产品	是，P2，至少每 4 个月测试 WR P2 > 50%	否	否
平均 WR 的计算	每个受试者个体：$\%WRi=(SPF_w-1)/(SPF_s-1)$ 平均 $\%WRi$ 是 N 个人值的算术平均值	WR SPF 是所有个体分别浸泡后测量的 SPF_{SDE} 算术平均值减 A	WR SPF 是所有个体浸泡后测量的 SPF_s 算术平均值
统计标准	某产品是防水的，若平均 $\%WR-d \geq 50\%$ 静态 SPF（d 为 90% 单侧置信值）和平均静态 SPF 的 95% 双边置信区间在静态 SPF ± 17% 之内	平均 WR SPF 减 A（A = $t*s\sqrt{n}$，t 为 5% 的错误概率的 T 检验值）	浸泡后平均 SPF95% 双侧置信区间为静态 SPF ± 17%
标记	防水（40 分钟仍满足条件）；非常防水（80 分钟后仍满足条件）；浸泡前的 SPF 被标记	标记浸泡后 SPF 防水 40 分钟和 80 分钟	标记浸泡后 SPF 防水 40 分钟、2 小时和 4 小时

4 结论

ISO 标准的发展及其在世界范围内的推广是避免部分地区重新测定的重要方法。这些标准作为工业和法律部门的参考。所有国家均采用相同方法，使得产品之间可以更好地比较，最终为消费者提供更佳的信息。

（王清玉 译，李强 校，刘玮 审）

参考文献

AS/NZS 2604:2012 Australian/New Zealand Standard. Sunscreen products – evaluation and classification.

Australian/New-Zealand Standards. Australian/New-Zealand standard sunscreen products Evaluation and classification. [2604]. 1998.

COLIPA. Guidelines for evaluating sun product water resistance. 2005.

COLIPA. Method for in vitro determination of UVA protection provided by sunscreen products. 2007.

COLIPA. Guideline. In vitro Method for the determination of the UVA protection factor and "critical wavelength" values of sunscreen products. 2007.

Guideline.In vitro Method for the determination of the UVA protection factor and "critical wavelength" values of sunscreen products. 2009.

COLIPA. Method for in vitro determination of UVA protection. COLIPA guidelines. 2011.

CTFA SA, COLIPA, JCIA, CTFA. International sun protection factor (SPF) test method. 2006.

CTFA SA, COLIPA, JCIA. International sun protection factor (SPF) test method. 2003.

Department of Health and Human Services, FDA USA. Labeling and effectiveness testing: sunscreen drug products for over-the-counter human use. Final rule. [21 CFR Parts 201 and 310. 2011.

Department of Health, Education and Welfare, FDA USA. Sunscreen drug products for over-the-counter human use. Proposed safety, effective and labeling conditions. Federal Register CFR Part 352. 1978.

Deutsches Institut für Normung: Experimentelle dermatologische Bewertung des Erythemschutzes von externen Sonnenschutzmitteln für die menschliche Haut. DIN 67501. 1984.

European Commission. Recommendation on the efficacy of sunscreen products and the claims made relating thereto. OJL 265/39, 26.9.2006.

ISO 24442:2011. Cosmetics- sun protection test methodsin vivo determination of sunscreen UVA protection.

ISO 24443:2012. UVA in vitro cosmetics- sun protection test methods- determination of sunscreen UVA photoprotection *in vitro*.

ISO 24444:2010. Cosmetics- sun protection test methods- In vivo determination of the sun protection factor (SPF).

Japan Cosmetic Industry Association (JCIA). Japan Cosmetic Industry Association measurement standard for UVA protection efficacy. 15 Nov 1995.

Moyal D, Pissavini M, Boyer F, Perier V, Frêlon JH. In vivo persistent pigment darkening method: proposal for a new standard product for UVA protection factor determination. Int J Cosmet Sci. 2007;29:443–9.

Moyal D, Alard V, Bertin C, Boyer F, Brown MW, Kolbe L, Matts P, Pissavini M. The revised COLIPA *in vitro* UVA method. Int J Cosmet Sci. 2013;35:35–40.

The European Cosmetic Toiletry and Perfumery Association COLIPA. Colipa sun protection factor test method. Ref. 94/289-October. 1994.

105

皮肤屏障功能

Fabrice Pirot and Françoise Falson

内容

角质层屏障功能·皮肤脂质·角质层中水的转运－皮肤渗透性·经表皮的水分丢失（TEWL）·皮脂膜

简介

为了适应陆地生活的需要，在人体表皮外层形成了一层高度不透水的膜结构，它可以防止水分从身体内过度流失及经表皮的水分丢失（transepidermal water loss，TEWL），并且可以阻止外源物质侵入身体。当新生儿出生时这种高效的屏障功能就存在了，使新生儿 TEWL 也接近于正常成年人。另一方面，发现早产儿（有效孕龄＜ 33 周）TEWL 值以及对外源物质的经皮吸收增加也说明了早产儿的屏障功能不健全，而这种不健全的屏障功能与早熟程度相关（Hammarlund and Sedan 1979；Nachman and Esterly 1971；Rutter and Hull 1979）。在程度严重的早产儿（有效孕龄＜ 28 周），这种缺乏抵抗力的屏障功能会导致体温过低、电解质失衡、皮肤感染的发生率增加（Belgaumkar and Scott 1975；Lorenz et al. 1982；Maurer et al. 1984）。有报道，大约在出生后 2 ～ 4 周，不健全的皮肤屏障功能会逐渐趋于完善（Evans and Rutter 1986）。

皮肤屏障功能（skin barrier function）主要由角质层（stratum corneum，SC）维系，而角质层的通透性则依赖于细胞间隙双分子层结构的疏水性脂质成分（hydrophobic lipids）（Elias and Menon 1991；Elias 1983）。细胞间脂质主要由 3 种脂质神经酰胺（ceramide）、游离脂肪酸（free fatty acids）和胆固醇（cholesterol）构成（Schürer and Elias 1991），这些脂质（或是他们的前体）由表皮板层小体（odland bodies）从颗粒层移行至角质层的过程中分泌到细胞间隙（Elias and Menon 1991），分泌后，在糖苷酶和脂肪酶的作用下，葡萄糖神经酰胺和磷脂分别转化为神经酰胺和游离脂肪酸。角质层中的胆固醇是由板层小体摄入位于细胞间隙的胆固醇硫酸盐水解产生后再由板层小体分泌至细胞间

隙（Williams et al. 1998）。

在本章中，我们将就角质层细胞间脂质的分子来源（如脂质成分的性质、脂质构象、成分的变异）、与皮肤屏障相关的宏观生物物理测量方法以及检测角质层厚度的非侵入性方法进行详细介绍。

1 角质层的分子结构

角质层细胞间脂质由胆固醇酯（15%）、胆固醇（32%）、长链饱和脂肪酸（16%）和神经酰胺（37%）组成（Norlen et al. 1998）。

表 1 是位于腹部的角质层中饱和脂肪酸的组成成分（Elias 1990；Lampe et al. 1983）。内源性的游离脂肪酸主要是长链、饱和的分子结构（Norlen et al. 1998），由二十四烷酸（C24：0）和二十六烷酸（C26：0）组成，仅存在微小的构象差异。此外，在人类前臂伸侧角质层中还发现有长链饱和脂肪酸（C32-C36）（Norlen et al. 1998），在分析不同深度的角质层所含游离脂肪酸差异时发现随着深度的增加，C14：0、C16：0、C16：1、C18：0 和 C18：1 的含量逐渐减少，但 C24：1 的含量则有所增加（Bonte et al. 1997）。而且随着角质层的深度增加，不饱和 / 饱和脂肪酸、脂肪酸 / 胆固醇和脂肪酸 / 神经酰胺的相对比例有所降低。

表 1　人类腹部角质层中所含脂质成分
（Elias 1990；Lampe et al. 1983）

物质	百分比 /%
极性脂类	
磷脂酰乙醇胺	微量
胆固醇硫酸酯	2
中性脂类	
游离胆固醇	22
游离脂肪酸	42
C14：0	3.8
C16：0	36.8
C18：0	9.9
C18：1	33.1
C18：2	12.5

续表

物质	百分比 /%
C20：0	0.3
C20：1	微量
C22：0	微量
甘油三酯	
甾醇酯	10
鞘磷脂	
神经酰胺	24

冷冻断裂电子显微镜（freeze fracture electron microscopy）显示角质层中的角质形成细胞（corneocytes）被多层脂质薄片隔开（Elias and Friend 1975），这些细胞间脂质层状薄片是由从颗粒层细胞挤压出来的多个层状小薄片通过其边缘相互融合形成片状结构（Lavker 1976），再通过疏水的层状结构（电子密度低）和亲水的层状结构（电子密度高）交替叠加而成（Landmann 1988），因此每个片状结构由两个脂质双层组成，而每个细胞间隙中有一个、两个

或更多这样的薄层脂质双层结构（Swartzendruber et al. 1987）。由 N-（ω- 羟基酰基）鞘氨醇单分子层组成的透明带与角质细胞包膜通过化学键结合（Swartzendruber et al. 1987），谷氨酰胺或谷氨酸残基之间通过酯键使神经酰胺与角质细胞蛋白套膜之间发生相互作用（Downing 1992），角化套膜上 β- 折叠蛋白构象与神经酰胺分子紧密连接在一起形成了一个高密度无渗透性的套膜结构（Lazo et al. 1995），因此，角质细胞的水扩散受到了疏水层的限制。尽管这些共价结合的脂质（占角质层质量的 1.4% 和蛋白结合脂质的 53%）的浓度相当低，但它们在角质层抗机械损伤及酶降解中起着重要的作用（Wertz and Downing 1987；Wertz et al. 1989）。Swartzendruber 认为每个角质细胞都有一个脂质套膜，它对维持角质细胞相互间的粘连和表皮的屏障功能有着重要作用。图 1 和图 2 是将 ω- 羟酰基鞘氨醇结合到角化套膜（cornecoyte envelope）（Swartzendruber et al. 1987）构建的角质细胞间双层脂质结构模型（Swartzendruber et al. 1989）（如图 1 和图 2）。

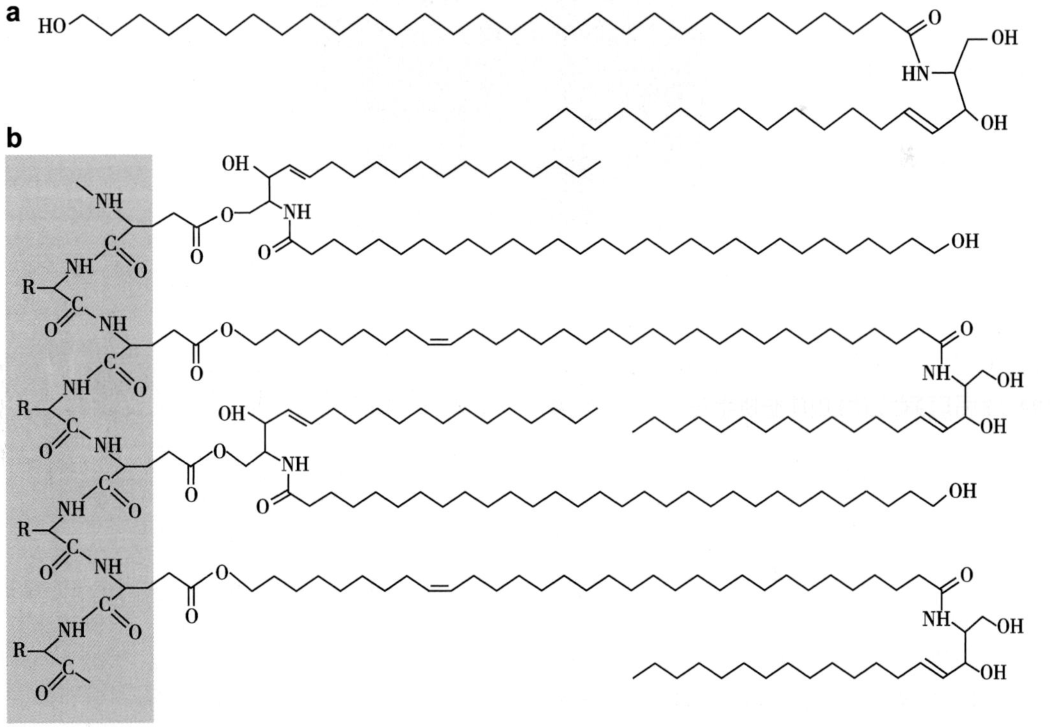

图 1 （a）角质细胞套膜酯键断裂后释放出的 ω- 羟酰基鞘氨醇代表性结构。（b）ω- 羟酰基鞘氨醇与交错的具有 β- 折叠多肽链的 γ- 谷氨酰基组酯化后形成的假定结构。（经许可引自 Swartzendruber et al. 1987）

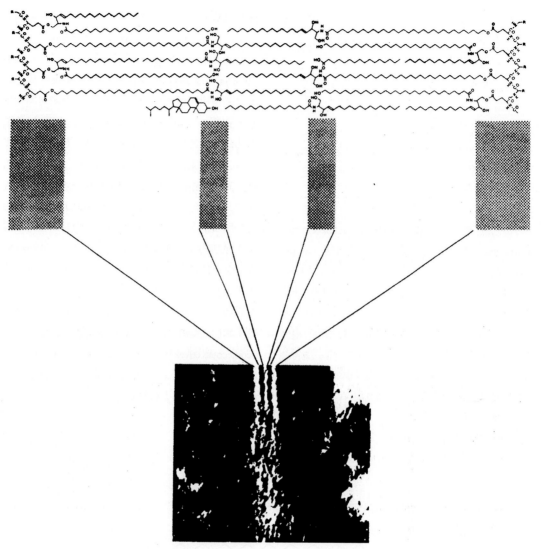

图 2 依据 Swartzendruber 等实验的细胞间脂质薄层示意图。图中的灰色（和电子显微照片上的黑色）是亲水层，而亲脂层在图中和电子显微图像上均为白色。（经许可引自 Swartzendruber et al. 1989）

2 角质层屏障功能和皮肤脂质

2.1 屏障功能和脂质提取

前期关于脂质限制无毛老鼠经皮水流失以及通过极性溶剂（丙酮）萃取了鞘脂和中性脂质从而破坏皮肤屏障（Grubauer et al. 1989）的实验表明了角质层细胞间脂质对经皮吸收（Elias and Friend 1975；Nemanic and Elias 1980；Smith et al. 1982）和维持皮肤屏障功能（Grubauer et al. 1989；Imokawa et al. 1986；Imokawa and Hattori）起着重

要作用。用石油醚萃取非极性脂质仅对屏障产生轻微损伤（Grubauer et al. 1989）。鞘脂类，特别是神经酰胺可通过稳定细胞间脂质双层结构维持着皮肤屏障功能（Ward and du Reau 1991）。

2.2 通过皮肤脂质修复屏障功能

Imokawa 等也做了类似的研究，发现将角质层脂质应用于有机溶剂破坏后的皮肤可重建屏障功能，并伴有细胞间脂质层状结构的形成（Imokawa et al. 1991）。体内实验证实由神经酰胺、胆固醇和脂肪酸（或是必需脂肪酸如亚油酸，或非必需脂肪酸，如棕榈酸、硬脂酸）组成的混合物可以加速人体或老鼠的皮肤屏障功能修复（Mao-Qiang et al. 1996）。这些脂类迅速混合（在大约 2 小时内）后扩散到存活表皮的细胞各层间，然后进入新生的、发育期的板层小体中，最后被释放到细胞间脂质层中。当把这些内源性脂质应用于完整的人类皮肤时其扩散也是很快的（Mao-Qiang et al. 1995），而神经酰胺、胆固醇和脂肪酸的混合物加速屏障功能修复的速度比凡士林更快速（8 小时后观察其差异）（Mao-Qiang et al. 1996）。

2.3 年龄和季节对角质层脂质的影响

随着年龄的增加，大多数角质层脂类，特别是神经酰胺的生物合成会明显降低（Rogers et al. 1996）。同样，冬季时身体各部分角质层脂质合成会减少；冬天老年人神经酰胺 1 亚油酸酯的相对含量会有所下降，而神经酰胺 1 油酸酯的相对含量则增加；冬天二十四烷酸和十七烷酸的含量下降，而其他脂肪酸的含量几乎保持不变。年龄较大的受试者中角质层脂质含量减少导致其皮肤屏障功能易受季节影响，皮肤变得干燥，尤其在冬季。

3 角质层屏障功能和水合作用

用无渗透性的膜覆盖在受损的皮肤屏障上会阻碍其恢复说明了水通过表皮的流动对屏障修复起着重要的作用（Grubauer et al. 1989），因此，可以通过调节经皮水转运来调整皮肤屏障功能。环境相对湿度（relative humidity）也影响水的经皮扩散，在最近的一个研究中，Denda 等发现在干燥（相对湿度＜ 10%）和潮湿（相对湿度: 80%）的环境中，动物的经表皮水分流失（TEWL）从 19.9±5.0mg/（$m^2 \cdot h$）下降到 13.8±2.6mg/（$m^2 \cdot h$），下降了近 31%，并且还发现在干燥环境（相对湿度＜ 10%）的动物颗粒层细胞中板层小体数量（和其胞吐作用）以及角质层的层数增加，暴露在低湿度下 48 小时表皮 DNA 合成有所增加（Denda et al. 1998b），在干燥环境中表皮的厚度及干重也会增加（Denda et al. 1998b）。这些变化可能是机体对处于干燥环境引起的较高 TEWL 所产生的相对应趋于于稳态的反应（Denda et al. 1998b）。亲水性赋形剂（如二乙二醇单乙醚等）可增加经皮水转运，相较于亲脂物质（如丙二醇二壬酸酯），亲水性赋形剂倾向于将水转运到皮肤外层（De Carvalho et al. 1993）。表 2 表明了经皮透水系数可作为相对湿度变化和经亲脂性或亲水性配方处理后的函数。

表 2 经皮透水系数可作为相对湿度变化和经亲脂性或亲水性配方处理后的函数

相对湿度 /%	角质层厚度 /μm	$10^8 \cdot P$/（cm·s^{-1}）
46[a]	11.6	3.9
62[a]	11.5	5.5
81[a]	12.4	17.9
93[a]	15.6	20.0
75[b]	15.0	11.0
60[c]	12.6	21.0
配方[d]	配方的水溶性	$10^8 \cdot P$（cm·s^{-1}）
二乙二醇单乙醚（Ⅰ）	各部分混溶	65
丙二醇丙二壬酸酯（Ⅱ）	＜ 0.001	0.001
Ⅰ和Ⅱ的混合物（50/50.V/V）	0.04	0.04

[a] Through human skin（Blank et al. 1984）。
[b] Through pig skin（Potts et al. 1991）。
[c] In vivo in man（Pirot et al. 1998）。
[d] 通过不同水合制剂对无毛小鼠皮肤进行处理（De Carvalho et al. 1996）。

4 角质层屏障功能的特点

4.1 TEWL 的检测

角质层限制了水从表皮的深层向皮肤表面的不感性蒸发（与流汗不同），大约 65% 的不感性水流失（TEWL）是由皮肤表面的蒸发引起的。这种扩散不仅依赖于皮肤的稳态，还取决于外部因素，如湿度、温度和大气压（Sato et al. 1998）。在没有对流的情况下，人体被一层水蒸气所包围，TEWL 测量可以用来评估皮肤屏障功能（Elias and Menon 1991；Grubauer et al. 1989），因此，可以通过检测皮肤表面水蒸气气压梯度（twater vapor pressure gradient）变化以计算皮肤的不感性水蒸发。

$$\frac{1}{A}\frac{dm}{dt} = -D'\frac{\Delta P}{\Delta x}$$

其中，$dm/(A\,dt)$ 为每单位时间和表面积蒸发水的总量（$g \cdot m^{-2} \cdot h^{-1}$），$D'$ 是一个常数，值为 $0.67 \times 10^{-3} g \cdot m \cdot h \cdot Pa^{-1}$（温度为 300k，大气压为 101kpa），$\delta P/\delta x$ 是水蒸气压梯度（$Pa \cdot m^{-1}$）（Chapman and Cowling 1953；Eckert and Drake 1959）。在皮肤表面，没有对流时，水蒸气压梯度是相对恒定的（Ueda 1956），因此，可以通过测量垂直于皮肤表面的两个离散点之间的水汽压差来估算这个梯度。蒸汽压是相对湿度和饱和水蒸气压力的乘积，与温度有关，相对湿度和温度分别用传感器（rh）和热敏电阻（th）测量，然后在探头中耦合（Nilsson 1977）。

该方法不需要调节局部水蒸气压力，仅需要湿度测量（使用通风室中的循环气体）和重力测量（在不通风的腔室中使用饱和盐溶液）。

4.2 水的扩散系数和角质层厚度的体内检测

水在角质层中的扩散是由膜结构的不均一造成的。El-Shime、Princen 和 Blank 等（El-Shime and Princen 1978；Blank et al. 1984）研究证实随着膜含水量的增加，角质层水扩散系数（water diffusivity）也增大，而角质层的水合程度改变了其对水的亲和力（Hansen and Yelin 1972），尽管存在结构不均一性，但角质层被看作由均质性的膜结构

组成，各细胞层的协同作用维持着正常的 TEWL（Kligman 1964），这个观点已被 Kalia（1996）和 Pirot（1998）证实，他们的研究表明角质层的水转运可以单纯用 Fick 第一扩散定律描述。

$$PIE_H = \frac{\gamma \cdot D}{H}$$

其中：γ 是水在角质层脂质 - 活体表皮之间的分配系数 K 和 ΔC（跨膜水浓度差）的乘积，D 是水穿过厚度为 H 的角质层的平均表观扩散率。总的角质层厚度可以从函数 $y=1/TEWL_{H-x}=f(x)$ 的 x 轴截距计算出（图 3）。该方法最近被用于检测不同部位的角质层厚度（Schwindt et al. 1998）（图 4）。

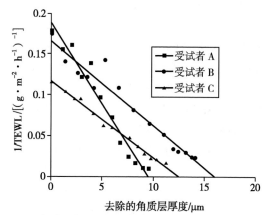

图 3　3 例受试者 1/TEWL 与前臂角质层厚度的线性关系。（经许可引自 Kalia et al. 1996）

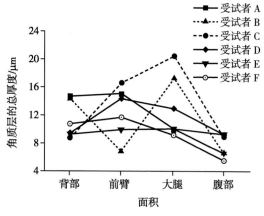

图 4　6 例受试者不同部位角质层厚度的变化。（经许可引自 Schwindt et al. 1998）

水的自扩散系数约为 $3 \times 10^5 cm^2/s$（Andrussow and Schramm 1969），在角质层脂质模型和角质层中水的扩散系数分别约为正常的 100 倍和 10 000 倍（Schwindt et al. 1998）。

4.3 TEWL 和角质层的形态学

Potts 和 Francoeur（1991）研究发现角质层固有的水扩散系数与其他脂质膜中水扩散系数相当。然而，横跨角质层的水扩散路径是完整的层状膜厚度的 50 倍，而这种层状膜则由脂质构成了连续的、弯曲的细胞外基质。

4.4 电学性质：角质层的电阻及电导测定

整个角质层能通过的电流取决于膜的水合状态，因此，电导（electrical impedance）或电阻（electrical resistance）的检测经常被用来评估角质层的水合水平。通过角质层的电流依赖于：①影响角质层偶极矩方向的成分，如角蛋白；②角质层中离子的运动；③角质层中的水的流动性和质子交换（Leveque and de Rigal 1983）。某些因素使高频下测量的角质层阻抗减小，如：①角质层水合作用增加（Tagami et al. 1980）；②去除角质层，特别是最外层（例如：胶带粘贴等）；③保湿剂治疗后（Clar et al. 1975）。Tagami 的研究表明，使用高频率的皮肤电导检测发现银屑病皮损处、外用凡士林和含 10% 尿素处理后的皮损处水吸收和保持能力显著降低（Tagami et al. 1994）。这一技术有助于阐明老年鱼鳞病患者角质层水合作用与氨基酸含量之间的相关性（Horii et al. 1989）。

4.5 红外光谱

利用水可以吸收红外光这一特性，可以用衰减全反射红外光谱（attenuated total reflectance infrared spectroscopy，ATR-IR）量化和非侵入性的检测角质层水合作用。OH 伸缩振动的吸光度为 $3\,400 cm^{-1}$（2.9μm），并随着角质层的深度增加其吸光度也增加。因此，可以将含水量相对应的增加量作为角质层深度的函数（Baier 1978）。利用傅里叶变化红外光谱（FTIR）检测 6 位受试者的含水量为

$0.12 \pm 0.01 g \cdot cm^{-3}$（均值 ± 标准差；n=6）（Potts et al. 1985b），用凡士林处理后 56 小时，数值可增加到 $0.22 \pm 0.02 g \cdot cm^{-3}$，除去这一层后 30～45 分钟恢复到初始值。

5 角质层中水的转运

Potts and Francoeur（1990）用 FTIR 比较了角质层水渗透性和脂质构象随温度变化的情况。他们的结论证实了 Träuble 假设，即由于脂质烃链上存在着重要的结构修饰，水可以通过这些脂质结构修饰后产生的体积空隙进行扩散。在早先的研究中，通过体外实验，采用差示扫描量热法和红外光谱仪检测同一组中皮肤屏障功能和角质层水渗透性，当温度低于 70℃ 时，角质层中水转运所需活化能为 17kcal/mol，与水穿过一系列生物膜所需活化能相当。此外，Golden 等（1987）的研究显示水的流量与角质层脂质的构象有序性成反比。Gay 等（1994）报道，角质层一小部分细胞间脂质中存在正交晶状排列，其中含有大于 22 个碳原子的烷基链，X 射线衍射研究已经证明了这些结构也存在于无毛小鼠（White et al. 1988）、早产大鼠（Wilkes et al. 1973）及人类（Bouwstra et al. 1991；Garson et al. 1991）的角质层中，这种结构与非脂质成分相关，当温度在 45℃ 到 65℃ 之间会消失。在生理温度下，脂质中的正交晶状排列在角质层屏障功能中起着重要的作用。Bouwstra 等（1992）用 X 射线衍射检测人体皮肤角质层脂质，发现角质层脂质有两种类型的层状结构，其重复出现的距离为 6.4 和 13.4nm，当加入胆固醇等分子时可破坏这种结构（Umemura et al. 1980）。依据 Gay 等（1994）的研究发现这些脂质与神经酰胺相关，可以被定位在角质细胞膜，这可以部分解释为什么这些细胞的渗透性差。Gay 等（1994）的研究表明，在相对湿度大于 40% W/W 时，角质层上脂烷基链的 CH_2 伸缩频率有着显著变化，这表明正交晶体结构的脂质发生了转变，因此也影响了屏障结构的变化。

有趣的是，X 射线衍射检测发现作为维持角质层水合作用的层状脂质结构并没有发生变化

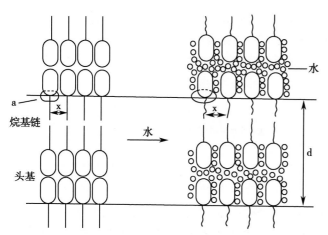

图5 双层膜中的水的摄入：一种可能的机制。a，分子界面面积；d，重复距离；x，两个烷基链之间的距离。（经许可引自 Bouwstra et al. 1991）

水

烷基链

水

头基

d

（Bouwstra et al. 1992）。依据 Bouwstra 等（1992）的研究显示，水不会引起角质层层状脂质结构膨胀，水可以被纳入脂质极性头部区域（图5），增加了每个脂质分子的界面面积，但不会改变其层状脂质结构之间的距离（Bouwstra et al. 1991），而界面面积的增加可能伴随着烷基链的横向膨胀和膜内部阻力的降低（Mak et al. 1991）。

6 结论

皮肤屏障功能的生理机制是一个复杂的现象，仅有少部分被阐明。维持屏障功能的关键在于介于皮肤和环境之间的角质层，皮肤屏障功能的完整性可以通过测量 TEWL 来评估，虽然目前整个角质层水转运的测量是相对简单的，但对这种由于膜明显的有向性所致的被动现象的深入了解仍然是目前研究和争论的主题。

尽管存在着不均一性，但水在角质层的扩散似乎是一个均匀的过程。虽然角质层的厚度可以用一些精密仪器测试，但水的转运路径仍存在着争议。细胞间脂质基质是角质层中唯一具有连续性的结构（从基底层到最外层），许多不同的研究表明细胞间脂质有助于维持皮肤屏障功能，水可以通过发生于脂质烃链的热能波动所产生的体积间隙完成穿越脂质基质的扩散，因此，水分子可以穿过较厚的角质层。这种现象的发生依赖于温度、相对湿度和膜的水合作用。由于外部温度、相对湿度和膜的水合作用增加所导致的水扩散增加则反映了某些细胞间脂质的正交构象的改变。角质层含水量升高（由于相对湿度的增加）可能会导致膜流态化（Alonso et al. 1996），这种效应可能在脂肪酸链的头部亲水性基团附近占优势，并且可能有助于角质层水渗透性的增加。进一步的研究有助于阐明这些具有正交构象脂质的水平以及不同治疗对其构象及其可逆性变化的影响。对皮肤上水转运研究可洞察屏障功能的变化，然而，传统的基于电学（Clar et al. 1975；Leveque and de Rigal 1983；Tagami et al. 1980）、机械原理（de Rigal and Lévêque 1985；Potts et al. 1985a）及分光光度法（de Rigal et al. 1992；Potts et al. 1985a）的无创检测方法提供了关于经皮水转运的信息，但却无法提供在角质细胞和细胞间空间中局部扩散的详细图片。

（涂颖 译，何黎 校/审）

参考文献

Alonso A, Meirelles NC, Yushmanov VE, Tabak M.Water increases the fluidity of intercellular membranes of stratum corneum: correlation with water permeability, elastic, and electrical resistance properties. J Invest Dermatol. 1996;106:1058–63.

Andrussow L, Schramm B. Eigenschaften der Materie in ihren Aggregatszustanden. In: Schäfer K, editor. Transportphenomene I (Viskositdt und Diffusion). Berlin/Heidelberg/New York: Springer; 1969. p. 5.

Baier RE. Noninvasive, rapid characterization of human skin chemistry in situ. J Soc Cosmet Chem. 1978;29:283–306.

Belgaumkar JK, Scott KE. Effects of low humidity on small premature infants in servocontrol incubators. I. Decrease in rectal temperature. Bio Neonate. 1975;26:337–47.

Blank IH, Moloney J, Emslie AG, Simon I, Apt C. The diffusion of water across the stratum corneum as a function of its water content. J Invest Dermatol. 1984;82:188–94.

Bonte F, Saunois A, Pinguet P, Meybeck A. Existence of a lipid gradient in the upper stratum corneum and its possible biological significance. Arch Dermatol Res. 1997;289(2):78–82.

Bouwstra JA, Gooris GS, Van der Spek JA, Bras W. Structural investigations of human stratum corneum by small-angle X-ray scattering. J Invest Dermatol. 1991;97:1005–12.

Bouwstra JA, Gooris GS, Salomons-de Vries MA, Van der Spek JA, Bras W. Structure of human stratum corneum as a function of temperature and hydration: a wideangle X-ray diffraction study. Int J Pharm. 1992;84:205–16.

Chapman S, Cowling TG. The mathematical theory of non-uniform gases. Cambridge: Cambridge Univ Press; 1953. p. 244.

Clar EJ, Her CP, Sturelle CG. Skin impedance and moisturization. J Soc Cosmet Chem. 1975;26:337–53.

De Carvalho M, Falson-Rieg F, Eynard I, Rojas J, Lafforgue L, Hadgraft J. Changes in vehicle composition during skin permeation studies. In: Brain KR, James VJ, Walters KA, editors. Prediction of Percutaneous Penetration, vol. 3B. Cardiff: STS Publishing; 1993. p. 251–4.

De Carvalho M, Charasse N, Falson-Rieg F, Hadgraft J. Effect of water transport from the receptor compartment on the percutaneous in vitro absorption of estradiol. In Brain KR, James VJ, Walters KA, editors. Prediction g/Percutaneous Penetration, Vol. 4b, STS Publishing, Cardiff, 1996, pp. 286–289.

de Rigal J, Lévêque JL. In vivo measurement of the stratum corneum elasticity. Bioeng Skin. 1985;1:13.

de Rigal J, Losch MJ, Bazin R, Camus C, Sturelle C, Descamps V, Lévêque JL. Near infrared spectroscopy: a new approach to the characterization of dry skin. IFSCC. 1992;3:1131–46.

Denda M, Sato J, Masuda Y, Tsuchiya T, Koyama J, Kuramoto M, Elias PM, Feingold KR. Exposure to a dry environment enhances epidermal permeability barrier funnction. J Invest Dermatol. 1998a;111:858–63.

Denda M, Sato J, Tsuchiya T, Elias PM, Feingold KR. Low humidity stimulates epidermal DNA synthesis and amplifies the hyperproliferative response to barrier disruption: implication for seasonal exacerbations of inflammatory dermatoses. J Invest Dermatol. 1998b;111:873–8.

Downing DT. Lipid and protein structures in the permeability barrier of mammalian epidermis. J Lipid Res. 1992;33:301–13.

Eckert ERG, Drake RM. Heat and mass transfer. New York: Mc Graw-Hill; 1959. p. 449–56.

Elias PM. Epidermal lipids, barrier function, and desquamation. J Invest Dermatol. 1983;80:44s–9.

Elias PM. Chapter 2: The importance of epidermal lipids for the stratum corneum barrier. In: Osbourne D, Amann A, editors. Topical drug delivery formulations. New York: Marcel Dekker; 1990.

Elias PM, Friend DS. The permeability barrier in mammalian epidermis. J Cell Biol. 1975;65:180–91.

Elias PM, Menon GK. Structural and lipid biochemical correlates of the epidermal permeability barrier. Adv Lipid Res. 1991;24:1–26.

El-Shime AF, Princen HM. Diffusion characteristics of water vapor in some keratins. Colloid Polym Sci. 1978;256:209–17.

Evans NJ, Rutter NK. Development of the epidermis in the newborn. Biol Neonate. 1986;47:74–80.

Garson JC, Doucet J, Leveque JL, Tsoucaris G. Oriented structure in human stratum corneum revealed by X-ray diffraction. J Invest Dermatol. 1991; 1991(96):43–9.

Gay CL, Guy RH, Golden GM, Mak VHW, Francoeur ML. Characterization of low-temperature (i.e., <65C) lipid transitions in human stratum corneum. J Invest Dermatol. 1994;103:233–9.

Golden GM, Gusek DB, Kennedy AH, Mckie JE, Potts RO. Stratum corneum lipid phase transitions and water barrier properties. Biochemistry. 1987;26:2382–8.

Grubauer G, Feingold KR, Harris RM, Elias PM. Lipid content and lipid type as determinants of the epidermal permeability barrier. J Lipid Res.

1989;30:89–96.

Hammarlund K, Sedan G. Transepidermal water loss in newborn infants III. relation to gestational age. Acta Paediatr Scand. 1979;68:795–801.

Hansen JR, YelinW.NMR and infrared spectroscopic studies of stratum corneum hydration. In: Jellinek HHG, editor. Water structure and the water-polymer interface. New York: Plenum Publishing; 1972. p. 19–28.

Horii I, Nakayama Y, Obota M, Tagami H. Stratum corneum hydration and aminoa acid content in xerotic skin. Br J Dermatol. 1989;121:587–92.

Imokawa G, Hattori M. A possible function of structural lipids in the water-holding properties of the stratum corneum. J Invest Dermatol. 1985;83:282–4.

Imokawa G, Akasaki S, Hattori M, Yoshizuka N. Selective recovery of deranged water-holding properties by stratum corneum lipids. J Invest Dermatol. 1986;87:758–61.

Imokawa G, Kuno H, Kawai M. Stratum corneum lipids serve as a bound-water modulator. J Invest Dermatol. 1991;96:845–51.

Kalia YN, Pirot F, Guy RH. Homogeneous transport in a heterogeneous membrane: water diffusion across human stratum corneum in vivo. Biophys J. 1996;71:2691–700.

Kligman AN. The biology of the stratum corneum. In: Montagna W, Lobitz WC, editors. The epidermis. New York: Academic; 1964. p. 387–433.

Lampe M, Burlingame A, Whitney J, Williams M, Brown B, Roitman E, Elias PM. Human stratum corneum lipids: characterisation and regional variations. J Lipid Res. 1983;24:120–30.

Landmann L. The epidermal permeability barrier. Anat Embryol. 1988;178:1–13.

Lavker RM. Membrane-coating granules: the fate of the discharged lamellae. J Ultrastruct Res. 1976;55:79–86.

Lazo ND, Meine JG, Downing DT. Lipids are covalently attached to rigid corneocyte protein envelopes existing predominantly as B-sheets: a solid-state nuclear magnetic resonance study. J Invest Dermatol. 1995;105:296–300.

Leveque JL, de Rigal J. Impedance methods for studying skin moisturization. J Soc Cosmet Chem. 1983;1983 (34):419–28.

Lorenz JM, Kleinman LI, Kotagal UR, Reller MD. Water balance in very-low-birth-weight infants. Relationship to water and sodium intake and effect on outcome. J Pediatr. 1982;101:423–32.

Mak VHW, Potts RO, Guy RH. Does hydration affect intercellular lipid organization in the stratum corneum. Pharm Res. 1991;8:1064–5.

Mao-Qiang M, Brown BE, Wu S, Feingold KR, Elias PM. Exogenous non-physiological versus physiological lipids: divergent mechanisms for correction of permeability barrier dysfunction. Arch Dermatol. 1995;131:809–76.

Mao-Qiang M, Feingold KR, Thomfeldt CR, Elias PM. Optimization of physiological lipid mixtures for barrier repair. J Invest Dermatol. 1996;106:1096–101.

Maurer A, Micheli JL, Schentz Y, et al. Transepidermal water loss and resting energy expenditure in preterm infants. Helv Paediatr Acta. 1984;39:405–18.

Nachman RL, Esterly NB. Increased skin permeability in preterm infants. J Pediatr. 1971;79:628–32.

Nemanic MK, Elias PM. In situ precipitation: a novel cytochemical technique for visualization of permeability pathways in mammalian stratum corneum. J Histochem Cytochem. 1980;28:573–80.

Nilsson GE. On the measurement of evaporative water loss. Methods and clinical applications. Linköping studies in science and technology Dissertations N11 [dissertation]. Linköping: Linköping University medical Dissertations N48; (1977). p. 9–42.

Norlen L, Nicander I, Lundh Rozell B, Ollmar S, Forslind B. Inter- and intra-individual differences in human stratum corneum lipid content related to physical parameters of skin barrier function in vivo. J Invest Dermatol. 1998;112(1):72–7.

Pirot F, Berardesca E, Kalia YN, Singh M, Maibach HI, Guy RH. Stratum corneum thickness and apparent water diffusivity: facile and noninvasive quantification in vivo. Pharm Res. 1998;15(3):492–4.

Potts RO, Francoeur ML. Lipids biophysics of water loss through the skin. Proc Natl Acad Sci U S A. 1990;87:3871–3.

Potts RO, Francoeur ML. The influence of stratum corneum morphology on water permeability. J Invest Dermatol. 1991;96:495–9.

Potts RO, Chrisman DA, Buras EM. The dynamic mechanical properties of human skin in vivo. Bioeng Skin. 1985a;1:13.

Potts RO, Gusek DB, Harris RR, Mckie JE. A noninvasive, in vivo technique to quantitatively measure water concentration of the stratum corneum using attenuated total-reflectance infrared spectroscopy. Arch Dermatol Res. 1985b;277:489–95.

Potts RO, Mak VH, Guy RH, Francoeur ML. Strategies to enhance permeability via stratum corneum lipid pathways. Adv Lipid Res. 1991;24:173–210.

Rogers J, Harding C, Mayo A, Banks J, Rawlings A. Stratum corneum lipids: the effect of ageing and the seasons. Arch Dermatol Res. 1996;288(12): 765–70.

Rutter N, Hull D. Water loss from the skin of term and preterm babies. Arch Dis Child. 1979;54:858–68.

Sato J, Denda M, Nakanishi J, Koyama J. Dry conditions affects desquamation of tratum corneum in vivo. J Dermatol Sci. 1998;18(3):163–9.

Schürer NY, Elias PM. The biochemistry and function of stratum corneum lipids. Adv Lipid Res. 1991;24:27–56.

Schwindt DA, Wilhelm KP, Maibach HI. Water diffusion characteristics of human stratum corneum at different anatomical sites in vivo. J Invest Dermatol. 1998;111:385–9.

Smith WP, Christenson MS, Nacht S, Gans EH. Effects of lipids on the aggregation and permeability of human stratum corneum. J Invest Dermatol. 1982;78:7–11.

Swartzendruber DC, Wertz PW, Madison KC, Downing DT. Evidence that the comeocyte has a chemically bound lipid envelope. J Invest Dermatol. 1987;88: 709–13.

Swartzendruber DC, Wertz PW, Kitko DJ, Madison KC, Downing DT. Molecular models of the intercellular lipid lamellae in mammalian stratum orneum. J Invest Dermatol. 1989;92:251–7.

Tagami H. Quantitative measurements of water concentration of thestratum corneum in vivo by high-frequency current. Acta Derm Venereol Suppl. 1994;185:29–33.

Tagami H, Ohi M, Iwatsuki K, Kanamaru Y, Yamada M, Ichijo B. Evaluation of the skin surface hydration in vivo by electrical measurement. J Invest Dermatol. 1980;75:500–7.

Traüble H. The movement of molecules across lipid membranes: a molecular theory. J Membr Bio. 1971;4: 193–208.

Ueda M. Measurements of the gradient of water vapour pressure and the diffusion coefficient. J Appl Phys Jap. 1956;25:144–9.

Umemura J, Cameron DG, Mantsch HH. A FTIR spectroscopic study of the molecular interaction of cholesterol with DPPC. Biochim Biophys Acta. 1980;602:32–44.

Ward AJI, du Reau C. The essential role of lipid bilayers in the determination of stratum corneum permeability. Int J Pharm. 1991;74:137–46.

Wertz PW, Downing DT. Covalently bound ω-hydroxyacylsphingosine in the stratum corneum. Biochim Biophys Acta. 1987;917:108–11.

Wertz PW, Madison KC, Downing DT. Covalently bound lipids of human stratum corneum. J Invest Dermatol. 1989;92:109–11.

White SH, Mirejovsky D, King GI. Structure of lamellar lipid domains and corneocyte envelopes of murine stratum corneum. An X-ray diffraction study. Biochem. 1988;27:3725–32.

Wilkes GL, Nguyen AL, Wildnauer RE. Thermal stability of the crystalline lipid structure as studied by X-ray diffraction and differential thermal analysis. Biochim Biophys Acta. 1973;304:267–75.

Williams ML, Hanley K, Elias PM, Feingold KR. Ontogeny of the epidermal permeability barrier. J Investig Dermatol Symp Proc. 1998;3(2):75–9.

人体皮肤吸收和皮肤药理学

Youssef Lboutounne and Patrice Muret

内容

关键词

Fick 定律·扩散系数·滞后时间·分配系数·渗透系数·微透析·近红外光谱技术·生理药代动力学（PBPK）模型·血浆水平检测法·拉曼光谱·皮肤吸收·全层皮肤吸收，药代动力学参数·光谱法·角质层·胶带粘贴

1 定义

对化学物质、化妆品和医药产品的职业暴露、环境暴露以及日用暴露均涉及皮肤吸收。皮肤吸收（skin absorption）是一个通用术语，描述了化学物质从皮肤外表面运输到全身循环（OECD 2004）的过程。皮肤吸收通常有以下方式：

- 穿透（permeation），意为物质进入特定的层面或结构，就像物质通过门户进入角质层。

- 渗透（penetration），这是从一层透到另外一层，第二层在功能上和结构上均与第一层不同。

- 再吸收（resorption），是指物质被吸收进入皮肤淋巴系统和局部血管系统，在大多数情况下会进入全身循环（全身吸收）。

皮肤吸收（skin absorption）是主要药理学家和毒理学家关注的领域。其主要目的是了解渗透到生物体内的化合物（溶质）的量，包括吸收总量或单位表皮的吸收量。

2 局部皮肤吸收过程

经皮吸收与物质通过角质层、最外层屏障和内层屏障的扩散速率有关。图 1 详细展示了该过程（Lane 2013）。

皮肤吸收过程（absorption process）主要分为 3 个主要阶段：

第 1 阶段：溶质离开其载体，溶解在皮肤表面的膜上（例如角质层细胞间的脂类、皮脂、汗液、水、环境中的石蜡等）。溶剂的这种变化由其溶解度决定，并受限于溶解度，也称为分配系数（parti-

tion coefficient）（K）。

第 2 阶段：溶质进入角质层的细胞间隙，并随着线性递减的浓度梯度向深层分布，其流速由扩散系数（diffusion coefficient）（D）决定。角质层的最大存储容量决定了角质层的充填度。

第 3 阶段：溶质穿透活体组织（译者注：此处说法与角质层是死细胞相对应，即进入角质层下活细胞部分）。本阶段在第 2 个阶段结束之前实际上已经开始。溶质在不同组织中的溶解度决定了溶质的这个过程（这解释了强亲脂分子为何通过特别慢）。在物质瞬态通过之后，可以很快达到最大值并保持稳定流动交换，前提是物质在皮肤表面上含量足够多。这就是稳态通量阶段，这时候进入和流出角质层的化合物的物质量相等，保持溶质的量最多并恒定，且储存在角质层内的化合物是不断更新的。此阶段，吸收的量符合第一菲克定律（Fick's law）：

$$Q=PACt \qquad (1)$$

该方程式显示：吸收量 Q（g）与应用面积 A（cm^2）、应用时间 t（h）、采用浓度 C（g/cm^3）、以及称为渗透系数（permeability coefficient）的因子 P（$cm \cdot h^{-1}$）成正比。需要重点强调的是：此种情况下分子转移的唯一"动力"是角质层两侧的浓度差（C），并且任意时间点，吸收量（Q）均和浓度差成正比。最终，外用量（"剂量"）仅和外用面积或浓度相关，而与给药厚度无关。只要制剂中溶质浓度保持不变，这种稳态通量就持续下去。如何不继续补充外用量，外层物质会减少，从而导致吸收减少，最终吸收停止。

如果在达到稳态通量之前，外用浓度一直不减，且整个吸收过程都这样维持，那么，这就可以称为"无限剂量（infinite dose）"。通常情况下，要达到上述剂量，需要满足乳霜的外用量超过 1mg/cm^2，同时至少每小时补涂一次（皮肤上要一直可见乳霜，避免肉眼可见的乳霜耗竭）。如果皮肤表面上化合物的量不足以达到稳态通量，则被称为"有限剂量（finite dose）"。典型的例子是当分子对角质层有很强的亲和力（因为它从配方中迅速消失，从而分配系数下降）或者应用剂量很小（乳霜用量小于 0.5mg/cm^2）。

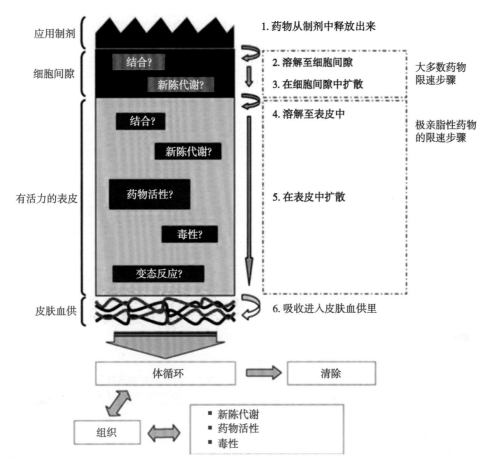

图1 药物从任何局部或经皮应用制剂进入和穿过皮肤的过程的示意图表示。（Reported from Lane 2013）

3 吸收参数

皮肤吸收或经皮吸收由于物质经过的层面不同而表现各异，例如是仅通过角质层还是同时通过其他皮肤组织（表皮、整个皮肤）联合转运。通过角质层的流量（实际吸收）参数遵循菲克定律。经表皮或经全层皮肤通过的过程遵循药代动力学参数，以分布或扩散模型描述而不是菲克定律。有时也会采用经验或纯描述性参数，特别是当上述模型或定律不适用的时候。选择可靠的参数非常重要，因为它保证了测量的稳定可靠和可读性，特别是在其他领域用到这些检测方法时。

3.1 菲克定律衍生参数

J（$g \cdot cm^{-2} \cdot h^{-1}$）：单位皮肤面积的稳态通量（极量）。

P（$cm \cdot h^{-1}$）：渗透系数（permeability coefficient）：用于表征物质在特定介质中的吸收。

K（无单位）：溶质在角质层中的溶解度除以其在其介质中的溶解度。

D（$cm^{-2} \cdot h^{-1}$）：物质在角质层的转运速度和穿透活组织的能力。

τ（小时）："滞后时间（lag time）"

可用不同的方程应用和计算这些参数（Scheuplein 1978）：

Q（$g \cdot cm^{-2}$）表示单位皮肤面积的数量。

C（$g \cdot cm^{-3}$）表示外用浓度。

t（hours）表示外用时间。

e（cm）表示角质层厚度。

稳态通量（steady-state flux）：

$$J=Q/t=PC \qquad (2)$$

渗透系数：

$$P=KD/e \quad J=KDC/e \qquad (3)$$

计算进入角质层的物质数量（图1，顶端曲线）：

$$Q_{in}=J(t+2\tau) \qquad (4)$$

计算流出角质层中的物质数量（图1，底部曲线）：

$$Q_{out}=J(t-2\tau) \qquad (5)$$

计算保留在角质层中的最大数量（图1，中间曲线）：

$$Q_m=KCe/2 \qquad (6)$$

滞后时间：

$$\tau=e^2/6D \qquad (7)$$

实际吸收和 Q_{out} 相对应于（下曲线）。然而，在最大流量期间，最大存储量 Q_m（保存在角质层中的最大量）仍然存储在角质层中，向活体组织渗透的量刚好被外源进入量补充。物质的角质层最大存储量非常有意义，因为最大存储量类似仓库的存储地（Mitragotri 2003），在扩散系数增加时，物质就可能迅速地进入活体组织中；在角质层（stratum corneum, SC）高水合时就会出现上述情况，例如，封包或者过敏性斑贴试验时。

在给药初期，流量达到其最大值之前，只要其载体中的溶质浓度保持不变，第二菲克定律是适用的。

3.1.1 分配系数（K）

分配系数的定义是"溶质在角质层中溶解度／在制剂中溶解度"。通过从足部胼胝或其他部位皮肤角质层提取的角质粉末，可以在体外测量分配系数（Wester and Maibach 1995）。从身体其他皮肤部位提取角质粉末的方法是，先采用常规技术分离表皮和真皮，然后采取 0.01% 胰蛋白酶（trypsin）溶液浸泡表皮（Kigman and Chrchistophers 1964）。将 5mg 角质粉末浸入到 100μl 的测试配方中，直到达到平衡状态（Scheuplein 1965）。

在体测量分配系数有 3 种方法。第一种方法是，在接近或达到恒定流量之时（至少外用半小时之后）测量角质层中的溶质。假定胶带粘贴角质层时总厚度是 20 层，如果不考虑每次剥离的胶带重量随着深度会减小，则前 15 个胶带中的数量约占总数的四分之三。可以通过方程式 6 得到分配系数。另一种方法是先测量前 5 条胶带中溶质剂量，然后在后续的 5 条胶带，直到 20 条全部测完。通过线性回归获得的表面浓度除以外用浓度即可得到分配系数。

最后一种方法的原理是通过"差分法"（4.9节）在吸收测量期间测量恒定存储量，然后应用方程式 6 计算。

3.1.2 扩散系数（D）

扩散系数指的是物质在角质层内的扩散速度（这跟机体组织和角质层之间的分配系数也相关，虽然目前理论上不考虑这些）。理论上，扩散系数和载体无关（实践中也不完全）。只有分配系数 K 已知的情况下，扩散系数可以通过 J 或 P 计算出来。已经制定了扩散系数表（表1）：单位是 $cm^{-2} \cdot h^{-1}$（或 $cm^{-2} \cdot s^{-1}$），浓度单位必须记为 $g \cdot cm^{-3}$ 和皮肤厚度单位记为 cm^2。

表1　30°C 水扩散系数 [D（$cm^2 \cdot h^{-1} \times 10^6$）]。（Scheuplein and Bronaugh 1983）

身体部位	e/μm	D/（$cm^2 \cdot h^{-1} \times 10^6$）
腹部	15.0	2.16
前臂掌侧	16.0	2.12
背部	10.5	3.24
前额	13.0	1.44
阴囊	5.0	0.36
手背	49.0	4.32
手掌	400	29.88
足底	600	38.16

e：角质层的厚度（μm）。

3.1.3 渗透系数（P）

渗透系数表征载体中的溶质被机体吸收的能力。通过"差分法"可以直接获得渗透系数（4.9节），稳态通量除以外用浓度即可得到。其他方法只能估算仅进入远端组织（真皮、血液、尿液）而不是颗粒层的溶质。同一溶质在不同载体 B 中的渗透系数（P_B）值可以通过在载体 A 中的渗透系数（P_A）值来计算，$P_B=P_A*$（物质在载体 A 中的溶解度／物质在载体 B 中的溶解度）。

不同产品的 P 值差异巨大，在 10^{-6} 和 5×10^{-2} cm·h^{-1} 之间不等（Mitragotri 2003；表 2）。如果水是载体，则有时不需要进行测量吸收量来计算 P，可以根据分子量（M）和辛醇 - 水分配系数（体外可测量的 Kow）通过以下方程式估算：

$$\log P（\mathrm{cm \cdot h}^{-1}）=0.74\log K_{\mathrm{ow}}$$
$$-6.0 \times 10^{-3}M-6.36 \qquad （8）$$

根据方程式 2，已知 P，可以预测稳态吸收回流量，以及达到稳态回流所吸收的量（方程式 1）。为了进一步研究并能够绘制图 1 的曲线，参数 K 或 D 是必需的。

3.1.4 滞后时间（τ）

滞后时间是稳态吸收通量直线与时间轴的截距（图 2），发生在吸收开始之后，反映的是不同活体组织的延迟吸收，和角质层穿透相关，因为进入 SC 和进入活组织的线相隔 3τ，即图 2 归一化吸收曲线中的值 0.5。

在体直接测量滞后时间是不可能的，但通过方程式 7 计算很容易。它的变化范围很窄。滞后时间直接取决于扩散系数（D），并且随着载体不同而变化（和系数 A、SC 存储相关）。

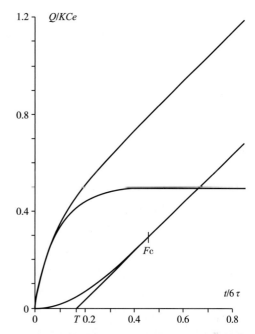

图 2　皮肤吸收动力学。上面的曲线是进入角质层的量的曲线图。下面的曲线是进入活组织的数量图。两条曲线之间的曲线（两条曲线坐标之间的差异）描述了角质层内的数量。3 条曲线被归一化；因此，无论所使用的浓度（C）和渗透率系数（KD/e）如何，它们都是有效的。在横坐标中，应用时间除以 e^2/D（因此以 6τ 为单位时间）。在纵坐标 Q/KCe：按角质层最大储存能力归一化的数量。K，分配系数；e，角质层厚度；D，扩散系数；Fc，稳态通量的开始；τ，滞后时间。这 3 条曲线的方程式见附录 1

表 2　人体皮肤模型中的渗透系数（P, cm/h）。（由 Mitragotri 2003 报道和修正）

溶质	分子量	Log $K_{\mathrm{o/w}}$	P/(cm·h^{-1})
皮肤对疏水溶质的渗透性（$K_{\mathrm{o/w}} > 1$）			
皮质酮	346	1.94	$1.0 \times 10^{-4} \sim 5.4 \times 10^{-4}$
雌二醇	272	3.86	$3.0 \times 10^{-3} \sim 6.1 \times 10^{-3}$
氢化可的松	362	1.53	$1.6 \times 10^{-5} \sim 2.3 \times 10^{-4}$
孕酮	314	3.77	$1.3 \times 10^{-2} \sim 3.0 \times 10^{-2}$
睾酮	288	3.31	$2.2 \times 10^{-3} \sim 5.3 \times 10^{-3}$
皮肤对亲水溶质的渗透性（$K_{\mathrm{o/w}} < 1$）			
水	18	-1.38	$1.3 \times 10^{-3} \sim 1.7 \times 10^{-3}$
乙醇	46	-0.31	8.0×10^{-4}
尿素	60	-2.11	1.5×10^{-4}
咖啡因	194	-0.02	1.0×10^{-4}
东莨菪碱	303	-1.58	5.0×10^{-5}
人体血清蛋白	65 000		1.4×10^{-6}
右旋糖苷	70 000		8.0×10^{-6}

3.2 药代动力学参数

化合物穿透角质层后，通过表皮然后扩散到真皮，最后进入毛细血管。药理学家和毒理学家使用房室模型来模拟这些持续转运。例如通过（Guy et al. 1982）"倒推法"（4.1节）表征数据分布，可以分为4个连续转运过程：皮肤表面至角质层，角质层至皮肤，皮肤至血液和血液至尿液。如果已知后面房室中的物质浓度，假设转运速率随着时间以恒定的系数呈指数变化，那么所有的经皮吸收阶段都可以推算出来。此外，可以预测深部组织中化合物的吸收量，例如皮下组织、脂肪、肌肉或关节中（Marty 1976；Schaefer and Redelmeier 1996）。基于生理学的药代动力学建模（PBPK）在生理，代谢和化合物特异性参数的基础上，模拟并定量化合物的吸收和消除量，从而确定渗透常数（K_p）。虽然这种技术目前只适用于在动物，但由于器官样本的稀缺性，这些参数可以外推给人。计算K_p的方程式如下（Thrall et al. 2002）：

$$dQ_{sk}/d_t = K_p A_s \left(C_{liq} - C_{sk}/P_{sk; liq} \right)$$
$$+ F_{sk} \left(C_a - C_{sk}/P_{sk; b} \right)$$

其中Q_{sk}是皮肤隔室中化合物的量，A_s是暴露的表面积，C_{liq}是液体浓度，C_{sk}是皮肤隔室中化合物的浓度，$P_{sk; liq}$是皮肤：盐水分配系数，F_{sk}是皮肤的血流率，C_a是动脉中的浓度，$P_{sk; b}$是皮肤：血液分配系数。

传输系数的计算有专业论文进行阐述（Wépierre 1977）。有关它们的用途的简要说明见4.2节中"血浆浓度法"。

3.3 描述性参数（非菲克定律来源）

随着外用药用量逐渐减少，载体中的物质浓度亦逐渐降低（"有限剂量"），因而物质吸收通量相对于时间的曲线或目标组织中的物质浓度的时间曲线都是呈不对称的钟形曲线，通过这些曲线可以得到3个参数——单位面积（m^2）、皮肤最大通量（J_{max}）以及出现最大通量所需的时间（t_{max}），达到t_{max}时候的曲线下面积（AUC）就能代表t_0-t内物质的吸收总量。如果记录通量直到吸收过程结束

（通常需要耗尽数小时或数天），AUC就可以表示皮肤总吸收量。皮肤吸收总量可以采用总外用量的百分比来表示，如果换一个外用总量，这个百分比就不适用了，所以这种表达是不明确的和令人困惑的。换句话说，总吸收量取决于物质应用量，但是并不成正比。

4 在体皮肤吸收测量方法

目前已有多种在体测量人体内皮肤或经皮吸收的方法。Schaefer等在"皮肤渗透性"（Schaefer et al. 1982）的书中总结了一份清单。这些方法主要涉及化合物在角质层之外的吸收过程，又称后吸收（postabsorption）。下文中仅介绍至今仍然使用的主要方法。由于皮肤吸收量小（皮肤本来就是一种屏障：皮肤的渗透性仅仅是"塑料王"聚四氟乙烯Teflon的10倍），因而所有测量方法都需具备精良的定量技术，因为放射性同位素的使用受到严格限制。

4.1 "排泄物法"

这是现存的第一个可以在体测量人体吸收的方法（Feldmann and Maibach 1965，1969），特别是使用放射性标记的同位素测量皮肤皮质类固醇。整个方法非常成功，至今仍被参考引用。其原理是在皮肤上涂抹少量丙酮化合物，然后在120小时内收集所有尿液，收集时间覆盖整个吸收期。然后做出尿液中的化合物量的时间曲线（以外用剂量的百分比表示）。有些化合物在到达血浆之前可能已被皮肤组织获取或代谢，因此需要校正因子。在静脉注射后120小时期间测量尿液中相同化合物的比例就可以估计校正因子。最终结果表示为：局部给药后的总放射性比/非肠道给药后的总放射性表示，后者被认为相当于100%吸收。这个比例被命名为"局部用药的绝对生物利用度"（Maibach and Wester 1989）：氢化可的松的变化范围为63%～75%（Maibach and Wester 1989）。这些数据可以通过药代动力学建模来展示（Potts and Guy 1992）。对于挥发性物质，肺部消除可以代替尿液消除（Lauweris et al. 1978；Wester and Maibach 1999）。

　　该方法提供了两条信息：外用药的尿液消除百分比，外用药的皮肤保留和／或代谢（即不穿透血管）百分比。两个参数由吸收决定（通过角质层），但不能测量。这些方法测量出吸收量的内脏可用性。因此该方法更倾向于药理作用而非毒理学作用。

　　这种实验明显的缺点是复杂和化合物必须经静脉注射，因而用得比较少。然而，它在比较（Wester and Noonan 1978）不同化合物、不同的解剖部位（Wester and Maibach 1989）或人与动物不同物种之间的参数非常有用。

4.2 呼吸分析法

　　当测试的渗透物或其代谢物至少部分通过肺排出时，通过分析呼出气体就可以间接评估经皮吸收。自十多年前的第一次尝试以来，现今的技术进步可以实现在数分钟内实时对挥发性化合物的检测和评估，其精度可达到十亿分之一至十亿分之一的量级（10^{-9} 浓度）（Thrall et al. 2002）。因此，监测经皮吸收具备了可能（Thrall et al. 2002）。基于生理学的药代动力学建模通常用到这种技术，由于其复杂性，这种技术依然不常用。

4.3 血浆水平检测法

　　化合物经皮吸收后，其血浆浓度会增加。如果检测方法足够敏感（例如使用同位素标记）或化合物吸收量很高，就会遵循血液浓度动力学。化合物在血浆中的浓度取决于进入血液隔室的量、从组织中排出的量和消除量（特别是尿液消除量）的差值。血浆水平的时间曲线表现为钟形不对称且末端为渐近线的曲线。假设化合物的流入量和流出量是时间的指数函数，其速率可分别用各自的转运系数 k_a 和 k_e 来表征，两个系数都可以用浓度 - 时间曲线的对数来获得。传统的药代动力学中，采用简单的数学方程式（Schaefer et al. 1982；图 3）来计算数据。计算数据不一定需要吸收结束，而只需要一个足够长的消除时间即可。参数 k_a 描述了浓度上升速率，这是化合物进入血浆的流量增加（推测是指数）。该流入速率（每单位时间的物质量）可以通

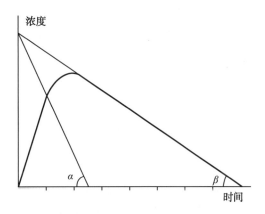

图 3　经皮吸收后血浆浓度的动力学。半对数图。定义角度 α 的直线是进入血浆的条目图；这是下降线和实验曲线之间的区别。$tg\alpha=k_e$（观察值）与 $tg\beta=k_a$（计算值）

过检测到的血浆化合物浓度乘以血浆量或通过以下方程式来得到：血浆浓度 = 流入量 / 清除量。此参数主要关注后吸收。假设它与渗透至活体表皮的化合物成比例（假设皮肤内没有残留化合物），它也与吸收率一样，与化合物使用区域，使用浓度，分配系数和扩散系数成正比。如果已知另一种载体或化合物的此参数，则吸收量可以通过比例法进行简单预估。值得注意的是，通过静脉注射相同化合物后得到血浆浓度曲线的差异，可以估计出皮肤组织固定或代谢损失的化合物量。

　　在这类方法中，只能研究无毒化合物。由于观察到的血浆浓度（吸收的量被稀释在 5μl 血液中）总是非常低，因此该方法需要使用放射性同位素或敏感的分析方法，并且还需要化合物具备高吸收率（即在相对较大的皮肤区域和最佳浓度）。

4.4 通过局部生物学效应测量皮肤吸收

　　可测量的生物效应包括红斑或皮肤温度升高（由烟碱酯类诱导），灼热感（由皮质激素诱导）或触觉敏感性降低（由局部麻醉剂诱导）（Leopold and Maibach 1999），通常在"有限剂量"情况下进行研究。可用吸收参数包括生物学效应的出现时间，生物学效应最大强度和到达最大强度所需的时间，效果的持续时间以及效应曲线下面积（Leopold 1999）。

　　近些年，使用标准产品对上述效应进行了量化，得到相对生物利用度，并且与菲克定律的参数

P 关联。在扩散区域，真皮，所述化合物的浓度时程 $C_d = f(t)$ 符合经典开放单室模型，其流入量取决于参数 P（通过无限剂量实验测量得到），流出常数 k_e 和在 $0.2h^{-1}$ 和 10ml 条件下的模拟分配体积 V_d。如果已知有效的最小浓度，就可以通过经典方程得到有效浓度 - 时间的理论图，进而得到真皮的生物利用度，虽然此生物利用度和实际吸收有所不同，因为化合物已经穿越了表皮，可能滞留在表皮中或者被表皮改变。吸收系数 P 与效应出现时间的倒数之间呈线性关系（Leopold 1998）。如果已知 P，则有可能预测效应出现时间，此时间也和 C_{dmax} 和 t_{max} 相关（对浓度和有效浓度来说 t_{max} 是相同的）。

4.5 放射性同位素的消除："表面消除和回收法"

当放射性标记化合物外用于皮肤被吸收后，其发射的放射性也逐渐减少，因而放射性同位素标记法被用于示踪化合物的皮肤渗透并测量其吸收时间。采用 Geiger-Müller 设备近距离（固定距离）放置皮肤附近，从而测量放射性和时间的关系（Wahlberg 1965）。

将咖啡因，雌二醇和阿司匹林溶于丙酮中，用于皮肤 24 小时（皮肤被保护起来以防脱屑）之后测量其放射性，发现在同一部位，前 15～20 "条" 的放射性排放总和与之后时间是一样的（Guy et al. 1987）。这表明该方法测量的可能是储存在角质层中的量而不是实际吸收量。

4.6 吸疱法

吸疱法产生的水疱发生在真表皮交界处，这种在体的方法相当于在体外采用静态细胞测量的吸收量，但是，吸疱法的优势是在生理状态下采集的（Guy et al. 1987；Walker et al. 1993；Averbeck et al. 1989；Treffel et al. 1991a；Huuskonen et al. 1984）。水疱相当于在真皮上方形成一个隔室，因而真皮内的交换多少会有减少，水疱中的液体相对组织间液体受到更少的血液对流，因此减慢了已经吸收的化合物消除并且进而减慢化合物吸收。

必须在水疱完全形成之后才能外用化合物，避免通过吸疱过程的虹吸作用增强化合物转移（Agren 1990；Humbert et al. 1991）。每个水疱的疱液只能采样一次，因此一次只能测量一个水疱。每个前臂可最多同时形成 21 个水疱（Treffel et al. 1994）。水疱假设是半球状的相对封闭体积，测量出疱液中的浓度，可以估算给定时间内已经到达真皮表面的量。在一项关于阿维 A 吸收的研究中（Laugier et al. 1994），阿维 A 及其代谢物在疱液中的浓度明显低于血浆；这可以通过表皮捕获渗透化合物来解释。因此该方法测量的是表皮下生物利用度而不是实际吸收。

我们如何使用所测量的参数，也就是说水疱中化合物的浓度时间过程如何？假设这个浓度与稳态吸收流量之间的比率恒定不变（事实并非总是如此），可以用比例法简单推断出其他时间的状态。这就需要在 "无限剂量" 情况下进行测量。如果不是这种情况，则最大浓度 C_{max} 的唯一外推可能就是在其他区域外用化合物。

4.7 微透析法

微透析（microdialysis）是一种连续采样技术，在皮肤下面采集目标分子。该方法需要在真皮中放置纤维（探头）。探头必须在局部麻醉下，平行于皮肤表面插入，同时通过 20MHz 的超声探测其插入深度，确保它没有进入真皮皮下。该探针是半渗透性的，并使用微透析泵以低速率灌注生理性基质。化合物以扩散方式进出探针，依赖于浓度梯度的方向。由于真皮中的化合物分布体积是未知的，微透析只能检测浓度，而不是流量，微透析已成功用于局部剂型的生物等效性研究（Narkar 2010a；Stenken et al. 2010），还用在外用透皮药物制剂后监测皮内和皮下组织药物浓度（Katikaneni et al. 2011；Paturi et al. 2010；Siddoju et al. 2011）。

Holmgaard 等（2010）列出了 72 篇关于微透析法研究药物动力学的论文，涉及关于局部应用药物，农药和其他药物（如乳膏，软膏，凝胶或透治疗系统（贴剂）。表 3 是 Holmgaard 等人（2010）列出了 72 篇文献中研究过的分子。

表3 Holmgaard 等（2010）列出了已发表的 72 篇文章中，采用微透析技术检测局部应用物质后在体皮肤（真皮）测量的数据

物质	MW/（g·mol⁻¹）	Log pow	对象	物质	MW/（g·mol⁻¹）	Log pow	对象
2-丁氧基乙醇	118.18	0.83	大鼠，人	夫西地酸	516.71	6.75	大鼠，人
2,4-二氯苯乙酸	221.04	2.81	小鼠	葡萄糖	180.16	-3.24	大鼠，人
5-氟尿嘧啶	130.08	-0.89	大鼠	格兰西龙	348.9	-0.42	大鼠
8-甲氧补骨脂素	216.19	2.14	人	酮洛芬	254.28	3.00	大鼠，人
乙酰水杨酸盐	180.16	1.19	大鼠	利多卡因	234.34	2.44	大鼠，猪，人
阿昔洛韦	225.21	1.8	人，兔	马拉息昂	330.36	2.75	人
抗坏血酸	176.12	-1.88	人	甲氨蝶呤	454.44	-1.85	大鼠，兔
氨基乙酰丙酸	131.13	-4.40	人	甲硝唑	171.15	0.00	人
17-戊酸倍他米松	476.58	3.5	大鼠，人	烟酸甲酯	137.14	0.64	人
21-二丙酸倍他米松	504.60	3.24	大鼠，人	水杨酸甲酯	151.14	2.99	狗
钙泊三醇	412.61	4.40	大鼠，人	尼古丁	162.16	1.17	人
环孢霉素	1202.61	1.00	大鼠，人	喷昔洛韦	253.26	-2.12	人
双氯芬酸	296.15	4.51	大鼠，人	丙胺卡因	220.31	-0.38	大鼠，猪
安乃近	311.36	-4.76	大鼠	丙醇	60.09	0.25	人
依诺沙星	320.32	-0.20	大鼠	葛根素	416.38	0.5	大鼠
雌二醇	272.39	4.01	人	水杨酸酯	250.33	5.97	人
酯组分	–	–	大鼠	水杨酸	138.13	2.26	大鼠，人
乙醇	46.07	-0.31	人	甲苯	92.14	2.73	大鼠
联苯乙酸	212.24	3.19	大鼠	曲尼司特	327.33	3.62	大鼠
氟康唑	306.27	0.5	大鼠	2-丙基戊酸钠	166.20	-0.85	大鼠
氟比洛芬	244.26	4.16	猪，大鼠				

4.8 胶带粘贴法

胶带粘贴法（tape stripping）是将胶带粘贴在皮肤上然后剥离，目的是收集角质层（Lademann et al. 2009；Herkenne et al. 2008a；Loffler et al. 2004）。这是一种微创方法，用于角质层（stratum corneum，SC）的去除和取样。随后分析粘贴在胶带上的药物含量并确定渗透的量和渗透深度。胶带粘贴方法也被称为皮肤药代动力学（dermatopharmacokinetic，DPK）。

为了量化每次胶带粘贴时去除的角质层量，可以使用不同的方法：

- 重量：去除的 SC 重量根据胶带在使用前和

去除后的重量差异来计算。

- 光谱学：角质细胞的聚集会减少光线的透过，因而非特异性吸收的线性增加与收集到的角质细胞层数相关，又称为伪吸收（Jacobi et al. 2005；Lademann 2006）。

- 使用显微镜技术来确定粘贴在胶带的角质细胞密度（Lindemann et al. 2003）。

为了均匀一致地去除 SC，需要考虑以下参数，包括粘贴压力，去除速度，持续时间和解剖部位。

在生物等效性的 DPK 研究中，至少应在 8 个不同的部位评估药物水平（图 3）：在其中 4 个部位，测量摄取水平（例如 0.25、0.5、1 和 3 小时后），在剩余部位清洗药物后，测量清除期间的药物水平

（例如，应用后 4、6、8 和 24 小时）评估。

4.9 差分法

差分法（difference method）采用定期测量化合物从皮肤表面的消除量。进入角质层的量是通过总外用量中减去实测量得到的，也就是图 2 中上曲线）。从曲线中可以得到菲克定律的所有吸收参数。

在无限剂量的条件下进行测量非常必要。如果在前 2 小时内取得第一批样品，则总消失量的曲线是双相的：首先快速渗透率反映 SC 的填充量，然后较低斜率的直线表示稳态通量。如果第一次采样在第一个小时后进行，则不可能观察到第一个斜率，但这并不重要。事实上，理论上（图 2）线与纵坐标（量轴）的截距表示在稳态回流阶段存储在 SC 中的量的三分之二，因此角质层填充量是可以计算得到。然后可以从消失的量中减去它，得到真正的吸收量。菲克定律参数是通过 3.1 节中提到的方程式得到的。甚至可以得到 SC 填充动力学。考虑到初始阶段流量增加，总吸收量由方程式 4 和 5 计算得出，SC 中的存储量由方程式 6 计算得出。

在表 4 中所示的实验中，计算消失量相对于时间的回归线，通过其斜率得到稳态通量，并通过其与坐标轴中的三分之二的截距得到角质层存储量。还可通过方程式 2～7 计算其他菲克定律参数。通过测量值（分别为丙酮 $995 \times 10^{-9}\mathrm{g} \cdot \mathrm{cm}^{-2}$ 和乳膏 $1\,443 \times 10^{-9}\mathrm{g} \cdot \mathrm{cm}^{-2}$）计算不同载体中的 6 小时的消除量（$Q_{in}$）（从丙酮中消除量为 $985 \times 10^{-9}\mathrm{g} \cdot \mathrm{cm}^{-2}$ 和从乳膏中为 $1\,453 \times 10^{-9}\mathrm{g} \cdot \mathrm{cm}^{-2}$）。基质为丙酮和乳膏时，SC 存储量约等于稳态流量 7～16 小时的量，当载体是 O/W 乳剂而不是丙酮时，SC 存储量增加了一倍，这就产生了双滞后时间 τ。另一方面，丙酮的 D 值比乳膏基质高 2.3 倍，这表明溶剂改变了皮肤屏障（另有详述）。因此，6 小时之后，基质为丙酮时，总吸收量（Q_{out}）为 $344\mathrm{ng/cm}^{-2}$，而乳膏基质的总吸收只有 $61\mathrm{ng/cm}^{-2}$。在另一个实验中（表 5），6 小时后的总消除量为 $29.6\mathrm{ng/cm}^{-2}$（计算值为 $28.2\mathrm{ng/cm}^{-2}$），吸收量为 $25.8\mathrm{ng/cm}^{-2}$。SC 存储量和分配系数明显较低，而扩散系数却达到咖啡因的 20 倍。然而，即使外用高十倍的浓度，从而接近咖啡因浓度，吸收通量和储存量虽然也高出十倍，但仍然低得多。

因此，差分法可以测量（和计算）吸收量和存储量。此外，通过研究每小时流量，很容易证实是否达到稳态流量或者是否需要采用有限剂量条件。差分法所获得的参数推断的可能性最大（见第 5 节）。在"有限剂量"实验的情况下，可以估计外用量耗尽的时间，并在此刻测量存储和吸收的最大量。对于使用时间有限且已知的产品（例如冲洗产品），很容易知道其最大存储量和吸收量（图 4）。

如果有敏感的评估技术，差分法不需要使用放射性同位素标记。最受青睐的分析方法是高效液相色谱法（Chambin-Remoussenard et al. 1993；Treffel et al. 1991b），分光光度法（Treffel et al. 1991b）和气相色谱法。主要的困难在于如何对皮肤表面的所有物质进行取样，如果某些化合物残留在皮肤上，吸收量将被高估。相反，如果取样过度改变了角质

表 4　咖啡因的吸收（Chambin-Remoussenard et al. 1993），**一种两亲性易吸收的化合物**

载体	施加的浓度	测量通量 / ($\mathrm{g} \cdot \mathrm{cm}^{-2} \cdot \mathrm{h}^{-1}$)	角质层中的储存量 / ($\mathrm{g} \cdot \mathrm{cm}^{-2}$)	渗透系数 / ($\mathrm{cm} \cdot \mathrm{h}^{-1}$)	分配系数	扩散系数 / ($\mathrm{cm}^{-2} \cdot \mathrm{h}^{-1}$)	滞后时间
丙酮	250×10^{-6}	93×10^{-9}	645×10^{-9}	374×10^{-6}	3.43	163×10^{-9}	2h18min
O/W 乳膏	664×10^{-6}	87×10^{-9}	$1\,400 \times 10^{-9}$	131×10^{-6}	2.81	70×10^{-9}	5h18min

表 5　5- 甲氧基补骨脂素的吸收（Treffel et al. 1991b），**一种亲脂性很差的化合物**

载体	施加的浓度	测量通量 / ($\mathrm{g} \cdot \mathrm{cm}^{-2} \cdot \mathrm{h}^{-1}$)	角质层中的储存量 / ($\mathrm{g} \cdot \mathrm{cm}^{-2}$)	渗透系数 / ($\mathrm{cm} \cdot \mathrm{h}^{-1}$)	分配系数	扩散系数 / ($\mathrm{cm} \cdot \mathrm{h}^{-1}$)	滞后时间
O/W 乳膏	29.2×10^{-6}	4.5×10^{-9}	3.6×10^{-9}	154×10^{-6}	0.167	1.38×10^{-6}	16min

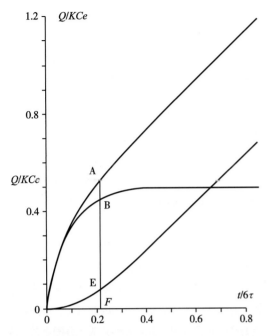

图 4 在有限剂量的情况下进入角质层的最大数量。在 F 点，施加的剂量被耗尽。AF 段：进入角质层的最大量。EF 段：吸收最大量。BF：储存最大量。在横坐标中，应用时间除以 e^2/D（因此以 6τ 为单位时间）。在纵坐标 Q/KCe 中：由角质层最大存储容量归一化的数量。K，分配稀释；e，角质层厚度；D，扩散系数；τ，滞后时间

层，那么某些化合物可能会被移除，从而导致低估吸收量。最后，与前述方法一样，必须确保被吸收的化合物在 SC 内部自由扩散，既不吸附也不与 SC 组分化学相连：这将增加储存量而不改变吸收流速（Mitragotri 2003）。

如果载体是挥发性溶剂或乳膏，则应将其应用于开放式小室，例如贴在皮肤上的直径 2.5cm 的环（Chambin-Remoussenard et al. 1993；Rougier et al. 1990）。采用的小室数量应采样次数一致（如果需要连续检测流量 5 小时，则需要 6 个小室，因为第一次采样是初始量 0 小时开始，仅用作下一次采样的基准值）。如果载体是液体或气体，则必须使用封闭性小室。Düsseldorf 团队开发了可用于手臂外侧的塑料小室（内径 4cm），可以用铜环和魔术贴固定（Leopold and Lippold 1992）。小室顶部有一个小孔，可以在不移动小室的情况下填充和清空小室。因此，一个小室可以持续几个小时来监测同一个产

品（每小时清空和补充一次）。因此，也可以同时研究几种产品的吸收（Merfort et al. 1994）。Thral 等人使用含有活性炭的"穆斯林补丁"覆盖的非封闭性小室以捕获挥发性化合物（Thrall et al. 2002）。

4.10 角质层梯度分析法（Stratum Corneum Gradient Method）

外用化合物 15 分钟后，洗涤皮肤，随后进行 20 次的胶带粘贴操作祛除 SC，并测量每个胶带条带中的化合物浓度（Pirot et al. 1997；Pirot 1996；Higo et al. 1993）。然后将数值代入第二菲克定律的方程式中，该方程式阐述的是浓度梯度与时间的关系，通过应用浓度，随后可以得到扩散参数 K 和 D，以及吸收量。如果在稳态回流状态之后使用该方法，则会发现线性的浓度梯度。因此，4 次采样，每次胶带连续粘贴 3 次，已经足够，首先确定随着角质层深度增加化合物浓度呈线性递减，然后得到菲克定律所有的参数。

在这种方法中，必须明确每次胶带粘贴的深度及胶带上化合物的浓度。剥离的角质层深度并不是胶带粘贴的次数，因为每次胶带粘贴的量取决于检测者、剥离的部位以及已经剥离的角质层 SC 数量。可以通过已经剥离的角质层体积除以所粘贴的皮肤面积得到剥离的深度。D Squame 是一种很好的剥离设备（使用恒定压力保持 5 秒，然后进行温和剥离（Dreher et al. 1998），易于使用，并且对于给定的压力下几乎不产生黏附力的变化。去除 SC 的体积可以通过去除的 SC 重量除以密度（1.20）获得。通过在剥离之前和之后称重胶带（Pirot et al. 1997）或通过蛋白质比色法（Dreher et al. 1998）测量由每个胶带条剥去的 SC 重量（100-300μg）。必须立即将条带存放在防水瓶中以防止水分流失。由于操作过程中 SC 和胶片水合可能发生变化，因此称量过程较长且要非常精确。

蛋白质比色法相对较快；它基于传统 Lowry 法，在 750nm 处进行分光光度测量（Dreher et al. 1998）。将剥离条置于 1ml NaOH 1M 中并振荡 2 小时，然后加入 1ml 1M 的 HCl 至 5 ~ 10 秒进行中和，最后进行比色法测量。

该方法还需要在少量 SC 样品中评估吸收的化合物。光声光谱，紫外光下的分光光度法以及与红外衰减全反射法通过傅里叶变换处理（ATR-FTIR）都是快速方法。在后者中，λ 在 2 250 到 2 200cm^{-1}之间，即 4 ～ 5μm，并且在水中饱和浓度为 196nMole（饱和）时，角质层剥离取样的 4- 氰基苯酚为 0.05 ～ 1.1mol 时，定量极限 2.54nmol/cm^2（Pirot et al. 1997；Higo et al. 1993）。

4.11 光谱法

应用光谱技术的先决条件是目标分子应该具备和皮肤光谱不同的显著光谱特征以能够从皮肤光谱中区分出来（Dreher et al. 1998；Kezic 2008）。拉曼光谱和近红外光谱是先进的非侵入性载体技术，用于实时监测人体皮肤中药物和化学物质的扩散（Herkenne et al. 2008b；Zhao et al. 2008），共焦拉曼光谱已经在体应用，用于确定皮肤的分子结构，皮肤水合程度和保湿剂对皮肤水合作用的影响（Caussin et al. 2009；Darlenski et al. 2009），并研究化学物质的皮肤渗透例如尿素和二甲亚砜（Caspers et al. 2002；Wascotte et al. 2007）。也曾用于研究不同种类的渗透促进剂对维生素局部应用的相对促渗作用（Pudney et al. 2007；Melot et al. 2009）。虽然拉曼光谱有无创性和可以实时分析药物的皮肤渗透的优点，使得该技术具有吸引力，但是它的主要缺点是仅是半定量。它可以对皮肤中的药物浓度测量其相对值而不是绝对值。近 IR 光谱是目前仍在开发中的一种无创定量技术。最初，Guy 等人开发了衰减全反射傅里叶变换红外光谱（ATR-FTIR）方法（Stinchcomb et al. 1999；Reddy et al. 2002），可以直接定量胶带中的药物，避免了药物提取过程，但是，胶带粘贴过程不能省略。

4.12 激光共焦扫描显微镜

共聚焦激光扫描显微镜（confocal laser scanning microscopy，CLSM）是量化皮肤药代动力学参数的另一种工具。共聚焦图像可用于荧光药物或探针，不需要将取皮肤做光学切片。该方法将光束聚焦到组织的特定深度，并在聚焦深度水平上测量

渗透物或药物分子的浓度。因此，该研究者在局部应用药物或产品后采用该方法测量浓度并生成浓度曲线（Mayee and Rawat 2010）。共聚焦图像采集可以在样品表面的平行平面或垂直平面内获得（Wu et al. 2009）。该方法已广泛用于评估药物在皮肤层中的渗透或分布，尤其在局部应用微粒、纳米颗粒和囊泡系统（如脂质体）和泡囊体之后（Desai et al. 2013；Khurana et al. 2013；Wang et al. 2013）。

5 皮肤吸收预测

毒理学或治疗学中大多数测量吸收的目的是能够预测外用化合物后人体在不同状况下将吸收多少化合物，即在角质层、真皮和整个皮肤中有多少分布，有多少进入血流并被进入内部器官。不同情况指的是已知参数 P（渗透系数）、K（分配系数）或 D（扩散系数）的其他化合物应用于不同面积，不同身体部位或患病皮肤，或者应用时间、浓度和配方不同。要从实验情况预测新情况下的化合物吸收，从实验中得到参数值然后通过比例法计算。例如，实验中化合物的稳态通量 J，而同一化合物在另一种载体中和另一种浓度下的稳态通量 J' 是多少未知，所有其他因素保持不变（相同的身体部位等），如果已知分配系数和应用浓度（分别为 K 和 K' 以及 C 和 C'），则 $J' = J K'C'/KC$。但是这种方法后来发现了许多错误，特别是在毒理学实践中，因而，这个重要的问题值得关注。安全推断的条件是什么？这取决于使用的参数和需要表述何种吸收。

5.1 不同应用面积的推断

总吸收量（g）（在无限剂量时特定时间内和有限剂量时化合物耗尽时的剂量）取决于应用面积，因为吸收通量定义为单位面积单位时间的吸收量（g·cm^{-2}·h^{-1}）。因此穿透 SC，潴留在 SC 或通过 SC 的量与应用面积成正比。无论实验是无限剂量还是有限剂量，双倍的面积都会吸收双倍的量。对于进入深层的数量（真皮，血浆）也是如此；因此，对于血浆流入速率系数（血浆流入呈指数函数），可以通过比例法进行外推。

化合物在组织或血液中的浓度有所不同，因为浓度是单位分配体积的量。在表皮的最表层的化合物浓度显然与应用面积无关。真皮内部也同表皮，但是真皮在应用区域的边界存在间质内的横向扩散。因此，一般对于双重应用区域，浓度将保持相同。尽管理论上是相同，但局部生物学效应可能通过横向扩散和相互加强而得到增强。血浆浓度（$g \cdot cm^{-3}$）与流入/流出速率的比值系数成正比，两者的速率均为指数函数。尽管流入速率系数与应用面积成正比，但流出速率系数取决于血浆浓度并保持恒定。由此可见，在应用面积增加一倍的情况下，该比例将是双倍的，血浆浓度也是双倍的。无论使用无限或有限剂量的实验，情况都类似。

5.2 不同应用时间的推断

一旦达到稳态通量，皮肤吸收取决于应用时间并与其成正比。因此，比例法理论上只适用于这一时期的采样量。然而，如果持续数小时，稳态通量之前的吸收量变得可以忽略不计，并且可以认为稳态通量自一开始就存在。在"无限剂量"情况下稳态通量下降之前吸收的量不能通过比例法推断到不同的应用持续时间，这时候就需要用到图 2 中的曲线。另一方面，描述型参数和"有限剂量"的这些参数不能外推到不同的持续时间。

5.3 利用 Fick 定律扩散参数推断

只有在无限剂量的情况下才有效：

- 根据参数 K（分配系数）、C（应用浓度）、e（SC 厚度）或 P（渗透系数），外推可以通过比例法，采用方程式 1 和方程式 3 完成。
- 如果从 D 或 t 开始，计算恒定流量之前的相位需要使用方程式 4 或 5。如果这个过程可忽略（例如稳态流量持续了数小时），则可以通过比例法来使用 D，假设这个稳态流量在零时刻开始，那么会产生轻微的误差。如果要推断达到稳态流量之前的一段时间，使用附录 1 的等式或其图表是必要的。
- 但是 D（以及 P）也取决于 SC 屏障功能。通过经皮水分流失（TEWL）可以评估皮肤

屏障功能，TEWL 是一个容易测量的参数，在固定的大气压下，该参数反映了水的扩散系数。所有其他物质的扩散系数通常是平行变化的。当 TEWL 加倍，系数 P 或 D 也会加倍，因此吸收量也加倍。因此，在疾病中系统吸收研究（Yosipovitch et al. 1998）、职业病学和外用药、化妆品和卫生产品的安全测试中，值得测量 TEWL 值，总之，可能改变皮肤屏障功能就应该测量（Aalto-Korte and Turpeinen 1996）。

5.4 从参数推断

所有 *Fickian* 参数都可用于外推，前提是实验以及预测的情况均为稳态通量。第 5 节第一段举了一个例子。

药代动力学参数（即转移系数）涉及后吸收。流入系数（流入率）随着皮肤吸收率升高（稳态流量）而增加，而流出系数通常和吸收率关系不大，因为它们由隔室内的浓度决定。因此，所有增加流量的变量（例如应用面积，应用浓度，接触持续时间，渗透性或扩散系数的增加或皮肤变薄）也将成比例地增加流入系数。然而，部分化合物会潴留在表皮和/或真皮中，所以吸收量不会全部转运到隔室，但可以认为转运到隔室的比例保持不变。例如，皮肤吸收量加入增加了一倍，假设皮肤中潴留量和总吸收量的比例保持不变（这并非总是如此，因为的可能组织饱和度），则可以认为血液流入系数也将增加一倍。关于真皮的可用性（在吸气泡或血液透析中测量），这同样适用，因为表皮中的化合物固定可能不是吸收量的恒定部分。由于流出物的阻尼作用仅取决于隔室内的浓度，因此隔室中的浓度，尤其是血液中的浓度与流入系数相关性较小。因此，如果皮肤吸收量增加一倍，则不能认为尿液排出量也会增加一倍。应该强调的是，只有在稳态流量期间获得的药代动力学参数才能用于外推。

描述性参数，J_{max}、t_{max}、AUC 和应用量的百分比不可能有任何外推。当然，当吸收通量增加时 J_{max} 和 AUC 增加，但是不成比例。但是很可惜，许多源于有限剂量实验的毒理学数据是以这种错误方式得

出的。有一个例外，化合物及其衍生物累积效应预期与应用面积成比例。最后，如上所述，无论剂量有限还是无限剂量类型，除非痕量，否则所应用剂量的百分比永远不能用于预测另一剂量的吸收量。

6 测量离体经皮吸收的新设备

离体测量经皮吸收最常用的技术是将切除的皮肤固定扩散小室系统中。扩散小室的基本设计由上部供体隔室和下部储存室组成，两室间由皮肤样本隔开（经济合作与发展组织试验编号 428 2004；图 5）。

通常，使用像"Franz 扩散细胞类型"的扩散细胞的离体经皮吸收实验通常在开放条件下进行，其中皮肤表面与实验室周围环境直接接触或皮肤被隔水膜覆盖封包。实验室环境和封包状态都是特殊的，并不反映所有真实的皮肤暴露条件。

实际上，皮肤表面每天都随着外部温度和湿度的变化而改变，而不管是室内还是室外，温度和湿度几乎是无时无刻不在变化，因为受到季节、地理区域以及个人的生活方式和日常活动影响（Zhang and Yoshino 2013；Rudd and Henderson 2007；Kalamees et al. 2009）。

皮肤表面与外部环境直接接触，由于皮肤表面热量和物质的交换，通过衣服或透皮给药系统，形成了皮肤表面的小气候。这个小气候会影响皮肤特性（Singh and Maibach 2013），也与皮肤接触的异生物质进行相互作用（Fritsch et al. 1963；Chang aCndRiviere 1991, 1993；Meuling et al. 1997）。因此，评估经皮吸收时必须考虑环境参数的变化。

为了研究外部温度和湿度的影响，Lboutounne 等（2014，图 6）开发了一种新设备。该装置由 Inox 室组成。该通过水浴保持恒温。将 6 个扩散小室接收器隔室固定到该室中。通过传感器在 Inox 室

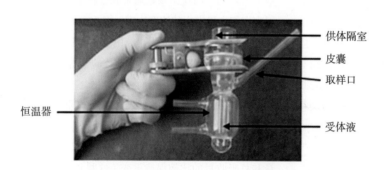

图 5 Franz 扩散细胞和它的隔室

供体隔室
皮囊
取样口
恒温器
受体液

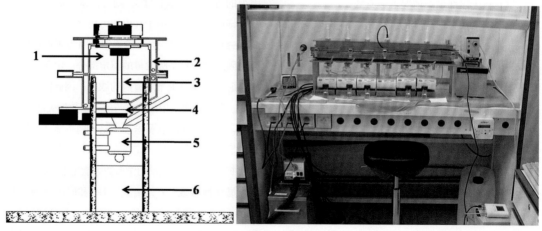

图 6 新的体外装置。1，暴露室（供体室）；2，恒温器；3，移动闭塞系统；4，皮肤放置；5，扩散单元（接收室）；6，磁力搅拌机

内控制相对湿度和温度。该传感器连接到一台计算机，该计算机可在实验过程中监测这两个参数。储存室和这个小室整合在一起，储存室中灌满饱和盐溶液，以达到精确的相对湿度。给定的饱和盐溶液在任何设定温度下仅提供一个相对湿度（RH），必须通过选择另一种适当的盐来达到不同的相对湿度。

该装置已用于研究外部温度和湿度对咖啡因的经皮吸收的影响。本研究中使用两种不同的盐：提供 70%RH 的氯化钠（NaCl）和提供 28%RH 的氯化锂（LiCl）。

咖啡因（caffeine）的经皮吸收的动力学曲线分布根据环境暴露条件显示出不同的形状特征（图 7）。我们观察到在 27℃/28%RH 和开放状态下（27℃/33%）的动力学曲线接近于"有限剂量曲线"，而在 27℃/70%RH 或封闭状态下，呈"无限剂量分布曲线"。这些动力学曲线与附着在皮肤表面的制剂蒸发过程以及水分吸收过程（由于皮肤水分回流引起）相关。这种蒸发过程导致供体室中的咖啡因浓度增加，其在咖啡因结晶开始时趋于饱和，直至在皮肤表面完全结晶。

图 7 在不同的环境条件下，咖啡因在皮肤暴露 24 小时内的累积吸收（ng/cm²）动力学。平均值为 ±SEM（n=5）：（a）70%，-42℃ 和 28%，-42℃；（b）开放和闭塞状态；（c）70%，-27℃ 和 28%，-27℃

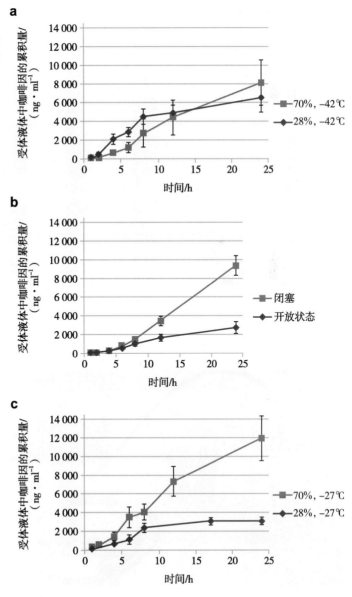

在所有环境条件下，皮肤暴露24小时后的咖啡因吸收累积量（ng/cm²）在图8中显示：在开放和在封包条件下咖啡因累积量分别为 2.73 ± 0.61µg/ml 和 9.35 ± 1.04µg/ml（P= 0.018）。

在 27℃，当湿度从 28%RH 增加到 70%RH，会导致在 24 小时经皮吸收量增加 3 倍，在 70%RH 时，累积量为 11.87 ± 2.37µg/ml 而在 28%RH 时 23 为 3.09 ± 0.37µg/ml（P < 0.01）。然而，当温度为 42℃时，咖啡因的经皮吸收在 70%（8.12 ± 2.43µg/

ml）和 28%（6.5 ± 1.57µg/ml）之间的差异不明显（P > 0.05）。

这项研究的结果强调了咖啡因经皮吸收过程中皮肤上方微气候的重要作用。

这项研究中使用的装置将是一种体外研究的实用测量工具，可以研究皮肤上的小气候对经皮吸收分布的影响。在这个理念的基础上，开发了新的扩散小室，用于研究特定环境条件下的经皮吸收（图 9）。

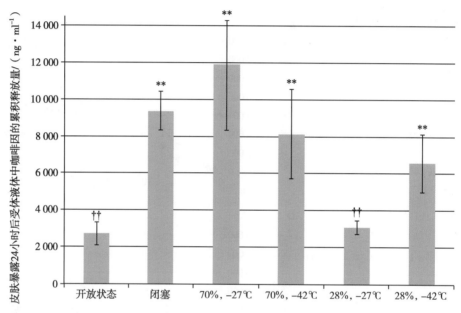

图8　24 小时后在不同环境条件下吸收咖啡因的累积量（ng/cm²）。平均值为 ± SEM（n = 5）。闭塞组与开放组比较，差异有统计学意义（P < 0.05），*P < 0.05，**P < 0.01

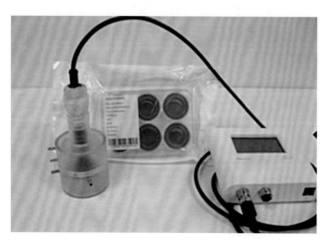

图9　控制环境条件下经皮吸收研究用新型扩散细胞的设计

7 结束语

以下是一些皮肤吸收的主要观点的优劣性。

– 在进行任何测量之前，应该记住化合物首先通过的是 SC 通道，通过 SC 是纯粹被动的扩散过程，服从 Fick 的定律。要记住通过 SC 的动力学过程分为两个阶段，瞬态最大通量和稳态最大通量，另外图 1 中描绘的曲线表现了 SC 内发生所有过程：进入，滞留，进入活的表皮。最后应该记住决定现象的物理变量：应用面积（A）、应用持续时间（t）、分配系数（K）、应用浓度（C）、SC 厚度（e）和扩散系数（D）。

– 进行测量时，尽可能使用"无限剂量"模式，因为它用处更大。它可以最大程度地外推到其他情况。

– 建议在皮肤吸收测量之前和之后立即测量 TEWL，以便发现过程中 SC 屏障的非特异性影响。

– SC 潴留池实际上是化合物进一步将渗透到活组织中的储存库。在任何情况下，采用胶带粘贴角质层的方法对评估角质层存储有效。无论如何，即使在短暂的应用之后，其通过 SC 剥离的评估也是有用的，因为剥离的角质层中含有大量的化合物，并且这个方法可以快速进行。在外用药物 30 分钟之后，使用胶带粘贴来评估化合物的 SC 通过能力简单且快速，而且适用于任何配方。

– 经真皮吸收（或皮肤后吸收）参数主要涉及隔室（例如真皮或血浆）和浓度数据。如果在恒定流量或稳定和最大浓度的时间段内测量这些数据，则流入速率系数和吸收速率相关联。浓度还取决于流出速率，因此对吸收率较不敏感。尿液浓度仅取决于血液浓度。

– 仅当两种剂量都非常小（每平方厘米小于 1mg 制剂）时，"应用剂量的 %"参数才可用于预测另一剂量。

8 附录 1：图 1 中曲线图的方程

$$y_1 = x + 1/3 - 2/\pi^2\sum_{n=1}^{\infty}1/n^2\,\exp(-n^2\pi^2 x) \quad (9)$$

$$y_2 = x - 1/6 - 2/\pi^2\sum_{n=1}^{\infty}1/n^2\exp(-n^2\pi^2 x) \quad (10)$$

$$y_2 = x - 1/6 - 2/\pi^2\sum_{n-1}^{\infty}1/n^2\exp(-n^2\pi^2 x) \quad (11)$$

方程式 9：进入角质层的量（图 1，上部曲线）。
方程式 10：进入活组织的量（图 1，下部曲线）。
方程式 11：角质层内的量（图 1，中间曲线）。
$x=Dt/e^2$，$y=Q/KCe$（即分配系数的量 K，应用浓度 C 和角质层厚度 e）；KCe 也是角质层内的最大可能储存量（实际储存量总是最大值的一半，如图 2 所示）。单位皮肤面积的数量（g/cm^2）。

在任何时候 $y_1 = y_2 + y_3$。一旦达到稳态流量，通过方程式 9、10 和 11 得到为"从菲克定律导出的参数"（分别为方程式 4、5 和 6）。

（王佩茹 译，袁超 校，梅鹤祥 审）

参考文献

Aalto-Korte K, Turpeinen M. Transepidermal water loss predicts systemic absorption of topical hydrocortisone in atopic dermatitis. Br J Dermatol. 1996;135: 489–504.

Agren MS. Percutaneous absorption of zinc from zinc oxide applied topically to intact skin in man. Dermatologica. 1990;180:36–9.

Averbeck D, Averbeck S, Blais J, Moysan A, Huppe G, Morliere B, Prognon P, Vigny P, Dubertret L. Suction blister fluid: its use for pharmacodynamic and toxicological studies of drugs and metabolites in vivo in human skin after topical or systemic administration. In: Maibach HI, Lowe NJ, editors. Models in dermatology, vol. 4. Basel: Karger; 1989. p. 5–11.

Caspers PJ, Williams AC, Carter EA, Edwards HG, Barry BW, Bruining HA, et al. Monitoring the penetration enhancer dimethyl sulfoxide in human stratum corneum in vivo by confocal Raman spectroscopy. Pharm Res. 2002;19:1577–80.

Caussin J, Rozema E, Gooris GS, Wiechers JW, Pavel S, Bouwstra JA. Hydrophilic and lipophilic moisturizers have similar penetration profiles but different effects on SC water distribution in vivo. Exp Dermatol. 2009;18:954–61.

Chambin-Remoussenard O, Treffel P, Bechtel Y, Agache P. Surface recovery and stripping methods to quantify percutaneous absorption of caffeine in humans. J Pharm Sci. 1993;82:l099–1101.

Chang SK, Riviere JE. Percutaneous absorption of parathion in vitro in porcine skin: effects of dose, temperature, humidity, and perfusate composition on absorptive flux. Fundam Appl Toxicol. 1991;17:494–504.

Chang S-K, Riviere JE. Effect of humidity and occlusion on the percutaneous absorption of parathion in vitro. Pharm Res. 1993;10:152–5.

Darlenski R, Sassning S, Tsankov N, Fluhr JW. Non-invasive in vivo methods for investigation of the skin barrier physical properties. Eur J Pharm Biopharm. 2009;72:295–303.

Desai PR, Shah PP, Hayden P, Singh M. Investigation of follicular and non-follicular pathways for polyarginine and oleic acid-modified nanoparticles. Pharm Res. 2013;30:1037–49.

Dreher F, Arens A, Hostynek JJ, Mudumba S, Ademola J, Maibach HI. Colorimetric method for quantifying human stratum corneum removed by adhesive-tapestripping. Acta Derm Venereol. 1998;78:186–9.

Feldmann RJ, Maibach HI. Penetration of C14C hydrocortisone through normal skin. Arch Dermatol. 1965;91:661–6.

Feldmann RJ, Maibach HI. Percutaneous penetration of steroids in man. J Invest Dermatol. 1969;52:89–94.

Fritsch WC, Stoughton RB, Stapelfeldt A. The effect of temperature and humidity on the penetration of c14 acetylsalicylic acid in excised human skin1. J Invest Dermatol. 1963;41:307–11.

Guy RH, Hadgraft J, Maibach HI. A pharmacokinetic model for percutaneous absorption. Int J Pharm. 1982;11:119–29.

Guy RH, Bucks DA, McMaster JR, Villaflor DA, Roskos KV, Hinz RS, Maibach HI. Kinetics of drug absorption across human skin in vivo. Developments in methodology. In: Pharmacology and the skin, vol. 1, 1987. p. 70–6.

Herkenne C, Alberti I, Naik A, Kalia YN, Mathy FX, Préat V, Guy RH. In vivo methods for the assessment of topical drug bioavailability. Pharm Res. 2008;25:87–103.

Higo N, Naik A, Bommi Bommannan D, Potts RO, Guy RH. Validation of reflectance infrared spectroscopy as a quantitative method to measure percutaneous absorption in vivo. Pharm Res. 1993;10:101500–6.

Holmgaard R, Nielsen JB, Benfeldt E. Microdialysis sampling for investigations of bioavailability and bioequivalence of topically administered drugs: current state and future perspectives. Skin Pharmacol Physiol. 2010;23:225–43.

Humbert P, Treffel P, Makki S, Millet J, Agache P. Peak blistering point: influence on fluid levels of 5-MOP in human skin in vivo after systemic administration. Arch Dermatol Res. 1991;283:297–9.

Huuskonen H, Koulu L, Wilen G. Quantitative determination of methoxsalen in human serum, suction blister fluid and epidermis, by gas chromatography mass spectrometry. Photodermatology. 1984;1:137–40.

Jacobi U, Kaiser M, Richter H, Audring H, Sterry W, Lademann J. The number of SC cell layers correlates with the pseudo-absorption of the corneocytes. Skin Pharmacol Physiol. 2005;18:175–9.

Kalamees T, Korpi M, Vinha J, Kurnitski J. The effects of ventilation systems and building fabric on the stability of indoor temperature and humidity in Finnish detached houses. Build Environ. 2009;44:1643–50.

Katikaneni S, Kasha P, Badkar A, Banga A. Iontophoresis of a 13 kDa protein monitored by subcutaneous microdialysis in vivo. Bioanalysis. 2011;3(21):2419–26.

Kezic S. Methods for measuring in-vivo percutaneous absorption in humans. Hum Exp Toxicol. 2008;27:289–95.

Khurana S, Jain NK, Bedi PM. Nanoemulsion based gel for transdermal delivery of meloxicam: physico-chemical, mechanistic investigation. Life Sci. 2013;92:383–92.

Kligman AM, Christophers E. Preparation of isolated sheets of human stratum corneum. Arch Dermatol. 1964;88:702–5.

Lademann J, Ilgevicius A, Zurbau O, Liess HD, Schanzer S, Weigmann HJ, Antoniou C, Pelchrzim RV, Sterry W. Penetration studies of topically applied substances: optical determination of the amount of stratum corneum removed by tape stripping. J Biomed Opt. 2006;11:054026.

Lademann J, Jacobi U, Surber C, Weigmann HJ, Fluhr JW. The tape stripping procedure: evaluation of some critical parameters. Eur J Pharm Biopharm. 2009;72:317–23.

Lane ME. Skin penetration enhancers. Int J Pharm. 2013;447:12.

Laugier JP, Surber C, Bun H, Geiger JM, Wilhelm KP, Durand A, Maibach HI. Determination of acitretin in the skin, in the suction blister, and in plasma of human volunteers after multiple oral dosing. J Pharm Sci. 1994;83:623–8.

Lauweris RR, Dath T, Lachapelle JM. The influence of two barrier creams on the percutaneous absorption of m-xylene in man. J Occup Med. 1978;20:17–20.

Lboutounne Y, Silva J, Pazart L, Bérard M, Muret P, Humbert P. Microclimate next to the skin: influence on percutaneous absorption of caffeine (ex-vivo study). Skin Res Technol. 2014;20:293–8. doi:10.1111/srt.12118.

Leopold CS. How accurate is the determination of the relative bioavailability of transdermal drug formulations from pharmacodynamic response data? Pharm Acta Helv. 1998;73:63–7.

Leopold CS. The maximum pharmacodynamic effect as a response parameter: pharmacokinetic considerations. J Pharm Pharmacol. 1999;51:1–11.

Leopold CS, Lippold BC. A new application chamber for skin penetration studies. Pharm Res. 1992;9:1215–8.

Leopold CS, Maibach HI. Percutaneous penetration of local anesthetic bases: pharmacodynamic measurements. J Invest Dermatol. 1999;113:101–4.

Lindemann U, Weigmann H-J, Schaefer H, Sterry W, Lademann J. Evaluation of the pseudo-absorption method to quantify human stratum corneum removed by tape stripping using the protein absorption. Skin Pharmacol Physiol. 2003;16:228–36.

Loffler H, Dreher F, Maibach HI. Stratum corneum adhesive tape stripping: influence of anatomical site, application pressure, duration and removal. Br J Dermatol. 2004;151:746–52.

Maibach HI, Wester RC. Percutaneous absorption: in vivo methods in humans and in animals. J Am Coll Toxicol. 1989;8:803–13.

Marty JP. Fixation des substances chimiques dans les structures superficielles de la peau: importance dans les problèmes de décontaminationet de biodisponibilité. Thèse, Université de Paris-Sud, 1976.

Mayee R, Rawat S. Pharmacokinetic studies of topical formulations-a review. Int J Pharm Clin Res. 2010;2:98–100.

Melot M, Pudney PD, Williamson AM, Caspers PJ, VanDerPol A, Puppels GJ. Studying the effectiveness of penetration enhancers to deliver retinol through the stratum corneum by in vivo confocal Raman spectroscopy. J Control Release. 2009;138:32–9.

Merfort I, Heilmann J, Hagedorn-Leweke U, Lippold BC. In vivo skin penetration studies of camomile flavones. Pharmazie. 1994;49:509–11.

Meuling WJA, Franssen AC, Brouwer DH, van Hemmen JJ. The influence of skin moisture on the dermal absorption of propoxur in human volunteers: a consideration for biological monitoring practices. Sci Total Environ. 1997;199:165–72.

Mitragotri S. Modeling skin permeability to hydrophilic and hydrophobic solutes based on four permeation pathways. J Control Release. 2003;86:69–92.

Narkar Y. Bioequivalence for topical products—an update. Pharm Res. 2010;27(12):2590–601.

OECD. Test guideline 427: skin absorption: in vivo method. Paris: Organisation for Economic Co-operation and Development; 2004.

OECD. Test No. 428: skin absorption: in vitro method, OECD guidelines for the testing of chemicals, section 4, OECD Publishing, Paris. DOI: http://dx.doi.org/10.1787/9789264071087-en.

Paturi J, Kim HD, Chakraborty B, Friden PM, Banga AK. Transdermal and intradermal iontophoretic delivery of dexamethasone sodium phosphate: quantification of the drug localized in skin. J Drug Target. 2010;18(2):134–40.

Pirot F. Analyse, mesure et prédiction de la diffusion dans le stratum corneum humain. Besançon: Thèse Sciences de la Vie et de la Santé; 1996.

Pirot F, Kalia YN, Stinchcomb AL, Keating G, Bunge A, Guy RH. Characterization of the permeability barrier of human skin in vivo. Proc Natl Acad Sci U S A. 1997;94:1562–7.

Potts RO, Guy RH. Predicting skin permeability.

Pharm Res. 1992;9:663–9.

Pudney PD, Melot M, Caspers PJ, Van Der Pol A, Puppels GJ. An in vivo confocal Raman study of the delivery of trans retinol to the skin. Appl Spectrosc. 2007;61:804–11.

Reddy MB, Stinchcomb AL, Guy RH, Bunge AL. Determining dermal absorption parameters in vivo from tape strip data. Pharm Res. 2002;19:292–8.

Rougier A, Rallis M, Krien P, Lotte C. In vivo percutaneous absorption: a key role for stratum corneum/vehicle partitioning. Arch Dermatol Res. 1990;282: 498–505.

Rudd A, Henderson HI. Monitored indoor moisture and temperature conditions in humid-climate US residences. ASHRAE Trans. 2007;113:435–49.

Schaefer H, Redelmeier TE, editors. Skin barrier. Principles of percutaneous absorption. Basel: Karger; 1996.

Schaefer H, Zesch A, Stüttgen G, editors. Skin permeability. Berlin: Springer; 1982.

Scheuplein RJ. Mechanism of percutaneous absorption. I. Routes of penetration and the influence of solubility. J Invest Dermatol. 1965;45:334–46.

Scheuplein RJ. Permeability of the skin: a review of major concepts. In: Simon GA et al., editors. Skin: drug application and evaluation of environmental hazards, Current problems in dermatology, vol. 7. Basel: Karger; 1978. p. 172–86.

Scheuplein RJ, Bronaugh RJ. Percutaneous absorption. In: Goldsmith LA, editor. Biochemistry and biology of the skin. Oxford: Oxford University Press; 1983. p. 1255–95.

Siddoju S, Sachdeva V, Friden PM, Banga AK. Iontophoretic delivery of acyclovir: intradermal drug monitoring using microdialysis and quantification by skin extraction. PDA J Pharm Sci Technol. 2011;65(5):432–44.

Singh B, Maibach H. Climate and skin function: an overview. Skin Res Technol. 2013;19:207–12.

Stenken JA, Church MK, Gill CA, Clough GF. How minimally invasive is microdialysis sampling? A cautionary note for cytokine collection in human skin and other clinical studies. AAPS J. 2010;12(1):73–8.

Stinchcomb AL, Pirot F, Touraille GD, Bunge AL, Guy RH. Chemical uptake into human stratum corneum in vivo from volatile and non-volatile solvents.

Pharm Res. 1999;16:1288–93.

Thrall KD, Poet TS, Corley RA, Maibach HI, Wester RC. Innovative methods to determine percutaneous absorption in humans. In: Bronaugh RL, Maibach HI, editors. Topical absorption of dermatological products. New York: Marcel Dekker; 2002. p. 299–309.

Treffel P, Makki S, Faivre B, Humbert P, Blanc D, Agache P. Citropten and Bergapten suction blister fluid concentrations after solar product application in man. Skin Pharmacol. 1991a;4:100–8.

Treffel P, Humbert P, Makki S, Faivre B, Agache P. Use of a surface recovery technique to evaluate percutaneous absorption of 5-methoxypsoralen in humans. Arch Dermatol Res. 1991b;283:487–9.

Wahlberg GE. "Disappearance measurements". Method for studying percutaneous absorption of isotopelabeled compounds emitting gamma rays. Acta Derm Venereol. 1965;45:397–414.

Walker J, Romualda DK, Seideman P, Day RO. Pharmacokinetics of ibuprofen enantiomers in plasma and suction blister fluid in healthy volunteers. J Pharm Sci. 1993;82:787–90.

Wang Y, Su W, Li Q, Li C, Wang H, Li Y, Cao Y, Chang J, Zhang L. Preparation and evaluation of lidocaine hydrochloride-loaded TAT-conjugated polymeric liposomes for transdermal delivery. Int J Pharm. 2013;441:748–56.

Wascotte V, Caspers P, de Sterke J, Jadoul M, Guy RH, Preat V. Assessment of the "skin reservoir" of urea by confocal Raman microspectroscopy and reverse iontophoresis in vivo. Pharm Res. 2007;24:1897–901.

Wépierre J, editor. Abrégé de pharmacodynamie générale. Paris: Masson; 1977.

Wester RC, Maibach HI. Regional variation in percutaneous absorption. In: Bronaugh RL, Maibach HI, editors. Percutaneous absorption. 2nd ed. New York: Marcel Dekker; 1989. p. 111–9.

Wester RC, Maibach HI. Noninvasive techniques for assessment of skin penetration and bioavailability. In: Serup J, Jemec GBE, editors. Handbook of non-invasive methods and the skin. Boca Raton: CRC Press; 1995. p. 201–6.

Wester RC, Maibach HI. In vivo methods for percutaneous absorption measurements. In: Bronaugh RL, Maibach HI, editors. Percutaneous absorption. 3rd ed. New York: Marcel Dekker; 1999. p. 215–27.

Wester R, Noonan PK. Topical bioavailability of a potential anti-acne agent as determined by cumulative excretion and areas under plasma concentration-time curves. J Invest Dermatol. 1978;70:92–4.

Wu X, Price GJ, Guy RH. Disposition of nanoparticles and an associated lipophilic permeant following topical application to the skin. Mol Pharmacol. 2009;6:1441–8.

Yosipovitch G, Glen L, Xiong GL, Haus E, Sackett-Lundeen L, Ashkenazi I, Maibach HI. Time-dependent variations of the skin barrier function in humans: transepidermal water loss, stratum corneum hydration, skin surface ph, and skin temperature. J Invest Dermatol. 1998;110:20–3.

Zhang H, Yoshino H. An alysis of indoor humidity environment in Chinese residential buildings. Build Environ. 2013;45:2132–40.

Zhao J, Lui H, McLean DI, Zeng H. Integrated real-time Raman system for clinical in vivo skin analysis. Skin Res Technol. 2008;14:484–92.

探究皮肤屏障功能的生物和药理试验

Pierre Treffel and Bernard Gabard

内容

关键词

皮肤·经皮吸收·皮肤屏障·烟酸酯类·类固醇

通过不同的方式测量一定量的物质穿透到不同皮肤深度，可以在体外研究皮肤屏障功能（Franz 1975），也可在活体进行（Feldmann and Maibach 1965；Rougier et al. 1983）。另一方面，量化皮肤（Oestmann et al. 1993）或者全身系统的生物学反应也可以用来研究皮肤屏障功能。我们在本章只讲述应用药物活性物质后的皮肤生物学反应（biological reactions）。

1 皮肤屏障功能

1.1 皮肤屏障的生理学基础

虽然皮肤是一个复杂的器官，从宏观上看，它分为两层，外层的上皮称为表皮，下层具有血管的基础部分称为真皮，它支撑着表皮。对抗异源性物质侵入的真正皮肤屏障在表皮中，由两层构成：具有活性的表皮层和角质层。本章所要测量的生物学反应主要是发生在真皮的血管反应。

1.2 具有药理作用的活性分子

局部应用后影响真皮微循环的化学物质难以计数，可使皮肤的颜色变得更红或更白。例如，烟酸酯类是血管舒张剂，可以诱导明显的红斑。烟酸酯类亲脂性由低到高，最常见的是甲酯（NM，分子量 =137.1）、乙酯（NE，分子量 =151.2）、丁酯（NB，分子量 =179.2）和己酯（NH，分子量 =207.3）。常用浓度为 0.5 ~ 10mmol/L 的溶液。根据皮肤屏障的状态，外用物质的分子穿透表皮的程度难易不一。它们会先使真皮的毛细血管祥舒张，然后舒张浅表血管丛的动脉，最后使真皮下层的血管丛扩张。因此测量皮肤血流或颜色就能估计皮肤的屏障功能。具体到烟酸酯，是否出现红斑反应，就是皮肤屏障功能的一个指标。

皮质类固醇（corticosteroids）可以减少真皮血流（血管收缩），但相关的机制了解很少。其造成

的皮肤发白可能有助于调查相应物质对皮肤的穿透能力（Mac Kenzie and Stoughton 1962；MacKenzie 1962）。由于不同类固醇类分子的药理学活性差别很大（它们的抗炎效力与分类有关），这种发白反应常常并不真正反映经皮吸收（亦可参见第 133 章）。虽然如此，测量皮肤颜色对同一物质在不同配方中对皮肤的生物等效性研究仍有重要价值（Caron et al. 1990；Pershing et al. 1991；Pershing et al. 1992）。

2 应用烟酸酯后的皮肤颜色变化

2.1 皮肤应用

将烟酸甲酯（methyl nicotinate）溶解于水，其他烟酸酯类分别用丙二醇、异丙醇或液体石蜡溶解（Treffel and Gabard 1993；Issachar et al. 1998）。将小滤纸片（直径＜ 1cm）浸入溶液中（NM 的浓度常用 5mmol/L），然后用滤纸片短时间接触皮肤，通常 15 ~ 30 秒。测试的部位是人前臂内侧。作为替代方法，也可以用微量移液枪吸取液体（10 ~ 50µl）用于皮肤。

之后的皮肤反应可以使用标准色卡肉眼比对评估，或者使用合适的仪器精确测量。每隔 10 分钟测试一次，直到 40 分钟；然后 60 分钟和 90 分钟各测试一次。此时，血管反应通常已经消失，红色也已经消退。

2.2 仪器

通常使用两种仪器（参见第 133 章）。色度计（chromameter）（Minolta，Japan）可以精确评估皮肤的颜色（Wilhem and Maibach1989），激光多普勒血流计（laser Doppler velocimeter）（Perimed，SwedenandMoor，UK）可用于确定皮肤血流（Bircher et al. 1994）。

2.3 特征性参数

皮肤用烟酸酯类后，可评估多个参数：产生红斑反应的时间、产生最大红斑反应的时间、红斑反应的持续时间和红斑的面积 / 时间曲线。虽然两种

测试方法（皮肤颜色和皮肤血流）看起来是互补的，但皮肤颜色更适合评估烟酸酯的渗透。确实，真皮浅层血管丛是皮肤发生红斑的原因，这可以被色度计检测到。激光多普勒数据也包括了真皮深层血管丛数据，更可能反映其他外界因素的影响，例如温度和压力。

2.4 烟酸酯类用于调查皮肤屏障功能

烟酸酯类（nicotinic acid esters）的血管扩张特性在 1962 年就已被用于调查不同解剖部位皮肤屏障功能的差异（Cronin and Stoughton 1962），发现不同皮肤部位皮肤屏障功能有强有弱。后来有研究者利用其他技术验证了这些研究结果（Feldmann and Maibach 1967）。将角质层用胶带撕脱，可以缩短红斑反应出现的时间，加速皮肤发红（Guessant et al. 1993）。利用类似的现象调查了高加索人、黑人和亚洲人皮肤屏障的差异（Guy et al. 1985；Kompaore and Tsuruta 1993），也可以用烟酸酯类调查不同年龄人群的皮肤屏障功能（Roskos et al. 1990）。

Elsner 和 Maibach（1991）证实，相对于在前臂部位，烟酸甲酯导致的红斑反应在女阴部位的皮肤更弱，持续时间也更短。这一结果令人惊讶，作者讨论认为可能是因为女阴部位的皮肤更加不敏感。这个案例很特别，屏障功能比较弱的地方，红斑反应反而弱。所以凸显了药物动力学因素在红斑反应中的重要性，经皮吸收并不是决定皮肤反应的唯一因素。昼夜节律也可以影响皮肤对烟酸酯类的反应（Reinberg et al. 1995）。这些结果显示：当评估皮肤变化的时候，必须考虑药物动力学。

3 应用类固醇后的皮肤颜色变化

3.1 皮肤应用

本文所描述的内容，基于 Mac Kenzie 的原创工作（Mac Kenzie and Stoughton 1962）。所测试的不同产品（含有各种类固醇的皮肤科药物）封闭敷贴于前臂内侧，剂量为 $2 \sim 10mg/cm^2$。敷贴持续时间在 $0.25 \sim 6$ 小时。敷贴后，清洁皮肤上残留的药物，于 0.25 小时、0.5 小时、1 小时、2 小时、4 小时、6 小时、8 小时和 24 小时观察测试部位的发白反应。

3.2 仪器

虽然有的作者倡导使用激光多普勒测试（Anja et al. 1998），但是视觉评分或用美能达色谱仪（Minolta chromameter）测量更加敏感，应用也更广泛（Mac Kenzieand Stoughton 1962；Mac Kenzie 1962；Caron et al. 1990；Pershing et al. 1991；Pershing et al. 1992；见第 133 章。

3.3 特征性参数

量化评估发白（漂白）反应的指标包括：到达最大反应值（峰值）的时间、最大值、面积 / 时间曲线。这些参数可用于比较或确定不同产品的生物利用度，但不是最适合用来评估经皮吸收。

4 结论

通过测量使用烟酸酯类后皮肤的生物或药理学反应，可以量化测试皮肤屏障功能。但皮肤的反应是多种复杂因素共同作用的精细结果。皮肤屏障的状态、皮肤血管对所测成分的敏感性、类固醇的效力等级、特定皮肤区域的血流水平，都会同时对皮肤的生物学反应产生影响。因此，通过这类测试数据推断经皮吸收，必须谨慎。

（许德田 译，袁超 校，梅鹤祥、李利 审）

参考文献

Anja S, Joep V, Martino N, Alfons K. Evaluation of the vasoconstrictive effects of topical steroids by Laser-Doppler-Perfusion-Imaging. Acta Derm Venereol (Stockh). 1998;78:15–8.

Bircher A, De Boer EM, Agner T, Wahlberg JE, Serup J. Guidelines for measurement of cutaneous blood flow by laser Doppler flowmetry. Contact Dermatitis. 1994;30:65–72.

Caron D, Queille-Roussel C, Shah V, Schaefer H. Correlation between the drug penetration and the blanching effect of topically applied hydrocortisone creams in human beings. J Am Acad Dermatol. 1990;23:458–62.

Cronin E, Stoughton RB. Percutaneous absorption: regional variations and the effect of hydration and epidermal stripping. Br J Dermatol. 1962;74:265–72.

Elsner P, Maibach HI. Cutaneous responses to topical methyl nicotinate in human forearm and vulvar skin. J Dermatol Sci. 1991;2:341–5.

Feldmann RJ, Maibach HI. Penetration of 14 C hydrocortisone through normal skin. The effect of stripping and occlusion. Arch Dermatol. 1965;91:661–6.

Feldmann RJ, Maibach HI. Regional variation in percutaneous penetration of 14 C cortisol in man. J Invest Dermatol. 1967;48:181–3.

Franz TJ. Percutaneous absorption. On the relevance of the in vitro data. J Invest Dermatol. 1975;64:190–5.

Guessant C, Marty JP, Dupont C. Evaluation de la barrière cutanée chez l'homme par deux méthodes non-invasives (vélocimétrie laser Doppler et chromamétrie). Int J Cosmet. 1993;15:89–99.

Guy RH, Tur E, Bjerke S, Maibach HI. Are there age and racial differences to methyl nicotinate-induced vasodilatation in human skin? J Am Acad Dermatol. 1985;12:1001–6.

Issachar N, Gall Y, Borrel M, Poelman MC. Correlation between percutaneous penetration of methyl nicotinate and sensitive skin, using laser Doppler imaging. Contact Dermatitis. 1998;39:182–6.

Kompaore F, Tsuruta H. In vivo differences between Asian, Black and White in the stratum corneum barrier function. Int Arch Occup Environ Health. 1993;65: S223–5.

Mac Kenzie AW. Percutaneous absorption of steroids. Arch Dermatol. 1962;86:611–4.

Mac Kenzie AW, Stoughton RB. Method for comparing percutaneous absorption of steroids. Arch Dermatol. 1962;86:608–10.

Oestmann E, Lavrijsen APM, Hermans J, Ponec M. Skin barrier function in healthy volunteers as assessed by transepidermel water loss and vascular response to hexyl nicotinate: intra- and inter-individual variability. Br J Dermatol. 1993;128:130–6.

Pershing L, Silver B, Krueger G, Shah V, Skelley J. Feasibility of measuring the bioavailability of topical betamethasone dipropionate in commercial formulations using drug content in skin and a skin blanching bioassay. Pharm Res. 1991;9:45–51.

Pershing L, Lambert L, Shah V, Lam S. Variability and correlation of chromameter and tape-stripping methods with the visual skin blanching assay in the quantitative assessment of topical 0.05% betamethasone dipropionate bioavailability in humans. Int J Pharm. 1992;86:201–10.

Reinberg AE, Soudant E, Koulbanis C, Bazin R, Nicolaï A, Mechkouri M, Touitou Y. Circadian dosing time dependency in the forearm skin penetration of methyl and hexyl nicotinate. Life Sci. 1995;57:1507–13.

Roskos KV, Bircher AJ, Maibach HI, Guy RH. Pharmacodynamic measurements of methyl nicotinate percutaneous absorption: the effect of aging on microcirculation. Br J Dermatol. 1990;122:165–71.

Rougier A, Dupuis D, Lotte C, Roguet R, Schaefer H. In vivo correlation between stratum corneum function and percutaneous absorption. J Invest Dermatol. 1983;81:275–8.

Treffel P, Gabard B. Feasibility of measuring the bioavailability of topical ibuprofen in commercial formulations using drug content in epidermis and a methyl nicotinate skin inflammation assay. Skin Pharmacol. 1993;6:268–75.

Wilhem KP, Maibach HI. Skin color reflectance measurements for objective quantification of erythema in human beings. J Am Acad Dermatol. 1989;21:1306–8.

108

经表皮的水分丢失

Bernard Gabard and Pierre Treffel

内容

关键词

蒸发仪·菲克定律·开放式气缸方法·被动扩
散·皮肤屏障功能·皮肤刺激·经表皮的水分
丢失（TEWL）·临床皮肤科学·实验皮肤科
学·器械·生理学原理·实用建议·精确度·重
复性·错误来源和变化因素·理论原理

近年来无创性测量方法用于测量皮肤的各种生
理功能参数，同时也用于皮肤药理和病理的相关研
究。无创评价体系运用相应的仪器设备，可以评估
如皮肤颜色、弹性、真皮血流量、角质层含水量、
皮脂及经表皮的水分丢失（transepidermal water
loss，TEWL）等的皮肤参数。这些设备能够捕捉
到人眼察觉不到的皮肤变化，将来可能会取代通常
的人眼来评估皮肤状态。

使用无创评价技术有以下优点：排除研究者
的主观性，实验结果数值化，实验更加标准化，更
有利于不同实验室间的比较，也不要求高度专业
化的实验人员等等，而且日益自动化的数据采集系
统还可以同时评估若干不同的皮肤参数。基于以
上原因，越来越多的皮肤科实验室开始使用这些
技术。

1 经表皮的水分丢失

1.1 基本生理学原理

水可以通过两种途径穿越皮肤到外部环境：出
汗（主动）和角质层扩散（被动）。出汗（感觉
刺激）是一种机体调节自身温度的一种方式。它
也可能是精神性的。每小时出汗可能达到的最
大值为 2 ～ 4L。另一方面，经表皮的水分丢失
（TEWL）并不能被肉眼所观察。由于没有空气紊
流，皮肤被一层湿润的水汽所覆盖，相对于外周环
境就形成了一层保护薄膜。在正常条件下每天约有
300 ～ 400ml 的水分以这种方式通过角质层，是出
汗量的 1/10 ～ 1/20。因此，在 TEWL 测量期间必
须消除出汗带来的影响（注意：只有通过角质层流
失的水分才计算为经表皮的水分丢失）。

1.2 理论原理

扩散屏障（diffusion barrier）完全位于角质
层内（Wilson & Maibach 1989；Lévêque 1989）。
TEWL 是一种依赖两界面的水汽压力梯度的被
动现象。与真皮接触的表皮的水浓度，估计为
48 ～ 49mol，角质层深层的水浓度也是如此。而
与更干燥的环境接触的皮肤表面的水分浓度则较
低，约为 12mol（测试环境条件：相对湿度 40%，
温度 31℃）。这样算压力梯度相当于 37mol（Wilson
& Maibach 1989）。因此，如果周围环境的相对湿
度为 100%，TEWL 则几乎为零，反之，如果相对
湿度为 0%，TEWL 则达到最大值（见图 1）。

水通过角质被动扩散层遵循第一菲克定律
（the 1st Fich's law）（Schaefer & Redelmeier 1996）。
在平静状态下，水（J，$mol \cdot cm^{-1} \cdot s^{-1}$）扩散的距
离（δ，cm）与浓度梯度（ΔC）和扩散系数（D，
cm^2/s）成正比。但由于角质层不是一层惰性膜，
对水有一定的亲和力所以需要引入分配系数 K_m 来
修正菲克定律（Wilson & Maibach 1989；Potts &
Francoeur1991）：

K_m= 角质层表面水浓度 / 表皮内细胞间水浓度

菲克定律：$J = -K_m \times D \ (\Delta C/\Delta \delta)$

K_m=0.06（Potts & Francoeur1991）。"–" 表明
扩散向较低的浓度。

2 测量方法和仪器设备

2.1 简介

Wilson 和 Maibach（1989）描述了以下不同的
测量方法：

- 尿渗透压法
- 体重法
- 密闭圆柱体方法：湿度物体的重量
- 通风室法
- 电解湿度计法
- 导热单元法
- 露点湿度计法
- 电解水蒸气分析仪法

图 1 相对湿度对经表皮的水分丢失（TEWL）的影响（基于 3 个研究）

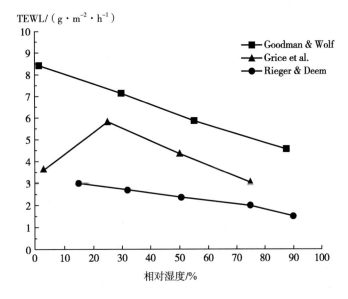

<table>
</table>

$\text{TEWL}/(\text{g} \cdot \text{m}^{-2} \cdot \text{h}^{-1})$

- Goodman & Wolf
- Grice et al.
- Rieger & Deem

相对湿度/%

- 开放式圆柱体法

以上方法并非详尽无遗。由于很难在标准化条件下测量 TEWL 和几个重要变量（见部分 3）的不同，这些不同的方法获得的结果很难用于进行比较。有文章表明（Pinnagoda 1994a）测量值可能在一定的范围内取决于采用的方法。Wilson 和 Maibach（1989）分别描述这些不同测量方法的优缺点，其中一些方法已经过时或没能够商业化，因此被描述最多的为开放式圆柱体法。一些商业化仪器设备用于开放式圆柱体法的测量中，详细描述述见于当时的评论（Pinnagoda 1994a；Pinnagoda & Tupker 1995）。

2.2 开放式圆柱体法

将与周围空气开放接触的圆柱形探头置于皮肤表面。圆柱形探头的底部与皮肤接触的面积为 $0.8 \sim 1\text{cm}^2$（具体数值取决于仪器）。测量相对湿度的两个半导体传感器垂直位于探头内的两个不同层面。每个传感器都连接着一个热敏电阻（图 2）。该从传感器到皮肤表面的距离是由探头内皮肤表面到周围空气之间的水汽压力梯度增加值的最佳评估点所计算出的。

每一层面的水压由以下公式计算：

$$P = RH \times p_{sat}$$

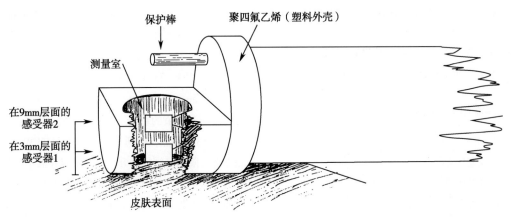

图 2 经表皮的水分丢失测量探头图解

p_sat 代表水达到饱和时的压力。相对湿度（relative humidity，RH；%）由感受器测量；测量出每个传感器层面的空气温度则可计算出 p_sat。两个层面的水汽压测量值决定了压力梯度的斜率。TEWL 的单位为 $g \cdot m^{-2} \cdot h^{-1}$。

2.3 仪器设备

开放式圆柱体法所用的仪器有：Evaporimeter、Tewameter 和 DermaLab 公司制造的 Evaporimètre®、Ewamètre® 和 DermaLab®。Barel、Clarys 和 Grove 等发表了比较评价以上仪器的文章。不同仪器在测量探头的几何形状和制造商的校准方法，以及对测量数据的处理上都略有不同。测量的结果虽然都高度相关但仍旧有不同（Barel & Clarys 1995b；Grove et al. 1999）。

市面上也有便携式设备，如日本 Nikkiso YSI 公司的 H4300。其原理是基于密闭探头内部皮肤表面的水分不断蒸发，探头内部的相对湿度不断增加，两者呈线性相关性（$R^2 = 0.917$），但 Tagami 等却发现这样获得的测量值明显偏低。

3 误差、标准化和实用建议

3.1 简介

由于 TEWL 的测量基于皮肤表面上的水蒸气压力梯度，任何影响从皮肤表面到周围的空气的过渡层的厚度或梯度斜率的内外在因素都可能影响 TEWL 的测量值。再者，探头的灵敏度，测量微环境的改变将也将极大地影响测量值，除非测量条件已经严格标准化。有关这方面的详细建议点出版见于（Pinnagoda et al. 1990；Rogiers 1995；Pinnagoda 1994b）。

3.2 误差和影响因素

影响因素分为以下几类：
- 仪器因素
- 环境因素
- 个体因素

这些因素和它们所造成的影响已经有学者进行

了评估（Pinnagoda & Tupker 1995；Barel & Clarys 1995b；Grove et al. 1999；Pinnagoda et al. 1990；Rogiers 1995；Pinnagoda 1994b）。感兴趣的读者可以查阅原文出版物了解更多详情。

- 仪器因素
  - 仪器预热：至少 15 分钟，用于稳定电路。不建议在测量间隔期间关闭电源。
  - 仪器调零：预热后，在测量条件下进行（参见 3.4 节）。
  - 测量技术（参见 3.4 节）。
  - 测量过程中零点的变化：定期控制。
  - 探头开放腔内的湿度和温度的变化：探头不能一直停留在皮肤上；避免与汗水接触。
  - 在测量期间，探头应该保持水平。
  - 使用保护网格以避免接触皮肤上的测试产品。
  - 把探头压在皮肤上。
  - 定期校准探头：根据制造商的说明要求。
  - 仪器间因素影响
  - 测量的精确度（请参阅 3.3 节）。
- 环境因素
  - 在测量过程中空气的对流和湍流
  - 环境温度
  - 环境湿度
- 个体因素
  - 出汗
  - 皮肤温度
  - 测量部位的不同
- 结论

这些因素对最终测量结果的影响力并不相同。如果保证测试条件的标准化，那么仪器因素的影响就可以忽略了。更大的影响是由于环境和个体因素造成的。图 3、图 4（Barel & Clarys 1995b）和图 5（Van Kemenade 1998）分别说明了环境温度或相对湿度对测量值的影响。值得一提的是图 5：相对湿度从 53% 突然变化到 89% 从而引起 TEWL 的剧烈下降，随后又缓慢回升，最终稳定在低于起始测量值的水平。这是由于角质层含水量和环境相对湿度的改变引起的。至于个体因素，不同测量部位之间的差异如表 1 所示（Clarys at el.1997）。

图3 TEWL 与环境温度之间的关系（测试部位：前臂）

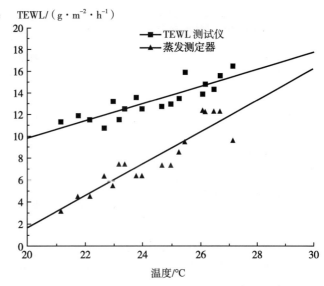

图4 TEWL 与相对湿度之间的关系（测试部位：前臂）

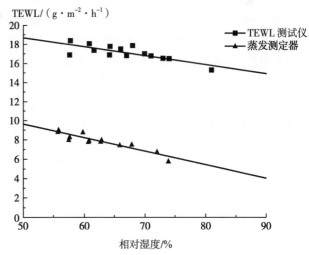

图5 相对湿度骤变下（1 小时内从 53% 突然上升到 89%）的 TEWL

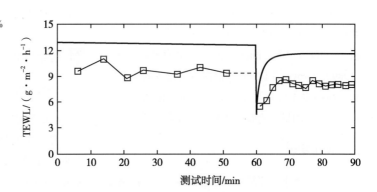

表1 用经表皮的水分丢失测试仪测量16名志愿者的身体各个部位的TEWL，获得的平均值 ± 标准差如下

部位	TEWL/ (g・m^{-2}・h^{-1})
额头	20.1 ± 4.8
胸部	10.7 ± 1.3
腹部	9.9 ± 1.8
前臂内侧	10.4 ± 3.1
小腿	9.6 ± 1.8

3.3 测量的准确性和重复性

- 准确性

以下数据来自制造商：

– 蒸发测定器：准确率 ±15%（制造商1），±5%（制造商2）

– 经表皮的水分丢失测试仪：准确率 ±15%（ 1.0g・m^{-2}・h^{-1}，当RH < 30%）；± 10%（ 0.5g・m^{-2}・h^{-1}，当RH > 30%）

要验证测量的精确度很难，因为TEWL的准确值必须使用重量分析法（gravimetric method）来测量（Wilson & Maibach 1989；Barel & Clarys 1995b）。如果进行这样的测量，就需要对获得的绝对值进行修正（Petro & Komor1987），特别是当测量值超过50g・m^{-2}・h^{-1}时（Pinnagoda & Tupker 1995；Petro & Komor 1987）。修正值由以下等式得出：

$$TEWL_{corr}=Bx^k$$

B为TEWL的测量值（g・m^{-2}・h^{-1}），x为常数（$x=0.025$cm），k为以下函数的斜率：[logTEWL=f（下部传感器和皮肤表面之间的距离）]。在测量前臂内侧时：$k=-0.049$（Petro & Komor 1987）。

- 重复性

如果测量条件已经标准化，测量的可重复性就很好。Barel 和 Clarys（1995a, b）报道变异系数在3%和8%之间。Pinnagoda等报道为8%～15%（1989）。Grove等（1999）根据所用设备的类型和测量值的水平公布了4%～47%的变化系数，并且发现如果测量时的值越低变异系数就越高。

3.4 实用建议

对环境因素的控制可以通过在温控室，控制温度和相对湿度来达到。测量探头附近的湍流和空气对流可以通过在测量时外罩一个保护箱来消除，例如在测量前臂区域时外罩一个开孔箱子（Pinnagoda et al. 1990）。箱子顶部敞开以避免箱内温度升高和水蒸气的积聚。测量平面应保持水平，由此才可以在测量室中正确构建水汽压力梯度。探头不要紧压皮肤。

对个体因素的控制方面包括严格选择研究对象，在测试前留有足够的时间让受试者放松，以确保其适应受试环境。比如，在测量开始前至少20分钟适应环境条件。再比如，区别特应性皮炎和非特应性皮炎受试者，因为特应性皮炎受试者的TEWL比非特应性皮炎受试者高，即使这些特应性皮炎受试者的待测皮肤看起来是正常的。应该制定一个受试者排除标准（Salter 1996），排除例如摄入了可能引发出汗的香料食物的受试者等。压力也可能引发出汗；因此，在开始测试之前，应让受试者完全放松。确保这些条件能更好地实现测量的精确性和可重复性。

再者，某些外用产品成分可能会影响皮TEWL测量值。Morrison（1992）表明，某制剂中的丙二醇可以与测量探针相互作用，导致TEWL测量值偏高。皮肤科外用药或护肤品含有水分，在使用后这些水会蒸发出来，所以在使用这些产品后的一定时间内TEWL是增加的。在这种情况下，测量的TWEL值为皮肤表面水分丢失（skin surface water loss，SSWL）。在塑料闭塞压力试验（plastic occlusion stress test，POST）中也会测定SSWL，该试验的特征是持久的皮肤闭塞导致角质层中的水分聚积（Berardesca & Maibach 1990；Berardesca & Elsner 1994）。

4 应用实例

4.1 实验皮肤科学

- 皮肤屏障功能

有研究表明TEWL与一些化学物质穿透皮肤有紧密联系（A. Rougier 1994M；Ponec Oestmann et al. 1993），例如苯甲酸、乙酰水杨酸、咖啡因和己基烟酸酯等。这种联系在某些病理情况下也仍然存在（Lavrijsen et al. 1993）。

- 皮肤刺激性

许多不同的物质，如清洁剂或表面活性剂、全反式视黄酸、α羟基酸如乙醇酸、新生粪便酶和维生素 D 衍生物等都可以对皮肤造成刺激，而 TEWL 对这种皮肤刺激很敏感。十二烷基硫酸钠可能是实验性皮肤病学中最常用的标准刺激物。欧洲接触性皮炎学会标准化小组最近发布了一项指导方针，关于使用该化合物进行标准化实验（Tupker et al. 1997）。测量 TEWL 也有益于动物或人体皮肤测量值的比较（Fullerton & Serup 1997；Gendimenico et al. 1995；Gabard et al. 1995；Von Brenken et al. 1997）。各种动物物种之间以及动物和人类之间可能会有差异（Effendy et al. 1996b；Fullerton and Serup 1997；Von Brenken et al. 1997）。

紫外线照射的影响

在照射 UVB 后，动物和人类之间 TEWL 的变化存在差异（Frödin et al. 1988；Haratake et al. 1997）。

- 外用产品的评价

TEWL 可以有效地评估一些外用产品如润肤霜的保湿功效。使用产品前后测量 TEWL 可以定量评价该产品的保湿效果和该产品配方中封包剂的功效。（Gabard 1994；Marti Mestres et al. 1994）

- 外用产品的治疗效果

TEWL 还用于评估具有修复皮肤屏障功能的局部外用产品的治疗效果（Ghadially et al. 1992；Gabard et al. 1996；Lodén1996，1997；Mortz et al. 1997）。这些产品的组分也可以用相关实验模型进行优化（Zettersten et al. 1997）。这些实验一方面表明，如果给屏障功能损伤的皮肤使用某制剂可能会得到与预想相反的结果，另一方面获得的产品功效结果可能不能直接从动物外推到人类。

4.2 临床皮肤病学

Pinnagoda 和 Tupker（1995）报道了在病理情况下通过测量 TEWL 改善医疗护理的相关例子：

- 各种类型的皮肤炎症。

– 特应性皮炎病程的随访（Aalto-Korte 1995；Seidenari & Giusti 1995）：通过测量 TEWL 来评估皮肤屏障功能的改善情况，伴随着用于治疗的氢化可的松的皮肤吸收率降低。

– 银屑病，不同类型的鱼鳞病。

– 伤口愈合，烧伤皮肤再生。

– 新生婴儿的随访。

– 区分斑贴试验后变应性或刺激性反应（Giorgini et al. 1996）。

以上介绍比较简略，感兴趣的读者可以关注 Pinnagoda 和 Tupker（1995）出版的书，其中深入介绍了测量 TEWL 的临床应用。显然，关于这种技术是否能在医院环境中日常使用，其关键是测量环境的标准化。

5 结论

TEWL 反映了由角质层建立的生理屏障的完整性。随着设备的优化和测量的精确性，TEWL 现在可以被轻松测量。这样就可以获得有关皮肤水屏障的信息，而且 TEWL 是检测皮肤刺激的最敏感的参数。测量 TEWL 可用于在外用产品的开发和使用评估上，比较人与动物之间的皮肤差异等。但是，只有在保证良好标准化的测量条件下，所获得的结果才有意义，因此将此技术推广到日常使用仍然比较困难。

（李远西 译，李祎铭 校，李利 审）

参考文献

Aalto-Korte K. Improvement of skin barrier function during treatment of atopic dermatitis. J Am Acad Dermatol. 1995;33:969–72.

Andersen PH, Bucher AP, Saeed I, Lee PC, Davis JA, Maibach HI. Faecal enzymes: in vivo human skin irritation. Contact Dermatitis. 1994;30:152–8.

Barel AO, Clarys P. Comparison of methods for measurement of transepidermal water loss. In: Serup J, Jemec JBE, editors. Handbook of non-invasive methods and the skin. Boca Raton: CRC Press;

1995a. p. 179–84.

Barel AO, Clarys P. Study of the stratum corneum barrier function by transepidermal water loss measurements: comparison between two commercial instruments: evaporimeter® and tewameter®. Skin Pharmacol. 1995b;8:186–95.

Berardesca E, Elsner P. Dynamic measurements: the plastic occlusion stress test (POST) and the moisture accumulation test (MAT). In: Elsner P, Berardesca E, Maibach HI, editors. Bioengineering of the skin: water and the stratum corneum. Boca Raton: CRC Press; 1994. p. 97–102.

Berardesca E, Maibach HI. Transepidermal water loss and skin surface hydration in the non invasive assessment of stratum corneum function. Dermatosen. 1990;38:50–3.

Clarys P, Manou I, Barel A. Relationship between anatomical site and response to halcinonide and methyl nicotinate studied by bioengineering techniques. Skin Res Technol. 1997;3:161–8.

DermaLab®: Cortex Technology, Smedevaenget 10, DK-9560 Hasund, Denmark. http://www.cortex.dk.

Effendy I, Maibach HI. Surfactants and experimental irritant contact dermatitis. Contact Dermatitis. 1995;33:217–25.

Effendy I, Kwangsukstith C, Lee JY, Maibach HI. Functional changes in human stratum corneum induced by topical glycolic acid: comparison with all-trans retinoic acid. Acta Derm Venereol. 1995;75:455–8.

Effendy I, Weltfriend S, Patil S, Maibach HI. Differential irritant skin responses to topical retinoic acid and sodium lauryl sulphate: alone and in crossover design. Br J Dermatol. 1996a;134:424–30.

Effendy I, Kwangsukstith C, Chiappe M, Maibach HI. Effects of calcipotriol on stratum corneum barrier function, hydration and cell renewal in humans. Br J Dermatol. 1996b;135:545–9.

Evaporimètre®: Servo Med AB, P.O. Box 47, S-432 21 Varberg, Sweden. http://www.servomed.se.

Frödin T, Molin L, Skogh M. Effects ofsingle doses of UVA, UVB, and UVC on skin blood flow, water content, and barrier function measured by laser-Doppler flowmetry, optothermal infrared spectrometry, and evaporimetry. Photodermatology. 1988;5:187–95.

Fullerton A, Serup J. Topical D-vitamins: multiparametric comparison of the irritant potential of calcipotriol, tacalcitol and calcitriol in a hairless guinea pig model. Contact Dermatitis. 1997;36:184–90.

Gabard B. Appearance and regression of a local skin irritation in two different models. Dermatosen. 1991;39:111–6.

Gabard B. Testing the efficacy of moisturizers. In: Elsner P, Berardesca E, Maibach HI, editors. Bioengineering of the skin: water and the stratum corneum. Boca Raton: CRC Press; 1994. p. 147–67.

Gabard B, Treffel P, Charton-Picard F, Eloy R. Irritant reactions on hairless micropig skin: a model for testing barrier creams? In: Elsner P, Maibach HI, editors. Irritant dermatitis: new clinical and experimental aspects, Current Problems in Dermatology, vol. 23. Basel: Karger; 1995. p. 275–87.

Gabard B, Elsner P, Treffel P. Barrier function of the skin in a repetitive irritation model and influence of 2 different treatments. Skin Res Technol. 1996;2:78–82.

Gendimenico GJ, Liebel FT, Fernandez JA, Mezick JA. Evaluation of topical retinoids for cutaneous pharmacological activity in Yucatan microswine. Arch Dermatol Res. 1995;287:675–9.

Ghadially R, Halkier-Sorensen L, Elias PM. Effects of petrolatum on stratum corneum structure and function. J Am Acad Dermatol. 1992;26:387–96.

Giorgini S, Brusi C, Sertoli A. Evaporimetry in the differentiation of allergic, irritant and doubtful patch test reactions. Skin Res Technol. 1996;2:49–51.

Grove GL, Grove MJ, Zerweck C, Pierce E. Comparative metrology of the evaporimeter and the DermaLab TEWL probe. Skin Res Technol. 1999;5:1–8.

Haratake A, Uchida Y, Schmuth M, Tanno O, Yasuda R, Epstein JH, Elias PM, Holleran WM. UVB-induced alterations in permeability barrier function: roles for epidermal hyperproliferation and thymocytemediated response. J Invest Dermatol. 1997;108: 769–75.

Lavrijsen APM, Oestmann E, Hermans J, Boddé HE, Vermeer BJ, Ponec M. Barrier function parameters in various keratinization disorders: transepidermal water loss and vascular response to hexyl nicotinate. Br J Dermatol. 1993;129:547–54.

Lévêque JL. Measurement of transepidermal water loss. In: Lévêque JL, editor. Cutaneous investigation in health and disease: noninvasive methods and instrumentation. New York: Marcel Dekker; 1989. p.

134–52. chap. 6.

Lodén M. Urea-containing moisturizers influence barrier properties of normal skin. Arch Dermatol Res. 1996;288:103–7.

Lodén M. Barrier recovery and influence of irritant stimuli in skin treated with a moisturizing cream. Contact Dermatitis. 1997;36:256–60.

Marti-Mestres G, Passet J, Maillols H, Van Sam V, Guilhou JJ, Mestres JP, Guillot B. Evaluation expérimentale de l'hydratation et du pouvoir occlusif in vivo et in vitro d'excipients lipophiles et de leur émulsions phase huile continue. Int J Cosmet Sci. 1994;16:161–70.

Morrison BM. ServoMed evaporimeter: precautions when evaluating the effect of skin care products on barrier function. J Soc Cosmet Chem. 1992;43:161–7.

Mortz CG, Andersen KE, Halkier-Sorensen L. The efficacy of different moisturizers on barrier recovery in hairless mice evaluated by non-invasive bioengineering methods. Contact Dermatitis. 1997;36: 297–301.

Oestmann E, Lavrijsen APM, Hermans J, Ponec M. Skin barrier function in healthy volunteers as assessed by transepidermal water loss and vascular response to hexyl nicotinate: intra- and inter-individual variability. Br J Dermatol. 1993;128:130–6.

Petro AJ, Komor JA. Correction to absolute values of evaporation rates measured by the ServoMed evaporimeter. Bioeng Skin. 1987;3:271–80.

Pinnagoda J. Hardware and measuring principles: evaporimeter. In: Elsner P, Berardesca E, Maibach HI, editors. Bioengineering of the skin: water and the stratum corneum. Boca Raton: CRC Press; 1994a. p. 51–8.

Pinnagoda J. Standardization of measurements. In: Elsner P, Berardesca E, Maibach HI, editors. Bioengineering of the skin: water and the stratum corneum. Boca Raton: CRC Press; 1994b. p. 59–65.

Pinnagoda J, Tupker RA. Measurement of transepidermal water loss. In: Serup J, Jemec JBE, editors. Handbook of non-invasive methods and the skin. Boca Raton: CRC Press; 1995. p. 173–8.

Pinnagoda J, Tupker RA, Smit JA, Coenraads PJ, Nater JP. The intra- and inter-individual variability and reliability of transepidermal water loss measurements. Contact Dermatitis. 1989;21:255–9.

Pinnagoda J, Tupker RA, Agner T, Serup J. Guidelines for transepidermal water loss (TEWL) measurement. Contact Dermatitis. 1990;22:164–78.

Potts RO, Francoeur ML. The influence of stratum corneum morphology on water permeability. J Invest Dermatol. 1991;96:495–9.

Rogiers V. Transepidermal water loss measurements in patch test assessment: the need for standardisation. In: Elsner P, Maibach HI, editors. Irritant dermatitis: new clinical and experimental aspects, Current Problems in Dermatology, vol. 23. Basel: Karger; 1995. p. 152–8.

Rougier A. TEWL and transcutaneous absorption. In: Elsner P, Berardesca E, Maibach HI, editors. Bioengineering of the skin: water and the stratum corneum. Boca Raton: CRC Press; 1994. p. 103–13.

Salter D. Non-invasive cosmetic efficacy testing in human volunteers: some general principles. Skin Res Technol. 1996;2:59–63.

Schaefer H, Redelmeier TE. Skin barrier; principles of percutaneous absorption. B^ale: Karger; 1996. p. 87–9.

Seidenari S, Giusti G. Objective assessment of the skin of children affected by atopic dermatitis: a study of pH, capacitance and TEWL in eczematous and clinically uninvolved skin. Acta Derm Venereol. 1995;73:429–33.

Tagami H, Kobayashi H, Kikuchi K. A portable device using a closed chamber system for measuring transepidermal water loss: comparison with the conventional method. Skin Res Technol. 2002;8:7–12.

Tewamètre®: Courage + Khazaka electronic GmbH, Mathias-Brüggen-Str. 91, D-50829 Cologne, Allemagne. http://www.courage-khazaka.de.

Tupker RA, Willis C, Berardesca E, Lee CH, Fartasch M, Agner T, Serup J. Guidelines on sodium lauryl sulphate (SLS) exposure tests. Contact Dermatitis. 1997;37:53–69.

Van Kemenade P. Water and ion transport through intact and damaged skin. PhD Thesis, Technische Universiteit Eindhoven; 1998. ISBN 90-386-0760-1.

Von Brenken S, Jensen JM, Fartasch M, Procksch E. Topical vitamin D3 derivatives impair the epidermal permeability barrier in normal mouse skin. Dermatology. 1997;194:151–6.

Wilhelm KP, Surber C, Maibach HI. Quantification of sodium lauryl sulphate irritant dermatitis in man: comparison of four techniques: skin color reflectance, transepidermal water loss, laser Doppler flow measurement and visual scores. Arch Dermatol Res. 1989;281:293–5.

Wilson DR, Maibach HI. Transepidermal water loss: a review. In: Lévêque JL, editor. Cutaneous investigation in health and disease: noninvasive methods and instrumentation. New York: Marcel Dekker; 1989. p. 113–33. chap. 6.

Zettersten EM, Ghadially R, Feingold KR, Crumrine D, Elias PM. Optimal ratios of topical stratum corneum lipids improve barrier recovery in chronologically aged skin. J Am Acad Dermatol. 1997;37:403–8.

109

负压起疱与微透析

Sophie Mac-Mary and Patrice Muret

内容

关键词

微收集器·微透析·微泵·无净通量校正·相对
回收率·反透析·负压起疱

细胞外基质是营养物质、介质、激素、药物和
代谢物以及以表皮细胞为目标的毒素的交汇处。现
今鲜有技术能在皮肤中对这个部分进行在体研究。
科学家通常研究血浆药代动力学来解决皮肤药代动
力学问题。然而，有两种技术能通过研究细胞外液
中的内源性或外源性物质浓度来进行药代动力学或
代谢研究：

- 一种是较老的技术：负压起疱（suction blis-
  ters）（Kiistala 1967）
- 一种是较新的技术（至少是对于皮肤领域）：
  微透析（microdialysis）（Anderson et al. 1991）

1 负压起疱

1.1 历史

负压起疱的原理是古老的，科学家们不断改
进这一技术并开发实际应用。早在 1900 年，Wein-
feld 就报道了可以通过在人类尸体皮肤碎片的表面
上施加流体静压来获得表皮下水疱。但直到 1967
年，Kiistala 才正式开发了负压起疱技术（Kiistala
1967）。

1.2 原理

在掌侧前臂上施加钢帽，该钢帽有一个或几
个直径确定（4～14mm）的圆孔，并连接通向电
动真空泵的管。在皮肤上施加轻微的吸力（200～
300mmHg）。大约 2 小时后（每个志愿者的时间长短
不同），组织液在真皮和表皮之间累积，表皮逐渐剥
落。这个过程中会形成一个水疱，称为负压水疱（图
1）。每个水疱收集到的液体体积为 50～150μl。可能
需要 5～6 个小室才能进行良好的药代动力学分析。

1.3 应用

该技术能通过测量药物在水疱液体中的浓度来
进行药代动力学分析，但也包含了屋顶（表皮）和
地板（真皮）中的液体。它适用于基础药理学和/
或生物化学研究。

例如，分析组胺可以更准确地描述荨麻疹反
应（urticarial reactions）（Neittaanmaki et al. 1984），
分析白介素来描述一些疾病特征，如银屑病（psori-
asis）（Prens et al. 1990）、大疱性类天疱疮（bullous
pemphigoid）（Schmidt et al. 1996）及肥大细胞增
多症（mastocytosis）（Brockow et al. 2002）。分析
前列腺素有助于研究阳光暴露期间的皮肤动力学
（Gilchrest et al. 1981）。Jensen 等（1995）在 6 名糖
尿病患者中进行了负压吸疱，以确定葡萄糖在血浆
和组织液中浓度的相关性。

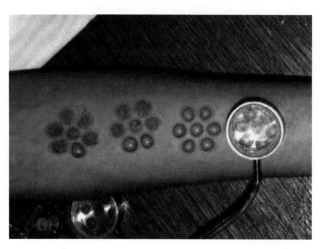

图 1 负压起疱：志愿者掌侧前臂上的设备和水疱

药代动力学研究将疱液用于评估局部或全身给药的药物浓度，以及药物代谢产物浓度（Averbeck et al. 1989）。相关研究包括外用化合物如柠檬油素、佛手柑内酯（Treffel et al. 1991），口服 R- 或 S- 布洛芬（Walker et al. 1993）和高度亲脂性的分子如阿维 A（Surber et al. 1993）。

1.4 局限性

- 起疱峰值点的影响：用大鼠进行的一项研究（Schäfer-Korting et al. 1985）显示了起疱峰值点对药物水平的影响，该结论在另一项补骨脂素的临床试验中被证明（Humbert et al. 1991）。水疱形成前用药，药物渗透入皮肤主要通过扩散，然而如果是在水疱形成时用药，药物渗透入皮肤主要通过对流。这意味着在起疱同时用药可显示更好的药物有效性。Gupta 和 Kumar 在 2000 年也回顾了可能影响起疱时间的不同因素（Gupta and Kumar 2000）。

- 年龄和部位对起疱峰值点的影响：Grove 等在 1982 年研究发现，在应用氢氧化铵水溶液后，老年人的起疱峰值点较短，疱持续时间较长（Grove et al. 1982）。

- 疱数和伤口愈合：这种技术会形成创伤，影响数月内在同一部位重复试验。钢仓的尺寸限制了药代动力学研究疱的数目。

- 收集的液体是蛋白质类的，必须经过萃取后进行高效液相色谱等分析。

2 微透析

2.1 历史

通过微透析技术，可以提取细胞外液中的化学物质而不需要提取液体，也可以在不注射液体的情况下引入物质。微透析的一个主要优点是可以在无菌条件下工作，探针构成了一个封闭的液体系统。这项技术在神经药理学中已经使用了约 25 年。Ungerstedt 于 1974 年首次在大鼠脑中引入探针，发明了微透析技术（Ungerstedt and Pycock 1974），然后在 20 世纪 80 年代改进了灌注方法。

近十年来，与微透析有关的申请和出版物的数量不断增加。微透析可用于研究许多组织，如眼睛、肌肉、肺和心脏（Elmquist and Sawchuk 1997）。它最近才用于在皮肤生物学领域（Anderson et al. 1991），但发展迅速。

2.2 原理

该原理基于末端有半透膜的探针。该探针一旦插入组织内就可以模拟毛细血管的功能。它的一端与微型泵相连，它使生理溶液（林格，磷酸盐缓冲液等）以恒定流量灌注系统，另一端连接至能定期采集透析液的收集器。因此，微透析是基于动态扩散现象。当液体到达膜时，建立浓度梯度，并且所研究的物质从最浓的介质转移到浓度较低的介质（图 2）。

由于微量透析意味着动态现象，因此透析液中目标化合物的浓度仅仅是膜所在介质中其真实浓

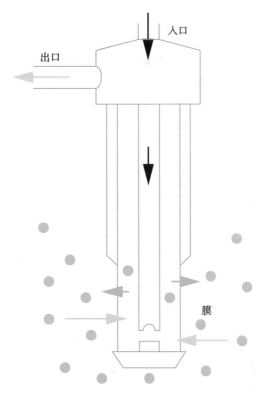

图 2 微渗透探针示意图

度的一小部分。相对回收率代表透析液和组织浓度之间的比率。研究结果也可以表示为绝对回收率，其表示每单位时间回收物质的累积量。

2.3 校正

2.3.1 相对回收率

由于透析液仅代表实际存在于组织中的量的一部分，因此有必要在体外评估相对回收率（relative recovery，RR）以便定量评估活体微量透析。这需要几个实验，其中将改变几个参数——灌注速率、膜的性质、浓度等——以提高相对回收率和实验条件。

2.3.2 无净通量校正（Le Quellec et al. 1995；Lönnroth et al. 1987）

体外校正可能是错误的根源，因为组织中的扩散不像液体中那样简单。现已提出了几种体内校正，如无净通量校正（no net flux）。无净通量校正的原理是基于分子的通量方向仅受浓度梯度影响。如果微透析探头灌注的物质浓度低于真皮浓度，那么通量将从组织流向透析液。如果探头灌注的浓度高于组织液的浓度，那么这些物质将从探头传递到组织。此技术中需灌注不同的浓度，这些浓度大于或小于预期的真皮浓度。横坐标绘制灌注液浓度（C_{in}），纵坐标为灌注液与透析液之间的差值（$D_C=C_{in}-C_{out}$）（图3）。线性回归能评估无净通量（与横坐标交叉）的点，该点代表组织中化合物的浓度，并且线的斜率为绝对回收率。

2.3.3 反透析

反透析（retrodialysis）的概念基于与无净通量相同的思想，只有浓度梯度决定透析膜的通量方向。这项技术主要用于外源性物质。当探头置于物质浓度为零或可忽略不计的介质中时，它可评估灌注浓度的相对降低。

$$RR=\Delta C/C_{in}$$

- C_{in} = 灌注液中化合物的浓度
- C_{out} = 透析液中化合物的浓度
- $D_C=C_{in}-C_{out}$

2.4 材料

2.4.1 微泵

已经有几种商品化的微泵（micropump），但其原理总是相同的：以恒定流速灌注极少量的液体。CMA的泵（CMA/Microdialysis, Solna, Sweden）能以 1nl/min ～ 1ml/min 的流速同时灌注 1 ～ 3 支注射器。最常用的灌注率为 1 ～ 5μl/min。现在还有一种便携式，电池供电的微处理器控制的注射泵，使用起来非常方便。泵体积小，圆角，重量轻。它可以固定在腰带上或携带在患者的口袋里。

2.4.2 灌注液

灌注液（perfusion fluid）需像它提取的物质运载工具一样。其成分必须与细胞外液相似，以避免与探针周围的生物现象相互作用。通常灌注为生理液如林格或磷酸盐缓冲液（pH=7.4）。一些作者建议在透析缓冲液中加入葡萄糖以避免其从细胞外培养基中排出且避免改变细胞代谢。在研究具有高蛋白结合能力的化合物时，在透析液中添加白蛋白能有效避免这些化合物黏附到膜和管上。灌注液中不

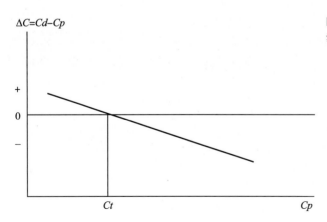

$\Delta C=Cd-Cp$

图3 无净通量校正原理。Ct，组织中浓度；Cp，灌流液中浓度；Cd，透析液中浓度

得含有任何气泡或颗粒，以防止灌注速度发生变化或膜交换区域减少。

2.4.3 探针

探针（probes）可以串联或并联。前者是由透析纤维定制的探针，后者为 CMA 商品化探针。在这些探头中，一个半渗透膜粘在内钢套管的尖端和外钢轴之间。灌注流体通过内套管中的两个孔进入膜空间并流入轴再流出。不同结构和尺寸的微透析探针可用于各种器官和物种。CMA/20 微透析探针（the CMA/20Microdialysis Probe）设计用于可移动的软组织，如皮肤、脂肪组织，以及血液和眼睛玻璃体液等的透析实验。与其他型号一样，探针具有同心结构，但是完全由塑料材料制成。由于其弹性，探针必须借助钢针和分离管，即介入器来植入组织。这种膜在 20-100kDa 都有效。CMA 60 微透析导管（the CMA 60Microdialysis Catheter）设计用于在脂肪组织和静息骨骼肌中进行微透析。CMA 60 微透析导管具有优异的扩散特性。该探针具有 EC 认证。透析聚酰胺膜长 30mm。导管在特制的狭缝插管导引器帮助下能轻松地插入组织中，且保留在适当的位置。

2.4.4 微收集器

微收集器（microcollector）通过自动系统收集透析液。收集可以由显微注射泵供电并控制，泵可根据泵上预设的容积改变瓶的位置。CMA/140 微量收集器（the CMA/140Microfraction Collector）可同时从最多 3 个探针收集 1 ~ 50μl 范围内的组

分，并具有最高精度。某些系统有一个电冷却系统，当这些组分收集在密封的小瓶中时，可冷却至 + 4℃。两者都是防止蒸发和化学降解的重要考虑因素。针臂配有传感器，可在每个小瓶底部收集低至 1μl 的组分。

2.5 皮肤生物学应用

微透析可以连续监测特定组织的细胞外液（从几小时到几天），而负压吸疱仅能获得特定时间的浓度。

2.5.1 探针插入

探针很脆弱，因此如果没有引导装置（20 号导管）就不能插入。超声可以定位探针（Groth 1996; Hegemann et al. 1995）（图 4）。

许多研究评估探针插入皮肤的相关创伤。Anderson 等（1994）和 Groth 等（1998 年）分别报道了有或无局部麻醉剂的情况下插入探针的效果。插入会引起内源性物质如组胺的分泌。Linden 等也研究了这种反应，其似乎可以预测皮肤通常的个体反应（Linden et al. 2000）。如激光多普勒所示，插入将明显增加血流量，并且出现小红斑（Groth 1998）。这些反应趋于减少并在 30 ~ 120 分钟后消失。Krogstadt 等在探针插入后进行皮肤活检的组织学研究。他们在透析 8 ~ 10 小时后发现了轻微的出血，但既没有水肿也没有炎症反应（Krogstad et al. 1996）。葡萄糖水平的快速变化能被检出，表明创伤并未改变微透析的结果。

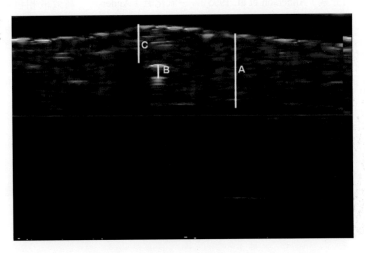

图 4 通过超声成像深度测量微透析探针（Dermcup）。A，皮肤厚度；B，探针内部直径；C，探针深度

实验表明，在局部麻醉（利多卡因注射或局部应用利多卡因霜）后，探针插入并不痛苦。60～90分钟后，由插入引起的大部分反应消失。

微透析的主要优点是这种技术在插入部位只留下小的瘢痕，并且很快消失（图5）。

2.5.2 监测内源性物质

微透析的另一个优点是可以连续监测真皮细胞间液内的内源性物质浓度，如葡萄糖、乳酸、甘油和丙酮酸。其可用于监测早产儿葡萄糖和乳酸浓度（De Boer et al. 1994a），运动期间的乳酸浓度（De Boer et al. 1994b）或糖尿病患者的葡萄糖浓度（Hoss et al. 2001）。1996年，Meyerhoff等开发了一种微透析与配备葡萄糖氧化酶电极的电流检测器相结合的系统（Meyerhoff et al. 1996）。将微透析探针插入糖尿病患者的腹部，并通过手表监测葡萄糖的浓度。浓度达到临界值时开始报警。

微透析也可以用作外科手术过程中的监测手段，如转移皮瓣术（transfer flap tissue）。它可成为预测皮瓣活力的有用工具：皮瓣缺血时，葡萄糖浓度降低，乳酸和甘油水平增加（Röjdmark et al. 1997）。

该技术可用于研究接触性皮炎的反应机制，或其他疾病，如银屑病（Röjdmark et al. 1997）、特应性皮炎（atopic dermatitis）（Rukwied et al. 2000a）、肥大细胞增多症（Rukwied et al. 2000a）中的组胺（Anderson et al. 1992；Rukwied et al. 2000b；Horsmanheimo et al. 1996；Petersen et al. 1992，1997）、白介素（Anderson et al. 1995）、一氧化氮（Anderson et al. 1995）、铁（Anderson et al. 1995）或抗坏血酸（Leveque et al. 2001）。

2.5.3 外源性物质的生物利用度

Anderson在1991年发表了关于微透析在皮肤生物学中的应用的第一项研究，是关于乙醇的吸收（Anderson et al. 1991）。Ault等为了研究5-氟尿嘧啶的药代动力学，将微透析和Franz扩散池的结果进行比较，将一个微透析探针插入Franz扩散池的接受器，另一个插入皮肤真皮中（Ault et al. 1992）。两种技术得到的结果有很好的相关性。

已有其他类型的药代动力学研究。这种技术有利于筛选不同制剂的生物利用度。例如，它被用于研究促渗剂对甲氨蝶呤和环孢素透皮吸收的影响（Matsuyama et al. 1994；Nakashima et al. 1996）。

它也可以用来研究经皮给药系统的药代动力学，例如尼古丁的研究（Hegemann et al. 1995b；Müller et al. 1995）。

微透析至少有一个主要的研究兴趣点是用它来比较药物的药代动力学与其药效学特性。已经在癌症研究中进行了几项实验（Blöchl-Daum et al. 1996；Joukhadar et al. 2001），也有抗生素在抗细菌感染中的相关报道（Brunner et al. 2000）。

2.6 局限性

2.6.1 低容量

微透析中使用的低灌流速度能收集少量液体（10～200μl）。它还需要非常灵敏的分析技术，如高效液相色谱法（high-performance liquid chroma-

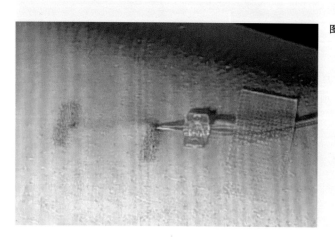

图5　一个微透析探针插入志愿者的掌侧前臂

tography，HPLC）、质谱法（mass spectrometry）或免疫学分析法（ELISA 等）。这项技术令人关注还因为其获得的样品非常纯净。大分子如白蛋白不能用经典膜收集，因此不需要任何萃取步骤即可进行分析。

2.6.2 相对回收率

相对回收率取决于几个参数（如灌注速度，所研究化合物的理化性质等）。因此需要估算每个实验的 RR 值。这可归功于一些特殊的校正方法（参见第 108 章）。

2.6.3 亲脂性化合物

亲脂性化合物对亲水性灌注液的亲和力差导致这类产品的回收率很低。一项关于透皮给药的研究表明，尼古丁的结果很好（Hegemann et al. 1995b；Müller et al. 1995），雌二醇的结果不好（Müller et al. 1995）。其他研究表明卡泊三醇，夫西地酸和倍他米松戊酸酯也存在这个问题，除非它们以高浓度或系统给药（Groth 1996）。对这样的产品来说，最佳解决方案是更换透析液（Kreilgaard et al. 001）。

3 结论

我们比较了两种用于皮肤药理学研究的技术：负压起疱和微透析。Brunner 等已经发现采用这些技术测得的对乙酰氨基酚的药代动力学和血浆中的检测值之间相关性密切（Brunner et al. 1998）。Benfeld 等也已经同时进行了这些技术用于系统用乙酰水杨酸后活体的外周药代动力学研究（Benfeldt et al. 1999）。两种技术检测结果高度一致，尤其是最大浓度时，相关性更强。

尽管如此，用起疱法测得的茶碱浓度似乎偏高，而在微透析液中测得的茶碱浓度与血浆中发现的浓度相似（Muller et al. 1998）。另一项研究结合这些技术来阐明一氧化氮和前列腺素 E2 在产生 UVB 诱导的血管舒张中的作用（Rhodes et al. 2001）。两种技术的结果都提示前列腺素 E2 参与紫外线诱发的红斑的产生。然而，在负压疱液中未检测到一氧化氮。这种现象可以通过吸入疱液的蛋白质污染来解释。

这两种技术在药物药代动力学或研究内源性物质分泌方面都很有趣。然而，在比较了抽样过程的耐受性，分析的简便性以及年代详情后，微透析似乎对真皮中体内药代动力学取样更为优越。

微透析有望成为未来的主要技术。我们希望找到研究亲脂性化合物的最佳解决方案，以改善它们的回收率并防止它们黏附在膜和管道上。该技术是非侵入性的，只需要一个探针即可进行完整的药代动力学分析，志愿者没有任何疼痛，并且可用于动物及人体，可进行体内和体外研究。

（华薇 译，李祎铭 校，李利 审）

参考文献

Anderson C, Andersson T, Molander M. Ethanol absorption across human skin measured by in vivo microdialysis technique. Acta Derm Venereol (Stockh). 1991;71:389–93.

Anderson C, Andersson T, Andersson RGG. In vivo microdialysis estimation of histamine in human skin. Skin Pharmacol. 1992;5:177–83.

Anderson C, Andersson T, Wardell K. Changes in skin circulation after insertion of a microdialysis probe visualized by laser Doppler perfusion imaging. J Invest Dermatol. 1994;102:807–11.

Anderson C, Svensson C, Sjögren F, Andersson T, Wårdell K. Human in vivo microdialysis technique can be used to measure cytokines in contact reactions. Curr Prob Dermatol. 1995;23:121–30.

Ault JM, Lunte CE, Meltzer NM, Riley CM. Microdialysis sampling for the investigation of dermal drug transport. Pharm Res. 1992;9:1256–61.

Averbeck D, Averbeck S, Blais J, Moysan A, Huppe G, Morliere B, Prognon P, Vigny P, Dubertret L. Suction blister fluid: its use for pharmacodynamic and toxicological studies of drugs and metabolites in vivo in human skin after topical or systemic administration. In: Maibach HI, Lowe NJ, editors. Models in dermatology, vol. 4. Basel: Karger; 1989. p. 5–11.

Benfeldt E, Serup J, Menne T. Microdialysis vs. suction blister technique for in vivo sampling of pharmacokinetics in the human dermis. Acta Derm Venereol. 1999;79:338–42.

Blöchl-Daum B, Müller M, Meisinger V, Eichler HG, Fassolt A, Pehamberger H. Measurement pf extracellular fluid carboplatin kinetics in melanoma metastases with microdialysis. Br J Cancer. 1996;73:920–4.

Brockow K, Akin C, Huber M, Scott LM, Schwartz LB, Metcalfe DD. Levels of mast-cell growth factors in plasma and in suction skin blister fluid in adult with mastocytosis: correlation with dermal mast-cell numbers and mast-cell tryptase. J Allergy Clin Immunol. 2002;109:82–8.

Brunner M, Schmiedberger A, Schmid R, Jager D, Piegler E, Eichler HG, Muller M. Direct assessment of peripheral pharmacokinetics in humans: comparison between cantharides blister fluid sampling, in vivo microdialysis and saliva sampling. Br J Clin Pharmacol. 1998;46:425–31.

Brunner M, Pernerstorfer T, Mayer BX, Eichler HG, Muller M. Surgery and intensive care procedures affect the target site distribution of piperacillin. Crit Care Med. 2000;28:1754–9.

De Boer J, Baarsma R, Okken A, Plijter-Groendijk H, Korf J. Application of transcutaneous microdialysis and continuous flow analysis for on-line glucose monitoring in newborn infants. J Lab Clin Med. 1994a;124:210–7.

De Boer J, Plijter-Groendijk H, Visser KR, Mook GA, Korf J. Continuous monitoring of lactate during exercise in humans using subcutaneous and transcutaneous microdialysis. Eur J Appl Physiol. 1994b;69:281–6.

Elmquist WF, Sawchuk RJ. Application of microdialysis in pharmacodynamic studies. Pharm Res. 1997;14:267–88.

Gilchrest BA, Soter NA, Stoff JS, Mihm Jr MC. The human sunburn reaction: histologic and biochemical studies. J Am Acad Dermatol. 1981;5:411–22.

Groth L. Cutaneous microdialysis. Methodology and validation. Acta Derm Venereol (Stockh). 1996;76([Suppl 197]):1–61.

Groth L. Cutaneous microdialysis in man: effects of needle insertion trauma and anaesthesia on skin perfusion, erythema and skin thickness. Acta Derm Venereol (Stockh). 1998;78:5–9.

Groth L, Jørgensen A, Serup J. Cutaneous microdialysis in the rat: insertion trauma studied by ultrasound imaging. Acta Derm Venereol (Stockh).

1998;78:10–4.

Grove GL, Duncan S, Kligman AM. Effect of ageing on the blistering of human skin with ammonium hydroxide. Br J Dermatol. 1982;107:393–400.

Gupta S, Kumar B. Suction blister induction time: 15 minutes or 150 minutes? Dermatol Surg. 2000;26(8):754–6.

Hegemann L, Forstinger C, Partsch B, Lagler I, Krotz S, Wolff K. Microdialysis in cutaneous pharmacology: kinetic analysis of transdermally delivered nicotine. J Invest Dermatol. 1995;104:839–43.

Horsmanheimo L, Harvima IT, Harvima RJ, Ylönen J, Naukkarinen A, Horsmanheimo M. Histamine release in skin monitored with the microdialysis technique does not correlate with the weal size induced by cow allergen. Br J Dermatol. 1996;134:94–100.

Hoss U, Kalatz B, Gessler R, Pfleiderer HJ, Andreis E, Rutschmann M, Rinne H, Schoemaker M, Fussgaenger RD. A novel method for continuous online glucose monitoring in humans: the comparative microdialysis technique. Diabetes Technol Ther. 2001;3:237–43.

Humbert P, Treffel P, Makki S, Millet J, Agache P. Peak blistering point: influence on fluid levels of 5-MOP in human skin in vivo after systemic administration. Arch Dermatol Res. 1991;283:297–9.

Jensen BM, Bjerring P, Christiansen JS, Ørskov H. Glucose content in human skin: relationship with blood glucose levels. Scand J Clin Lab Invest. 1995;55:427–32.

Joukhadar C, Klein N, Mader RM, Schrolnberger C, Rizovski B, Heere-Ress E, Pehamberger H. Penetration of dacarbazine and its active metabolite 5-aminoimidazole-4-carboxamide into cutaneous metastases of human malignant melanoma. Cancer. 2001;92:2190–6.

Katugampola R, Church MK, Clough GF. The neurogenic vasodilator response to endothelin-1: a study in human skin in vivo. Exp Physiol. 2000;85:839–46.

Kiistala U. Suction blisters in the study of cellular dynamics of inflammation. Acta Derm Venereol. 1967;48:466–77.

Kreilgaard M, Kemme MJ, Burggraaf J, Schoemaker RC, Cohen AF. Influence of a microemulsion vehicle on cutaneous bioequivalence of a lipophilic model drug assessed by microdialysis and pharmacodynamics. Pharm Res. 2001;18:593–9.

Krogstad AL, Roupe G. Microdialysis of histamine from patientswith mastocytosis.ExpDermatol.2001;10:118–23.

Krogstad AL, Jansson PA, Gisslen P, Lönnroth P. Microdialysis methodology for the measurement of dermal interstitial fluid in humans. Br J Dermatol. 1996;134:1005–12.

Krogstad AL, Lonnroth P, Larson G,Wallin BG. Increased interstitial histamine concentration in the psoriatic plaque. J Invest Dermatol. 1997;109:632–5.

Le Quellec A, Dupin S, Genissel P, Saivin S, March and B, Houin G. Microdialysis probes calibration: gradient and tissue dependent changes in no net flux and reverse dialysis methods. J Pharmacol Toxicol Meth. 1995;33:11–6.

Leveque N, Mary S, Humbert P, Makki S, Muret P, Kantelip JP. Ascorbic acid assessment in human dermis by a microdialysis technique associated with gas chromatography–mass spectrometry. Eur J Mass Spectrom. 2000;6:397–404.

Leveque N, Robin S, Makki S, Muret P, Mary S, Berthelot A, Humbert P. Iron concentrations in human skin dermis assessed by microdialysis associated with atomic absorption spectrometry. Biol Pharm Bull. 2001;24:10–3.

Linden M, Andersson T, Wardell K, Anderson C. Is vascular reactivity in skin predictable? Skin Res Technol. 2000;6:27–30.

Lönnroth P, Jansson PA, Smith U. A microdialysis method allowing characterization of intercellular water space in humans. Am J Physiol Endocrinol Metab. 1987;253: E228–31.

Matsuyama K, Nakashima M, Nakaboh Y, Ichikawa M, Yano T, Satoh S. Application of in vivo microdialysis to transdermal absorption of methotrexate in rats. Pharm Res. 1994;11:684–6.

Meyerhoff C, Mennel FJ, Stenberg F, Hoss U, Pfeiffer EF. Current status of the glucose sensor. Endrocrinologist. 1996;6:51–8.

Müller M, Schmid R,Wagner O, Osten BV, Shayganfar H, Heichler HG. In vivo characterization of transdermal drug transport by microdialysis. J Control Release. 1995;37:49–57.

Muller M, Brunner M, Schmid R, Putz EM, Schmiedberger A, Wallner I, Eichler HG. Comparison of three different experimental methods for the assessment of peripheral compartment pharmacokinetics

in humans. Life Sci. 1998;62:PL227–34.

Nakashima M, Zhao MF, Ohya H, Sakurai M, Sasaki H, Matsuyama K, Ichikawa M. Evaluation of in-vivo transdermal absorption of cyclosporin with absorption enhancer using intradermal microdialysis in rats. J Pharm Pharmacol. 1996;48:1143–6.

Neittaanmaki H, Karjalainen S, Fraki JE, Kiistala U. Suction blister device with regulation of temperature: demonstration of histamine release and temperature change in cold urticaria. Arch Dermatol Res. 1984;276:317–21.

Petersen LJ, Skov PS, Bindslv-Jensen C, Søndergaard J. Histamine release in immediate-type hypersensitivity reactions in intact human skin measured by microdialysis. Allergy. 1992;47:635–7.

Petersen LJ, Winge K, Brodin E, SKOV PS. No release of histamine and substance P in capsaicin-induced neurogenic inflammation in intact human skin in vivo: a microdialysis study. Clin Exp Allergy. 1997;27:957–65.

Prens EP, Benne K, Van Damme J, Bakkus M, Brakel K, Benner R, Van Joost T. Interleukin-1 and interleukin-6 in psoriasis. J Invest Dermatol. 1990;95:121S–4.

Rhodes LE, Belgi G, Parslew R, McLoughlin L, Clough GF, Friedmann PS. Ultraviolet-B-induced erythema is mediated by nitric oxide and prostaglandin E2 in combination. J Invest Dermatol. 2001;117:880–5.

Röjdmark J, Blomqvist L, Malm M, Adams-Ray B, Ungerstedt U. Metabolism in myocutaneous flaps studied by in situ microdialysis. Scand J Plast Reconstr Hand Surg. 1997;31:1–8.

Rukwied R, Lischetzki G, McGlone F, Heyer G, Schmelz M. Mast cell mediators other than histamine induce pruritus in atopic dermatitis patients: a dermal microdialysis study. Br J Dermatol. 2000;142:1114–20.

Schäfer-Korting M, Grimm HV, Mutschler E. Morphologische, biochemische und pharmakokinetische Untersuchungen an Saugblasen in Abhängigkeit von der Art und dem Zeitpunkt ihrer Entstehung. Arch Pharm (Weinheim). 1985;318:711–20.

Schmidt E, Bastian B, Dummer R, Tony HP, Brocker EB, Zillikens D. Detection of elevated levels of IL-4, IL-6, and il-10 in blister fluid of bullous pemphigoid. Arch Dermatol Res. 1996;288:353–7.

Surber C, Wilhelm KP, Bermann D, Maibach HI. In vivo skin penetration of acitretin in volunteers using three sampling techniques. Pharm Res. 1993;10:1291–4.

Treffel P, Makki S, Faivre B, Humbert P, Blanc D, Agache P. Citropten and bergapten suction blister fluid concentrations after solar product application in man. Skin Pharmacol. 1991;4:100–8.

Ungerstedt U, Pycock CH. Functional correlate of dopamine neurotransmission. Bull Schweiz Akad Mad Wiss. 1974;30:44–55.

Walker J, Romualda DK, Seideman P, Day RO. Pharmacokinetics of ibuprofen enantiomers in plasma and suction blister fluid in healthy volunteers. J Pharmaceut Sci. 1993;82:787–90.

110

测量皮肤中
二氧化硅纳米颗粒

Shohreh Nafisi, Monika Schäfer-Korting,
and Howard I. Maibach

内容

al. 2016；Firooz et al. 2015；Na fi si and Maibach 2015 ；Agudelo et al. 2013a；Agudelo et al. 2013b；Tajmir-Riahi et al. 2014；Na fi si and Maibach 2016；Na fi si et al. 2016）。

关键词

二氧化硅纳米颗粒·经皮渗透·毒性

缩略词

SC　　Stratum corneum　角质层
SNPs　Silica nanoparticles　二氧化硅纳米颗粒

1 简介

　　纳米颗粒（nanoparticles），通常是指 1 ～ 100nm（或者至少有一个维度是小于 100nm）的物体。国际标准化组织将术语"纳米材料"定义为"外部尺寸属于纳米尺度，或具有纳米尺度的内部结构或表面结构的材料"（EU Commission Recommendation 2011）。当然，关于纳米颗粒的定义也有其他不同的提法。最近的一个建议，是基于表面积而不是粒径（纳米颗粒应当是具有特定的表面积 > $60m^2/cm^3$），这也恰好反映了这个参数在决定纳米材料的高反应性和毒性方面的重要性（Kreyling et al. 2010）。纳米材料可以基本分为两类：并非刻意生产的超细纳米颗粒，和按照可控的工程方式生产的工程纳米颗粒。与相同材料的大粒径形态相比较，工程纳米颗粒由于其巨大的表面积 / 体积比，会表现出显著不同的化学、物理和生物学性质，然而，这些特殊性质也可能会导致对人类健康和环境体系的不利影响（Oberdörster et al. 2005）。

　　纳米颗粒，作为传统传输载体的替代而开发出来的新型载体系统，对于化妆品和药物在皮肤上的应用显示出了重要优势。

　　纳米颗粒能够提高活性成分渗入皮肤，增加对表皮的靶向性，从而提高治疗效果，并且减少药物和化妆品的系统性吸收。由于纳米颗粒的生物相容性及其可生物降解的化学特性，它在化妆品和制药行业开创了局部有效传输药物和活性物的全新进展。目前许多物质正在研究局部给药的可行性，但其毒理学相关研究也同样非常重要（Firouz et al. 2016；Nassiri-Kashani et al. 2016；Behtash et

　　纳米颗粒可通过吸入，通过皮肤或消化道吸收，主动注射或为了药物传输植入人体内。作为人体最大的器官的皮肤，是防止环境和工作场所中产生的天然来源或工程纳米颗粒进入体内的第一道屏障。因此，在制造、使用和处理纳米颗粒期间，皮肤也可能无意中局部暴露，甚至也可能是全身系统性的暴露在这些纳米颗粒中（Proksch et al. 2008；Prow et al. 2011；Labouta and Schneider 2013）。纳米颗粒可能诱发一系列的不利于健康的不良反应：从局部损伤［例如刺激性接触性皮炎（irritant contact dermatitis）］到诱导免疫介导反应（immune-mediated responses）［例如变应性接触性皮炎（allergic contact dermatitis）和肺反应（Pulmonary responses）］，或全身系统性毒性［（例如神经毒性和肝毒性（neurotoxicity and hepatotoxicity）］（Poland et al. 2013）。

　　最近，二氧化硅纳米颗粒（Silica Nanoparticles，SNPs）因其以下列举的一些独特性质引起了广泛兴趣，例如：亲水性表面有利于静脉注射后的更延伸循环，利用丰富多样的硅烷化学技术处理而得到官能化的颗粒表面，易于大规模生产合成，以及较低的生产成本（Slowing et al. 2008；Barbe et al. 2004）。二氧化硅纳米颗粒现在已经广泛应用于化工，农业和化妆品领域（Willey 1982）。此外，二氧化硅纳米颗粒在医疗领域的应用也正在开发中，包括诊断和治疗（Tang and Cheng 2013；Tang et al. 2012），光学成像的生物标记物探针（Lee et al. 2009），缓释药物释，以及作为基因转染载体（Slowing et al. 2008）。这些医疗手段具有很多的应用可能性，包括了皮肤癌的治疗（Scodeller et al. 2013；Benezra et al. 2011；De Louise 2012）、透皮药物传输（Prausnitz et al. 2012）、经皮疫苗接种和基因传输（Bharali et al. 2005）。另外，它们还可以作为低溶解度药物的载体，并且还可以改善药物的安全性，稳定性和药效（De Villiers et al. 2009）。随着二氧化硅纳米颗粒的日益商业化，我们人体暴露于这些材料的可能性也日益增加，所以，关于二氧化硅纳米颗粒毒理学方面的研究也变得非常必要。

本综述的主要目的就是总结回顾了目前关于二氧化硅纳米颗粒在经皮渗透的十个重要参数方面的技术现状，同时旨在提高科学家以及生产制造商对于这些二氧化硅纳米材料的毒理作用的认识。这种综述的重要性可追溯到二战时的军事研究当中的经皮渗透研究的传统，其聚焦于一步渗透模型（Tregear 1996）。这些工作纠正了一些错误观念（例如，皮肤基本上是不具有渗透性的）；随后的体内和体外的化学实验也观察到了一种更复杂的渗透模型，其渗透的每个步骤都可能在临床上与关于纳米毒性的讨论高度相关。

2 二氧化硅

二氧化硅，亦称为硅石，是一种硅的氧化物，化学式为 SiO_2，也是自然界中最常见的元素，广泛分布于各种灰尘、砂砾、小行星和行星当中（佐治亚州立大学，Hyperphysics）。二氧化硅可分为结晶形和无定形两大类。不同形式的二氧化硅及其性质可见表 1。

2.1 结晶二氧化硅

微米级结晶二氧化硅（crystaline silica），是土壤，沙子，花岗岩和许多其他矿物的基本成分（Iier 1979；Unger 1979）。二氧化硅暴露可以对相关操作人员构成严重威胁，已经被列为人类肺癌致癌物（OSHA 2002）。

2.2 无定形二氧化硅

除生物硅藻土外，无定形二氧化硅（amorphous silica）一般都是合成制得的，由直径小于 1μm 的最小基本颗粒或结构单元组成。由于其特殊的表面积，孔隙性质，容积密度等物理化学性质，无论是合成的还是天然的无定形二氧化硅都是非常重要的材料，拥有各种技术应用场景（Iier 1979；IMA Europe 2014）。

2.2.1 天然无定形二氧化硅

硅藻，是一种极其微小的单细胞真核藻类，几乎在地球上每个水生栖息地里，都可以找到它。而这些硅藻的细胞壁，就是由二天然无定形氧化硅（natural amorphous silica）（水合二氧化硅）构成的（Iier 1979；IMA Europe 2014）。

2.2.2 合成无定形二氧化硅

不同的合成无定形（非结晶）二氧化硅（synthctic amorphous silica，SAS）颗粒具有很大的几何表面比（表 1）（Iier 1979）。合成无定形二氧化硅颗粒通常被认为是安全的，没有或仅有极小的慢性影响。然而，伴随着各种形式的非结晶态二氧化硅颗粒，特别是纳米尺寸颗粒，越来越多地被人们使用，我们需要更加彻底地研究其可能带来的健康影响（Choi et al. 2008；Fruijtier-Polloth 2012）。根据其生物医学应用，这些合成无定形二氧化硅颗粒可以被归为介孔的或无孔的（Tang and Cheng 2013）。

气相二氧化硅

气相二氧化硅（pyrogenic or fumed silica），是一种表面积很大而堆积密度极低的粉末，一般通过热处理合成制得，由无定形二氧化硅颗粒融合成具有支链状三维结构的二级颗粒组成，这些二级颗粒还可以聚结形成三级颗粒（Iier 1979；Willey 1982）。气相二氧化硅在 OSHA，ECETOC 或 NTP（ECETOC 2006）中，并未被列为致癌物。由于气相二氧化硅极其微小，可以很容易地在空气中散播，造成刺激性的吸入风险（Otterstedt and Brandreth 1998）。

沉淀的无定形二氧化硅

沉淀的无定形二氧化硅（precipitated amorphous silica），是一种由初级二氧化硅颗粒凝结而成的三维网络结构，通常由湿法制备而成，在物理化学危害方面，目前未被列为危险物质（Iier 1979；ECETOC 2006）。

硅胶

硅胶（silica gel），亦称为二氧化硅气凝胶或水合二氧化硅，是一种白色松粉末，或者是在液相中由细小的无定形的球形颗粒乳形成的白色悬浮

表1 不同形式的二氧化硅、包括结晶二氧化硅、天然无定形二氧化硅和合成无定形二氧化硅

二氧化硅形式		合成方法	尺寸	表面积	应用	参考文献
1.结晶二氧化硅		—	0.5~3μm	9.4m²/g	制造玻璃、磨料、陶瓷、搪瓷、精炼、模具铸件	Iier1979; Unger 1979
2.无定形二氧化硅	2.1 天然无定形二氧化硅	—	0.5~2μm	高孔隙度	过滤剂，磨料，吸水材料，工业填料	Iier1979; ECETOC 2006; IMA Europe 2014
	2.2 合成无定形二氧化硅（SAS） 2.2.1 气相二氧化硅	热处理制备	5~50nm	50~600m²/g 无孔 低堆积密度	减少皮肤油腻感，提高防晒能力，改善储存，稳定乳液，温度和稳定性	Iier1979；Willey 1982；ECETOC 2006
	2.2.2 沉淀的无定形二氧化硅	湿法制备	5~100nm	30~500m²/g 多孔	橡胶和塑料，清洁剂，增稠剂，牙膏中的抛光剂，食品加工，抗结块药物添加剂，吸水材料，聚合物薄膜中的防粘剂	Iier 1979; ECETOC 2006
	2.2.3 硅胶	湿法制备	30~100nm	800m²/g 多孔	无碳纸中的磨料，澄清剂和催化剂，干燥剂，色谱中的固定相，防结块剂，助滤剂，乳化剂，粘度控制剂，抗沉降剂	Iier 1979; ECETOC 2006; IMA Europe 2014
	2.2.4 无孔二氧化硅纳米颗粒	不同的合成方法	50~2 000nm 可控制的球体大小	无孔和多孔 可控制的表面特性	在光刻、光学传感器、药物传输、基因传输、分子成像等技术中使用的膜	Stober and Fink 1968; Xia et al. 2000; Tang and Cheng 2013
	2.2.5 介孔二氧化硅纳米颗粒（MSNs）	不同的合成方法	2~50nm 可控制的孔径和形态	高表面积（>1 000m²/g） 多孔 高孔容（0.5~2.5cm³/g） 高载药能力	受限空间催化；声学，热学和电绝缘；酶固定，药物传输系统；基因转染试剂 成像模式技术，骨组织再生	Tang et al. 2012; Slowing et al. 2010; Wan and Zhao 2007; Hoffman et al. 2006; Garcia-Bennett. 2011; Vallet-Regi et al. 2007; Lou et al. 2008; Liu et al. 2011
	2.2.6 作为其他纳米颗粒的宿主的二氧化硅	—	—	—	医学成像、药物传输	Piao et al. 2008

液。硅胶，一般是无臭，无味，无毒的，可以通过湿法工艺制备而得（Iier 1979；ECETOC 2006；IMA Europe 2014）。

无孔的二氧化硅纳米颗粒

无孔的二氧化硅纳米颗粒（nonporous silica nanoparticles），或单分散的二氧化硅小球（monodisperse silica spheres）（直径范围为 50 ～ 2μm），第一次是通过 Stöber 法制备而成（Stober and Fink 1968），这种方法是将四烷氧基硅烷加入到含有低摩尔质量浓度的乙醇和氨的过量水中。这些颗粒是多孔的或无孔的，而且这些孔并不是随机形成的，而是与其内在的固有属性有关（Van Blaadern et al. 1992；Xia et al. 2000）。随后，一系列基于不同的硅酸酯，醇，体积比和反应条件的合成方法被开发出来，进而可以更好地控制二氧化硅纳米颗粒的大小，形状和表面特性（Zhang et al. 2003；Xia et al. 2000；Tang and Cheng 2013）。用于治疗和诊断的单分散二氧化硅小球的生物医学应用，可以根据传送的活性物质进行分类：用于小分子药物，蛋白质或光敏剂的药物传输；基因传输；通过引入可以形成反差的造影剂进行的分子成像。另外，无孔硅胶纳米颗粒还可以通过包裹或共轭作用来传输物质（Tang and Cheng 2013）。

介孔二氧化硅纳米颗粒

介孔二氧化硅纳米颗粒（mesoporous silica nanoparticles，MSNs）的特点，就在于它们的中孔（孔径为 2 ～ 50nm）。基于物理或化学吸附作用，这种颗粒广泛应用于传输活性载荷。这种颗粒被合成为有序的或具有中空 / 摇铃型介孔的二氧化硅结构。在 20 世纪 90 年代早期首次报道，可以通过利用表面活性剂作为结构导向剂（SDAs），得到具有有序孔径以及长程有序孔结构的有序介孔二氧化硅纳米颗粒（Kresge et al. 1992）。从此，介孔二氧化硅纳米颗粒的大小，形态，孔径和结构，可以被人为设计，而且合成过程也可以自由控制（Wan and Zhao 2007；Hoffman et al. 2006；Slowing et al. 2010；Garcia-Bennett 2011；Tang et al. 2012）。由于可以利用表面活性剂种类的多样性，以及对溶胶 - 凝胶化学的深入研究，现在人们已经开发出具有各种不同结构（例如，MCM，SBA，MSU，KIT-1 和 FSM）的有序介孔二氧化硅纳米颗粒。迄今为止，有关有序介孔二氧化硅纳米颗粒在药物传输和癌症治疗应用的大多数研究都是基于 MCM-41、MCM-48 和 SBA-15（Tang et al. 2012）。从现在的体内、体外研究中，可以推导出这些有序介孔二氧化硅颗粒并不具有毒性（Garcia-Bennett 2011；Vallet-Regi et al. 2007；Chen et al. 2013）。具有间隙空心空间和中孔外壳结构的中空 / 摇铃型介孔二氧化硅颗粒，拥有很低的密度和很大的比表面积，这无疑对于开发出具有非常高的负载能力的新一代给药系统是非常理想的特点。目前，已经报道了好几种合成方法（通过调整合成过程中表面活性剂的组成和浓度）来制备具有不同尺寸和颗粒形态的空心和摇铃型颗粒。表面化学在细胞相互作用和相关毒性中起着关键作用（Tang et al. 2012）。另外，人们也在积极探索这些颗粒在酶固定，固定空间催化以及声学，热学和电绝缘等方面的应用（Lou et al. 2008；Liu et al. 2011）。

作为其他纳米颗粒的宿主的二氧化硅

二氧化硅还可以作为其他功能性纳米颗粒（例如，金纳米颗粒，量子点 QDs 和氧化铁纳米颗粒）的宿主，形成杂合纳米颗粒。Piao 研究组对这类重要的硅基杂合纳米药物进行了全面回顾（2008 年）。超微多模态二氧化硅纳米颗粒（康奈尔点，C 点）用于晚期黑素瘤靶向诊断的首个人体临床试验，已经通过 FDA 的批准（Benezra et al. 2011；Friedman 2011）。

3 二氧化硅纳米颗粒的经皮渗透

皮肤，是一种由几个高度组织化的不同的层构成成独特的屏障，其中还包括一些附属器官，如毛囊和汗腺以及皮脂腺。皮肤由从外到内的 3 层组成：表皮、真皮和皮下组织。然而，从渗透角度来看，表皮和真皮是最重要的。表皮的最外层是角质层，而皮肤的屏障功能主要归因于角质层（Bouwstraa et al. 2003；Prausnitz et al. 2012）。根据化合物的物理化学性质，已经明确了穿过皮肤的 4

条途径：细胞间、跨细胞，以及通过毛囊和汗腺吸收（Scheuplein 1967）。皮肤和其渗透途径的简化示意图如图1所示。经皮吸收是一个动态过程，渗透剂在可能进入体内系统之前，会和皮肤的许多组分发生相互作用。准确评估纳米颗粒的渗透极具挑战性，其结果取决于经皮渗透（percutaneous penetration）的10个参数：①纳米颗粒的物理化学性质；②载体效应；③暴露面积、剂量、时间和频率；④分配系数；⑤亚解剖路径（皮肤附属物）；⑥皮肤表面状况；⑦其他的皮肤穿透和渗入的因素；⑧皮肤表面脱落，脱屑和洗涤效果；⑨渗透物被移除和光化学转化；⑩评估吸收和毒性的方法，这一点和结果也是高度相关的。这些都是在评估纳米颗粒及皮肤暴露的潜在风险的时候需要考虑的问题。了解二氧化硅纳米颗粒的皮肤渗透能力以及可能的毒理学结果是非常重要的（Ngo et al. 2012）。后面的内容，将会基于以上十个影响经皮渗透的相关性质，对于经皮应用的二氧化硅纳米颗粒有关的实验进行回顾。文献资料汇总见表2。

3.1 二氧化硅纳米颗粒的物理化学性质

渗透剂的物理化学性质可能是影响渗透的最常见的因素，因为这些性质可以影响与皮肤组分（细胞层，细胞膜，脂质）的相互作用，以及纳米颗粒渗透或释放相关成分进入皮肤的程度。纳米颗粒渗透的物理化学性质的影响因素，类似于影响化学物质穿透皮肤的那些主要因素，通常包括纳米颗粒的尺寸、附聚/团聚程度、形状、晶体结构、化学组成、表面化学性质、表面电荷、孔隙率、剂量、暴露时间和制剂，这些都是影响纳米颗粒的皮肤渗透性和毒性的主要因素（Poland et al. 2013；Thurn et al. 2007；Ngo et al. 2012）。

已有不少实验专门研究了二氧化硅纳米颗粒的物理化学性质与经皮渗透之间的关系（表2）。

最近也有实验专门研究了不同尺寸、表面带正电荷或负电荷的二氧化硅纳米颗粒（单位尺寸，从291±9nm到42±3nm）和皮肤渗透之间的关系。

尽管二氧化硅颗粒在进入生理环境后会发生部分聚集，但这些颗粒按照尺寸依赖性地会被皮肤细胞摄取，另外，尺寸超过75nm的二氧化硅纳米颗粒无法穿透人体皮肤。尽管事实上大部分带正电荷的颗粒会发生聚集而导致较低的内化率，尤其当通过原生代皮肤细胞的时候，这种情况会更加明显（Rancan et al. 2012），但在体外实验中，细胞对于表面带正电荷基团的颗粒的摄取还是增加了。

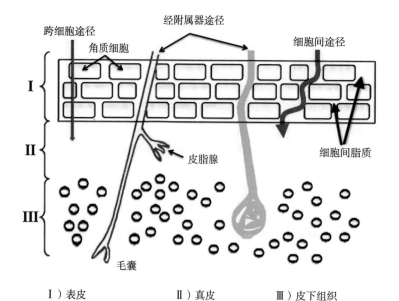

图1 皮肤和其渗透途径的简化示意图

跨细胞途径　经附属器途径　细胞间途径

角质细胞

I

II　皮脂腺

III　　细胞间脂质

毛囊

Ⅰ）表皮　　　　　Ⅱ）真皮　　　　　Ⅲ）皮下组织

表 2　关于二氧化硅纳米颗粒的物理化学性质、毒性和经皮渗透的文献数据汇总

	研究问题	研究类型	结果	作者（年份）
渗透剂的物理化学性质	二氧化硅纳米颗粒（7 和 10～20nm）	体外：	二氧化硅纳米颗粒（7 和 10～20nm）降低 CHKs（人角质形成细胞）的细胞活力，而且降低作用呈剂量依赖性	Park et al. 2010
	细胞毒性	人类角质形成细胞系 HaCaT	无刺激（二氧化硅纳米颗粒；500μg/ml）	
	急性皮肤毒性	人体皮肤等效模型（HSEM）	无急性皮肤刺激	
	皮肤刺激性	体内：兔子；Draize 测试		
	二氧化硅纳米颗粒（20 和 100nm）；带负电（NC），带弱负电（WNC）	体外：	带负电的二氧化硅纳米颗粒（20nm），比带负电的二氧化硅纳米颗粒（100nm）更具毒性	Park et al. 2013
	细胞毒性	人类角质形成细胞系 HaCaT	带负电的二氧化硅纳米颗粒（20nm）比带弱负电的二氧化硅纳米颗粒（20nm）毒性更大	
	氧化自由基生成	细胞间氧化自由基	没有刺激	
	皮肤刺激性	人体皮肤的等效模型上 EpiDerm 皮肤刺激性实验	无光毒性	
	皮肤光毒性	小鼠 3T3 成纤维细胞的 3T3 中性红 NRU 光毒试验	没有敏感	
	皮肤致敏性	体内：小鼠，局部淋巴结测定（LLNA）		
	二氧化硅纳米颗粒（70、300 和 1 000nm）	体外：	二氧化硅纳米颗粒（70nm）；活性氧自由基水平升高，DNA 损伤	Nabeshi et al. 2011a
	Zeta 电位：	LDH（脱氢乳酸酶）释放测定		
	二氧化硅纳米颗粒（70nm），−21.6±4.5mV	人类角质形成细胞系 HaCaT	二氧化硅纳米颗粒 70 介导的细胞效应所发生的内吞作用	
	二氧化硅纳米颗粒（300nm），−31.3±6.5mV			
	二氧化硅纳米颗粒（1 000nm），−37.7±4.6mV			
	氧化自由基生成；DNA 损伤			
	二氧化硅纳米颗粒（42±3～291±9nm）；表面为正电荷和负电荷	体外：人角质形成细胞系 HaCaT，树突状细胞	表面带正电荷的二氧化硅纳米颗粒可以增强体外细胞摄取	Rancan et al. 2012
	Zeta 电位：		颗粒被皮肤细胞摄取，并和颗粒尺寸相关	
	二氧化硅纳米颗粒（42nm），−22±3mV	体内：氰基丙烯酸酯皮肤剥离（CSSS）	在表皮和树突状细胞中发现二氧化硅纳米颗粒（42±3nm）	
	二氧化硅纳米颗粒（75nm），−45±4mV			
	二氧化硅纳米颗粒（200nm），−56±5mV		二氧化硅纳米颗粒（>75nm）穿透被人体皮肤阻挡	

续表

研究问题	研究类型	结果	作者（年份）
二氧化硅纳米颗粒（300nm），−48±2mV	体内：氰基丙烯酸酯皮肤剥离（CSSS）	二氧化硅纳米颗粒（＞75nm）穿透被人体皮肤阻挡	Rancan et al. 2012
细胞摄取			
皮肤渗透			
二氧化硅纳米颗粒（30、48、118和535nm）	体外：小鼠角质形成细胞HEL-30	所有尺寸的二氧化硅纳米颗粒被摄入细胞内，定位于细胞质中	Yu et al. 2009
细胞摄取，定位	LDH释放测定	30和48nm的二氧化硅纳米颗粒（100μg/ml），比118和535nm颗粒毒性更大	
氧化自由基形成		氧化自由基形成，在对照组和暴露的细胞之间未显示任何显著变化	
细胞毒性		暴露于30和48nm二氧化硅纳米颗粒时，LDH释放与剂量和颗粒尺寸相关	
		对于118或535nm二氧化硅纳米颗粒，没有LDH释放	
荧光无孔二氧化硅（10～200nm）；不同的电荷	体外：正常人皮肤成纤维细胞	最小的颗粒；强烈且快速的细胞毒性	Quignard et al. 2012
Zeta电位：			
二氧化硅纳米颗粒（40nm），56±5mV			
二氧化硅纳米颗粒（200nm），50±4mV			
二氧化硅纳米颗粒（10nm），42±4mV		带负电的胶体呈现基因毒性效应（10nm）	
二氧化硅纳米颗粒（10nm），−18±4mV			
细胞毒性			
遗传毒性			
单分散二氧化硅纳米颗粒（80和500nm）	体外：正常人皮肤成纤维细胞	二氧化硅纳米颗粒（80nm）更强烈地影响细胞活力，线粒体膜电位	Zhang et al. 2010
Zeta电位：		两种颗粒在短时间内进入成纤维细胞	
二氧化硅纳米颗粒（80nm），−5.2±0.2mV			
二氧化硅纳米颗粒（500nm），−9.8±1.2mV		无论颗粒大小如何，细胞黏附，迁移都因二氧化硅纳米颗粒的摄取而受到影响	
在含有10%FBS的培养基中			
细胞毒性，细胞摄取			
二氧化硅纳米颗粒（30、70、100、300和1 000nm）	体内：小鼠	二氧化硅纳米颗粒（不同大小）穿透皮肤屏障，诱发各种免疫效应，过敏性疾病；特应性皮炎	Hirai et al. 2012；Takahashi et al. 2013

渗透剂的物理化学性质（行标题，位于最左列，跨多行）

续表

研究问题	研究类型	结果	作者（年份）
渗透剂的物理化学性质 Zeta 电位：	耳厚度测量	伴随这二氧化硅纳米颗粒的颗粒大小减少，IL-18 和 TSLP 的产生增加，导致全身性 Th2 应答，由 Dp 抗原诱导的特应性皮炎的病症加剧	Hirai et al. 2012；Takahashi et al 2013
二氧化硅纳米颗粒（30nm），−14.0 ± 0.3mV	组织病理学分析		
二氧化硅纳米颗粒（70nm），−19.5 ± 1.0mV			
二氧化硅纳米颗粒（100nm），−24.3 ± 0.5mV			
二氧化硅纳米颗粒（300nm），−25.8 ± 0.7mV			
二氧化硅纳米颗粒（1 000nm），−33.2 ± 1.4mV			
皮肤渗透			
皮肤过敏性疾病			
用双功能甲氧基封端和 PEG 包被的二氧化硅纳米颗粒（7nm）	体内：小鼠，M21 黑素瘤异种移植小鼠	特定的肿瘤靶向	Benezra et al. 2011
对肿瘤的影响		高亲和力 / 结合	
		有利的肿瘤与血液的停留时间比率	
		肿瘤选择性增强	
		更长期的药代动力学清除	
功能化的介孔二氧化硅（FMS；30nm）与 CTLA4 的单克隆抗体（mAb）结合物	体内：通过表皮注射来自 SW1 克隆细胞在小鼠上建立的黑素瘤	功能化的介孔二氧化硅 - 抗 CTLA4 比单独抗 CTL4，具有更高的抗肿瘤活性	Lei et al. 2010
抗肿瘤活性		无毒性	
释放动力学			
载体效应 水提或 65% 乙醇提金纽扣花（Spilanthes）提取物中二氧化硅微粒（3μm）的在皮肤中的传输	离体：人体皮肤经皮吸收	二氧化硅纳米颗粒（3μm）可以穿透活表皮	Boonen et al. 2011
皮肤渗透		65% 乙醇作为提取介质，颗粒可以到达真皮	
亲脂荧光探针的经皮传输：使用负电荷卵磷脂和带正电荷的油胺涂层的二氧化硅纳米颗粒，来传输全反式维生素 - 吖啶橙 10- 壬基溴（AONB）	离体：猪皮肤经皮吸收	全反式视黄醇 -AONB 的皮肤潴留和渗透到上部真皮的深度增加	Ghouchi-Eskandar et al. 2009a
通过二氧化硅纳米颗粒涂覆的亚微米水包油乳液，经皮传输全反式维生素	离体：猪皮肤经皮吸收	从水包油乳液中持续释放并且靶向皮肤传输全反式视黄醇	Ghouchi-Eskandar et al. 2009b

	研究问题	研究类型	结果	作者（年份）
载体效应	使用脂质纳米粒子和胶体二氧化硅，经皮传输槲皮素	体内：人体皮肤经皮吸收；胶带粘贴	扩散增加至角质层	Scalia et al. 2013
	使用 MCM-41（未处理或辛基官能化的），经皮传输槲皮素	体外：DPPH 测定	由 MCM-41 包裹后槲皮素的传输效率提高	Berlier et al. 2013a
	使用 NH₂-MCM-41，经皮传输芦丁	体外：	在猪皮肤中得到更大的积累量	Berlier et al. 2013b
	扩散	DPPH 测定	保持抗氧化性能	
	抗自由基活性	离体：猪皮肤经皮吸收	更好的活性和光稳定性	
	紫外线照射			
	皮肤渗透			
	使用 MCM-41，经皮传输 Trolox	体外：	包裹在 MCM-41 中的 Trolox 更缓慢释放	Gastaldi et al. 2012
	光降解	释放	形成复合物，尤其是在 O/W 乳液中，光稳定性增加	
	抗自由基活性	DPPH 测定	Trolox 的自由基清除活性不变	
	使用在乳化凝胶中配制的 MCM-41，经皮传输甲氧基肉桂酸辛酯（OMC）	体外：释放	乳化凝胶中的释放率增加	Ambrogi et al. 2013
	释放		更大的光保护范围，防晒光稳定性提高	
	光稳定性			
	作为卡铂佐剂，固定在二氧化硅纳米颗粒上的透明质酸酶	体内：携带 A375 人黑素瘤的小鼠	与未固定的透明质酸酶相比，使用二氧化硅纳米颗粒透明质酸酶可以让肿瘤体积减小的更多	Scodeller et al. 2013
	抗肿瘤			
	使用二氧化硅纳米复合材料，经皮传输咖啡因	离体：猪皮肤经皮吸收	渗透减少并且延迟	Pilloni et al. 2013
	皮肤渗透研究			
暴露面积，剂量，时间和频率	暴露于 SAS 纳米颗粒喷雾环境中的消费者的皮肤渗透	消费者暴露模型	基本没有皮肤渗透	Michel et al. 2013
		环境暴露建模	低毒	
			没有系统性暴露	
分配系数	二氧化硅纳米颗粒（70、300 和 1 000nm）	体外	体外发现致突变活性	Nabeshi et al. 2011b
	Zeta 电位：	人类角质形成细胞系 HaCaT		
	二氧化硅纳米颗粒（70nm），-21.6±4.5mV	DNA 损伤（彗星试验）	二氧化硅纳米颗粒（70nm）可以穿透角质层，进入皮肤、淋巴结、肝脏、大脑皮层和海马体	
	二氧化硅纳米颗粒（300nm），31.3±6.5mV	致突变性测定（Ames 测试）		

续表

	研究问题	研究类型	结果	作者（年份）
分配系数	二氧化硅纳米颗粒（1 000nm），-37.7 ± 4.6mV	体内：小鼠 BALB/c	二氧化硅纳米颗粒（70nm）可以穿透角质层，进入皮肤、淋巴结、肝脏、大脑皮层和海马体	Nabeshi et al. 2011b
	细胞定位			
	细胞毒性			
	皮肤渗透			
	系统效应			
	二氧化硅纳米颗粒（70nm）	体内：小鼠	在小鼠角质形成细胞层，朗格汉斯细胞和真皮中，可以观察到二氧化硅纳米颗粒（70nm）	Tsunoda et al. 2011
	（没有关于 Zeta 电位或电荷的信息）		3 天后，在颈部淋巴结细胞中检测到二氧化硅纳米颗粒	
	皮肤渗透			
	系统效应			
亚解剖路径（皮肤附属器官）	氧化硅（300 ～ 1 000nm）	体外：来自高加索男性的人体鬓毛和终毛；猪毛囊	646nm 二氧化硅纳米颗粒是最佳毛囊渗透颗粒尺寸	Lademann et al. 2009
	（没有关于 Zeta 电位或电荷的信息）		最佳粒径和毛发和毛囊的结构相当	
	毛鳞片厚度对毛囊渗透的影响			
皮肤表面状况	AHAPS- 二氧化硅（55 ± 6nm）	体内：SKH1 小鼠	没有观察到 AHAPS- 二氧化硅穿透皮肤发生渗透	Ostrowski et al. 2014
	（没有关于 Zeta 电位或电荷的信息）		皮下注射后，AHAPS- 二氧化硅被巨噬细胞吞入，并转运至局部淋巴结	
	完好皮肤上、胶带粘贴后、以及发炎皮肤上的皮肤渗透		对细胞和组织没有不良影响	
	皮下注射			
经皮吸收或扩散的其他影响因素	没有研究			
皮肤表面脱落，剥脱和洗涤效果	没有研究			
渗透物移除和光化学转化	没有研究			
测定吸收和毒性的方法	没有研究			

毛囊（hair follicle），可以视为药物和化学品进入皮肤的一个重要分流路径（Otberg et al. 2008）。在针对122～1000nm的纳米颗粒的体外研究中发现，与那些更小或更大的粒子相比，粒径在400～700nm范围内的颗粒在猪的毛囊中具有最佳穿透深度。另外，根据其尺寸，纳米颗粒可以达到毛囊内不同深度和不同目标结构（Patzelt et al. 2011）。对于尺寸在300～1 000nm范围内的单一氧化硅颗粒，300和646nm大小之间的颗粒的毛囊穿透深度有所增加，而对于大于646nm的颗粒，其毛囊穿透深度有所减少（Lademann et al. 2009）。由此可以得出结论，最深渗透的最佳颗粒尺寸和毛发的表面结构大致相当。

通过穿透皮肤屏障（skin barrier），无定形二氧化硅纳米颗粒可以诱导各种免疫反应和过敏性疾病例如特应性皮炎（atopic dermatitis，AD），这就如同给NC/Nga小鼠入耳皮内注射螨抗原（Dp）加二氧化硅颗粒（单个颗粒单位直径：30～1 000nm），可以导致特应性皮炎样皮损。与单独使用Dp抗原相比，Dp抗原和二氧化硅颗粒共同诱导的致敏性以及特应性皮炎症状更加严重，而且这种严重程度和二氧化硅颗粒呈尺寸依赖关系。这些临床症状与总的IgE和Dp抗原特异性IgE的过度诱导相关，也与皮损中IL-18和胸腺基质淋巴细胞生成素（TSLP）的诱导相关，从而导致系统性Th2应答（Hirai et al. 2012；Takahashi et al. 2013；见表2）。

Park等（2013）研究了带负电荷NC和带弱负电荷WNC-二氧化硅纳米颗粒（20和100nm大小）对于角质形成细胞所产生的细胞毒性，以及如何影响活性氧自由基（reactive oxygen species，ROS）的形成。与较大尺寸（100nm）的NC-二氧化硅纳米颗粒相比，小尺寸的颗粒会表现出更大的毒性，并且NC-二氧化硅纳米颗粒（20nm）比相同大小的WNC-二氧化硅纳米颗粒（20nm）表现出更大的毒性。但是，并没有观察到皮肤刺激和接触致敏现象（Park et al. 2013）。与较大的二氧化硅纳米颗粒（单个颗粒单位为300和1 000nm）相比，直径为70nm的二氧化硅纳米颗粒对于氧自由

基（ROS）的诱导能力更高，进而导致HaCaT细胞（HaCaT cells）（一种自发转化的人角质形成细胞系）的DNA损伤（Nabeshi et al. 2011a）。同时，HaCaT细胞的增殖被抑制，而且这种抑制呈剂量和颗粒尺寸依赖性（Nabeshi et al. 2011b）。对于人类真皮成纤维细胞，单位直径为80和500nm的单一颗粒二氧化硅纳米颗粒会损伤它的黏附和迁移能力，但尺寸为80纳米的二氧化硅颗粒对细胞活性和线粒体膜电位的影响更大（Zhang et al. 2010）。此外，小鼠角质形成细胞（HEL-30）中对无定形二氧化硅纳米颗粒（30、48、118和535nm）的细胞摄取和定位似乎与颗粒大小无关。然而，在30和48nm纳米颗粒的高浓度（100μg/ml）暴露下时，可以观察到剂量依赖性的乳酸脱氢酶（LDH）释放和明显的细胞毒性。但是对于更大的纳米颗粒暴露没有观察到乳酸脱氢酶（LDH）释放。仅在30nm大小的二氧化硅纳米颗粒的浓度为50μg/ml或更高浓度的条件暴露下，细胞的氧化还原电位（GSH水平）会明显降低（Yu et al. 2009）。在正常的人真皮成纤维细胞中研究了荧光标记无孔二氧化硅纳米颗粒（单位直径：10～200nm）随着电荷不同（阴性和阳性）产生的不同影响。二氧化硅纳米颗粒的摄取是通过荧光光谱（fluorescence spectroscopy）和透射电子显微镜（TEM）测定的。结果发现，最大的颗粒是不会影响细胞功能的。在成纤维细胞的外部和内部，观察到带负电或带正电的较小的二氧化硅纳米颗粒发生大范围的聚集。对于小粒径二氧化硅纳米颗粒，无论带何种电荷，成纤维细胞的细胞活力均受到很大伤害，并且暴露于直径为10nm的带负电荷的粒子导致基因毒性的产生。荧光读数显示带正电荷的二氧化硅纳米颗粒（＞40nm）会以聚集体的方式进入细胞，随后位于内吞小泡中的二氧化硅纳米颗粒的大小会显著下降，并且随后的胶质和可溶性颗粒的释放也不会影响细胞功能（Quignard et al. 2012）。总之，无定形二氧化硅纳米颗粒的颗粒尺寸和携带的电荷形状对其生物效应均有明显影响，而小于100nm的颗粒的毒性更大（表2）。

此外，二氧化硅纳米颗粒的表面积可能在其

毒性中起了关键作用，这可能与这些颗粒和生物环境的界面接触有关（Elias et al. 2000；Waters et al. 2009；Napierska et al. 2010），并且也和这些颗粒可以在蛋白质表面形成"蛋白质冠状物"（protein corona）有关。即使是很小的表面修饰也会改变其生物效应，而表面官能化（例如和特异性配体的结合）允许纳米颗粒靶向结合在特定的细胞群和亚细胞成分上。此外，蛋白吸附后形成的蛋白质冠状物可以改变其渗透的程度和深度以及细胞毒性（Oberdörster et al. 2005）。为了在异种移植小鼠模型中靶向到达 M21 黑素瘤，可以在多型二氧化硅纳米颗粒的表面，用双官能甲氧基封端的聚乙二醇（polyethylene glycol，PEG）链（0.5kDa；7nm）进行包裹。非癌细胞对电中性的聚乙二醇（PEG）官能化的二氧化硅纳米颗粒的摄取较差，而双官能团则靶向 RGDY 肽从而附着在用 [124]I 标记的整联蛋白上（Benezra et al. 2011）。在另一项研究中，一种尺寸为几十纳米的刚性、均匀、具有开放性几何形状纳米孔的官能化介孔二氧化硅颗粒，被用于加载与 CTLA4 结合的单克隆抗体（mAb），其中 CTLA4 是一种在黑素瘤中过表达的免疫调节分子（Leach et al. 1996）。蛋白质自发地包载在介孔二氧化硅颗粒中，并且可以通过官能团和孔径来控制所携带的蛋白质的释放。和全身系统给药的游离抗体相比，这种方法增强了对肿瘤生长的抑制作用（Lei et al. 2010；表 2）。当然，需要进一步的研究来评估在经皮使用时，mAb 上表面改性的纳米颗粒对渗透性和毒性的影响，因为这些肽在人类皮肤中会被蛋白酶迅速降解（Do et al. 2014）。

3.2 载体效应

克服皮肤屏障的一般方法是使用渗透增强剂或纳米颗粒，来促进药物通过角质层扩散到活的表皮和真皮。化合物的真皮吸收，会受到载体的溶解度以及化合物在载体和皮肤之间分配系数的影响。更易溶于水的活性物在水溶性载体中，那么透过富含脂质的角质层的量就会极其有限。另外，载体的 pH 可能会影响到所载化合物的电离状态和分配到角质层的速率（Ngo et al. 2012）。它还会影响到胶

体稳定性和团聚状态，进而可能改变渗透动力学。经皮涂抹后，药物渗透行为的载体依赖效应已被广泛研究（Smith and Maibach 2006）。人们关于纳米颗粒对渗透具有普遍性增强的影响，也有越来越多的理解（Korting and Schäfer-Korting 2010；Alnasif et al. 2014）。

油基微乳液，溶剂或表面活性剂（称为促渗剂，促进剂，佐剂或吸收促进剂），是通过减少药物与皮肤组分的结合和相互作用，从而发挥作用的（Ngo et al. 2012）。对于二氧化硅颗粒，皮肤渗透研究表明，二氧化硅微粒（3μm）可以穿透活表皮，并且如果配制在 65% 的乙醇介质中时，甚至可以到达真皮。这充分显示了二氧化硅微粒所呈现的载体效应（vehicle effcts）（Boonen et al. 2011）。

纳米乳液（nanoemulsions），是油分散在水中所形成的，并已用于增强亲水性或亲脂性物质的渗透。纳米乳液是透明的，其微小的尺寸和亲水性的外相可以促进活性成分穿过角质层（Nohynek et al. 2007）。Eskandar 及其合作者研究了使用二氧化硅纳米微粒包被的亚微米水包油乳剂来稳定并提高亲脂性的视黄醇和一种荧光染料［吖啶橙 10- 壬基溴（acridine orange 10-nonyl bromide）］的皮肤渗透。通过分别添加卵磷脂（lLectin）和油胺（oleylamine），达到诱导乳液的负电荷和正电荷。这两种配方制剂都增强了维生素对抗紫外线照射带来的降解，并且改善了可控制释放。另外与对照的游离药剂相比，这两种配方制剂显著增强了两种药剂在离体猪皮肤的渗透。在使用带正电荷的配方制剂时，渗透甚至可以到达真皮的上层，而没有发现药物的明显渗透（Ghouchi-Eskandar et al. 2009a, b）。此外，通过冷冻干燥制备的固态纳米颗粒包裹乳剂，可以显著增强维生素稳定性（Ghouchi-Eskandar et al. 2012；表 2）。

黄酮类化合物（flavonoids），例如槲皮素（ouercetin）和芦丁（rutin），由于其良好的抗氧化性和自由基清除性质而被用于经皮涂抹的化妆品和药物产品中，但由于其理化稳定性较差，其应用受到了很大限制。在以人为志愿者测试当中，在乳液中加入胶体二氧化硅（平均粒径：486nm），显著

增加了槲皮素对角质层的渗透，可以达到应用剂量的 26.7±4.1%，而且在用胶带粘贴取样中发现这种渗透增强的在角质层深层中更明显。同时，可在人角质层的中间区域中检测到二氧化硅颗粒，可见，这些颗粒是作为槲皮素的载体存在的（Scalia et al. 2013）。介孔二氧化硅（MCM-41）被广泛推荐作为能够改善药物渗透性和性能的载体。槲皮素可以与普通或辛基官能化的 MCM-41 形成的复合物，这种机制是基于 Si-OH 与槲皮素之间形成氢键并可通过辛基官能化改性来进一步增强。通过把槲皮素固定在辛基官改性的二氧化硅颗粒上，可增加槲皮素的稳定性，同时不会破坏其抗氧化效力，为介孔复合材料在皮肤护理领域和局部产品中的创新应用开辟了全新道路（Berlier et al. 2013a）。此外，将芦丁固定在氨基丙基二氧化硅（NH2-MCM-41）孔中，即可提高了芦丁的抗紫外线降解能力，也增加了在离体猪皮中的累积，同时保持了芦丁的抗氧化性质（Berlier et al. 2013b）。甲氧基肉桂酸辛酯（octyl methoxycinnamate），是一种广泛使用的高效的紫外线过滤剂，但是却具有光敏性［光不稳定性（photo-instability）］，以及潜在的皮肤渗透性。为了改善其光稳定性和安全性，将甲氧基肉桂酸辛酯包埋在介孔硅酸盐 MCM-41 的孔中，然后堵住孔开口，并且将装载的纳米颗粒加入油基化妆品制剂中，从而可以得到更广谱的光保护范围，而且防晒光稳定性也可以显著改善（Ambrogi et al. 2013）。此外，Trolox（维生素 E 的水溶性类似物）融合在 MCM-41 基质中，可以延缓其体外释放，并增加络合剂的光稳定性，特别是在 O/W 乳剂中的光稳定性。而且更重要的是，Trolox 的自由基清除活性保持不变（Gastaldi et al. 2012；表 2）。

最近，将透明质酸酶（hyaluronidase）（透明质酸的降解酶）固定在 250nm 二氧化硅纳米颗粒上，作为卡铂（carboplatin，CP）佐剂，并在携带 A375 人黑素瘤的小鼠上进行瘤周注射。发现，酶活性可以得到保持，而且与非固定化处理透明质酸酶相比，经二氧化硅纳米颗粒固定的透明质酸酶可以降解由肿瘤细胞过表达的透明质酸，并且肿瘤体

积明显下降（Scodeller et al. 2013；表 2）。

在不需要皮肤渗透的情况下，渗透抑制剂可以减少化合物进入系统体循环（Trommer and Neubert 2006）。增强皮肤屏障的乳剂可以不同程度降低外源蛋白渗入毛囊的程度（Meinke et al. 2011）。当咖啡因加载到二氧化硅纳米复合材料中，形成核壳和多层咖啡因 - 二氧化硅结构，这种结构与参照凝胶相比，可以降低并延迟咖啡因在猪皮肤中的渗透，并且与测试配方的使用量没有关系（Pilloni et al. 2013；表 2）。

3.3 暴露面积、剂量、时间和频率

在化学物质和皮肤接触后，其吸收的量［通常以每单位面积（cm^2）的剂量表示］很大程度上取决于几种暴露条件（Ngo et al. 2012）。首先，吸收量会随着接触面积的增加而增加，其次，吸收百分比还取决于单位面积上施用的浓度和剂量。对于许多化合物而言，相对高浓度下的吸收百分比与涂抹量成反比（Wester et al. 1980）。换句话说，吸收百分比随着皮肤涂抹量的减小而增加，而且这种关系是非线性的，这是因为皮肤吸收容量具有饱和性。尽管吸收效率（吸收百分比）有所下降，但是随着涂抹剂量的增加，可以观察到总渗透质量是持续增加的。同样，在多次暴露下，皮肤可能变得饱和从而对抗对后续涂抹测试物的吸收。（Wester et al. 1977；Wester et al. 1980）。此外，真皮渗透往往随着接触或暴露时间而增加，并且在移除皮肤表面的接触物质之后，保留在皮肤各层中的化合物也可能被释放。因此，实验方案中通常设定好暴露时间和样品采集时间，可能并不具有相关性。而且，通常也有必要从短期暴露的数据来推断长期暴露的情况。一般来说，化合物的总吸收似乎与施用后不久观察到的角质层渗透量成线性相关（Rougier et al. 1987）。尽管许多研究调查了单次剂量施用后化合物在皮内吸收情况，但多次或重复暴露在现实生活中更具临床相关性（Ngoet al. 2012）。合成的无定形二氧化硅纳米颗粒已广泛用于玻璃清洁剂配方中（通常是喷雾形式）。工人和消费者在生产过程中或者是使用喷雾的时候经常接触到它。但二氧化

硅的经皮渗透不太可能，因为表面未经处理的亲水性的二氧化硅并不利于皮肤渗透（Michel et al. 2013；表 2）。加工过的纳米材料被加入纺织产品当中；这些纳米复合材料包括了：纳米二氧化硅，纳米层状二氧化硅，纳米银，纳米二氧化钛，纳米氧化锌，纳米铝（Al_2O_3），碳黑和碳纳米管（Som et al. 2011）。这些纳米材料用于改善纺织品的特性，例如抗皱性，防水性，抗菌和抗静电性，以及抗紫外线和耐酸性。由于衣服和皮肤之间存在连续且亲密的接触，因此应该考虑在这些条件下纳米材料的转移和吸收（Ngo et al. 2012）。

3.4 分配系数

一旦角质层被破坏，渗透剂与皮肤较深的可渗透屏障部分之间的相互作用，以及最终进入血液并因此被系统性吸收，这种情况是否会发生取决于该渗透剂的物理化学性质（Menczel and Maibach 1970）。真皮的血液循环灌注为穿过表皮的化学物质制造了一个"持续低浓度池"，所以可以促进这些物质的吸收。随后，将化学物质分配到体内的目标部位或器官也将取决于血液流量。所以，例如通过使用血管收缩剂减少局部血流量，可以抑制全身系统性吸收。同时，也可以通过减少血流量来增强药物渗透到与施用部位相邻的较深层组织中（Higaki et al. 2005）。透过皮肤吸收的药物或化学物质的局部和全身系统毒性已被广泛评估过（Alikhan and Maibach 2011）。纳米颗粒进入体循环后，会产生对免疫系统或其他器官的干扰等被人们关注的毒性作用。

此外，二氧化硅纳米颗粒的尺寸和表面物理化学性质对以上生物效应有着决定性的影响。在对小鼠皮肤涂抹二氧化硅纳米颗粒（尺寸为 70nm）3 天后，在角质形成细胞层及其中的朗格汉斯细胞，真皮和淋巴结都检测到了纳米颗粒 Tsunoda，2011）。在小鼠耳部皮肤上施用二氧化硅纳米颗粒（单位大小）28 天后（每只耳朵 250μg/d），在皮肤、局部淋巴结，以及在肝脏、大脑皮层和海马体的实质肝细胞中，都可以检测到这些颗粒（Nabeshi et al. 2011b；表 2）。

然而，这些分析都是基于小鼠皮肤的透射电镜分析，并没确定这些电子密度区域实际上就是所研究的纳米颗粒。所以，还需要更多的实验数据，包括在人体皮肤中产生的数据，来加以确认。

3.5 亚解剖路径（皮肤附属物）

尽管角质层在渗透屏障的功能中起着关键作用，但渗透剂在进入人体之前，仍会与角质层上的很多组分会发生相互作用。近年有人提出，皮肤附属器官是药物和化学品进入皮肤的重要分流路线。皮肤附属器官包括了起源于真皮的毛囊，皮脂腺和汗腺（Ngo et al. 2012；Poland et al. 2013）。不同的毛囊结构与特定大小的颗粒发生相互作用，所以颗粒大小会影响穿透深度（Patzelt et al. 2011；Toll et al. 2004；Vogt et al. 2006）。对于尺寸为 300～1 000nm 的二氧化硅颗粒，约 650nm 以下的颗粒，颗粒越大，毛囊渗透深度会随之增加，而对于 650nm 以上的颗粒，毛囊渗透深度会随之减小。因此，可以认为最深渗透的最佳粒径大致和毛发毛囊的结构相当（Lademann et al. 2009；表 2）。

3.6 皮肤表面状况

皮肤表面状况，例如水合作用，封包，pH 和温度等因素，都会影响皮肤吸收（Ngo et al. 2010）。物质与不同皮肤组分间的相互作用的程度决定了其在皮肤中停留时间或累积的量，以及穿过不同皮肤层并进入体循环所需的时间（Jacobi et al. 2007；Lademann et al. 2006）。

重要的是，各种损伤或疾病会破坏皮肤的结构和完整性。化学或物理性皮肤损伤可能会导致皮肤屏障功能的改变，使很多物质的渗透性增加（Ngo et al. 2010）。然而，最近关于在 SKH1 小鼠诱导变应性接触性皮炎的皮肤上，研究 N-（6-氨基己基）-氨丙基三甲氧基硅烷纳米颗粒（直径为 55±6nm）分别在完整的，胶带粘贴的或发炎的皮肤上 3 种情况之下的渗透情况，结果表明，不管屏障如何受损，都没有发现这些纳米颗粒发生渗透。然而，在皮下注射后，纳米颗粒被巨噬细胞吞入并运输至区域淋巴结，但未检测到不良影响（Ostrowski et al. 2014）。

3.7 影响皮肤渗透和侵入的其他因素

身体不同部位的皮肤吸收程度会有所不同，部分是因为皮肤厚度和角质层的细胞层数不同（Ngo et al. 2010）。除了身体区域差异外，种族群体差异可能具有相关性。有报道在不同种族群体皮肤特性的差异，可能是不同皮肤类型之间药物吸收率和吸收程度差异的基础（Mangelsdorf et al. 2006）。

3.8 从皮肤表面丢失、脱屑和洗涤的影响

化学物质在皮肤上的持久性，取决于其抵抗去除或失活的能力，这取决于纳米颗粒从皮肤表面的去除机制，包括了挥发、出汗、洗涤，与其他表面摩擦或转移，以及代谢性的脱屑（Ngo et al. 2010）。洗涤会影响纳米颗粒在皮肤中的吸收。施用物质后的皮肤，可以通过清洗和揉搓来清除其中一部分。在两次施用之间清洗施用部位，是研究真皮吸收的实验方案中常见的步骤，这么做也可能会增强经皮吸收（percutaneous absorption）（Ngo et al. 2010）。

3.9 渗透物移除和光化学转化

皮肤具有大量且复杂的代谢功能，被认为是生物转化和光化学转化（photochemical transformation）的重要场所。皮肤代谢和光化学转化可以将化合物转化成代谢物，从而在化合物的吸收中发挥着重要作用（Götzet et al. 2012；Jäckh et al. 2011；Bätz et al. 2013；Ngo et al. 2010）。根据化合物的不同，化合物的移除可能与吸收剂量成比例，也可能完全无关（Marzulli and Maibach 1975；Nigg and Stamper 1989）。

3.10 评估吸收和毒性的方法

在评估真皮数据时，实验参数（如动物物种，解剖部位，经皮样品的制剂，皮肤是否有疾病，渗透促进剂的作用和暴露条件）的差异，都会影响实验结果的解释，以及研究之间的比较。所以，以系统方式来控制实验条件就变得非常重要（Ngo et al. 2012）。

最近，还报道了一种预测性数学方法，可以把配方效应也考虑进去（Guth et al. 2014）。但是，纳米颗粒制剂的适用性还需要进一步评估。

对于二氧化硅纳米颗粒，目前的实验数据集中在物理化学性质、载体效应、表面积、剂量、暴露时间和频率、分配系数和亚解剖路径上。有关二氧化硅纳米颗粒物理化学性质的信息，还不足以作为其皮肤渗透的强有力的结论；载体效应也需要更多的研究；关于剂量关系，暴露时间，表面积，频率和亚解剖路径的研究还太少；其他参数上目前还没有信息。所以需要更多的实验数据来了解影响二氧化硅纳米颗粒经皮渗透的因素。关于二氧化硅纳米颗粒经皮渗透的研究差距列在表2和表3中。

表3　二氧化硅纳米颗粒（SNPs）经皮渗透的研究差距

序号	影响纳米颗粒经皮渗透的 10 个因素（Ngo et al. 2012）	相关研究
1	二氧化硅纳米颗粒的物理化学性质	+
2	载体效应	+
3	暴露面积、剂量、时间和频率	小范围研究
4	分配系数	小范围研究
5	亚解剖路径（皮肤附属物）	小范围研究
6	皮肤表面状况	小范围研究
7	皮肤穿透和渗入的其他因素	未研究
8	从皮肤表面丢失、脱屑和洗涤的影响	未研究
9	渗透物移除和光化学转化	未研究
10	评估吸收和毒性的方法	未研究

4　二氧化硅纳米颗粒的皮肤吸收和毒性

当某种物质穿透皮肤屏障后，会可能引发多种局部和全身毒性反应。例如，到达颗粒层的化合物可以与活的角质形成细胞相互作用，并引发炎症反应。到达棘层的化合物可能和朗格汉斯细胞（来自免疫系统）发生相互作用，并引发例如接触性皮炎等过敏反应情况。甚至在到达真皮层后也可能诱导皮肤癌，当然这取决于该化学物质皮肤穿透能力并到达皮肤生物活性层的能力，以及取决于该物质是否具有转化正常细胞或增强转化细胞增殖的能力。所有这些影响都可以被归为皮肤毒性。然而，当一种化合物真的可以穿过表皮后，就可以进入真皮，并可能进入全身循环系统和淋巴系统。因此，这类化合物就可能通过循环系统转移或通过引发全身反应，进而导致远端器官的损伤。这些都可能会导致大面积的毒性效应和疾病，如全身性炎症，器官毒性和癌症（Poland et al. 2013；Raju and Rom 1998；Napierska et al. 2010；Crosera et al. 2009）。纳米颗粒的毒性不仅取决于材料本身，还取决于对生物体的施用途径。特别是经腹腔和经静脉注射，均可能会导致致命的后果（Hudson et al. 2008）。

在更广泛的使用之前，使用特定的毒理学研究来评估纳米颗粒的安全性是非常重要的。Hayes论述了化合物的一般毒理学原理（Hayes and Kruger 2014）。Wilhelm详细阐述了有毒物质暴露的法规方面内容（Wilhelm et al. 2012）。但是仍然有必要从定性描述性的动物试验，转变为在人细胞或细胞系中基于高通量方法的定量的、机制性的和基于传输途径的毒性测试，从而提高对于纳米颗粒毒性测试的可预测性。而且，应该使用标准方法和平台来研究纳米/生物界面上的各种生物物理化学作用（Nel et al. 2013）。对于新的纳米化合物，经典的检测方法必须重新修订并重新标准化。细胞培养物（Bernstein and Vaughan 1999）、Franz扩散池（Franz diffusion cells）（Franz 1975）、胶带粘贴法（tape stripping）（Escobar-Chávez et al. 2008）及将人类皮肤移植到动物体中培养等都是研究纳米颗粒

与人皮肤组织相互作用的有力工具。但是，新方法和新应用亟待被开发（Monteiro-Riviere and Inman 2006；SCCP 2007）。特别是例如相干反斯托克斯拉曼散射（coherent anti-Strokes Raman scattering，CARS），透射电子显微镜（TEM）、共聚焦激光扫描显微镜（confocal laser scanning microscopy，CLSM）、荧光寿命成像显微镜（fluorescence-life-time imaging microscopy，FLIM）、近红外Ⅱ区荧光（near-infrared Ⅱ fluorescence）和其他离子束技术，都是在生物结构内部将纳米颗粒可视化所必需的方法（Alnasif et al. 2014；Moger et al. 2008；Welsher et al. 2011）。

由于二氧化硅纳米颗粒是一种被广泛使用的纳米材料，因此在日常生活中暴露于二氧化硅纳米颗粒的机会很高。因此，人们对于各种粒径的二氧化硅纳米颗粒的生物相容性，毒性，体内生物分布以及功效，都还存有很大担忧。虽然目前一些数据报道二氧化硅颗粒是生物相容的，无毒的和稳定的（ECETOC 2006；OECD 2004；Butz 2009；Gamer et al. 2006；Mavon et al. 2007；Pfluecker et al. 2001；Fruijtier-Polloth et al. 2012；Low et al. 2009；Rosenholm et al. 2011；Michel et al. 2013），其他人的研究却表明细胞摄取纳米颗粒后可能最终会导致细胞生物通路的干扰进而诱发毒性（Hirai et al. 2012；Park et al. 2010，2013；Quignard et al. 2012；Nabeshi et al. 2011a，b；Taka-hashi et al. 2013；Yu et al. 2009）。另外，二氧化硅纳米颗粒的毒性也非常依赖于它们的物理化学性质，如粒径，形状，孔隙率，化学纯度和溶解度（Yu et al. 2011，2012；Waters et al. 2009）。有研究发现，颗粒表面积在二氧化硅的毒性中起到了关键作用（Elias et al. 2000；Zhang et al. 2010），这个结果可能是因为与生物环境接触的是这些颗粒的表面而与颗粒大小或形状无关（Fenoglio et al. 2000）。纳米颗粒相关的体内毒理学数据引发的长期且确定的安全性担忧，促使了粒子设计的各种修改，包括大小，组成和表面化学性质（Schipper et al. 2009），并可以在合理的时间范围内从身体快速清除掉（Choi et al. 2010）。

5 结论

当不稳定的药物加载到二氧化硅纳米颗粒上，可以提高其物理化学稳定性，并调整释放曲线和皮肤渗透性能。然而，本综述表明，二氧化硅纳米颗粒的相关毒性数据目前很少，并且不足以清楚识别二氧化硅纳米颗粒可能会造成的健康危害，并且目前也没有办法明确安全使用这些材料的合适条件。

准确评估纳米颗粒的渗透能力取决于经皮渗透的十个参数。对于二氧化硅纳米颗粒，目前的实验数据集中在6个参数上，其他参数则没有数据报道（表2和表3）。此外，仅有二氧化硅纳米颗粒的在体内短期暴露研究结果，而长期的皮肤效应数据仍有待后续研究。此外，二氧化硅纳米颗粒之间的相互关系、物理化学性质、吸收、定位和生物学反应，还尚不清楚。除了关于二氧化硅纳米颗粒安全性或危害性的信息相对缺乏之外，文献中也常常出现相互矛盾的证据，这是由于普遍缺乏标准程序，以及生物系统中二氧化硅纳米材料的表征不充分所造成的。目前的相关信息不足以清楚识别二氧化硅纳米颗粒可能会造成的健康危害，并且目前也没有办法明确应该如何安全使用这些材料的合适条件。

另外，对二氧化硅纳米颗粒制造过程中，可能造成的职业暴露和消费者暴露的风险，以及对环境造成风险，也存在很大认知差距。还需要进一步评估健康和环境影响，纳米颗粒的生命周期，人体暴露途径，纳米颗粒在体内的行为，以及现场工人暴露的风险。特别是需要通过最先进的分析技术手段来评估纳米颗粒的真皮吸收和皮肤渗透性能。只有当人们充分了解了纳米颗粒在接触皮肤表面时的行为及其与不同皮肤层的相互作用后，才能根据纳米颗粒的物理化学参数，以及影响这些颗粒皮肤渗透的其他因素（如配方制剂和环境因素），最终设计出"理想的"载体或者诊断剂。

（郝宇 译，赵小敏 校，李利 审）

参考文献

Agudelo D, Nafisi S, Tajmir-Riahi HA. Encapsulation of milk-lactoglobulin by chitosan nanoparticles. J Phys Chem B. 2013a;117:6403–9.

Agudelo D, Sanyakamdhorn S, Nafisi S, Tajmir-Riahi HA. Transporting antitumor drug tamoxifen and its metabolites, 4-Hydroxytamoxifen and endoxifen by chitosan nanoparticles. PLoS One. 2013b;8:e60250.

Alikhan FS, Maibach HI. Topical absorption and systemic toxicity. Cutan Ocul Toxicol. 2011;30:175–86.

Alnasif N, Zoschke C, Fleige E, Brodwolf R, Boreham A, Rühl E, et al. Penetration of normal, damaged and diseased skin – an in vitro study on dendritic coremultishell nanotransporters. J Control Release. 2014;185C:45–50.

Ambrogi V, Latterini L, Marmottini F, Pagano C, Ricci M. Mesoporous silicate MCM-41 as a particulate carrier for octylmethoxycinnamate: sunscreen release and photostability. J Pharm Sci. 2013;102:1468–75.

Barbe C, Bartlett J, Kong LG, Finnie K, Lin HQ, Larkin M. Silica particles: a novel drug-delivery system. Adv Mater. 2004;16:1959–66.

Bätz F, Klipper W, Korting HC, Henkler F, Landsiedel R, Luch A, et al. Esterase activity in excised and reconstructed human skin – biotransformation of prednicarbate and the model dye fluorescein diacetate. Eur J Pharm Biopharm. 2013;84:374–85.

Behtash A, Nafisi S, Maibach HI. New generation of fluconazole: a review on existing researches and technologies. Cur Drug Deliv. 2016, Manuscript in Publishing.

Benezra M, Penate-Medina O, Zanzonico PB, Schaer D, Ow H, Burns A, et al. Multimodal silica nanoparticles are effective cancer-targeted probes in a model of human melanoma. J Clin Invest. 2011;121:2768–80.

Berlier G, Gastaldi L, Ugazio E, Miletto I, Iliade P, Sapino S. Stabilization of quercetin flavonoid in MCM-41 mesoporous silica: positive effect of surface functionalization. J Colloid Interface Sci. 2013a;393:109–18.

Berlier G, Gastaldi L, Sapino S, Miletto I, Bottinelli E, Chirio D, et al. MCM-41 as a useful vector for rutin topical formulations: synthesis, characterization and testing. Int J Pharm. 2013b;457:177–86.

Bernstein IA, Vaughan FL. Cultured keratinocytes in in vitro dermatotoxicological investigation: a review. J Toxicol Environ Health B. 1999;2:1–30.

Bharali DJ, Klejbor I, Stachowiak EK, Dutta P, Roy I, Kaur N, et al. Organically modified silica nanoparticles: a nonviral vector for in vivo gene delivery and expression in the brain. Proc Natl Acad Sci U S A. 2005;102:11539–44.

Boonen J, Baert B, Lambert J, De Spiegeleer B. Skin penetration of silica microparticles. Pharmazie. 2011;66:463–4.

Bouwstra JA, Honeywell-Nguyen PL, Gooris GS, Ponec M. Structure of the skin barrier and its modulation by vesicular formulations. Prog Lipid Res. 2003;42:1–36.

Butz T. Dermal penetration of nanoparticles-what we know and what we don't. SöFW J10. 2009;135:30–4.

Chen Y, Chen H, Shi J. In vivo bio-safety evaluations and diagnostic/therapeutic applications of chemically designed mesoporous silica nanoparticles. Adv Mater. 2013;18:3144–76.

Choi M, Cho WS, Han BS, Cho M, Kim SY, Yi JY, et al. Transient pulmonary fibrogenic effect induced by intratracheal instillation of ultrafine amorphous silica in A/J mice. Toxicol Lett. 2008;182:97–101.

Choi HS, Liu W, Liu F, Nasr K, Misra P, Bawendi MG, et al. Design considerations for tumor-targeted nanoparticles. Nat Nanotechnol. 2010;5:42–7.

Crosera M, Bovenzi M, Maina G, Adami G, Zanette C, Florio C, et al. Nanoparticle dermal absorption and toxicity: a review of the literature. Int Arch Occup Environ Health. 2009;82:1043–55.

De Louise LA. Applications of nanotechnology in dermatology. J Invest Dermatol. 2012;132:964–75.

De Villiers MM, Aramwit P, Kwon GS. Nanotechnology in drug delivery. New York: Springer/AAPS Press; 2009.

Do N, Weindl G, Grohmann L, Salwiczek M, Koksch B, Korting HC, et al. Cationic membrane-active peptides – anticancer and antifungal activity as well as penetration into human skin. Exp Dermatol. 2014;23:326–31.

ECETOC. Synthetic amorphous silica (CAS No. 7631-86- 9) – JACC REPORT No. 51. Brussels: European Centre for Ecotoxicology and Toxicology of Chemicals; 2006. p. 6339–51. ISSN-0773-2006.

Elias Z, Poirot O, Daniere MC, Terzetti F, Marande

AM, Dzwigaj S, et al. Cytotoxic and transforming effects of silica particles with different surface properties in Syrian hamster embryo (SHE) cells. Toxicol In Vitro. 2000;14:409–22.

Escobar-Chávez JJ, Merino-Sanjuan V, Lopez-Cervantes-M, Urban-Morlan Z, Pinon-Segundo E, Quintanar-Guerrero D, et al. The tape stripping technique as a method for drug qualification in skin. J Pharm Pharmaceut Sci. 2008;11:104–30.

EU Commission Recommendation. Definition of nanomaterial. Available at http.//eurlex.europa.eu/LexUriServ/LexUriServ.do?uri=O-J:L:2011:275:0038:0040:EN:PDF (2011).

Fenoglio I, Martra G, Coluccia S, Fubini B. Possible role of ascorbic acid in the oxidative damage induced by inhaled crystalline silica particles. Chem Res Toxicol. 2000;13:971–5.

Firooz A, Nafisi S, Maibach HI. Novel drug delivery strategies for improving econazole antifungal action. Int J Pharm. 2015;495:599–607.

Firouz A, Namdar R, Nafisi S, Maibach HI. Nano-sized technologies for miconazole skin delivery. Cur Pharm Biotech. 2016;17:524–31.

Franz J. Percutaneous absorption on the relevance of in-vitro data. J Invest Dermatol. 1975;67:190–5.

Friedman R. Nano dot technology enters clinical trials. J Natl Cancer Inst. 2011;103:1428–9.

Fruijtier-Polloth C. The toxicological mode of action and the safety of synthetic amorphous silica-A nanostructured material. Toxicol. 2012, 11;294(2–3):61–79.

Gamer AO, Leibold E, van Ravenzwaay B. The in vitro absorption of microfine zinc oxide and titanium dioxide through porcine skin. Toxicol In Vitro. 2006;20:301–7.

Garcia-Bennett AE. Synthesis, toxicology and potential of ordered mesoporous materials in nanomedicine. Nanomedicine. 2011;6:867–77.

Gastaldi L, Ugazio E, Sapino S, Iliade P, Miletto I, Berlier G. Mesoporous silica as a carrier for topical application: the Trolox case study. Phys Chem Chem Phys. 2012;14:11318–26.

Georgia State University. Hyperphysics. Abundances of the elements in the earth's crust. Available at http://hyperphysics.phy-astr.gsu.edu/hbase/tables/elabund.html.

Ghouchi-Eskandar N, Simovic S, Prestidge CA. Chemical stability and phase distribution of all-trans-retinol in nanoparticle-coated emulsions. Int J Pharm. 2009a; 376:186–94.

Ghouchi-Eskandar N, Simovic S, Prestidge CA. Nanoparticle coated emulsions as novel dermal delivery vehicles. Curr Drug Deliv. 2009b;6:367–73.

Ghouchi-Eskandar N, Simovic S, Prestidge CA. Solidstate nanoparticle coated emulsions for encapsulation and improving the chemical stability of all-trans-retinol. Int J Pharm. 2012;423:384–91.

Götz C, Pfeiffer R, Blatz V, Tigges J, Jäckh C, Freytag EM, et al. Xenobiotic metabolism capacities of human skin in comparison with a 3D epidermis model and keratinocyte-based cell culture as in vitro alternatives for chemical testing: activating enzymes (phase I). Exp Dermatol. 2012;1:358–63.

Guth K, Riviere JE, Brooks JD, Dammann M, Fabian E, van Ravenzwaay B, et al. In silico models to predict dermal absorption from complex agrochemical formulations. SAR QSAR Environ Res. 2014;25:565–88.

Hayes AW, Kruger CL. Hayes' principles and methods of toxicology. New York: CRC Press; 2014.

Higaki K, Nakayama K, Suyama T, Amnuaikit C, Ogawara K, Kimura T. Enhancement of topical delivery of drugs via direct penetration by reducing blood flow rate in skin. Int J Pharm. 2005;288:227–33.

Hirai T, Yoshikawa T, Nabeshi H, Yoshida T, Tochigi S, Ichihashi K, et al. Amorphous silica nanoparticles sizedependently aggravate atopic dermatitis-like skin lesions following an intradermal injection. Part Fibre Toxicol. 2012;9:3–14.

Hoffmann F, Cornelius M, Morell J, Fröba M. Silica-based mesoporous organic-inorganic hybrid materials. Angew Chem Int Edit. 2006;45:3216–51.

Hudson SP, Padera RF, Langer R, Kohane DS. The biocompatibility of mesoporous silicates. Biomaterials. 2008;29:4045–55.

Iier RK. The chemistry of silica. New York: Wiley; 1979.

IMA Europe. Crystalline silica and health from a European industry perspective. Available at www.crystallinesilica.eu (2014).

Jäckh C, Blatz V, Fabian E, Guth K, van Ravenzwaay B, Reisinger K, et al. Characterization of enzyme activities of Cytochrome P450 enzymes, Flavin-dependent monooxygenases, N-acetyltransferases and UDP-glucuronyltransferases in human reconstructed epidermis and full-thickness skin models. Toxicol In Vitro. 2011;25:1209–14.

Jacobi U, Engel K, Patzelt A, Worm M, Sterry W, Lademann J. Penetration of pollen proteins into the skin. Skin Pharmacol Physiol. 2007;20:297–304.

Korting HC, Schäfer–Korting M. Carriers in the topical treatment of skin disease. Handb Exp Pharmacol. 2010;197:435–68.

Kresge CT, Leonowicz ME, Roth WJ, Vartul JC, Beck JS. Ordered mesoporous molecular sieves synthesized by a liquid-crystal template mechanism. Nature. 1992;359:710–2.

Kreyling WG, Behnke MS, Chaudhry Q. A complementary, definition of nanomaterial. Nano Today. 2010;5:165–8.

Labouta HI, Schneider M. Interaction of inorganic nanoparticles with the skin barrier: current status and critical review. Nanomed Nanotechnol Biol Med. 2013;9:39–54.

Lademann J, Richter H, Schaefer UF, Blume-Peytavi U, Teichmann A, Otberg N, et al. Hair follicles – a longterm reservoir for drug delivery. Skin Pharmacol Physiol. 2006;19:232–6.

Lademann J, Patzelt A, Richter H, Antoniou C, Sterry W, Knorr F. Determination of the cuticula thickness of human and porcine hairs and their potential influence on the penetration of nanoparticles into the hair follicles. J Biomed Opt. 2009;14:021014-1–4.

Leach DR, Krummel MF, Allison JP. Enhancement of antitumor immunity by CTLA-4 blockade. Science. 1996;271:1734–6.

Lee CH, Cheng SH, Wang YJ, Chen YC, Chen NT, Souris J, et al. Near-infrared mesoporous silica nanoparticles for optical imaging: characterization and In vivo biodistribution. Adv Funct Mater. 2009;19:215–22.

Lei C, Liu P, Chen B, Mao Y, Engelmann H, Shin Y, et al. Local release of highly loaded antibodies from functionalized nanoporous support for cancer immunotherapy. J Am Chem Soc. 2010;132:6906–7.

Liu J, Qiao SZ, Chen JS, Lou XWD, Xing X, Lu GQM. Yolk/shell nanoparticles: new platforms for nanoreactors, drug delivery and lithium-ion batteries. Chem Commun. 2011;47:12578–91.

Lou XWD, Archer LA, Yang Z. Hollow micro-/nanostructures: synthesis and applications. Adv Mater. 2008;20:3987–4019.

Low SP, Voelcker NH, Canham LT, Williams KA. The biocompatibility of porous silicon in tissues of the eye. Biomaterials. 2009;30:2873–80.

Mangelsdorf S, Otberg N, Maibach HI, Sinkgraven R, Sterry W, Lademann J. Ethnic variation in vellus hair follicle size and distribution. Skin Pharmacol Physiol. 2006;19:159–67.

Marzulli FN, Maibach HI. Relevance of animal models-the hexachlorophene story. In: Maibach HI, editor. Animal models in dermatology. Edinburgh: Churchill Living Stone; 1975. p. 156–67.

Mavon A, Miquel C, Lejeune O, Payre B, Moretto P. In vitro percutaneous absorption and in vivo stratum corneum distribution of an organic and a mineral sunscreen. Skin Pharmacol Physiol. 2007;20:10–20.

Meinke MC, Patzelt A, Richter H, Schanzer S, Sterry W, Filbry A, et al. Prevention of follicular penetration: barrier-enhancing formulations against the penetration of pollen allergens into hair follicles. Skin Pharmacol Physiol. 2011;24:144–50.

Menczel E, Maibach HI. In vitro human percutaneous penetration of benzyl alcohol and testosterone: epidermal-dermal retention. J Invest Dermatol. 1970;54:386–94.

Michel K, Scheel J, Karsten S, Stelter N, Wind T. Risk assessment of amorphous silicon dioxide nanoparticles in a glass cleaner formulation. Nanotoxicology. 2013;7:974–88.

Moger J, Johnston BD, Tyler CR. Imaging metal oxide nanoparticles in biological structures with CARS microscopy. Opt Express. 2008;16:3408–19.

Monteiro-Riviere NA, Inman AO. Challenges for assessing carbon nanomaterial toxicity to the skin. Carbon. 2006;44:1070–8.

Nabeshi H, Yoshikawa T, Matsuyama K, Nakazato Y, Tochigi S, Kondoh S, et al. Amorphous nanosilica induce endocytosis-dependent ROS generation and DNA damage in human keratinocytes. Part Fibre Toxicol. 2011a;8:1–10.

Nabeshi H, Yoshikawa T, Matsuyama K, Nakazato Y, Matsuo K, Arimori A, et al. Systemic distribution, nuclear entry and cytotoxicity of amorphous nanosilica following topical application. Biomaterials. 2011b;32:2713–24.

Nafisi S, Maibach HI. Silica nanoparticles: promising nanoparticles for increasing cosmetic ingredients/drugs efficacy. Cosmet Toilet. 2015.

Nafisi S, Maibach HI. Skin penetration of nanoparticles. In: Souto EB, editor. Emerging nanotechnologies in immunology: the design, application and toxicology of nanopharmaceuticals and nanovaccines. Elsevier; 2016. In Publishing.

Nafisi S, Maibach HI. Nanotechnology in cosmetics. In: Yamashita Y, Lochhead RY, Maibach HI, editors. Cosmetics and nanotechnology in cosmetics science and technology: theoretical principles and applications. Elsevier; 2016. In Publishing.

Napierska D, Thomassen LC, Lison D, Martens JA, Hoet PH. The nanosilica hazard: another variable entity. Part Fibre Toxicol. 2010;7:39–71.

Nassiri-Kashani M, Namdar N, Nafisi S, Maibach HI. Improved voriconazole skin delivery by nanoparticles. Pharmaceut Chem J. 2016;50:76–79.

Nel A, Xia T, Meng H, Wang X, Lin S, JI Z, Zhang H. Nanomaterial toxicity testing in the 21st century: use of a predictive toxicological approach and highthroughput screening. Acc Chem Res. 2013;46:607–21.

Ngo MA, Malley MO, Maibach HI. Percutaneous absorption and exposure assessment of pesticides. J Appl Toxicol. 2010;30:91–114.

Ngo MA, Malley MO, Maibach HI. Perspectives on percutaneous penetration of nanomaterials. In: Nasir A, Friedman A, Wang S, editors. Nanotechnology in dermatology. New York: Springer; 2012. p. 63–86.

Nigg HN, Stamper JH. Biological monitoring for pesticide dose determination. In:Wang RGM,Wang CA, Franklin CA, Honeycutt RC, Reinert JC, editors. Biological monitoring for pesticide exposure: measurement, estimation, and risk reduction.Washington, DC: American Chemical Society; 1989. p. 6–27.

Nohynek GJ, Lademann J, Ribaud C, Roberts MS. Grey goo on the skin? Nanotechnology, cosmetic and sunscreen safety. Crit Rev Toxicol. 2007;37:251–77.

Oberdörster G, Maynard A, Donaldson K, Castranova V, Fitzpatrick J, Ausman K, et al. Principles for characterizing the potential human health effects from exposure to nanomaterials: elements of a screening strategy. Part Fibre Toxicol. 2005;2:8.

OECD SIDS. Synthetic amorphous silica and silicates. Available at http://www.chem.unep.ch/irptc/sids/oecdsids/Silicates.pdf (2004).

OSHA 3177. Occupational Safety and Health Administration. Crystalline silica exposure. Health hazard information for construction employees. Available at https://www.osha.gov/Publications/osha3177.pdf (2002 >).

Ostrowski A, Nordmeyer D, Boreham A, Brodwolf R, Mundhenk L, Fluhr JW. Skin barrier disruptions in tape stripped and allergic dermatitis models have no effect on dermal penetration and systemic distribution of AHAPS-functionalized silica nanoparticles. Nanomedicine. 2014;10:1571–81.

Otberg N, Patzelt A, Rasulev U, Hagemeister T, Linscheid M, Sinkgraven R, et al. The role of hair follicles in the percutaneous absorption of caffeine. Br J Clin Pharmacol. 2008;65:488–92.

Otterstedt JE, Brandreth DA. Small particles technology. New York: Plenum Press; 1998.

Park YH, Kim JN, Jeong SH, Choi JE, Lee SH, Choi BH, et al. Assessment of dermal toxicity of nanosilica using cultured keratinocytes, a human skin equivalent model and an in vivo model. Toxicology. 2010;267:178–81.

Park YH, Bae HC, Jang Y, JeongSH LHN, Ryu WI, et al. Effect of the size and surface charge of silica nanoparticles on cutaneous toxicity. Mol Cell Toxicol. 2013;9:67–74.

Patzelt A, Richter H, Knorr F, Schafer U, Lehr CM, Dahne L, et al. Selective follicular targeting by modification of the particle sizes. J Control Release. 2011;150:45–8.

Pfluecker F, Wendel V, Hohenberg H, Gartner E, Will T, Pfeiffer S, et al. The human stratum corneum layer: an effective barrier against dermal uptake of different forms of topically applied micronised titanium dioxide. Skin Pharmacol Appl Skin Physiol. 2001;14 Suppl 1:92–7.

Piao Y, Burns A, Kim J, Wiesner U, Hyeon T. Designed fabrication of silica-based nanostructured particle systems for nanomedicine applications. Adv Funct Mater. 2008;18:3745–58.

Pilloni M, Ennas G, Casu M, Fadda AM, Frongia F, Marongiu F, et al. Drug silica nanocomposite: preparation, characterization and skin permeation studies. Pharm Dev Technol. 2013;18:626–33.

Poland CA, Read SAK, Varet J, Carse G, Christensen FM, Hankin SM. Dermal absorption of nanomaterials, Environmental Project No.1504. Denmark: The Danish Environmental Protection Agency; 2013.

Prausnitz MR, Elias PM, Franz TJ, Schmuth M, Tsai JC, Menon GK, et al. Skin barrier and transdermal drug delivery. In: Bolognia J, Jorizzo JL, Schaffer JV, editors. Dermatology. Philadelphia: Saunders; 2012. p. 2065–73.

Proksch E, Brandner JM, Jensen JM. The skin: an indispensable barrier. Exp Dermatol. 2008;17:1063–72.

Prow TW, Grice JE, Lin LL, Faye R, Butler M, Becker W, et al. Nanoparticles and microparticles for skin drug delivery. Adv Drug Deliv Rev. 2011;63:470–91.

Quignard S, Mosser G, Boissière M, Coradin T. Long-term fate of silica nanoparticles interacting with human dermal fibroblasts. Biomaterials. 2012;33:4431–42.

Rancan F, Gao Q, Graf C, Troppens S, Hadam S, Hackbarth S, et al. Skin penetration and cellular uptake of amorphous silica nanoparticles with variable size, surface functionalization, and colloidal stability. ACS Nano. 2012;6:6829–42.

Raju B, Rom WN. Silica, some silicates, coal dust and para-aramid fibrils. IARC monographs on the evaluation of carcinogenic risks to humans. Cancer Cause Control. 1998;68:351–3.

Rosenholm JM, Sahlgren C, Linden M. Multifunctional mesoporous silica nanoparticles for combined therapeutic, diagnostic and targeted action in cancer treatment. Curr Drug Targets. 2011;12:1166–86.

Rougier A, Lotte C, Maibach HI. In vivo percutaneous penetration of some organic compounds related to anatomic site in humans: predictive assessment by the stripping method. J Pharm Sci. 1987;76:451–4.

Scalia S, Franceschinis E, Bertelli D, Iannuccelli V. Comparative evaluation of the effect of permeation enhancers, lipid nanoparticles and colloidal silica on in vivo human skin penetration of quercetin. Skin Pharmacol Physiol. 2013;26:57–67.

SCCP – Scientific Committee on Consumer Products. Preliminary opinion on safety of nanomaterials in cosmetic products. Available at http://ec.europa.eu/health/ph_risk/committees/04_sccp/docs/sccp_o_099.pdf (2007).

Scheuplein RJ. Mechanism of percutaneous absorption. II. Transient diffusion and the relative importance of various routes of skin penetration. J Invest Dermatol. 1967;48:79–88.

Schipper ML, Iyer G, Koh AL, Cheng Z, Ebenstein Y, Aharoni A, et al. Particle size, surface coating, and

PEGylation influence the biodistribution of quantum dots in living mice. Small. 2009;5:126–34.

Scodeller P, Catalano PN, Salguero N, Duran H, Wolosiuk A, Soler-Illia GJAA. Hyaluronan degrading silica nanoparticles for skin cancer therapy. Nanoscale. 2013;5:9690–8.

Slowing II, Vivero-Escoto JL, Wu CW, Lin VSY. Mesoporous silica nanoparticles as controlled release drug delivery and gene transfection carriers. Adv Drug Deliv Rev. 2008;60:1278–88.

Slowing II, Vivero-Escoto JL, Trewyn BG, Lin VSY. Mesoporous silica nanoparticles: structural design and applications. J Mater Chem. 2010;20:7924–37.

Smith EW, Maibach HI. Percutaneous penetration enhancers. Boca Raton: CRC Press; 2006.

Som C, Wick P, Krug H, Nowack B. Environmental and health effects of nanomaterials in nanotextiles and facade coatings. Environ Int. 2011;37:1131–42.

Stober W, Fink A. Controlled growth of monodisperse silica spheres in the micron size range. J Colloid Interface Sci. 1968;26:62–9.

Tajmir-Riahi HA, Nafisi S, Sanyakamdhorn S, Agudelo D, Chanphai P. Applications of chitosan nanoparticles in drug delivery. In: Jain KK, editor. Drug delivery systems. Springer; 2014. Chapter 11, p. 165–84.

Takahashi H, Yoshioka Y, Hirai T, Ichihashi KI, Nishijima N, Yoshida T, et al. The size effects of amorphous silica nanoparticles on atopic dermatitis-like skin lesion (P6259). J Immunol. 2013;190:181.12.

Tang L, Cheng J. Nonporous silica nanoparticles for nanomedicine application. Nano Today. 2013;8:290–312.

Tang F, Li L, Chen D. Mesoporous silica nanoparticles: synthesis, biocompatibility and drug delivery. Adv Mater. 2012;24:1504–34.

Thurn KT, Brown E, Wu A, Vogt S, Lai B, Maser J, et al. Nanoparticles for applications in cellular imaging. Nanoscale Res Lett. 2007;2:430–41.

Toll R, Jacobi U, Richter H, Lademann J, Schaefer H, Blume-Peytavi U. Penetration profile of microspheres in follicular targeting of terminal hair follicles. J Invest Dermatol. 2004;123:168–76.

Tregear RT. Physical functions of skin. London: Academic; 1996.

Trommer H, Neubert RH. Overcoming the stratum corneum: the modulation of skin penetration. A review. Skin Pharmacol Physiol. 2006;19:106–21.

Tsunoda S. Transdermal penetration and biodistribution of nanomaterials and their acute toxicity in vivo. Yakugaku Zasshi. 2011;131:203–7.

Unger KK. Porous silica. Amsterdam: Elsevier; 1979.

Vallet-Regi M, Balas F, Arcos D. Mesoporous materials for drug delivery. Angew Chem Int Ed. 2007;46:7548–58.

Van Blaadern A, Van Geest J, Vrij A. Monodisperse colloidal silica spheres from tetraalkoxysilanes: particle formation and growth mechanism. J Colloid Interface Sci. 1992;154:481–501.

Vogt A, Combadiere B, Hadam S, Stieler KM, Lademann J, Schaefer H, et al. 40 nm, but not 750 or 1,500 nm, nanoparticles enter epidermal CD1a+ cells after transcutaneous application on human skin. J Invest Dermatol. 2006;126:1316–22.

Wan Y, Zhao DY. On the controllable soft-templating approach to mesoporous silicates. Chem Rev. 2007;107:2821–60.

Waters KM, Masiello LM, Zangar RC, Tarasevich BJ, Karin NJ, Quesenberry RD, et al. Macrophage responses to silica nanoparticles are highly conserved across particle sizes. Toxicol Sci. 2009;107:553–69.

Welsher K, Sherlock SP, Dai H. Deep-tissue anatomical imaging of mice using carbon nanotube fluorophores in the second near-infrared window. Proc Natl Acad Sci U S A. 2011;108:8943–8.

Wester RC, Noonan PK, Maibach HI. Frequency of application on percutaneous absorption of hydrocortisone. Arch Dermatol. 1977;113:620–2.

Wester RC, Noonan PK, Maibach HI. Variations in percutaneous absorption of testosterone in the rhesus monkey due to anatomic site of application and frequency of application. Arch Dermatol Res. 1980;267:229–35.

Wilhelm KP, Zhai H, Maibach HI. Dermatotoxicology. New York: CRC Press; 2012.

Willey JD. Amorphous silica. Kirk-Othmer encyclopedia of chemical technology. New York: Wiley; 1982. p. 766–81.

Xia Y, Gates B, Yin Y, Lu Y. Monodispersed colloidal spheres: old materials with new applications. Colloidal spheres. Adv Mater. 2000;12:693–713.

Yu KO, Grabinski CM, Schrand AM, Murdock RC, Wang W, Gu B, et al. Toxicity of amorphous silica nanoparticles in mouse keratinocytes. J Nanopart Res. 2009;11:15–24.

Yu T, Malugin A, Ghandehari H. Impact of silica nanoparticle design on cellular toxicity and hemolytic activity. ACS Nano. 2011;5:5717–28.

Yu T, Greish K, McGill LD, Ray A, Ghandehari H. Influence of geometry, porosity, and surface characteristics of silica nanoparticles on acute toxicity: their vasculature effect and tolerance threshold. ACS Nano. 2012;6:2289–301.

Zhang JH, Zhan P, Wang ZL, Zhang WY, Ming NB. Preparation of monodisperse silica particles with controllable size and shape. J Mater Res. 2003;18:649–53.

Zhang YY, Hu L, Yu DH, Gao CY. Influence of silica particle internalization on adhesion and migration of human dermal fibroblasts. Biomaterials. 2010;31:8465–74.

111

预测水合作用对局部用药的影响

Farhaan Hafeez and Howard I. Maibach

关键词

屏障功能·封包·经皮吸收/渗透·角质层·正辛醇－水分配系数·亲水性·亲脂性·体外·体内

1 简介

皮肤的水合作用通常是通过封包来实现的。封包是指通过各种手段，包括胶带、手套、防水敷料，以及透皮装置形成防水层直接或者间接地覆盖皮肤（Kligman 1996）。某些如凡士林和石蜡，以及其他包含脂肪和/或聚合物油的外用赋形剂，通过减少水分流失产生封包的效果（Berardesca and Maibach 1988）。健康皮肤的表皮提供了有效的屏障以抵御外源性及潜在有害物质的渗透。通常角质层的含水量为 10%～20%，皮肤封包可使角质层的含水量增加至 50%，即使短时间（30 分钟）的封包也可显著增加其含水量（Bucks et al. 1991；Bucks and Maibach 1999a；Ryatt et al. 1986）。封包通过增加角质层的含水量，使角质层细胞肿胀，细胞间脂质结构发生改变，同时使皮肤表面温度升高，血流量增加，以改变化学渗透剂与皮肤之间的分配，从而影响经皮吸收（percutaneous absorption）。

通常，封包（occlusion）被广泛用于临床实践中增强药物渗透，但其并非可以增加所有化学物质的经皮吸收（Bucks et al. 1991；Bucks and Maibach 1999a）。之前认为皮肤封包可以改变表皮脂质含量、DNA 合成、表皮更新、皮肤 pH、表皮形态、汗腺和朗格汉斯细胞应激，事实上，有证据表明，它比上述更为复杂（Aly et al. 1978；Rajka et al. 1981；Faergemann et al. 1983；Alvarez et al. 1983；Eaglstein 1984；Mertz and Eaglstein 1984；Silverman et al. 1989；Agner and Serup 1993；Matsumura et al. 1995；Berardesca and Maibach 1996；Leow and Maibach 1997；Denda et al. 1998；Kömüves et al. 1999；Fluhr et al. 1999；Warner et al. 1999）。本篇综述着重研究封包对不同亲脂性（lipophilicity）/亲水性

（hydrophilicity）化合物在体外和体内的经皮吸收存在哪些影响。由于先前关于化妆品成分的研究较少，本文提到的化学分类可为配方设计师提供指导。

2 体外试验结果

对检索的研究论文进行筛选后，排除与封包和经皮渗透（percutaneous penetration）相关但未阐明化合物的亲脂性/亲水性如何影响封包效果的文章，得到 5 篇使用体外封包模型并阐述了关于分配系数在预测封包对经皮渗透影响中的作用的原始研究论文。此处描述的正辛醇－水分配系数（octanol-water partition coefficient）的对数值（$\log K_{ow}$）出自所引用的出版物，或从 The PubChem Project（http://pubchem.ncbi.nlm.nih.gov/）以及评估辛醇－水分配系数的数据库 Log K_{ow}（http://logkow.cisti.nrc.ca/logkow/）获取。

Gummer 研究了不同体积和不同封包条件下，甲醇和乙醇在全层离体豚鼠皮肤的体外经皮渗透（Gummer and Maibach 1986）。虽然这两种化合物的渗透性均未随着剂量体积的增加而增加，但可以断定，与未封包皮肤相比，封包情况下其穿透性显著增强（$P < 0.01$）（表 1）。此外，封包材料的性质对化合物的渗透量及其每小时渗透量曲线也有非常大的影响。虽然两种醇的正辛醇－水分配系数（octanol-water partition coefficient）（K_{ow}）相似，但甲醇比乙醇表现出更高的渗透率和更大的渗透总量。乙醇分子量较大，这也许可以解释为什么它穿透离体豚鼠皮肤更慢。

Treffel 等运用人类腹部皮肤的体外模型，比较了柠檬油素（亲脂性）和咖啡因（两亲性）这两种不同理化性质的化合物，在封包与未封包条件下 24 小时的体外渗透数据（Treffel et al. 1992）。数据表明，封包可使柠檬油素渗透率（分配系数 = 2.17）较未封包条件下增加 1.6 倍（$P < 0.05$），但封包不增强咖啡因的渗透（分配系数 = 0.02）。其研究结果证实了封包并不能增强所有化合物，特别是亲水化合物的经皮渗透（Bucks et al. 1991）。

表 1 ^{14}C- 标记的甲醇和乙醇通过豚鼠皮肤的体外渗透。与未封包相比，封包增强了两种化学物质的渗透性。SD，标准差；ER，增强比率（在剂量及其他条件相同的情况下，化学药物封包条件下的渗透率除以未封包条件下的渗透率）。（Modified from Gummer and Maibach 1986）

醇类体积 /μl	封包装置	渗透率 /%（应用剂量的百分比 ±SD）	
		甲醇	乙醇
50	无	0.48 ± 0.09	0.94 ± 0.14
100	无	1.33 ± 0.30	0.38 ± 0.04
200	无	1.40 ± 0.07	0.29 ± 0.01
100	石蜡膜	13.2 ± 2.7（ER=9.9 ± 3.0）	8.10 ± 0.43（ER=21 ± 2.5）
100	凝胶剂	34.8 ± 1.8（ER=26 ± 6.1）	23.5 ± 1.6（ER=62 ± 7.8）
100	Hill Top chamber	44.2 ± 3.0（ER=33 ± 7.8）	27.10 ± 2.54（ER=71 ± 10）

Roper 等利用两个扩散装置测定 24 小时内溶于甲醇的 2- 苯氧乙醇（亲脂性化合物 log K_{ow} = 1.16）在未封包的大鼠和人类皮肤的体外经皮吸收（Roper et al. 1997；Pomona College Medicinal Chemistry Project et al. 1987）。在未封包的条件下，2- 苯氧乙醇由于蒸发而大量损失，但是，一旦对其进行封包，则会出现蒸发减少，总吸收量增加。

Taylor 等研究的体外经皮渗透封包效果模型是将亚油酸（log K_{ow} = 7.05）溶解于两种不同挥发性溶剂（乙醇和环甲基硅油）中（Taylor et al. 2002；D'Amboise and Hanai 1982）。实验使用猪皮，与封包相比，溶于乙醇的亚油酸在未封包情况下的皮肤浓度更高（P < 0.05）；再将亚油酸溶解于挥发性较弱的有机溶剂环甲基硅油中，观察到的统计学显著趋势与之类似，即溶于环甲基硅油中的亚油酸在未封包时的经皮渗透大于封包时。作者将以上研究与溶解在水溶液中的甘油（一种亲水分子）的经皮渗透作了比较，未发现皮肤和受体细胞中甘油浓度在封包和未封包的情况下存在统计学显著性差异。作者将封包并没有增强亲脂性化合物亚油酸经皮渗透的结果归因于，未封包情况下挥发性溶剂不受阻碍地挥发而导致亚油酸浓度梯度增加，这比封包防止蒸发对经皮吸收的驱动力更大。他们发现这些结果与 Stinchomb 等的实验一致。这表明通过增强溶剂的挥发性，可增加供体中渗透剂的浓度并增强渗透剂在皮肤中的沉积和释放（Stinchomb et al. 1999）。

Brooks 和 Riviere 使用离体猪皮瓣（isolated perfused porcine skin flap，IPPSF）局部实验来研究 ^{14}C 标记的苯酚（phenol）（log K_{ow} = 1.50）与对硝基苯酚（para-nitrophenol，PNP）（log K_{ow} = 1.91）在两种不同浓度（4 vs 40μg/cm^2）及两种不同溶剂（丙酮与乙醇）在封包与未封包情况下 8 小时的经皮吸收，以明确剂量、载体（溶剂）、封包与否对经皮渗透有无显著影响（表 2 和表 3）（Brooks and Riviere 1996；Korenman and Gorokhov 1973；Brecken-Folse et al. 1994）。对于苯酚，与未封包相比，封包条件下组织的吸收、渗透及总收率均增加。未封包条件下，苯酚溶于乙醇时其组织吸收、渗透较溶于丙酮时更大，但是在封包条件下，溶于丙酮的吸收和渗透则比乙醇强得多。丙酮中的苯酚在低剂量时穿透组织的量占应用剂量的百分比较高剂量时高，这可能暗示渗透剂存在固定吸收率（这也可见于 PNP，但仅在封包情况下）。关于 PNP，无论是剂量、溶剂，还是封包，对标记 PNP 的总回收率均无显著影响。这些发现使作者得出结论：苯酚和 PNP 的吸收取决于载体、封包和渗透剂。

3 体内试验结果

Feldmann 第一个将封包状态下氢化可的松（hydrocortisone）的药理作用增强与正常皮肤吸收 ^{14}C 标记的氢化可的松药代动力学（pharmacokinetics）相关联（Feldmann and Maibach 1965）。在将 ^{14}C 标记的氢化可的松局部应用于人类志愿者前臂腹侧，

测定 [14]C 标记的排泄速率和程度。给药部位要么不封包要么用塑料保鲜膜封包。用药 24 小时后，清洗未封包部位的药物，封包的皮肤在清洗用药部位之前将保鲜膜原位保留 96 小时。以上两种情况均收集尿液 10 天。10 天后排泄到尿液中的用药剂量百分比，未封包与封包分别为 0.46 ± 0.2（平均值 ±SD）4.48 ± 2.7（表 4）。与未封包相比，封包部位氢化可的松的累积吸收显著增加（10 倍）（P =0.01）。作者指出，用药持续时间的差异（未封包部位药物暴露 24 小时，封包部位药物暴露 96 小时）可能会影响其吸收，表现于测定的尿液中药物累积排泄量，但我们观察到的封包与未封包吸收剂量百分比的显著差异存在于 12 小时和 24 小时之间，这是用药持续时间不能解释的。

表 2　剂量、溶剂、和封包对苯酚经皮渗透的影响。SD，标准偏差。ER，增强率（在剂量及其他条件相同的情况下，化学药物封包条件下的渗透率除以未封包条件下的渗透率）。（Brooks and Riviere 1996）

	剂量 /（μg·cm^{-2}）	穿透剂量百分比 /%
未封包的苯酚丙酮溶液，40μg/cm^2		
平均值 ±SD	40.0 ± 0.00	2.60 ± 0.03
未封包的苯酚酒精溶液，40μg/cm^2		
平均值 ±SD	40.0 ± 0.00	8.49 ± 3.80
封包的苯酚丙酮溶液，40μg/cm^2		
平均值 ±SD	39.50 ± 0.35	12.21 ± 2.06（ER = 4.70 ± 0.794）
封包的苯酚酒精溶液，40μg/cm^2		
平均值 ±SD	40.20 ± 0.35	8.42 ± 3.23（ER = 0.99 ± 0.584）
未封包的苯酚丙酮溶液，4.0μg/cm^2		
平均值 ±SD	4.0 ± 0.00	3.88 ± 1.25
未封包的苯酚酒精溶液，4.0μg/cm^2		
平均值 ±SD	4.0 ± 0.00	6.24 ± 1.42
封包的苯酚丙酮溶液，4.0μg/cm^2		
平均值 ±SD	5.17 ± 0.53	17.06 ± 2.04（ER = 4.40 ± 1.51）
封包的苯酚酒精溶液，4.0μg/cm^2		
平均值 ±SD	5.01 ± 0.62	10.09 ± 1.91（ER = 1.62 ± 0.479）

表 3　剂量、溶剂、和封包对 PNP 经皮渗透的影响。SD，标准偏差。ER，增强率（在剂量及其他条件相同的情况下，化学药物封包条件下的渗透率除以未封包条件下的渗透率）。（Modified from Brooks and Riviere 1996）

	剂量 /（μg·cm^{-2}）	穿透剂量百分比 /%
未封包的 PNP 丙酮溶液，40μg/cm^2		
平均值 ±SD	43.43 ± 1.25	33.41 ± 3.82
未封包的 PNP 酒精溶液，40μg/cm^2		
平均值 ±SD	40.93 ± 1.65	31.67 ± 4.19
封包的 PNP 丙酮溶液，40μg/cm^2		
平均值 ±SD	45.13 ± 3.53	24.47 ± 5.08（ER = 0.732 ± 0.174）
封包的 PNP 酒精溶液，40μg/cm^2		
平均值 ±SD	43.28 ± 1.94	7.20 ± 1.58（ER = 0.23 ± 0.058）
未封包的 PNP 丙酮溶液，4.0μg/cm^2		

续表

	剂量 / (μg · cm^{-2})	穿透剂量百分比 /%
平均值 ±SD	3.28 ± 0.11	14.19 ± 0.94
未封包的 PNP 酒精溶液，4.0μg/cm^2		
平均值 ±SD	4.38 ± 0.21	13.32 ± 3.10
封包的 PNP 丙酮溶液，4.0μg/cm^2		
平均值 ±SD	4.433 ± 0.232	28.845 ± 5.171（ER = 2.033 ± 0.388）
封包的 PNP 酒精溶液，4.0μg/cm^2		
平均值 ±SD	3.95 ± 0.05	9.04 ± 2.59（ER = 0.68 ± 0.25）

表 4　将 ^{14}C 氢化可的松局部应用于人类志愿者前臂腹侧的总排泄量数据汇总，
^{14}C 氢化可的松的总排泄量是指用药后 10 天内尿中排出的 ^{14}C 氢化可的松的总量占用药剂量的百分比。
（Modified from Feldmann and Maibach 1965）

局部给药方式	总排出量（剂量的 %）	与未封包情况的比率
未封包	0.46	1×
封包	4.48	10×
粘胶	0.91	2×
粘胶和封包	14.91	32×

Feldmann 后来又研究了封包对农药经皮渗透的影响（Maibach et al. 1974）。他们将 ^{14}C 标记的农药用于志愿者的前臂，使用比较敏感的方法测定尿液中 ^{14}C 排泄的速率和程度，从而可将用药剂量控制在微克，远低于任何农药的毒性范围。从他们的实验来看，很显然封包对其渗透性有着不同程度的影响，就最低而言，封包使久效磷渗透增加了约 3 倍，另一种极端情况，它使马拉硫磷的渗透增加了近 10 倍（表 5 和图 1）。一般情况下，封包对渗透的促进作用随着 K_{ow} 的增大而增大，尽管其使马拉硫磷增加到峰值后又会随着辛醇 - 水分配系数的进一步增大而减少。之后，研究人员又记录了在不同时间内封包对马拉硫磷的影响，以明确封包持续时间如何影响其渗透（表 6）。结果表明马拉硫磷的渗透随着封包持续时间的增加而增加，封包 2 小时，其渗透几乎增加了 1 倍，而到 8 小时，几乎增加了 4 倍。除此之外，几乎没有其他实验研究封包持续时间对经皮渗透的影响。

表 5　封包对农药渗透的影响。K_{ow} = 正辛醇 − 水分配系数。ER，增强比率（在剂量及其他条件相同的情况下，化学药物封包条件下的渗透率除以未封包条件下的渗透率）。（Modified from Maibach et al. 1974）

化学物质	Log K_{ow}	对照组（未封包）/%	封包（24h）/%	ER
敌草快（diquat）	−3.05	0.4	1.4	3.5
残杀威（baygon）	0.14	19.6	68.8	3.5
久效磷（azodrin）	1.03	14.7	33.6	2.3
谷硫磷（guthion）	2.75	15.9	56.1	3.5
马拉硫磷（malathion）	2.89	6.8	62.8	9.2
林丹（lindane）	3.55	9.3	82.1	8.8
对硫磷（parathion）	3.9	8.6	54.8	6.4
狄氏剂（dieldrin）	5.4	7.7	65.5	8.5

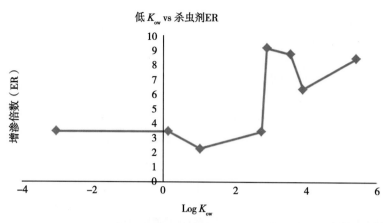

低 K_{ow} vs 杀虫剂ER

图1 农药 ER 的 log K_{ow}。这个图将各种杀虫剂的 ER 作为其 log K_{ow} 的函数。K_{ow}= 正辛醇 - 水分配系数。（Maibach et al. 1974）

表6 封包持续时间对马拉硫磷渗透的影响。（Modified from Maibach et al. 1974）

持续时间 /h	渗透率 /%
0	9.6
0.5	7.3
1	12.7
2	16.6
4	24.2
8	38.8
24	62.8

Guy 等研究了封包如何影响各种类固醇（黄体酮、睾酮、雌二醇及氢化可的松）的体内经皮吸收（Guy et al. 1987）。在对照研究中，他们将溶解在丙酮中的 [14]C 标记类固醇用于志愿者的前臂腹侧，然后追踪以上化合物从尿液中排出的情况。在封包研究中，在丙酮溶剂蒸发后，将用药部位用塑料（Hill Top）密封覆盖。所有案例均在 24 小时后使用标准化程序清洗用药部位（Bucks et al. 1985）。在封包研究中，研究人员在清洗后的用药部位重新密封覆盖。这些研究表明，封包显著增加了雌二醇、睾酮和黄体酮的经皮吸收，除了实验所用类固醇中其 K_{ow} 最低的氢化可的松（表7和图2）。此外，无论封包与否，随着 K_{ow} 增加，经皮吸收也随之增加，最高至睾酮，到黄体酮有所下降。

Bucks 等测定了这四种类固醇（氢化可的松、雌二醇、睾酮和孕酮）在封包和"防护"（即覆盖但不密封）条件下在体内的经皮吸收（Bucks et al. 1988）。采用与 Guy 等相同的方法，将 [14]C 标记的化学品溶于丙酮中，用在志愿者的前臂腹侧。在溶剂蒸发后，用半刚性聚丙烯密闭材料覆盖用药部位 24 小时，具有完整密封空间的作为封包状态，在密封膜上钻几个小孔从而形成"防护"状态。然后收集 7 天尿液。与 Guy 等先前的研究结果一致，

表7 将封包对人体经皮吸收类固醇的影响作为 K_{ow} 的函数。在用肥皂和水清洗之前，给药 4mg/cm^2，暴露时间 24 小时。K_{ow} = 正辛醇 - 水分配系数。ER，增强率（在剂量及其他条件相同的情况下，化学药物封包条件下的渗透率除以未封包条件下的渗透率）。（Modified from Guy et al. 1987；Bucks and Maibach 1999b）

化学物质	log K_{ow}	未封包	封包	ER
氢化可的松	1.61	2 ± 2	4 ± 2	2 ± 2
雌二醇	3.15	11 ± 5	27 ± 6	2.5 ± 1
睾酮	3.32	13 ± 3	46 ± 15	3.5 ± 1
黄体酮	3.87	11 ± 6	33 ± 9	3 ± 2

图2 类固醇 ER 的 log K_{ow}。这个图将不同的类固醇 ER 作为其 log K_{ow} 的函数。K_{ow}＝正辛醇 - 水分配系数。（Guy et al. 1987；Bucks and Maibach 1999b）

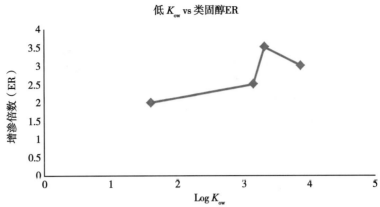

类固醇的吸收随亲脂性增加而增加，但孕酮（最疏水的类固醇）的渗透并未延续这种趋势。除氢化可的松之外的类固醇封包24小时经皮吸收显著增加（$P < 0.01$）。从这些研究来看，封包似乎增强了亲脂性较强的类固醇的经皮吸收，但不增加氢化可的松（水溶性最强的类固醇）的经皮吸收。

接着，Bucks 又研究了封包对酚类体内经皮吸收的影响（Bucks et al. 1987，1988）。将9种 ^{14}C 环标记的对位取代苯酚（4- 氨基苯酚、4- 乙酰氨基苯酚、4- 丙酰胺基苯酚、苯酚、4- 氰基苯酚、4- 硝基苯酚、4- 碘苯酚、4- 庚氧基苯酚和4- 戊氧基苯酚）

溶于乙醇，用于男性志愿者前臂腹侧。溶剂蒸发后，用药部位覆盖成密闭空间或使用"防护"遮盖。24小时后，移除覆盖物，并清洗该部位。然后用药部位使用相同类型的新覆盖物覆盖起来。收集尿液7天。在第7天，移除二次覆盖，清洗用药部位，并用胶带将用药部位的上层角质层的剥离去除。这些研究表明，封包显著增加了（$P < 0.05$）苯酚，庚氧基苯酚和戊氧基苯酚的吸收，但并没有显著增加氨基苯酚，对乙酰氨基苯酚，丙酰基苯胺酚，氰基苯酚，硝基苯酚和碘苯酚的吸收（表8和图3）。K_{ow} 最低的两种化合物在封包下的吸收增加最少。

表8 在封包和防护条件下，人体对酚类物质的经皮吸收。将溶于 95% 乙醇的药物以单次剂量（$2 \sim 4$ mg/cm^2）局部应用于前臂腹侧，酒精蒸发后，对该部位进行封包或防护24小时，24小时后，用肥皂和水清洗用药部位

化学物质	log K_{ow}	吸收剂量占百分比 /%（均值 ±SD）		ER
		防护[a]	封包[b]	
氨基苯酚	0.04	6 ± 3	8 ± 3	1.3 ± 0.8
对乙酰氨基苯酚	0.32	4 ± 3	3 ± 2	0.75 ± 0.8
丙酰胺基苯酚	0.86	11 ± 7	19 ± 9	1.7 ± 1.4
苯酚	1.46	24 ± 6	34 ± 4	1.4 ± 0.4[c]
氰基苯酚	1.60	31 ± 16	46 ± 6	1.5 ± 0.8
硝基苯酚	1.91	38 ± 11	37 ± 18	0.97 ± 0.6
碘苯酚	2.91	24 ± 6	28 ± 6	1.2 ± 0.4
庚氧基苯酚	3.16	23 ± 10	36 ± 9	1.6 ± 0.8[d]
戊氧基苯酚	3.51	13 ± 4	29 ± 8	2.2 ± 0.9[c]

Modified from Bucks et al. 1987，1988
[a] 用药部位使用透气塑料膜。
[b] 用药部位使用密封膜。
[c] $P < 0.01$ 时具有显著性差异。
[d] $P < 0.05$ 时具有显著性差异。

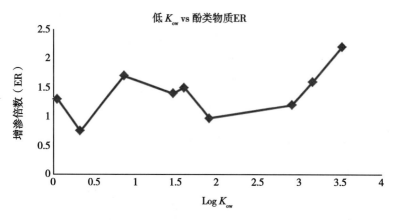

图 3 酚类物质 ER 的 log K_{ow}。这个图将不同的酚类物质 ER 作为其 log K_{ow} 的函数。K_{ow} = 正辛醇 - 水分配系数。（Bucks et al. 1987，1988）

后来，Bronaugh 等研究了另外 6 种挥发性化合物（乙酸苄酯，苯甲酰胺，安息香，二苯甲酮，苯甲酸苄酯和苯甲醇）在恒河猴和人体内封包 24 小时的经皮吸收，采用两种封包方法，塑料膜和玻璃密封罩（Bronaugh et al. 1990）。通常，封包能促进这些化合物的吸收（表 9）。但实验观察到这两种封包条件下的吸收存在差异。塑料膜封包的安息香和乙酸苄酯的吸收较未封包低，作者推测这种矛盾可能是由于塑料膜吸附化合物造成的。除苯甲酸苄酯和二苯甲酮外，玻璃腔室封包情况下其他化合物的吸收均大于未封包和塑料膜封包（苯甲酸苄酯在保鲜膜封包时吸收更强，而二苯甲酮在两种封包条件下的吸收剂量百分比的增幅相同）。作者试图将这些化合物的 K_{ow} 与其封包增强的皮肤渗透性相关联，但令人意外的是并没有发现明显趋势。对其缺乏相关性的一种可能解释是，挥发性化学物质在实施封包之前蒸发，继而影响随后的渗透测量（Gilpin et al. 2009）。

Pellanda 等研究了封包前后对曲安奈德（log K_{ow} = 2.53）进入角质层的影响（Pellanda et al. 2007）。他们的两项实验涉及 10 名健康志愿者的前臂。在实验 1 中，他们将曲安奈德（Triamcinolone acetonide，TACA）加入丙酮中，用于每条手臂 3 个部位，其中 1 条手臂预先封包 16 小时。在实验 2 中，将相同剂量的上述用药用于每条手臂 2 个位置，其中 1 条手臂用药后进行封包直至皮肤取样。然后，实验 1 在 0.5、4、24 小时，实验 2 在 4 和 24 小时用胶带取角质层然后，对于实验 1，在 0.5、4 和 24 小时，并且在实验 2 的 4 和 24 小时，通过胶带粘贴除去角质层样品。直接使用分光光度计定量黏附到胶带上的角质细胞的量，使用高效液相色谱法（high-performance liquid chromatography，HPLC）对黏附在每条胶带上的 TACA 进行定量。他们发现，预封包对曲安奈德渗入角质层没有显著影响，而用药后封包可使其渗透增加 2 倍。

表 9 封包对猴经皮吸收苯甲基衍生物的影响。K_{ow} = 正辛醇 − 水分配系数。ER，增强率（在剂量及其他条件相同的情况下，化学药物封包条件下的渗透率除以未封包条件下的渗透率）（Modified from Bronaugh et al. 1990）

化学物质	log K_{ow}	吸收剂量百分比 /%		
		未封包	塑料膜封包	玻璃罩密封
苯甲酰胺	0.64	47 ± 14	85 ± 8（ER=1.8 ± 0.6）	73 ± 20（ER=1.6 ± 0.6）
苯甲醇	0.87	32 ± 9	56 ± 29（ER=1.8 ± 1）	80 ± 15（ER=2.5 ± 0.8）
安息香	1.35	49 ± 6	43 ± 12（ER=0.9 ± 0.3）	77 ± 4（ER=1.6 ± 0.2）
乙酸苄酯	1.96	35 ± 19	17 ± 5（ER=0.5 ± 0.3）	79 ± 15（ER=2.3 ± 1.3）
苯甲酮	3.18	44 ± 15	69 ± 12（ER=1.6 ± 0.6）	69 ± 10（ER=1.6 ± 0.6）
苯甲酸苄酯	3.97	57 ± 21	71 ± 9（ER=1.2 ± 0.5）	65 ± 20（ER=1.1 ± 0.5）

4 讨论

19世纪，凡士林被广泛使用，特别是在药剂师临时开出的处方中，并且它在21世纪仍然用于许多化妆品配方，特别是润肤保湿剂中。另外，化妆品制剂常常使用油，尤其是矿物油，因其具有封闭作用。性能可靠的蒸发测定器的普遍使用使实验室更容易量化其封闭性，即可考虑作为最终配方成分产生的经皮水分流失的抑制。

这里提供的数据是封包对渗透影响的最早研究。但是请注意，这些研究总结的均是完全封闭的情况，在通常几乎不进行封包的化妆品的渗透数据研究方面还有很多工作要做。此外，我们几乎没有关于以下隐秘部位封包材料的研究数据，如腋窝、腹股沟、乳房下皱襞和趾蹼。与前臂相比，这些部位至少有一个——腋窝——表明渗透性增加（Feldmann and Maibach 1967）。

皮肤封包可通过改变化学渗透剂与皮肤之间的分配，使角质层细胞肿胀并促进细胞间脂质域对水分的摄取，使角质层的含水量升高至50%，这对渗透剂的透皮吸收有实质性的影响（Bucks et al. 1991；Bucks and Maibach 1999a；Ryatt et al. 1986；Haftek et al. 1998）。尽管皮肤封包在临床实践中被广泛用于增强应用药物的渗透性，但其并不能增加所有化学物质的经皮吸收，目前尚不清楚哪些化学物质封包能增强皮肤渗透性（Bucks et al. 1991；Bucks and Maibach 1999a）。这里我们着重阐述封包对不同亲脂/亲水性化合物的经皮吸收有何影响。

首先，封包增强了许多但不是所有化合物的经皮吸收。例如，Guy等和Bucks等发现，当测量封包对类固醇渗透的影响时，其中亲水性最强的氢化可的松在封包条件下的渗透性在统计学上并无明显增强（Bucks et al. 1991；Bucks and Maibach 1999a）。此外，Bucks等也证明封包不会显著增强被检测的许多酚类的渗透性（Bucks et al. 1987）。

其次，与亲水性化合物相比，封包似乎更能促进亲脂化合物的渗透。Bucks等和Guy等的研究表明，与最不亲脂的类固醇相比，封包更能增强亲脂性最强的类固醇的渗透（用正辛醇-水分配系数测量）（Guy et al. 1987；Bucks and Maibach 1999b；Bucks et al. 1988）。此外，Bucks等还证明，正辛醇-水分配系数最低的酚类物质在封包作用下的渗透增强最小（Bucks and Maibach 1999b；Bucks et al. 1987，1988）。

再者，尽管封包增强了亲脂性强的化合物的渗透，并且往往不能增强亲脂性差的类固醇的渗透，但化合物 K_{ow} 与封包引起其渗透性增强之间的关系依然不能描述。关于类固醇穿过皮肤的渗透，这些研究表明，尽管渗透剂的 K_{ow} 与封包增强其渗透之间存在正相关关系，但这种相关不是线性的（Guy et al. 1987；Bucks et al. 1988）。然而，就封包对酚类渗透的影响而言，渗透剂的 K_{ow} 与其在封包条件下的渗透程度之间没有相关性（Bucks and Maibach 1999b；Bucks et al. 1987）。在研究了封包对恒河猴体内挥发性化合物渗透的影响后，Bronaugh等未能将渗透剂的 K_{ow} 与封包增强其皮肤渗透相关联（Bronaugh et al. 1990）。

最后，将增强比（封包增强的渗透与未封包渗透的比率）作为 K_{ow} 的对数函数，其函数图的分布形态表明，随着分配系数增加，封包可使其渗透性有一定程度的增强，但随着分配系数进一步上升，这种增强作用会有所下降（见图1、图2和图3）。封包对亲脂性化合物的渗透增强作用强于亲水性化合物，可能归因于角质层富含脂质成分，但随着分配系数的进一步增加，这些亲脂性化合物的渗透可能会受阻，因为封包只会增加表皮含水量，在限制亲脂性化合物的渗透方面起着更大的作用。

此外，虽然有关时间对封包效应影响的数据有限，但随着封包时间的延长，渗透性似乎也有所增加。然而，这项研究只记录了一种化学物质，即亲脂性化合物马拉硫磷的封包持续时间影响。仍需要更多的实验来研究封包时间对亲脂性及亲水性化学物质的影响。

总之，封包并不能增强所有经皮渗透。它可以增强大多数亲脂性化合物的渗透性，但往往不能增加相对亲水的化合物的渗透性。体内研究支持体外研究结论，即分配系数不能可靠地预测封包对经皮渗透的影响。由封包所提供的穿透强化程度似乎具有化合物特异性，并且可能收到载体（溶剂）选择、温度、湿度和封包方法的影响。和皮肤生物学的许多领域一样，看似简单的问题事实上可能很复杂 - 这种情况如同分配系数和封包对渗透的影响。综上所述，这些数据可以帮助化妆品配方师尤其是对封包载体感兴趣的提供一些观点，同时，这些数据表明凡士林、油等可能不是完全封闭的一些成分。

（曹灿、顾华 译，何黎 校 / 审）

参考文献

Agner T, Serup J. Time course of occlusive effects on skin evaluated by measurement of transepidermal water loss (TEWL): including patch tests with sodium lauryl sulphate and water. Contact Dermatitis. 1993;28:6–9.

Alvarez OM, Mertz PM, Eaglstein WH. The effect of occlusive dressings on collagen synthesis and re-epithelialization in superficial wounds. J Surg Res. 1983;35:142–8.

Aly R, Shirley C, Cunico B, Maibach HI. Effect of prolonged occlusion on the microbial flora, pH, carbon dioxide and transepidermal water loss on human skin. J Invest Dermatol. 1978;71:378–81.

Berardesca E, Maibach HI. Skin occlusion: treatment or drug-like device? Skin Pharmacol. 1988;1:207.

Berardesca E, Maibach HI. The plastic occlusion stress test (POST) as a model to investigate skin barrier function. In: Maibach HI, editor. Dermatologic research techniques. Boca Raton: CRC Press; 1996. p. 179–86.

Brecken-Folse JA, Mayer FL, Pedigo LE, Marking LL. Acute toxicity of 4-nitrophenol, 2,4-dinitrophenol, terbufos and trichlorfon to grass shrimp (Palaemonetes spp.) and sheepshead minnows (Cyprinodon variegatos) as affected by salinity and temperature. Environ Toxicol Chem. 1994;13(1):67–77.

Bronaugh RL, Wester RC, Bucks D, Maibach HI, Sarason R. In vivo percutaneous absorption of fragrance ingredients in rhesus monkeys and humans. Food Chem Toxicol. 1990;28:369–73.

Brooks JD, Riviere JE. Quantitative percutaneous absorption and cutaneous distribution of binary mixtures of phenol and paranitrophenol in isolated perfused porcine skin. Fundam Appl Toxicol. 1996;32:233–43.

Bucks D, Maibach HI. Occlusion does not uniformly enhance penetration in vivo. In: Bronaugh RL, Maibach HI, editors. Percutaneous absorption: drugs, cosmetics, mechanisms, methodology. 3rd ed. New York: Dekker; 1999a. p. 81–105.

Bucks D, Maibach HI. Occlusion does not uniformly enhance penetration in vivo. In: Bronaugh RL, Maibach HI, editors. Percutaneous absorption: drugs, cosmetics, mechanisms, methodology. 3rd ed. New York: Dekker; 1999b. p. 81–105.

Bucks DAW, Maibach HI, Guy RH. Percutaneous absorption of steroids: effect of repeated application. J Pharm Sci. 1985;74:1337–9.

Bucks DA, McMaster JR, Maibach HI, Guy RH. Percutaneous absorption of phenols in vivo. Clin Res. 1987;35:672A.

Bucks DA, McMaster JR, Maibach HI, Guy RH. Bioavailability of topically administered steroids: a 'mass balance' technique. J Invest Dermatol. 1988;91:29–33.

Bucks D, Guy R, Maibach HI. Effects of occlusion. In: Bronaugh RL, Maibach HI, editors. In vitro percutaneous absorption: principles, fundamentals, and applications. Boca Raton: CRC Press; 1991. p. 85–114.

D'Amboise M, Hanai T. Hydrophobicity and retention in reversed-phase liquid chromatography. J Liq Chromatogr. 1982;5(2):229–44.

Denda M, Sato J, Tsuchiya T, Elias PM, Feingold KR. Low humidity stimulates epidermal DNA synthesis and amplifies the hyperproliferative response to barrier disruption: implication for seasonal exacerbations of inflammatory dermatoses. J Invest Dermatol. 1998;111:873–8.

Eaglstein WH. Effect of occlusive dressings on wound healing. Clin Dermatol. 1984;2:107–11.

Faergemann J, Aly R, Wilson DR, Maibach HI. Skin occlusion: effect on Pityrosporum orbiculare, skin PCO2, pH, transepidermal water loss, and water content. Arch Dermatol Res. 1983;275:383–7.

Feldmann RJ, Maibach HI. Penetration of 14-C hydrocortisone through normal skin: the effect of stripping and occlusion. Arch Dermatol. 1965;91:661–6.

Feldmann RJ, Maibach HI. Regional variation in percutaneous penetration of 14C cortisol in man. J Invest Dermatol. 1967;48:181–3.

Fluhr JW, Lazzerini S, Distante F, Gloor M, Berardesca E. Effects of prolonged occlusion on stratum corneum barrier function and water holding capacity. Skin Pharmacol Appl Skin Physiol. 1999;12:193–8.

Gilpin SJ, Hui X, Maibach HI. Volatility of fragrance chemicals: patch testing implications. Dermatitis. 2009;20:200–7.

Gummer CL, Maibach HI. The penetration of [14C] ethanol and [14C] methanol through excised guinea pig skin in vitro. Food Chem Toxicol. 1986;24:305–9.

Guy RH, Bucks DAW, McMaster JR, Villaflor DA, Roskos KV, Hinz RS, Maibach HI. Kinetics of drug absorption across human skin in vivo. In: Shroot B, Schaefer H, editors. Skin pharmacokinetics. Basel: Karger; 1987. p. 70–6.

Haftek M, Teillon MH, Schmitt D. Stratum corneum, corneodesmosomes and ex vivo percutaneous penetration. Microsc Res Tech. 1998;43:242–9.

Kligman AM. Hydration injury to human skin. In: Van der Valk PGM, Maibach HI, editors. The irritant contact dermatitis syndrome. Boca Raton: CRC Press; 1996. p. 187–94.

Kömüves LG, Hanley K, Jiang Y, Katagiri C, Elias PM, Williams ML, Feingold KR. Induction of of selected lipid metabolic enzymes and differentiation-linked structural proteins by air exposure in fetal rat skin explants. J Invest Dermatol. 1999;112:303–9.

Korenman YI, Gorokhov AA. Distribution of diphenylolpropane between certain organic solvents and water. J Appl Chem. 1973;46(11):2751–3.

Leow YH, Maibach HI. Effect of occlusion on skin. J Dermatol Treat. 1997;8:139–42.

Maibach HI, Feldmann RJ. Systemic absorption of pesticides through the skin of man; in Task Group on Occupational Exposure to Pesticides, editors, Occupational exposure to pesticides. Report to the Federal Working Group on Pest Management from the Task Group on Occupational Exposure to Pesticides. Washington, Federal Working Group on Pest Management; 1974. p. 120–127.

Matsumura H, Oka K, Umekage K, Akita H, Kawai J, Kitazawa Y, Suda S, Tsubota K, Ninomiya Y, Hirai H, Miyata K, Morikubo K, Nakagawa M, Okada T, Kawai K. Effect of occlusion on human skin. Contact Dermatitis. 1995;33:231–5.

Mertz PM, Eaglstein WH. The effect of a semiocclusive dressing on the microbial population in superficial wounds. Arch Surg. 1984;119:287–9.

Pellanda C, Strub B, Figuiredo V, Rufli T, Imanidis G, Surber C. Topical bioavailability of triamcinolone acetonide: effect of occlusion. Skin Pharmacol Physiol. 2007;20:50–6.

Pomona College Medicinal Chemistry Project, Claremont, CA 91711, Log P Database, (C. Hansch and A. Leo), July 1987 edition.

Rajka G, Aly R, Bayles C, Tang Y, Maibach HI. The effect of short term occlusion on the cutaneous flora in atopic dermatitis and psoriasis. Acta Derm Venereol. 1981;61:150–3.

Roper CS, Howes D, Blain PG, Williams FM. Percutaneous penetration of 2-phenoxyethanol through rat and human skin. Food Chem Toxicol. 1997;35:1009–16.

Ryatt KS, Stevenson JM, Maibach HI, Guy RH. Pharmacodynamic measurement of percutaneous penetration enhancement in vivo. J Pharm Sci. 1986;75:374–7.

Silverman RA, Lender J, Elmets CA. Effects of occlusive and semiocclusive dressings on the return of barrier function to transepidermal water loss in standardized human wounds. J Am Acad Dermatol. 1989;20:755–60.

Stinchomb AL, Pirot F, Touraille GD, Bunge AL, Guy RH. Chemical uptake into human stratum corneum in vivo from volatile and non-volatile solvents. Pharm Res. 1999;16:1288–93.

Taylor LJ, Robert SL, Long M, Rawlings AV, Tubek J, Whitehead L, Moss GP. Effect of occlusion on the percutaneous penetration of linoleic acid and glycerol. Int J Pharmaceut. 2002;249:157–64.

Treffel P, Muret P, Muret-D'Aniello P, Coumes-Marquet- S, Agache P. Effect of occlusion on in vitro percutaneous absorption of two compounds with different physicochemical properties. Skin Pharmacol. 1992;5:108–13.

Warner RR, Boissy YL, Lilly NA, Spears MJ, McKillop K, Marshall JL, Stone KJ.Water disrupts stratum corneum lipid lamellae: damage is similar to surfactants. J Invest Dermatol. 1999;113:960–6.

112

多光子断层成像

Karsten König

内容

关键词

多光子·双光子·断层成像·自发荧光·弹性蛋白·胶原蛋白·NAD（P）H·FLIM·SHG·THG·CARS·光学活检·功能成像·黑素瘤·皮炎·化妆品·衰老·防晒霜·基底细胞瘤·痣·荧光寿命成像（FLIM）·人体病理皮肤·原理·二次谐波生成（SHG）·三次谐波生成（THG）

1 简介

在过去十年中，多光子断层成像技术（multiphoton tomography，MPT）已经发展成为一种重要的用于人在体皮肤特征的无创且无须标记的 3D 成像技术（König and Riemann 2003；König et al. 2007；König 2008，2012）。与其他 3D 组织成像技术相比，例如 20～100MHz 超声波（Korting et al. 1999，2010a），光学相干断层扫描（optical coherence tomography，OCT）（Drexler and Fujimoto 2008；Königet et al. 2009；Annesh et al. 2011）和共聚焦反射显微镜（Rajadhyaksha 1999；Koehler et al. 2011，表 1），多光子断层成像技术具有更卓越的亚微米级空间分辨率、单光子灵敏度和功能成像（functional imaging）能力。

此外，双光子（two-photon）激发荧光下的弹性蛋白和胶原蛋白表征可以很容易地一起被记录，此处的信号是基于二次谐波的生成（second-harmonic generation，SHG）（König and Riemann 2003；Campagnola et al. 2001）。这就实现了对真皮纤维网络特征再现，并可通过皮肤老化指数参数 SAAID 来确定皮肤衰老程度（Lin et al. 2005；Koehler et al. 2006）。而这些是不需要采集组织样本、切片、染色和显微镜观察。

与所有其他临床组织成像方法相比，多光子断层成像技术为无标记光学活检提供了最佳空间分辨率。通过飞秒激光束在皮肤的不同深度（光学切片）中扫描，可以在数秒内获取组织活检结果。通常的切片厚度为 2μm，横向分辨率约为 300～400nm。这足以对组织内细胞器，细胞核和单个真皮纤维进行成像。

2 多光子断层成像技术原理

断层成像技术使用的是波长范围为 700～1 000nm 的近红外（NIR）激光辐射，该波长范围对应于细胞和组织的光学窗口，该波段也提供了非常高的光穿透深度。然而，受限于高数值孔径聚焦光学器件的工作距离，激光级 1M 临床多光子断层成像技术的信号深度被限制在 200～320μm。

人体皮肤断层成像技术的信号主要是基于双光子自体荧光（autofluorescence，AF）和 SHG。这些信号提供了充足的信息从而可以实现对细胞和细胞外基质（ECM）的形态学成像，成像范围包括对细胞核，单个线粒体，树突，真皮乳头，毛干，微血管，弹性纤维（elastin fibers）和胶原蛋白（collagen）结构的成像。另外，真表皮连接部

表 1　各种 3D 皮肤成像方法的比较

方法	细胞内成像	分辨率 /μm	功能成像	化学信息	信号深度	FOV/mm²	价格
US	无	> 10	无	无	> 1mm	5 × 5	€
OCT	无	> 10	无	无	> 0.5mm	> 5 × 5	€€
CRM	有	> 10	无	无	< 0.15mm	0.3 × 0.3/4 × 3	€€€
MPT	有	< 0.5	有	有	< 0.3μm	0.3 × 0.3/4 × 4	€€€€

US，超声；OCT，光学相干断层扫描成像；CRM，共聚焦反射显微镜（共焦激光扫描显微镜）；MPT，多光子（multiphoton）断层扫描成像。

也可以很容易地以 3D 形式来显示。

一般来说，皮肤的内源性荧光团包括：角蛋白、烟酰胺腺嘌呤二核苷酸磷酸［nicotinamide adenine dinucleotide phosphate，NAD（P）H］、黄体素、黑素和各种卟啉（König and Schneckenburger 1994；Breunig et al. 2010）。SHG 可以激活的成分包括胶原蛋白纤维、肌肉成分（肌球蛋白棒状结构域）及各种神经。

断层成像技术不仅可以提供组织形态特征，还可以用于功能成像（functional imaging），因为它可以检测到 NAD（P）H 和黄体素这类生物传感器。这两种辅酶都会参与到呼吸链活动中，进而参与细胞的新陈代谢。由于氧化型辅酶 NAD（P）没有荧光反应，因此，任何由氧自由基（reactive oxygen species，ROS）引起的氧化都会导致自体荧光的降低，相反，使用氧自由基清除剂会诱发双光子 AF 信号的加强。另外，由此得到的（i）NAD（P）H/黄体素与（ii）游离态 NAD（P）H/ 结合态 NAD（P）H，这两个比率，也可以作为细胞代谢的重要参数（Chance 1962；Schneckenburger and König 1992）。

断层成像技术，可以通过荧光寿命成像（fluorescence lifetime imaging，FLIM）方法提供 NAD（P）H- 蛋白复合物［结合态 NAD（P）H］和游离态 NAD（P）H（未结合）的比率（Bugiel et al. 1989；König and Wabnitz 1990；Becker 2005；König et al. 2010b）。荧光寿命 τ，是荧光基团及其微环境的特征参数，并且与浓度几乎无关。游离态和结合态的 NAD（P）H 的荧光寿命通常分别为 0.3ns 和 2.2ns。由皮肤痤疮丙酸杆菌产生的卟啉（原卟啉 IX）通常的 τ 值是 11ns，而黄体素（黄体单核苷酸）的寿命是 5.3ns（König and Schneckenburger 1994；König et al. 2010b）。因此，对于不同类型的荧光基团及其结合行为进行成像的时候，荧光寿命成像（FLIM）可以提供一个进一步的对比机制。

最近的断层成像技术的开发进展，还包括基于额外的相干反斯托克斯拉曼散射（coherent anti-Stokes Raman scattering，CARS）模块所开发的化学指纹信息（König et al. 2011a；Breunig et al. 2012，2013；Weinigel 2014）。相干反斯托克斯拉

曼散射可以提供与拉曼光谱相似的信息，并且可以描绘分子振动信号。同时，相干反斯托克斯拉曼散射成像还具有比拉曼成像快几个数量级的优点。MPT-CARS 断层扫描可以在 1 秒内完成光学 CARS 扫描图，且无须进行任何平均化处理。与 AF、FLIM 和 SHG 这些单光束多光子断层成像技术不同的是，叠加 CARS 模块，是需要第二束激光的，而且必须与靶标内第一束激光，在时间和空间上相重叠。

认证的多光子 CARS 断层成像 MPTflex-CARS，基于 C-H 化学键和水分子的伸缩振动可以提供脂质分子的相关信息。通过将双光束模块的两束激光的波长调谐到待检测的特定光谱区域，还可以得到更多的化学信息。

图 1 系统性地总结了多光子断层成像中的各种非线性处理，并列出了在未标记的人体皮肤中产生的信号源（AF，SHG，THG，CARS）。所有的处理都需要通过飞秒激光束的紧密聚焦来提供瞬时的超高光强。在非常低的皮焦耳脉冲能量级别上，以及平均功率为 2～20mW 的情况下，每秒钟使用 8000 万个激光脉冲。一个由 512×512 像素组成的 0.3mm×0.3mm 的光学断层，在 1 秒内就可以完成采集。

图 2 显示了两种经认证的灵巧型多光子断层成像仪。断层成像仪 MPTflex 用于荧光和二次谐波成像。而较大的 MPTflex-CARS 系统有一个基于光子晶体光纤（CARS 模块）的附加波长扩展单元，可在 900～1 200nm 的光谱范围内产生第二束激光束。这束额外的激光束也可用于实现三次谐波产生（THG）（Débarre et al. 2006），可以专门用于膜结构成像，例如观察红细胞膜。两个系统都拥有一个灵活的机械 / 光学手臂，和一个拥有专利技术的 360 度的扫描头，如图 3 所示。

第一代的经过认证的早期多光子断层扫描仪是 DermaInspect（JenLab GmbH，Jena，德国）灵活性不够好，需要一个振动控制的光学平台。

在图 4 中，是一组典型的正常前臂皮肤的水平多光子扫描断层。皮肤最外的角质层的信号主要是来自富含角蛋白的角质细胞。当深入到活表

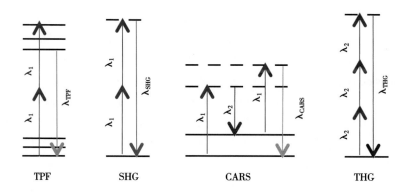

信号	信号源
AF强度	NAD(P)H，黄酮，黑素，角蛋白，卟啉，弹性蛋白
AF寿命（FLIM）	NAD(P)H，黄酮，黑素，角蛋白，卟啉，弹性蛋白
二次谐波生成（SHG）	胶原纤维，肌肉组织，神经
三次谐波生成（THG）	膜，红细胞
相干反斯托克斯拉曼散射（CARS）	脂质，水，化学品

图 1　信号产生的示意图。双光子过程产生荧光和二次谐波。三光子过程导致三次谐波产生（third-harmonic generation）。相干反斯托克斯拉曼散射 CARS 则需要两束激光束

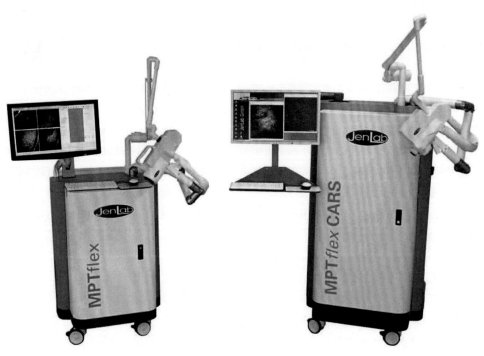

图 2　多光子断层成像仪 MPTflex 和 MPTflex-CARS

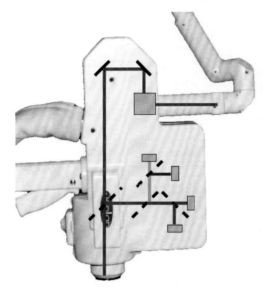

图3 灵活的扫描头可以轻松触及皮肤各个区域

图4 多光子断层成像可在几秒钟内完成一组水平扫描断层

皮中后，图像主要由含 NAD（P）H 的角质形成细胞形成的。在达到基底层后，黑素作为荧光基团，提供最大的荧光量子产率。因此，和那些没有黑素的角质形成细胞相比，含有黑素的角质形成细胞可以产生更强的信号。在真表皮连接层，会产生第一个二次谐波信号，这是由真皮乳头顶部发出的。

通过使用变焦功能，断层成像仪可以深入表皮非常近距离地观察单个活细胞。如图 5 所示，极高的亚微米空间分辨率甚至可以显示细胞内或者组织内的单个线粒体。图 6 中所展示了相应的 FLIM 图像，图像中的用伪彩色表征了荧光寿命。

电动扫描头可以生成马赛克状的高分辨率图

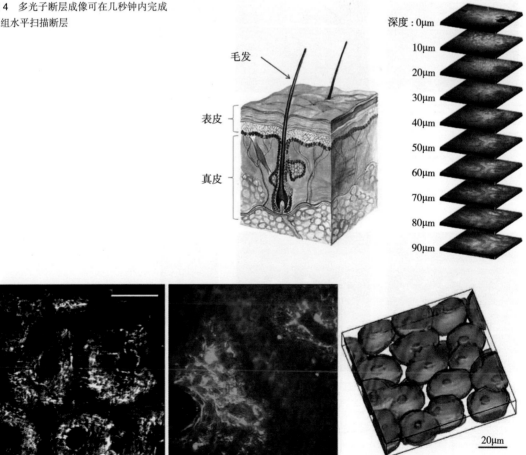

图5 所有组织成像技术中，多光子断层成像拥有最佳分辨率（横向分辨率为 0.3μm）。即使是皮肤组织深层，也可以实现无创和无标记地对单个线粒体和单个弹性蛋白纤维成像

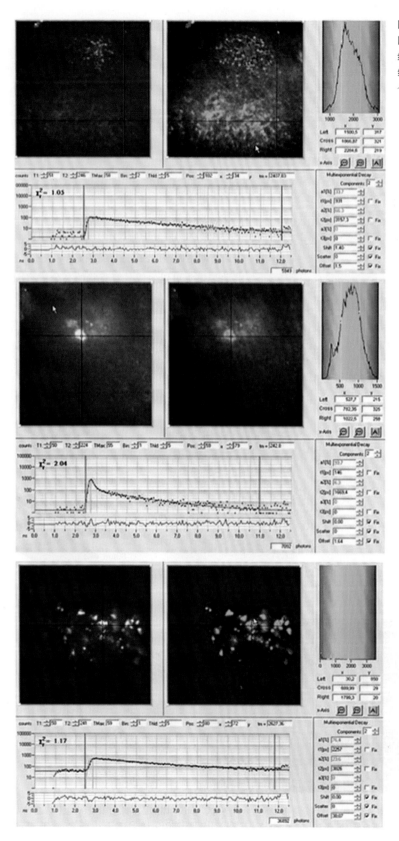

图 6　后期处理彩色编码的 FLIM 图像将每个像素的平均荧光寿命描绘为第四维。该图像显示了皮肤内纳米文身荧光颗粒的分布，以及单个颗粒的典型荧光衰减曲线

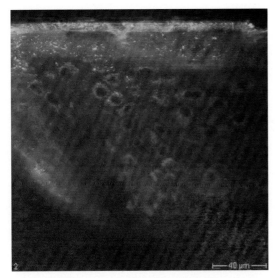

图7 多光子断层成像技术可以获取纵切面图像（x, z 扫描）

像，测试区域可达 3mm×3mm，同时还可以获得垂直扫描图像（x, z 扫描）（图7）。

3 应用

多光子断层扫描主要应用于人体病变皮肤（human pathological skin）的评估以及药物和化妆品（cosmetics）的原位皮内检测。

目前的医学研究方向包括：

i. 恶性黑素瘤和其他皮肤癌的早期诊断（Dimitrow et al. 2009；Seidenari et al. 2012a；Patalay et al. 2012）

ii. 皮炎的早期诊断，以及治疗效果的监测（Huck et al. 2016）

iii. 日光性角化病中慢性伤口处理和光动力治疗的优化

iv. 牛皮癣和皮肤癌患者的皮内脂质分布（Breunig et al. 2012，2013；Weinigel）

v. 紫外线照射和吸烟引起的皮肤老化方面的评估（Koehler et al. 2008，2009）

此外，还有关于皮肤中纹身纳米颗粒的原位分布和特征的研究（König）

此外，欧洲航天局 ESA 的宇航员健康计划也应用了多光子断层成像技术，用来检测宇航员飞行前后的皮肤状况，并对于在国际空间实验室 ISS 长期从事外太空工作的宇航员，研究长期脱离地球（6个月）对皮肤状况的影响。

大型化妆品和药品公司使用多光子断层成像技术，主要用于以下的评估和研究工作：

i. 纳米防晒颗粒的生物安全性（Zvyagin et al. 2008；Sanchez et al. 2010；Darvin et al. 2012）

ii. 皮肤年龄和抗衰老产品的功效（Bazin et al. 2010；Decenciere et al. 2013；Puschmann et al. 2012；Miyamaoto and Kudoh 2013）

iii. 毛发中的黑素类型和染料（Ehlers et al. 2007）

iv. 皮肤屏障功能（Richter et al. 2004）

v. 化妆品对细胞代谢的影响

vi. 药物传输（König et al. 2006，2011b；Roberts et al. 2008；Prowv et al. 2011）

vii. 多光子断层成像在组织工程中的应用（Roberts et al. 2011）

4 皮肤老化指数 SAAID

通过测量细胞外基质特别是纤维网络中与年龄相关的改变，多光子断层成像技术可以准确测定皮肤的衰老情况。皮肤老化指数 SAAID 用于表征出真皮的胶原蛋白和弹性蛋白的比率，其计算公式为：

$$SAAID=(SHG-AF)/(SHG+AF)$$

其结果值在 -1 和 1 之间。负值意味着弹性蛋白自体荧光比来自胶原蛋白的 SHG 信号更强，而结果值为 0 的话，这就意味着两个信号都是接近的。SAAID 参数和组织位置高度相关并需要统计分析。在对健康受试者进行体内多光子断层成像，发现 SAAID 参数与健康志愿者的生理年龄相关，而吸烟和晒黑会影响 SAAID 值并显示皮肤年龄高于生理年龄。

多光子断层成像装置，一般会使用两个或更多个光电探测器（光电倍增管）。这就可以在一次扫描中利用 AF 和 SHG 同时对弹性纤维网络和胶原网络进行成像。而且检测器在模拟模式（信号强度）和单光子计数模式下都可以运行。

对于定量成像，目前有两种方法：第一种是基于对 AF 和 SHG 信号的进行平均强度或计数的计算方法；第二种是基于像素密度。

欧莱雅公司开发了一种自动 3D 分割软件来分析真表皮连接层，皮肤表面和弹性蛋白 - 胶原蛋白网络（Decenciere et al. 2013）。而且他们还特别结合了真皮上部的大量立体像素点，计算出了 3D SAAID 指数。确定了欧洲人年轻皮肤和衰老皮肤之间的平均表皮厚度，分别是 66μm 与 59μm。而且，发现了弹性纤维的密度会随年龄增加而增加，而胶原密度在年轻人和老年人之间并没有差异，此外，SAAID 值会随着年龄而下降。

Beiersdorf 公司将弹性蛋白与胶原蛋白的比率，命名为 ELCOR 参数。ELCOR 与 SAIID 指数间接成比例。对于长期暴露在阳光下的前臂掌侧皮肤，和光防护的皮肤相比，正如人们预期的那样，ELCOR 值会随着年龄的增加而增加（Puschmann et al. 2012）。

宝洁公司研究了 59 名日本女性室内工作者的皮肤颗粒层中的 NAD（P）H 值（Miyamaoto and Kudoh 2013），发现了细胞代谢和年龄之间的相关性。他们发现年轻女性组（20 岁）和年老女性组（60 岁）相比，NAD（P）H 水平分别为 38.8 和 32.7，而且结果具有统计学差异。提示新开发的化妆品应该更聚焦于老化肌肤的护理。

5 利用 FLIM 断层成像技术研究皮炎

除了空间的三个维度之外，还可以利用荧光寿命成像（fluorescence lifetime imaging，FLIM）增加了第四个维度。原则上，和飞秒激发脉冲时间相关的发射光子的到达时间，可以通过时间相关的单光子计数测量得到，通常的时间分辨率是 270ps。第四维荧光寿命可以被描述为每个有颜色反射的像素点处的颜色编码信号，例如，每个像素的平均荧光寿命是基于双指数反卷积计算后获得的。对于二次谐波生成信号 SHG 可以被认为是寿命为"零"

的部分。

德国明斯特大学医院，正在使用 FLIM 模块来检测皮肤炎症的程度，从而研究可的松对罹患严重皮炎患者的治疗效果（Huck et al. 2016）。临床医生发现疾病的严重程度与表皮的平均自发荧光寿命之间有很强的相关性，并且荧光寿命会随着治疗效果而改变（图 7）。

其他研究小组利用多光子 FLIM 断层成像技术，进行了早期肿瘤诊断的临床潜力的评估工作（Arginelli et al. 2013；Manfredini et al. 2013；Seidenari et al. 2012b，c；Koehler et al. 2012；Benati et al. 2011；Patalay et al. 2011）。

在多光子断层成像中的 FLIM 模式利用的是单光子计数。通常在持续 12 微秒的光束停留时间里，在 1 个像素内可以计数 100 个光子。人们可以通过单光子计数，得到研究区域内的真实光子数，这个数字可用于定量成像以及用于获得组织内的浓度分布图。

6 使用相干反斯托克斯拉曼散射（CARS）研究银屑病

柏林夏洛蒂医科大学利用多光子断层成像 MPTflex-CARS 在患有皮肤癌，头足综合征和牛皮癣的患者当中，进行了一系列的临床研究（König et al. 2011a，Breunig et al. 2012，2013）。断层成像显示了 C = H 伸缩振动，这种振动主要是来自脂质。图 8 种所展示的是光学活检组织（biopsy）的一个扫描断层，包含了 AF 和 CARS 的相关信息。AF 图像主要描绘了还原型辅酶 NAD（P）H 的分布情况，而 CARS 图像显示了完全相同的组织内脂质的分布。如图所示，CARS 图像提供了额外的信息。在对牛皮癣患者的研究中，发现与健康皮肤区域相比，病灶区的脂质分布发生了明显的改变。目前，还有多项正在开展的临床研究，在癌症患者身上，追踪位于毛孔中的微量化疗药物和这些药物所处的微环境，并且研究药物的传输效果。

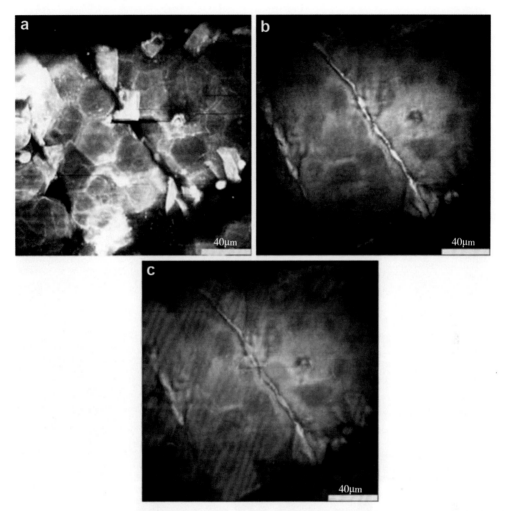

图8 多光子相干反斯托克斯拉曼散射断层扫描。（a）自体荧光图像显示 NAD（P）H 分布。（b）相干反斯托克斯拉曼散射（CARS）图像显示完全相同组织内的脂质分布。（c）叠加图像（König 2011a）

7 结论

多光子断层成像技术（MPT）是一种新型的、安全的、具有高分辨率的、基于近红外飞秒激光技术的高科技皮肤成像模式（Fischer et al. 2008）。多光子断层成像技术可以在几秒钟内就完成亚微米级分辨率的形态学和功能性光学活检（例如 Balu et al. 2013），并且不需要任何标记。

这项技术，可以显著减少采集皮肤活检的次数，通过评估治疗策略，并提供快速诊断图像以及测量药物传输效果，来支持个性化药物治疗。该技术的一个主要应用就是色素性病变的早期诊断。如图9所示，就是患有恶性黑素瘤（malignant mela-noma）患者的典型的光学扫面断层图片。

另外，多光子断层成像技术也被用于大型化妆品公司的研究测试中心，用以研究和证明防晒霜和彩妆纳米颗粒的生物安全性以及抗衰老产品的功效。

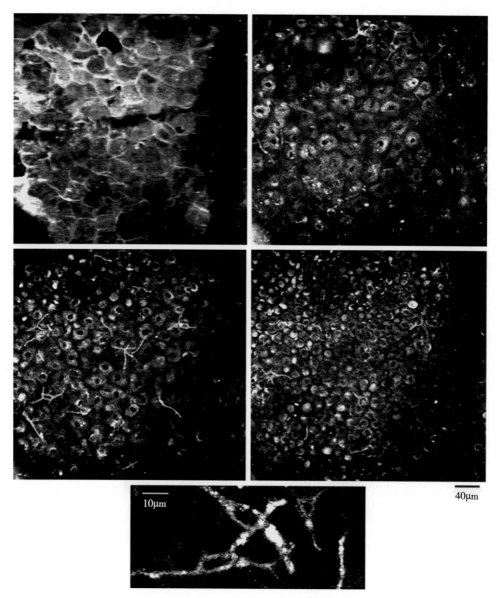

图9 多光子断层成像可以用于恶性黑素瘤的早期检测。黑素细胞、细胞-细胞距离，不规则形态和多型性，都可以很容易地进行成像

（郝宇 译，赵小敏 校，李利 审）

参考文献

Annesh A,Weingast J,Weinigel M, Höfer M, Nemecek R, Binder M, König K, et al. 3D multiphoton/optical coherence tomography for clinical diagnosis of nonmelanoma skin cancers. J Biomed Opt. 2011;3:653–74.

Arginelli F, Manfredini M, Bassoli S, Dunsby C, French P, König K, Magnoni C, Ponti G, Talbot C, Seidenari S. High resolution diagnosis of common nevi by multiphoton laser tomography and fluorescence lifetime imaging. Skin Res Technol. 2013;19:194–204.

Balu, Mazhar A, Hayakawa CK, Mittal R, Krasieva

TB, König K, Venugopalan V, Tromberg BJ. In vivo multiphoton NADH fluorescence reveals depthdependent keratinocyte metabolism in human skin. Biophys J. 2013;104:258–67.

Bazin R, Flament F, Colonna A, LeHarzic R, Bückle R, Piot B, et al. Clinical study on the effects of a cosmetic product on dermal extracellular matrix components using a high-resolution multiphoton tomograph. Skin Res Technol. 2010;16:305–10.

Becker W. Advanced time-correlated single photon counting techniques. Berlin: Springer; 2005.

Benati E, BelliniV, Borsari S,Dunsby C, Ferrari C, French P, Guanti M, Guardoli D, Koenig K, Pellacani G, Ponti G, Schianchi S, Talbot C, Seidenari S. Quantitative evaluation of healthy epidermis bymeans ofmultiphoton microscopy and fluorescence lifetime imaging microscopy. Skin Res Technol. 2011. doi:10.1111/j.1600-0846.2011.00496.x.

Breunig HG, Studier H, König K. Multiphoton excitation characteristics of cellular fluorophores of human skin in vivo. Opt Express. 2010;18:7857–7871.16.

Breunig HG, Bückle R, Kellner-Höfer M, Weinigel M, Lademann J, Sterry W, et al. Combined in vivo multiphoton and CARS imaging of healthy and disease-affected human skin. Microsc Res Tech. 2012;75:492–8.

Breunig HG, Weinigel M, Bückle R, Kellner-Höfer M, Lademann J, Darvin ME, Sterry W, König K. Clinical coherent anti-stokes Raman scattering and multiphoton tomography of human skin with femtosecond laser and photonic crystal fiber. Laser Phys Lett. 2013;10:025604.

Bugiel I, König K, Wabnitz H. Investigation of cells by fluorescence laser scanning microscopy with subnanosecond time resolution. Lasers Life Sci. 1989;3:1–7.

Campagnola PJ, Clark HA, Mohler WA, Lewis A, Loew LM. Second-harmonic imaging microscopy of living cells. J Biomed Opt. 2001;6:277–86.

Chance B. Science. 1962;137:499–508. or Chance, Jossis Nature 184(1959)195–196.

Darvin ME, König K, Kellner-Höfer M, Breunig HG, Werncke W, Meinke MC, Patzelt A, Sterry W, Lademann J. Safety assessment by multiphoton fluorescence/second harmonic generation/hyper- Rayleigh scattering tomography of ZnO nanoparticles used

in cosmetic products. Skin Pharmacol Physiol. 2012;25:219–26.

Débarre D, Supatto W, Pena AM, Fabre A, Tordjmann T, Combettes L, et al. Imaging lipid bodies in cells and tissues using third-harmonic generation microscopy. Nat Methods. 2006;3:47–53.

Decenciere E, et al. Automatic 3D segmentation of multiphoton images: a key step for the quantification of human skin. Skin Res Technol. 2013;19:115–24.

Dimitrow E, Ziemer M, Koehler MJ, Norgauer J, König K, Elsner P, et al. Sensitivity and specificity of multiphoton laser tomography for in vivo and ex vivo diagnosis of malignant melanoma. J Invest Dermatol. 2009;129:1752–8.

Drexler W, Fujimoto JG. Optical coherence tomography. Heidelberg: Springer; 2008.

Ehlers A, Riemann I, Stark M, König K. Multiphoton fluorescence lifetime imaging of human hair. Microsc Res Technol. 2007;70:154–61.

Fischer F, Volkmer B, Puschmann S, Greinert R, Breitbar E, Kiefer J, et al. Assessing the risk of skin damage due to femtosecond laser irradiation. J Biophoton. 2008;1:470–7.51. M.

Huck V, Gorzelanny C, Thomas K, Getova V, Niemeyer V, Zens K, Unnerstall TR, Feger JS, Fallah MA, Metze D, Ständer S, Luger TA, König K, Mess C, Schneider SW. From morphology to biochemical state-intravital multiphoton fluorescence lifetime imaging of inflamed human skin. Sci Rep. 2016;6:22789.

Koehler MJ, König K, Elsner P, Buckle R, Kaatz M. In vivo assessment of human skin aging by multiphoton laser scanning tomography. Opt Lett. 2006;31:2879–81.

Koehler MJ, Hahn S, Preller A, Elsner P, Ziemer M, Bauer A, et al. Morphological skin ageing criteria by multiphoton laser scanning tomography: non-invasive in vivo scoring of the dermal fibre network. Exp Dermatol. 2008;17:519–23.

Koehler MJ, Preller A, Kindler N, Elsner P, König K, Bückle R, et al. Intrinsic, solar and sunbed-induced skin aging measured in vivo by multiphoton laser tomography and biophysical methods. Skin Res Technol. 2009;15:357–63.

Koehler MJ, Speicher M, Lange-Asschenfeldt S, Stockfleth E, Metz S, Elsner P, et al. Clinical application of multiphoton tomography in combination with confocal laser scanning microscopy for in vivo evaluation of skin diseases. Exp Dermatol. 2011;20:589–94.

Koehler MJ, Preller A, Elsner P, König K, Hipler UC, Kaatz M. Non-invasive evaluation of dermal elastosis by in vivo multiphoton tomography with autofluorescence lifetime measurements. Exp Dermatol. 2012;21(1):48–51.

König K. Clinical multiphoton tomography. J Biophotonics. 2008;1:13–23.

König K. Hybrid multiphoton multimodal tomography of in vivo human skin. Intravital. 2012;1:8.

König K. Multiphoton tomography of intratissue tattoo nanoparticles. Proc SPIE 8207.

König K, Riemann I. High-resolution multiphoton tomography of human skin with spatial resolution and picosecond time resolution. J Biomed Opt. 2003;8:432–9.

König K, Schneckenburger H. Laser-induced autofluorescence for medical diagnosis. J Fluoresc. 1994;4(1):17–40.

König K, Wabnitz H. Fluoreszenzuntersuchungen rnit hoher zeitlicher, spektraler und raumlicher Auflösung. Labortechnik. 1990;23:26–31.

König K, Ehlers A, Stracke F, Reimann I. In vivo drug screening in human skin using femtosecond laser multiphoton tomography. Skin Pharmacol Physiol. 2006;19:78–88.

König K, Ehlers A, Riemann I, Schenkl S, Bückle R, Kaatz M. Clinical two-photon microendoscopy. MicroscRes Technol. 2007;70:398–402.

König K, Speicher M, Bückle R, Reckfort J, McKenzie G, Welzel J, et al. Clinical optical coherence tomography combined with multiphoton tomography of patients with skin diseases. J Biophoton. 2009;2:389–97.

König K, Speicher M, Köhler MJ, Scharenberg R, Kaatz M. Clinical application of multiphoton tomography in combination with high-frequency ultrasound for evaluation of skin diseases. J Biophoton. 2010a;3: 759–73.

König K, Uchugonova A, Gorjup E. Multiphoton fluorescence lifetime imaging of 3D-stem cell spheroids during differentiation. Microsc Res Tech. 2010b;74:9–17. doi:10.1002/jemt.20866.print. 7(2011)9-17.

König K, Breunig HG, Bückle R, Kellner-Höfer M, Weinigel M, Büttner E, et al. Optical skin biopsies by clinical CARS and multiphoton fluorescence/ SHG tomography. Laser Phys Lett. 2011a;1:1–3.

König K, Raphael AP, Lin L, Grice JE, Soyer HP, Breunig HG, Roberts MS, Prow TW. Applications of multiphoton tomographs and femtosecond laser nanoprocessing microscopes in drug delivery research. Adv Drug Deliv Rev Res. 2011b;63:388–404.

Korting H-C, Gottlöber P, Schmid-Wendtner M-H, Peter R-U. Ultraschall in der Dermatologie – Ein Atlas. Berlin: Blackwell Wissenschafts-Verlag; 1999.

Lin SJ, Wu RJ, Tan HY, Lo W, Lin WC, Young TH, et al. Evaluating cutaneous photoaging by use of multiphoton fluorescence and second-harmonic generation microscopy. Opt Lett. 2005;30:2275–7.

Manfredini M, Arginelli F, Dunsby C, French P, Talbot C, König K, Ponti G, Pellacani G, Seidenari S. Highresolution imaging of basal cell carcinoma: a comparison between multiphoton microscopy with fluorescence lifetime imaging and reflectance confocal microscopy. Skin Res Technol. 2013;19:e433–43. doi:10.1111/j.1600-0846.2012.00661181.

Miyamaoto K, Kudoh H. Quantification and visualization of cellular NAD(P)H in young and aged female facial skin with in vivo two-photon tomography. Br J Dermatol. 2013;169:25–31.

Patalay R, Talbot C, Alexandrov Y, Munro I, Neil MAA, König K, French PMW, Chu A, Stamp GW, Dunsby C. Quantification of cellular autofluorescence of human skin using multiphoton tomography and fluorescence lifetime imaging in two spectral detection channels. Biomed Opt Express. 2011;2(12):3295. Published online 10 Nov 2011.

Prowv TW, Grice JE, Li L, Faye R, Butler MK, BeckerW, König K, et al. Applications of multiphoton tomographs and femtosecond laser nanoprocessing microscopes in drug delivery research. Adv Drug Deliv Rev. 2011;63:388–404.

Puschmann S, Rahn CD, Wenck H, Gallinat S, Fischer F. Approach to quantify human dermal skin aging using multiphoton laser scanning microscopy. J Biomed Opt. 2012;17:036005.

Patalay R, Talbot C, Alexandrov Y, Lenz MO, Kumar S, Warren S, Munro I, Neil MAA, König K, French-PMW, Chu A, Stamp GW, Dunsby C. Multispectral fluorescence lifetime imaging using multiphoton tomography for the evaluation of basal cell carcinomas. PloS ONE 7(9)2012:e43460. doi:10.1371/journal. pone.0043460.

Rajadhyaksha M. In vivo confocal scanning laser microscopy. J Invest Dermatol. 1999;13:293–303.

Richter T, Peuckert C, Sattler M, König K, Riemann I, Hintze U, et al. Dead but highly dynamic – the stratum corneum is divided into three hydration zones. Skin Pharmacol Physiol. 2004;17:246–57.

Roberts MS, Roberts MJ, Robertson TA, Sanchez W, Thorling C, Zou Y, et al. In vitro and in vivo imaging of xenobiotic transport in human skin and in the rat liver. J Biophoton. 2008;1:478–93.

Roberts MS, Dancik Y, Thorling C, Prow TW, Li L, Grice JE, et al. Non-invasive imaging of skin physiology and percutaneous penetration using fluorescence spectral and lifetime imaging with multiphoton and confocal microscopy. Eur J Pharm Biopharm. 2011;77:469–88 [27].

Sanchez WY, Prow TW, Sanchez WH, Grice JE, Roberts MS. Time-correlated single photon counting for simultaneous monitoring of zinc oxide nanoparticles and NAD(P)H in intact and barrier-disrupted volunteer skin. J Biomed Optics. 2010;15, 046008.

Schenke-Layland K, Riemann I, Damour O, Stock UA, König K. Two-photon microscopes and in vivo multiphoton tomographs – novel diagnostic tools for tissue engineering and drug delivery. Adv Drug Deliv Rev: 2006;58(7):878–96. doi:10.1016/j. addr.2006.07.004.

Schneckenburger H, König K. Fluorescence decay kinetics and imaging of NAD(P)H and flavins as metabolic indicators. Opt Eng. 1992;31:1447–51.

Seidenari S, Arginelli F, Dunsby C, French PMW, König K, Magnoni C, Manfreddini M, Talbot C, Ponti G. Multiphoton laser tomography and fluorescence lifetime imaging of basal cell carcinoma: morphological features for non-invasive diagnostics. Exp Dermatol. 2012a;21:831–6.

Seidenari S, Arginelli F, Bassoli S, Cautela J, French PMW, Guanti M, Guardoli D, König K, Talbot C, Dunsby C. Multiphoton laser microscopy and fluorescence lifetime imaging for the evaluation of the skin. Dermatol Res Pract. 2012b;2012:810749. doi:10.1155/2012/810749.

Weinigel M, Breunig HG, Lademann J, König K. In vivo histology: optical biopsies with chemical contrast using multiphoton/CARS tomography. Laser Phys Lett. 2014;11:055601.

Zvyagin AV, Zhao X, Gierden A, Sanchez W, Ross JA, Roberts MS. Imaging of zinc oxide nanoparticle penetration in human skin in vitro and in vivo. J Biomed Opt. 2008;13, 064031.

113

皮肤的储存状况影响组织结构和经皮渗透

Jesper B. Nielsen and Luis Bagatolli

关键词

人体皮肤·体外·储存状况·皮肤结构·经皮渗透·双光子激发荧光显微镜

由于不经意的职业性皮肤暴露，或者有意地使用化妆品和在皮肤局部涂抹药物，我们的皮肤总是处于暴露状态。在所有这些情况下，对于可能潜在的经皮渗透（percutaneous penetration）和临时沉积在皮肤上相关化学物质或药物的重要信息，我们需要进行初步且可靠的危害评估。

一般来说，体内研究往往被看作是这种评估的金标准。然而出于伦理、运营和成本等原因，我们需要使用替代方法，来代替人以及实验动物进行的体内研究。在欧洲实施的最新立法，已经禁止使用实验动物进行化妆品的相关试验，这进一步推动了在研究皮肤渗透方面的替代方法，以及体外实验模型优化的发展。

目前，很多组织已经发布了关于经皮渗透体外研究的建议和指南。在这些指南中，被引用最多的是经济合作与发展组织（Organization for Economic Co-operation and Development，OECD）428 号指南（OECD 428 2004）。作为指南，它并没有描述一种完美的体外方法，而是概述了进行这种实验时可以使用几种选择和选项。这些不同的选项涉及了使用静态或是动态的体系，使用全层皮肤或是部分皮层的皮肤，使用动物或是人体皮肤，使用一种或是另一种的供体和接受液，以及使用新鲜的或是冷冻的皮肤。因此，只要是基于有效的论证，这些体外方法程序都是可以接受的。所谓有效的论证，就是指实验模型确实反映了要解决的问题，并且对于所的研究问题可以得出的值得信赖的答案。

由于角质层被认为是经皮渗透的主要障碍，特别是对于绝大多数依赖被动扩散的化合物而言，所以表皮屏障状态对于经皮渗透来说就显得非常重要了。由于角质层是由死细胞层层堆叠而成，所有一直以来，人们已经接受了将待研究的皮肤冷冻储存，而不是使用新鲜皮肤进行后续的体外实验，但是，这种方法最近开始受到了很多质疑。

而这样的现状并非没有原因，这是因为出于物流和其他实际原因，使用直接从手术获得的新鲜人体皮肤进行经皮渗透体外研究是非常困难的。因此，一般的做法是将皮肤样本储存好，直到实验开始时才启用。虽然皮肤会在几天内逐渐失去其代谢能力（Fahmy et al. 1993），但皮肤活性依然可以在 4℃下保持 2～4 周（DeBono et al. 1998）。而与被动扩散相关的皮肤屏障的阻隔性和完整性等物理特征，可以保持更长时间（Bronaugh et al. 1986）。当然，低温储存可能会产生小冰晶，这会潜在地损害皮肤结构并由此影响皮肤的完整性，当然影响程度和冰冻程度及冰冻时长有关。因此，大多数关于经皮渗透实验研究的指南都会对这个问题给出规定。

但是，不同指导方针中所规定储存条件并不完全具体和完备。有些指导建议在 -20℃ 储存，而另一些指导也可以接受更低的储存温度条件。欧洲替代方法验证中心（European Centre for the Validation of Alternative Methods，ECVAM）和国际化学品安全计划（International Programme on Chemical Safety，IPCS）提出的建议中指出，皮肤在 -20℃下贮存长达一年是可以接受的（Howes et al. 1996；IPCS：Dermal absorption 2006），而欧盟消费品委员会（Scientific Committee on Consumer Products，SCCP）规定了皮肤样本是可以存放在 -20℃或更低的温度（SCCP/0970/06 2006）。所有的这些建议，似乎都是基于 1986 年发表的一篇论文，其中指出人类皮肤可以在 -20℃下保存长达一年而不改变皮肤的水渗透性，但在某些情况下，这个屏障会发生明显破坏（Bronaugh et al. 1986）。此外，这份 1986 的研究实际上并不是和新鲜皮肤做对比，而是基于对尸体皮肤之间的对比得到的结果。鉴于尸体皮肤经常在未知条件以及未知的时间段下进行的采样，所以这可能不是最佳的皮肤来源。然而这项研究，却是现在所有测试指南中作为开展实验前皮肤储存条件的依据和基础，这可能需要被人们再次斟酌。经合组织关于化学品测试的现行准则 428 通过不描述有关储存条件的具体要求避免了这种尴尬，而是要求提供证据表明皮肤的屏障功能仍然健全（OECD 428 2004）。

最近，基于非线性光学的成像技术已经发展到可以对不同皮层结构极其相关动态信息进行图像化描述（Masters and So 2001；Brewer et al. 2013；Bloksgaar et al. 2013）。例如，双光子激发荧光显微镜（two-photon excitation fluorescence microscopy，TPEFM）技术是一种非侵入性的技术，并且基于非线性过程，其中一个荧光团可以同时吸收两个光子。这种激发模式比传统的激光扫描共聚焦荧光显微镜（laser scanning confocal fluorescence microscopy，LSCM）更具有优势。由于激发源是红外光，起穿透深度可达 900μm，比常规共聚焦荧光显微镜高出近一倍，这就可以对相对厚的生物样本进行深入的三维探查（Bloksgaard et al. 2013）。

基于这项技术，一项最新的图像分析（Nielsen et al. 2011）发现储存在 -20℃或者 -80℃的皮肤和新鲜皮肤相比较，在角质形成细胞的正常分布上有着明显差异，而且这些冷冻皮肤的角质层存在着大量的细胞脱落现象，以及由于明显的细胞肿胀而引起的皮肤深层细胞的平均尺寸变大的现象，而且在表皮多边形簇之间诱导出更宽的间隙（图 1）。通过成像技术观察到的表皮上部和深部区域的皮肤结构所发生的变化可以表明，人体皮肤在 -80℃的条件下储存，会引起皮肤结构的明显变化，这可能会对于化学物质的经皮渗透产生影响（Nielsen et al. 2011）。在 -20℃储存的皮肤结构影响不太明显，且影响仅限于角质层的上层（Nielsen et al. 2011）。

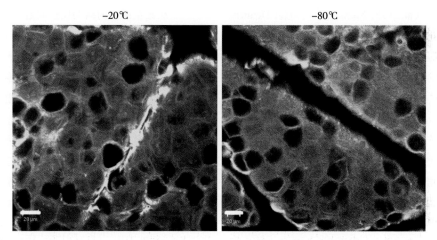

图 1　在 -20℃和 -80℃下储存后人皮肤角质层的双光子激发荧光显微镜（TPEFM）典型图像，比例尺为 20μm。（经 Karger Publishers 授权引自 Nielsen et al. 2011）

表 1　公开文献中关于 -20℃的储存条件对经皮渗透率（Flux）影响的数据摘要。-20℃的皮肤的经皮渗透率通过和来自相同实验的新鲜皮肤的经皮渗透率之间的百分比值进行标注

皮肤来源	渗透剂	经皮渗透率 /%	参考文献
大鼠，腹部	双氯芬酸	96	Sintov and Botner（2006）
无毛豚鼠，腹部	双氯芬酸	150[a]	Sintov and Botner（2007）
猪，耳朵	双氯芬酸	517[a]	Sintov and Botner（2008）
猪，腹部	$^{3}H_2O$	124[a]	Payne et al.（2013）
人，腹部	咖啡因	100～120	Nielsen et al.（2011）
人，腹部	苯甲醚	89	Dennerlein et al.（2013）
人，腹部	环己酮	146	Dennerlein et al.（2014）
人，腹部	1，4 二噁烷	75	Dennerlein et al.（2015）

[a] 与新鲜皮肤的经皮渗透率相比，在统计学上有明显增加

表1总结了在最新发表的公开文献中关于 -20℃的储存条件对于局部应用化学品的经皮渗透的影响的数据。从每项可用的研究中，-20℃冷冻的皮肤组和新鲜皮肤比较组之间的比率都被计算出来了。值得注意的是，所有通量数字都有显著的标准偏差，并且通常样本大小也有限，这导致了与新鲜皮肤相比较的实验，在大多数情况下（包括所有使用人类皮肤的情况下），结果的统计学差异不大。但是，在有统计学差异的情况下，冰冻后的通量通常都会明显增加，表明皮肤屏障有了不同程度的损伤。另外，也许值得注意的是，有一项研究的统计学差异明显高于其他研究，该研究所用的皮肤是来自耳朵上的（Sintov and Botner 2006），而其余的实验皮肤是来源于腹部皮肤（Sintov and Botner 2006; Payne et al. 2013; Nielsen et al. 2011; Dennerlein et al. 2013）。

只有极少数研究，测试了低于 -20℃的储存温度对于不同渗透剂的经皮渗透的影响。这些研究包括了，在 -80℃储存后咖啡因对于人体皮肤的渗透性；在 -60℃储存后 T-2 毒素（霉菌毒素）对于人类和猴子皮肤的渗透性，以及一项评估 N, N-二乙基-间甲苯甲酰胺（DEET，避蚊胺）在 -80℃储存下的猪皮肤上的渗透性（Nielsen et al. 2011; Kemppainen et al. 1986; Hawkins and Reifenrath 1984）。这 3 项研究都表明，在这些低温下储存的皮肤，其渗透率会显著提高。

图像分析结果表明，人体皮肤在 -20℃下储存，只会引起皮肤表皮上层部分的结构发生可见的变化。表皮上层由于其亲脂特性而对亲水性化合物有较强的屏障作用，因此，与亲脂性化合物相比，表皮上层的结构损伤对亲水性化合物的渗透效果的影响更显著。而且这一机制设想与实验结果高度一致，该实验发现在当亲水性化合物溶解于亲脂性微乳液时，可消除冷冻对于经皮渗透的影响（Sintov and Botner 2006）。还有人认为，表皮中存在特定层对于亲水性化合物起到更强的屏障作用，另外一个特定层更多地针对亲脂性化合物起作用，然而这一设想还需要更多的实验研究来支持。

目前可观察到的结果显示，-20℃的储存条件对于人体皮肤的经皮渗透的影响小于 50%（Nielsen et al. 2011; Dennerlein et al. 2013）。但是考虑到这些研究的内在差异性，这种差异来自于皮肤供体的个体差异（50%～60%）和实验室间的差异性（高达 10 倍），目前能够观察到 -20℃的储存条件对于皮肤的影响还是相对有限的。所以，除非将来有更多的研究文献可供参考，那么目前除了规定具体的储存条件之外，更具实用性和功能性的方法，就是应遵循 OECD 指南中所给出的建议，用于经皮渗透体外研究的皮肤标本应该保障皮肤屏障的完整性，该屏障完整性可以根据清楚完备的检测方法进行测试并且出具报告。

根据目前可用的数据，我们可以得出结论：

1. 在 -80℃下储存人体皮肤，会引起角质层上层甚至深层的结构发生明显变化。这些严重结构变化反映在经极低温度下储存的皮肤标本上，施用的化学品的经皮渗透会明显增加。因此，用于经皮渗透体外研究的人体皮肤，不建议储存在这么低的温度下。

2. 用 TPEFM 等图像技术可以发现，在 -20℃下储存人体皮肤，会引起角质层上层的结构发生改变。然而，目前的文献并不支持，这种观察到的这种结构损伤足以使存储在 -20℃的人体皮肤的体外经皮渗透性显著增加。因此，只要屏障完整性经测试有据可查，使用储存在 -20℃的皮肤进行经皮渗透的体外研究似乎是可以接受的。

（郝宇 译，赵小敏 校，李利 审）

参考文献

Bloksgaard M, Brewer J, Bagatolli LA. Structural and dynamical aspects of skin studied by multiphoton excitation fluorescence microscopy-based methods. Eur J Pharm Sci. 2013;50:586–94.

Brewer J, Kubiak J, Bloksgaard M, Sørensen JA, Bagatolli LA. Spatially resolved two color diffusion measurements in human skin applied to transdermal liposome penetration. J Invest Dermatol. 2013;133:1260–8.

Bronaugh RL, Stewart RF, Simon M. Methods for in vitro percutaneous absorption studies. Vii: use of excised human skin. J Pharm Sci. 1986;75:1094–7.

DeBono R, Rao GS, Berry RB. The survival of human skin stored by refrigeration at 4 degrees C in McCoy's 5a medium: does oxygenation of the medium improve storage time? Plast Reconstr Surg. 1998;102:78–83.

Dennerlein K, Schneider D, Göen T, Schaller KH, Drexler H, Korinth G. Studies on percutaneous penetration of chemicals – impact of storage conditions for excised human skin. Toxicol In Vitro. 2013;27:708–13.

Fahmy FS, Navsaria HA, Frame JD, Jones CR, Leigh IM. Skin graft storage and keratinocyte viability. Br J Plast Surg. 1993;46:292–5.

Hawkins GSJ, Reifenrath WG. Development of an in vitro model for determining the fate of chemicals applied to skin. Fundam Appl Toxicol. 1984;4:S133–44.

Howes D, Guy R, Hadgraft J, Heylings J, Hoeck U, Kemper F, Maibach H, Marty J-P, Merk H, Parra J, Rekkas D, Rondelli I, Schaefer H, Täuber U, Verbiese N. Methods for assessing percutaneous absorption, ECVAM workshop report n. 13. Altern Lab Anim. 1996;24:81–106.

IPCS: Dermal absorption. Geneva, World Health Organisation, International Programme on Chemical safety (Environmental Health Criteria 235). 2006.

Kemppainen BW, Riley RT, Pace JG, Hoerr FJ. Effects of skin storage conditions and concentration of applied dose on [3h]t-2 toxin penetration through excised human and monkey skin. Food Chem Toxicol. 1986;24:221–7.

Masters BR, So PTC. Confocal microscopy and two-photon excitation microscopy of human skin in vivo. Opt Exp. 2001;8:2–10.

Nielsen JB, Plasencia L, Sørensen JA, Bagatolli LA. Storage conditions of skin affect tissue structure and subsequent in vitro percutaneous penetration. Skin Pharmacol Physiol. 2011;24:93–102.

OECD 428: OECD guideline for testing of chemicals, guideline 428: skin absorption: in vitro method., Organization for Economic Cooperation and Development, Paris, adopted 13 Apr 2004.

Payne OJ, Graham SJ, Dalton CH, Spencer PM, Mansson R, Jenner J, Azeke J, Braue E. The effects of sulfur mustard exposure and freezing on transdermal penetration of tritiated water through ex vivo pig skin. Toxicol In Vitro. 2013;27:79–83.

SCCP/0970/06.: Basic criteria for the in vitro assessment of dermal absorption of cosmetic ingredients, updated March 2006, adopted by the scientific committee on consumer products (SCCP) during the 7th plenary meeting of 28 March 2006.

Sintov AC, Botner S. Transdermal drug delivery using microemulsion and aqueous systems: influence of skin storage conditions on the in vitro permeability of diclofenac from aqueous vehicle systems. Int J Pharm. 2006;311:55–62.

114

基于胎儿皮脂的表皮屏障治疗

Marty O. Visscher

关键词

胎儿皮脂·角质层·屏障·创伤·水合作用·游离氨基酸·pH·天然保湿因子

1 简介

虽然在水和羊水中浸泡了 9 个月，但健康足月出生的新生儿皮肤发育良好且功能健全，表皮具有一定的厚度，且角质层的结构完整。与成人相比，足月出生婴儿的经表皮的水分流失（transepidermal water loss，TEWL）在出生时是非常低的，甚至等于或低于成年人，这表明他们的皮肤具有非常有效的屏障作用（Cunico et al. 1977；Yosipovitch et al. 2000）。但是，这就带来一个问题，足月婴儿是如何在水中形成一个良好的皮肤屏障？显而易见，持续暴露在水中会使角质层出现浸渍，并破坏角质层致密的组织结构，甚至损伤表皮，从而导致皮肤损伤。通常情况下，干燥的环境下有利于皮肤角质化，如果表皮被水覆盖角质层则不会形成（Supp et al. 1999），但是，在子宫内表皮虽然浸泡于水中却没有影响角质层的形成。

胎儿皮脂（vernix caseosa）是由皮脂腺分泌物、胎毛和脱落的上皮细胞混合而成，在妊娠的最后 3 个月覆盖于胎儿皮肤上，当新生儿出生时则发生相应的变化。足月新生儿的胎儿皮脂是由 80% 水、10% 蛋白质和 10% 脂质以及镶嵌在无定形脂质基质中的角化细胞组成的混合物（Hoeger et al. 2002；Pickens et al. 2000；Rissmann et al. 2006），扁平的、分化完全的角化细胞被厚度约 1 ～ 2μm 的细胞套膜包裹，缺乏明显的细胞核、细胞间桥粒和其他组织结构，其角蛋白水平低于已成熟的角质层细胞，和处于角化阶段的细胞也有所不同（Pickens et al. 2000；Agorastos et al. 1988）。大部分水被锁定在角化细胞的内层，但在非层状脂质基质中却发现有一些小的、圆形的结构（Pickens et al. 2000；Rissmann et al. 2006），这些结构被认为是与水结合的区域，具有蓄水池的作用，可以快速将水释放到角质细胞外侧（Tansirikongkol et al. 2008）。

本章将基于结构和组成，讨论胎儿皮脂对表皮屏障的形成有什么帮助这一问题。

2 胎儿皮脂的成分和结构

2.1 形成

在子宫内的最后三个月，在激素的调控下，胎儿皮脂开始从头到脚、从背面到前面包裹在胎儿皮肤表面（Hoath et al. 2006）。胎儿皮脂所包含的脂质种类主要来自皮脂腺（Rissmann et al. 2006；Nicolaides et al. 1972），角化的细胞可能来源于毛囊，类似于痤疮中终末分化的漏斗状角质形成细胞（Kurokawa 2009）。在妊娠期，胎儿皮脂可沿着毛干被挤压到滤泡间表皮，然后逐渐覆盖在表面（Hardman et al. 1998），推测其作用主要是保护浸泡在羊水中的表皮（图 1，Youssef et al. 2001）。由于角化不完全，胎儿表皮很可能存在因渗透梯度所驱动的较高水通量势能，离体的胎儿皮脂角质细胞可以随着低渗或高渗环境的变化发生膨胀和收缩（Hoath et al. 2006），因此，胎儿皮脂对羊膜腔内渗透调节有着潜在的作用。非对称深层培养模型提示胎儿皮脂可能对子宫中水分和营养成分起着半调节屏障作用和 / 或生理梯度作用，并通过增加 DNA 和脂质的合成促进角质化。（Thakoersing et al. 2010）。

2.2 脂质

胎儿皮脂所包含的游离脂质包括甾醇酯、蜡酯、二羟基蜡酯、角鲨烯、甘油三酯、甘油二酯、单酰甘油、磷脂、胆固醇、脂肪酸和神经酰胺（Rissmann et al. 2006；Tollin et al. 2005），与角质细胞结合的脂质包括 ω- 羟基酸（结合在角化套膜）、脂肪酸、ω- 羟基神经酰胺 CerA（鞘氨醇）和 CerB（6- 羟基鞘氨酸）（Rissmann et al. 2006）。和角质层中脂质有所不同，在正常的角质层中胆固醇、游离脂肪酸和神经酰胺构成总脂质的 80%，但在胎儿皮脂仅有 10%，而非极性脂质则是胎儿皮脂的主要成分。游离脂肪酸的饱和链长度以 C16：0（14%）和 C24：0（24.5%）为主，

图1 胎儿皮脂的形成：在妊娠期，胎儿皮脂通过毛干挤压到滤泡表皮上，逐渐蔓延到表面，浸泡在羊水中的表皮

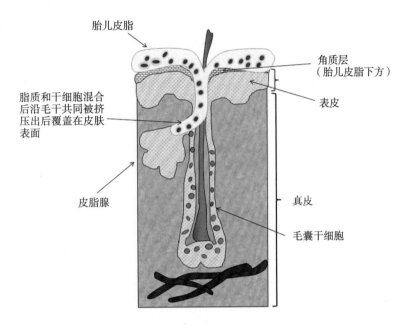

胎儿皮脂

角质层
（胎儿皮脂下方）

脂质和干细胞混合后沿毛干共同被挤压出后覆盖在皮肤表面

表皮

皮脂腺

真皮

毛囊干细胞

C18∶lin-9（6.4%）是含量最丰富的单不饱和脂肪酸，C18∶2n-6（9.6%）是含量最高的多不饱和脂肪酸（Tollin et al. 2005），支链占脂肪酸的29%，包含30个从11到26个碳原子不同链长的支链（Ran-Ressler et al. 2008），相反，角质层中的脂肪酸是直链，通常包含22或24个碳原子（Wertz 2006）。胎儿皮脂中低含量的长链神经酰胺和高含量的不饱或支链脂肪酸可能导致细胞间脂质流动增快以及非层状结构的形成（Rissmann et al. 2006）。和正常角质层相同的是，胎儿脂质中共价键结合的脂质约占1%（Rissmann et al. 2006），虽然胎儿皮脂含有高含量的ω-羟基二十烷酸，几乎没有由30个C原子组成的ω-羟基酸（Rissmann et al. 2006）。

女性和男性新生儿的胎儿皮脂中蜡酯和甘油三酯含量有显著差异，两类脂质被认为都起源于皮脂腺，和雄性相比，雌性胎儿皮脂中长链脂质的相对数量较多（Mikova et al. 2014），而雄性中短链脂质含量较高。由于妊娠期间表皮脂质的组成发生着变化，因此，在妊娠的最后3个月胎儿皮脂成分有可能也有所改变，妊娠31～40周的婴儿胎儿皮脂中胆固醇/角鲨烯比值在36周时有所下降，而角鲨烯含量增加提示出生时皮脂腺功能激增（Wysocki

et al. 1981），因此，胎儿皮脂的成分变化可以用来评判胎龄和角质层的进化程度。

2.3 蛋白

Holm等利用液相色谱和串联质谱法鉴定出胎儿皮脂中含有203种蛋白（n=34个婴儿），并通过蛋白质分析软件进行分组（Holm et al. 2014），主要的蛋白质有水解酶（14.4%）、蛋白酶类（10.8%）、酶调节剂（10.8%）、细胞骨架蛋白（9.8%）、结构蛋白（6.9%）、转/载蛋白（5.6%）、钙结合蛋白（5.6%）、免疫蛋白（5.6%）和信号分子（4.9%）（表1）。泛素-C调节着先天和后天免疫，类钙调蛋白5与晚期角质形成细胞分化和角质层的形成有关，与健康婴儿相比，病程达24个月的特应性皮炎患儿中泛素-C和类钙调蛋白5与特应性皮炎的发生存在负相关（Holm et al. 2014）。在胎儿皮脂中存在着角蛋白1、角蛋白10、内披蛋白、中间丝相关蛋白（Narendran et al. 2010；Visscher et al. 2011a），分析天然保湿因子（natural moisturizing factor，NMF）中游离氨基酸（FAA）成分显示，与中间丝相关蛋白相比，其谷氨酸和组氨酸含量较高，甘氨酸和丝氨酸水平较低（$P < 0.05$，表2）（McKinley-Grant et al. 1989）。

表1　从胎儿皮脂中鉴定出的蛋白质种类（Holm et al. 2014）

种类	百分比	种类	百分比
水解酶	14.4	信号分子	4.9
钙结合蛋白	5.6	酶调节剂	10.8
细胞骨架	9.8	防御/免疫蛋白	5.6
结构蛋白	6.9	转载蛋白	5.6
蛋白酶	10.8	膜转运蛋白	0.3
细胞外基质	2.6	转录因子	0.7
转运蛋白	3.9	分子伴侣	1.0
转移酶	2.3	细胞连接蛋白	0.3
氧化还原酶	3.9	表面活性剂	0.7
裂解酶	1.3	贮藏蛋白	0.3
细胞黏附分子	2.9	异构酶	1.6
连接酶	1.0	受体	2.0
核酸结合蛋白	2.3		

表2　与完全水解的中间丝相关蛋白比较，胎儿脂质中所含氨基酸的组成

	胎儿脂质/（pmoles·μg 可溶性蛋白质 $^{-1}$）	计入甘氨酸	中间丝相关蛋白/（pmoles·μg 中间丝相关蛋白 $^{-1}$）	计入甘氨酸
甘氨酸	78.5 ± 19	1.0	2 981	1.0
丝氨酸	114.6 ± 13	1.4	2 640	0.9
谷氨酸	284.6 ± 27	3.6	1 100	0.4
组氨酸	459.4 ± 92	5.8	900	0.3
精氨酸	151.4 ± 12	1.9	500	0.2
瓜氨酸	134.6 ± 13	1.7	70	0.02

HPLC 分析所得数值为胎儿皮脂和成人皮肤中每 μg 可溶性蛋白（从条带中提取）所含氨基酸含量（pmols）。为了便于比较，完全酸水解后将中间丝相关蛋白中相对应的氨基酸以每 μg 蛋白质中所含 pmols 为单位（McKinley Grant et al. 1989）。胎儿皮脂、成人皮肤和中间丝相关蛋白中游离脂肪酸（FAAs）也按此方法，以甘氨酸含量计算。

2.4 抗微生物活性

胎儿皮脂含有多种抗微生物成分，如蛋白质和脂类，对常见的真菌和细菌有抗菌活性（Tollin et al. 2005；Akinbi et al. 2004；Marchini et al. 2002；Yoshio et al. 2003），已鉴定出的蛋白质包括：天然免疫蛋白、钙粒蛋白 A、B、C、半胱氨酸蛋白酶抑制剂 A 和子宫内膜相关蛋白 -1（UGRP-1）（Tollin et al. 2005）。在健康足月胎儿皮脂中还发现

有乳铁蛋白、溶菌酶、分泌型白细胞蛋白酶抑制剂和人中性粒细胞肽 1-3（Akinbi et al. 2004），这些抗菌肽（antimicrobial peptides）形成了水合包涵体（图 2），可能是在胎儿皮脂逐渐形成的过程中诱导聚结形成的。因此，快速释放可溶性抗菌物质有助于预防胎儿常面临的绒毛膜羊膜炎或其他宫内感染，虽然这一假说尚未经过测试。胎儿皮脂具有溶菌酶活性，对 B 组链球菌、李斯特菌和肺炎克雷伯菌的生长都有抗菌活性，所含抑制角质形

图2 电镜下胎儿皮脂中的抗菌肽。在健康足月分娩的胎儿皮脂中发现有乳铁蛋白、溶菌酶、分泌性白细胞蛋白酶抑制剂和人中性粒细胞肽1-3，用乳铁蛋白与溶菌酶染色后电镜观察发现这些抗菌肽表现为水合包涵体，这可能是在胎儿皮脂逐渐形成的过程中诱导聚结形成的

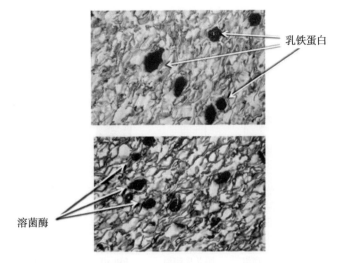

乳铁蛋白

溶菌酶

成细胞凋亡的抗菌肽 LL-37（Bouzari et al. 2009）具有抗巨大芽孢杆菌 BM11 的活性（革兰氏阳性）（Marchini et al. 2002），将胎儿皮脂和 LL-37 以 3∶1 和 7∶1 的配比混合，其抗菌活性强于单独使用 LL-37，这表明了两者在先天免疫方面具有协同作用。健康婴儿的胎儿皮脂和羊水还有抗巨大芽孢杆菌 BM11 和白念珠菌的活性（Yoshio et al. 2003）。

3 治疗

表皮屏障修复是基于胎儿皮脂的化学成分、物理结构以及由此产生的属性。依据胎儿皮脂的特性这里介绍几种用于修复常见皮肤疾病表皮屏障的方法。

3.1 水合作用/保湿

胎儿皮脂的含水量高于传统的软膏制剂。胎儿皮脂具有丢失和吸收水分的作用显示了角质层的水合作用（hydration）（Tansirikongkol et al. 2008），胎儿皮脂中游离氨基酸含量约为 $0.3\mu mol/cm^2$，这也许可以解释胎儿皮脂所具有的缓慢水释放和摄取作用。用胎儿皮脂处理后的成人前臂掌侧皮肤锁水能力高于未处理组（$P < 0.05$）（Bautista et al. 2000），用油包水的润肤霜（Eucerin）、不含水的凡士林和低水含量的润肤霜（Aquaphor）处理皮肤

后，发现其锁水能力和未处理组无明显差别（图3）。用胎儿皮脂处理后的皮肤水结合能力（应用外源性水后的吸收峰值）明显高于未处理组，而油包水的润肤霜（Eucerin）、凡士林和低水含量的润肤霜（AQuaphor）处理后皮肤结合水的能力却低于未处理组（$P < 0.05$）。

出生后第一天时婴儿皮肤水合作用降低，在出生后前两周才开始增加，相反，母亲皮肤水合作用则相对恒定，这表明了婴儿皮肤针对出生后的环境变化会发生适应性改变（Visscher et al. 2000）。Visscher 等将一组新生儿的胎儿皮脂留在其皮肤上，而另一组的胎儿皮脂则被擦去，发现保留胎儿皮脂的新生儿在出生时和 24 小时后有明显的水合作用及较少的红斑产生（$P < 0.05$）（Visscher et al. 2005），出生后 24 小时保留胎儿皮脂的皮肤中含有较高含量的游离脂肪酸（FAA）（$P < 0.05$）和较高的水合作用。

3.2 皮肤表面酸性

皮肤表面的酸性对维持酶的活性尤为重要，而这些酶可促进角质层形成、保持角质层完整性以及参与脂质代谢、双层结构形成、神经酰胺合成、葡萄糖神经酰胺（GlcCer）前体的加工以形成角质层中重要脂质-神经酰胺以及脱屑相关（Schmid-Wendtner and Korting 2006；Rippke et al. 2002；Holleran et al. 2006），此外皮肤表面酸性环

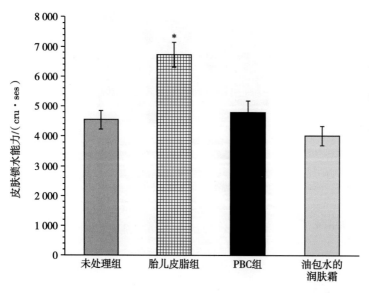

图3 胎儿皮脂、PBC 和水包油润肤霜锁水能力。用胎儿皮脂处理后的成人前臂掌侧皮肤锁水能力高于未处理组（$P < 0.05$），用油包水的润肤霜（Eucerin）、不含水的凡士林和低水含量的润肤霜（Aquaphor）处理皮肤后，其锁水能力和未处理组无明显差别。* 表示与其他治疗有显著性差异（$P < 0.05$）。（引自 Bautista et al. 2000）

境与维持细菌在皮肤上的稳态、定植和抑制病原菌相关（Aly et al. 1978；Puhvel et al. 1975；Fluhr et al. 2001），酸化还可促进新生儿和老年皮肤角质层的完整性和凝聚力（Hachem et al. 2010；Hatano et al. 2009）。保留胎儿皮脂的婴儿在出生时和出生后 24 小时皮肤表面 pH 值低于去除胎儿皮脂的婴儿皮肤表面 pH（$P < 0.05$）（Visscher et al. 2005）。胎儿皮脂可能促使共生生物的定植。

3.3 角质层屏障的修复

角质层损伤后皮肤表面环境的变化对屏障修复的速度和效果有着深远的影响，用半透膜覆盖在经胶带破坏后的角质层上以及早产儿皮肤上，其屏障修复的速度快于完全封闭或未经处理的皮肤（Schunck et al. 2005；Visscher et al. 2001；Bhandari et al. 2005；Mancini et al. 1994）。润肤霜、软膏、薄膜或敷料可为皮肤提供人工屏障作用，覆盖在皮肤表面的胎儿皮脂可看做为一层半透膜，依据厚度不同，其水蒸气透过率为 19 ～ 70g/（$m^2 \cdot h$），而用凡士林涂抹后皮肤表面则呈封闭状态（Gunt 2002；Tansirikongkol et al. 2007a；Visscher et al. 2002）。

用胶带粘贴方法剥脱成年人前臂皮肤角质层，使其 TEWL 达到 29 ～ 50g/（$m^2 \cdot h$），相当于胎

龄小于 30 周的婴儿（Visscher et al. 2011a；Sedin et al. 1983），然后在角质层修复的早期每天 2 次外用胎儿皮脂和含有凡士林的润肤剂（petrolatum-based cream，PBC）（用量均为 2.5mg/cm^2），并与完全封包和未处理组（剥脱，未封包）比较，结果发现使用胎儿皮脂和 PBC 后屏障修复的速率高于完全封包组（$P < 0.05$）（图 4a），与未处理组（剥脱）的屏障修复能力相当。PBC 处理后皮肤水合作用（即时）高于胎儿皮脂组和未处理组，而胎儿皮脂组皮肤水合作用高于未处理组（$P=0.06$），总体分析数据后表明，胎儿皮脂处理后角质层水合作用高于未处理组（无封包）。完全封包组可视性红斑较未处理组（剥离，未封闭）、胎儿皮脂组和 PBC 组（$P < 0.05$）更为明显，可视性干燥程度较未处理组和胎儿皮脂组严重（$P < 0.05$），PBC 组较未处理组（$P < 0.05$）及胎儿皮脂组（$P=0.09$）更为干燥（图 5）。用胶带粘贴方法将无毛小鼠的角质层完全剥脱，其 TEWL 值达到 79g/（$m^2 \cdot h$），外用胎儿皮脂和 PBC（均为 5mg/cm^2），发现两者增强角质层屏障修复的能力高于未处理组，胎儿皮脂组修复角质层屏障较 PBC 组快（图 4b），PBC 处理组红斑反应较胎儿皮脂组和未处理组明显（Oudshoorn et al. 2009a）。

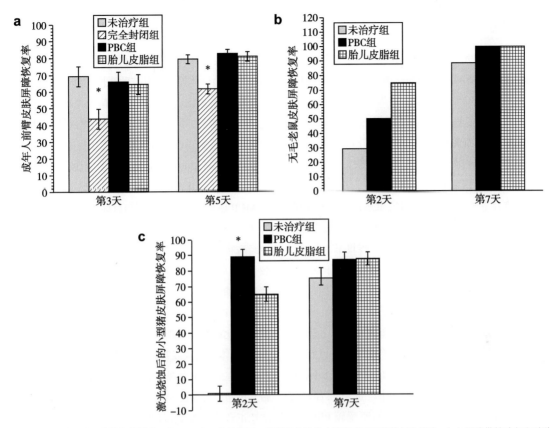

图4　胎儿皮脂对屏障修复的影响。在 a、b 和 c 中显示了 3 种研究中胎儿皮脂对表皮损伤修复的影响,(a) 用胶带粘贴方法剥脱成年人前臂皮肤角质层,然后在角质层修复的早期每天 2 次外用胎儿皮脂和含有凡士林的润肤剂 (PBC)(用量均为 2.5mg/cm^2),并与完全封包和未处理组 (剥脱,未封包) 比较,结果发现使用胎儿皮脂和 PBC 后屏障修复的速率高于完全封包组 ($P < 0.05$),与未处理组 (剥脱) 的屏障修复能力相当。* 表示与未处理组 (胶带粘贴皮肤) 相比有显著差异。(b) 外用胎儿皮脂和 PBC (均为 5mg/cm^2) 于无毛老鼠,两者增强角质层屏障修复的能力均高于未处理组,胎儿皮脂组修复角质层屏障较 PBC 组快,PBC 处理后所产生的红斑较胎儿皮脂组和未处理组多。(c) 激光烧蚀小型猪产生深度 20μm 的创面,用胎儿皮脂和 PBC 处理后,创面愈合较未处理组快,创面深度为 20μm 时,外用胎儿皮脂和 PBC 治疗后创面恢复较未处理组快,治疗 2 天时 PBC 组创面恢复较胎儿皮脂组快,7 天时 3 组的创面愈合率一致,虽然没有完全愈合,但愈合程度可达 76% ~ 88%。当创面深度为 25μm 时,胎儿皮脂组和 PBC 组的愈合程度相似。* 表示未处理组 (损伤组) 与胎儿皮脂组之间存在显著差异 ($P < 0.05$)。(a 引自 Visscher et al. 2011b;b 引自 Oudshoorn et al. 2009a;c 得到 Visscher 许可,引自 Visscher et al. 2011b)

图5　胎儿皮脂对皮肤干燥的影响。用胶带粘贴法剥脱成年人前臂皮肤角质层,在角质层修复的早期每天 2 次外用胎儿皮脂和含有凡士林的润肤剂 (PBC)(用量均为 2.5mg/cm^2),并与完全封包和未处理组 (剥脱,未封包) 比较,结果发现完全封包组的可视性干燥程度高于未封包组和胎儿皮脂组 ($P < 0.05$)。PBC 组比未封包组干燥 ($P < 0.05$),也比胎儿皮脂组干燥 ($P=0.09$)。* 表示与未封包组和胎儿皮脂组之间存在显著差异。$^\#$ 表示与胎儿皮脂组之间存在方向差异性,与未封包组之间存在显著差异。(引自 Visscher et al. 2011b)

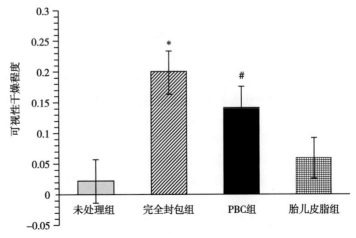

3.4 创伤愈合

用 YAG 激光损伤小型猪表皮和浅表皮肤，使其创面深度达 20μm 或 25μm，然后每天两次外用胎儿皮脂和 PBC 治疗 7 天（均为 2.5mg/cm²），并与未处理组（有创面，未封包）比较（Visscher et al. 2011b），创面深度为 20μm 时，外用胎儿皮脂和 PBC 治疗后创面恢复较未处理组快，治疗 2 天时 PBC 组创面恢复较胎儿皮脂组快，7 天时 3 组的创面愈合率一致，虽然没有完全愈合，但愈合程度可达 7%～88%（图 4c）。当创面深度为 25μm 时，胎儿皮脂组和 PBC 组的愈合程度相似。前期已有报道胎儿皮脂可影响下肢溃疡创面的愈合（Zhukov et al. 1992）。

胎儿皮脂中游离氨基酸可促进创伤愈合，每日清创时如果外用一些营养素（含氨基酸、盐、抗坏血酸、D- 葡萄糖多糖），创面愈合会增快，可有效控制因烧伤以及糖尿病引起的溃疡面感染（Silvetti 1981），在大鼠实验中发现一种丝蛋白混合物 - 丝胶以及氨基酸促进创面愈合的速率较 PBC 快（Aramwit and Sangcakul 2007），4 种氨基酸（甘氨酸、赖氨酸、脯氨酸、亮氨酸）和透明质酸都可促进创面愈合（Corsetti et al. 2009）。

3.5 胎儿皮脂的合成

天然胎儿脂质为主要成分的外用润肤霜的应用已有所报道，以高含水量和类脂质所配制的制剂具有与天然胎儿皮脂相类似的释水曲线，并有着"半透膜"特性的水转运速率（Tansirikongkol et al. 2007a）。无毛老鼠实验证实，依据胎儿皮脂成分和结构，在相同的热能条件下配制的脂质混合物，其作用与天然胎儿皮脂相当，较 PBC 更易修复屏障（Rissmann et al. 2008）。按微粒和脂质比例 2：1 所配制的脂质包覆微粒制剂，其释水曲线最接近天然胎儿皮脂（Rissmann et al. 2009）。以生理性脂质为水合成分的合成制剂以及天然胎儿皮脂对角质层屏障的修复作用强于 PBC（Oudshoorn et al. 2009b）。

4 总结

胎儿皮脂具有多种物理和生物功能，在妊娠期和出生后为机体提供具有抗菌活性的创伤愈合。与传统润肤霜相比，胎儿皮脂具有多种功能，可作为皮肤清洁剂，同时，由于胎儿皮脂在体外具有较低的表面能，可在胎儿周围产生保护性疏水层（Youssef et al. 2001）。胎儿皮脂中所含有的多种细胞因子，如 IL-1α、IL-1β、TNF-α、IL-6、IL-8 及 MCP 还可作为今后研究的目标（Narendran et al. 2010）。胎儿皮脂含有角质层脂质成分，如胆固醇、神经酰胺和游离脂肪酸（油酸、亚油酸和长链脂肪酸），以及一些非角质层所特有的脂质，例如固酯、甘油三酯和角鲨烯（Rissmann et al. 2006；Tollin et al. 2005），其中，神经酰胺组分、类型及与其他脂类的比率影响着角质层屏障功能（Kessner et al. 2008）。体外实验发现胎儿皮脂可阻止外源性糜蛋白酶（在胎粪中发现）的渗透，有学者还认为通过胎儿皮脂所建立的表皮 - 羊水间水流动的梯度差为维持正常结构和屏障功能提供所需营养物质和电解质（Thakoersing et al. 2010）。胎儿皮脂膜所具有的半透膜特性与含凡士林的润肤霜有所不同，平均周龄 26.2 周的早产儿每天 2 次外用 PBC，与没有常规应用的早产儿（PBC 只应用于局部干燥或缺乏免疫处）比较（Edwards et al. 2004），PBC 用量为 501～750g 的早产儿发生院内感染率较高，因为 PBC 用量要大于 1g/cm² 才能阻止水分蒸发（Gunt 2002；Joseph 2002），但使用量较多可能造成皮肤完全封包，延缓了角质层屏障发育和 / 或促进了凝固酶阴性葡萄球菌的生长（Visscher 2003）。

总之，在正常足月婴儿中胎儿皮脂通过多种保护作用和自我调节机制有助于维持角质层屏障功能，当胎儿皮脂在子宫内还未完全分布在胎儿皮肤表面时就出生的早产儿可能缺乏胎儿皮脂对皮肤的保护作用。用胎儿皮脂修复表皮屏障可以防止物理性屏障以及酸性屏障形成的延迟，从而避免感染和水分流失。

（涂颖 译，何黎 校 / 审）

参考文献

Agorastos T, Hollweg G, Grussendorf EI, Papaloucas A. Features of vernix caseosa cells. Am J Perinatol. 1988;5:253–9.

Akinbi HT, Narendran V, Pass AK, Markart P, Hoath SB. Host defense proteins in vernix caseosa and amniotic fluid. Am J Obstet Gynecol. 2004;191:2090–6.

Aly R, Shirley C, Cunico B, Maibach HI. Effect of prolonged occlusion on the microbial flora, ph, carbon dioxide and transepidermal water loss on human skin. J Invest Dermatol. 1978;71:378–81.

Aramwit P, Sangcakul A. The effects of sericin cream on wound healing in rats. Biosci Biotechnol Biochem. 2007;71:2473–7.

Bautista MI, Wickett RR, Visscher MO, Pickens WL, Hoath SB. Characterization of vernix caseosa as a natural biofilm: comparison to standard oil-based ointments. Pediatr Dermatol. 2000;17:253–60.

Bhandari V, Brodsky N, Porat R. Improved outcome of extremely low birth weight infants with tegaderm application to skin. J Perinatol. 2005;25:276–81.

Bouzari N, Kim N, Kirsner RS. Defense of the skin with LL-37. J Invest Dermatol. 2009;129:814.

Corsetti G, D'Antona G, Dioguardi FS, Rezzani R. Topical application of dressing with amino acids improves cutaneous wound healing in aged rats. Acta Histochem. 2009;112:497–507.

Cunico RL, Maibach HI, Khan H, Bloom E. Skin barrier properties in the newborn. Transepidermal water loss and carbon dioxide emission rates. Biol Neonate. 1977;32:177–82.

Edwards WH, Conner JM, Soll RF. The effect of prophylactic ointment therapy on nosocomial sepsis rates and skin integrity in infants with birth weights of 501 to 1000 g. Pediatrics. 2004;113:1195–203.

Fluhr JW, Kao J, Jain M, Ahn SK, Feingold KR, Elias PM. Generation of free fatty acids from phospholipids regulates stratum corneum acidification and integrity. J Invest Dermatol. 2001;117:44–51.

Gunt H. Water handling properties of vernix caseosa: pharmacy. Cincinnati: University of Cincinnati; 2002.

Hachem JP, Roelandt T, Schurer N, Pu X, Fluhr J, Giddelo C, Man MQ, Crumrine D, Roseeuw D, Feingold KR, Mauro T, Elias PM. Acute acidifica-tion of stratum corneum membrane domains using polyhydroxyl acids improves lipid processing and inhibits degradation of corneodesmosomes. J Invest Dermatol. 2010;130:500–10.

Hardman MJ, Sisi P, Banbury DN, Byrne C. Patterned acquisition of skin barrier function during development. Development. 1998;125:1541–52.

Hatano Y, Man MQ, Uchida Y, Crumrine D, Scharschmidt TC, Kim EG, Mauro TM, Feingold KR, Elias PM, Holleran WM. Maintenance of an acidic stratum corneum prevents emergence of murine atopic dermatitis. J Invest Dermatol. 2009;129:1824–35.

Hoath SB, Pickens WL, Visscher MO. The biology of vernix caseosa. Int J Cosmet Sci. 2006;28:319–33.

Hoeger PH, Schreiner V, Klaassen IA, Enzmann CC, Friedrichs K, Bleck O. Epidermal barrier lipids in human vernix caseosa: corresponding ceramide pattern in vernix and fetal skin. Br J Dermatol. 2002;146:194–201.

Holleran WM, Takagi Y, Uchida Y. Epidermal sphingolipids: metabolism, function, and roles in skin disorders. FEBS Lett. 2006;580:5456–66.

Holm T, Rutishauser D, Kai-Larsen Y, Lyutvinskiy Y, Stenius F, Zubarev RA, Agerberth B, Alm J, Scheynius A. Protein biomarkers in vernix with potential to predict the development of atopic eczema in early childhood. Allergy. 2014;69:104–12.

Joseph WR. Physical characterization of vernix caseosa: implications for biological function. Pharmacy. [Ph. D.]. Cincinnati: University of Cincinnati; 2002. p. 135.

Kessner D, Ruettinger A, Kiselev MA, Wartewig S, Neubert RH. Properties of ceramides and their impact on the stratum corneum structure, part 2: stratum corneum lipid model systems. Skin Pharmacol Physiol. 2008;21:58–74.

Kurokawa I, Danby FW, Ju Q, Wang X, Xiang LF, Xia L, Chen W, Nagy I, Picardo M, Suh DH, Ganceviciene R, Schagen S, Tsatsou F, Zouboulis CC. New developments in our understanding of acne pathogenesis and treatment. Exp Dermatol. 2009;18:821–32.

Mancini AJ, Sookdeo-Drost S, Madison KC, Smoller BR, Lane AT. Semipermeable dressings improve epidermal barrier function in premature infants.

Pediatr Res. 1994;36:306–14.

Marchini G, Lindow S, Brismar H, Stabi B, Berggren V, Ulfgren AK, Lonne-Rahm S, Agerberth B, Gudmundsson GH. The newborn infant is protected by an innate antimicrobial barrier: peptide antibiotics are present in the skin and vernix caseosa. Br J Dermatol. 2002;147:1127–34.

McKinley-Grant LJ, Idler WW, Bernstein IA, Parry DA, Cannizzaro L, Croce CM, Huebner K, Lessin SR, Steinert PM. Characterization of a cdna clone encoding human filaggrin and localization of the gene to chromosome region 1q21. Proc Natl Acad Sci U S A. 1989;86:4848–52.

Mikova R, Vrkoslav V, Hanus R, Hakova E, Habova Z, Dolezal A, Plavka R, Coufal P, Cvacka J. Newborn boys and girls differ in the lipid composition of vernix caseosa. PLoS One. 2014;9, e99173.

Moraille R, Pickens WL, Visscher MO, Hoath SB. A novel role for vernix caseosa as a skin cleanser. Biol Neonate. 2005;87:8–14.

Narendran V, Visscher MO, Abril I, Hendrix SW, Hoath SB. Biomarkers of epidermal innate immunity in premature and full-term infants. Pediatr Res. 2010;67:382–6.

Nicolaides N, Fu HC, Ansari MN, Rice GR. The fatty acids of wax esters and sterol esters from vernix caseosa and from human skin surface lipid. Lipids. 1972;7:506–17.

Oudshoorn MH, Rissmann R, van der Coelen D, Hennink WE, Ponec M, Bouwstra JA. Development of a murine model to evaluate the effect of vernix caseosa on skin barrier recovery. Exp Dermatol. 2009a;18:178–84.

Oudshoorn MH, Rissmann R, van der Coelen D, Hennink WE, Ponec M, Bouwstra JA. Effect of synthetic vernix biofilms on barrier recovery of damaged mouse skin. Exp Dermatol. 2009b;18:695–703.

Pickens WL, Warner RR, Boissy YL, Boissy RE, Hoath SB. Characterization of vernix caseosa: water content, morphology, and elemental analysis. J Invest Dermatol. 2000;115:875–81.

Puhvel SM, Reisner RM, Amirian DA. Quantification of bacteria in isolated pilosebaceous follicles in normal skin. J Invest Dermatol. 1975;65:525–31.

Ran-Ressler RR, Devapatla S, Lawrence P, Brenna JT. Branched chain fatty acids are constituents of the normal healthy newborn gastrointestinal tract. Pediatr Res. 2008;64:605–9.

Rippke F, Schreiner V, Schwanitz HJ. The acidic milieu of the horny layer: new findings on the physiology and pathophysiology of skin ph. Am J Clin Dermatol. 2002;3:261–72.

Rissmann R, Oudshoorn MH, Kocks E, Hennink WE, Ponec M, Bouwstra JA. Lanolin-derived lipid mixtures mimic closely the lipid composition and organization of vernix caseosa lipids. Biochim Biophys Acta. 2008;1778:2350–60.

Rissmann R, Groenink HW, Weerheim AM, Hoath SB, Ponec M, Bouwstra JA. New insights into ultrastructure, lipid composition and organization of vernix caseosa. J Invest Dermatol. 2006;126:1823–33.

Rissmann R, Oudshoorn MH, Zwier R, Ponec M, Bouwstra JA, Hennink WE. Mimicking vernix caseosa–preparation and characterization of synthetic biofilms. Int J Pharm. 2009;372:59–65.

Schmid-Wendtner MH, Korting HC. The ph of the skin surface and its impact on the barrier function. Skin Pharmacol Physiol. 2006;19:296–302.

Schunck M, Neumann C, Proksch E. Artificial barrier repair in wounds by semi-occlusive foils reduced wound contraction and enhanced cell migration and reepithelization in mouse skin. J Invest Dermatol. 2005;125:1063–71.

Sedin G, Hammarlund K, Stromberg B. Transepidermal water loss in full-term and pre-term infants. Acta Paediatr Scand Suppl. 1983;305:27–31.

Silvetti AN. An effective method of treating long-enduring wounds and ulcers by topical applications of solutions of nutrients. J Dermatol Surg Oncol. 1981;7:501–8.

Supp AP, Wickett RR, Swope VB, Harriger MD, Hoath SB, Boyce ST. Incubation of cultured skin substitutes in reduced humidity promotes cornification in vitro and stable engraftment in athymic mice. Wound Repair Regen. 1999;7:226–37.

Tansirikongkol A, Visscher MO, Wickett RR. Waterhandling properties of vernix caseosa and a synthetic analogue. J Cosmet Sci. 2007a;58:651–62.

Tansirikongkol A, Wickett RR, Visscher MO, Hoath SB. Effect of vernix caseosa on the penetration of chymotryptic enzyme: potential role in epidermal barrier development. Pediatr Res. 2007b;62:49–53.

Tansirikongkol A, Hoath SB, Pickens WL, Visscher

MO, Wickett RR. Equilibrium water content in native vernix and its cellular component. J Pharm Sci. 2008;97:985–94.

Thakoersing VS, Ponec M, Bouwstra JA. Generation of human skin equivalents under submerged conditionsmimicking the in utero environment. Tissue Eng Part A. 2010;16:1433–41.

Tollin M, Bergsson G, Kai-Larsen Y, Lengqvist J, Sjovall J, Griffiths W, Skuladottir GV, Haraldsson A, Jornvall H, Gudmundsson GH, Agerberth B. Vernix caseosa as a multi-component defence system based on polypeptides, lipids and their interactions. Cell Mol Life Sci. 2005;62:2390–9.

Visscher MO. Environmental interactions. In: Hoath SB, Maibach HI, editors. Neonatal skin structure and function. 2nd ed. New York: Marcel Dekker; 2003.

Visscher MO, Chatterjee R, Munson KA, Pickens WL, Hoath SB. Changes in diapered and nondiapered infant skin over the first month of life. Pediatr Dermatol. 2000;17:45–51.

Visscher M, Hoath SB, Conroy E, Wickett RR. Effect of semipermeable membranes on skin barrier repair following tape stripping. Arch Dermatol Res. 2001;293:491–9.

Visscher M, Narendran V, Joseph W, Gunt H, Hoath S. Development of topical epidermal barriers for preterm infant skin: comparison of aquaphor and vernix caseosa. Baltimore: Pediatric Academic Society Annual Meeting; 2002.

Visscher MO, Narendran V, Pickens WL, LaRuffa AA, Meinzen-Derr J, Allen K, Hoath SB. Vernix caseosa in neonatal adaptation. J Perinatol. 2005;25:440–6.

Visscher MO, Utturkar R, Pickens WL, LaRuffa AA, Robinson M, Wickett RR, Narendran V, Hoath SB. Neonatal skin maturation–vernix caseosa and free amino acids. Pediatr Dermatol. 2011a;28:122–32.

Visscher MO, Barai N, LaRuffa AA, Pickens WL, Narendran V, Hoath SB. Epidermal barrier treatments based on vernix caseosa. Skin Pharmacol Physiol. 2011b;24(6):322–9.

Wertz PW. Biochemistry of human stratum corneum lipids. In: Elias P, Feingold K, editors. Skin barrier. New York: Taylor & Francis; 2006. p. 33–42.

Wysocki SJ, Grauaug A, O'Neill G, Hahnel R. Lipids in forehead vernix from newborn infants. Biol Neonate. 1981;39:300–4.

Yoshio H, Tollin M, Gudmundsson GH, Lagercrantz H, Jornvall H, Marchini G, Agerberth B. Antimicrobial polypeptides of human vernix caseosa and amniotic fluid: implications for newborn innate defense. Pediatr Res. 2003;53:211–6.

Yosipovitch G, Maayan-Metzger A, Merlob P, Sirota L. Skin barrier properties in different body areas in neonates. Pediatrics. 2000;106:105–8.

Youssef W, Wickett RR, Hoath SB. Surface free energy characterization of vernix caseosa. Potential role in waterproofing the newborn infant. Skin Res Technol. 2001;7:10–7.

Zhukov BN, Neverova EI, Nikitin KE, Kostiaev VE, Myshentsev PN. A comparative evaluation of the use of vernix caseosa and solcoseryl in treating patients with trophic ulcers of the lower extremities. Vestn Khir Im I I Grek. 1992;148:339–41.

115

评估纤维基质材料对皮肤的影响

Jackson Leong, Kathryn L. Hatch, and Howard I. Maibach

内容

关键词

急性接触性皮炎（ACD）·织物·纤维·过敏·接触皮炎·纺织品

20世纪80年代末，第一次有文献报道了（Zimmerer et al. 1986；Hatch et al. 1987；Wester et al. 1985），尿布和其他面料（纤维基材料）对皮肤的影响。采用聚焦微波探头（focused microwave probe）的生物工程仪器（bioengineering instruments）来测定角质层含水量（water content of the SC），用蒸发量来评估经皮肤表面水分蒸发的速率，用激光多普勒测速仪（laser Doppler velocimeter）来测量毛细血管血流量（capillary blood flow）。应用低成本的生物工程手段来研究尿布和服装面料对皮肤的影响（Campbell et al. 1987；Davis et al. 1989；Wilson and Dallas 1990；Berg et al. 1994；Akin et al. 1997；Grove et al. 1998，2002；Odio et al. 2000a，b；Partsch et al. 2000；Zhai et al. 2002；Visscher et al. 2000）（Hatch et al. 1990a，b，1992a，1997；Barker et al. 1990；Markee et al. 1990，1991；Cameron et al. 1997）。研究发现还可以通过生物工程仪器来研究毛巾（纺织品）和婴儿湿巾（纸制品）清洗皮肤效果的效果。（Priestley et al. 1996；Farage 2000；Odio and Friedlander；Odio et al. 2001）。

本章旨在回顾以往的研究，这些研究旨在增强我们对于利用生物工程仪器来检测纤维材料对人体皮肤影响的认识。重点在于研究纤维基材料覆盖和/或接触时如何来影响皮肤的性能。读者可根据需求获取相关信息（Berardesca et al. 1995；Elsner et al. 2002；Hatch et al. 1992b）。我们的目标在于鼓励该领域的人进一步在这方面开展研究。

1 尿布和尿失禁产品

1.1 概述和目标

尿布和尿失禁产品（diapers/incontinence products）是由看护人员将长方形的布折叠成多层并缝合成合适形状的布。尿布在使用之后需要清洗以便重复利用，它的主要成分是纯棉，其吸收性好，质软，且抗酸碱性和耐磨度均较强，是理想的尿布原料。但是需要当心一些尿布中含有有害成分聚丙烯（polypropylene section），可直接接触皮肤。当尿布被污染时，防水裤通常会被覆盖在尿布外面，以减少被外界环境污染。与此相反，纸尿布和一些尿失禁产品都是完全或部分的由纸制品制成的一次性产品。至少它们都有一个上层（内衬），直接接触皮肤，接下来是吸收核心层和底层（背面或外层）。底层（背面或外层）与尿布套装中的防水裤有着相同的功能。纸尿布共6层：表层、吸收层、第二层、核心吸收层、棉质层和底层（Grove et al. 1998）。

尿布/尿失禁产品的工程学研究的目的在于使贴合区域的皮肤保持与正常皮肤相同的含水量。其原因在于，研究结果表明皮肤渗透性、二氧化碳排放、摩擦所致的损伤和病原微生物数目会随着皮肤的含水量增加而增加，皮肤屏障功能（skin's barrier properties）也因此遭到破坏（Aly et al. 1978；Zhai and Maibach 2001a，b，2002）。尿布贴合的皮肤含水量增多将导致红斑、炎性丘疹、尿布性皮炎（diaper dermatitis），同时也会导致使用者和护理者心情不愉快。

给婴儿使用尿布或尿不湿，或者给尿失禁者使用尿布和尿失禁产品都将在局部形成一个相对封闭的环境，它的封闭程度取决于产品与皮肤的贴合程度、所使用的材料以及特定的分层方式。当尿布变潮湿的时候，贴合程度会影响通过尿布与皮肤表面之间的空气量、水分汽化量及尿液与皮肤接触的量。材质的类型会影响湿度、柔软度和摩擦系数。组合中材料的位置可以决定尿布的性质。因为表层直接与皮肤接触，其较理想的材料是具有低吸水性、高可吸收性及低摩擦系数。吸收层的材料需具有高吸水性和高保水性，其下一层需具有高透气性和高防水性。

本部分回顾采用生物工程仪器来比较市售产品的研究结果，以此来改进尿布产品研发，并加强开展尿布/尿失禁产品对皮肤影响的实验研究。并以时间顺序为线索，展示了尿布/尿失禁产品设计的进步，以及检测该设计差异性的方法学的更新。

1.2 一次性纸尿布和尿布的质量评估

Zimmerer（1986）及其团队首次发表关于用湿的和干的一次性纸尿布和尿布对皮肤湿度变化影响的研究结果。除了评估皮肤含水量，他们团队也对摩擦后皮肤的改变，皮肤易受损程度、渗透性及皮肤表面微生物生长情况进行了评估。研究小组构建了尿布皮炎模型来模拟尿布对婴儿皮肤的作用，具体方法为：在成年人手臂上贴上浸透合成尿液的尿布。揭掉受试者手臂上的尿布后，用蒸发仪来测量角质层经表皮的水分丢失情况。蒸发失水率（evaporative water loss，EWL）与尿布湿度成正比，尿布越湿，蒸发失水率越高。水含量相同时，尿布比纸尿布的蒸发失水率更高。随着摩擦力、磨损损伤、皮肤渗透性增加和微生物生长，经表皮的水分丢失量及不舒适感也随之增加。摩擦系数增加会使皮肤更容易被磨损，屏障功能降低。

1.3 核心材料吸收功能评估

Campbell 等（1987）将吸水性尿布与一次性纸尿布及尿布进行对比。相比较于另外两个尿布的设计，吸水性尿布对皮肤更健康，因为将吸水性凝胶材料添加到尿布的中间层会增加吸收能力和锁水能力。与 Zimmerer（1986）所做的实验一样，本次研究的主要目的也是探讨皮肤的含水量，1 614 名婴儿被分为 3 组，每组分别使用 3 种不同材质的尿布。在尿布被移除前、后分别使用蒸发仪（evaporimeter）来测量耻骨弓上及臀部的区域经表皮的水分丢失量。吸水性尿布中可吸湿凝胶使得皮肤更为干爽，接近正常的皮肤 pH，而且与传统的一次性或可重复使用的尿布相比，尿布性皮炎发生率更低。结果与研究人员的假设一致，即吸水性尿布能更好地控制尿片区域的皮肤湿度、皮肤 pH，同时还能防止尿液和粪便的混合，创造更好的尿布环境。

Davis 等（1989）进行的一项研究中，对绒毛吸收性尿布及绒毛添加吸水性聚合物尿布进行比较。差异是意料之中的，因为在尿布的吸收性内层加入吸收性的聚合物可以改善锁水能力并帮助控制尿布环境中的 pH。通过观察皮肤含水量的变化、皮肤 pH 的改变，以及尿布皮炎的发生及严重程度，来评估该尿布对皮肤的影响。这项临床研究大约有 115 名年龄大于 15 周的婴儿参与，目的在于评估纤维材料对皮肤的影响，每个婴儿都分别穿着绒毛吸水性尿布和吸水性的聚合物尿布。同样地使用蒸发仪和电导仪（electrical conductance instrument）来评估皮肤含水量。尿布上尿液的量可以通过称重来反映，专业人员也评估了婴儿的尿布覆盖的皮肤。结果显示，具有吸水性聚合物的纸尿裤比绒毛尿布效果更好，它能创造更好的皮肤环境、更低的皮肤湿度及 pH。此外，临床医生认为使用含可吸收性聚合物的尿布后尿布性皮炎的严重程度大大降低。

Wilson 和 Dallas（1990）对 5 个品牌的超吸水性（SA）纸尿裤来与 5 个品牌的可重复使用的尿布及 4 个品牌的常规一次性尿布进行比较。这个团队对尿布湿性与皮肤湿度间的关系很感兴趣，按照 Zimmerer 模型，他们在 80 个健康的志愿者的前臂贴一张 5cm 湿尿布，并在 2 小时结束时检测残留贴片上尿液的量。每个贴片上都含有相同的中等量的合成尿液（前负荷）。用蒸发仪来测量由贴片所导致的皮肤湿度增加。另外，在移开贴片的时候，测定贴片中残留的水分含量。与可重复使用的尿布及传统的一次性尿布相比，SA 纸尿布可以吸收更多的尿液使皮肤更加干燥。它在保持皮肤干燥和保湿性能方面具有同等的效能。传统的一次性尿布在保持皮肤干燥方面远不及超吸水纸尿裤，而且多数情况下并不优于普通尿布。尿布能降低皮肤的湿润程度取决于它们的构造：那些有几层相同织物的比那些中间层含有无纺布成分的在保持皮肤干燥的能力要差一些。在这些结果中，最有趣的是粘贴片 2 小时后，SA 的尿布具有最强的锁水能力，而且这些部位的皮肤也是最干燥的。所以证明尿布里的含水量与增加的皮肤含水量之间没有关系。当人们意识到 SA 尿布设计的基本理念是将水分从皮肤中移开并与皮肤表面保持距离，从而使皮肤保持干燥，这是很有意义的。Odio 和 Friedlander 认为在 SA 的品牌中没有发现显著差异的原因是该方法并不是为了检测这些差异而设计的（Odio and Friedlander 2000）。

Akin（1997）致力于设计一种更可靠的方法切实评估可吸收性材料在减轻皮肤含水量方面的有效性，并做出以下改变：①扩大皮肤表面覆盖面积；②测量核心层的含水量（吸收层）及表层的含水量；③不需要预先用尿液浸湿尿布，而是将尿布盖在皮肤上之后再在尿片中加入尿液。

在成年志愿者的前臂上包裹含有不同吸水性结构一次性尿布，并注入尿液替代物，维持 1 小时。他们通过蒸发仪测量了掌侧区域的含水量，并将这些数据与儿童穿常规尿布区域的皮肤含水量的数据进行比较，同时测量尿布不同层次中的液体吸收量。假如使用完整的尿布，模拟正常排尿的方式将液体注入尿布，并测量成人前臂的经皮水分流失量是一种可靠的方法，该方法可以用于比较不同的吸水产品在保持皮肤干燥方面的有效性。除此之外还有其他的结果，成人前臂的皮肤和儿童尿布覆盖区域的皮肤对湿尿布的反应是一样的，皮肤湿润度与皮肤最接近的一层尿布中的液体含量有关。这种方法被后来的研究人员借鉴。

另外，值得注意的是 Berg 等（1994）的一项研究，这是为了评估尿布性皮炎与皮肤湿度和 pH 之间的相关性。数据来源于 4 种尿布的临床试验，其中对 1 601 名婴儿和超过 15 000 人的皮肤湿度、pH 进行测量，以及对尿布疹严重程度进行观察，统计分析。受试者先使用自己的尿片产品 4 周以获得基线数据，然后使用受试尿布产品 8 周，最后再换成自己的尿布产品 4 周。Breg 等（1994）没有对受试尿布产品进行描述，只知道是一种吸收性超强的一次性材质。在 16 周的试验中，每隔两周就会对被受试者尿布皮炎进行视觉上的评估。每次评估都需进行皮肤湿润度和皮肤 pH 的测量。记录每个婴儿在每次测得的经表皮水分丢失数值，并减去在大腿部未覆盖尿布未发生尿布性皮炎的区域测得的经表皮水分丢失数值，以此来计算尿布覆盖区域的经表皮水分丢失

率（rate of skin evaporative water loss）。

与周边皮肤相比，尿布覆盖的皮肤的湿度明显升高。因此，尿布皮炎的发生与皮肤 pH 和湿度都有关。在每个评估阶段，皮肤湿度越大所对应的尿布性皮炎也越严重，且皮肤湿度比 pH 与尿布性皮炎的相关性更大。在每个分级阶段，物理实验与尿布皮炎严重程度有关，每一分级，尿布皮炎中皮肤湿度因素比 pH 更大。

Odio 和 Friedlander 回顾性分析 12 个临床研究，在添加吸收性凝胶材料前后分别进行评估，以确定使用吸收性材料是否会显著降低尿布皮炎的严重程度（Odio and Friedlander 2000）。6 项临床试验是在新纸尿裤引入之前进行的，其余 6 项是在新尿布引入之后，共有 4 000 名儿童参加。研究表明在新的核心材料引进之后，尿布皮炎的严重程度降低。

1.4 背面材质评估

Grove 等（1998）研究了不同类型的高吸水性树脂尿布底面（背面）的区别。一个尿布（E）有防水透气的底板，另外尿布（A 和 B）两个传统的防水底板。除了底部的纸，尿布 E 和 B 是一样的。底部防水透气的纸尿布，用于后板的微孔膜可渗透空气和水蒸气，但是对水不通透。在这项研究中，将一块完整的尿布绑在成人的前臂上，或者让孩子穿着尿布。模拟实际的排尿过程在尿布上注入液体，在接触 1 小时后，使用计算机蒸发法及使用电导来评估底层皮肤的水合状态。同时，对儿童穿不同类型 SA 尿片的尿布覆盖区进行对比研究。将测试的尿布拆开，并分开检测不同层的液体重量。

为了测试 3 种尿布，无论是成人还是儿童尿布实验模型，都用同一蒸发仪检测皮表水分。各组间结果有差异（$P < 0.001$）。商用尿布 A 让皮肤变得更潮湿，而实验中的可透气尿布 E 则使皮肤明显变得干燥。成人和儿童测试的相关系数是 0.895，由于检测位置不同，成人经表皮水分丢失值比儿童大。

虽然电导（皮肤水合作用）数据与蒸发仪测量数据显示出相同的差异，但数据的差异性都较

大。尽管尿布 A 和 B 含有相同量的高吸水性聚合物（superabsorbent polymer，SAP），但在所有的测试中，尿布 A 使皮肤含水量明显增加。造成这种明显差异的原因被认为是由于尿布中的液体分布不同，A 尿布中几乎有 12% 的液体在可接触到表皮的层次中。在尿布 B 中，几乎所有的液体都被锁定在远离皮肤表面的含有吸收剂的核心层。这两种产品的液体分布差异与这两种产品所致的皮肤干燥程度相一致。因为尿布 E 具有透气的底部（外层），所以残留在皮表水分最少。

Odio 等（1990）通过研究 140 种婴儿尿布，包括纤维素核心的纸尿布与纤维素加吸水凝胶核心的一次性尿裤，并证实了使用含有吸水性凝胶的尿布皮炎发生率和严重程度都较低。Akin 等（2001）发现婴儿穿含有吸水凝胶且外层透气的尿裤比外层不透气的尿布性皮炎的发生率降低。这些透气外层是不对水通透的薄膜，它的水分蒸发速率为每天 $3\,000g/m^2$。

1.5 顶层材料评估

Odio 等（2000）研究设计了一种有顶层（内层）的一次性尿布，该层含有保护皮肤避免过度潮湿及敏感的制剂。该研究第一阶段的目标是：①确定尿布在正常使用过程中从顶层输送这些制剂到表面的量；②传递制剂的量是否足够影响皮肤的微观形态。第二阶段的目标是评估皮肤的功能状态。将凡士林掺入实验尿布的顶层，因为凡士林具有增强皮肤屏障功能以增进尿布区的皮肤更健康，并可以使皮肤更具弹性从而减少过度水合、敏感性和机械损伤。

为了研究凡士林的输送功能，将 60 名 16～24 个月大的儿童随机分配成两组。这些儿童的臀部分别系有 2 条胶带。第一组的儿童在穿上实验尿布 3 小时之后，取下第一条胶带，穿上第二条实验尿布 3 小时之后，取下另一条胶带。第二组的儿童需要穿着实验尿布 24 小时，并根据家长的日常习惯更换尿布。

家长不允许擅自取下胶带。18 小时后取下第一条胶带。当这些儿童在 24 小时回到实验室时，

取下第二条胶带。随后，提取胶带中被输送的凡士林的剂量。结果是在正常尿布的使用期间，从尿布传递到皮肤的凡士林剂量随时间的延长而增长。

为了研究凡士林对皮肤微观形态的影响，对 110 名儿童进行了两项独立的、单盲随机对照临床试验。在第一阶段的第一次随访时，在每个儿童的臀部没有皮肤损伤的区域采集皮肤皱褶复制物，然后将这些儿童分别分为穿对照尿布 9 天的对照组和穿实验尿布 9 天的试验组。对照组除了不含凡士林制剂外，其他条件均与实验组相同。对照组是超吸收型（核心是 AGM/ 纤维素）。指导其父母对儿童进行洗澡和换尿布，并在第 10 天时，第二次采集皮肤皱褶复制物。穿着实验尿布的儿童被排外，然后将穿着对照尿布的儿童随机分为 2 组，继续穿着对照尿布或者实验尿布 1 周。所有的儿童在第 18 天返回实验室，并且以第 1 次或第 2 次相同的方法收集皮肤皱褶复制物。以第 10 天所测得的皮肤粗糙度为基线与第 18 天所测的值进行对比。重要的是，一组比较数据（第 10～18 天）是针对在穿着实验尿布之前长时间穿着高质量对照尿布的儿童。结果表明，与对照组尿布相比，使用凡士林处理过的尿布的儿童的皮肤粗糙度明显降低。

在第二阶段，进行了两项研究。第一部分旨在为了明确与使用对照尿布的儿童相比，重复使用凡士林处理过的尿布是否能改善尿布区域的红斑。第二项研究确定了实验尿布在使用对照和实验尿布 4 周期间对儿童尿布疹的影响。与使用对照组尿布的儿童相比，使用实验尿布的婴儿皮肤红斑程度明显减轻。使用高质量未用凡士林处理过的对照组尿布，其尿布区域的红斑程度也明显减轻。尽管两组儿童的皮疹评分随时间显著变化，但结果表明，与对照产品相比，使用实验组尿布产品的儿童皮疹皮发生率降低。

1.6 其他的调查

Partsch 等（2002）和 Grove 等（2002）评估了小男孩的尿布区下阴囊、皮肤和 / 或核心温度的变化。Partsch 等使用一种热传导设备，它是为成年男性进行长期监测而设计的，并使用该设备在儿

童家中监测其 24 小时内的阴囊温度。对穿着一次性尿布（德国的帮宝适，宝洁）和穿着可重复使用的尿布（是否戴着防护罩）的儿童分别进行 24 小时温度监测。结果表明，一次性尿布阴囊温度均值明显高于可重复使用的尿布。Grove 等（2002）所使用的方法是，利用为儿科研究设计的温度探针，持续监测受控实验室条件下的阴囊和皮表温度。在 2 小时里，用红外测温仪多次测量受试者的鼓膜温度，以此来衡量每个人的核心体温。研究对象是 70 个 3～25 个月大的正常健康男孩。实验中可以选择的尿布包括可重复使用的有或没有防护层的尿布及各种各样的一次性尿布。研究结果表明，当使用防护层时，一次性尿布和可重复使用的尿布阴囊温度是一样的。当尿布不添加防护层时，阴囊温度就会降低，阴囊平均温度明显低于人体核心温度。皮肤表面的温度在被尿布覆盖的时候会增加。

Zhai 等（2002）通过使用潮湿的封闭性贴片和湿尿布覆盖成人皮肤 10 分钟、30 分钟和 3 小时来探究角质层含水量和皮肤通透性的关系。检测完皮肤水蒸发率（water evaporation rate，WER）、皮肤血流量（skin blood flow volume，BFV）、电容（capacitance）和发红程度（a）的基线值后，在九名妇女在前臂贴上贴片。去除这些贴片后，可以在不同的部位加 201μl 甲基烟酸或己基尼古丁。应用烟酸酯后，分别在第 0、5、10、15 和 20 分钟的时间点记录读数。在尼古丁应用后的第 5、10、15、20、30、40 和 60 分钟分别测量皮肤的血流量和发红程度。研究结果表明，随着时间的增加，湿的贴片和尿布会增加皮肤的水分。暴露 10 分钟，尼古丁的渗透性增加了对皮肤的水合作用的控制。一旦达到了相对较低的超水化阈值，没有证据表明，增加渗透性会导致过多的水合作用。在模拟尿布模型之后，研究人员得出的结论是，在渗透过程中并没有明显的差异，并认为"测量皮肤的超水合状态时，WER-Area 曲线下面积方法优于电容测量。"

Visscher 等（2000）发现：①新生儿在出生后第一个月内的角质层含水量及皮肤屏障的特征；②明确使用尿布区域与未使用区域皮肤含水量及皮肤屏障功能的差别；③比较婴儿与成人皮肤在相似

的环境条件下皮肤含水量及皮肤屏障功能的区别。这项研究的目的之一是明确新生儿母亲的前臂是否可以用来研究新生儿尿布区皮肤水合作用效果。31 名足月婴儿共接受 6 次随访，分别在出生后的第 1 天在医院接受评估及第 4 天、7 岁、14 岁、21 岁及 28 岁在家中接受评估。测量尿布腰带下方耻骨联合上方皮肤的含水量基线，持续的电容性电抗和环境状况。测量时间为去除尿布后 25 分钟，其目的是使表面水分蒸发。在出生后的前 4 周内，表皮屏障的变化包括表面含水量增加，封闭条件下经表皮水分丢失下降，水分吸收速率降低，以及表面 pH 增加。在出生时，尿布区和非尿布区的皮肤状态是一样的，但在 14 天后表现出了不同的特点，而尿布覆盖区域的 pH 和含水量更高。整个过程中，母亲的测量值保持不变，他们的结论是，健康的新生儿皮肤在最初的 28 天内经历了表皮屏障的逐步变化，但成人的皮肤测试未提示存在这样的变化。

2 服装面料

2.1 详述

纺织品是一种薄的平面材料，其最小的材料单位是纺织纤维，这种纤维的特点是其长度是直径或宽度的 100 倍以上，它可被用来纺成纱线或制成布料。纺织纤维的直径很小，一般为 10～50μm，它的长度从 1.8cm 到几千米不等。布料的其他组成是纱线，它是由纤维组成的细长物质。布料中不仅含有纤维，还可能含有着色剂（染料和天然色素）以及一些化学成分。纺织品是最适合包裹人体的材料，因为它通常允许微量排汗并且能够随着身体活动（弯曲、拉伸等）。

将纺织品面料覆盖在皮肤上通常不会形成由尿布或尿失禁产品造成的密闭环境。然而，放置任何服装面料在皮肤上都有可能改变皮肤特性。不同的布料在水蒸气渗透能力（即透气性）、吸水能力、吸附能力、吸汗能力（用毛细管将水从一个表面移动到另一个表面）、柔软性（弯曲程度）及表面特征等方面都是不一样的。与尿布一样，纺织品布料可能会经常被汗水或者雨水浸湿。如果游泳、潜水、或者其他水上活动后继续穿戴湿布料，会持续增加角质层的水分。湿布料可能会增加角质层的含水量，它可能比干燥布料更贴近皮肤表面，并可能改变布料在皮肤上的摩擦力度。

研究布料对皮肤特性影响的动机并不在于减少单一的主要皮肤健康影响因素，例如研究尿布对所覆盖皮肤的影响。相反地，研究动机是：①观察在什么样的穿戴条件下可以检测到变化；②纺织品的哪些特性会引起变化幅度的不同。研究的长期目标是开发出一种测试程序来帮助评估高性能运动服和职业防护服系统（系统的外层为佩戴者提供屏障来阻止水分的流失）。

在这一部分中，我们回顾了一系列的服装面料对皮肤影响的研究。这些研究按实验中所用布料种类不同来进行分类。

2.2 三乙酸酯和聚酯布料试验

在 Hatch 等（1987）最早的三乙酸酯和聚酯布料试验（Triacetate and Polyester Fabrics Experiment）中，其目的是：①用现有的生物工程仪器能否检测到被覆盖布料样本后角质层含水量的变化；②验证布料的纤维组成能否改变覆盖在它下面的皮肤水合状态。选择了两种除纤维成分外其他都相似的纺织物，一种是聚酯（吸湿性差的人造合成纤维），另一种是三乙酸酯（一种比聚酯吸湿性大五倍的纤维）。每一种布料的样本都被放在一个久坐的受试者前臂上，每种布料都有两个，一个表面覆盖有封闭的塑料薄膜，另一个表面则没有。在移除布料样本前后，研究者分别用聚焦微波探针来测量角质层含水量，且用蒸发仪测定经皮水分流失率。

将三乙酸酯或聚酯布料放置在前臂而表面不加薄膜时，即使布料与皮肤接触90分钟移去后马上测量，也无法检测到角质层含水量和蒸发量的变化。随着布料上的薄膜在前臂上停留时间的延长，角质层含水量和蒸发量增加。聚酯/膜覆盖的前臂角质层含水量高于三醋酸酯/膜覆盖的皮肤，但两者织物类型（纤维组成）的差异无统计学意义。然而聚酯/膜覆盖的前臂部位角质层水蒸发量高于三醋酸酯/膜覆盖的部位，这一差异具有统计学意

义。因此，皮肤表面覆盖的不透气布料会影响水分含量和水分蒸发速率。不同的结果表明纤维吸收性会对角质层含水量产生影响。三乙酸酯布料能够吸收的表皮水分比聚酯纤维布料多。

受到这些结果的启发，我们的团队将对以下3种因素对皮肤含水量的影响进行研究：①受试者的活动水平（久坐、积极活动和活动后休息）；②运动环境（湿热及干燥）；③运动服装的保湿能力。另一个研究目的是评估布料的舒适性（湿度感和皮肤触感）来证实生物工程仪器结果的变异。我们还感兴趣的是纤维的硬度是否会改变毛细血管的血流量，并设计实验对其进行研究。

2.3 Jersey 针织衫实验

Jersey 针织布料常用于生产T恤，可制成3件针织衫，一种完全由棉纤维制成，一种由1.5旦的聚酯纤维织物，一种由3.5旦的聚酯纤维制成。众所周知，棉纤维具有很高的吸水性，而聚酯纤维被认为吸收少量或不含水分。两者的吸水性有很大的差异，这一现象被认为是很有趣的。两种不同旦的聚酯纤维（单位长度的重量不同），其硬度有所不同。3.5旦聚酯纤维是用于服装面料的最硬的聚酯纤维，用它制成的织物比1.5旦的聚酯纤维制成的织物更粗糙。每一种织物都有其特征，舒适特性（吸收性、导热性等）（Hatch et al. 1990a），机械特性和表面特性这与它的穿着舒适性有关（Barker et al. 1990）。

3种 Jersey 针织面料（100%纯棉，100% 1.5旦的聚酯纤维，100% 3.5旦的聚酯纤维）被制成长袖T恤和各种尺寸的裤子。背部上方是用带拉链的，这样就可以进行仪器测量。10名女性受试者参与了 Jersey 针织衫实验（Jersey Knit Garments Experiment），并确保她们可以在实验环境中进行日常锻炼。在每个实验期，她们首先在练习室中适应，并进行基线值的测量，包括使用蒸发仪测定水分蒸发率、聚焦微波探头检测表皮层含水量，以及使用激光多普勒测速仪检测毛细血管血流量。在6次实验周期里，每个受试者穿着这3件衣服先后在炎热、潮湿的环境及炎热干燥的环境中锻炼和休

息，每次实验结束后衣服均被清洗。在皮肤上放置20分钟后，40分钟的剧烈运动后，运动停止后20分钟，分别评估（蒸发水分流失率、表皮的含水量和毛细血管血流量）。同时使用标准的接触舒适度量表来测评受试者的接触舒适度。

2.3.1 皮肤含水测定

在较高的湿度环境下，所有用TEWL测得的皮肤表面的经表皮水分丢失率都较低（Hatch et al. 1990b）。在当他们在潮湿的环境中锻炼时，会有更多的水积聚在受试者的皮肤表面，毛细血管血流量未明显受环境影响。在这两个环境中，皮肤温度在统计值上有所不同，但差异是可以忽略不计的。由于织物类型的影响，测量的值确实存在统计学差异。研究人员推测，测量结果可能与衣服的穿着舒适性相关。

不同的织物的种类，在水蒸发或皮肤表层水含量方面没有显著差异（Markee et al. 1991）。根据热量和湿度测量的每一种织物的热生理舒适度最大值无统计学意义。纺织物在吸水性方面存在的巨大差异对角质层的含水量没有影响，这个结果可能反映了这样一个事实，即织物并没有贴在皮肤表面。将这3种纺织物贴合在皮肤表面，都增加了角质层含水量和水分蒸发率。运动（久坐、活动、休息）显著影响皮肤的湿润状态。此外，受试者没有说明纺织物在湿性或热感觉之间的差异，根据水和热传输数据的小差异可以解释结果，角质层含水量及经表皮蒸发的水分差异无统计学意义（Hatch et al. 1990a）。对于湿度感觉的回归分析表面表皮水含量和经皮水分流失率的差异有统计学意义。

2.3.2 对血流量的影响

尽管实验所用的纺织物在纤维、硬度以及低应力的机械性能都有所不同（Barker et al. 1990）。但是在上背部测量点上，10名女性受试者穿着不同纤维含量的针织面料制成的服装时，毛细血管血流量没有显著的统计学差异（Markee et al. 1991）。不幸的是，我们可能在错误的皮肤部位进行了激光多普勒测量。我们注意到，当穿上3.5旦尼尔的聚酯纤维衣服，运动40分钟，被测试者肩膀发红。然而，在运动期间没有对这些测量点进

行激光多普勒测量。我们推测，聚酯纤维的硬度以及在这个区域皮肤和织物的接触面积足够大导致皮肤发红。

通过回归分析（regression analysis）（Markee et al. 1990），研究了血液与感觉之间的联系。在回归模型中，皮肤温度是感知热舒适的重要决定因素，但毛细血管血流量并不是。毛细血管血流量是唯一的生理因素，对整体舒适度有显著的影响。研究人员怀疑这种纺织物的机械及表面特征与毛细血管血流量之间存在联系。

2.4 Jersey 针织样本实验

我们对针织布料进行了进一步的研究——Jersey针织样本实验（Jersey Knit Fabric Swatch Experiments），因为我们惊奇地发现，女性受试者的上背部穿棉质运动服的表皮含水量与穿聚酯纤维运动服装一样（Hatch et al. 1992a）。但是值得注意的是，在测量点上，棉T恤比聚酯纤维T恤更容易被汗水浸湿。我们不仅期待发现棉和聚酯纤维的衣服在角质层含水量有显著的统计学差异，而且也期待发现两种含有不同旦尼尔纤维聚酯纤维有显著的差异。本次研究的目的是确定纤维类型和纺织物水分含量对角质层含水量的影响。这6种成分混合以后的棉，回潮率为38.6%、含水量为75%，聚酯纤维回潮率为3.5%、含水量为38.6%，1.5旦尼尔聚含水量为38.6%。将一个有密闭塑料圆顶纺织物样品，分别放置在正常的和水化的手掌前臂皮肤，规定时间过后将其移走。两分钟后去除，测量蒸发水分损失和皮肤温度。这项研究是一个随机实验，它包含了对所有受试者的可能的治疗。采用线性方差分析（analyses of variance on the linear）、二次项系数的最佳拟合线（quadratic coefficients of best fit lines）和Bonferronit测试来分析实验所得数据。

对于正常的皮肤而言，当纺织物的水分含量增加时，表皮角质层的含水量通常也增加。相较于聚酯纤维而言，与棉织物接触后皮肤的角质层含水量更低，但两者没有明显的差异。

一些结果与预期不一样，需要做进一步的实验。我们想知道，从第30分钟到第60分钟所

观察到的经皮水分流失改变是否有统计学意义：44% 棉织品及 35% 聚酯纤维减少、75% 棉织品增加。此外，我们想知道我们在论文中给出的关于这些结果的解释是否正确。这是我们的初次实验，在放置之前，织物是湿的。我们设计了一个实验来检测织物中的水分含量以及从角质层中的蒸发失水量。在这后面的研究中（Hatch et al. 1997），我们的目的是明确纺织物被去除时的含水量与角质层含水量之间的关系，从而更好地理解纺织物水分的作用。

3 种布料不同含水率被放置在皮肤表层，包括含水率为 35% 的 3.5 旦聚酯纤维，含水率为 44% 或 75% 棉织品，然后在其上方覆盖一个封闭的圆顶。在实验开始前和开始后的 30 及 60 分钟分别测量经表皮的水分丢失量（TEWL）。在去除覆盖时，以两种不同的方式来计算纺织物中的水分含量，利用水分流失率和两种织物最终水分含量数据进行三次方差分析。接触 30 分钟的 TEWL 值明显高于接触 60 分钟的。在 60 分钟时，织物中的水分含量明显低于 30 分钟，这意味着表皮角质层的含水量在 30 分钟时比 60 分钟时要高。然而，在 60 分钟的时候，纺织物的水分含量比 30 分钟的要低。随着纺织物水分含量的减少，皮肤角质层含水量降低。我们无法回答的问题是"最初在织物上的水分到哪里去了？"。

2.5 羊毛织物

West 等（1985）对某些织物的绝缘性质（insulating nature）是否会改变人体毛细血管血流感兴趣。使用一种无创低功率激光多普勒测速仪来测量毛细血管血流量。将用护热板法（guarded hot plate method）测的两种导热系数相差 4 倍的纺织物放置在女性志愿者的手臂上部，结果表明，导热性较低的纺织物，其下方的血流显著增加。

West 等（1985）也调查了某些织物的研磨性质和 / 或多刺性质是否会改变毛细血管血流量。选择一种软的，一种粗糙的两种接触质感差异很大的羊毛织物。将纺织物穿在上背部之前，通过将织物分层来控热效应。在上背部的一侧，粗糙的织物接

触皮肤，而另一侧，柔软的织物接触皮肤。从 0 小时到 3 小时皮肤血流量增加，但研究未表明织物之间存在着有统计学意义的差异。然而，当粗面料接触皮肤时，九名志愿者中的 6 名表现出血液流量增加。研究人员得出结论：织物会影响皮肤血液流动，但不知道是否是由于织物在皮肤上的刺痛或磨擦改变了血液流动，或者是否是由于仪器和检测方法的限制导致测不到血流量变化。

2.6 多种纺织物皮肤含水量实验

Cameron 等（1997）使用封闭系统对天然及合成纺织品制对皮肤表层经表皮水分流失的影响进行了研究——多种纺织物皮肤含水量实验（Multiple Fabric Skin Hydration Experiment）。在干燥状态（标准回潮率）和湿润状态下，将 16 不同类型和构造的织物放置在 35 名女性受试者的前臂上。将每种织物放置 40 分钟后，测量经表皮水分流失量。在受控的实验条件下，从一开始到 75 分钟结束时，发现在实验测量点测得的经表皮水分流失量的差异没有统计意义。尽管所有干织物确实可以稍微提高皮肤含水量，将干织物放置在皮肤上并不显著影响角质层的含水量。与正常皮肤或被干织物覆盖的皮肤相比较，润湿的羊毛和棉织物角质层含水量显著升高。在湿润状态下测试的 7 种合成纤维织物中，丙烯酸（acrylic）、聚四氟乙烯（polytetrafluoroethylene，PTFE）及尼龙（spun nylon）这 3 种织物显著增加了角质层的含水量。这 3 种织物和天然纤维织物在保湿能力方面具有可比性。

总之，在研究纺织物对皮肤的影响时，还有很多工作要做。使用生物工程仪器仍然是开发高保湿性能织物的可行途径。

3 婴儿清洁布

用于清洁婴儿尿布区域的清洁布有两种主要类型：棉制洗涤布和纸制品的一次性擦拭布。北美地区使用一次性婴儿尿布已经超过 30 年，但使用棉布的时间更长。最近使用生物工程仪器研究这两种产品及哪种类型的一次性擦拭纸更安全。

3.1 对皮肤 pH 的影响

Priestley 等（1996）研究了使用一次性婴儿湿巾后，皮肤 pH 的变化。他们招募了 317 名年龄在 4 ～ 12 个月的皮肤健康男女婴进入组研究。他们在 10 周的时间里用双盲的方法对 4 种不同品牌的婴儿湿巾安全性进行了比较。在前两周，每次尿布更换后，仅用肥皂水清洗婴儿的皮肤。然后，在接下来的 8 周期间，每个婴儿被分配一种产品日常家庭使用。这些湿巾所含的清洁洗液制剂（润肤剂，防腐剂，pH）和纤维成分不同。

结果是擦湿巾后没有临床上可检测到的差异（红斑、皮疹频率、水肿和脱皮的发生率）。尿布区域内耻骨和臀部皮肤的 pH 有显著变化。尤其是洗液中 pH 较低（pH=2.8）的湿巾品牌可以将皮肤的 pH 从 5.6 降至 5.0（$P < 0.01$），而 pH 为 5.5 的洗液则对皮肤的 PH 无显著影响。pH 为 3.7 的湿巾使皮肤的 pH 将至 5.4，但下降趋势没有统计学意义。作者表明，在实验期间，湿巾中的洗液可以降低皮肤 pH，但这只是每个婴儿使用湿巾的一小部分时间，因此它对皮肤 pH 的影响应该通过更长时间的观察。

3.2 前臂测试方法

Farage（2000）研发了一种改良的前臂控制应用测试方法，用于评估皮肤上一次性湿巾产品的温和性。所开发的程序包括半闭塞补片系统，旨在模拟尿布区域皮肤一般的水合状况的系统，并可以反复洗涤。对红斑和干燥进行视觉评分，对发红［色度计（chromometer）］和经表皮水分散失（蒸发仪）进行仪器评分。该程序包含了所有产品的细节信息，如获取推荐的含水量、应用测试产品及获得有意义结果的实验持续时间。

一旦实验方案被确立，便选择 4 种婴儿一次性擦拭产品，所有评估的产品都有差异。产品没有描述，因此，尚不清楚产品的哪些特性导致了皮肤状态有差异。

3.3 擦拭巾对于炎性皮肤病的适用性

Odio 等调查了使用婴儿湿巾对患有炎性皮肤病儿童的适用性（Odio and Friedlander 2000）。他们旨在查明未使用婴儿湿巾擦拭及使用高质量婴儿湿巾擦拭的胶带皮肤剥离区域的皮肤修复率差异。在成人的掌侧前臂皮肤上进行带状剥离，直到经皮水分流失率稳定在基础速率约 30g/（m² · h）（一种被认为与儿童中度尿布性皮炎一致的状态）以上。一个胶带状剥离的部位用作对照，另一个部位用湿巾，并采用儿童在日常被擦拭方式擦拭。一位不知道每个部位使用的治疗措施的评分员对红斑程度进行评分。结果是，在实验开始的前 4 天里，对照点和擦拭点的红斑评分以相对均匀的速率下降。重要的是，在整个研究过程中，两测试点之间的评分相当，直到第 4 天，对照和测试点处的红斑几乎完全消失。得出的结论是：使用高质量的婴儿擦拭物不会干扰皮肤正常的修复过程。

3.4 纯棉毛巾和水与一次性婴儿湿巾相比较

Odio 等（2001）设计了 4 个实验来研究用水、儿童保健所用的高质量棉质洗涤布以及两种不同品牌的高质量一次性婴儿湿巾的清洁效果。

研究 1 是在 8 天中对 82 名儿童的用品的皮肤温和性进行比较。所有儿童在入组时身体健康，体重 7.3 ～ 12.7kg，都使用一次性尿布，且皮肤类型为 Fitzpatrick Ⅰ ～ Ⅲ 型。没有儿童患接触性皮炎，表现为在尿布区域出现中重度的红斑或皮疹，也没有人服用可能影响皮肤状况或可能增加排便频率的药物。他们在参加研究后立即穿着同样的一次性尿布。第一周在尿布更换后常规进行清洁，但在清洁后不使用乳液，霜剂或粉剂。一半的婴儿随后使用一种擦拭产品清洁 8 天，另一半使用棉布和水清洁，同样的清洁后也不使用乳液、霜剂或粉剂。没有提供清洁说明。通过经验丰富的评估师观察皮肤红斑、蒸发仪测定的皮肤屏障状态以及皮肤表面结构来对实验结果进行评估。

用布和水清洁的婴儿生殖器皮肤发红情况与用一次性擦拭剂清洁的婴儿没有不同。然而，在肛周区域，由于卫生的需要，清洁力度往往更大，用布和水清洁的儿童的皮肤发红得分高于用一次性擦拭物清洁的儿童。但是使用两种产品清洁后，TEWL 没有发生明显变化。用布和水清洁的皮肤比用一次性婴儿擦拭巾清洁过的皮肤表面更粗糙度，但差异无统计学意义。

研究 2 是一项为期两周的研究，有 24 名 18～45 岁的女性参加，其目的是使用 Farage 测试程来评估由于使用①布和水、②布和肥皂水及③用于皮肤屏障受损的湿纸巾（Farage 2000）来清洁导致的经表皮水分丢失的基线值变化。这些受试者身体健康，皮肤类型为 I～III 型，同意遵守特定的皮肤清洁程序，且不使用可能干扰研究的护肤品。他们没有服用会影响皮肤状况的药物，未怀孕或是未处于哺乳期。

在第一次实验前一周，受试者前臂暂停使用所有护肤产品，同时在此期间，掌侧手臂皮肤部位被划分成不同的区域并分开治疗。第 1～5 天在诊所进行清洁，清洗间隔时间为 90 分钟。有 3 次清洁持续时间为 30 秒，1 次 60 秒。在第一天首次清洁之前和第五天最后一次清洁后 90 分钟来评估 TEWL 损失。

反复使用一次性擦拭物进行日常清洁未检测到皮肤屏障完整性改变（TEWL 升高）。然而，用毛巾清洗（用水和水以及肥皂）导致 TEWL 显著增加，表明表皮屏障功能受损。使用肥皂时表皮屏障功能受损更严重。

研究 3 是为期 5 天的研究，其目的是研究使用两种品牌的一次性湿巾及毛巾和水清洁后的皮肤修复率。第 1 天，对 24 名女性受试者的前臂掌侧治疗及未给治疗的部位处进行红斑评分和基线 TEWL 测量。受试者符合与研究 1 一样的标准［受试着的皮肤上的胶带被剥离，直到皮肤修复速率达到 50g/（m² · h）］。治疗部位的皮肤清洁连续 4 天在诊所完成，同时每天进行红斑评分和 TEWL 测量。

TEWL 测量值结果降低至基线，以及用一次性擦拭物和对照组清洁的部位皮肤红发红评分降低证实了皮肤修复。相比之下，用毛巾和水清洗的部位显示皮肤屏障修复速率显著降低。

研究 4 旨在确定清洗乳液用于受损皮肤特别是

鼻唇沟处时产生的刺痛感。两边脸，一面用清洗液清洗，另一面用水清洗（阴性对照）。神经感觉反应评分自 0 分（没有感觉）到 5.0 分（极度刺痛）。符合本研究的女性在研究的皮肤区域内不可以有表皮损伤的，并对 10% 的乳酸有刺痛反应。除了使用肥皂清洁外，1 周内不使用面部皮肤护理产品。在第 1 天和第 2 天，即受试者耐受了刺痛测试后进行 TEWL 测量。在第 3 天，再次测量 TEWL，然后剥离皮肤胶带。在第 3 天的下午，第 4 天的早上和下午以及第 5 天的早上重复上述过程。在第 5 天的下午，在每个鼻唇沟处进行最后的 TEWL 测量。一边脸鼻唇沟处用清水擦拭，另一边用擦洗液擦拭。两分钟后，每个受试进行感觉评估分级。15 分钟后，将乳酸应用于两边鼻唇沟处，同时受试者对刺痛感做出真实的评分。

对于女性受试者受损的皮肤而言，使用清水用及擦洗液对刺痛反应的差别没有统计学意义。两种治疗引起的刺痛感觉都低于评分量表的最低阈值。

总的来说，4 项研究的结果显示，使用高质量的婴儿湿巾进行清洁可以减少皮肤损害。这项研究的结果不应该推广到所有擦拭产品，因为市场上有许多品牌。

4 分散染料对皮肤的影响

4.1 评估商业和纯纺织染料

Malinauskine 等（2011）探索了商业染料中存在的分散染料 D 橙色 1 和 D 黄色 3 及其致敏剂。对两种分散染料偶氮染料（D 橙色 1 和 D 黄色 3）进行了测试，因为它们是最常引起皮炎的致敏物质。本研究对先前对 D 橙色 1 和 D 黄色 3 过敏的 10 名患者使用商业染料和纯化染料进行测试。将纯化染料稀释：用蒸馏水将 D 橙色 1 和 D 黄色 3 的水溶性残留物稀释浓度为 1.0%w/v，并以 1.0%w/v 的萘磺酸盐用于斑贴试验。商业染料被分为水溶性成分和脂溶性成分，然后用蒸馏水将样品稀释至浓度为 1.0%w/v。商业染料的斑贴试验（patch testing）使用薄层色谱法（thin-layer chromatography）分离染料及其他物质。然后将分离的斑点从 TLC 上切下，并使用 Scanpor 带将其放置在患者背部 48 小时。纯色素不需要使用 TLC 进行任何分离以进行斑贴测试。测试表明在薄层色谱的不同点上存在一些反应性，表明商业染料 DO1 和 DY3 中存在致敏物质，这些致敏物质不存在于纯化的 DO1 和 DY3 中。

4.2 皮肤细菌与纺织染料的相互作用

Malinauskine 等（2012）进一步研究了人类皮肤细菌将纺织染料分解成相应的芳香胺。研究还表明，分散染料和对氨基化合物之间的交叉反应可能导致阳性反应或交叉过敏。该试验对先前 D 橙色 1 和 D 黄色 3 反应呈阳性的 10 名患者进行测试，发现 D 橙色 1 和 D 黄色 3 可能的偶氮降解途径是对氨基二苯胺、4- 硝基苯胺、4- 氨基乙酰苯胺和 2- 氨基 - 对甲酚。此外，对氨基化合物，黑色橡胶混合物和对苯二胺（p-phenylenediamine，PPD）也进行了斑贴测试。黑色橡胶混合物含有 N- 环己基 -N0- 苯基 -4- 苯二胺（N-cyclohexyl-N0-phenyl-4-phenylenediamine，CPPD）、N，N0- 联苯 -4- 苯二胺（N，N0-Diphenyl-4-phenylenediamine，DPPD）和 N- 异丙基 -N0- 苯基 -4- 苯二胺（N-Isopropyl-N0-phenyl-4phenylenediamine，IPPD）。这些化学品中的每一种的纯样品均获得用于测试。在纯样品 D 橙色 1 和 D 黄色 3 上进行高效液相色谱以确定有无偶氮降解的化学品存在。使用纯化的 DO1、DY3、PPD、CPPD、DPPD 和 IPPD 完全溶解在丙酮中并且制备为 1.0%wt/vol。对患者采用不同浓度的纯化染料进行测试；先前结果 +++ 至 1.0% 浓度的患者以 0.01% 进行测试，而先前未与染料反应的人以最高浓度 1.0% 进行测试。同时对患者用可能的偶氮染料进行了降级测试，对氨基二苯胺、4- 硝基苯胺、4- 氨基乙酰苯胺和 2- 氨基 - 对甲酚，其浓度等于从 1.0%wt/vol 开始的 DO1 和 DY3 稀释系列的浓度。取 15μl 在 Scanpor 带上使用 Finn 室进行斑贴测试，并在背面保持 48 小时。结果显示，所有对 DO1 呈阳性的患者也可对对氨基二苯胺呈阳性反应，前者可能是代谢产物。此外，对 DY3 呈阳性反应的患者也对 DY3 的

前体 2- 氨基 - 对甲酚产生了阳性反应。测试结果表明，来自 DO1 和 DY3 的急性接触性皮炎（acute contact dermatitis，ACD）中的主要致敏剂可能分别归因于它们的代谢物，对氨基二苯胺和 2- 氨基 - 对甲酚，它们可能通过皮肤细菌的偶氮还原酶途径形成。

5 鞋类相关的皮炎

Švecová 等（2013）研究了鞋类中由于霉菌抑制剂富马酸二甲酯（dimethyl fumarate，DMF）引起的接触性皮炎。低浓度的 DMF 已被证明是强效敏化剂，可以导致急性皮炎。对 9 名女性患者进行了测试，这些患者由于患有 DMF 相关的鞋类 ACD 而住在 Bratislava，Slovakia 大学医院皮肤科。使用导致接触性皮炎的靴子里衬和 0.1% 商用的 DMF 进行斑贴试验。使用 Curate 贴剂测试室对患者进行斑贴试验，所用的贴片保留 2 天。此外，对导致患者皮肤反应的鞋类进行了化学分析。从鞋类里提取样品，然后使用气相色谱 / 质谱（gas chromatography/mass spectrometry，GC/MS）、原子吸收光谱（absorption spectroscopy，AAS）和 UV-Vis 进行测试。斑贴试验的结果证实，患者的急性接触性皮炎是由鞋子引起的。另外，9 名患者中的 7 名对 0.1% DMF 斑贴试验呈阳性。来自患者皮鞋的样本材料的化学分析检测到浓度为 25～80mg/kg 的二甲基甲酰胺，远高于欧盟允许的浓度（0.1mg/kg）。纺织里衬的分析表明，二甲基甲酰胺是唯一可能导致急性接触性皮炎的化学物质。由于材料的绝缘性及可以导致温热和封闭环境的化学性质将导致任何过敏原的浸出，这些材料的内衬也可以促进 ACD 的进展。通过出汗可以增强皮肤渗透性，这可以导致过敏原入侵增加。测试结果证实了 DMF 的存在及其引起患者 ACD 的机制。

6 总结

使用生物工程仪器来研究纤维基质材料对其覆

盖和/或接触的皮肤的影响。因为材料的组成成分变化对皮肤环境的影响可以通过仪器和受过培训的临床医生进行评估，所以尿布和尿失禁产品快速发展。此外，因为可以使用仪器对成人受试者进行效果评估，婴儿使用的擦拭产品的安全性已经提高。服装面料对人体皮肤的影响尚未得到充分研究，但通过使用这些仪器可以获得更有用的结果。

7 解读：皮肤耐受

如这里所写到的，我们已经了解到一些关于皮肤如何耐受（或不耐受）织物的信息。尽管这方面的研究已经取得了相当大的进展，但实验数据仍然很少。可以通过更深入研究来得到，如种族、年龄、性别、局部解剖变异和气候因素等数据。

提到安全性（皮肤毒性及经皮吸收）即织物中的化学物质转移到皮肤，仍然还需要去做大量的研究。目前，纳米银的安全性正在被研究，但这仅代表一种化学物质类别。Ngo 详细介绍了经皮渗透原理的 15 项原则，包括织物经皮渗透及对硝酸钠经皮渗透的评论，如对银处理过织物的评论（Mai et al. 2012，2013）。

（顾华 译，何黎 校/审）

参考文献

Akin FJ, Lemmen JT, Bozarth DL, Garafalo MJ, Grove GL. A refined method to evaluate diapers for effectiveness in reducing skin hydration using the adult forearm. Skin Res Technol. 1997;3:173–6.

Akin F, Spraker M, Aly R, Leyden J, Raynor W, Landin W. Effects of breathable disposable diapers: reduced prevalence of Candia and common diaper dermatitis. Pediatric. 2001;18(4):282–90.

Aly R, Shirley C, Cunico B, Maibach HI. Effect of prolonged occlusion on the microflora, pH, carbon dioxide and transepidermal water loss on human skin. J Invest Dermatol. 1978;7:378–81.

Barker RL, Randhakrishnaiah S, Woo SS, Hatch KL, Markee NL, Maibach HI. In vivo cutaneous and perceived comfort response to fabric. 2. Mechanical and surface related comfort property determinations for three experimental knit fabrics. Text Res J. 1990;60:490–4.

Berardesca E, Elsner P, Wilhelm K-P, Maibach HI. Bioengineering of the skin: methods and instrumentation. Boca Raton: CRC Press; 1995.

Berg RW, Milligan MC, Sarbaugh FC. Association of skin wetness and ph with diaper dermatitis. Pediatr Dermatol. 1994;11(1):18–20.

Cameron BA, Brown DM, Dallas MJ, Brandt B. Effect of natural and synthetic fibers and film and moisture content on stratum corneum hydration in an occlusive system. Text Res J. 1997;67(8):585–92.

Campbell RL, Seymour JL, Stone LC, Milligan MC. Clinical studies with disposable diapers containing absorbent gelling materials: evaluation of effects on infant skin condition. J Am Acad Dermatol. 1987;17:978–87.

Davis JA, Leyden JJ, Grove GL, Raynor WJ. Comparison of disposable diapers with fluff absorbent and fluff plus absorbent polymers: effects on skin hydration, skin ph, and diaper dermatitis. Pediatr Dermatol. 1989;6(2):102–8.

Elsner P, Berardesca E, Wilhelm K-P, Maibach HI. Bioengineering of the skin: skin biomechanics. Boca Raton: CRC Press; 2002.

Farage MA. Development of a modified forearm controlled application test method for evaluating the skin mildness of disposable wipe products. J Cosmet Sci. 2000;51(153–167):2000.

Grove GL, Lemmen JT, Garafalo M, Akin FJ. Assessment of skin hydration caused by diapers and incontinence articles. Curr Prob Dermatol. 1998;26:183–95.

Grove GL, Grove MJ, Bates NT, Wagman LM, Leyden JJ. Scrotal temperatures do not differ among young boys wearing disposable or reusable diapers. Skin Res Technol. 2002;8:260–70.

Hatch KL, Wilson D, Maibach HI. Fabric-caused changes in human skin: in vivo water content and water evaporation. Text Res J. 1987;57:583–91.

Hatch KL, Woo SS, Barker RL, Randhkrishnaiah S, Markee NL, Maibach HI. In vivo cutaneous and perceived comfort response to fabric. 1. Thermophysiological comfort determinations for three experimental knit fabrics. Text Res J. 1990a;60:406–12.

Hatch KL, Markee NL, Barker RL, Woo SS, Randhakrishnaiah P, Maibach HI. In vivo cutaneous and perceived comfort response to fabric. 3. Water content and blood flow in human skin under garments worn by exercising subjects in a hot, humid environment. Text Res J. 1990b;60:510–9.

Hatch KL, Markee NL, Prato H, Zeronian H, Maibach HI, Kuehl RO, Axelson RD. In vivo cutaneous and perceived comfort response to fabric. 5. The effect of fiber type and fabric moisture content on the hydration state of human stratum corneum. Text Res J. 1992a;66(11):638–47.

Hatch KL, Markee NL, Maibach HI. Skin response to fabric: a review of studies and assessment methods. Cloth Text Res J. 1992b;10(4):54–63.

Hatch KL, Prato HH, Zeronian SH, Maibach HI. In vivo cutaneous and perceived comfort response to fabric. 6. The effect of moist fabrics on stratum corneum hydration. Text Res J. 1997;67:926–31.

Lane AT, Rehder PA, Helm K. Evaluation of diapers containing absorbent gelling materials with conventional disposable diapers in newborn infants. Am J Dis Child. 1990;144:315–8.

Mai AN, Howard IM. 15 factors of percutaneous penetration of pesticides. Parameters for Pesticide QSAR and PBPK/PD Models for Human Risk Assessment. 2012;67–86. doi:10.1021/bk-2012-1099.ch006.

Mai AN, Michael O'Malley, Howard IM. Perspectives on percutaneous penetration of nanomaterials. Nanotechnol Dermatol. 2013;63–86. doi:10.1007/978-1-4614-5034-4_7.

Malinauskiene L, Zimerson E, Bruze M, Ryberg K, Isaksson M. Textile dyes disperse orange 1 and yellow 3 contain more than one allergen as shown by patch testing with thin-layer chromatograms. Dermatitis. 2011;22(6):335–43. doi:10.2310/6620.2011.11043.

Malinauskiene L, Zimerson E, BruzeM, Ryberg K, Isaksson M. Patch testing with the textile dyes disperse orange 1 and disperse yellow 3 and some of their potential metabolites, and simultaneous reactions to para-amino compounds. Contact Dermatitis. 2012;67(3):130–40. doi:10.1111/j.1600-0536.2012.02080.x.

Markee NL, Hatch KL, Maibach HI, Barker RL, Randhakrishnaiah P, Woo SS. In vivo cutaneous and perceived comfort response to fabric. 4. Perceived sensations to three experimental garments worn by subjects exercising in a hot, humid environment. Text Res J. 1990;60:561–8.

Markee NL, Hatch KL, French SN, Maibach HI, Wester R. Effect of exercise garment fabric and environment on cutaneous conditions of human subjects. Cloth Text Res. 1991;19(4):1–8.

Odio M, Friedlander SF. Diaper dermatitis and advances in diaper technology. Curr Opin Pediatr. 2000;12(4): 342–6.

Odio MR, O'Connor RJ,F, Baldwin S. Continuous topical administration of petrolatum formulation by a novel disposable diaper. 1. Effect on skin surface microtopography. Dermatology. 2000a;200:232–7.

Odio MR, O'Connor RJ, Sarbaugh F, Baldwin S. Continuous topical administration of a petrolatum formulation by a novel disposable diaper. 2. Effect on skin condition. Dermatology. 2000b;200(3): 238–43.

Odio M, Streicher-Scott J, Hansen RC. Disposable baby wipes: efficacy and skin mildness. Dermatol Nurs. 2001;13(2):107–12, 117–8, 121.

Partsch CJ, Aukamp M, Sippell WG. Scrotal temperature is increased in disposable plastic lined nappies. Arch Dis Child. 2000;83:364–9.

Priestley GC, McVittie E, Aldridge RD. Changes in skin pH after the use of baby wipes. Pediatr Dermatol. 1996;13(4):14–7.

Švecová D, Šimaljakova M, Doležalová A. Footwear contact dermatitis from dimethyl fumarate. Int J Dermatol. 2013;52(7):803–7.doi:10.1111/j.1365-4632.2012.05512.x.

Visscher MO, Chatterjee R, Munson KA, Pickens WL, Hoath SB. Changes in diapered and nondiapered infant skin over the first month of life. Pediatr Dermatol. 2000;17(1):45–5I.

Wester RC, Hatch KL, Maibach HI. Blood flow changes in fabric-contacted human skin. Bioeng Skin. 1985; 3:276.

Wilson PA, Dallas MJ. Diaper performance: maintenance of healthy skin. Pediatr Dermatol. 1990;7(3):179–84.

Zhai H, Maibach HI. Effects of skin occlusion on percutaneous absorption: an overview. Skin Pharmacol Appl Skin Physiol. 2001a;14:1–10.

Zhai H, Maibach HI. Skin occlusion and irritant and allergic contact dermatitis: an overview. Contact

Dermatol. 2001b;44:201–6.

Zhai H, Maibach HI. Occlusion vs. skin barrier function. Skin Res Technol. 2002;8:1–6.

Zhai H, Ebel JP, Chatterjee R, Stone KJ, Gartstein V, Juhlin KD, Pelosi A, Maibach HI. Hydration vs. skin permeability to nicotinates in man. Skin Res Technol. 2002;8:13–8.

Zimmerer RE, Lawson KD, Calvert CJ. The effects of wearing diapers on skin. Pediatr Dermatol. 1986;3(2):95–101.

116

通过对水动力代谢分析定量描述人表皮屏障

Luís Monteiro Rodrigues and Catarina Rosado

内容

关键词

经表皮的水分丢失·动态测量·封包应激试验（POST）·表皮解吸曲线·动态水质量（DWM）·蒸发半衰期

1 经表皮的水分丢失解吸曲线模型的建立

1.1 简介

皮肤屏障功能（barrier function）的精准评价是一项巨大的挑战，目前已有多种不同的评价指标。经表皮的水分丢失（transepidemal water loss，TEWL）是皮肤屏障功能评价的经典指标（Lotte et al. 1987; Pinnagoda and Tupker 1995）。但有研究报道，在皮肤受到损伤时，其屏障功能的改变与TEWL值的变化并不一致（Chilcott et al. 2002; Bashir et al. 2001）。此外，TEWL测定方法学仅能提供临时数据，并且易受多种因素影响（如解剖部位、气候环境、昼夜节律、汗腺活动）。

动态策略能够克服测量中存在的不确定因素。通过评价皮肤对特定刺激的反应，全面检测可能影响皮肤浅层和深层水动力代谢的因素。封包应激试验（plastic occlusion stress test，POST）是一种动态检测皮肤屏障功能的方法，通过延长局部皮肤的封包时间（通常为24小时）以实现对角质层（stratum corneum）功能参数的非创伤性定量描述，可以更好地评价皮肤的屏障功能（Turek et al. 1982; Werner et al. 1982; Berardesca et al. 1990, 1993; Berardesca and Maibach 1990; Piérard-Franchimont et al. 1995）。采用双指数回归分析或对数转化，再通过一元回归分析，即可在封包结束时获得最初适用于皮肤表面水分丢失（skin surface water loss，SSWL）曲线的方法模型（Berardesca and Maibach 1990; Fluhr et al. 1999）。但有观点认为这些模型过于简单，并不能有效地反映复杂的水动力代谢平衡过程和不同皮肤层间的关系。

基于POST发展而来的TEWL曲线数学模型（Rodrigues et al. 1999; Rosado et al. 2005）能够更准确地定量描述深层和表层皮肤结构间建立的动态

水平衡特性（Pinto et al. 2002）。在本节中，我们介绍了当两种不同变量引起皮肤屏障功能改变时，该模型的判别能力，包括皮肤受到损伤时（如胶带粘贴、皮肤表面活检和丙酮/乙醚法提取皮脂）及不同解剖部位差异。

1.2 方法

本研究共纳入14名志愿者，平均年龄为27.2±9.8岁，所有志愿者均签署知情同意书。9名志愿者参加了以下所有试验：胶带粘贴、皮脂提取、皮肤表面活检、手腕和前臂伸侧中部差异（Rosado et al. 2005）。本研究过程严格遵守人体试验委员会的伦理标准和赫尔辛基宣言。

志愿者的每只前臂屈侧做一处标记。一侧为空白对照组，另一侧为处理组，分别给予3种不同的皮肤损伤：20次胶带粘贴、等比例丙酮/乙醚混合法提取皮脂、4次氰基丙烯酸酯胶皮肤表面活检（Marks and Dawber 1971）。两侧前臂（对照组和处理组）均覆盖斑贴封包24小时，随后记录测试部位的解吸曲线。不同解剖部位采用同样的方法。其中封包和测量过程在同侧进行，部位包括前臂屈侧中部和腕部。移去斑贴后，局部皮肤用TEWL测量仪连续测定30分钟。根据特殊改进的单向例程将数学模型调整到数据点，Fortran语言编写ADAPT软件。本研究相关的计算参数包括$t_{1/2evap}$（蒸发半衰期）、动态水质量（dynamic water mass，DWM）（Rodrigues et al. 1999）。采用非参数比较分析（Wilcoxon符号秩检验）进行统计学分析，$P < 0.05$代表差异有统计学意义。

1.3 数学模型

采用双室模型（bi-compartmental model）描述体内水分分布的机制（Rodrigues et al. 1999）。该模型与人皮肤组织学结构无直接关系：室1代表水分缺乏的皮肤屏障，室2代表水分充足的深层皮肤。

皮肤的斑贴封包过程会显著改变两室的水平衡。根据菲克第一扩散定律所得的水通量及双室模型的定义，变量TEWL可用一组一阶线性微分方程表示（Rodrigues et al. 1999）。室1，解以两指数项代数和的形成表示（方程式1）。

$$TEWL = B + I(e^{-K_{evap} \times t} - e^{-K_{hydr} \times t}) \quad (1)$$

式中：

B——基础效应

I——两个指数共用的乘法参数

K_{evap}——蒸发率常数（代表皮肤屏障功能）

K_{hydr}——水合率常数，与两室间水分分布相关

两指数值受宏常数 K_{evap} 和 K_{hydr} 影响，后者反映初始失水，与封包时间和角质层蓄水能力相关。K_{evap} 代表向外蒸发过程，受皮肤屏障功能影响。两者均为模型的重要参数。基线效应也是相关的，代表皮肤中持续丢失的有限基础水量。模型用变量 B 来描述水平衡的生理过程，当 $t=0$ 时，变量 B 等同于 TEWL。

为便于描述，将 K_{evap} 做数据转化得到方程式2：

$$t_{1/2evap} = \frac{Ln(2)}{K_{evap}} \quad (2)$$

其中，$t_{1/2evap}$——水分蒸发的半衰期，反映系统蒸发一半水所需的时间。

DWM 代表解吸过程中涉及的水质量，从 t_{max} 得到的曲线下的区域得到此参数，直到过程结束。

这项工作的最终分析是根据模型调整实验数据，以获得最重要和相关的参数，即 K_{evap}、$t_{1/2evap}$、t_{max} 和 DWM。

1.4 结果

斑贴封包24小时后，不同的解吸曲线如图1所示。同空白对照组相较，经历4次皮肤表面活检后，处理组解吸曲线衰减更快（图1a）。这一现象在 $t_{1/2evap}$ 值上也有体现（表1），该值在皮肤活检处理组中显著小于对照组，差异具有统计学意义（$P=0.008$）。而 DWM 值与对照组相比差异无统计学意义（$P=0.735$）。经胶带粘贴和脂质提取处理后，两处理组的 $t_{1/2evap}$ 和 DWM 同对照组相比无显著性差异（表1）。

不同解剖部位的结果差异显著不同。斑贴封包24小时后，腕部解吸曲线衰减过程慢于前臂屈侧中部（图1b）。同上述现象一致，腕部的 $t_{1/2evap}$ 值和 DWM 值相较前臂屈侧中部升高近2倍（表2）。这两个解剖部位的差异具有统计学意义（$t_{1/2evap}$，$P=0.018$；DWM，$P=0.028$）。

1.5 讨论

本研究显示，皮肤水动力学的显著改变与皮肤表面活检即最严重的皮肤损伤相关。此外，不同解剖部位也存在水动力学的差异，如腕部和前臂屈侧中部。

皮肤表面活检后，角质层厚度变"薄"，蓄水能力相应降低，这可能是活检部位皮肤 $t_{1/2evap}$ 值较低的一个原因。在局部封包期间，皮肤表面的水分聚集，由于没有结合，封包结束后水分即蒸发散失。DWM 值与对照组间无明显差异可证实上述观点，在皮肤表面活检部位观察到较快衰减率随后由较快的基本值衰减来补偿。有意思的是，这些结果也表明减少角质细胞的层数未对皮肤屏障功能造成明显影响。

腕部测量的结果存在不同的解释。与前臂屈侧相比，腕部角质细胞体积小（Rougier 1994），大血管离皮肤表面更近，基础 TEWL 值更大（Rodrigues and Pereira 1998），这也许是腕部 $t_{1/2evap}$ 和 DWM 值较前臂高的一个原因。两部位的基础皮肤屏障功能差异致使得在局部封包期间，腕部聚集的水分更多，而这个部位屏障的不同功能减缓了它的释放，丢失的水分更多。

遗憾的是，该方法学并不能清楚地评估皮肤屏障其他影响所导致水动力学的细微变化，这些结果可能仅反映上述过程"温和"的作用效果。有研究采用溶剂混合物法提取皮脂成分，包括皮脂腺的脂质、胆固醇和游离脂肪酸。Jokura 等（1995）发现采用等比例丙酮/乙醚法提取皮脂时，提取过程未引起磁共振波谱（magnetic resonance spectrum，MRS）的明显变化，并且不影响角质层的可塑性。Visscher 等采用类似方法评价丙酮/乙醚溶剂对 TEWL 和含水量蓄积测试（moisture accumulation test，MAT）的影响（Visscher et al. 2003）。结果显示，TEWL 值显著上升，而 MAT 无明显变化。

相反，关于胶带粘贴引起皮肤屏障功能受损

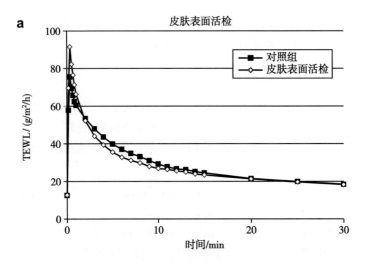

图1 局部封包24小时后获得的POST解吸曲线:(a)皮肤屏障受损——皮肤表面活检(平均值,*n*=9);(b)解剖部位差异——腕部和前臂屈侧中部(平均值,*n*=9)

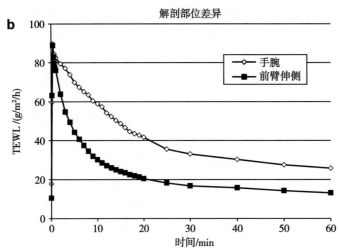

表1 不同损伤作用于皮肤屏障获得的相关参数($\bar{x}$±SD,*n*=9)

损伤形式	$t_{1/2evap}$/min		DWM/(g·m^{-2})	
脂质提取组 对照	3.03 ± 1.19 3.64 ± 0.52	$P > 0.05$	833.9 ± 138.8 722.4 ± 61.6	$P > 0.05$
胶带粘贴 对照	3.33 ± 2.04 3.60 ± 1.26	$P > 0.05$	727.4 ± 235.0 793.9 ± 153.0	$P > 0.05$
皮肤表面活检 对照	1.94 ± 0.85 4.30 ± 1.36	$P=0.008$	833.2 ± 144.2 836.3 ± 226.0	$P > 0.05$

表2 不同解剖部位获得的相关参数($\bar{x}$±SD,*n*=9)

解剖部位	$t_{1/2evap}$/min		DWM/(g·m^{-2})	
腕部	13.73 ± 5.49	$P=0.018$	1 513.7 ± 421.0	$P=0.028$
前臂伸侧中部	3.67 ± 1.13		875.3 ± 120.3	

的机制，目前尚存在争议（Cernasov and Macchio 1997；Ohman and Vahlquist 1994；Rosado and Rodrigues 2003）。普遍认为由于粘力和压力作用，每次胶带粘贴后会移去细胞的数量不同（Bashir et al. 2001）。

综上，本研究显示，TEWL 解吸曲线（TEWL-desorption curves）的双室模型可为皮肤蓄水能力和水动力学提供详细的数据。

② 方法学的应用

2.1 干性皮肤的评价

2.1.1 简介

干性皮肤（dry skin），又称皮肤干燥（xerosis），是最常见的皮肤问题之一，主要由于环境和病理因素影响表皮增值和分化（Engelke et al. 1997）。干性皮肤角质层的脂双层结构和表皮成分发生改变，导致皮肤含水量减少、屏障功能受损（Rogers et al. 1996）。

在临床工作中，通常采用主观的视觉评分系统对皮肤干燥程度进行评估（Kligman1987；Serup1995）。测定皮肤电容（skin capacitance）和 TEWL 是常用的定量评价皮肤干燥程度的方法，两者的局限性在前面的内容已经探讨。

在本节中，封包应激试验（plastic occlusion stress test，POST）TEWL 曲线数学建模的方法学将用于定量评价正常皮肤和干性皮肤。

2.1.2 材料和方法

本研究共纳入 20 名健康女性志愿者，年龄 20 ～ 55 岁，平均 30.4 ± 13.4 岁。其中，10 名志愿者为正常皮肤，10 名为干性皮肤。所有受试者均签署试验知情同意书。本研究遵循的程序符合人体试验委员会的伦理学标准和相关实验指南。通过自我评价和临床评分系统对皮肤类型进行分类（Kligman 1987）。选取小腿伸侧皮肤作为测试部位，因该部位皮肤通常更干燥。试验开始前 1 周内受试者待测部位皮肤不使用任何含有保湿成分的产品，并且在试验期间遵循标准化的沐浴过程。

所有志愿者均采用前述的 POST 方法学（Rosado and Rodrigues 2006）。数学模型根据获得的数据点进行校正，并计算相关参数。采用非参数比较分析（Wilcoxon 符号秩检验）进行统计学分析，$P < 0.05$ 代表差异有统计学意义。

2.1.3 结果

斑贴封包 24h 后获得的解吸曲线如图 2 所示。结果显示干性皮肤组和正常皮肤组的曲线特性不同。斑贴封包结束后，正常皮肤组 TEWL 值快速减少，且下降幅度明显；而干性皮肤组 TWEL 值下降相对缓慢。两组 $t_{1/2evap}$ 值和 DWM 值改变情况可解释上述现象（表 3），干性皮肤组的 $t_{1/2evap}$ 值显著高于正常皮肤组，约为其的 2 倍，差异具有统计学意义（$P=0.018$）。干性皮肤组的 DWM 值略高于正常皮肤组，但差异无统计学意义（$P=0.059$）。

图 2 局部封包后获得的解吸曲线（平均值，n=10）

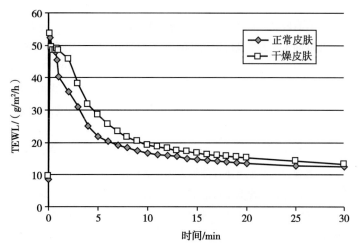

表3　本研究中获得的参数（$\bar{x} \pm SD$, $n=10$）

	$t_{1/2evap}$/min		DWM/（$g \cdot m^{-2}$）	
正常皮肤	2.03 ± 0.91		497.46 ± 80.87	
		P=0.018		P=0.059
干性皮肤	3.95 ± 1.90		613.58 ± 130.99	

2.1.4 讨论

最早，皮肤干燥程度定量评价的方法主要根据主观视觉评分和皮屑大小、皮肤粗糙程度以及皮肤颜色等相关参数进行分级（Kligman 1987；Serup 1995）。这种评价方法是主观的，但是，干性皮肤的临床认知，需整合不同的参数，而这些参数只能通过人为干预实现（Grove et al. 2002）。近30年来，随着电、光热、声学等工程技术的发展，人们研发了大量无创性的生物工程仪器设备，应用于皮肤无创评价领域（Imhof et al. 1990；Pines and Cunningham 1981）。这些设备可用于皮肤角质层保湿功能的评价。通常而言，动态检测更重要，因其不依赖于单一的测量因素。

本研究两组测量结果的明显差异性，证明该方法学的适用性。干性皮肤组的受试者表现出更强的水分聚集能力，具有不同的水动力学特性。高DWM值可由两种因素来解释。首先，皮肤屏障功能减弱导致更多水分通过皮肤丢失；其次，干性皮肤的表皮细胞增殖更快，而角质细胞的脱落受损，导致表皮增厚。因此，干性皮肤具有更强的水分聚集能力，斑贴封包结束后更多水分蒸发消失。由于蒸发水分的质量变大，$t_{1/2evap}$因而延长。

上述发现证实，基于POST TEWL曲线的建模是一种具有较高灵敏度的方法学，能够检测正常和干性皮肤间水动力学及屏障功能的差异，可用于皮肤修复保湿功能产品的功效评价。

2.2 保湿剂和屏障功能修复剂的评价

2.2.1 简介

保湿剂（moisturizers）是最常见的个人护肤产品。多数保湿剂的配方不仅能够发挥保湿作用，甚至还可以治疗引起皮肤干燥的潜在病因，修复皮肤屏障功能，因此被一些学者称为"治疗性保湿剂"（Kligman 1987）。

最常用于化妆品保湿功效（moisturizers efficacy）评价的方法之一是由Kligman教授（1987）提出的回归法：即在使用产品两周后，测量受试部位相关参数的回归速率，通常采用视觉评分系统。这种方法有一个主要问题：整个研究过程至少需要5周时间。此外，其他研究基于皮肤电容量或TEWL，能够提供的信息量有限。

在本节中，POST TEWL曲线数学建模的方法学将用于保湿类产品的功效评价。

2.2.2 方法

本研究共纳入15名严重皮肤干燥的女性志愿者，平均年龄43.9 ± 11.6岁。试验前，每位受试者均签署试验知情同意书（Rosado et al. 2009）。选取小腿皮肤作为测试部位，所有受试者均为明显的皮肤干燥，并且对侧相同部位干燥程度一致。本研究遵循的程序符合人体试验委员会的伦理学标准和相关实验指南。试验开始前1周内受试者待测部位皮肤不使用任何含有保湿成分的产品，并且在试验期间遵循标准化的沐浴过程。

试验使用含有15%尿素的保湿霜（Kératosane® 15, Uriage, France）。受试部位（一侧小腿，处理组）每天使用产品2次，连续使用2周，另一侧不做处理（对照组）。

在两周的试验终点后，所有志愿者均采用前述的POST方法学（Rogiers 2001；Pinnagoda et al. 1990）。数学模型根据获得的数据点进行校正，并计算相关参数。

2.2.3 结果

斑贴封包结束后，对照组和处理组的TEWL解吸曲线如图3所示。结果显示保湿霜涂抹两周后，处理组受试部位的曲线衰减较对照组缓慢。且，对照组（未处理组）的曲线下面积更小。根据测得的TEWL数据点校正数学模型，并将上述特性转化为定量参数（表4）。结果显示，处理组和

图3　本研究中的 TEWL 衰减曲线（$\bar{x} \pm$ SD, n=12）

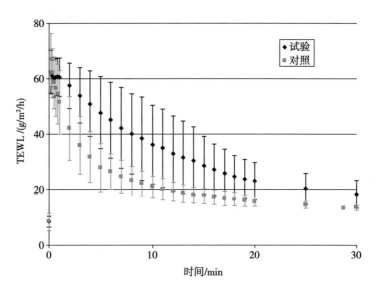

表4　保湿剂功效评价所得的参数（$\bar{x} \pm$ SD, n=12）

	k_{evap}		$t_{1/2evap}$/min		DWM/（$g \cdot m^{-2}$）	
处理部位	0.102 ± 0.083	P=0.002	11.43 ± 8.42	P=0.005	955.7 ± 266.6	P=0.010
对照部位	0.334 ± 0.170		2.54 ± 1.39		650.3 ± 104.8	

对照组受试部位的不同动力学参数之间存在明显统计学差异（非参数 Wilcoxon 符号秩检验）：处理组的 K_{evap} 值、$t_{1/2evap}$ 值和 DWM 值均低于对照组。

2.2.4 讨论

保湿剂应用广泛，几乎每种化妆品均含有保湿成分。皮肤干燥不具有致命性，但严重的干燥症状仍影响患者的生活质量。对于这些患者，保湿剂的使用对维持生活质量至关重要。部分保湿剂的配方不仅能修复皮肤屏障功能，还能形成一个最佳的微环境来治疗和预防复发性损害（Yokota and Maibach 2006）。

Kligman（1987）最早提出的回归法是通过视觉评分系统测量使用产品两周后，受试部位回归基础状态的速率。这种方法最大缺点是整个研究过程至少需要 5 周。

随着无创性生物工程仪器设备的应用，学者逐渐开始研究新的方法，如测量皮肤电容量。其他方法包括使用模型检测皮肤受损（通常使用十二烷基硫酸钠水溶液）后屏障功能修复情况，并同未处理的皮肤比较（Held et al. 2001）。另一种方法是评价保湿剂的功效、耐受性及对生活质量的影响（Giordan-Labadie et al. 2006）。

Rietschel（1978）早期尝试通过 TEWL 测量和封包试验（即阻止水分从皮肤表面蒸发）来评价保湿剂的功效。将各种保湿剂涂抹于塑料薄膜和皮肤，并通过测定被涂物体水分的增加情况来对保湿剂进行客观排序。

鉴于 POST TEWL 曲线数学模型能够更准确量地描述皮肤水动态平衡（Rodrigues et al. 1999），为此，我们猜想该方法学同样适用于保湿产品的研究。

研究结果显示，处理组和对照组的不同动力学参数间存在显著差异：相较未处理部位，保湿霜涂抹部位的 TEWL 值下降缓慢，并且在封包结束后蒸发释放更多水分。这可能是于吸湿赋形剂（尿素、甘油、乳酸、吡咯烷酮羧酸钠）的添加有关。处理组具有更高的 DWM 值和 $t_{1/2evap}$ 值可能有两种原因：前面解释过的，角质层较高的水分聚集和尿素的角质分解作用导致角质层变薄，进而导致 TWEL 值比厚的干燥皮肤更多。尿素与改善皮脂生物合成和皮肤屏障功能相关（Loden 2000）。水动力学参数的改变则验证了上述效果，且证实化妆品成分的功效性。

本研究开发的功效评价方法符合产品的家用性，这也是确保志愿者依从性的重要因素。同回归法比较，其主要优点是可在 3 周内完成，如果有经验的志愿者，甚至可将来研究中心回访的次数减至两次。

2.3 敏感性皮肤屏障受损的评价

2.3.1 简介

敏感性皮肤（sensitive skin）是一类主观的、难以准确描述的皮肤不适状态。全球几乎约有一半人口宣称有此问题，化妆品市场有大量产品声称适合此类消费者（Kligman et al. 2006；Willis et al. 2001）。由于病因复杂且症状多样，目前敏感性皮肤的定义困难，其常见症状（Pons-Guiraud 2004）包括：明显的皮肤改变如潮红、干燥等；主观的症状如刺痛、烧灼感和瘙痒等（Frosch and Kligman 1982）。

敏感性皮肤的发生可能与皮肤屏障功能受损相关（Kligman et al. 2006）。受损的皮肤屏障使能够刺激角质细胞和朗格汉斯细胞的物质进入皮肤，继而促进炎症反应相关介质释放（Willis et al. 2001；Frosch and Kligman 1982；Farage et al. 2006）。此外，感觉神经的反应性增高可引起皮肤感觉神经功能失调，从而出现主观的不适感，这也许是造成敏感性皮肤的另一个原因（Willis et al. 2001）。

由于敏感性皮肤缺乏临床体征且具有高度主观性，目前没有简易诊断和评价这种皮肤状态的方法。敏感性皮肤常用的评定方法包括刺激症状评分、感觉神经反应性的主观评价和皮肤功能试验（Primavera and Berardesca 2005；Issachar et al. 1997；Yosipovitch and Maibach 1998；Lee and Maibach 1995；Marriott et al. 2005；Gean et al. 1989；Seidenari et al. 1998；Bornkessel et al. 2005）。

在本节中，POST TEWL 曲线数学建模的方法学将用于定量分析敏感性皮肤。

2.3.2 方法

本研究共纳入 33 名健康女性志愿者（Pinto et al. 2011）。其中，15 名志愿者自我评价为敏感性皮肤，入敏感性皮肤组，年龄 23～64 岁，平均 54±10 岁；其余 18 名志愿者自我评价为正常皮肤，入正常组，年龄 20～58 岁，平均 34±10 岁。本研究遵循的程序符合人体试验委员会的伦理学标准和相关实验指南。

选取拇指和示指之间的手背皮肤作为受试部位，用 Tewameter TM 300®（CK Electronics, GmbH, Germany）测量该部位基础 TEWL 值，按照发表的指南进行（Rogiers 2001）。所有志愿者均采用前述 POST 的方法学（Rogiers 2001；Pinnagoda et al. 1990）。数学模型根据获得的数据点进行校正，并计算相关参数。采用非参数比较分析（Wilcoxon 符号秩检验）进行统计学分析，$P < 0.05$ 代表差异有统计学意义。

2.3.3 结果

两组志愿者（敏感性组和正常组）的基础 TEWL 平均值无统计学差异（$P=0.059$）。

斑贴封包 24 小时后各组的解吸曲线和试验数据拟合曲线如图 4 所示。结果显示，相较于敏感性组，正常组受试部位的解吸曲线衰减更快，并且所得的曲线下面积更小。

根据测得 TEWL 数据点进行数学模型校正，计算得到相关参数（表 5）。结果显示，敏感性和正常组受试部位的不同动力学参数之间存在明显统计学差异：敏感性组的 $t_{1/2evap}$ 值和 DWM 值均高于正常组。

图 4 中的连续性曲线通过计算各参数的中间值拟合而成，并且所有数据点均位于试验平均值的标准误范围内，表明由模型产生的数据和试验所得数据之间具有良好的适用性。

2.3.4 讨论

研究者为探究敏感性皮肤评价的最优方法开展了大量的工作。刺激反应试验（irritant reactivity tests）用于检测封包条件下，长时间接受模拟物质刺激后的客观症状，但无法反映真实的情况。感官反应测试（sensory reactivity tests）基于个体报

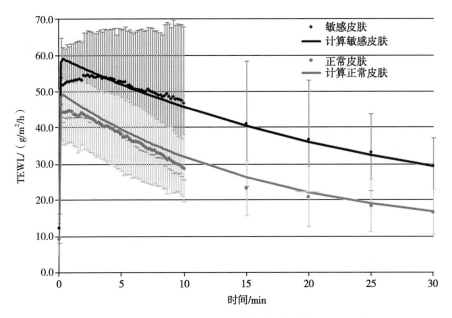

图4 局部封包24小时后获得的POST衰减曲线（$\bar{x} \pm SD$）；连续曲线由计算各参数的中间值拟合而成

表5 本研究中所得的参数（$\bar{x} \pm SD$）

	$t_{1/2evap}$/min		DWM/（$g \cdot m^{-2}$）	
敏感性皮肤	33.81 ± 39.72	P=0.005	1 216.45 ± 299.83	P=0.000 1
正常皮肤	10.15 ± 5.34		787.51 ± 196.98	

告的感觉信息，通常以主观量化形式显示。皮肤功能测试（dermal function tests）基于生物工程技术，其在测量敏感性皮肤个体的生理参数时差异小，但目前应用仍不广泛。

敏感性皮肤是由多种病因作用下的一种皮肤状态，包括感觉神经高反应性（neurosensory hyper-reacitivity）、不适感阈值降低及皮肤屏障功能受损。TEWL值的测定是公认皮肤屏障功能评价的重要方法，但其局限性早有描述，这些局限性可能是研究人员在探究敏感性皮肤样本间差异时遇到困难的原因（Seidenari et al. 1998；Distante et al. 2002），以及本文前面描述的研究结果。

本研究目的旨在通过基于POST的TEWL曲线建模为皮肤屏障功能受损提供明确的证据，该方法学可作为重复、无创、经济有效地测定敏感性皮肤的基础。

本研究结果证实我们的前期猜想，敏感性皮肤组和正常组的不同动力学参数之间存在明显统计学差异。对敏感性皮肤组的动力学数据和解吸曲线数据进一步分析，显示TEWL值更缓慢的衰减，和封包结束后更高的水分蒸发释放，同更高的$t_{1/2evap}$值和DWM值相符。两者参数值的升高可能是由于屏障功能受损。受损的屏障导致在封包过程中更多的水聚集，因而斑贴封包结束时，更多的水分丢失，故半衰期延长。

综上，本研究成功地将模糊的主观表述和皮肤屏障功能损伤联系起来。本研究所采用的量化策略具临床应用价值，可用于敏感性皮肤的早期诊断和鉴定，以及用于评价适于敏感性皮肤群体化妆品的功效。

3 结论

TEWL是皮肤生物工程中最常用的无创指标

之一，是体内表皮屏障功能评价的主要指标。尽管不同的测量指南发布已久且逐渐被应用，但关于变量动态评价的报道仍然很少。1982 年，Hachi-roTagami 等（1982）为表皮吸湿能力的测定奠定了基础，推动了压力测试的发展，如 POST 定量测定封包后皮肤水的变化（Berardesca et al. 1990；Berardesca and Maibach 1990；Jokura et al. 1995）。Gioia 和 Celleno（2002）提出了一种新型物理模型来模拟表皮（自由）水分蒸发的动力学及水合皮肤的 TEWL。该模型被用于研究透或不透水材料封包时水合皮肤的特性，并可评价尿布对正常和异常皮肤影响。TEWL 模型也能够用于分析皮肤屏障功能和刺激试验中 TEWL 的驱动因素（Endo et al. 2007）。

据我们所知，这些方法都无法被用于活体皮肤屏障功能的实际定量评价。相反，我们的模型不仅具有可靠的判别能力，并且能够应用于不同的测量条件。实际上，我们的模型以人皮肤的特定组织功能结构为启发，采用双室模型，对皮肤进行分析，从理论上验证模型与体内生理过程有密切的关系，提高动力学模型假设的价值。

因此，TEWL 解吸曲线的双室模型能够详细地描述不同条件下的皮肤水动力学，为严格量化人活体皮肤的主要特性提供了一种独特的方法。此外，该模型的理论框架和构建更贴近普通用户，推动了简易程序的开发，将有助于提高 TEWL 数据质量并进一步拓展其应用。

（戴茹 译，华薇 校，吕小岩 审）

参考文献

Bashir SJ, Chew AL, Anigbogu A, Dreher F, Maibach HI. Physical and physiological effects of stratum corneum tape stripping. Skin Res Technol. 2001;7(1): 40–8.

Berardesca E, Maibach HI. Monitoring the water-holding capacity in visually non-irritated skin by plastic occlusion stress test (POST). Clin Exp Dermatol. 1990;15(2):107–10.

Berardesca E, Fideli D, Gabba P, Cespa M, Raggiosi G, Maibach HI. Ranking of surfactant skin irritancy in vivo in man using the plastic occlusion stress test (POST). Contact Dermatitis. 1990;23(1):1–5.

Berardesca E, Herbst R, Maibach H. Plastic occlusion stress test as a model to investigate the effects of skin delipidization on the stratum corneum water holding capacity in vivo. Dermatology. 1993;187(2):91–4.

Bornkessel A, Flach M, Arens-Corell M, Elsner P, Fluhr JW. Functional assessment of a washing emulsion for sensitive skin: mild impairment of stratum corneum hydration, pH, barrier function, lipid content, integrity and cohesion in a controlled washing test. Skin Res Technol. 2005;11(1):53–60.

Cernasov D, Macchio R. Octyldodecyl neopentanoate – its effect on the performance of sunscreen formulations. Cosmet Toilet. 1997;112:75–82.

Chilcott RP, Dalton CH, Emmanuel AJ, Allen CE, Bradley ST. Transepidermal water loss does not correlate with skin barrier function in vitro. J Invest Dermatol. 2002;118(5):871–5.

Distante F, Rigano L, D'Agostino R, Bonfigli A, Berardesca E. Intra- and inter-individual differences in sensitive skin. Cosmet Toilet. 2002;117:39–46.

Endo K, Suzuki N, Yoshida O, Sato H, Fujikura Y. The barrier component and the barrier force component and the driving force component of trans epidermal water loss and their application to skin irritant tests. Skin Res Technol. 2007;13:425–35.

Engelke M, Jensen JM, Ekanayake-Mudiyanselage S, Proksch E. Effects of xerosis and ageing on epidermal proliferation and differentiation. Br J Dermatol. 1997;137(2):219–25.

Farage MA, Katsarou A, Maibach HI. Sensory, clinical and physiological factors in sensitive skin: a review. Contact Dermatitis. 2006;55(1):1–14.

Fluhr JW, Lazzerini S, Distante F, Gloor M, Berardesca E. Effects of prolonged occlusion on stratum corneum barrier function and water holding capacity. Skin Pharmacol Physiol. 1999;12(4):193–8.

Frosch PJ, Kligman AM. Recognition of chemically vulnerable and delicate skin. In: Principles of cosmetics for the dermatologist. 1982. p. 287–96.

Gean CJ, Tur E, Maibach HI, Guy RH. Cutaneous responses to topical methyl nicotinate in black, oriental, and caucasian subjects. Arch Dermatol Res.

1989;281 (2):95–8.

Gioia F, Celleno L. The dynamics of trans epidermal water loss (TEWL) from hydrated skin. Skin Res Technol. 2002;8:178–86.

Giordano-Labadie F, Cambazard F, Guillet G, Combemale P, Mengeaud V. Evaluation of a new moisturizer (Exomega milk) in children with atopic dermatitis. J Dermatolog Treat. 2006;17(2):78–81.

Grove GL, Zerweck C, Pierce E. Noninvasive instrumental methods for assessing moisturizers. In: Skin moisturization. 2002. p. 499–528.

Held E, Lund H, Agner T. Effect of different moisturizers on SLS-irritated human skin. Contact Dermatitis. 2001;44(4):229–34.

Imhof RE, Whitters CJ, Birch DJS. Opto-thermal in-vivo monitoring of structural breakdown of an emulsion sunscreen on skin. Clin Mater. 1990;5(2–4):271–8.

Issachar N, Gall Y, Borell MT, Poelman MC. pH measurements during lactic acid stinging test in normal and sensitive skin. Contact Dermatitis. 1997;36(3):152–5.

Jokura Y, Ishikawa S, Tokuda H, Imokawa G. Molecular analysis of elastic properties of the stratum corneum by solid-state 13C-nuclear magnetic resonance spectroscopy. J Invest Dermatol. 1995;104(5):806–12.

Kligman AM. Regression method for assessing the efficacy of moisturizers. Cosmet Toilet. 1987;93:27–35.

Kligman AM, Sadiq I, Zhen Y, Crosby M. Experimental studies on the nature of sensitive skin. Skin Res Technol. 2006;12(4):217–22.

Lee CH, Maibach HI. The sodium lauryl sulfate model: an overview. Contact Dermatitis. 1995;33(1):1–7.

Loden M. Urea. In: Dry skin and moisturizers. 2000. p. 243–57.

Lotte C, Rougier A, Wilson D, Maibach HI. In vivo relationship between transepidermal water loss and percutaneous penetration of some organic compounds in man: effect of anatomic site. Arch Dermatol Res. 1987;279:351–6.

Marks R, Dawber RP. Skin surface biopsy: an improved technique for the examination of the horny layer. Br J Dermatol. 1971;84(2):117–23.

Marriott M, Holmes J, Peters L, Cooper K, Rowson M, Basketter DA. The complex problem of sensitive skin. Contact Dermatitis. 2005;53(2):93–9.

Ohman H, Vahlquist A. In vivo studies concerning a pH gradient in human stratum corneum and upper epidermis. Acta Derm Venereol. 1994;74(5):375–9.

Piérard-Franchimont C, Letawe C, Goffin V, Piérard GE. Skin water-holding capacity and transdermal estrogen therapy for menopause: a pilot study. Maturitas. 1995;22(2):151–4.

Pines E, Cunningham T. Dermatological photoacoustic spectroscopy. In: Bioengineering of the skin: water and the stratum corneum. 1981. p. 283–90.

Pinnagoda J, Tupker RA. Measurements of transepidermal water loss. In: Handbook of non-invasive methods and the skin. 1995. p. 173–9.

Pinnagoda J, Tupker RA, Agner T, Serup J. Guidelines for transepidermal water loss (TEWL) measurement: a report from the standardisation group of the European Society of Contact Dermatitis. Contact Dermatitis. 1990;22:164–72.

Pinto PC, Pereira LM, Minhós R, Rodrigues LM. Testing the discriminative capacity of compartmental modeling for the analysis of the in vivo epidermal water content changes following topical application under occlusion. IFSCC Mag. 2002;5:1–6.

Pinto P, Rosado C, Parreirão C, Rodrigues LM. Is there any barrier impairment in sensitive skin?: a quantitative analysis of sensitive skin by mathematical modeling of transepidermal water loss desorption curves. Skin Res Technol. 2011;17(2):181–5.

Pons-Guiraud A. Sensitive skin: a complex and multifactorial syndrome. J Cosmet Dermatol. 2004;3(3):145–8.

Primavera G, Berardesca E. Sensitive skin: mechanisms and diagnosis. Int J Cosmet Sci. 2005;27(1):1–10.

Rietschel RL. A method to evaluate skin moisturizers in vivo. J Invest Dermatol. 1978;70(3):152–5.

Rodrigues L, Pereira LM. Basal transepidermal water loss: right/left forearm difference and motoric dominance. Skin Res Technol. 1998;4(3):135–7.

Rodrigues L, Pinto P, Galego N, Silva PA, Pereira LM. Transepidermal water loss kinetic modeling approach for the parameterization of skin water dynamics. Skin Res Technol. 1999;5(2):72–82.

Rogers J, Harding C, Mayo A, Banks J, Rawlings A. Stratum corneum lipids: the effect of ageing and the seasons. Arch Dermatol Res. 1996;288(12): 765–70.

Rogiers V. EEMCO guidance for the assessment of transepidermal water loss in cosmetic sciences. Skin

Pharmacol Physiol. 2001;14(2):117–28.

Rosado C, Rodrigues LM. In vivo study of the physiological impact of stratum corneum sampling methods. Int J Cosmet Sci. 2003;25:1–8.

Rosado C, Rodrigues LM. Assessment of dry skin using dynamic methods. J Appl Cosmetol. 2006;24 (December):139–57.

Rosado C, Pinto P, Rodrigues LM. Modeling TEWLdesorption curves: a new practical approach for the quantitative in vivo assessment of skin barrier. Exp Dermatol. 2005;14(5):386–90.

Rosado C, Pinto P, Rodrigues LM. Assessment of moisturizers and barrier function restoration using dynamic methods. Skin Res Technol. 2009;15(1):77–83.

Rougier A. TEWL and transcutaneous absorption. In: Bioengineering of the skin: water and the stratum corneum. 1994. p. 103–13.

Seidenari S, Francomano M, Mantovani L. Baseline biophysical parameters in subjects with sensitive skin. Contact Dermatitis. 1998;38(6):311–5.

Serup J. EEMCO guidance for the assessment of dry skin (xerosis) and ichthyosis: clinical scoring systems. Skin Res Technol. 1995;1(3):109–14.

Tagami H, Kanamaru Y, Inoue K, Suehisa S, Inoue F, Iwatsuki K, Yoshikuni K, Yamada M. Water sorptiondesorption test of the skin in vivo for functional assessment of the stratum corneum. J Invest Dermatol. 1982;78(5):425–8.

Turek BA, Vieu M, Leduc M, Nadvornik IM, Jedla E. Water content and moisture-binding capacity of some types of human soft and hard horn. Curr Med Res Opin. 1982;7 Suppl 2:87–90.

Visscher MO, Tolia GT, Wickett RR, Hoath SB. Effect of soaking and natural moisturizing factor on stratum corneum water-handling properties. J Cosmet Sci. 2003;54(3):289–300.

Werner E, Lindberg M, Forslind B. The water-binding capacity of the stratum corneum in dry noneczematous skin of atopic eczema. Acta Derm Venereol. 1982;62:334–7.

Willis CM, Shaw S, De Lacharrière O, et al. Sensitive skin: an epidemiological study. Br J Dermatol. 2001;145(2): 258–63.

Yokota M, Maibach HI. Moisturizer effect on irritant dermatitis: an overview. Contact Dermatitis. 2006;55(2):65–72.

Yosipovitch G, Maibach HI. Thermal sensory analyzer. Boon to the study of C and A delta fibers. Curr Probl Dermatol. 1998;26:84–9.

117

皮肤反应性和易受刺激性

Pierre Agache

内容

关键词

灼烧试验·角膜嗅觉试验·丹磺酰氯试验·组胺瘙痒试验·刺激物·刺激反应·Kligman 和 Wooding 试验·封闭试验·皮肤超敏反应·皮肤刺激试验·皮肤刺激·皮肤刺激易感性·肥皂小室试验·刺痛试验

1 应用

美容学（cosmetology）[耐受试验（tests of tolerance）、耐受试验对象的选择]、监管实施（原发刺激物的确定）、职业医学（occupational medicine）（风险暴露受试者和危害健康产品的检测、职业性皮肤改变测量）和变态反应学（allergology）（刺激物和淤积性反应的识别）均涉及皮肤反应性和易受刺激性的应用。

2 定义

反应性和刺激性的概念虽然接近，但并不是同义词。反应性（reactivity）指在外界刺激物影响下出现某些症状，不论何种形式的症状（红斑、丘疹、脓疱、肉眼可以见的脱屑及色素沉着等）。而刺激性（irritability）仅指能产生红斑或不舒适的主观感觉（紧张、灼烧感、灼热感、瘙痒）。然而，上述的皮肤表现均为由"淤积性机制"导致的"无法忍受的反应"，因此意味着没有免疫性因素参与；过敏反应将在第 118 章进行讲述。通常急性（原发）"刺激物（irritant）"是指在正常情况下（浓度、赋形剂和使用方式）在皮肤上使用某种产品后，能够使多于 90% 的健康人（实际上超过 50%）产生无法忍受的反应（Wahlberg and Maibach 1980）。这类化合物被称为"原发刺激物（primary irritants）"，欧盟已经公布了原发刺激物清单（Annexe à la Directive 92/69 CEE du31 juillet 1992）。清单的作用有两方面：①引导生产商寻找替代品；②如果不能找到替代品，应告知可能的健康危害及具体的预防措施。法律规定所有可能与人体皮肤接触的产品均需在健康人群中进行一系列试验以评估其潜在刺激反应。

第一种选择与美容医学关系不大，其主要目的是检测腐蚀性不强的化合物，这类物质只在少部分人群中出现中度毒性的副作用或引起不舒适的感觉。虽然只在正常人群中占很小一部分比例，寻找这部分具有"敏感性"皮肤的个体，可能对产品不耐受的个体是很有必要的。由于反应表现形式多样，同时要考虑周围环境（温度、风速、湿度和光照）及身体条件（月经周期、生物钟和年度循环等），因此反应的确认较为困难。在此情况下，检测针对个体刺激性，而不是产品刺激性。

3 急性（原发）刺激物的检测

筛选试验用于确定产品是否被归为原发刺激物。其可用于职业中接触这些物质的个体的反应性。部分国家认为这一举措是不道德的，因为这有可能导致在选择工作人员时对有可能发生淤积性皮炎的人群产生偏见，但这类皮炎不足以严重到禁止从事此类工作。然而，对于有接触性过敏倾向的人群是有用的，在工作前进行该试验是必要的，因为后者的过敏症状被淤积性皮炎激活，因而接触性过敏人群被判定为禁止参与此类工作应该是合理的。

3.1 主要刺激物目录

目录列出了会可能导致健康人产生刺激的物质浓度限值，下表并非全部目录：

- 欧洲联盟目录（Annexe à la Directive 92/69 CEE du 31 juillet 1992）

基于 Draize 的兔子试验，在能够被人体试验取代前一直有效。

- Willis 等的目录（Willis et al. 1988）

经过 48 小时芬兰小室斑贴试验，以下目录列出的物质使 75% 左右的个体产生 2+ 红斑，认定为刺激物：

苯扎氯铵（benzalkonium chloride）	0.5% 水溶液
十二烷基硫酸钠（sodium lauryl sulfate）	5% 水溶液
巴豆油（croton oil）	0.8% 黄凡士林

	续表
地蒽酚（dithranol）	0.02% 黄凡士林
壬酸（nonanoic acid）	80% 丙烷-1-醇
丙二醇（propylene glycol）	100% 水溶液
氢氧化钠（NaOH）	2% 水溶液

- Frosch and Kligman 目录（Frosch and Kligman 1976）

90 种物质应用划痕试验（scarification test）进行评估

- York 等的目录（York et al. 1996）

刺激效果与 20% 十二烷基硫酸钠（EU 评定为"刺激物"）进行比较评估，在 York 等的试验中，将 20% 十二烷基硫酸钠暴露于皮肤 15 分钟至 4 小时后，45% ～ 50% 的试验对象产生了刺激反应。例如这一试验将 0.5% 氢氧化钠分级为刺激物（与 20% 十二烷基硫酸钠相比，前者使 12% 的试验对象产生刺激反应，后者使 60% 的试验对象在 1 小时时产生刺激反应）。

该清单包括欧盟已经注册的 27 种产品，并显示与欧盟分类有 8 点差异。

3.2 刺激效应评估

并非所有产品的刺激程度和作用方式均相同。换句话说，刺激 =f（浓度）和刺激 =f（暴露时间）的函数图形不是完全相同的，这使得试验的实施和判读变得更加复杂。另外，刺激类型依赖于生物效应，这就导致了对表面活性剂、有机溶剂、酸、碱、促炎症物质和机械性刺激等采用不同的试验方法。由于消费者是长时间使用产品，为了弥补这一现象，必须进行最大化试验（例如：使用超过实际生活中的浓度，或对皮肤进行预损伤）。还可以进行重复暴露试验。有部分赋形剂由于本身具有刺激性和/或能够加强活性产品的渗透性，应该予以重视。刺激有可能延迟出现，因此试验结果的判读时间不仅在暴露结束时，还有必要延迟到 72 小时。表 1 为最常见的问题及其答案。

使用国际公认的阳性标准进行判读非常重要，原因体现在两方面：与相关的其他研究进行试验验

证及分类。它必须有一个准确的化学分子式，较平衡的 pH 以及在设计时必须满足以下 3 个条件：没有常见的毒性、致癌性及潜在致敏性。十二烷基硫酸钠（sodium dodecylsulfate/sodium lauryl sulfate，SDS/SLS）被广泛采纳，用作通用标准及洗涤剂标准。其性质和使用方式是一般广泛性综述的主题（Tupker et al. 1997）。以欧盟（European Union，EU）目录作为参考，20% 浓度的 SLS 被提议作为标准（Basketter et al. 1994）。这一浓度仅限于在测定原发刺激物的试验中使用。

标准溶剂的选择更为细致，因为不同溶剂的刺激性会随着浓度不同发生巨大变化（Frosch and Kurte 1994）。氯仿 - 甲醇（chloroform-methanol）混合物被建议作为标准溶剂（参见 4.2.3 节）。

常使用的各种标准赋形剂包括：水、乙醇、凡士林凝胶、滑石粉、雪花膏 USP。根据试验和预期接触情况对赋形剂进行选择。

3.2.1 开放性试验

- 耐碱性试验（alkali resistance test）（Burckhardt 1964；Locher 1962）（第 12 章）
- 耐有机溶剂（Leder 1943）和氯仿 - 甲醇（chloroform-methanol）（Klaschka et al. 1972）试验。后者由 Frosch 和 Kurte（1994）进行修订（参见 4.2.3 节）
- 氨水（ammoniac）、苯扎氯铵（benzalkonium chloride）、巴豆油（croton oil）、煤油（kerosene）、二甲基亚砜（Dimethyl sulfoxide，DMSO）试验

这些试验主要应用于具有腐蚀性或强刺激性的物质，在非常短的暴露时间（几秒或几分钟）内进行验证。但这些物质的有害性产生了伦理问题。因此，其中大部分试验被禁止，特别是能够被体外试验所替代时（Rougier et al. 1994；Whittle 1993）。

3.2.2 Kligman and Wooding 试验（Kligman and Wooding 1967）

本试验的目的为考虑重复应用的效应（10 ～ 20 天）。试验基于对受试者反应发生时间进行检测，比反应强度更易测量。由于个体敏感性差异较大，可能会发生不可预测的过度反应，本试验

表1 在主要的原发性刺激物检测试验中克服的 10 个主要困难

问题	可能的解决方法
1. 目前长期使用	浓度最大化
2. 重复使用	重复试验［累积刺激试验（cumulative irritation assay）］
3. 反应时间的变化	72 小时即刻判读
4. 反应类型的多样性	使用反应限制或进行特定试验
5. 个体间差异	非常敏感受试者群
6. 必须避免强烈反应	尽早停止使用
7. 生物个体变异	应用阳性（标准刺激物）和阴性对照
8. 赋形剂的影响	特定试验使用标准赋形剂
9. 不同的调查人员	仪器测量
10. 量化几乎无用	仅观察刺激阈值

几乎消除了这一风险。根据毒理学原则，本试验还用于确定刺激阈值，并对所有类型的反应进行独特的测试。

作者们注意到，在一定浓度下，发生刺激反应的病人百分率与使用产品的时间符合 S 形曲线。因此他们认为对于每个浓度，能使 50% 的研究对象产生反应的使用时间作为半数刺激时间（50% of irritative time，IT50），使用 24 小时后，能导致 50% 的研究对象产生反应的最低浓度作为半数刺激浓度（50% of irritative dose，ID50）。第一个指数用于较温和刺激物，第二个指数用于较强刺激物。用作分类产品基础的标准物被引入到试验中。使用封闭型斑贴试验（occlusive patch test）在受试者背部进行试验（灵敏度与面部相似）。作者指出，在评估是否存在刺激性时，不同观察者间的差异性比评估刺激强度更低，这是因为对于肉眼判读结果来说，探测到最小的红斑比评估其强度要容易。

1995 年，Bahmer 和 Feldmann 通过将斑试器替换为大芬兰小室（直径 12mm，表面积 113mm^2）更新成更好的方法每隔 24 小时对受试区域（前臂屈侧）进行检查，确保每次新产品的敷贴部位均为同一部位，最长应用时间为 12 天。通过公式 $p(t)=1/[1+(\tau/t)^\lambda]$ 得到在时间 t，显示发生刺激的患者比例 $p(t)$，其中 τ 是 IT50，λ 是 S 型曲线在时间 τ 处的斜率，表示当进行斑贴时间延长时刺激的比例增加（图 1）。该方法也适用于具有中度刺激性的物

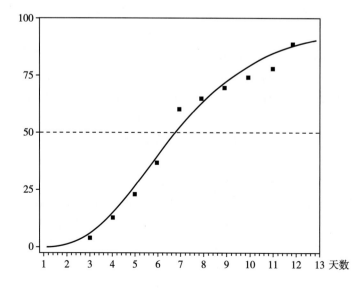

图 1 由 Bahmer 和 Feldmann 进行修正 Kligman 和 Wooding 试验。受到刺激的受试者的百分率与 0.05%SLS 作用时间。曲线从实验时点和 §2.2.2 公式得到。与水平虚线的交点对应有 50% 受试者产生刺激反应（IT 50=6.8 天）

质。下表是一个例子（Bahmer and Feldmann 1995）：

SLS 浓度	τ /d	λ（产生刺激反应的受试者每次应用补充天数）
0.05%	6.8	12.5
0.10%	5.2	22.7
0.25%	3.6	29.4

3.2.3 其他全球性封闭性试验（非综合性列表）

- 由于存在假阴性风险，经典的封闭型斑贴试验在 24、48 和 96 小时的判读应该被放弃（Frosch and Pilz 1995）。
- 划痕小室试验（chamber scarification test）（Frosch and Kligman 1976）包括在测试区域制作 8 个交叉划痕（使用 30 号针头）以增加皮肤易刺激性。之后将物质放在 Dühring 小室（直径 12mm，表面积 $113mm^2$）中，每天应用 1 次，共 3 天。在最后一次应用后 30 分钟进行结果判读，评估分数从 0 到 5。"划痕指数（scarification index）"（健康皮肤刺激阈值 / 刺激皮肤刺激阈值）表示检测物质在该条件下刺激皮肤的能力。通过这种方式，70 种物质的刺激性被分为 4 类：低度 0 ~ 0.4；轻度 0.5 ~ 1.4；中度 1.5 ~ 2.4；强 2.2 ~ 4.0。

另一方面，由于一部分受试者在应用 5% SLS 溶液 24 小时后，前臂屈侧产生明显的水肿性红斑和小水疱，作者们提出设立非常敏感的"高刺激"受试者组。由于其刺激性比普通斑贴强 2 ~ 50 倍，因此如今很少进行这项试验。

- Basketter 试验（Basketter test）（Basketter et al. 1994）的目的是不在志愿者身上造成严重皮损的情况下对原发刺激物进行分类。刺激标准物为 20% SLS。为减少研究者之间的差异，只考虑刺激阈值。为避免发生强烈的反应，连续暴露的时间是循序渐进的：1/4 小时、1/2 小时、1 小时、2 小时、3 小时、4 小时（最多），只要出现不耐受反应，将立即中断试验（对于预估刺激性较小的物质，

1/2 小时和 1/4 小时是可选的）。平底的 Hill Top 小室（直径 25mm，表面积 $490mm^2$）被用于增强刺激效应。在 30 名受试者中，每个浓度下发生不耐受反应的受试者数量都将被记录下来，如果这一数量不显著低于 20% SLS 的数量，该试验浓度则被分级为"有刺激性"。

4 超敏反应检测和评估

超敏反应（hypersensitivity）测量有两个目的：检测超敏受试者，并评估非原发刺激物的产品耐受性。大多数涉及美容师，也包括对非过敏性刺激感兴趣的变态反应科医生。

4.1 刺激模式

SLS 是一种标准的刺激性化合物和清洁剂，对其不耐受表现为皮肤红斑和脱屑，并逐渐发展为皮肤开裂（Tupker et al. 1997）。刺激也可能仅有主观症状：刺痛、烧灼感、皮肤紧绷及瘙痒。所有的表现不会在同一个受试者中出现，且相互间没有关联。因此需要特定的试验和选择受试者人群来进行试验使其发生。

最敏感的受试者是正在经历或过去患过湿疹或淤积性皮炎的人，或是女性、儿童等具有较光洁皮肤的人群，或是具有 I 型和 II 型光皮肤类型（skin phototype）皮肤的正常人。最不敏感的人群为男性和年龄大于 50 岁的人。

冬季和大气绝对湿度较低时，皮肤刺激性增高（Uter et al. 1998；Basketter et al. 1996）。月经期前（Agner et al. 1990）及皮肤温度升高时（Clarys et al. 1997）皮肤刺激性增高。同时伴有其他刺激（阳光、风力、机械因素等）时，会加剧皮肤刺激性（Frosch 1992）。

刺激性同时还取决于身体部位，按照以下顺序依次递减（Frosch 1992）：面部、背部、肘部皱褶、前臂、腿部、手腕。刺激性的增加与应用部位平行，提前使用油包水型乳液或尿素乳膏能降低刺激性（Loden and Andersson 1996）。

在进行实验和判读结果时，必须考虑以上所有因素。因此，除了阴性对照外，还必须使用阳性对照，以免受到整体受试者的敏感性随时间变化的影响。

4.2 刺激性试验

4.2.1 一般性试验

对于临床评估，建议确定刺激阈值，因为视觉或触觉具有高度辨别能力。试验将评估恒定时间下的最小刺激浓度或恒定浓度下的最小应用时间。Kligman & Wooding 试验和 Basketters 试验（Basketter et al. 1994）被 Bahmer 和 Feldmann（1995）改进。但作为阳性对照，将 20% SLS 替换为 0.05%、0.10% 或 0.25% 的更低浓度。

4.2.2 刺痛试验（sting test）（刺痛感觉）（Frosch and Kligman 1977）

一部分人群在使用某些面霜后抱怨出现刺痛感。通常在使用化妆品后 1 分钟或 2 分钟开始出现刺痛感，在 5～10 分钟时增强，15～20 分钟内消退。刺痛感很少与红斑相关，同时必须与灼热感或瘙痒感区别，而后者通常导致搔抓皮肤的欲望。

刺痛试验的目的是选择一组能够检测可能导致此类反应的物质的受试者。由于这种现象很罕见，必须在已经发生类似症状或认为自己具有"敏感性皮肤（sensitive skin）"的女性（样本量 5～10 人）中进行实施（Grove et al. 1984）。

经典的试验流程为：首先在热环境下让面部发汗，然后将浸有 5% 乳酸（lactic acid）溶液的棉棒在鼻部和面颊之间的区域摩擦，对侧作为对照。一旦使用产品则立即进行感觉评分（即刻评分），之后在 2.5 分钟、5 分钟和 8 分钟（延迟评分 = 后三个评分的平均值）以 0-3+ 的等级进行感觉评估。受试者"刺痛潜在可能性"的评估如下：轻度为评分在 0.4 至 1 之间，中度在 1 至 2 之间，重度在 2 至 3 之间。也可在室温下使用 10% 的乳酸进行试验，不需要发汗（Grove et al. 1984）。

只有面部有这种现象，以下部位敏感性依次下降：鼻旁皱褶＞面颊＞下颌＞眼睑＞耳后区域。

光化性红斑、皮肤刺激、角质层剥脱能加强刺痛。

刺痛现象的起因可能是皮肤对酸的异常敏感或皮肤表面酸性外膜的特定反应性。皮肤 pH 在使用乳酸后立即降低，但刺痛者（stinger）会在试验后的 15～30 分钟内以更快的速度恢复（Issachar et al. 1997）。

4.2.3 灼烧试验（burning test）（Grove et al. 1984）

该试验的目的是确定（或筛选特定受试群组）在使用某些化妆品后有灼烧感（通常与刺痛倾向相关）的受试者。

使用润滑过的圆柱形金属棒（直径 8mm）末端按压皮肤，使皮肤产生凹陷。然后将 10μl 氯仿甲醇混合物（20：80）灌入凹陷处，立即用塑料薄膜密封。使用计时器记录产生剧烈的灼烧感时的时间，同时立即将混合物取出。通常在面部进行该试验，时间在 3 秒到 30 秒之间。鼻旁皱褶是最敏感的部位。

4.2.4 组胺瘙痒试验（histamine itching test）（Grove et al. 1984）

这一试验从出现以来即用于确定在使用化妆品后经常感到瘙痒（罕见）的人。将 10μl 4% 的组胺置于皮肤凹陷中（方法同灼烧试验）。受试者在 2.5 分钟、5 分钟和 10 分钟后进行瘙痒程度的评分，等级为 0～3+。在试验结束时，即使没有出现瘙痒（约 50%）也会出现组胺性丘疹。与较易分辨的刺痛和灼烧反应相反，瘙痒感更加难以分辨，且需要对志愿者进行训练。

4.2.5 肥皂小室试验（soap cchamber test）

该试验目的是评估肥皂和洗涤剂的刺激性。经典试验（Frosch and Kligman 1979）是将 8% 的肥皂水溶液 100μl 加热至 40℃，置于 DÜhring 小室内敷贴于前臂。在试验第一天（周一）应用 24 小时，接下来 4 天应用 6 小时。3 天后进行判读（下周一），寻找红斑（4 级）、脱屑（3 级）和裂隙（3 级）。试验结束和评估之间的时间段可以出现某些反应。最终分数为 3 个参数平均值的总和。

为了评估在诱发红斑前改变角质层屏障的温和肥皂的性质，Simion 等（1991）提出了以下修改：首次应用肥皂 24 小时后的 3 小时进行第一次判读（反应程度 3+ 的受试者将被暂停试验）；再次应用 21 小时，在 3 小时后进行最后一次判读，同时他们建议使用水作为阳性对照。为提高试验效率，他们建议使用洗涤剂不耐受的志愿者，拒绝纳入 TEWL ＞ 8g/（m² · h）的受试者。每次判读结果临床评分由仪器测定红斑和 TEWL 测量值组成。

4.3 刺激性的临床评估

肉眼是观察红斑阈值的实用手段。但在评估强度方面则略逊一筹。肉眼评估同样适用于脱屑。反之，触觉和肉眼对于评估皮肤的微小变化是不可靠的。红斑的非仪器测量在第 105 章进行讨论。至于其他的现象，下表列出了已经应用的结构化量表的例子：

皮肤干燥的临床评分（Paye et al. 1994）

0	无脱屑或头皮屑：表面光滑
1	少许脱屑，或表面轻度不规则
2	轻度皮屑、脱屑、细小皱褶
3	明显脱屑，明显皱褶
4	严重的脱屑，非常明显的皱褶

表面裂隙的临床评分（Frosch and Kligman 1979）

0	没有变化
1	微弱裂隙
2	一条或几条裂隙
3	大面积裂隙，伴有渗出和出血

脱屑的临床评分（视觉和触觉）
（Frosch and Kligman 1979）

0	没有明显脱屑
1	轻度
2	中度
3	严重伴有大面积脱屑

单纯的自觉症状（干燥感、皮肤紧绷感、瘙痒、刺痛和 / 或灼热感）在达到阈值（症状存在与否）时比强度变化更容易被感知。然而，记录强度有时非常有用，即使使用非常相似的方法（Finkey 1987），或使用设计用于自动评估的仪器，如瘙痒

的测量（第 131 章）。

4.4 敏感性皮肤

敏感性皮肤或反应性皮肤（reactive skin）相当常见。它的定义仍然不明确，而且几乎纯粹是主观的，其定义、实际发生率、识别、检测和治疗无论对皮肤科医生还是化妆品从业者都是一项挑战。最近的一篇论文中提出的数据（De Lacharrière 2002）对回答大多数敏感性皮肤或反应性皮肤相关问题是一个有价值的尝试。

敏感性皮肤或反应性皮肤 1990 年以来一直被称为 "化妆品效应（status cosmeticus）"，但其实 1986 年时就已被 Thiers 首次确认这种皮肤状态是确实存在的（Thiers 1986），他写到 "通常我们会遇到这样的患者，30 岁女性，肤色清亮……但会主诉面部使用任何产品后很短时间内，无论产品工艺复杂与否，都会产生极度不适的反应，手部也偶尔有这种情况，但较少见。产品使用后几秒就会出现灼热感，而不是瘙痒，接触产品处的皮肤会同时明显变红，但没有即发的水肿，后面也没有水疱形成。这种症状在几小时后，有时要隔天，会逐渐消退。一两天后，当红斑消退时会出现细小而短暂的脱屑现象。人们对红斑和灼热感的强度、少量的脱屑、没有任何荨麻疹或湿疹的过敏迹象印象深刻。这些反应一旦发生，任何新的尝试都会导致复发。"

在一项随机选择英国人口（2 058 名女性和 260 名男性）的调查中（Willis et al. 2001），敏感性皮肤发生率在女性为 51.4%，男性为 38.2%。其中皮肤 "非常敏感" 的女性为 10.0%，男性为 5.8%。在另一个包括非裔美国人、亚洲人、欧洲裔美国人和西班牙裔的美国人口（800 名女性）调查中，各人口之间敏感性皮肤的发生率相似，为 52%（Jourdain 2002）。另在 2 000 名中国女性的调查中（Yang et al. 2002）统计的平均发病率为 36.1%，同时发现随着年龄发生率会有规律的下降（例如，在 18 ～ 20 岁组为 49.1%、54 ～ 55 岁组为 20.1%）。

在 887 名敏感性皮肤的英国女性（de Lacharrière 2002）调查中也发现相关的感觉体征：面部（鼻旁窦部、额部、口周区、颧骨和下巴）会出现

瘙痒、刺痛、灼热感和皮肤紧绷感。无红斑或轻度红斑。这类现象常被联想到"干性皮肤",但并不像"干燥皮肤"所导致的皮肤粗糙和脱屑加重(均经评估)(De Lacharrière 2002)。另一项调查(随机选择 1 037 名英国女性)(De Lacharrière 2002)中发现这种状况与现在或过去的过敏[特应性皮炎(atopic dermatitis)、接触性湿疹(contact eczema)]无关,这一现象后来被 De Lacharrière 等所确认(De Lacharrière et al. 2001)。在高加索人中出现这些症状主要是通过接触硬水、肥皂、卸妆产品,或受环境因素影响(风、寒冷或温暖的天气和快速变化的气温)或者两者兼而有之所激发。辛辣的食物也会导致皮肤反应,特别是在亚洲人中(Jourdain 2002;Yang et al. 2002)。在英国,脸红和皮脂溢出也是易感因素。有一项 88 个英国人参加的刺痛试验(使用浸有 10% 乳酸的棉棒轻轻擦拭 10 次)中显示出 48 人出现阳性反应,但只有中度和重度皮肤反应,没有轻度反应(De Lacharrière 2002)。

暂时没有发现敏感性皮肤与 TEWL 增加或皮肤对 SLS 敏感性增加(提示皮肤屏障功能受损)之间的相关性。皮肤含水量(skin hydration)[电容(capacitance)]正常(De Lacharrière 2002),但皮脂分泌率(sebum excretion rate)(使用 Sebutape 检测)显著增加(De Lacharrière 2002)。

作者根据这些数据推测,这种情况可能是皮肤浅层血管增多和 / 或感觉神经反应增强所致。因此,作者用辣椒素(capsaicin)进行了测试:将 0.075% 辣椒素乳膏(Zostrix®)0.05ml 涂抹在下颌角超过 4cm² 面积,分别在 3 分钟、5 分钟、10 分钟、20 分钟、30 分钟进行刺痛感(0 ~ 3)、灼烧感(0 ~ 3)和瘙痒感(0 ~ 3)评分(De Lacharrière et al. 1997)。在敏感性皮肤中,刺痛感和瘙痒感评分显著高于对照组。相反,在有或无接触性过敏的病人中被发现没有差别(De Lacharrière et al. 1997)。在乳酸刺痛试验中对 9 例皮肤敏感者与 9 例对照者(均为女性)使用功能性磁共振成像(functional magnetic resonance imaging,fMRI)(Querleux et al. 2002)进行了脑激活区域的检查。而在对照组中只有对侧鼻窦区被激活,而敏感性皮肤组的受试者双侧均被激活,这与前额叶(痛感)和脑扣回区域相关。本实验表明敏感性皮肤可能是一种功能性感觉神经对疼痛过度敏感的状态(Querleux et al. 2002)。

这组实验的结论是可以通过适当的问卷并结合乳酸和辣椒素刺痛试验来确认敏感性皮肤。由于作者定义 1 分反应(轻度)的敏感性皮肤与对照无差异,"真正的"敏感性皮肤也许应该限制在 2 分反应(中度)和 3 分反应(重度)。

4.5 刺激性的仪器评估

4.5.1 隐匿性红斑和血管扩张

有些设备比眼睛更敏感,能够检测到"亚临床红斑(infra-clinical erythemas)"。与过敏性或光化性反应相反,这些轻微或细小的刺激性表现为血管扩张,但仅限于表皮下血管丛,深血流量几乎没有升高或者正常。因此,它们能更好地通过特殊的浅表皮肤血流(superficial skin blood flow)技术[反射仪(reflectometry)或光谱反射仪(spectroreflectometry)(Nangia et al. 1996)、绿色激光多普勒(green laser Doppler)和毛细血管镜(capillaroscopy)](见第 133 章)进行检测。激光多普勒除红斑之外可能还有助于检测出刺痛者(Lammintausta et al. 1992)。

4.5.2 TEWL

在刺激引起的轻度红斑中,TEWL 的升高与刺激的严重程度成比例。由于水通量(water flux)反映了角质层的渗透性,角质层受到洗涤剂和其他物质破坏后可以观察到皮肤屏障的损伤,它对 SLS 反应增强,反应具有剂量依赖性和线性,但这不是临床反应病例(Tupker et al. 1997)。皮肤封闭型试验后,TEWL 一般必须在结束后至少 1 小时内进行检测,此时处于皮肤未封闭状态(Tupker et al. 1997)。此外,一个高基准的 TEWL 值一般具有预示性(Murahata et al. 1986),表明角质层的渗透性更强和由此导致的刺激增加的趋势。

4.5.3 电阻抗(impedance)

电导率(conductance)的测定结果多变。当刺激增强时,在 20kHz 时的绝对阻抗与 1MHz 时的阻抗的商（刺激指数）会降低（Ollmar and Emtes-tam 1992）。这可以间接测量活性表皮的细胞间水肿。

当 TEWL 和角质层含水量（stratum corneum capacitance）保持不变时，用吸附 - 解吸试验（sorption-desorption test，SDT）和水分累积测试（moisture-accumulation test，MAT）检测过应用 15 分钟 0.1% 的 SLS 后的 1 小时的皮肤屏障变化，显示皮肤吸湿性（hygroscopicity）［吸湿（water sorption）］、持水量（water holding capacity）和含水量蓄积（moisture accumulation）明显降低（Treffel and Gabard 1996）。

4.5.4 皮肤形态［使用硅胶复制（silicon polymer replicas）］

前臂屈侧的高水合量与该处皮纹沟壑的缩小和平面凸起有关，其表面可以变成皱纹。接触刺激物 24 小时后，正常的皮纹形态逐渐消失，出现脱屑，皮纹平面的峰值变大，同时皱纹变深。这些变化似乎是可逆的，这与刺激的强度有关（Kawai et al. 1992；Sato et al. 1996）。这种情况和角质层脱水观察到的是类似的。

4.5.5 脱屑（Agache 2004）

目前，静态定量法［D-Squames，涡轮法（turbine method）］和动态测量法（缩短角质层更新时间）可分别检测和评估角质层的一些损伤和活体表皮的改变。

4.5.6 丹磺酰氯试验（dansyl chloride test）［伍氏灯（Wood light）下检测荧光］

这种试验可以通过丹磺酰氯在角质层的代谢情况测定受试产品的使用情况，这与测试产品的刺激性有关（Paye et al. 1994）。目前尚不清楚氯化丹酰是被洗涤剂萃取了还是促进了活体组织对其吸收。该试验的敏感性可能与 TEWL 相似。

在前臂屈侧的两块区域应用 5% 丹磺酰氯（凡士林基质）进行 18 小时的半封闭斑贴试验。去除斑贴物后使用流动水彻底冲洗皮肤，并用伍氏灯检查荧光染色的均匀性。在接下来的 7 天内，不使用肥皂或洗涤剂，所以测试在 DC 应用后 8 天开始。早上，在其中一个测试区（另一个区域作为对照）将

0.15mL 的试验物加热到 40℃，放置于 Hill Top 小室中，贴敷于皮肤持续 30 分钟后彻底清洁皮肤。同样的程序（贴敷 30 分钟、去除、冲洗）一天内进行两次，两次之间至少间隔 1 小时 30 分钟。最后一次操作后，与对照相比肉眼就可以看到荧光的降低，使用从 0 到 4 的标度进行评估。作者发现它与刺激等级有关（即使没有红斑）（Paye et al. 1994）。

4.5.7 角质层剥脱法（corneosurfametry）［角质层改变试验（stratum corneum alteration test）］（Piérard et al. 1994，1995；Goffin et al. 1995）

角质层起着屏障的作用来抵抗外来物质渗透进入活体组织，所以对于抵抗刺激物保护皮肤而言，角质层的完整性是非常重要的。Piérard 等注意到洗涤剂改变角质层的首要迹象是可以增加它的多重染色［一种品红（fuchsine）和甲苯蓝（toluidine blue）的混合物］的色牢度。角质层剥脱法（stripping）即使用氰基丙烯酸酯黏合剂（cyanoacrylate glue）剥脱并获得最表层皮肤来测定这一效应。因此，这种方法可以通过体内取样，而进行体外试验。

每一次取样都要求皮肤与测试产品在 20℃下接触 2 小时，然后用水龙头冲洗，接着染色 3 分钟。它的颜色是用色度计（chromameter CR200）采用 L*a*b* 颜色系统进行检测。我们也可以使用显微镜观察角质层的改变情况。作者使用了 3 个参数：①亮度 / 色度比率（the ratio luminance/chroma），称为比色指数（Colorimetric Index of Mildness，CIM）；②应用水后颜色变化的整体差异，称为角质剥脱指数（Corneo Surfa Metry Index，CSMI）；③前两者带水指数的相加差异，称为角质剥脱法中的总体差异（Overall Difference in Corneosurfametry，ODC）[①]。

[①] $CIM=L^*-(a^{*2}+b^{*2})^{0.5}$；$CSMI=[\Delta L^{*2}+\Delta(a^{*2}+b^{*2})]^{0.5}$；$ODC=[(\Delta CIM)^2+(\Delta CSMI)^2]^{0.5}$。但其实 CIM 是重复的，因为 L^* 和 $(a^{*2}+b^{*2})^{0.5}$ 是负相关，而且它与 CSMI 是平行变化的。ODC 指数也是重复的，因为它是表现方式不同的两个平行变化的相加。只有 CSMI 指数明确有意义：水处理和试验产品处理之间颜色有差异。

洗涤剂使用后的 CSMI 明显不同于使用水后的 CSMI。这就可以对与经典洗涤剂比，如 1% SLS 和水相关的产品进行分类。此外，单单使用水后的 CSMI 变化情况可以作为检测和评估角质层脆弱性的一种方法，并使将这此与皮肤的易感性进行比较成为可能。通过这种方式，作者在六个身体部位发现了对刺激不同的反应，手部和前臂皮炎受试者也一样有不同的角质层染色性（Henry et al. 1997）。

4.5.8 角质层炎性介质的评估（Perkins et al. 1999，2001）

这种方法用到了角质层储存肽类到活体组织角质层最上层的能力。所以即使没有皮肤炎症的临床症状，在皮肤表面也能收集到白细胞介素 -1（interleukin-1，IL-1）等炎症介质并据此检测炎症反应。使用脂带法（sebutape），只需 1 分钟就可以收集到一层薄薄的含有 IL-1 的角质层，其受体拮抗剂白细胞介素 -1 受体拮抗剂（interleukin-1 receptor antagonist，IL-1RA）和 IL-8 使用特定的 ELISA 试剂盒（R & D Systems，Minneapolis，MN，USA.）可以被检测。还可以使用 Pierce 增强微量滴定法（Pierce enhanced microtiter assay）（Pierce，Rockford，IL，USA）对样品中的总蛋白进行检测，为了计算细胞因子 / 蛋白质的比值，以牛血清白蛋白为标准物，并取决于采集到的角质层的量。所有正常人的 IL-1 均可以恢复，其水平取决于身体部位，IL-8 缺失。未发现与年龄相关的差异。曝光部位（面部、女性小腿）的 IL-1/IL-1RA 比值与非曝光部位（上背部、上臂、臂下和大腿）相比，大部分提示有不易察觉的炎症。当有皮肤刺激［热疹、红斑、婴儿尿布疹（diaper dermatitis）］时，IL-1 水平明显升高。在患有尿布皮炎的婴儿中，皮疹等级与 IL-1 水平之间存在相关性。在这些婴儿中，使用脂带法取样后，在样本中也发现 IL-8 在可测量水平。使用 20% SLS 皮肤敷贴 1 小时，去除 24 小时后，IL-1 和 IL-8 均有明显增高，而用水只引起较小但明显的增高。因此，这种方法看起来有希望被用于检测并监测亚临床皮肤刺激反应。

（秦鸥 / 程英 译，邹颖 校，周蓉颖 审）

参考文献

Agache P. Metrology of the stratum corneum. In: Handbook of Measuring the skin. 1st edn. Berlin: Springer; 2004. p. 101–10.

Agner T, Fullerton A, Brohy-Johansen U, Batsberg W. Irritant patch testing: penetration of SLS into human skin. Skin Pharmacol. 1990;3:213–7.

Annexe à la Directive 92/69 CEE du 31 juillet 1992: dixseptième adaptation au progrès technique de la Directive 67/548 CEE. Journal Officiel de l'Union Européenne L841992:36: 1.

Bahmer FA, Feldmann U. Objective and reproducible assessment of irritants in vivo. A reappraisal of the IT50 in honour of Kligman and Wooding. In: Elsner P, Maibach HI, editors. Irritant dermatitis: new clinical and experimental aspects. Basel: Karger; 1995. p. 288–95.

Basketter PA, Whittle E, Griffiths HA, York M. The identification and classification of skin irritation hazard by a human patch test. Fd Chem Toxicol. 1994;32:769–75.

Basketter DA, Griffiths HA, Wang XM, Wilhelm KP, McFadden J. Individual, ethnic and seasonal variability in irritant susceptibility of skin: the implications for a predictive human patch test. Contact Dermatitis. 1996;35:208–13.

Burckhardt W. Praktische und theoretische Bedeutung der Alkalineutralisations- und Alkaliresistenzproben. Arch Klin Exp Dermatol. 1964;219:600–3.

Clarys P, Manou I, Barel AO. Influence of temperature on irritation in the hand/forearm immersion test. Contact Dermatitis. 1997;36:240–3.

De Lacharrière O. Contribution à l'étude des peaux sensibles et réactives. Aspects épidémiologiques,-cliniques et physiopathologiques. Thesis, University of Besançon; Dec 9th; 2002.

De Lacharrière O, Reiche L, Montastier C, Nicholson M, Courbière C, Willis C, Wilkinson JD, Leclaire J. Skin reaction to capsaicin: a new way for the understanding of sensitive skin. Australas J Dermatol. 1997;38(S2):3–313.

De Lacharrière O, Jourdain R, Bastien P, Garrigue JL. Sensitive skin is not a subclinical expression of contact allergy. Contact Dermatitis. 2001;44:131–2.

Finkey J. Evaluation of subjective irritation induced by soap materials. J Soc Cosmet Chem. 1987;82:153–61.

Fisher AA. "Status cosmeticus": a cosmetic intolerance syndrome. Cutis. 1990;46:109–10.

Frosch PJ. Cutaneous irritation. In: Rycroft RJG, Menné T, Frosch PJ, Benezra C, editors. Textbook of contact dermatitis. Berlin: Springer; 1992. p. 28–61.

Frosch PJ, Kligman AM. The chamber-scarification test: a new method for assessing the irritancy of soap. Contact Dermatitis. 1976;2:314–24.

Frosch PJ, Kligman AM. A method for appraising the stinging capacity of topically applied substances. J Soc Cosmet Chem. 1977;28:197–209.

Frosch PJ, Kligman AM. The soap chamber test: a new method for assessing the irritancy of soaps. J Am Acad Dermatol. 1979;1:35–41.

Frosch PJ, Kurte A. Efficacy of skin barrier creams: (IV) The repetitive irritation test (RIT) with a set of 4 standard irritants. Contact Dermatitis. 1994;31:161–8.

Frosch PJ, Pilz B. Irritant patch test techniques. In: Serup J, Jemec GBE, editors. Handbook of non-invasive methods and the skin. Boca Raton: CRC Press; 1995. p. 587–91.

Goffin V, Paye M, Piérard GE. Comparison of in vitro predictive tests for irritation induced by anionic surfactants. Contact Dermatitis. 1995;33:38–41.

Grove GL, Soschin DM, Kligman AM. Adverse subjective reactions to topical agents. In: Drill VA, Lazar P, editors. Cutaneous toxicity. New York: Raven; 1984. p. 203–11.

Henry F, Goffin V, Maibach HI, Piérard GE. Regional differences in stratum corneum reactivity to surfactants. Quantitative assessment using the corneosurfametry bioassay. Contact Dermatitis. 1997;37:271–5.

Issachar N, Gall Y, Borrel MT, Poelman MC. pH measurements during lactic acid stinging test in normal and sensitive skin. Contact Dermatitis. 1997;36:152–5.

Jourdain R, de Lacharrière O, Bastien P, Maibach HI. Ethnic variations in self- perceived sensitive skin: epidemiological survey. Contact Dermatitis. 2002;46:162–9.

Kawai K, Nakagawa M, Kawai J, Kawai K. Evaluation of skin irritancy of sodium lauryl sulphate: a comparative study between the replica method and visual evaluation. Contact Dermatitis. 1992;27:174–81.

Klaschka F, Mengel G, Nörenberg M. Quantitative und qualitative Hornschicht-Diagnostik. Arch Dermatol Forsch. 1972;244:69–76.

Kligman AM, Wooding WM. A method for the measurement and evaluation of irritants on human skin. J Invest Dermatol. 1967;49:78–94.

Lammintausta K, cité par Frosch in Rycroft et al, 1992. (Ref 22).

Leder M. Die Benzintoleranz der Haut. Dermatologica. 1943;88:316–33.

Locher G. Permeabilitätsprüfung der Haut Ekzemkranker und Hautgesunder für der neuen Indikator Nitrazingelb "Geigy," Modifizierung der Alkalieresistenzprobe, pH Verlauf in der Tiefe des Stratum corneum. Dermatologica. 1962;124:159–82.

LodenW, Andersson AC. Effect of topically applied lipids on surfactant-irritated skin. Br J Dermatol. 1996;134:215–20.

Murahata R, Crove DM, Roheim JR. The use of transepidermal water loss to measure and predict the irritation response to surfactants. Int J Cosmet Sci. 1986;8:225–31.

Nangia A, Andersen PH, Berner B, Maibach HI. High dissociation constants (pKa) of basic permeants are associated with in vivo skin irritation in man. Contact Dermatitis. 1996;34:237–42.

Ollmar S, Emtestam L. Electrical impedance applied to non-invasive detection of irritation in skin. Contact Dermatitis. 1992;27:37–42.

Paye M, Simion FA, Piérard GE. Dansyl chloride labelling of stratum corneum: its rapid extraction from skin can predict skin irritation due to surfactants and cleansing products. Contact Dermatitis. 1994;30:91–6.

Piérard GE, Goffin V, Piérard-Franchimont C. Corneosurfametry: a predictive assessment of the interaction of personal care cleansing products with human stratum corneum. Dermatology. 1994;189:152–6.

Piérard GE, Goffin V, Hermanns-Lê T, Arrese JE, Piérard- Franchimont C. Surfactant induced dermatitis. A comparison of corneosurfametry with predictive testing on human and reconstructed skin. J Am Acad Dermatol. 1995;33:462–9.

Querleux B, Jourdain R, Dauchot K, Burnod Y, Bittoun J, Bastien P, de Lacharrière O. Sensitive skin: specific brain activation revealed by functional MRI. Ann Dermatol Venereol. 2002;129:1S11–77 (ICOl99) (abstract).

Perkins MA, Osterhues MA, Robinson MK (1999) Noninvasive method for assessing inflammatory changes in chemically treated skin. J Invest Dermatol 112:601.

Perkins MA, Osterhues MA, Farage MA, Robinson MK (2001) A noninvasive method to assess skin irritation and compromised skin conditions using simple tape adsorption of molecular using simple tape adsorption of molecular markers of inflammation. Skin Res Technol 7:227–237.

Reiche L, Willis C, Wilkinson J, Shaw S, de Lacharrière O. Clinical morphology of sodium lauryl sulfate (SLS) and nonanoic acid (NAA) irritant patch test reactions at 48h and 96h in 152 subjects. Contact Dermatitis. 1998;39:240–3.

Rougier A, Goldberg AM, Maibach HI, editors. In vitro skin toxicology. Irritation, phototoxicity, sensitization. New York: Mary Ann Liebert; 1994.

Sato A, Obata K, Ikeda Y, et al. Evaluation of human skin irritation by carboxylic acids, alcohols, esters and aldehydes, with nitrocellulose-replica method and closed patch testing. Contact Dermatitis. 1996;34:12–6.

Simion FA, Rhein LD, Grove GL, et al. Sequential order of skin responses to surfactants during a soap chamber test. Contact Dermatitis. 1991;25:242–9.

Thiers H. Peau sensible. In: Thiers H, editor. Les Cosmétiques. 2nd ed. Paris: Masson; 1986. p. 266–8.

Treffel P, Gabard B. Measurement of sodium lauryl sulfateinduced skin irritation. Acta Derm Venereol. 1996;76:341–3.

Tupker RA, Willis C, Berardesca E, Lee CH, Fartasch M, Agner T, Serup J. Guidelines on sodîum lauryl sulfate (SLS) exposure tests. A report from the standardization group* of the European Society of contact dermatitis. Contact Dermatitis. 1997;37:53–69.

Uter W, Gefeller O, Schwanitz HJ. An epidemiological study of the influence of season (cold and dry air) on the occurrence of irritant skin changes of the hands. Br J Dermatol. 1998;138:266–72.

Wahlberg JE, Maibach HI. Nonanoic acid irritation: a positive control at routine patch testing? Contact Dermatitis. 1980;6:128–30.

Whittle E, Basketter D. The in vitro skin corrosivity test. Development of method using human skin. Toxicol In Vitro. 1993;7:265–8.

Willis CM, Stephens CJM, Wilkinson JD. Experimentallyinduced irritant contact dermatitis. Determination of optimum irritant concentrations. Contact Dermatitis. 1988;18:20–4.

Willis CM, Shaw S, de Lacharrière O, Baverel M, Reiche L, Jourdain R, Bastien P, Wilkinson JD. Sensitive skin: an epidemiological study. Br J Dermatol. 2001;145:258–63.

Yang FZ, de Lacharrière O, Lian S, Yang ZL, LI L, ZhouW, Nouveau S, Qian BY, Bouillon C, Ran YP. Sensitive skin: specific features in Chinese skin. A clinical study on 2000 Chinese women. Ann Dermatol Venereol. 2002;129:1S11–77 (IC0355) (abstract).

York M, Griffiths HA, Whittle E, Basketter DA. Eval ati on of a human patch test for the identification and classification of skin irritation potential. Contact Dermatitis. 1996;34:204–12.

118

皮肤测试：
过敏检测与评估

Martine Vigan

内容

关键词

点刺试验·斑贴试验·开放试验·过敏·化妆品安全风险监测

患者经常因为外源性[接触过敏（contact allergy）]或合并摄入了致敏物[内源性过敏反应（endogenous allergic Reaction）]来皮肤科就诊。皮肤测试也常用于明确非皮肤疾病[哮喘（asthma）、结膜炎（conjunctivitis）]的相关过敏机制。皮肤试验主要针对由 IgE 介导的 I 型速发型变态反应和细胞介导的 IV 型迟发型变态反应。皮肤试验结果判读时间与参与变态反应的机制有关，为即刻判读或延迟判读。

1 速发型变态反应（或过敏）测试

速发型变态反应（immediate hypersensitivity）测试的主要原则就是通过将过敏原外涂或刺入皮肤的方法，在 20 分钟内诱导出 lewis 三联征（Lewis triad）["变态反应"（hypersensitivity）指的是一种普遍的机制，而"过敏"（allergy）则是指它的一系列临床表现]。在皮肤科，速发性变态反应测试常用于特应性反应，研究机体对霉菌、食物可能的过敏，包括接触性荨麻疹（contact urticaria）、药物反应、口腔综合征（oral syndrome）、过敏性休克（anaphylactic shock）及一些内脏疾病（Castelain and Castelain 1992; Lachapelle and Maibach 2012）。临床医师需要时刻谨记，"变态反应"指的是普遍的机制，而"过敏"则是指其临床表现。

为了能够正确的解读试验结果，需要要求患者配合。首先受试者的皮肤必须能产生 I 型反应；这一应答可能会受到受试者所服用药物的影响（表

1），或年龄影响（随着年龄增加而减弱）。同时该应答在不同的受试部位也不相同。

速发型变态反应

1.1.1 皮内试验（intradermal skin tests）

皮内测试是首个被描述的过敏试验（Mantoux 1908; Lachapelle and Maibach 2012; Bernstein and Storms 1995a, b）。该试验为在皮内注射过敏原溶液。通常 0.02～0.03ml 溶液能产生直径 3～5mm 的丘疹。通过与阴性对照（赋形剂）（图 1）的对比来读取结果。这种方法的优点是具有较好的重复性及敏感性，同时能够使用系列稀释过敏原（唯一一种能够评估过敏反应的阈值和强度的方法）。而此方法的不足之处是试验时可能产生的疼痛，以及只能使用可注射的物质（例如药物，毒液，为这类试验制备的吸入性过敏原），更值得注意的是其可能引起系统性的过敏反应。有学者认为，皮内测试的敏感性过高，很可能造成假阳性结果；将"健康受试者"作为对照组进行试验可能能减少假阳性发生的概率，但这一做法可能引起试验伦理问题。同时，增加致敏的风险性也受到争议。

1.1.2 点刺试验（prick test）

方法

早在 1924 年，Lewis 和 Grant 就对点刺试验进行了描述，而在 1972 年 Pepys 对该试验进行修正后，才得到广泛应用（Pepys 1975）。试验时，将一滴过敏原溶液滴在皮肤上，然后用针头透过液滴刺穿皮肤，注意避免出血；15～20 分钟后判读结果。对于一个训练有素的操作者来说，点刺的操作几乎是标准化的。常选用的部位为前臂的屈侧或背部。为了避免相邻测试点间可能产生的强阳性结果对判读的影响，每个测试点之间最小的距离应为

表 1　点刺试验假阴性的原因

皮肤低反应性（阳性对照组呈阴性反应）：肥大细胞和 / 或神经介质缺陷
当前 15 分钟不是适宜的判读时机：过敏原配方不正确，过敏原透皮吸收过少
药物减弱效应：可通过对照组发现 H_1 抗组胺药、丙咪嗪、吩噻嗪、多巴胺等导致持续性假阴性 催眠药、茶碱、β 受体激动剂、非甾体抗炎药、对乙酰氨基酚可能会导致假阴性 长期系统性或局部使用糖皮质激素导致点刺试验结果难以解读

4cm。注意操作时必须使用一次性的针头。通常使用的材料是塑料的（Stallerpoint，Allerbiopoint）。在皮肤上进行点刺操作时，需要用示指和拇指按压测试区域皮肤的两端，使测试区皮肤紧张，注意不要转动针头（图2）。为了使点刺试验标准化，可以使用 Coated Phazest® 生产的过敏原。

点刺试验不同于：

- 开放试验（open test）：诸如化妆品之类的产品直接置于皮肤上，不造成表皮损伤
- 开放性斑贴试验（open patch test）：如皮肤应用食物试验（skin application food test，SAFT），将过敏原置于皮肤上，可以封包15分钟，但不刺破表皮。

- 线性非标准化无创性表皮划痕试验（linear nonstandardized non-bloody epidermal scarification）：过敏原在划痕后置于试验部位。
- 皮内试验。
- 这些试验均在 15～20 分钟后判取结果，可酌情延长时间。

过敏原

过敏原（allergen）并没有"标准试剂盒"，市面上大部分样品都是苯丙醇盐溶液。一部分过敏原有标准化的制备方式（例如尘螨，猫毛等），这些过敏原溶液的配制浓度是根据反应指数（reactivity index，IR）表现出来的，反应指数是在特定条件下点刺后产生的反应与可待因控制组对照后所计算出

图1　IDR，20分钟后出现阳性反应

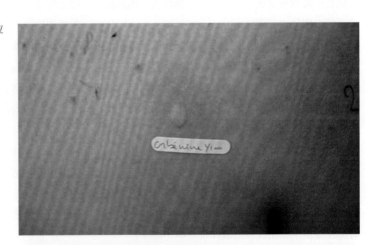

图2　点刺试验，将一滴过敏原滴于绷直的皮肤上，然后点刺

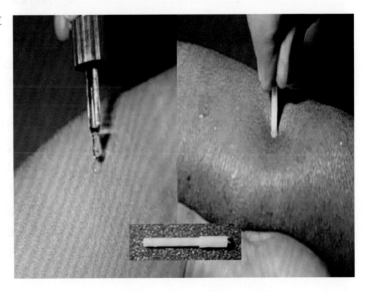

的一个系数。不过大部分的过敏原溶液为非标准化，因此不同试剂盒之间可能存在差异。过敏原必须冷藏，使用前摇匀。关于食物样本，可以使用市售的过敏原，不过更常用到的是未经加工的或者冷冻的食物切片，或使用相对更新鲜的混合物来进行测试。药物则采用其常用浓度，或根据病史进行稀释。皮肤的反应性需要通过阳性对照（组胺 10mg/ml）和阴性对照（赋形剂）来进行对比。在准备开始判读结果时擦去液滴。

结果判读

15 ~ 20 分钟后，将所有的测试区域用吸水纸拭干。在擦拭时需注意，每个点依次擦拭，各个点刺区域之间不要互相污染。Lewis 三联征进展的过程随着年龄有所变化：新生儿可见鲜红斑，而年龄较大的个体仅为丘疹。

阴性条件：在阳性对照呈现明显的阳性结果的前提下，试验处皮肤与阴性对照类似，可以判定为阴性结果。若阴性对照出现丘疹性改变则提示皮肤划痕症；在这种情况下，其他测试区域如出现类似反应也应判定为阴性。

阳性条件：点刺试验的结果读取并没有一个明确的标准。脓疱、伪足或与阳性对照处皮疹直径接近的丘疹、红斑都可评判为阳性结果。结果无法定量，不使用稀释抗原系列。伪足是一种需要关注的有趣现象，主要出现在过敏性反应中（图 3）。

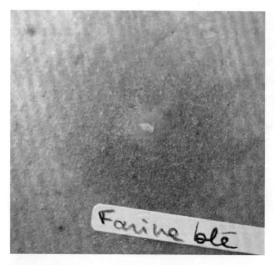

图 3 点刺试验：Lewis 三联征及伪足现象

可疑试验：如果阳性对照组出现了阴性反应或阴性对照出现了反应，则无法判读试验结果（图 4）。

迟发反应：部分过敏原可能在 12 小时内引起红斑和丘疹，有些甚至可延迟至 48 小时（如可卡因试验）。除了某些药物不良反应引发的可能的迟发超敏反应，对于这一现象，目前没有合理的解释，也无法用于诊断。

点刺试验的影响因素

皮肤的反应性受到压力、皮肤厚度、肥大细胞（mastocyte）密度以及 P 物质（substance P）的浓度所调控。β 受体阻滞剂或单胺氧化酶治疗对皮肤点刺试验的结果无很大的影响；而在过敏性反应中应用肾上腺素的作用可能受到阻碍。若试验时能剔除增强或减弱试验结果的因素，点刺试验具有较好的重现性。

增强因素和假阳性

在患者出现了过敏的征象（如季节性鼻炎）时进行试验，将会呈现更强的阳性结果。有些包含血管活性物质的过敏原（膜翅目昆虫的毒液，格鲁耶尔干酪等）可直接释放组胺导致阳性结果。在这种情况下，至少 10 个（这一数字有待商榷）健康对照呈现阴性结果或患者的血液中发现 IgE 升高才能判定这一试验表明 I 型变态反应。

减弱因素和假阴性

严重的过敏发作会导致肥大细胞脱颗粒而耗竭，因而紧随其后的点刺试验可能会出现假阴性结果。某些药物（如类固醇类、抗组胺药）会减弱试验的结果或造成阴性结果。脱敏治疗可减弱对过敏原的阳性反应。有些周围神经病变可能会导致点刺试验呈现阴性的结果，不过对于罹患先天性脊柱闭合不全的儿童，可在其感觉缺失的部位进行试验而不影响试验结果。

不良反应

自 1987 年来，并无皮肤点刺试验致死亡报道。不过非标准化的过敏原可能会引起过敏反应或迟发的持续性炎症反应（如植物的汁液）。为了应对可能发生的系统性过敏，必须准备好立即能使用的糖皮质激素、肾上腺素、注射用抗组胺药和辅助呼吸通气设备。

图4 点刺试验，用药后第二天出现阳性反应

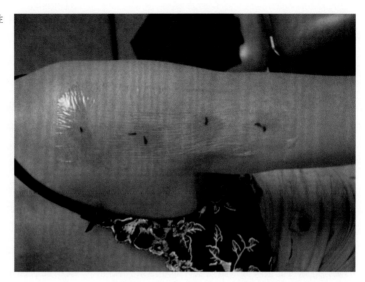

点刺试验的诊断学价值

无论受试者年龄大小，皮肤点刺试验都不失为一种简便的方法；单次试验可以同时检测数个过敏原；同时，皮肤点刺试验的特异性较高，但敏感性稍差（较皮内试验敏感性低250倍）（Menardo et al. 1982）。如果遇到临床疑似阳性而点刺试验阴性的病例，可以重复试验或是进行皮内试验。单独的点刺试验阳性结果不能说明患者对该抗原过敏。诊断必须结合临床病史，如果对结果有疑虑的话可在其后进行激发试验（provocation test），不过这种做法可能会引起伦理问题。可以通过血清特异性IgE检测来确认是否对过敏原有阳性反应。如果血清IgE异常升高，那患者显然出现了Ⅰ型变态反应，但过敏反应仍然需要基于临床体征。点刺试验的结果无法定量，因此无法对过敏反应或Ⅰ型变态反应进行量化。

1.1.3 其他测试

其他非常规使用的皮肤试验，如开放试验、划痕试验（scratch test），或是点刺试验后封包。试验原则往往相同：激发Lewis三联征。

最值得一提的是开放试验。将过敏原置于皮肤上，这与过敏原诱发过敏反应时的接触途径相类似。如果在20分钟（或更久）时间内诱发了Lewis三联征则为阳性。当可疑过敏原没有标准化提取物（如药物、化妆品等）时，可以采取这种试

验方法；如果开放试验结果为阴性的话可以再接着做点刺试验。

有时可选择进行唇激惹试验（labial provocation），这一试验尤其适用于食物过敏原，但操作需要极度谨慎（Menardo et al. 1982）。操作者佩戴乙烯基手套，将食物切片置于受试者下唇的唇红缘2分钟。如果20分钟内受试区域出现发红和瘙痒则为阳性。由于黏膜部位的透皮吸收高，且速度快，因此受试者可能会出现流泪、鼻涕、支气管痉挛甚至是休克等超敏反应。

口服激发试验（oral provocation tests）在应用前均应权衡利弊。主要用于唇激惹试验阴性的特异质儿童的食物过敏检测（Rancé and Dutau 1997）。药物激发试验仍存在争议。

在接触性荨麻疹病例中禁止进行试用试验（usage test），以避免严重的过敏性休克风险。

再引入试验（reintroduction tests）仅仅用于确认某些可疑药物的无害性，以此使患者放心使用该药物，这些药物一开始即被怀疑，随后被排除。这一试验必须在医院病房内完成，因为可能存在危及生命的风险（Bock 1991）。

2 迟发型变态反应

迟发型变态反应（delayed hypersensitivity）检

测的原则是将微量的过敏原引入靶器官，即皮肤，重现迟发型变态反应的皮疹（各型湿疹）。适应证为：接触性皮炎（contact dermatitis）、特应性皮炎（atopic dermatitis）（Lachapelle et al. 1992；Giordano-Labadie et al. 1999；Isolauri and Turjanmaa 1996）、药物不良反应（adverse drug reactions）（Barbaud et al. 2001；Lachapelle and Tennstedt 1998）和非典型性接触性皮炎。

只有当对患者进行充分宣教且患者依从性较好时，才能获取正确的试验结果（Pons-Guiraud 1995）。

受试的患者必须有正常的细胞免疫。需要注意的是，妊娠可能会降低细胞免疫，而环孢素、硫唑嘌呤、糖皮质激素治疗、肾上腺皮质激素或 CD4 细胞低于 500/cm³ 时，细胞免疫会受到显著抑制。在受试的当月，患者应避免在受试部位接受局部紫外线光疗或使用免疫抑制剂。

迟发型变态反应的主要试验

2.1.1 皮肤斑贴试验（epicutaneous patch testing）
材料与方法

接触性过敏最主要的临床表现就是初期局限于过敏原接触部位的湿疹（Lachapelle and Maibach 2012；Lachapelle et al. 1992）。斑贴试验的目的在于在小范围内重现皮损。斑贴试验通常是将过敏原封贴于患者背部，以往多使用纱布，现在则采用金属或塑料制的斑试器（Finn Chamber，Van der Bend 斑试器等）（Lachapelle 2010）。揭去斑试器的保护盖后，将少量斑试剂置于斑试器中央（液体抗原：Finn Chamber 15μl，Van der Bend Chamber 20μl；或 20mg 凡士林与抗原混合凝胶）（Bruze et al. 2007；图 5）。必要时拭去多余的过敏原，然后将准备好的斑试器置于患者皮肤上。斑试器放置的部位及每一斑试器内的内容物都要在患者的档案中详细记录，临床中通常会采取画示意图的方式记录。用 Mefix® 医用胶带固定斑试器。48 小时之后取下斑试器，用黄色荧光笔标在患者背部标记斑试器的位置（72～96 小时后需要在伍德灯下观察）或用皮肤标记笔标记（可与斑贴试验材料同时采购）。阳性结果的表现为典型的湿疹样皮炎，即红斑、水肿及水疱。在斑试器取下后立即进行第一次读取结果，患者必须在 1 或 2 天内再次复诊进行第二次结果观察。因此在试验前需要告知患者，以便患者合理安排时间。

手工将过敏原放入斑试器是影响结果的因素之一。TRUE test® 是一种标准化的斑贴试验方法，该公司生产的斑试器内预置了含有过敏原的凝胶，该产品在市场上可以购买（标准的 ICDRG 系列包含经典未更新的过敏原组合，约 15 欧元或 12 美金）。

过敏原

市场上可买到的斑试剂有固定的浓度以及适

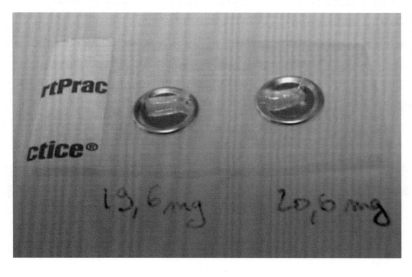

图 5　凡士林为赋形剂的过敏原 20mg，置于 Finn Chambers 斑试器中

合皮肤渗透性的赋形剂（Lachapelle 1995；Fischer 1995）。一组标准系列（或基础系列）的斑试剂包含系列过敏原，其应用于接触性过敏患者总体阳性率至少为1%。系列中的抗原会定期更新。斑贴试验可弥补患者病史评估中可能的遗漏，同时医生也可以根据个人经验增加一些"常规"的斑试剂系列（Raison 2012）。不同地区的基础系列斑试剂各有不同；国际接触性皮炎研究组（International Contact Dermatitis Research Group，ICDRG）推荐了国际标准系列斑试剂，其包含21种过敏原，而欧洲基础系列斑试剂包含了28种过敏原。根据患者提供的临床信息，研究者可酌情使用额外的斑试剂（理发师系列，纺织物系列，化妆品系列，眼睑系列，足部系列等）或是患者自己提供的产品（非发泡类化妆品和外药物采用封闭性斑贴试验）。对紧急过敏原进行检测时，其浓度的选择根据经验或者多中心研究和调整的结果（de Groot 2008）。

结果判读

通常在48、72或96小时判读结果。结果的判读遵照固定的标准。依照ICDRG所推荐的国际评分标准，基于有无出现湿疹样皮损进行判读（Lachapelle and Maibach 2012；Vigan 1995）。

如果呈现阳性的试验为刺激性反应，则该结果没有价值。刺激性反应典型的表现包括所谓的肥皂效应、香波效应、水疱效应、巴豆效应、大疱效应和坏死。

如果表现为过敏性反应，便可根据评分表进行打分（表2）。斑贴试验的结果读取主要依据临床表现；组织学诊断价值有限，在临床无法确定的病例中，组织学表现也缺乏特异性。经表皮水失测量、比色法和激光多普勒等也可用于诊断，不过目前操作中发现，这些方法的诊断结果并不足以令人信服。

ICDRG分级能够半定量反应过敏反应的强度。过敏反应出现的时间也能够评估过敏反应强度（通常来说，过敏反应出现得越早，说明患者敏感性越高）。尽管瘙痒是湿疹的典型症状，但由于瘙痒感觉的主观性，不将列入评分项目中。斑贴试验结果判读的校准非常重要（Svedman et al. 2012）。

表2 皮肤斑贴试验判读评分

欧洲	美国	
NT	NT	未测试
–	0	阴性反应（存在假阴性可能）
+?	1	可疑阳性=仅有红斑
+	2	弱阳性=红斑及轻度浸润，可有小丘疹（无水疱）
++	3	强阳性=红斑，浸润，水疱
+++	4	超强阳性=红斑，浸润，融合性水疱，大疱
IR	IR	刺激性反应（假阳性）

不良反应

不良反应罕见（Castelain 1995；Inerot and Möller 2000；Kamphof et al. 2003；Vigan 1996），主要表现为：

- 假阳性：杂质污染过敏原，患者对赋形剂出现过敏反应，激惹综合征，或者由于敷贴时间过长或斑试剂浓度过高引起的刺激反应。
- 假阴性：过早判读结果，试验方法错误，抗原性消失现象，斑试剂浓度过低，敷贴时间过短或光变态反应。
- 受试区域暴发性刺激性反应和特应性皮炎。
- 持久性的色素脱失或某些特殊过敏原引起的并发症（蔬菜，对氨基化合物丙烯酸酯等）。
- 瘢痕疙瘩或持久的色素沉着，常为试验技术失误所致（图6）。
- 伴有过敏性反应风险的速发型反应：患者在测试过程中通常首先主诉瘙痒，当取下斑试器时可见丘疹性荨麻疹。此种情况下需要立刻去除过敏原，并且观察患者，必要时及时治疗。
- 远隔部位湿疹发作或暴发：原有已愈合湿疹部位复发或加重。
- 主动致敏：如果试验1周后出现阳性反应，需要考虑主动致敏的可能性（Van Ketel 1973），相同的过敏原再次测试时无异常表现。主动致敏需要与辅助免疫效果鉴别（Vigan et al. 1997）。

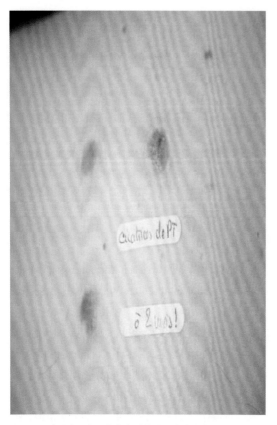

图6　斑贴试验，由于技术失误导致的瘢痕疙瘩

阳性结果解读

阳性的试验结果仅在找到相关性时才有价值：①过敏原存在于患者所接触过的产品中；②皮疹的形态学与接触情况相符；③停止接触过敏原后患者症状可好转（Dooms-Goossens 1996）。接触可以是直接接触，或是通过介质、空气或是手传递接触的。有时需要考虑到系统性接触的可能性。阳性结果与患者的相关性可能发生在当下，也有可能是过去发生的事件。有些试验仅能通过交叉反应性发现其关联性。当评分为 ++ 或 +++ 时，测试结果更有意义，但该结果根据过敏原而异。

当满足以下条件时，阳性结果对Ⅳ型变态反应（迟发型变态反应）有诊断意义：①已知标准化过敏原；②对于未知过敏原，患者的反应呈浓度依赖性，而对照人群反应为阴性。

2.1.2　开放试验（open test）

用于发泡类产品或者成分不明的 pH 3～9 的产品（Dooms-Goossens 1990）。取 1 滴受试产品置于患者背部。当受试剂干燥后，若未见反应发生，则用多微孔胶带覆盖受试区域。结果判读与斑贴试验一样。如果受试区域在覆盖前就出现发红或苍白，要尽快用相对应的溶剂擦净（亲脂性的产品用凡士林，亲水性的物质用水）。

2.1.3　重复开放型涂抹试验（repeated open application test，ROAT）

ROAT 可用于无法行斑贴试验时（患者使用任何新的化妆品前，都可以行 ROAT 来预防可能发生的过敏反应，这样可避免商品风险无标注的情况），或是当临床表现明显而斑贴试验结果阴性，或产品的试验结果为弱阳性（+？，+）（Dooms-Goossens 1995）。患者每日早晚将受试物涂于肘窝或手臂外侧（图 7）。连续 15 天没有反应说明试验结果为阴性。

2.1.4　试用试验（usage test）

如果高度怀疑产品而所有的试验结果均为阴性，此时可以行试用试验。可以在常规情况下再使用一次产品来确认或排除过敏反应。该试验较少使用。在阳性的案例中，很难界定是否为Ⅳ型变态反应的机制。

2.1.5　皮内试验（intradermal test）

主要用于检测结核菌素（tuberculin）超敏反应。结核菌素超敏反应是细胞（迟发型）超敏反应的一种特殊类型。在 48 小时后读取结果，半定量

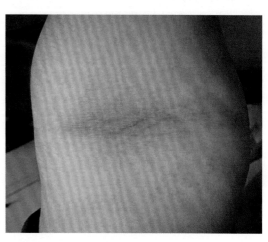

图7　ROAT，在第 4 天出现对霜剂的阳性反应

结果反映了超敏状态的程度。如今已广泛地被多点刺试剂盒（multipuncture kits）取代。由于难以明确相关性，微生物和真菌抗原的皮内试验已经不再进行。部分药物在不引起速发型反应的情况下，也有可能引起迟发型反应；该药物斑贴试验的结果也通常是阳性的（图 8）。这种迟发型反应可能会在数周中进展，并遗留皮肤萎缩。为了避免此类并发症，最好是先对药物进行开放试验或点刺试验，并立即读取试验结果。随后在 30 分钟内在医生监测下进行透皮测试，观察药物封闭后是否出现速发型反应，在 48/72 小时内再次判读结果；最后在迟发型反应缺如的情况下再行皮内试验。这种做法并不适用于所有的药物及所有类型的反应（如箭毒，箭毒过敏反应通常为 I 型变态反应）。

3 化妆品过敏反应（变态反应）

3.1 化妆品过敏、测试及风险评估

可以通过开放性即读试验来诊断速发型变态反应，如果结果为阴性的话可做即读点刺试验；有时试验结果可能在 1 小时内呈现阳性，因此相比于其他点刺试验，可能需要对患者进行更长时间的观察（Lauriere et al. 2006；Chinuki et al. 2011）。这些试验必须在医院病房中进行，因为试验过程中可能会出现重大致命风险。迟发型变态反应可以通过适应

试验，即延迟判读结果来诊断。对于化妆品，需要注意某些假阳性结果，如月硅烷硫酸铵等，或终产品中过敏原的浓度较低导致的假阴性。为了测试终产品中的引起阳性反应的成分，了解它们的 INCI 名称、浓度、赋形剂和 pH 非常重要。pH 过高或过低均会影响试验。

3.2 对潜在过敏性的评估

由于各种可能发生的系统性不良反应（过敏性），因此不可能在人类身上进行化妆品新成分的预测性测试来评估 I 型超敏反应的潜在可能性。不过，可以通过化妆品安全风险监测回顾性的评估潜在的过敏风险（Chinuki et al. 2011）。

各种各样预测IV型超敏反应的方法都面临着一个问题，评估时的情况与实际使用中的情况不同（Kligman and Basketter 1995），以及禁止对化妆品进行动物实验。

在化妆品面市前，可以在曾经对其他产品出现接触过敏的志愿者（充分知情同意）身上进行斑贴试验，如果出现阳性结果，则无法投入市场。然而，阴性试验结果则无法提供任何结论，并且会带来伦理问题。在对照组中进行试用试验和 ROAT 也能提供一些实用性的结论，但这会引起流行病学方面的问题。所以这些预测潜在过敏性可能的方法往往被放弃，并将逐渐被其他的方法和定量结构关

图 8 IDR，第 4 天出现阳性反应，同时斑贴试验也呈现阳性

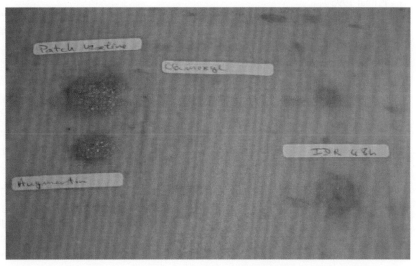

系法（quantitative structure relationship method）取代（Grace et al. 2004）。

主动的化妆品安全风险监测（cosmetosurveillance）意味着对所有新引进产品进行斑贴试验。向患者充分知情告知，额外进行标准系列斑贴试验。这种方法能够在早期就发现过敏的可能性。如果测试结果为阴性，则如往常一样在48和72或96小时后判读结果，此外，必须在15天后进行再评估，观察是否有主动致敏可能性。有些伦理问题亟待解决。

化妆品安全风险监测能够发现紧急过敏原（Salverda et al. 2013）。

4 总结

必须在严格控制风险以及确保患者健康的情况下进行过敏性疾病的皮肤试验。有些反应是致命的（过敏性反应），有些反应是不可逆的（瘢痕，色素减退）。因此，实施皮肤试验的医师有义务确保患者的安全，并且能够预判可能发生的风险。在人体进行皮肤测试是目前唯一能够检测过敏反应的方法，这一方法要比体外试验可靠的多。

皮肤试验是唯一可能检测过敏原并且进行个体或群体预防的方法。需注意的是，应该由经验丰富的医生在适宜的条件下判读结果（良好的照明，合适的时机）；因为阳性的结果可能会影响患者的生活（Frimat 1995）。

可以通过皮内试验来评估Ⅰ型变态反应的强度，而论证Ⅳ型超敏反应的最好方式为透皮测试。标准化操作的斑贴试验可实现半定量。对于常见的标准化的过敏原，ICDRG评分和阳性反应出现的时间是两个反映过敏反应强度的指标。对于未知的过敏原，可以通过过敏原的浓度梯度反应来推测过敏反应的强度。最后要强调的是，不能仅靠皮肤试验来判断和预测物质的致敏性，通过化妆品安全风险监测及监督可及时发现和评估出现的过敏风险。

（邹颖 译，秦鸥 校，周蓉颖 审）

参考文献

Barbaud A, Gonçalo M, Bruynzeel D, Bircher A. Guidelines for performing skin tests with drugs in the investigation of cutaneous adverse drug reactions. Contact Dermatitis. 2001;45:321–8.

Bernstein IL, StormsWW. Summary statements of practice parameters for allergy diagnostic tests. Ann Allergy. 1995a;75:543–52.

Bernstein IL, Storms WW. Practice parameters for allergy diagnostic testing. Ann Allergy. 1995b;75:553–61.

Bock SA. Oral challenge procedures. In: Metcalfe DD, Sampson HA, Simon RA, editors. Food allergy. Boston: Blackwell; 1991. p. 81–95.

Bruze M, Isaksson M, Gruvberger B, et al. Recommendation of appropriate amounts of petrolatum preparation to be applied at patch testing. Contact Dermatitis. 2007;56:281–5.

Castelain M. Complications des tests épicutanés. In: Progrès en dermato-allergologie: 16e Cours d'actualisation en dermato-allergologie du GERDA, Arcachon. Paris: John Libbey Eurotext; 1995. p. 233–44.

Castelain PY, Castelain M. Qu'attendre des prick-tests en dermatoallergologie? In: 13e Cours d'actualisation en dermato-allergologie du GERDA. Nantes/Paris: John Libbey Eurotext; 1992. p. 24–31.

Chinuki Y, Kaneko S, Sakieda K, et al. A case of wheatdependent exercise-induced anaphylaxis sensitized with hydrolysed wheat protein in a soap. Contact Dermatitis. 2011;65(1):55–7.

de Groot AC. Test concentrations and vehicles for 4350 chemicals. Patch testing. Wapserveen: Acdegroot Publishing; 2008.

Dooms-Goossens A. Comment tester les produits apportés? In: 11ème Cours d'actualisa- tion en dermato-allergologie du GERDA, Genève. Paris: John Libbey Eurotext; 1990. p. 45–55.

Dooms-Goossens A. Tests semi-ouverts, ROAT. In: Progrès en dermatoallergologie: 16e Cours d'actualisation en dermato-allergologie du GERDA, Arcachon. Paris: John Libbey Eurotext; 1995. p. 257–60.

Dooms-Goossens A. Evaluation critique du test épicutané. In: Progrès en dermato- allergologie: 17ème Cours d'actualisation en dermato-allergologie du

GERDA, Bâle. Paris: John Libbey Eurotext; 1996, p. 103–7.

Fischer T. Allergic patch test techniques. In: Serup J, Jemec GBE, editors. Handbook of non-invasive methods and the skin. Boca Raton: CRC Press; 1995. p. 593–606.

Frimat P. Aspects médico-légaux de l'enquète en dermatoallergologie. In: Progrès en dermato-allergologie: 16e Cours d'actualisation en dermato-allergologie du GERDA, Arcachon. Paris: John Libbey Eurotext; 1995. p. 261–7.

Giordano-Labadie F, Rancé F, Pellegrin F, Bazex J, Dutau G, Schwarze HP. Frequency of contact allergy in children with atopic dermatitis: results of a prospective study of 137 cases. Contact Dermatitis. 1999;40:192–5.

Grace Y, Basketter DA, Smith Pease CK, Wilson K, et al. Further evaluation of quantitative structureactivity relationship models for the prediction of the skin sensitization potency of selected fragrances allergens. Contact Dermatitis. 2004;50:91–7.

Inerot A, Möller H. Symptoms and signs reported during patch testing. Am J Contact Dermatitis. 2000;11 (1):49–52.

Isolauri E, Turjanmaa K. Combined skin prick and patch testing enhances identification of food allergy in infants with atopic dermatitis. J Allergy Clin Immunol. 1996;97:9–15.

Kamphof WG, Kunkeler L, Bikkers SCE, Bezemer PD, Bruynzeel DP. Patch-test-induced subjective complaints. Dermatology (Basel). 2003;207(1):28–32.

Kligman AM, Basketter DA. A critical commentary and updating of the guinea pig maximization test. Contact Dermatitis. 1995;32:129–34.

Lachapelle JM. L'histoire contemporaine des batteries standard: une batterie standard 2: un réservoir utile? In: Progrès en dermato-allergologie: 16e Cours d'actualisation en dermato-allergologie du GERDA, Arcachon. Paris: John Libbey Eurotext; 1995. p. 217–27.

Lachapelle JM. Giant steps in Patch testing: an historical memoir. SmartPractice; 2010.

Lachapelle JM, Maibach H. Patch testing and prick testing. A practical guide. Official publication of the ICDRG. 3rd ed. London/New York: Heidelberg Dordrecht; 2012.

Lachapelle JM, Tennstedt D. Les tests epicutanés dans les toxidermies médicamenteuses. In: Progrès en dermatoallergologie: 19ème cours d'actualisation en dermatoallergologie du GERDA, Nancy. Paris: John Libbey Eurotext; 1998. p. 57–66.

Lachapelle JM, Frimat P, Tennstedt D, Ducombs G. Dermatologie professionnelle et de l'environnement. Paris: Masson; 1992.

Lauriere M, Pecquet C, Bouchez-Mahiuot I, Snegaroff J, Bayrou O, Raison-Peyron N, Vigan N. Hydrolyzed wheat proteins present in cosmetics can induce immediate hypersensitivities. Contact Dermatitis. 2006;54:284–9.

Mantoux C. Intradermo réaction de la tuberculine. Comptes rendus de l'académie des sciences. Paris. 1908;147:355–7.

Menardo JL, Bousquet J, Michel FB. Comparison of three prick test methods with the intradermal test and with the rats in the diagnosis of mite allergy. Ann Allergy. 1982;48:235–9.

Pepys J. Skin testing. Br J Hosp Med. 1975;14:412.

Pons-Guiraud A. Contre-indications des tests épicutanés. In: Progrès en dermato- allergologie: 16ème Cours d'actualisation en dermato-allergologie du GERDA, Arcachon. Paris: John Libbey Eurotext; 1995. p. 229–32.

Raison PN. Faut-il faire systématiquement des ajouts à la batterie standard d'épidermotests? Revue Française d'Allergologie. 2012;52(3):164–7.

Rancé F, Dutau G. Labial food challenge in children with food allergy. Ped Allergy lmmunol. 1997;8:41–4.

Salverda JG, Bragt PJC, de Wit-Bos L, Rustemeyer T, Coenraads PJ, Tupker RA, Kunkeler LC, et al. Results of a cosmetovigilance survey in The Netherlands. Contact Dermatitis. 2013;68:139–48.

Svedman C, Isaksson M, Björk J, Mowitz M, Bruze M. Calibration of our patch reading technique is necessary. Contact Dermatitis. 2012;66:180–7.

Van Ketel WG. Patch tests: methodology, standardization and significance of positive results. Arch Belg Dermatol. 1973;28:73–82.

Vigan M. Critères de lecture des tests epicutanés. In: Progrès en dermato-allergologie: 16e Cours d'actualisation en dermato- allergologie du GERDA, Arcachon. Paris: John Libbey Eurotext; 1995. p. 245–5.

Vigan M. La lecture tardive des patch- tests. In: Progrès en dermato-allergologie: 17e Cours d'actualisation en dermato-allergologie du GERDA, Bâle. Paris: John Libbey Eurotext; 1996. p. 109–17.

ViganM, Brechat N, Girardin P, Vuitton DA, Laurent R. An alternative to animal testing active cosmetovigilance. In: Jadassohn Centenary Congress of the European Society of Contact dermatitis and the American contact dermatitis Society, London, 9–12 Oct 1996 (Abstract 166).

Vigan M, Girardin P, Adessi B, Laurent R. Late reading of patch tests. Eur J Dermatol. 1997;7:574–6.

119

人体的热量交换

Victor Candas and Jacques Bittel

皮肤的热交换·热量转换·热平衡方程·寒冷环境·炎热环境

人体可将体内温度调节到一个相对正常的范围内，一般在37℃上下。这种恒温仅限于身体内部（核心），因为以皮肤为代表的外周温度可以变化很大（从几度到44℃）。

位于下丘脑的体温调节系统可将体温调节在恒定水平。下丘脑体温中枢，不但对循环血流的温度敏感，也在时时感知着身体各部位的温度。为了达到这个目的，外周（皮肤）温度感受器对冷刺激和热刺激做出特定的反应。其中一些传感器以静态模式（温度水平）运行，而另一些以动态模式（温度变化率）运行，或两者皆有。身体各部位的温度在体温调节中枢整合。体温调节中枢根据热平衡原则（thermostat principle）（体温设定在37℃），感知到对设定温度的任何偏移（信号误差），人体即触发体温调节应答，以适应冷或热的增加。

为了维持恒温，体温调节系统需要平衡人体的得热和散热，相互抵消以达到热平衡（heat balance）。这种平衡（balance, B）源自两方面：人体内部总的产热量［M, metabolic（代谢）］；各种散热量（通过呼吸运动或皮肤散热），是传导（K, conduction）散热、对流（C, convection）散热、辐射（R, radiation）散热和蒸发（E, evaporation）散热的总和。

$$B = M \pm R \pm C \pm K - E$$

代谢产热与细胞活动相关，静息状态下为最小值（50W·m^{-2}），剧烈运动时明显升高（500W·m^{-2}）。热量几乎都是在身体的中央部位产生的，再运输到皮肤与外界环境进行热量交换。这种热量运输是通过组织传导（tissue conduction）或血液对流（blood convection）进行的：

– 组织传导（tissue conduction, $H_{k,t}$），通过不同组织间的接触传递热量，但并不是主要方式，仅占总量的10%～15%，遵循以下公式：

$$H_{k,t} = h_{k,t} (T_{co} - T_{sk}) A_k （单位：W）$$

其中 $H_{k,t}$ 代表组织传导系数，T_{co} 是核心温度，$\overline{T}_{sk}$ 是平均皮肤温度，A_k 是进行传导散热组织的面积。

– 血液对流（blood convection），热量从核心向皮肤传递的最重要的方式，遵循以下公式：

$$H_c = F_{sk} \cdot c_b \cdot \varrho \cdot (T_{ar} - T_v) （单位：W）$$

其中 F_{sk} 代表总的皮肤血流量，c_b 是血液比热容，ϱ 是血液密度，$(T_{ar} - T_v)$ 是动脉血与静脉血的温度差。由此可见动静脉网是热量对流的载体，将肌肉及重要器官产生的热量传至身体其他各处，而热量最主要通过皮肤散发。

1 皮肤与外界环境的热量传递

皮肤和环境之间的热量传递（**heat transfer**）通过传导（K）、对流（C）、辐射（R）和蒸发（E）等方式实现。

– **传导（K）散热**，通过皮肤和环境之间的直接接触来散热，遵循以下公式：

$$K = h_k (T_s - T_{sk}) \cdot A_k （单位：W）$$

其中 h_k 代表相互接触的身体部位的导热率，T_s 是这些部位的体温，T_{sk} 是接触部位的皮肤温度，A_k 是接触面积。

– **对流（C）散热**，例如，通过电阻加热器加热房间里的空气，遵循以下公式：

$$C = h_c (T_{db} - \overline{T}_{sk}) \cdot A_c （单位：W）$$

其中 h_c 代表的是对流传热系数，T_{db} 是干球（空气）温度，$\overline{T}_{sk}$ 是平均皮肤温度，A_c 是对流区域的面积。如果空气流速高，对流散热明显增加，可根据以下公式校正 h_c：

$$h_c = K_c \cdot V_a^{0.6}$$

其中 K_c 取决于身体的形状，V_a 是空气流速。没有风时，对流被认为是自然对流；有风时，被视为强制对流。干球温度计（dry bulbthermometer）能精确测量空气温度。

– **辐射（R）散热**，稍难理解。任何物体，不论是生命体还是死物，都在向外辐射散热，遵循公式：$R_t = \varepsilon \delta T^4$，其中 R_t 是体发射率，a 是 Stefan-Boltzmann 常数（5.67×10^{-8}W·m^{-2}·K^4），

T 是绝对温度（Klein，K）。

任一物体表面都会与相对的另一物体表面通过辐射交换热量。已知皮肤的红外线发射率接近 1（0.97），皮肤与环境之间的热交换强度为：

$$R = h_r (\overline{T_r} - \overline{T_{sk}}) \cdot A_r \text{（单位：W）}$$

其中 h_r 是辐射的线性热交换，$\overline{T_r}$ 是环境的平均辐射温度，$\overline{T_{sk}}$ 是平均皮肤温度，A_r 是进行热交换的物体表面。

A_r 求值：

$$A_r = \frac{A_r}{A_d} \cdot A_d$$

A_d 是 DuBois 面积（总的皮肤面积），求值：

$$A_d = 0.202\,5 M^{0.425} \cdot T^{0.725}$$

其中 M（kg）= 体重 = 体重 $/9.81 \text{m} \cdot \text{s}^{-2}$，$T$（m）= 高度，$\dfrac{A_r}{A_d}$ 是与外界环境交换热量的皮肤区域的百分比，一般为 70%（其余 30% 是人体相邻部位相互交换热量：如腿内侧、手臂内侧、下巴和躯干之间等）。

– 蒸发（E）散热，皮肤分泌的汗液蒸发散热，1g 汗液蒸发可带走 2.42kJ 热量。遵循公式：

$$E = h_c (P_a - P_{sk}) A_e \text{（单位：W）}$$

其中 h_c 是对流蒸发的热交换系数，与传热系数线性相关，A_e 是蒸发表面，$(P_a - P_{sk})$ 是环境水蒸气压与皮肤上的饱和水蒸气压之差。P_a 通常未知，可以写为：

$$A_c = \frac{A_e}{A_d} \cdot A_d$$

其中 A_d 是 DuBois 面积（总的皮肤面积；参见上面的计算），$\dfrac{A_e}{A_d}$ 是以分数表示的皮肤湿度。皮肤湿润度（skin wittedness）这个概念很有用，因为它很好地描述了热应变的严重程度。皮肤湿润度达到 30% 时，会感到不适。当皮肤湿润度达到 50% 时，汗液开始沿着身体往下滴；皮肤湿润度高于 85% 时，说明外界环境湿度极大。对于任何给定的情况（A_e 固定），蒸发散热与水蒸气压差（$P_a - P_{sk}$）成正比。因此，P_a 越接近 P_{sk}（5.8 ~ 6.6kPa），蒸发越少，从身体滴下的汗液越多，不能有效散热。

总之，K、C 和 R 的热交换被称为干热交换（dry heat exchanges），因为它们基本上与皮肤温度和环境温度（T_{sk}、T_{dh} 和 T_r）之间的差异成正比。蒸发散热，也称为潜热交换，基本上与空气和皮肤的水蒸气压差成正比。热量交换与皮肤温度有关，受到体温调节系统的控制。热量交换可以是全身性的（热平衡是维持恒温所必需的），也可以是局部性的（因为它们是热感觉的起源，这可能会导致不适）。

呼吸系统的额外热交换

吸入的空气以干球温度进入呼吸道，而呼出的空气温度约为 35℃，因此会通过呼吸对流（C_{resp}）发生热交换。同样的，吸入肺部的空气湿度与大气的空气湿度相同。呼出时空气在 35℃ 时完全饱和；因此，呼吸蒸发也会发生热交换（E_{resp}）。这部分热量交换（$C_{resp} + E_{resp}$）不受体温调节中枢的控制，其强度完全取决于环境条件和呼吸通气速率。除非是在干燥环境中进行剧烈运动，否则这部分热量交换可以忽略不计。

2 热平衡方程

热平衡方程（heat balance equation）B=M+K+C+R+E 是各部分热量交换的总和。根据定义，如果是热量增加，则为正值（+）；如果热量损失，则为负值（-）。鉴于此，公式可写成：

$$B = M \pm K \pm C \pm R - E \text{（单位：W} \cdot \text{m}^{-2}\text{）}$$

因此：

– M 指的是内部产热，永远是正值；

– E 是热量损失，永远是负值（除非是在特殊情况下，皮肤上出现凝结的水珠）；

– K、R 和 C 可正可负，取决于皮肤和环境的温差。

也就是说，B 可为 0（温度平衡），也可为正值或负值

总之，当热平衡方程为零（B=0）时，得热和散热平衡，内部热量保持不变。

当得热和散热失衡时（B ≠ 0），热量蓄积（heat storage）：这种情况常常发生在炎热环境或体育锻炼后。与之相反，寒冷环境下将出现热量亏欠（heat debt，D）。在这两种情况下，恒温可能会被打破，取而代之的是体温过高（炎热）或低体温（寒冷）。

2.1 寒冷环境中的热平衡

寒冷环境中，为了达到热平衡（heat balance），M=-R-C-K-E，这意味着代谢产热 M 必须抵消所有的热损失（R、C、K 和 E）以维持恒温。因此，机体为了御寒会启动两大体温调节机制：

- 通过增加皮肤隔热性来减少热损失：周围血管收缩（皮肤血流量减少）导致平均皮肤温度降低，从而降低皮肤与环境的温差。
- 内部产热增加，通过寒战来增加内热，这是肌肉为了抵御寒冷而产生的特别运动，可达到 $200 \sim 250 W \cdot m^{-2}$，或通过主动身体活动产热（高达 $500 W \cdot m^{-2}$）。尽管如此，无论是寒战还是身体活动都不能维持很长时间，否则会使人特别容易感冒。
- 可能还存在其他热源的存在，最明显的是食物进食时的特殊动力，但它的重要性可忽略不计。至于说非寒战产热（常见于龄齿动物）很少发生，即便有，也只在形成适应性机制的过程中才出现。

总而言之，如果没有衣物保暖或待在暖和的地方，人在寒冷环境中常常出现热量失衡，导致热量亏欠（低体温），其严重性取决于冷应激的强度、持续时间和人体所在的环境类型（水中比空气中更容易出现热量失衡）。外周血管收缩而使隔热性增加，皮肤因为有这种机制，因而在减少热量丢失的方面起到重要作用。过度的生理性隔热与冻伤的发生有关。某些适应性机制可降低皮肤热量丢失的程度；例如，皮下脂肪厚度增加可导致外周组织的导热率下降，皮肤热量丢失减少。

2.2 高温环境中的热平衡

高温环境中的热平衡公式为 E=M ± R ± C ± K，也就是说汗液蒸发是唯一的散热方式，以平衡内部代谢产热（M）及外部得热（R ± C ± K）。如果 E=M ± R ± C ± K，达到热平衡，E_{req} 是达到热平衡所需的蒸发散热量。E_{max} 是汗液蒸发的最大散热量，受环境条件所限，主要是受气温和空气湿度的影响。因此，当 E_{max} 大于 E_{req} 时，可保持热平衡；但当 E_{max} 小于 E_{req} 时，会出现热量蓄积（heat storage，S），导致体温过高，其严重性取决于环境条件、人体活动水平及热暴露的持续时间。

中暑（heat stroke）是体温过高的严重后果之一，常常导致死亡。热容量受到受试者最大出汗率的限制。出汗率可达到 $2 \sim 3L/h$，但这种出汗率只能维持很短的时间。另一方面，液体的摄入量如果不能抵偿汗液流失量，可能导致脱水，伴有低体温、心动过速、渗透压失衡等。

3 结论

皮肤是人与环境之间进行热交换的场所。皮肤通过血管收缩或扩张来调节热交换的强度，使得它在抵抗环境热应激方面发挥重要作用。数百万的汗腺的形成，能够分泌和排泄汗液，使得它在温热环境下成为独特的散热场所。

（夏悦 译，赖维 校 / 审）

参考文献

推荐阅读

Chapter 110 and 111: Cooper KE Basic thermo-regulation – Body temperature control and its disorders. In: Greger R, Windhorst U, editors. Comprehensive human physiology: from cellular mechanisms to integration, vol 2. Berlin/Heidelberg/New York: Springer; 1996. p. 2199–218.

120

人体热生理参数

Victor Candas

内容

关键词

消化道温度·食管温度·高温·平均皮肤温度·直肠温度·皮肤血流·舌下温度·出汗率测量·颤动性产热·鼓膜温度·阴道温度

值得注意的是，国际标准（ISO 9886）可作为数据测量和解读的指南。

1 颤动性产热（thermal shivering）

1.1 定性

特定肌肉等长收缩，产生的能量全部转换为热量，这就是肌肉颤动。颤动可以很容易地从肌电活动中检测出来。检测电极一般位于咬肌上方或肩胛骨区域。为了满足热量需求，颤动首先发生于局部，再向外扩散。肌电图（electromyography）可以准确检测到颤动的发生，这可以应用于寒冷耐受的研究中，虽然无法进行定量分析。

1.2 定量

肌肉活动需要能量（参见第121章），颤动导致氧气消耗量增加。一般情况下，当呼吸熵正常（= 0.8）（来自脂肪、碳水化合物和蛋白质的联合氧化）时，除静息代谢外，每升氧气每小时产热 5.6W。因此可通过测量吸氧量和二氧化碳消耗量，来评估低温条件下肌肉颤动的情况（呼吸熵 MCO_2/MO_2 比 O_2 能量当量的预测性更好）。举个例子，中度低体温时，为了维持稳定的核心温度，需要 100W 的热量，也就是额外需要 300ml/min 的耗氧量，约为静息状态下耗氧量的两倍。

2 直肠温度（rectal remperature）

将热敏传感器（thermosensor）（探针可以是一次性的，也可以是消毒后能重复使用的）深入直肠，距肛门括约肌约 10～12cm。虽然热敏传感器是惰性的，但会受到它在直肠内位置的影响，即是否与直肠壁直接接触，也受到从下肢回流的静脉血

温度的影响。为了避免损伤，受试者不能有痔疮。

3 食管温度（esophageal temperature）

热敏传感器由鼻子进入，再深入食管，口腔里含一口水，在适当的时候吞下去，以辅助传感器下行。为了能够准确测量，探头和鼻腔之间的距离一般约为 40cm。传感器位于食管时，可准确读取动脉血温［由于心脏和主动脉贴得很近（Brengelmann et al. 1979）］。这种测量方法可能会受到快速呼吸（吞咽时）的影响。吞下去的水的温度及局部蒸发也会对测量有影响。

4 鼓膜温度（tympanic temperature）

探头通常位于弹簧的顶端，进行接触式测量（Brinnel and Cabanac 1989）。虽然弹簧非常柔软，但在探头与鼓膜接触时，仍然会有疼痛，受试者会听到巨大的噪声。耳道必须非常干净（没有耳垢），并且隔绝外界干扰（例如用耳塞和单声道耳机），以避免受到环境温度的影响。使用红外测温仪（infrared thermometer）进行间接测量似乎更容易，因为它的侵入性较小。但前提是受试者的耳道是直的，没有阻塞，且操作者具有一定专业知识。鼓膜温度常常测不准，因为实际上测量的是耳道温度。

5 舌下温度（sublingual temperature）

热敏传感器（带有一次性探头）尽可能深入舌下。为保证测量的准确性，要求受试者只能通过鼻子呼吸（Mairiaux et al. 1983）。经口呼吸会伴有唾液蒸发，进而导致测量的温度偏低。活动时很难测量口温，因此可以在短暂的活动间歇时测量。

6 消化道温度（digestive tract temperature）

随着受试者的吞咽，热敏传感器（带有能发

射无线电的电池）沿着消化道下行，从而进行无线电追踪。传感器测量核心温度的变化，受传感器位置的影响，数据有所波动（是否与粪便或肠壁接触）。

7 阴道温度（vaginal temperature）

这种无创性测量可以很好地反映核心温度。

8 平均皮肤温度（Agache 2004）

测量局部皮肤温度，并推算整体皮温，这就是平均皮肤温度（mean skin temperature）。可通过接触式或红外线仪进行测量。如果是接触式测量，则接触点不应受到任何压力，也不能有任何覆盖，否则可能阻碍传感器或者影响局部原本的蒸发散热。取各处局部皮肤温度的平均值，即得到平均皮肤温度，其中每个局部测量值均按该部位的体表面积按比例加权。受热时，局部皮肤温度的升高通常比遇冷时它下降的程度小。除了剧烈的体育锻炼外，平均皮肤温度不依赖于内部产热（见第 121 章）。然而，它并不完全独立于下丘脑体温中枢的调节，例如在发热时皮肤温度低。

9 心率测量

计数心电图上的 QRS 波群可以测量心率。由于个人便携式心率仪（personal, portable cardiofrequency meters）（例如 Sport-tester 型号）的使用，测量心率已变得很容易。忽略情绪对心率的影响，可以认为心率由 3 部分组成，每个部分都受受试者自身状态的影响：

- 基础值，室温，静息状态下的心率；
- 活动值，执行标准任务，与体力活动的强度线性相关；
- 温度值，与热量储存量成正比，源自环境条件和代谢产热量。

预先了解受试者的体力和对冷热温度的反应性，测量心率可间接评价热应变（Vogt et al. 1973）。

10 出汗率测量（Agache and Candas 2004a，b）

评估一段时间内的总的出汗量，可以测量受试者前后的体重，再加上损失在衣物中汗液量，或者通过监测受试者的体重来实现。体重的改变对应的是出汗损失的水分，另外水分通过呼吸气体交换及呼吸蒸发也会损失掉一部分。出汗可分为两部分：一是蒸发率，二是滴落率（后者没有冷却效果）。需要测量两个数值，一是体重随时间的变化，二是滴落的汗液量（通常受试者站在一个含油的澡盆里）（Candas et al. 1980）。从总出汗率（sweat rate）中减去滴落率，得到的就是蒸发率。

测量只能针对身体的某一个部位，可以收集沿着塑料袋容器滴下的汗液（Risson et al. 1991），或者测试前后气体含水量的变化（Graichen et al. 1982）。但是，将这些数据推算到整个身体区域得到的结果通常会偏高。第一种方法无法测量出汗率，并且该方法主要用于分析收集到的汗液的电解质含量（检测囊性纤维化）（Boisvert et al. 1997）。此外，由于汗液不能蒸发，局部皮肤温度升高，进而刺激汗液继续分泌，导致测得的结果偏高。当然结果也可能会偏低，局部皮肤潮湿，诱发汗液分泌的负反馈（这种现象被称为"汗液停止分泌"）（Candas et al. 1979）。在第二种方法中，使用湿度测量设备测量前后气体含水量的差异。这种方法可以测量出汗率。但湿度测量设备（测量通气率，气温，湿度）并不易得，因为它不能移动且价格昂贵。无论如何，测出的结果已尽可能准确反映了出汗强度。

11 皮肤血流量

（参见第 48、50、49、52、53、56 和 58 章）（Agache 2004a，b）

个体承受热量的能力取决于血管舒缩反应。事实上，当受热、体育锻炼或者两者皆有时，血管会扩张，将内部产生的热量向外界散发。皮肤血流量（skin blood flow）（或更准确地说，皮肤血流量的变化）的测量手段有：肢体绑定体积描记仪（例如放置在手臂周围的应变计），或者测量一小块皮肤的热清除率，或者通过多普勒效应（激光多普勒）监测任意单位局部皮肤血流量的变化。

12 选择合适的方法评估耐热性

选择哪种热刺激和物理参数，取决于试验目的是什么以及有多少经费预算。如果没有人工气候室，耐热性（resistance to hyperthermia）试验也可以在加热室或桑拿浴室中进行。甚至可以让受试者洗个热水澡，更加简便可控。动感单车，划船机和跑步机也能够诱发体温调节反应。穿着衣服，特别是那些不透气的衣服，会加速这一过程，使得热量蓄积。尽管如此，需要注意的是，无论刺激模式如何，至少需要 40 分钟才能使体温达到一个稳定的水平，进而触发相关的热物理反应。最后，为了准确测量出汗量，额外还需要 15 ~ 20 分钟收集汗液。

因此，研究体温调节系统的功能，完成相关测试至少需要 1 个小时。如果热量蓄积足量且连续，测试时间可缩短，但这时很容易发生事故。测试时需要记录上述所有变量。无论采用哪种方法，内部温度不得超过 39℃，并且心率必须一直保持在安全值（190 减去年龄）以下。在这种条件下，1 小时后全身水分损失不应超过 700 ~ 800g。来自刺激区域的局部血流量，静息状态下应等于或略低于 $1mg \cdot min^{-1} \cdot cm^{-2}$，剧烈运动时可达到 $2 ~ 3mg \cdot min^{-1} \cdot cm^{-2}$。

（夏悦 译，赖维 校／审）

参考文献

Agache P. Thermometry and remote thermography. In: Handbook of Measuring the skin. 1st edn. Berlin: Springer; 2004a. p. 354–62.

Agache P. Epicutaneous thermal clearance. In: Handbook of Measuring the skin. 1st edn. Berlin: Springer; 2004b. p. 352–53.

Agache P, Candas V. Eccrine sweat glands. In: Handbook of Measuring the skin. 1st edn. Berlin: Springer; 2004a. p. 302–9.

Agache P, Candas V. Sweat gland metrology. In: Handbook of Measuring the skin. 1st edn. Berlin: Springer; 2004b. p. 311–28.

Boisvert P, Desruelle A-V, Candas V. Comparison of sweat rate measured by a pouch collector and a hygrometric technique during exercise. Can J Appl Physiol. 1997;22 (2):161–70.

Brengelmann GL, Johnson JM, Hong PA. Electrocardiographic verification of esophageal temperature probe position. JAppl Physiol. 1979;147:638–42.

Brinnel H, Cabanac M. Tympanic temperature is a core temperature in humans. J Therm Biol. 1989;14:47–53.

Candas V, Libert JP, Vogt JJ. Influence of air velocity and heat acclimation on human skin wettedness and sweating efficiency. J Appl Physiol Respir Environ Exerc Physiol. 1979;47(6):1194–200.

Candas V, Libert JP, Vogt JJ. Effect of hidromeiosis on sweat drippage during acclimation to humid heat. Eur J Appl Physiol. 1980;44:123–33.

Graichen H, Rascati R, Gonzalez R. Automatic dew-point temperature sensor. J Appl Physiol Respir Environ Exerc Physiol. 1982;52(6):1658–60.

Mairiaux P, Sagot JC, Candas V. Oral temperature as an index of core temperature during heat transients. Eur J Appl Physiol. 1983;50:331–41.

Risson GR, Boisvert P, Peronnet P, Perrault H, Boisvert D, Lafond JS. A simple and disposable sweat collector. Eur J Appl Physiol. 1991;63:269–72.

Vogt JJ, Meyer-Schwertz MT, Foehr R, Metz B. Motor, thermal and sensory factors of heart rate variations: a methodology for indirect estimation of intermittent work and environmental heat loads. Ergonomics. 1973;356:131–42.

推荐阅读

Cooper KE. Chapters 110 &111: Comprehensive human physiology. From cellular mechanisms to integration. In: Greger R, Windhorst U, editors. Basic thermoregulation – body temperature control and its disorders, vol. 2. Berlin: Springer; 1996. p. 2199–218.

121

人体的热调节功能评估

Victor Candas and Jacques Bittel

内容

1 耐热性

没有哪种方法简简单单就能测出个体的耐热性（resistance to heat），都需要先刺激人体出汗，再测量出汗量或者汗液的电解质含量。每种方法需要让受试者先进入人工气候室，或者运动一会儿，以启动体温调节机制，使得核心温度升高。

1.1 评估耐热性的参数

尽管医生或生理学家最感兴趣的变量是核心温度（core temperature）（因为它是一个可调节的变量，并对维持生命至关重要），但皮肤温度（skin temperature）也是一个重要指标。事实上，对于一个静息状态下新陈代谢率在 100W 左右的人来说，只有核心温度和皮肤温度之间存在几摄氏度（3 或 4℃）的差异才可能向外界传导内部热量。高温环境会使得核心温度与皮肤温度之间的差异降低。这种温度差异是评估耐热性的参数之一（Pandolf and Goldman 1978）。如果皮肤温度等于或高于核心温度，人体将无法消耗自身内部热量。尽管如此，核心温度和皮肤温度的温差可以低至十分之几摄氏度（十分之二或十分之三）。在耐受性较强的受试者中，出汗更快，出汗率更高，血管舒缩反应更好，这种差异可保持在 1℃ 左右。从不适应的状态（例如，核心温度与皮肤温度仅差 0.2℃）变为可耐受的状态（例如温差达到 0.6℃），心血管系统的消耗可降低 300%。代谢产生的热量必须由细胞通过血液循环运输到外周。核心温度与皮肤温度的温差减少，内部热量的传导减少，心率补偿性升高，继而导致心血管系统耗能增加。因此，对于热应变评估来说，热耗率是一个很好的指标（Vogt et al. 1973），前提是代谢应变可以忽略不计。最近，

以色列的学者提出了一种被称为累积热应变指数（cumulative heat stress index，CHSI）的热耐受性评估指标，该指标综合考虑了心率及核心温度的变化（Frank et al. 1996）。

出汗量（sweating rate）是反映体温调节能力的很好的指标。出汗越高，蒸发能力越强，能够防止过度的热量积聚。汗液蒸发可降低体温。全身均匀性出汗比某个部位过度出汗要好，因为前者汗液更容易蒸发，皮肤温度升高幅度较小，进而核心温度升高幅度也较小。所有这些热生理参数都是相互依赖的，这就是为什么研究者不能单独只测量某一个参数。

在这些参数中，心率是最容易测量的。耐受性较好的受试者，核心温度每增加一度，心率平均增加 30～35 次 /min。而耐受性较差的受试者，心率的增加可能更高。第二个参数是核心温度（直肠，食管，鼓膜，阴道，舌下，耳道）：它反映了人体内部储热。第三个参数是出汗量，只要测量受试者在热暴露前后的体重变化就可以得知。如果想要精确测量局部的出汗量，则需要特殊的实验室设备（Agache and Candas 2004a）。平均皮肤温度的测定比较复杂，因为它需要使用多个传感器（考虑到皮肤温度的不均匀性，最少要 4 个，最好有 10 个）。然而，在凉爽或寒冷的环境中，核心 - 皮肤温度差可能不是体温过高风险的良好预测因子。因为这时内热急剧增加，核心温度大幅升高，而皮肤温度受外界环境的影响并未相应增高，核心 - 皮肤温度差增大，但不能代表体温过高的风险小。值得注意的是，某些激素，特别是那些调节身体水含量的激素［抗利尿激素（antidiuretic hormone，ADH），肾素血管紧张素，利钠肽因子］，在严重的热暴露的情况下也会分泌。皮质醇已被证明是一种评估人体热应激能力的很好的指标（Follenius et al. 1982），但激素的检测是有创性的，而且不能快速诊断。

最后还有一种方法。热暴露常常导致血管明显扩张，耐受性差的受试者会出现颜面潮红，出汗不多（只有一些汗滴可见而不是全身大汗淋漓），但检查脉搏却发现有显著心动过速。观察到这种现象

可大致说明受试者的耐热性较差。但是，如果要定量测定耐热性，则需要更精确复杂的手段。

1.2 体温过高简介

3 种热应激可独立或组合导致热量蓄积：

– 外部应变：热暴露

– 内部应变：进行体育锻炼

（上述两种都使获得或产生的热量增加，直接导致热量蓄积）

– 间接的外部应变，通过减少可能的蒸发，使得散热减少

1.2.1 使用人工气候室（外源性热应变）

为了提高核心温度，需要增加热暴露。人工气候室（climatic chamber）是专门为此设计的。如果实验者（或从业者）对体温过高进行研究，他首先必须控制实验设备。现有的人工气候室都配有一套可维持温度稳定的传感器。

气温是最重要的调控因素。至于热源，可以使用各种热发生器。为了保持恒温，空气的流通是很重要的。这就需要不断注入新的空气，注入新空气的速度取决于室内空气流动的速度（反之亦然）。因此确定室内空气流动的速度对于确保正确的更新速度非常重要，当然也是因为空气流动的速度会影响对流换热和蒸发换热（参见第 119 章）。

正如 Agache（2004）所说的，人体与环境之间的热交换也取决于周围物体的表面温度。调控人工气候室所有墙壁的温度是很困难的。最简单的方法是使用一个小型的封闭空间，例如一个箱子或一个由两个墙壁构成的隧道，在这两个墙壁之间注入循环水。如果外壳的隔热性能好，则易于控制水温。对于较大的房间（类似于普通大小的客厅），想要调控墙壁的温度，一种简单、便宜又快速的方法是令墙壁与空气的温度相同。要做到这一点，房间内的墙壁要由聚氨酯薄膜（polyurethane film）覆盖，该薄膜在所有表面（地面除外）都被拉紧，薄膜的内侧（面向墙壁的一侧）镀上铝，从而反射辐射热，然后令薄膜和墙壁之间的空气持续流通。

最难控制的参数是空气湿度，它与环境的水蒸气分压相对应。空气湿度会影响蒸发率（Agache and Candas 2004b）。为了加湿空气，需要让水分蒸发或者直接引入水蒸气。具体方法有两个，将水倒在热的固体上（类似于桑拿浴室），或者令温度较高的含水空气接触到温度较低的皮肤面（类似于从高压锅"跑"出来的空气）。尽管如此，维持恒定的水蒸气分压是困难的，其调节需要昂贵的测量工具，加湿器和 / 或吸湿器。只有专业的实验室才有这些设备。

1.2.2 做功引起的热应变 [内源性热应变（endogenous thermal strain）]

肌肉活动直接产生热量，并在全身分布。为了严格保证应变的内源性，需要让受试者全裸置于 33℃的环境中。事实上，在这种情况下，干热交换（对流和放射）等于零。环境温度和皮肤温度的差值为零，因此所产生的所有热量都源自新陈代谢，并且必须通过汗液蒸发来散除。

为了实现这种物理性热应变，通常使用的工具有：

– 测力自行车

– 跑步机

– 划船机

– 楼梯或"踏步测试"

工作中人体的机械输出非常低（从百分之几到 22%），这意味着大部分做功转换为产热。外部热负荷和严格的内部热负荷之间的主要生理差异在于心血管系统的动员。同样的出汗强度，做功时的心率更快，因为相比锻炼而言，做功时血流的再分布显然更重要。

1.2.3 联合热应变（combined heat strain）

热暴露与做功相结合，联合热应变很常见。在日常生活中，热暴露以辐射为主（气象中最常见的例子是太阳辐射），或有时也以对流为主（以暖流为例），但常常是两者的结合。

1.2.4 间接热应变（indirect thermal strain）

人体通过出汗及汗液在体表的蒸发来避免体温过高。环境湿度增加，或者蒸发能力受限（例如，部分或全部皮肤被不透气的衣物覆盖），或导致蒸发或多或少减少，导致热量蓄积。温水浴也是如此，因为在水中无法进行蒸发。

1.3 影响耐热性因素

对环境的适应（在炎热气候下长时间逗留，引起的耐热性增加）使得对抗炎热环境的能力提高，导致：

- 出汗开始的时间缩短（受试者越早出汗）
- 出汗敏感度增加（中枢和局部作用使受试者出汗更多）

散热性提高，导致核心温度与外周温度的差值显著增加，内部传热减少，进而使心脏负荷降低。

耐热性增强，汗液里电解质的含量降低，但由于整体出汗量增加，电解质丢失的总量反而增加了，进而导致一系不良后果（心动过速，低血容量，渗透压失衡，体温过高，中暑）。

2 耐寒性

人体耐热性相对较好，但耐寒性（resistance to cold）较差。事实上，如果没有任何御寒措施（房屋，遮蔽物，衣服），人类只能生活在热带或亚热带地区。评估耐寒性有两个标准（Bittel and Savourey 1995）：疼痛和热量亏欠（低体温）。

2.1 耐寒性与疼痛

这种抵抗力，或者更确切地说耐寒性，直接取决于平均皮肤温度水平（T_{sk}）。事实上，如果 T_{sk} 在 33℃ 左右（即在适温范围内），任何冷暴露都会直接或者通过外周血管的收缩，引起平均皮肤温度下降。

平均皮肤温度下降的程度与寒冷的程度及持续时间有关。T_{sk} 在 31℃ 时人体感到有点冷，T_{sk} 在 30℃ 时冷的打寒战，T_{sk} 在 28℃ 时感到极冷。T_{sk} 在 25℃ 是个阈值，低于这个温度，会感到难以忍受的疼痛及麻木感。

幸运的是，某些皮肤区域（特别是四肢、手和脚）的阈值低得多。例如，手部 T_{sk} 在 20℃ 时人体会感到冷的难受，在 15℃ 时感到极冷，5℃ 是阈值并有难以忍受的痛感。5℃ 作为阈值常常用来评估四肢对寒冷的敏感性，并能量化人体对寒冷的适应性。

四肢的皮肤温度也可能低于零度，导致冻伤。为了减少热量损失，外周血管收缩，然而这将进一步加重冻伤。

2.2 耐寒性及热量亏欠：低体温

低体温（hypothermia）是核心温度降低所产生的不良后果，一般指的是直肠温度低于 35℃（T_{re}）。产热量低于散热量，导致热量失衡（参见第 119 章）。需要再次强调的是，低体温的严重程度与冷应激的强度和持续时间有关。耐寒性，以及与之相关的生存预测，取决于低体温的程度。低体温可分为 3 种程度：轻度，核心温度在 34℃ 至 35℃，患者意识清醒，寒战，皮肤苍白冰冷，一般情况良好；中度，核心温度在 32℃ 至 34℃；重度，核心温度在 25℃ 至 32℃。低体温越严重，临床症状越明显。不论哪种程度，皮肤都是干冷的，有时呈现蜡样外观，四肢发绀。

某些体征可用于评估低体温的严重程度：核心温度低于 32℃，不再有寒战，取而代之的是肌肉强直。核心温度降至 30℃，患者意识丧失，牵张反射消失。28 ~ 30℃ 时通常会出现心室颤动，预示着即将死亡。低于 25℃ 时，肌肉强直消失，患者瘫软。能否用直肠温度来评估低体温的严重程度，尚存争议，因为直肠温度测的只是某个部位的核心温度。事实上，重要器官（例如心脏，大脑）的温度可能并不总是处于同一水平。尽管如此，直肠温度仍然是评估低体温严重程度的典型标准。

2.3 影响耐寒性的因素

体育锻炼使得代谢产能增加，可提高耐寒性（Bittel et al. 1988）。同样的，冷应激增强，卡路里的摄入也相应增多。另一方面，喝酒并不能抵御寒冷，这与常识相反。这是因为，酒精会麻痹体温调节中枢，不利于保持体温平衡。另外，疼痛本来是一个重要的警报信号，而酒精中毒时，痛感常常会减少甚至消失。

最后，穿衣戴帽仍然是人体抵御寒冷的主要方式。可以根据气温及人体活动强度穿脱衣物。某些生理性因素也可以增强耐寒性：皮下脂肪厚度（脂肪的绝缘性能是皮肤的 3 倍），皮下脂肪好比是一件天然的保暖大衣，最大摄氧量（最大 VO_2）与热量容量有关。

2.4 全身耐寒性测试

测量全身耐寒性，需将受试者置于寒冷环境中，以触发体温调节应答。外周血管突然收缩，从而降低皮肤温度并因此减少热量损失。几分钟后，由于肌肉寒战（触发寒战的时间 = d），代谢产热增加。此时，寒战的强度与冷应激的强度和持续时间有关。然而，寒战产生的热量有上限，不能超过相当于静息时产热量的 5 倍，也就是 $5 \times 50 = 250W \cdot m^{-2}$。当冷刺激过强，就会出现热量亏欠，导致低体温。耐寒性测试可以在空气或水中进行。

2.4.1 空气中进行耐寒性测试

空气中耐寒性测试需要在能够计算热量平衡方程的实验室中进行。人工气候室可确保环境参数的可控性和可重复性。目前尚没有受到公认的测试标准；在法国使用最为广泛的是 Centre de Recherches du Service de Santé des Armées（军队健康研究中心）热生理学部门。测试时要求受试者全裸，在温度为 1℃、相对湿度为 30%、空气流速为 $0.8m \cdot s^{-1}$ 的条件下静卧 2 小时，受试者将出现最大限度的肌肉寒战。

在整个测试期间，测量所有环境参数（空气温度，空气湿度，壁温，空气流速）以及计算热平衡所需的生理变量（测量方法参见第 120 章）。

通常说的核心温度是指直肠或食管温度。必须注意的是，当受试者置于寒冷的环境中，鼓膜温度不可靠，口腔温度更不可靠。在 10 个部位测量局部皮肤温度，以计算平均值。通过放置在大腿前部（股四头肌）和胸部水平（胸肌）的 3 个皮肤电极来评估寒冷环境中的肌肉活动（寒战）。测量呼吸运动的相关参数以评估肌肉的代谢产能：通气速率测量（Fleisch 流量计或超声波）以及呼出空气中的 CO_2 和 O_2 浓度。由呼吸熵（CO_2/O_2）得出氧气能量当量，再计算出氧气摄入量和代谢产热量。另外，测试中持续监测心电图，以确保安全性。在精确受控的环境里进行的空气中耐寒性测试，可

准确计算出热平衡方程，并精确确定热负荷（单位为 kJ）。后者可以用以下基础上的核心温度下降来表示：$3.48kJ \cdot kg^{-1}$ 对应于平均体温下降 1℃（即 70kg 男性受试者出现 244kJ 的热量亏欠）。另一方面，除特殊情况外，该测试绝不能导致核心温度降至 35.5℃ 以下。

2.4.2 水中耐寒性测试

受试者全裸浸入水中（头部除外），水温在 15℃ 到 18℃ 之间。由于水的热传导性是空气的 25 倍，将诱发明显的冷应激。在这种条件下，很快就会出现热量亏欠。核心温度在较短的时间内（15～45 分钟，取决于受试者的耐寒性）降至阈值的 35.5℃，这时受试者应终止冷水浸泡。耐寒性定义为核心温度降到 35.5℃ 所需要的时间。为完整了解对寒冷的适应性，受试者需重复多次冷水浸泡。

2.5 冷暴露局部测试

这类测试可定量测量四肢（主要是手）的耐寒性。最常用的方法是，受试者手部在 5℃ 的水中搅拌（Savourey et al. 1992），再测量局部皮肤温度（手部和手指部位）以及局部皮肤和皮下血液流量（应用激光多普勒技术）。测试中需要采取一定的保护措施。

一旦手部浸入冷水中，温度就会快速下降，几分钟后达到稳定，与水温（5℃）基本持平。如果受试者局部耐寒性较差，浸泡约 5 分钟之后就感到难以忍受的剧烈疼痛。

如果持续浸泡后，肢端血管非但不收缩，反而出现了寒冷血管扩张反应（cold-induced vaso-dilation，CIVD），这被称为 Lewis 现象［Lewis phenomenon，打猎反应（hunting reaction）］。CIVD 引起局部皮肤温度增加几摄氏度，导致疼痛强度降低。CIVD 持续几分钟并反复发作，发作的频率与冷适应的程度有关。经过数周（1 个月）的重复浸泡（一天一次或两次），局部适应性显著提高，进而耐寒性增强。此时 CIVD 会更早发作，且发作更频繁、更密集。也就是说，四肢的局部耐寒性可用耐受时间（发生难以忍受的疼痛所需要的时间）来

表示。耐受时间长（1小时或更长），寒冷适应性好，局部皮肤温度升高（Savourey et al. 1996）。

由此看来，在全身或局部耐寒性上，皮肤起重要作用，一方面通过血管收缩隔绝冷刺激，另一方面在强烈的冷刺激下产生疼痛来保护机体。

（夏悦 译，赖维 校/审）

参考文献

Agache P. Thermometry and remote thermography. In: Handbook of Measuring the skin. 1st edn. Berlin: Springer; 2004. p. 354–62.

Agache P, Candas V. Sweat gland metrology. In: Handbook of Measuring the skin. 1st edn. Berlin: Springer; 2004a. p. 311–28.

Agache P, Candas V. Eccrine sweat glands. In: Handbook of Measuring the skin. 1st edn. Berlin: Springer; 2004b. p. 302–9.

Bittel J, Savourey G. L'Homme et le froid. Pour la Science. 1995;207:32–40.

Bittel J, Nonotte-Varly C, Livecchi-Gonnot G, Savourey G, Hanniquet AM. Physical fitness and thermoregulatory reactions in a cold air environment in men. J Appl Physiol. 1988;65(5):1984–98.

Follenius M, Brandenberger G, Oyono S, Candas V. Cortisol as a sensitive index of heat-in-tolerance. Physiol Behav. 1982;29:509–13.

Frank A, Morand EY, Belokopytov M, Shapiro Y. The estimation of heat tolerance by a new cumulative heat strain index. In: Shapiro Y, Moran DS, Epstein Y, editors. Environmental ergonomics: recent progress and new frontiers. Tel Aviv: Freund; 1996. p. 194–201.

Pandolf KB, Goldman RF. Convergence of skin and rectal temperatures as a criterion for heat tolerance. Aviat Space Environ Med. 1978;49:1095–101.

Savourey G, Vallerand AL, Bittel J. General and local cold adaptation after a ski journey in severe arctic environment. Eur J Appl Physiol. 1992;64:99–105.

Savourey G, Sendowski I, Bittel J. Biometrical characteristics and physiological responses to a local cold exposure of the extremities. Eur J Appl Physiol. 1996;74:85–90.

Vogt JJ, Meyer-Schwertz MT, Foehr R, Metz B. Motor, thermal and sensory factors of heart rate variations: a methodology for indirect estimation of intermittent work and environmental heat loads. Ergonomics. 1973;35:131–42.

推荐阅读

Chapters 110 and 111: Cooper KE basic thermo-regulation – Body temperature control and its disorders. In: Greger R, Windhorst U, editors. Comprehensive human physiology: from cellular mechanisms to integration, vol 2. Berlin/Heidelberg/New York: Springer; 1996. p. 2199–218.

122

皮肤热敏感性分布

Nicola Gerrett, Yacine Ouzzahra, and George Havenith

内容

关键词

热敏感性·热和冷·人体绘图·性别·运动·种族·区域性热敏感性

缩写

ΔT_{sk}	Change in skin temperature（℃） 皮肤温度变化（℃）	
（EIA）	Exercise-induced analgesia 运动诱导镇痛	
RH	Relative humidity（%） 相对湿度（%）	
s	Seconds　秒	
TRPV	Transient receptor potential vanilloid 瞬时受体电位香草酸亚型	
TS	Transient response 瞬时反应	
T_{sk}	Skin temperature（℃） 皮肤温度（℃）	
VAS	Visual analogue scales 视觉模拟评分	
VO_{2max}	Maximal aerobic capacity （ml·kg^{-1}·min^{-1}） 最大需氧量（ml·kg^{-1}·min^{-1}）	

1 简介

皮肤是环境与身体核心之间的交界面，在保护机体和维持体温恒定（约37℃）方面起着至关重要的作用。为了维持热量平衡，人体会自动启动一系列生理性调节机制。然而由于人类会有意识地通过行为调节来保持热量平衡，自动温度调节的需求降低。行为调节受热感觉及热舒适的影响，包括穿脱衣物、搬入阴凉处或调整室内温度。这表明人体对温度的感受，直接影响了行为模式。

温度感受器（thermoreceptors）将周围环境的信息传递给大脑，参与体温的行为调节。温度感受器分布在外周（皮肤）和中枢，包括重要器官

和脊髓旁（Bullock et al. 2001）。温度感受器在皮肤中的位置、密度和分布对于人体对温度的感知起着重要作用。这些受体根据皮肤温度变化的方向和程度，瞬间增加或减少放电速度，最终影响了对温度的感知（Bullock et al. 2001）。人体对冷（cold）和热（heat）的感知是有差异的，这与两个因素有关，一是冷感受器的数量多于热感受器，二是冷刺激诱发受体的放电速度高于热刺激（Hensel 1981）。体表不同位置温度感受器的分布是有差异的，冷受体和热受体的数量也不相同，这也解释了为什么不同部位对温度的感知能力是不同的。

2 测量方法

研究局部热敏感性，有多种测量方法，掌握这些方法的原理，才能对结果做出正确解读。评估热敏感性（thermal sensitivity）的两种主要方法是：①测量热阈值，是指能够感知到冷刺激或热刺激的上限和下限；②测量热强度等级（量级评估），是指对于给定的刺激，所感受到的冷或热的强度。某个部位可能对小的温度变化很敏感，但是对给定的刺激，其感知程度可能低于其他部位，因此两种方法得到的结果可能不同。这两种方法都可以用来评估某个部位的热敏感性，但敏感性的类型有所不同，因此研究者必须掌握这两种方法的原理及区别。

2.1 热阈值

有3种不同类型的热阈值（thermal threshold），即绝对阈值、差异阈值和终极阈值。

测量绝对阈值（absolute threshold）（也称为阈值检测）需要先给一个温度刺激，要求参与者一旦感知到温度变化就对刺激做出响应。绝对阈值指的是能够产生冷感觉（冷阈值）的最高刺激温度或能够产生热感觉（热阈值）的最低刺激温度。用极限法测量绝对热阈值，受试者先置于室温中，再不断增加冷刺激或热刺激的强度。温度变化的速度对温度感受器有很大影响，因此测量的关键是要保证刺激强度是以一个较低且恒定的速度在不断增加，否

则将影响结果的准确性。受试者一旦有冷感觉或热感觉，就报告。

差异阈值（difference threshold）是指能够感受到显著差异所需的刺激的强度。它的测量方法与绝对阈值相同，但记录的是从室温开始，有冷感觉或热感觉所需要的温差（Lee et al. 2010）。

终极阈值（terminal threshold）指的是能感知到的刺激的极限，超出这个极限，感知强度不再增加。例如，随着温度的上升，热感觉不断增强，但当温度高于40℃时，即使再提高温度，热感觉也不会继续增强，则终极阈值为40℃。高于终极阈值，常常会有痛感。

在上面讨论的所有阈值中，阈值所对应的温度决定了皮肤热敏感性；冷阈值的温度越高，热阈值的温度越低，该区域越敏感。可以比较不同身体部位对于给定温度的敏感性差异，也可以比较同一部位对于不同温度的敏感性。该方法有一定局限性，由于受试者的反应时间有延迟，导致绝对阈值明显偏高（Yarnitsky and Ochoa 1990）。传导热刺激的初级传入神经，其传导速度比冷刺激的慢，因此反应延迟更长，这种现象在身体远端更为明显。不过，可以通过调慢温度的变化速度，以避免这种误差（Yarnitsky and Ochoa 1990）。此外，这种方法的另一个局限是，有些受试者可能习惯了报告他们感受到了温度刺激，即使在超出阈值之后，仍在报告（习惯误差）。与之相反的是，有些受试者可能预见即将感到刺激或即将感受不到刺激，提前报告（期望误差）（Meilgaard et al. 2007）。因此应调整刺激的顺序，避免受试者预判。

2.2 热强度等级

对于给定的刺激，所感受到的冷或热的强度，称为量级估计或强度等级（intensity rating）。皮肤受到固定温度的热刺激，受试者按照感知量表评估感觉的强度（详见下文）。强度等级受到皮肤温度与刺激温度的差值影响。由于接触刺激后皮肤温度会改变，皮肤温度和刺激温度之间的温差将随着时间的推移而降低。刺激初始会导致一个比较强烈的反应（Hensel 1981），进而诱发出更加强烈的

"瞬时反应"（transient response），之后再达到较稳定的"稳态反应"（steady-state response）（通常在10～20秒后；Ouzzahra et al. 2012）。

瞬时反应与皮肤初始温度和受试者对刺激的初始感觉有关。由于身体各部位的皮肤温度不完全相同，为了保证刺激的量级相一致，应根据局部的皮肤温度，调整刺激的强度。有两种方法，第一种方法是在给予刺激之前，先测量局部皮肤温度，再根据实际的局部皮肤温度，将刺激温度调整到设定值。第二种方法是，用瞬时反应（transient response，TS）除以刺激前皮肤温度（T_{sk}）和刺激温度之间的差值，通常写为TS/ΔT_{sk}。T_{sk}随着环境条件和身体部位的不同而有所变化，这两种方法都可以进行多部位间的比较（Choi et al. 1997；Fournet et al. 2013）。当刺激的持续时间足够长，导致皮肤温度接近或达到刺激温度，这被称为稳态反应（Ouzzahra et al. 2012）。由于稳态反应消除了初始T_{sk}的影响，应记录此时热感觉的绝对值，这个数值也可以用作不同区域间的对比。具体选用哪种方法，取决于本次研究的具体情况。这可能与固定刺激值（例如室温和水温固定）或相对刺激值（例如室温和水温可变）有关。最后，某些部位的T_{sk}可能无法达到刺激温度，这取决于有隔热性的脂肪层和局部血流的相互作用。例如，Nakamura等（2008）发现，在皮肤的不同部位给予相同的冷刺激，会得到不同的ΔT_{sk}，他们还提出，受到血管收缩扩张和组织内血管的分布情况的影响，不同部位的皮肤血流量不同，进而导致散热性不同。在这种情况下，如果想要根据TS/ΔT_{sk}计算热敏感性，则需要在刺激期间追踪T_{sk}。这可以通过薄层热电偶（thin thermocouple）来完成，该热电偶能确定"接触温度"（Jay and Havenith 2003，2004，2006），或者在给予刺激前后，立刻测量局部T_{sk}（例如，使用红外线温度计；Ouzzahra et al. 2012；Gerrett et al. 2014）。

这两种测量方法，不论是从0分到10分，或者是从中性到极热/冷，评分的绝对值越大，或者热感觉更强烈，都提示该部位对温度的敏感性越高。可以对比不同部位的热强度等级，也可以对比同一个部位对不同温度的热感觉强度。

2.3 感觉量表

文献中使用的量表各不相同，但大多数都是单极或双极 Likert 量表（Likert scales），从 0 或"中性"到极端情况，如"极热"或"极冷"。其中最常用的是改良 ASHRAE 热感觉量表（ASHRAE thermal sensation scales）（ASHRAE 1997）。该量表最初是从 1 分（冷）到 7 分（热），4 分是"舒适"。后来经过多位学者修正，范围改为从 -10 分（极冷）到 +10 分（极热）以及"中性"0 分（Gerrett 2012）。这样做的是为了在极端环境下也能进行评估，并且可以防止评估热感觉时出现"天花板效应"。量表还做出微调，从中性到极端之间设置了更多等级，以提高量表的敏感性。视觉模拟量表（Visual Analogue Scales，VAS）是近期提出的新方法。纸上画一条直线（没有数字刻度），两端标记为无或极端情况，要求受试者根据自身感觉在直线上划一记号，以表示当前的状态（感觉，舒适度，局部感觉等）。报道称这种量表准确性更高，因为受试者不必强制按照数字评分，或受限于某几个类别，而这些类别并不能真实反映受试者的当前状态（Leon et al. 2008）。Davey 等（2007）将 VAS 与 ASHRAE Likert 量表在稳定和动态的热环境中进行对比，结果显示支持 VAS 重复性更好，比起 Likert 量表更能反映体温的真实情况。研究还将 Likert 量表与 VAS（见图 2）相结合，对热感觉进行评估（Ouzzahra et al. 2012; Gerrett et al. 2014）。

2.4 热刺激

热刺激（stimulation）的具体细节非常重要，

可能会影响热敏感性的准确性。其中最重要的是刺激的温度，因为在使用强度等级 / 量级估计时，刺激是冷 / 热以及刺激的程度都会影响热敏感性的测定。刺激温度与受刺激皮肤之间的温差较大会导致更强烈的热感觉。在设定刺激温度时，需要考虑到不同温度感受器所能感知的温度范围。近期研究指出，神经末梢中的主要温度传感器属于瞬时受体电位香草酸亚型家族（transient receptor potential vanilloid，TRPV），由特定的温度激活（Schepers and Ringkamp 2008; Ständer and Luger 2009）。表 1 列举了 TRP 家族，激活条件以及激活后诱发的感觉。

检测热阈值时，刺激温度的变化率对热敏感性有很大影响。快速的温度变化会导致受体的放电速递激增，进而向大脑发出强烈的信号。与缓慢且持续的温度变化相比，快速的温度变化已被证明会诱发强烈的热感觉（Hensel 1981）。另外，当皮肤暴露于温度变化时，热阈值受初始温度和温度变化率的影响（Hensel 1950）。受到热刺激的体表面积也对热敏感性有影响。例如，分别将整只手和单一指尖浸入温水瓶（温度相同），与指尖相比，前者会感到水温更暖（Ross and Murray 1996）。Stevens 等（1974）发现给定刺激的面积越大，量级估计就越大。这与面积的加和有关，因为受刺激的表面积越大，温度感受器的数量越多，热感觉越强。

文献中提到的热刺激包括接触式的和非接触式的，如热辐射灯（thermal radiant lamps）（Nadel et al. 1973）、灌水衣服（water-perfused suits）（Cotter and Taylor 2005）和热探针（thermal probes）（Gerrett et al. 2014; Ouzzahra et al. 2012），或能调节微气候温度

表 1 TRP 家族成员，激活条件及激活后诱发的感觉（Ständer and Luger 2009）

受体	激活条件	诱发感觉
TRPV1	极热（> 42℃），质子，辣椒碱，花生四烯酰胺	冷，热，灼痛
TRPV2	极热（> 52℃）	过热导致疼痛
TRPV3	温暖（> 33℃）	温暖
TRPV4	温暖（～ 25℃）	温暖
TRMP8（Aδ 纤维）[a]	冷（8～28℃，薄荷醇）	冷
TRPA1	极冷（< 17℃），山葵	过冷导致疼痛

[a] 有髓鞘纤维。

变化的专用服装（Zhang et al. 2004）。非接触法更难实施，特别是在测量区域敏感性时，因为很难将特定区域隔离出来。非接触法的优点在于能够确保只有温度感受器被激活。诸如热或灌水衣等接触法更常见，且易于实施。但是由于受到"双重"神经刺激的影响，除了温度感受器被激活，不能排除同时也激活了该区域的机械感受器，尤其是在那些对触摸很敏感的部位。

2.5 示例

如何测定身体各部位的热敏感性，需要有具体的操作流程。Garrett 等（2014）测量了身体 31 个部位的热敏感性，见图 1。先用可洗记号笔在体表进行标记，以便于温度探针进行测量。测量顺序应该是随机的，或者分为数个小组，采用拉丁方设计来安排测量顺序，以避免顺序效应。

受试者可在测试区域休息，以保持皮肤温度和生理反应的稳定。休息时，受试者应熟知感觉量

表，并在身体各部位先进行练习，评估刺激的强度，以减少反应变量。休息结束后正式开始测试，先确定刺激的强度，再测量每个部位的热敏感性。严格按照以下步骤：使用红外线温度计（infrared thermometers）或皮肤热敏电阻（skin thermistors）测量 T_{sk}，再用探针测量。探针应该由同一研究者操作，以确保每个部位和每位受试者所感受到的压力是一致的。或者，可以在探针上安装一个压力表，以确保测试过程中压力保持恒定（Filingeri et al. 2014）。受试者需要在指定时间内，根据感知量表对热感觉做出评分（图 2 作为示例）。

热刺激器（thermal stimulator）通常由温度控制装置和温度刺激装置组成。有些研究人员使用几条注水管作为刺激源（Nakamura et al. 2008），或者使用可局部控制的注水衣（Ouzzahra 2012）。有学者在近期的研究使用了电刺激仪（electrical stimulator）（图 2）（Fowler et al. 1987; Gerrett et al. 2014; Ouzzahra et al. 2012）。刺激装置上配有 Peltier 元件，根据电流

图 1 全身的测量部位示例，Gerrett 等（2014）和 Ouzzahra（2012）

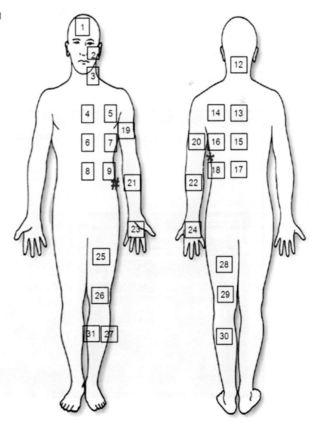

热感觉	
>10	痛苦的热/冷感觉
10	极热/冷感觉
9	
8	
7	
6	
5	
4	
3	
2	
1	
0	无冷/热感觉

图2 热感觉量表示例

的方向，可冷却或加热刺激器。图3所示的刺激器，也称为热探针，是一种金属块，它有各种尺寸，可以在5℃到50℃的范围内调节温度。刺激器被冷却还是加温，取决于施加的电流方向，可由温度控制器进行调节。探头还包含一个温度传感器，用于严格控制刺激温度，该温度传感器直接连接到

温度控制器的数字表盘。

为了避免瞬时反应造成意外，每次给刺激前，应口头提醒受试者注意视线范围之外的身体部位（例如，下背部外侧）。在热敏性测试中应尽量减少干扰。在测试过程中如果受试者出汗，应在接触温度探针前擦掉，避免体表传导性受到影响。

3 测量结果：人体热敏感性绘图

身体各部位的热敏感性数据已制成图表（Cotter 1997；Nakamura et al. 2008），但实际应用上比较麻烦，尤其当需要进行大量数据对比时。Gerrett 等（2014）和 Ouzzahra 等（2012）制作了人体绘图（body mapping）（类似于 Smith & Havenith 在 2012 年发表的出汗人体绘图），以显示温暖（40℃）和寒冷（20℃）条件下身体各部位热敏感性的差异。下面详述绘图的过程，与 Ouzzahra 等（2012）和 Gerrett 等（2014）的方法相近。

使用红外温度计测量皮肤温度，将固定的温度探针（图3）直接放置在皮肤上，要求受试者在接触后立即评估热感觉（瞬时热感觉）和/或在接触10秒后的热感觉（稳态热感觉）。图2是热感觉量表，实验中的冷或热刺激不会对人体造成伤害。分别测量

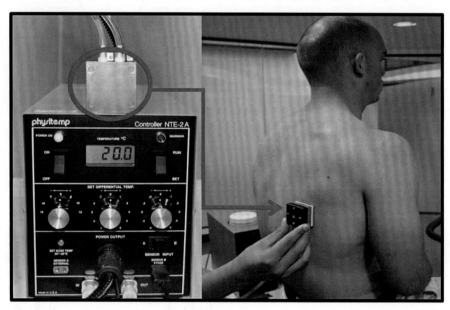

图3 热敏感性测试仪（左侧）在皮肤上进行测试（右侧）

静息状态下和运动时（30% VO_{2max}）身体各部位的热感觉。假设身体两侧为对称的，测量结果以绘图的形式展示，用颜色标识各部位热敏感性的差异（见图4～图8）。热感觉评分越高，图中的颜色越深，表示该部位对热刺激的响应幅度越高，热敏感性越高。

3.1 性别

冷感觉（20℃）和热感觉（40℃）存在性别差异。差异不仅表现在整体敏感性上，部位分布上也有不同。身体各个部位，女性的热感觉（40℃）和冷感觉（20℃）都明显比男性强烈（即更敏感）。这一发现丰富了目前文献中对性别间刺激差异的一般认知。既往的研究利用极限法发现女性对寒冷和温暖的敏感度要比男性高（Golja et al. 2003；Lautenbacher and Strian 1991；Kenshalo 1986），而这一研究用评分法应证了性别差异的存在。

图4 静息状态下男性（a）和女性（b）身体各部位对冷刺激（20℃）的稳态热感觉。（Ouzzahra et al. 2012）

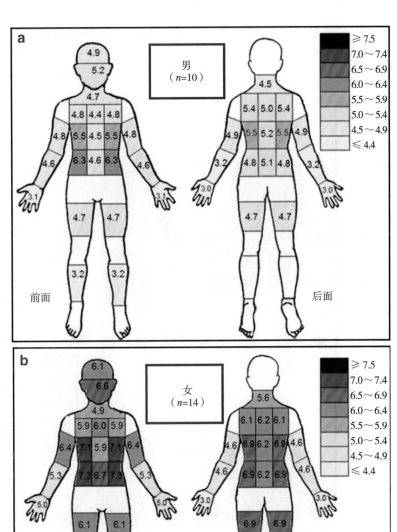

女性对冷和热的敏感度更高，可能与两性在生理和形态学上的差异有关，其中温度感受器密度的不同可能起到主要作用。Gøransson 等（2004）使用 3mm 穿刺活检针发现女性腿部表皮神经纤维的密度显著高于男性。学界普遍认为，温度感受器在身体各部位的分布是不均衡的（例如，Strughold and Porz 1931），另外，尽管没有研究系统地研究男性和女性体内热感受器的分布，但这种区域分布可能在两性间有所不同。

形态学因素如毛发密度，也能对性别差异做出解释。Ouzzhara 等（2012）发现男女对冷刺激的

敏感性差异最大的部位是腹部、臂后侧和大腿前侧。虽然没有具体研究女性的毛发密度，但这些部位男性的毛发确实比女性更加浓密。因此，男性的毛发可以作为绝缘层，在皮肤和外界刺激（温度探针）之间起到部分隔绝作用。而在女性受试者身上不会出现这种情况，因为女性的腹部没有终毛，并且他们通常会刮除腿毛。既往研究已指出，毛发分布和剃毛是导致热和疼痛敏感性性别差异的潜在原因（Caissie et al. 2007）。此外，皮肤厚度也可能是导致两性间热敏感性差异的原因之一（Golja et al. 2003）。事实上已经证明，女性的皮肤比男性的皮

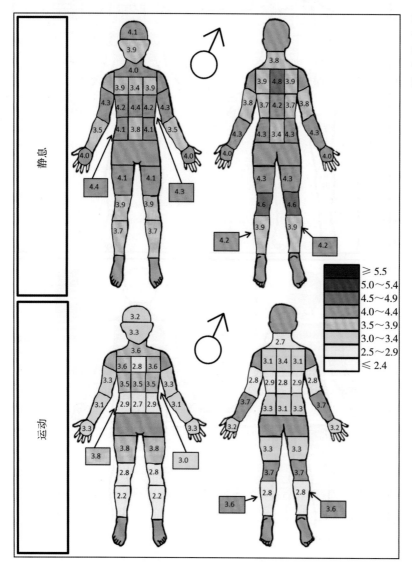

图 5 静息和运动状态下男性身体各部位对热刺激（40℃）的稳态热感觉，所有部位的热敏感性均明显低于女性（$P < 0.05$）。涂黑的部位未进行测试

图 6　静息和运动状态下女性身体各部位对热刺激（40℃）的稳态热感觉，所有部位的热敏感性均明显高于男性（$P < 0.05$）。涂黑的部位未进行测试。

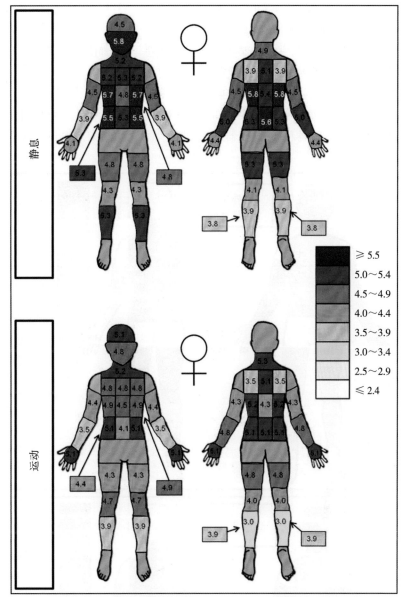

3.2 区域性分布

肤薄（Sandby-Moller et al. 2003），因此男性的较厚皮肤可能作为热刺激与温度感受器之间的屏障，使得有效刺激的强度降低。最后，既往已发现男性和女性对疼痛等其他体表感觉有差异，其中原因也可能对热敏感性的性别差异做出解释。另外有学者认为，月经期可能对疼痛阈值有独特的相互作用效应（Giamberardino et al. 1997）。总结起来，这些因素间复杂的相互作用很可能导致了目前和既往的研究中发现的男性和女性身体上的差异。

Ouzzahra 等（2012）和 Gerrett 等（2014）都发现了两性均存在身体不同部位间热敏感性的差异，而这在女性身上更为明显。与文献报道的一致，头部和躯干的热敏感性较高，而四肢最低。热感觉的区域性差异可能与以下几个生理因素有关。其中最常被提到的两个因素是，体表温度受体分布不均匀，且信号传入中枢神经系统后会进行整合及权重（Burke and Mekjavić 1991）。

皮肤温度变化的速度（ΔT_{sk}速度）也可以解释身体各部位之间热敏感性的差异。事实上，由于皮肤血流的区域性差异，身体的某些部位比其他部位更容易散热（Nakamura et al. 2008）。

这些研究的另一个共同发现是躯干侧面的热敏感性比内侧高。如前所述，温度探针与皮肤接触，同时刺激了热感受器和机械感受器，不能排除身体任何部位的机械感受器和热感受器之间可能有"双重"神经刺激，特别是在躯干侧面等对触摸更敏感的部位。

3.3 静息及运动

在另一项研究中，Ouzzahra 等（2011）研究了运动对身体上下 28 个部位冷（15℃）敏感性的影

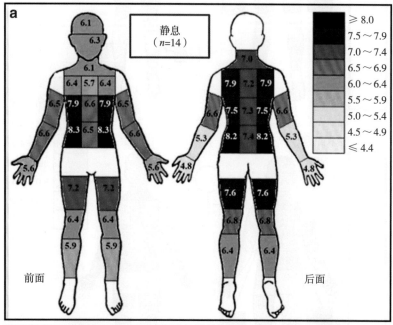

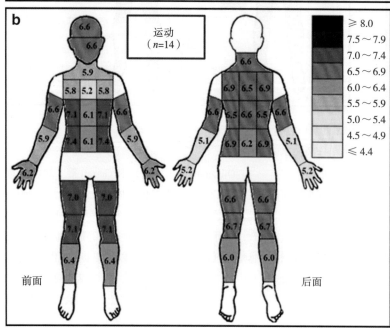

图7 静息（a）和运动状态下（b）男性身体各部位对冷刺激（15℃）的稳态热感觉。（Ouzzahra et al. 2011）

响（见图7）。受试者在休息时对冷刺激的敏感性比运动时高，其中11个部位有显著差异。对于这种现象，一种合理的解释是 T_{sk} 在运动中增加，导致热感受器受到更大的 ΔT_{sk} 刺激，这将增加脉冲频率，继而影响热感觉。目前的数据证实，T_{sk} 可部分解释对冷刺激的敏感性为何下降，而平均 T_{sk} 显著增加。同样，Gerrett 等（2014）发现，运动

会导致男性对热刺激的敏感性降低，但对女性而言，这种现象仅出现在某几个部位（见图5和图6）。有趣的是，运动过程中冷刺激敏感性的分布更加均匀，但受到热刺激时并未观察到这种现象。

据报道，运动本身导致人体对各种刺激的感觉减弱，特别是运动诱导镇痛（exercise-induced analgesia，EIA）效应可导致对触觉和痛觉的敏感

图8 不同种族身体各部位对冷刺激（20℃）的稳态热感觉：(a) 英国人；(b) 中国人；(c) 尼日利亚人。(Ouzzahra et al. 2011)

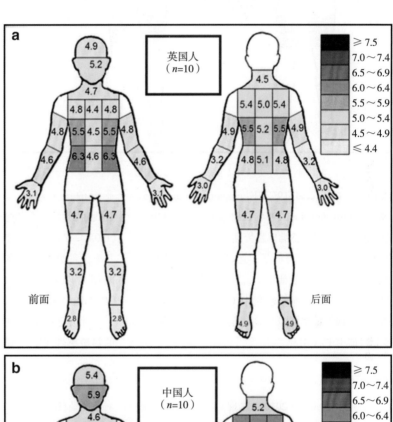

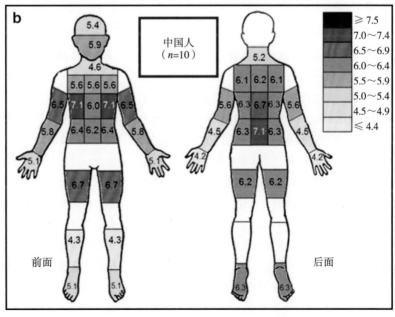

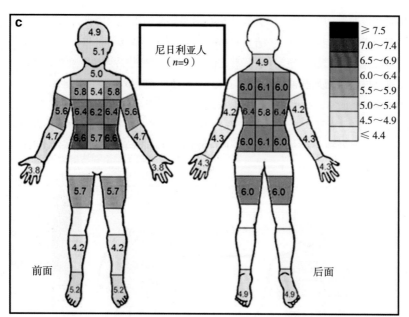

图 8（续）

性下降（Guieu et al. 1992；Kemppainen et al. 1985，1986；Pertovaara et al. 1984；Paalasmaa et al. 1991）。EIA 被认为是由于感觉信息传递到丘脑和体感皮层的减少有关，过程可能是：运动，本体感觉和肌肉传入活动增加，唤醒增加，注意力减少（Koltyn 2000）。在 Gerrett 等的研究中（2014），身体的热感觉并未随着由静息转为运动而改变，热敏感度的变化可能由 EIA 引起。

3.4 种族

最近 Ouzzahra（2012）发现对寒冷的热敏感性在种族（Ethnicity）间有差异。试验共招募了 29 名受试者，都生活在英国，其中 10 名为来自大不列颠的高加索人，10 名为来自中国的亚洲人，9 名为来自尼日利亚的非洲人。使用 20℃ 温度探针，在身体的 27 个部位测试受试者对冷刺激的敏感性，要求受试者报告特定部位瞬间和稳态的冷感觉。然后拍摄受试者躯干前侧、手臂、背部和腿部的照片，并使用五点量表（Garn 1951）对 9 个部位的局部毛发密度评分。冷感觉的人体绘图见图 8（稳定状态）。

结果显示，对冷敏感性高的区域包括全部组别的腹部外侧、中国组的中下背部和尼日利亚组的中上腹部。进行 Bonferroni 校正前，共发现种族间稳态热感觉的 13 处显著差异和趋势（0.05 ≤ P ≤ 0.1）（具体细节见 Ouzzahra 2012）。其中大部分差异存在于英国组和中国组之间，中国组对冷刺激更敏感。尼日利亚组在中上腹（P=0.052）和足背处（P=0.017）比英国组更敏感。

过去已有学者提出，不同地理来源种族之间的热敏感性可能不同。例如，发现南美洲已灭绝的 Fueguian 部落仅靠极有限的御寒措施，就能耐受冰冻气候环境。学界普遍认为，这些人群非凡的耐寒性是自然选择的结果（Hernandez et al. 1997）。另一个例子是史前波利尼西亚人，与 Fueguian 一样，生活在凉爽潮湿的海洋环境中。Visser 和 Dias（1999）研究了 3 个族群的头骨，分别是 Moriori 和 Maori 族群，他们是来自新西兰的史前波利尼西亚人，以及一个当代印度族群；通过测量脑神经孔的尺寸，分析比对了神经纤维的直径。有意思的是，由于神经的横截面积与轴突的数量成正比，因此前者可以代表感觉受体的数量。比较显示，与当代印度族群相比，史前波利尼西亚族群脑神经孔的尺寸明显较小。这被解读为波利尼西亚人面部皮肤受到感觉神经的支配较少。作者认为，皮肤感觉神经支配减少是为了适应凉爽和潮湿的环境而做出的自然选择。

除了这些可能的神经学差异之外，研究还探讨了种族间不同的生理特征，这也可能是由环境因素引起的。这些生理特征包括体重、体型和体表面积、骨形态、皮肤颜色、身体构成、代谢率和外周血管收缩（详见 Lambert 等在 2008 年发表的综述）。如何解释该研究中种族之间的热感觉差异，体毛的密度可能是其中一个原因。尽管样本量较小，但现有的结果与普遍认知相一致，即欧洲人的体毛密度高于亚洲人和非洲人。更重要的是，与中国人群相比，英国人群中显然体毛密度更高，这与后者热敏感性较低相符。人类的体毛主要起到隔绝作用，因此可以抵御寒冷（Johnson et al. 1993）。这个解释似乎较为合理，在该研究中，体毛可能作为皮肤的绝缘层，在刺激（温度探针）和皮肤之间增加热阻。这与另一发现相一致，即冷感觉与体毛密度有显著相关性，意味着体毛较少的身体部位，局部热感觉更强。Hooton（1946）认为，热带地区的人类才会出现体毛退化，因为这种对自然条件的适应不太可能发生在寒冷的环境中。其他理论认为，人类体毛退化是皮下脂肪层增厚的结果。Keith（1912）认为，人类的进化导致食物品种更加丰富，且一年四季都有稳定供应，这可能是人类体毛退化的原因之一。实际上，胎儿娩出后，营养加强，脂肪堆积增加，进而导致不再需要体毛，因为皮下脂肪层可以起到与体毛类似的保温作用（Hooton 1946）。社会步入现代化之前，在寒冷地区生活的人们通常肌肉相对发达，这些人肌肉和脂肪的分布具有地理特征性，可最大程度上起到了保暖的作用（Beall and Steegmann 2000）。正如 Hooton（1946）指出的那样，某些人类群体在进化的后期保留或甚至重新长出浓密的体毛也是完全可能的。

4 结论

测量身体各部位的热敏感性，首先对敏感性进行定义，再判断热强度等级和热阈值哪个指标更合适，如果是测量热强度等级，需明确是使用固定的刺激温度还是根据局部皮肤温度来调整。接下来，要确定刺激指定的 TRP 受体所需的温度。刺激持续时间和体表面积会影响热敏感性，但这些应该在不同地区进行标准化。瞬时反应与皮肤温度的变化有关。在皮肤温度稳定和 / 或反应稳定之前，不应该选用稳态反应。在预实验中应确定正确的时间点。高度留意身体部位间的差异，确保同一个受试者或受试者之间特定部位测量数据的准确性。人体绘图可将身体各部位的热敏感性清晰呈现。

（夏悦 译，赖维 校 / 审）

参考文献

ASHRAE. Thermal comfort. ASHRAE handbook of fundamentals. Atlanta: ASHRAE; 1997.

Beall CM, Steegmann AT. Human adaptation to climate: temperature, ultraviolet, radiation and altitude. In: Stinson S, Bogin B, O'Rourke D, editors. Human biology: an evolutionary and biocultural perspective. New York: Wiley; 2000. p. 163–224.

Bullock J, Boyle J, Wang MB. Physiology. 4th ed. Philadelphia: LippincottWilliams &Wilkins; 2001.

Burke WE, Mekjavić IB. Estimation of regional cutaneous cold sensitivity by analysis of the gasping response. J App Physiol. 1991;71:1933–40.

Caissie R, Landry PÉ, Paquin R, Champigny MF, Berthod F. Quantitative method to evaluate the functionality of the trigeminal nerve. J Oral Maxillofac Surg. 2007;65:2254–9.

Choi J, Miki K, Sagawa S, Shiraki K. Evaluation of mean skin temperature formulas by infrared thermography. Int J Biometeorol. 1997;41:68–75.

Claus D, Hilz MJ, Hummer L, Neundörfer B. Methods of measurement of thermal thresholds. Acta Neurol Scand. 1987;76:288–96.

Cotter JD, Taylor NA. The distribution of cutaneous sudomotor and alliesthesial thermosensitivity in mildly heat-stressed humans: an open-loop approach. J Physiol. 2005;565:335–45.

Cotter JD. The role of regional skin temperatures in thermoregulatory control during heat stress [PhD thesis]. University of Wollongong; 1997.

Davey S, Reily T, Newton M, Tipton M. The reproducibility and validity of visual analogue scales (VAS) that assess thermal perceptions in stable and dynamic, asymmetric environments. In: Mekjavic IB, Kounalakis SN, Taylor NSA, editors. Environmental ergonomics XII 2007: proceedings of the 12th International Conference on Environmental Ergonomics. Piran: Biomed D.O.O; 2007. p. 114–6. 2007 Aug 19–24.

Filingeri D, Redortier B, Hodder S, Havenith G. Thermal and tactile interactions in the perception of local skin wetness at rest and during exercise in thermo-neutral and warm environments. Neuroscience. 2014; 258:121–30.

Fournet D, Ross L, Voelcker T, Redortier B, Havenith G. Body mapping of thermoregulatory and perceptual responses of males and females running in the cold. J Therm Biol. 2013;38:339–44.

Fowler CJ, Carroll M, Burns D, Howe N, Robinson K. A portable system for measuring cutaneous thresholds for warming and cooling. J Neurol Neurosurg Psychiatry. 1987;50:1211–5.

Garn SM. Types and distribution of the hair in man. Ann N YAcad Sci. 1951;53:498–507.

Gerrett N. Body mapping of perceptual responses to sweat and warm stimuli and their relation to physiological parameters [PhD thesis]. Loughborough University; 2012.

Gerrett N, Ouzzahra Y, Coleby S, Hobbs S, Redortier B, Voelcker T, Havenith G. Thermal sensitivity to warmth during rest and exercise. A sex comparison. Eur J Appl Physiol. 2014;114:1451–62.

Giamberardino MA, Affaitati G, Valente R, Iezzi S, Vecchiet L. Changes in visceral pain reactivity as a function of estrous cycle in female rats with artificial ureteral calculosis. Brain Res. 1997;774:234–8.

Golja P, Tipton MJ, Mekjavic IB. Cutaneous thermal thresholds – the reproducibility of their measurements and the effect of gender. J Therm Biol. 2003;28:341–6.

Gøransson L, Mellgren S, Lindal S, Omdal R. The effect of age and gender on epidermal nerve fiber density. Neurology. 2004;62:774–7.

Guieu R, Blin O, Pouget J, Serratrice G. Nociceptive threshold and physical activity. Can J Neurol Sci. 1992;19:69–71.

Hensel H. Temperaturempfindung und intracutane Wärmbewagung. Pflugers Arch. 1950;252:165–215.

Hensel H. Thermoreception and temperature regulation. Monogr Physiol Soc. 1981;38:1–321.

Hernandez M, Fox CL, Garcia-Moro C. Fueguian cranial morphology: the adaptation to a cold, harsh environment. Am J Phys Anthropol. 1997;103:103–17.

Hooton EA. Up from the ape. New York: The Macmillan Company; 1946.

Jay O, Havenith G. Skin cooling on contact with cold materials: a comparison between male and female responses during short-term exposures. Eur J Appl Physiol. 2003;93:1–8.

Jay O, Havenith G. Finger skin cooling on contact with cold materials: a comparison between male and female responses during short-term exposures. Eur J Appl Physiol. 2004;91(4):373–81.

Jay O, Havenith G. Differences in finger skin contact cooling response between an arterial occlusion and a vasodilated condition. J App Physiol. 2006; 100:1596–601.

Johnson EF, McClure J, Herron P, Baskerville KA. Anatomical variation, human diversity, and environmental adaptation. J Natl Med Assoc. 1993; 85:337–8.

Keith A. Man, a history of the human body. New York: Holt and company; 1912.

Kemppainen P, Pertovaara A, Huopaniemi T, Johansson G, Karonen SL. Modification of dental pain and cutaneous thermal sensitivity by physical exercise in man. Brain Res. 1985;360:33–40.

Kemppainen P, Pertovaara A, Huopaniemi T, Johansson G. Elevation of dental pain threshold induced in man by physical exercise is not reversed by cyproheptadinemediated suppression of growth hormone release. Neurosci Lett. 1986;70:388–92.

Kenshalo Sr DR. Somesthetic sensitivity in young and elderly humans. J Gerontol. 1986;41:732–42.

Koltyn KF. Analgesia following exercise: a review. Sports Med. 2000;29:85–98.

Lambert M, Mann T, Dugas J. Ethnicity and temperature regulation. Med Sport Sci. 2008;53:104–20.

Lautenbacher S, Strian F. Sex differences in pain and thermal sensitivity: the role of body size. Atten Percept Psychophys. 1991;50:179–83.

Lee JY, Saat M, Chou C, Hashiguchi N, Wijayanto T, Wakabayashi H, et al. Cutaneous warm and cool sensation thresholds and the inter-threshold zone in Malaysian and Japanese males. J Therm Biol. 2010;35:70–6.

Leon GR, Koscheyev VS, Stone EA. Visual analog

scales for assessment of thermal perception in different environments. Aviat Space Environ Med. 2008;79:784–6.

Li Y. The science of clothing comfort: a critical appreciation of recent developments. Oxford: The Textile Institute; 2001.

Meh D, Denišlič M. Quantitative assessment of thermal and pain sensitivity. J Neurol Sci. 1994; 127:164–9.

Meilgaard M, Civille GV, Carr BT. Sensory evaluation techniques. 4th ed. Boca Raton: CRC Press; 2007.

Nadel ER, Mitchell JW, Stolwijk JAJ. Differential thermal sensitivity in the human skin. Pflugers Arch Eur J Phys. 1973;340:71–6.

Nakamura M, Yoda T, Crawshaw LI, Yasuhara S, Saito Y, Kasuga M, Nagashima K, Kanosue K. Regional differences in temperature sensation and thermal comfort in humans. J App Physiol. 2008;105:1897–906.

Ouzzahra Y. Regional thermal sensitivity to cold at rest and during exercise [PhD thesis]. Loughborough University; 2012.

Ouzzahra Y, Redortier B, Voelcker T, Havenith G. Upper and lower body sensitivity to cold at rest and during exercise. In: Yokoyama S, editor. ICHES 2011: the Fourth International Conference on Human-Environment System; 2011 Nov 3–6; Sapporo, Japan. Japan: ICHES; 2011. p. 169–73.

Ouzzahra Y, Havenith G, Redortier B. Regional distribution of thermal sensitivity to cold at rest and during mild exercise in males. J Therm Biol. 2012;37:517–23.

Paalasmaa P, Kemppainen P, Pertovaara A. Modulation of skin sensitivity by dynamic and isometric exercise in man. Eur J Appl Physiol Occup. 1991;62:279–85.

Pertovaara A, Huopaniemi T, Virtanen A, Johansson G. The influence of exercise on dental pain thresholds and the release of stress hormones. Physiol Behav. 1984;33:923–6.

Ross HE, Murray DJ. E.H.Weber on the tactile senses. 2nd ed. Hove: Erlbaum, Taylor & Francis; 1996.

Sandby-Møller J, Poulsen T, Wulf H. Epidermal thickness at different body sites: relationship to age, gender, pigmentation, blood content, skin type and smoking habits. Acta Derma-Venereol. 2003;83(6):410–3.

Schepers RJ, Ringkamp M. Thermoreceptors and thermosensitive afferents. Neurosci Biobehav Rev. 2008;33:205–12.

Smith CJ, Havenith G. Body Mapping of Sweating Patterns in Athletes: A Sex Comparison. Med Sci Sports Exerc. 2012; 44:2350–2361.

Ständer S, Luger TA. Neuroreceptors & mediators. In: Granstein RD, Luger T, editors. Neuroimmunology of the skin. Berlin: Springer; 2009. p. 13–23.

Stevens JC, Marks LE, Simonson DC. Regional sensitivity and spatial summation in the warmth sense. Physiol Behav. 1974;13:825–36.

Strughold H, Porz R. Dia dichte der kaltpunkte auf der haut des men schlichen. Zeitschrift Biologie. 1931;91:563–571. Country. Optional translation of article title (MEDLINE/PubMed practice): the density of the cold spots on the skin of human. Z Biol. 1931;91:563–571.

Visser EP, Dias GJ. A case for reduced skin sensation in high latitude prehistoric polynesians. Ann Hum Biol. 1999;26:131–40.

Yarnitsky D, Ochoa JL. Studies of heat pain sensation in man: perception thresholds, rate of stimulus rise and reaction time. Pain. 1990;40:85–91.

Zhang H, Huizenga C, Arens E, Wang D. Thermal sensation and comfort in transient non-uniform thermal environments. Eur J Appl Physiol. 2004;92:728–33.

123

皮肤热成像

Francis J. Ring

内容

关键词

皮肤温度·热成像·雷诺现象·发热探查

1 原理

人体具有吸热的能力。皮肤是体内稳定温度（37℃左右）和可变的环境温度的交界面。除某些极端条件下如日光曝晒，通常皮肤表面温度（skin surface temperature）会低于血液温度，因此可以通过测量皮肤表面温度来了解皮肤血流灌注变化。在正常情况下皮肤表面温度主要受外界温度、来自血液的热量（因皮肤位置及热传导能力而不同）以及表皮、相关附属器代谢的影响。当皮肤或邻近深部组织内炎症或一些高代谢率肿瘤发生时会发生热传导反应。健康皮肤新陈代谢产生热量（0.16cal·min^{-1}·cm^{-2}）（Houdas and Ring 1982），甚至银屑病皮肤产生的热量（0.27cal·min^{-1}·cm^{-2}）都太低而很难测量。

1.1 接触性测量：温度测量

当温度计（thermometer）接触到皮肤时，探头温度和皮肤温度都会在接触点发生改变（Stuttgen et al. 1989; Ring 1995）。为了使其温度稳定并非常接近皮肤温度，需遵循以下几点：接触面积小、低热惰性传感器，以及探头与皮肤温差小。此外，因热量会因皮肤表面的电阻持续性地积聚，使用接触性测量仪进行测量的时间需尽可能短暂。

1.2 点测量

温度计应用多种物理原理：热电偶、热电阻、热敏电阻和半导体。

热电偶（thermocouples）是热电效应的一种应用，由两种不同金属（如铜-康铜）组成的电路在不同温度下产生一个电压。这种类型的温度仪包含位于电路连接处的接触头，另一个连接处则维持一个恒定的温度（参考温度）。电流计会记录产生的电压并立即显示出来。

金属电阻温度计（metal resistance thermometers）的电路由一个发电机和一个电阻（镍或铂）组成，电阻随温度产生变化。装置中的电阻有一个很大的应用区域，而Pt传感器则有一个很小的接触面积（小于1mm^2），其测量结果也可立即显示。

热敏电阻（thermistors）也是一种电阻型温度计，但通常应用于复杂的线性化电子设备中。遗憾的是，这种温度仪很容易老化，需要定期进行校正。现在可使用一次性探头，以避免经常消毒和清洗。

半导体仪器（semiconductors）的温度计也基于相似的原理：传感器的电阻率随仪器变化。比热敏电阻更稳定更持久，不需要频繁校正。

在使用接触型温度计的时候，要注意避免压力：压力会影响血液流动，测量到的温度更接近于皮肤内部温度，而我们需要测量的是皮肤表面温度。

在点测量中，为防止压力、电阻导致温度变化，测量过程应限制在1或2秒内。金属电阻和热敏电阻测量仪的预热感应器会微微影响皮肤温度，因此，这类仪器更适用于长时间的体温监测，如在重症监护室使用。

在中性热度条件下〔如：在室温30℃、相对湿度小于50%及空气对流小（0.1～0.2m/s）的室内，裸露全部皮肤，呈休息状态〕，皮肤温度跟身体部位有关（表1），这是由于不同解剖部位有不同的血管分布和特定的热环境。这种差异解释了为何需要通过测量皮肤多个不同部位来获取平均皮肤温度。现在的红外线摄像机可完整捕获全身前后图像来计算全身皮肤的平均体温。表1显示了从温度较稳定的前额到变化较大的肢端在极热和极冷环境下的变化。

相比动脉灌注变化，皮肤温度有一定的惯性。例如，增加血流灌注量4分钟以后，皮肤温度可能要6分钟以后开始才开始上升，7分钟才稳定。

1.3 二维测量（绘图）

1.3.1 非接触性测量：温度记录

任何温暖的表面都会发散出一种电磁辐射，其能量可以用四次方函数来计算，根据公式 $E=\sigma\varepsilon T^4$，其中 σ 是斯特藩-玻尔兹曼常数，ε 是表面发散率。在32～36℃之间（305～309K），皮肤表面主要散发10.5μm的红外线。因此，可通过探测红外线

表 1　皮肤裸露的成人在仰卧位时，不同身体部位在不同外界温度条件下的皮肤温度。（Houdas and Ring 1982）

身体部位	冷（20℃）条件 /℃	中性热条件 /℃	暖和（40℃）条件 /℃
前额	32.0	34.8	36.1
手掌	24.0	32.9	36.6
前臂掌侧	27.7	33.6	36.7
手臂，前侧	28.0	33.4	37.3
胸部，前侧	31.9	34.5	36.8
肚脐周围	31.3	34.4	36.2
腘窝	30.7	34.7	36.1
大腿前侧	27.9	33.4	36.3
小腿前侧	25.8	32.7	36.4
足跟部	20.0	31.1	37.0

间接得到皮肤表面温度，无需直接接触。水分会吸收红外线，被探测到的红外线由皮肤角质层发射，而并非皮下组织。像接触型温度测量仪一样，温度记录仪测量皮肤表面的温度。它提供一个绝对温度，但主要被用于揭示地形差异和图像定量变化。对于温度分布地图，非接触性测量比接触型测量更容易持久性操作。近年来，鼓膜辐射测量仪的使用急剧增加，在许多医院和诊所已经比接触型温度计更多地用于常规体温检测。

1.3.2 热成像摄像机（thermal imaging cameras）

根据红外探测器，图像捕捉模式以及处理过程的不同，红外摄像机（IR cameras）分为不同类型（Ring et al. 2009）。带有锑化铟（AGA 系统）冷却系统的摄像机主要检测 2 ~ 5.5μm 红外波长吸收区域外的水。碲镉汞红外摄像机主要检测 7 ~ 12.5μm 红外线。

现有大量红外摄像机使用聚焦平面阵列探测器产生更广阔的光谱带，且大部分探测器不需要早期探测器的冷却系统。因此，现代的红外摄像机更易于应用在医学上。高质量的图像可以通过 640×480 焦平面阵列获取。与早期单元扫描仪相比，红外摄像机具备高速高分辨（实时）特点。这些改进与红外线 - 传递镜头一起，使相机尺寸更加紧凑。现在在大部分情况下，数字输出信号可以直接提供给小型计算机（以往系统所需的信号通过一个模拟数字转换器，增加了校准漂移的风险），其成本不断降低和可靠性不断升高，热成像技术在临床上越来越受欢迎。仍建议使用者购买一个黑体温度参考源定期进行常规温度校准，尤其对于无需冷却的摄像机。温度成像信号一般通过计算机图像分析检测。

1.3.3 热成像（thermographic image）

灰色的范围或颜色提示温度的差异（最大热分辨率 0.2℃），与选择的参考温度有关。热分辨率越大，显示的温度范围越小。为了获得一个好的地形差异，有必要基于一个参考温度接近调查区域的平均温度来选择合适的参考温度范围。

在凉爽的环境条件下，更容易发现身体不同位置之间的温差，尤其是热或者冷的部位更明显（表 1），因此选择 22 ~ 23℃作为通常的测试室温。

对于特定的温度，同一个人的皮肤温度分布是相当稳定的。除非反应性充血，指尖通常比手背更冷（图 1a），但如果这两者之间温差超过 2℃，则提示有四肢血管疾病（图 1b）。最热的区域是头部，最冷的区域是脚趾，两者在中性热条件下差别为 4℃，在寒冷环境条件差别超过 10℃。

反应性充血、全身或局部冷测试、高温测试和不同药理测试，可以通过温度记录仪实时成像记录。例如，检测雷诺现象（Raynaud's phenomenon）的严重程度及治疗效果，通常使用步骤如下

（Ring 1995）：

- 患者在检查室休息 15 分钟，检查室处于中性热条件［空气和墙壁同温，接近 30℃，相对湿度低于 50%，低空气对流（0.1 ～ 0.2m/s）；观察对象不会有明显的冷热感，感受不到冷热空气流动］，裸露前臂皮肤。
- 双手手背的热成像。
- 手部戴薄而透明的塑料手套，浸放到 20℃ 水中 1 分钟，水浸没至手腕。
- 手部拿出 10 分钟后的热成像。

1.3.4 解释

温度记录器的图像提示皮肤表面的热量供应过量或不足。这可能是由于皮肤收到皮下更深层组织灌注量变化（增加或减少）而产生。

第一种情况适用于主动血管舒张（例如：小动脉）："皮肤散热器"阀的开启。血管被动舒张，例如静脉压力升高（从平卧到站立），依然是观察不到的。皮下血管丛是"皮肤散热器"，任何活跃的红斑会被热成像仪记录下来。皮肤可以正常灌注保持温暖而没有红斑，热成像图可显示这种肉眼不可见的主动血管舒张。在炎症中，热成像图是评估其进展过程及其强度的（通过温度升高程度）的一种方法。

第二种情况适用于更深层的发热，没有涉及皮下血管丛，用热成像记录。皮肤在正常皮下静脉和曲张的静脉周围更加温暖。快速增长的肿瘤热成像

图片取决于血管生成的强度，血管生成与肿瘤的增殖活性相关。

热成像探查从深部组织传递到皮肤表面的热量。影响热量传递过程，比如湿疹或者皮肤组织增厚，会导致热成像异常。典型例子就是丘疹性荨麻疹。相应的，水肿区的高热成像最有可能与皮下血管丛的主动血管舒张有关。

这些原理导致热成像仪一些有意思的应用：

- 发现和描述肉眼不可见的皮肤、皮下组织或者更深部组织的炎症：例如，银屑病治愈后皮损周边持续血管舒张、肿瘤的淋巴或者血液扩散路径、关节的炎症严重程度。
- 肉眼不可见的血管收缩（Stuttgen and Flesch 1985）的探查（例如，银屑病治愈后的皮损）或者分析（局部应用糖皮质激素导致的皮肤变白区域超出了热成像图片的记录范围，提示药物优先作用于毛细血管而不是小动脉）。
- 血管畸形的检测：可辨别过度灌注（暖）、停滞（冷）、正常灌注区域，以及治疗间期的随访。
- 评估恶性肿瘤增殖（通常与高热相关）。
- 温度成像在皮肤科中被广泛应用，并在 Stüttgen 和 Flesch（1985）的著作中详细描述。

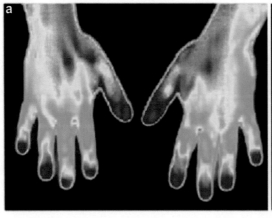
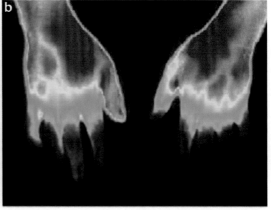

图 1 （a）正常双手在 20℃ 水中冷却 1 分钟后产生反应性充血（手部由薄层塑料手套保护）；（b）同样处理雷诺现象患者的热谱图

2 正确操作

2.1 检查室

- 设置在出入口的空气锁是减少温度变化的一个理想方式，空气锁还可以作为患者的换衣间（Ammer and Ring 2013）。
- 房间必须包括空调，面积 8～12m²。最高 2.5m 以减少地板和天花板之间的温差，即患者站立式头和脚的温差。
- 隔热墙可以提高房间的热稳定性。
- 空调必不可少，最好设置在 22～23℃，可以更好体现皮肤温度的差异并且使裸露的受试者有较舒适的体感。使空调昼夜持续工作可以达到最好的效果。由于角质层水分会影响光线发散，因此相对湿度不能超过50%。
- 为将热电流减少到最低，推荐关闭窗户以避免外界空气、阳光进入。
- 避免反射性材料（铝、钢）或任何反射性表面。墙壁应涂抹无反射性材料。
- 室内照明应该使用冷光或荧光灯管间接照射。
中央供暖散热器应该尽可能远离检查桌，任何情况下不少于 2m。

2.2 方法

- 检查前，观察对象在室温停留至少 15 分钟。
- 衣服会严重影响皮肤热环境。观察对象提前 15 分钟需脱掉衣服。
- 检查前 2 小时禁止酒精和辛辣食物摄入，以避免面部、胸部或者四肢过度充血，即使没有红斑。
- 湿性皮肤看起来会更冷，因此皮肤必须保持干燥以免湿度吸收红外线。伤口表面的温度会低于本身皮肤温度 2℃。
- 观察对象必须离最近的墙至少 15cm，以避免热反射，离热源至少 2m。
- 检查期间禁止人员出入。

2.3 商用仪器

相比 30 多年前，大多数现代红外摄像机配备更快的探测仪。焦平面阵列可快速和高效提供实时视频速度。如今有些摄像机无需探测器冷却，被医学广泛应用（Ring et al. 2009）。然而，仍然建议搭配使用黑体温度参考源。仪器到达稳定状态的时间各不相同，建议当仪器准备完成后，先用一个已知温度校正仪器来验证摄像机的使用性。现代化系统可以产生电子版的热成像照片，然后由成像系统传到电脑上。很多情况下，也可以使用内存卡，拍摄后将其导入电脑进行分析。近些年图像与温度的分辨率不断被提升，当前很多系统提供热图像分辨率为 320×240 像素，以及成本较高的 640×480 像素。在全世界分布很多制造商和机构，相关有名的制造商和大公司大都设置在瑞典和美国。无论是选择哪种成像系统做医学研究，最重要的是公司可以定期维护。热感摄像机离开工厂后，物件可能发生偏移，多元素探测头可能会被个体像素和探头缺失所影响，这些常规问题都可以寻求制造商的帮助。

此外，热成像结果的可重复性取决于操作者严谨的技术，标准化操作步骤在文献中可找到。

3 临床应用

近期大量的报道显示一些程序在临床医学中被广泛接受并得到更多的应用（Ring and Ammer 2012；Lahiri et al. 2012）。炎症性病变，如关节炎、类风湿性关节炎、骨关节炎、痛风、银屑病关节病、硬皮病等都可以有效地通过热成像仪监测，客观地监控抗炎治疗的效果，并记录临床对照试验，可以观察到药物用于局部皮肤的动态变化过程（图2）。在周围血管疾病，热成像系统可有效监测皮肤温度，尤其是使用热疗或药物治疗时，比如雷诺现象、震荡损伤（手 - 臂震荡综合征）以及复杂性区域疼痛综合征。

由于国际上对流感暴发的担忧以及飞机航班流量显著增加，使用热成像筛查发热个体的技术被广泛关注。国际标准组织发布了两项相关文件，制定热成像筛查发热个体的最低技术要求以及针对一张特写脸部捕捉到有意义信息的必须程序。从文中这张脸部特写来看，内眼角处的温度测量可提供儿童

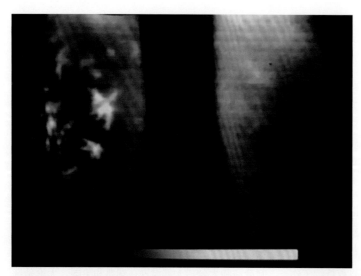

图2　烟酸喷到小腿上的反应

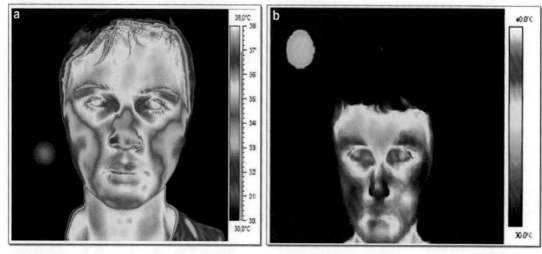

图3 （a）无发热症状青年男性的面部热成像：双面颊和鼻部是温度最低的部位。（b）有发热症状的青年男性面部热成像：前额和鼻子温度较低主要是由于汗水的影响，内眼角热度升高

和成人有系统性发热的证据，从而与非感染个体鉴别（图3）（Ring et al. 2013）。

4 结论

近几年来，热成像摄像机、计算机图像处理水平都在不断提升。皮肤温度在健康及疾病的病理生理上的认识也有所增加。从治疗的无创检测到高性能运动科学研究，红外成像技术已经相当成熟，如果正确地应用，在临床医学某些方面是一个有价值的可靠且客观的成像技术。高成本逐步降低和性能不断提升使这项技术在近几年发展得越来越好。

（王银娟 译，毛玉洁 校，李利 审）

参考文献

Ammer K, Ring EFJ. Chapter 32.1–14, Standard procedures for infrared imaging in medicine. In: Diakides M, Bronzino JD, Petersen DR, editors. Medical infrared imaging principles and practices.

Boca Raton/London/New York: CRC Press; 2013.

Houdas Y, Ring EFJ. Human body temperature, its measurement and regulation. New York: Plenum; 1982.

Lahiri BB, Bagasvathiappan S, Jayakumar T, Philip J. Medical applications of infrared thermography: a review. Infrared Phys Technol. 2012;55:221–35.

Ring EFJ. Thermal imaging of skin temperature. In: Serup J, Jemec GBE, editors. Handbook of non-invasive methods and the skin. Boca Raton: CRC Press; 1995. p. 457–71.

Ring EFJ, Ammer K. Infrared thermal imaging in medicine. Physiol Meas. 2012;33:R33–46.

Ring EFJ, Thomas RA, Howell KJ. Chapter 9, Sensors for medical thermography and infrared radiation measurements. In: Jones D, editor. Biomedical sensors. New York: Momentum Press; 2009.

Ring EFJ, Jung A, Kalicki B, Zuber J, Rusteka A, Vardasca R. New standards for fever screening with thermal imaging. J Mech Med Biol. 2013:1350045 (12 pp). doi:10.1142/S0219519413500450. World Scientific Publishing.

Stüttgen G, Flesch U, editors. Dermatological thermography. Weinheim: Verlag Chemie (VCH); 1985.

Stüttgen G, Ott A, Flesch U. Measurement of skin temperature. In: Leveque JL, editor. Cutaneous investigation in health and disease. New York: Marcel Dekker; 1989. p. 275–322.

124

用红外热成像方法记录皮肤温度有效性、可靠性和可重复性

Ismael Fernández-Cuevas, Joao Carlos Marins, Javier Arnáiz Lastras, Pedro Gómez Carmona, and Manuel Sillero Quintana

内容

关键词

可靠性·可重复性·有效性·皮肤温度·红外热成像·人体·健康·超重·患者·软件

有很多因素可能会影响皮肤温度（skin temperature，T_{sk}）的测量结果（Fernández-Cuevas et al. 2015）。其中，为了获得更准确和一致的结果，有效性（validity）和可靠性（reliability）是要考虑的最重要的两个因素。"准确"和"一致"这两个形容词似乎是相似的，但其实并不是。一方面，准确性与有效性直接相关，有效性指的是衡量是否有充分的依据，并准确地对应于现实世界。另一方面，可靠性与一致性有关，因为它指的是在重复测量中给出相同结果的程度。

红外热像仪（infrared thermography，IRT）是一种广泛用于评估 T_{sk} 的快速无创技术。在这种情况下，有效性指的是 IRT 如何测量 T_{sk}，从而允许对 T_{sk} 分数进行适当的解释。但是，IRT 的可靠性指的是，该技术在不同情况下（使用不同的观察者或软件）如何给出相同的结果。此外，T_{sk} 再现性与可靠性的概念有关，在此用它来描述随着时间推移皮肤温度的一致性。

在本章中，将对 IRT 的有效性和可靠性以及 T_{sk} 的可重复性的结果进行回顾，并讨论使用手动方法或软件分析 IRT 图像的便利性。

1 红外热成像

红外热像仪（infrared thermography，IRT）是一种安全、无创、低成本的技术，可以快速非接触地记录人体释放的辐射能量（Akimov and Son'kin 2011；Merla et al. 2005；Ng 2009；Costello et al. 2012；Hildebrandt et al. 2012）。自从 IRT 开始用于测量 T_{sk}（20 世纪 60 年代初）以来，该技术的发展侧重于发现 IRT 诊断病变的有效性（Liu and Xu 2000）。由于相互矛盾的结果以及缺乏方法学标准和质量保证（Head and Elliott 2002），IRT 被新兴和更准确的技术所取代，如 X 射线，超声波设备或磁共振：从最初的热情关注到几乎无人问津。

然而，IRT 在过去几年的改进使这项技术的复兴成为可能（Jiang et al. 2005；Vainer 2005；Cheng et al. 2009；Spalding et al. 2008；Skala et al. 2011），为 IRT 服务人体的新应用方式铺平了道路，不仅限于关注诊断（Marins et al. 2015）。即使 IRT 已被广泛用于病理条件下，健康受试者的数据也较少（Zaproudina et al. 2008）。此外，不仅在医疗领域，在其他领域中，对 IRT 的应用的兴趣也增加，因为其与健康对象的身体活动相关，更加需要了解影响 IRT 在人体应用的因素（Costello et al. 2012；Zaproudina et al. 2008；Ring and Ammer 2012），以及不同潜在应用人群，如儿童、老人及超重、残疾或身体活动受试者的 IRT 测量的可重复性。

Ring 最近支持并描述了 IRT 技术的新功能和标准化协议的改进（Ring and Ammer 2012）。尽管如此，大多数研究小组仍然使用相机制造商提供的软件包来分析 IRT 图像，这些软件包主要是为工业或建筑目的而产生的，很少适用于人体分析（Murawski et al. 2003）。针对人体的特定 IRT 软件很少见，但其可靠性结果与手动技术相比非常出色。因此，在软件上分析人体 IRT 图像的需求量非常大。

2 有效性

如前所述，有效性指的是衡量是否有充分的依据，并且准确地对应于现实世界。在 IRT 的情况下，有效性指的是，通过使用热相机记录目标物体的红外辐射从而估算物体表面的温度的能力。Burnham 等（2006）证明了皮肤红外测温仪的有效性（$r=0.92$），但只有 Sherman 等（1996）发表了一篇关于"视频热成像"验证的研究。

在过去的几十年里，在 IRT 所做的几项技术改进中，诸如每秒帧数、分辨率和设备重量等方面都有了显著的提高。

精度与 IRT 的有效性直接相关，因为它指的是 IRT 相机的热读数与真实温度的接近程度。即使准确度有所提高，基于 IRT 的测量结果与实际温度（在最佳相机中）的差异也会超过 1℃（或

1%）。这在评估建筑物或工业环境时不成为一个大问题。然而，考虑到精度在测量人体温度中的重要性（超过 0.25℃ 的左右不对称被认为是异常的），准确度差可能是 IRT 最薄弱的一点。尽管如此，由于我们通过比较同一图像上的双侧感兴趣区域来比较 T_{sk}，潜在误差将是相同的，因此它不会影响最终结果的不对称性。

IRT 作为诊断工具的有效性已经在几种病理学状态和外伤情况下得到了最终证实，包括反射性交感神经营养不良（reflex sympathetic dystrophy）（Bruehl et al. 1996）、应力性骨折（stress fractures）（Goodman et al. 1985）、气胸（pneumothorax）（Rich et al. 2004）、皮肤病（dermatological pathologies）（George et al. 2008）和糖尿病（diabetes）（Sivanandam et al. 2012）。然而，其有效性的研究仅限于特定的应用（Owens et al. 2004；Roy et al. 2006）。

Burnham 等（2006）证明了皮肤红外测温仪的有效性（ICC = 0.92）（表 1），但只有 Sherman 等（1996）发表了一项关于"视频热成像"验证的研究，即 IRT。

为了避免 IRT 相机测量精度中的潜在错误（在最佳情况下为 ±2% 或 ±1%），某些作者将已知的恒定温度源放入热谱图（thermogram）中以校准热像仪的测量值。Ring 和 Ammer（2000）断言，尽管许多当前热力系统的内部参考温度很高，但强烈建议使用参考源进行校准，以改进 IRT 结果（Simpson et al. 2008）。因此，我们建议在相机供应商在 20～50℃ 范围内提高成像仪的精度之前，使用校准源来对人体使用 IRT 的场景进行校准。

表 1　有关 IRT 有效性的几篇发表文章的可靠性结果（ICC）

年份	作者	样本数	采样	病理学	技术	ROIs	组内相关系数
1991	Plaugher	19	健康人		IRT	脊旁	0.5～0.8
1999	Oerlemans	13	患者	反射性交感神经萎缩症	IRT 温度计	手部	0.94
2003	Ammer	1	健康人		IRT	手臂	0.48～0.87
2004	Owens	30	健康人		IRT 扫描仪	脊旁	0.92～0.97
2004	Varju	91	患者	手骨关节炎	IRT	手部	0.899
2006	Burnham	17	健康人		IRT 温度计	不同 ROIs	0.97
2006	Selfe	9	患者	膝前疼痛	IRT	膝部	0.82～0.97
2007	Hart	30	健康人		IRT 扫描仪	脊柱	> 0.75
2008	Spalding	5	患者	腕关节炎	IRT	腕部	0.99
2008	Zaproudina	16	健康人		IRT	不同 ROIs	0.47
2009	Gold	45	患者和健康人	上肢肌肉骨骼疾患	IRT	手部	0.46～0.85
2009a	Hildebrandt	15	患者和健康人	膝损伤	IRT	膝部	0.75～0.85
2010	Denoble	30	患者和健康人	膝骨关节炎	IRT	膝部	0.5～0.72
2011	McCoy	100	健康人		IRT 扫描仪	脊柱	0.95～0.97
2011	Pauling	15	健康人		IRT	手部	0.83～0.96
2012	Fernández-Cuevas	22	超重健康人		IRT	不同 ROIs	0.989
2013	Costa	62	患者和健康人	颞下颌关节紊乱（temporomandibular disorder，TMD）	IRT	面部和颈部	0.85～0.99

续表

年份	作者	样本数	采样	病理学	技术	ROIs	组内相关系数
2012	Christensen	62	健康人		IRT	面部	?
2012	Fernández-Cuevas	32	健康人		IRT	不同 ROIs	0.68 ~ 0.99
2013	Choi	28	患者	复合区域性疼痛综合征（ccomplex regional pain syndrome，CRPS）	IRT	四肢	0.865
2013	Rodrigues-Bigaton	30	患者和健康人	颞下颌关节紊乱（temporomandibular disorder，TMD）	IRT	面部	0.84 ~ 0.87
2014	Rossignoli	24	患者	轮椅使用者（wheelchair users，WCUs）	IRT	不同 ROIs	0.39 ~ 0.79
2015	Dibai-Filho	24	健康人		IRT	斜方肌	0.62 ~ 0.92

IRT，红外热像仪；ROIs，感兴趣区域。

3 可靠性

可靠性是指在重复测量中得出相同结果的程度。同样，可重复性和再现性也是可靠性的子项，所有这些都与一致性有关。在定量研究中，可靠性研究旨在证明分析方法或工具的一致性，例如，手动分析方法可独立于采集 IRT 图像的观察者提供相同的结果。可重复性更多地与时间上的结果一致性相关，也就是说，在 5 秒、24 小时或 2 个月内（图 1）调查 T_{sk} 是否一致。可重复性与重复相同程序后所得结果的一致性相关（Bartlett and Frost 2008）。

然而，文献中关于这两个概念往往是混淆的，可靠性无疑是最常用来描述 T_{sk} 一致性的。据统计，有不同的方法来调查可靠性和可重复性。组内相关系数（intra-class correlation coefficient，ICC）是描述一致性（组间和组内观察者）最常见的系数。除了这种双向混合模型外，变异系数（coefficient of variation，CV）作为另一个有用的系数来显示数据的分散性，但在文献中较少出现。最后，Bland-Altman 散点图是一个可视化的数据分布的例证性方法（图 2）。

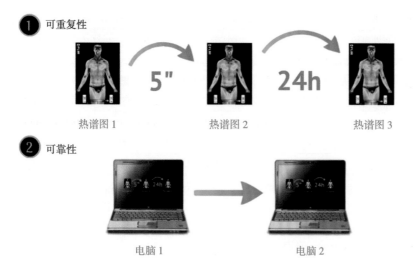

① 可重复性

热谱图 1　　　　　热谱图 2　　　　　热谱图 3

② 可靠性

电脑 1　　　　　电脑 2

图 1　可靠性和可重复性研究设计的差异

图2 同一观测者使用两个温度表（以5秒为间隔）的组内观察者的一致性 Bland-Altman 散点图，显示了数据的分散。（Fernández-Cuevas 2012）

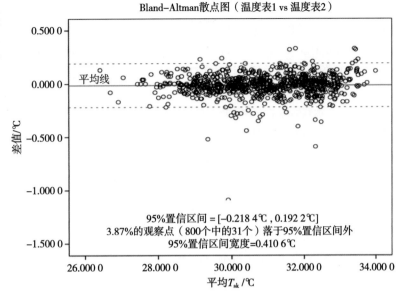

尽管 T_{sk} 应该随着时间的推移而不断变化（Frim et al. 1990）并且在身体两侧是对称的（Uematsu et al. 1988；Niu et al. 2001），但影响皮肤温度的系列因素却非常多（Ring and Ammer 2000）。因此可以认为控制所有这些因素的不可行性可被视为 IRT 最薄弱的一点。

因此，为了提高 IRT 的适用性，应开发更好的功能更先进的相机，并研究由不同外部和内部因素导致的皮肤温度表现。

3.1 IRT 软件可靠性

传统上使用为其他目的或行业（即工业、建筑等）设计 IRT 应用程序手动处理人体 IRT 图像。在这个意义上，某些作者由于难以从人体 IRT 图像中手动选择感兴趣区域（region of interest，ROI）而报告了观察者组间差异（Plaugher et al. 1991；Zaproudina et al. 2008；Costa et al. 2013）。

因此，除了为创建标准化协议和指南（Ring and Ammer 2000；Schwartz 2006；Ammer 2008）所做的努力之外，特定的软件程序还有一个显著的必要性，使得这项艰巨的任务变得更加简单、高效、可靠。目前，特定软件的供应不佳。一方面，一些研究小组使用费时费力的解决方案自动分析 IRT 图像（Murawski et al. 2003；Vardasca 2008；Fournet et al. 2013）。另一方面，一些专门用于调查和分析人体 IRT 图像的软件是由私营公司开发和销售的，如 TotalVision™（红外筛选）、Meditherm IRIS™（乳腺癌公司）和 Termotracker® 及其新版本 ThermoHuman®（ThermoHuman，来自体育领域）。

Termotracker® 是上述当中唯一一公布可靠结果的（Fernández-Cuevas et al. 2012）。该软件使用计算机视觉算法，该算法自动识别来自 IRT 图像的身体形状和 ROI，使用所认为的 ROI 的主要数据生成数据库。Termotracker® 的可靠性结果几乎完美（Fernández-Cuevas et al. 2012），新版 ThermoHuman® 将改善这些结果。通过手动方法比较获得的结果（Zaproudina et al. 2008），即使对于 ICC 内部观察者数据，可靠性也更高，可能是由于自动 ROI 识别过程，这个过程由进行类似研究的观察者操作（Selfe et al. 2006；Hildebrandt et al. 2009b；Denoble et al. 2010）。

总的来说，一些研究已经检查了 IRT 相机的组内和组间观察者信度，结果显示良好（Selfe et al. 2006；Littlejohn 2008；Spalding et al. 2008；Zaproudina et al. 2008；Hildebrandt et al. 2009b；Denoble et al. 2010；Pauling et al. 2011），但没有一

个研究获得了如 Fernández-Cuevas（2012）报道的结果那么出色的 ICC 结果，其原因肯定在于应用计算机视觉的事实。确定 ROI 的过程的自动化提高了 IRT 的可靠性，并且允许对来自人体的温度记录图进行更快速和更有效的 IRT 分析。虽然 Termotracker® 达到的结果并不完美（ICC = 0.999），但毫无疑问，软件解决方案比手动方法更快速，更准确地分析 IRT 图像，因此，有必要进一步研究和供应新的特定软件。

3.2 IRT 值的可重复性

IRT 的可靠性已经在几项研究中得到了验证，包括患者（Selfe et al. 2006；Spalding et al. 2008；Hildebrandt et al. 2009b；Denoble et al. 2010；Costa et al. 2013；Choi et al. 2013）和健康受试者（Zaproudina et al. 2008；Littlejohn 2008；Pauling et al. 2011）。这些研究中的大多数 ICC 范围在 0.4 至 0.9 之间（参见表 1）。然而，部分研究报告了一些影响因素，如技术误差，从一天到另一天的生理变化（Zaproudina et al. 2008）或以前旧伤的影响（Hildebrandt et al. 2009b）。最近，根据欧洲热物理学会（European Association of Thermology，EAT）（Ammer 2008）调整后的指导方针，进行了一项仅一位观察者的研究（Fernández-Cuevas 2012），从健康受试者取得 3 张连续热谱图，将前两张热谱图分开仅 5 秒，并等待 24 小时以记录与第一次评估相似条件下的第 3 张热谱图。通过这项研究设计，目的是确定时间对 T_{sk} 变异性的影响，并避免以前研究中提到的因素的潜在影响。

根据 Littlejohn（2008）对 ICC 值的分类（差：0 ～ 0.39；尚可：0.40 ～ 0.59；好：0.60 ～ 0.79；优秀：0.80 ～ 1.0），本研究结果（Fernández-Cuevas 2012）中前两个热谱图之间的 ICC 值（读数间隔 5 秒），无论是以 T_{sk} 值（平均 ICC = 0.991）还是侧向差异（ΔT）（平均 ICC = 0.953）表示：这些结果几乎是完美的。他们认为前两次读数之间的微小变化可能不是因为 T_{sk} 的变化，而是由于红外摄像机的微小变化；因此，使用了具有黑体的校准系统（Plassmann et al. 2006）。

此外，比较热谱图 1 和 3（24 小时分离）的 T_{sk} 结果，这些结果与其他作者使用的相似条件下进行（Zaproudina et al. 2008；Hildebrandt et al. 2009b）的 ICC 结果不同。就 T_{sk} 值而言，较好的 ICC 是来自肌肉和中央 ROI（即腹部、背部、大腿、腰部、背部）的那些，最差的 ICC 是关节 ROI（即膝盖、脚踝和肘）。这些结果与 Zaproudina 等（2008）的结果相似。他们发现远端和关节 ROI 的 ICC 值较低，如膝关节。此外，在人体应用 IRT（Feldman and Nickoloff 1984；Uematsu et al. 1988；Niu et al. 2001；Vardasca 2008）中，热不对称性被越来越多地用于计算选定的双侧感兴趣区域中左右侧的差异（ΔT）在选定的双侧 ROI 中。最近的一项研究（Fernández-Cuevas 2012）指出，随着时间的推移追踪单个 ROI（例如：监测外伤），肌肉和中心 ROI 测量结果的可重复性更高。然而，实际上，ΔT 作为非常有用的工具可以监测病变（Niu et al. 2001）或外伤风险（Gómez Carmona 2012），当检查不对称性或双侧值（ΔT）时，最可靠的 ΔT 值来自关节和中央感兴趣区域（即胸部和肩部感兴趣区域）。

4 结论

IRT 评估 T_{sk} 的有效性已经得到证实，但如果将红外摄像机设置为人体上应用，可能亟待改进。尽管研究方法存在差异，但其中大多数都显示出良好的可重复性结果。然而，已经证明 T_{sk} 测量的可重复性随着分析的 ROI 和测量间隔时间的一些因素而略微偏低。关于可靠性结果，特定的软件解决方案似乎是分析 IRT 图像的最佳选择，但它们的供应仍不乐观。

（刘建伟 译，王银娟 校，袁超 审）

参考文献

Akimov E, Son'kin V. Skin temperature and lactate threshold during muscle work in athletes. Hum Physiol. 2011;37(5):621–8.

Ammer K. Need for standardisation of measurements

in thermal imaging. In: Wiecek B, editor. Thermography and lasers in medicine. Lodz: Akademickie Centrum Graficzno-Marketigowe Lodar S.A; 2003. p. 13–7.

Ammer K. The glamorgan protocol for recording and evaluation of thermal images of the human body. Thermol Int. 2008;18(4):125–9.

Bartlett JW, Frost C. Reliability, repeatability and reproducibility: analysis of measurement errors in continuous variables. Ultrasound Obstet Gynecol: Off J Int Soc Ultrasound Obstet Gynecol. 2008; 31(4):466–75.

Bruehl S, Lubenow TR, Nath H, Ivankovich O. Validation of thermography in the diagnosis of reflex sympathetic dystrophy. Clin J Pain. 1996;12(4):316–25.

Burnham RS, McKinley RS, Vincent DD. Three types of skin-surface thermometers: a comparison of reliability, validity, and responsiveness. American journal of physical medicine & rehabilitation/Association of Academic Physiatrists. 2006;85(7):553–8.

Cheng VS, Bai J, Chen Y. A high-resolution three-dimensional far-infrared thermal and true-color imaging system for medical applications. Med Eng Phys. 2009; 31(9):1173–81.

Choi E, Lee P-B, Nahm FS. Interexaminer reliability of infrared thermography for the diagnosis of complex regional pain syndrome. Skin Research and Technology. 2013;19(2):189–93.

Christensen J, Vaeth M, Wenzel A. Thermographic imaging of facial skin – gender differences and temperature changes over time in healthy subjects. Dentomaxillofac Radiol. 2012;41(8):662–7.

Costa ACS, Dibai Filho AV, Packer AC, Rodrigues-Bigaton D. Intra and inter-rater reliability of infrared image analysis of masticatory and upper trapezius muscles in women with and without temporomandibular disorder. Braz J Phys Ther. 2013;17(1): 24–31.

Costello JT, McInerney CD, Bleakley CM, Selfe J, Donnelly AE. The use of thermal imaging in assessing skin temperature following cryotherapy: a review. J Therm Biol. 2012;37(2):245–74.

Denoble AE, Hall N, Pieper CF, Kraus VB. Patellar skin surface temperature by thermography reflects knee osteoarthritis severity. Clin Med Insights Arthritis Musculoskelet Disord. 2010;3:69–75.

Dibai-Filho AV, Guirro EC, Ferreira VT, Brandino HE, Vaz MM, Guirro RR. Reliability of different methodologies of infrared image analysis of myofascial trigger points in the upper trapezius muscle. Braz J Phys Ther. 2015;19(2):122–8.

Feldman F, Nickoloff EL. Normal thermographic standards for the cervical spine and upper extremities. Skeletal Radiol. 1984;12(4):235–49.

Fernández-Cuevas I. Effect of endurance, speed and strength training on skin temperature measured by infrared thermography. Madrid: Universidad Politécnica de Madrid, 2012.

Fernández-Cuevas I, Marins JC, Gómez Carmona PM, García-Concepción MÁ, Arnáiz Lastras J, Sillero Quintana M. Reliability and reproducibility of skin temperature of overweight subjects by an infrared thermography software designed for human beings. Thermol Int. 2012;22:130. Apendix 1 to number 3.

Fernández-Cuevas I, Bouzas Marins JC, Arnáiz Lastras J, Gómez Carmona PM, Piñonosa Cano S, García-Concepción MÁ, et al. Classification of factors influencing the use of infrared thermography in humans: a review. Infrared Phys Technol. 2015;71:28–55.

Fournet D, Ross L, Voelcker T, Redortier B, Havenith G. Body mapping of thermoregulatory and perceptual responses of males and females running in the cold. J Therm Biol. 2013;38(6):339–44.

Frim J, Livingstone SD, Reed LD, Nolan RW, Limmer RE. Body composition and skin temperature variation. J Appl Physiol. 1990;68(2):540–3.

George J, Bensafi A, Schmitt AM, Black D, Dahan S, Loche F, et al. Validation of a non-contact technique for local skin temperature measurements. Skin Res Technol. 2008;14(4):381–4.

Gold JE, Cherniack M, Hanlon A, Dennerlein JT, Dropkin J. Skin temperature in the dorsal hand of office workers and severity of upper extremity musculoskeletal disorders. Int Arch Occup Environ Health. 2009;82(10): 1281–92.

Gómez Carmona PM. Influencia de la información termográfica infrarroja en el protocolo de prevención de lesiones de un equipo de fútbol profesional español. Madrid: Universidad Politécnica de Madrid; 2012.

Goodman PH, Heaslet MW, Pagliano JW, Rubin BD. Stress fracture diagnosis by computer assited thermography. Physician Sportsmed. 1985;13(4):114.

Hart J, Omolo B, Boone WR, Brown C, Ashton A. Reliability of three methods of computer-aided thermal pattern analysis. J Can Chiropr Assoc. 2007;51(3): 175–85.

Head JF, Elliott RL. Infrared imaging: making progress in fulfilling its medical promise. Eng Med Biol Mag IEEE. 2002;21(6):80–5.

Hildebrandt C, Raschner C. An intra-examiner reliability study of knee temperature patterns with medical infrared thermal imaging. Thermol Int. 2009a;19(3):73–6.

Hildebrandt C. Medical infrared thermography as a screening tool for knee injuries in professional junior alpineski-racers in Austria – Findings of a pilot study. In: Sciences EECoS, editor. 14th annual ECSS Congress; Oslo, Norway: ECSS European College on Sport Sciences; 2009b.

Hildebrandt C, Raschner C, Ammer K. An overview of recent application of medical infrared thermography in sports medicine in Austria. Sensors. 2010;10(5): 4700–15.

Hildebrandt C, Zeilberger K, Ring EFJ, Raschner C. The application of medical infrared thermography in sports medicine. In: Zaslav KR, editor. An international perspective on topics in sports medicine and sports injury. InTech; 2012. p. 534.

Jiang LJ, Ng EY, Yeo AC, Wu S, Pan F, Yau WY, et al. A perspective on medical infrared imaging. J Med Eng Technol. 2005;29(6):257–67.

Littlejohn RAN. Thermographic assessment of the forearm during data entry tasks: a reliability study. Virginia Tech.; Blacksburg, Virginia, USA 2008.

Liu J, Xu LX. Boundary information based diagnostics on the thermal states of biological bodies. Int J Heat Mass Transfer. 2000;43(16):2827–39.

Marins J.C.B, Fernández-Cuevas I, Arnaiz-Lastras J, Fernandes A.A. y Sillero-Quintana M. Aplicaciones de la termografía infrarroja en el deporte. Una revisión/Applications of Infrared Thermography in Sports. A Review. Revista Internacional de Medicina y Ciencias de la Actividad Física y el Deporte. 2015;60: 805–824. http://cdeporte.rediris.es/revista/revista60/artaplicacio nes594.htm.

McCoy M, Campbell I, Stone P, Fedorchuk C, Wijayawardana S, Easley K. Intra-examiner and interexaminer reproducibility of paraspinal thermography. PLoS One. 2011;6(2):e16535.

Merla A, Iodice P, Tangherlini A, De Michele G, Di Romualdo S, Saggini R, et al. Monitoring skin temperature in trained and untrained subjects throughout thermal video. Conf Proc IEEE Eng Med Biol Soc. 2005; 2(1):1684–6.

Murawski P, Jung A, Ring FEJ, Zuber J, Plassmann P, Kalicki B. "Image ThermaBase" – a software programme to capture and analyse thermographic images. Thermol Int. 2003;13(1):5–9.

Ng EYK. A review of thermography as promising non-invasive detection modality for breast tumor. Int J Therm Sci. 2009;48(5):849–59.

Niu HH, Lui PW, Hu JS, Ting CK, Yin YC, Lo YL, et al. Thermal symmetry of skin temperature: normative data of normal subjects in Taiwan. Zhonghua Yi Xue Za Zhi (Taipei). 2001;64(8):459–68.

Oerlemans HM, Perez RS, Oostendorp RA, Goris RJ. Objective and subjective assessments of temperature differences between the hands in reflex sympathetic dystrophy. Clin Rehabil. 1999;13(5):430–8.

Owens Jr EF, Hart JF, Donofrio JJ, Haralambous J, Mierzejewski E. Paraspinal skin temperature patterns: an interexaminer and intraexaminer reliability study. J Manipulative Physiol Ther. 2004;27(3):155–9.

Pauling JD, Shipley JA, Raper S, Watson ML, Ward SG, Harris ND, et al. Comparison of infrared thermography and laser speckle contrast imaging for the dynamic assessment of digital microvascular function. Microvascular Research. 2011;83(2):162–7.

Plassmann P, Ring EF, Jones CD. Quality assurance of thermal imaging systems in medicine. Thermol Int. 2006;16(1):10–5.

Plaugher G, Lopes MA, Melch PE, Cremata EE. The interand intraexaminer reliability of a paraspinal skin temperature differential instrument. J Manipulative Physiol Ther. 1991;14(6):361–7.

Rich PB, Dulabon GR, Douillet CD, Listwa TM, Robinson WP, Zarzaur BL, et al. Infrared thermography: a rapid, portable, and accurate technique to detect experimental pneumothorax. J Surg Res. 2004;120(2):163–70.

Ring E, Ammer K. The technique of infra red imaging in medicine. Thermol Int. 2000;10(1):7–14.

Ring EF, Ammer K. Infrared thermal imaging in medicine. Physiol Meas. 2012;33(3):R33–46.

Rodrigues-Bigaton D, Dibai Filho AV, Costa ACS,

Packer AC, de Castro EM. Accuracy and reliability of infrared thermography in the diagnosis of arthralgia in women with temporomandibular disorder. J Manipulative Physiol Ther. 2013;36(4):253–8.

Roy R, Boucher JP, Comtois AS. Validity of infrared thermal measurements of segmental paraspinal skin surface temperature. J Manipulative Physiol Ther. 2006;29(2):150–5.

Schwartz RG. Guidelines for neuromusculoskeletal thermography. Thermol Int. 2006;16(1):5–9.

Selfe J, Hardaker N, Thewlis D, Karki A. An accurate and reliable method of thermal data analysis in thermal imaging of the anterior knee for use in cryotherapy research. Arch Phys Med Rehabil. 2006;87(12): 1630–5.

Sherman RA, Woerman AL, Karstetter KW. Comparative effectiveness of videothermography, contact thermography, and infrared beam thermography for scanning relative skin temperature. J Rehabil Res Dev. 1996; 33(4):377–86.

Simpson R, McEvoy H, Machin G, Howell K, Naeem M, Plassmann P, et al. In-field-of-view thermal image calibration system for medical thermography applications. Int J Thermophys. 2008;29(3):1123–30.

Sivanandam S, Anburajan M, Venkatraman B, Menaka M, Sharath D. Medical thermography: a diagnostic approach for type 2 diabetes based on non-contact infrared thermal imaging. Endocrine. 2012;42(2): 343–51.

Skala K, Lipic T, Sovic I, Gjenero L, Grubisic I. 4D thermal imaging system for medical applications. Period Biol. 2011;113(4):407–16.

Spalding SJ, Kwoh CK, Boudreau R, Enama J, Lunich J, Huber D, et al. Three-dimensional and thermal surface imaging produces reliable measures of joint shape and temperature: a potential tool for quantifying arthritis. Arthritis Res Ther. 2008;10(1):R10.

Uematsu S, Edwin DH, Jankel WR, Kozikowski J, Trattner M. Quantification of thermal asymmetry. Part 1: normal values and reproducibility. J Neurosurg. 1988;69(4): 552–5.

Vainer BG. FPA-based infrared thermography as applied to the study of cutaneous perspiration and stimulated vascular response in humans. Phys Med Biol. 2005; 50(23):R63.

Vardasca R, editor. Template based alignment and interpolation methods comparison of region of interest in thermal images. 3rd research student workshop. Glamorgan: The Research Office, University of Glamorgan; 2008.

Varju G, Pieper CF, Renner JB, Kraus VB. Assessment of hand osteoarthritis: correlation between thermographic and radiographic methods. Rheumatology (Oxford). 2004;43(7):915–9.

Zaproudina N, Varmavuo V, Airaksinen O, Narhi M. Reproducibility of infrared thermography measurements in healthy individuals. Physiol Meas. 2008; 29(4):515–24.

125

用红外热成像仪测量皮肤温度平均值时，由热敏电阻的位置引起的潜在误差

David D. Pascoe

内容

关键词

平均皮肤温度·热敏电阻探测器·热成像·红外成像·温度·等温线

1 简介

皮肤是人体最大的器官，约 6m²，是身体与外界环境之间的防水屏障。然而，作为一个热界面，皮肤精确地调控着人体与外界环境之间的新陈代谢和热量传递。在寒冷环境下，皮下血管收缩抵御外界严寒，防止核心器官出现低体温症现象。在炎热环境中，皮肤表面血液流动急剧增加，使皮肤组织转变为一个表面散热器，将热量转移到外界环境中。与黑体最佳的辐射 1.0 相比，皮肤的热量辐射率为 0.9（Flesch 1985），由红外成像探测到的不同皮肤颜色间没有波长差异（Jones and Plassmann 2008）。因此，皮肤被认为是热量变色龙，它能够对身体核心 - 环境之间的热量传递做出反应，改变其功能以达到在小的临界范围内提供更精确的核心温度调控。

2 皮肤表面的神经调控

皮下血管舒缩神经控制皮肤血管的舒缩，调节皮肤温度转化，进行皮表温度调节。反射神经通过交感神经调节动脉分支血管收缩或舒张来灌溉横向血管以到达皮肤循环神经丛。更多的血液流动调节发生在肢端组织动静脉吻合（arteriovenous anastomoses，AVAs）区域（手指 / 足趾、耳朵、鼻部、双颊、手 / 足部掌侧）。AVAs 是直接连接小动脉、小静脉血管的厚壁、低阻力血流通道，受肾上腺素血管收缩物质调控。在非肢端区域（下肢、上肢和前胸），血流量受肾上腺素（血管收缩）和去甲肾上腺素（血管扩张）双重控制，更多局部交感

神经反射相关信息可在 Johnson 和 Proppe（1996）、Charkoudian（2003）和 Pascoe 等（2006）的研究中找到。在进行局部血液流动调节相关调查，测量或干扰不同区域体表温度时，需要注意局部血液流动调节方式的不同。

3 平均皮肤温度计算

由于皮肤表面轮廓、面积及设备等条件限制，了解皮肤对内外热环境的动态反应以及测量皮肤温度平均值颇具挑战。最早皮肤温度测量是由 Davy 在 1814 年提出，将温度计固定在皮肤表面进行测量（Burton 1934）。21 世纪初皮肤热电偶的发明大大提高了测量准确性，测试步骤经过不断改进，成为过去几个世纪最主流的测量仪器。

"精确"的平均皮肤温度需要通过精确的装置测量多个体温点获得。所有平均皮肤温度公式都假设特定数量的皮肤温度测量，预估一个准确可靠的平均皮肤温度（mean skin temperature）（Teichner 1958）。热敏电阻的测量假设身体区域内的温度是均匀的，可代表皮肤表面的平均温度。直观上看，无论是局部测量还是全身测量，测量点越多，所获得的平均皮肤温度越具有代表性和可靠性。针对这个问题，Winslow 等（1936）提出了一项关键研究，检测不同环境下人体的对流和辐射交换，这个研究推荐参与皮肤表面区域热量交换的 15 个最合理位点。15 个推荐的位点位于 7 个区域如图 1：

这个方法是目前测量全身平均皮肤温度的"最佳方法"及用来比较其他公式"准确性"的标准方法。平均皮肤温度的"准确性"是由特定频率百分比决定，该百分比计算值在标准测量值 ± 0.2℃以内，即允许热电偶设备测量误差在 0.2℃以内。同样的 15 个位点，Winslow 等（1936）提出，将手臂和手并为上肢测试点，将大腿、小腿和脚归为下肢测试点，可以将 7 个 DuBois 区域缩

$$平均温度 (T_s) = T_s 头 (A+B+L)/3$$
$$+ T_s 手臂 (D+F)/2 + T_s 双手 (G)$$
$$+ T_s 躯干 (C+E+M+N)/4$$
$$+ T_s 大腿 (H+P)/2 + T_s 小腿 (J+Q)/2 + T_s 双脚 (K)$$

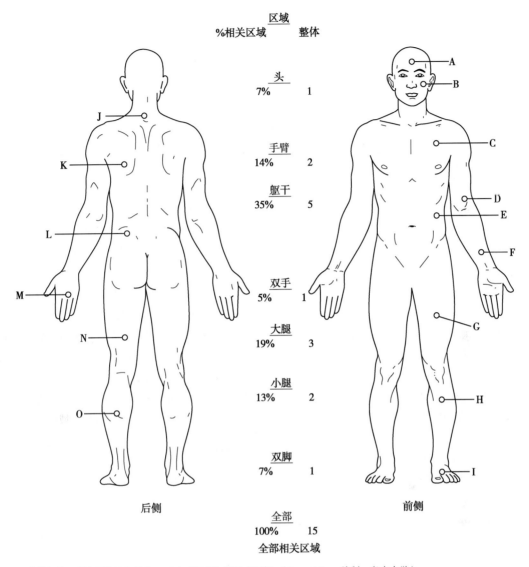

图1 身体部位，所占百分比和整体，15个"最优"测量点图解。（Jason Adams 绘制，奥本大学）

小到4个。

　　文献主要有4种基本公式研究：①不同身体位点的非加权平均值；②按人口定义区域表面平均值的加权公式；③基于单个确定表面积的变量加权，通常由 DuBois 线性公式决定；④包含描述表面积的因子和热刺激的温度调节反应的加权公式（Nadel et al. 1973；Crawshaw et al. 1975）。区域内血流量、温度和汗腺分布差异导致区域面积的蒸发散热能力不同，为暴露面热交换（传导、对流和辐射）不同的原因。下文有几种公式计算平

均皮肤温度的比较：Mitchell 和 Wyndham（1969），Lund 和 Gisolfi（1974），Olsen（1984），以及 Choi 等（1997）。

　　考虑到15个身体位点研究的复杂性，研究人员挑选部分位点进行有效性检测。通过3～15个测量点得出平均皮肤温度计算公式。在静止状态下，内部环境通常被认为是恒温的，依赖于环境的局部外周血液流动和温度是可变的（变温的）。外部环境越冷，局部差异越显著。温暖的环境中，皮肤温度相对均匀一致。一些研究者为了操作方便同

时减少环境对数据带来的误差，调整测量位点的数量，以避免干扰研究的变量。Olsen（1984）通过 800 多次逐步回归分析检测发现，温暖条件下 2～4 个位点即可获得准确数据，正常温度条件下 4～8 个位点，寒冷的环境下 8～12 个位点，来证明高度准确性。其他研究人员（Teichner et al. 1958；Veghte1965；Jirak et al. 1975；Olsen 1984）分析多个数据源后得出至少 6～7 个位点测量可确保平均皮肤温度的准确性。区域皮肤温度差异增加与皮下脂肪分布有关，脂肪丰富的区域通常体温较低（Livingston et al. 1987）。此外，外部环境、运动代谢和衣物产生的隔热效应（clo）对热适应产生强烈的影响，并创造了一个微环境和热屏障，可以改变或抑制皮肤表面的温度调节反应（Mairiaux et al. 1987；Mehnert et al. 2000）。这些因素对平均皮肤温度测量的"准确性"有很大影响，同一公式在不同条件下会有不同表现，尤其是环境温度不同。

探头（probe）测量的潜在错误可归因于探头位置的不恰当使用，区域范围的点对点温度变化，不同的分配数值系数值可以对局部对个体热状态的影响以及比较加权和非加权计算测量平均皮肤温度时产生的差异做出解释。区域点对点的变化受环境影响很大，变化幅度从 7.2 ℃到 3.6 ℃（Jirak et al. 1975；Firm et al. 1990；Hunold et al. 1992），皮肤微循环的偏差在几厘米以内可达到 300%（Hunold et al. 1992）。探头精准度、探头形状、安装压力、线路连接以及皮肤表面微环境都为测量提供了挑战。即便如此，热电偶探头仍是衣物覆盖情况下皮温测量的首选设备。

4 皮肤表面热力学成像测量

20 世纪 60 年代，红外热力成像仪的发展为研究人员提供了一种非接触获得"热力图"或皮肤表面热成像的方法。原则上，这个装置通过大幅度增加皮肤表面测量位点的数量，从几个探头到超过 10 000 个数字像素温度成像点，从而检测皮肤表面发出的热量（提示：皮肤辐射率是 0.98）。非接触

式图像消除了研究人员关于探头附件对皮肤温度测量的影响的顾虑，同时又提供了极其敏感的测量增量（0.05 ℃）。从这些图像中，热成像程序可以快速提供所测皮肤表面区域的均值、高、低和标准偏差。这种成像看似提供所有热力点，但有 10% 的身体边缘图像损失（投影角超过 45°），另外 10% 可能受浓密毛发的影响（Choi et al. 1977）。此外，使用红外热像仪检测皮肤散发出的热量也会受衣物影响，如通过衣物纤维传递热量。

所测皮肤表面温度受来自体内和环境的辐射热及空气对流运动的影响，如出汗时的蒸发散热，皮肤与其他表面接触时的热传导。体内的辐射源通过外周血流进入皮肤血管丛。红外成像（infrared imaging）虽不能直接测量血流，但皮肤温度与解剖分布和到达皮肤表面的血流有密切关系（图 2）。

皮肤表面温度规律，使研究人员能够识别和了解皮肤表面区域的温度分布，否定了探头放置的问题。在局部皮肤表面区域内，热力图像在不同的区域有相同的温度（等温线）。这些等温线（isotherms）代表了皮肤血管丛的血流分布和热力传导到邻近皮肤组织层。在热电偶相关文献中，研究人员发现局部皮肤表面相似的温度分布可用来评估局部平均温度。由于局部等温线的比例大小以及皮肤表面组织温度的潜在巨大差异，可能会使平均温度偏离等温线。这些等温线根据环境温度变化而变化（见图 3；Livingstone et al. 1988；Hunold et al. 1992），皮肤暴露在较冷的环境下，表面温度有较大的异质性。根据皮肤温度分布不同和等温模式的浮动，同一探测位置可使用不同测量方法。

由于姿势和邻近身体移动（手臂和躯干）、运动产生的气体对流影响（大部分是手臂和腿部），在观察和测量局部皮肤温度差异时，热电学（thermography）比热电偶更专业。此外，肢端区域温度调节的重要性也不容忽视。举个例子，如果晚上在床上感觉很热，将脚放在被子以外的区域的简单动作即可进行散热。一个热敏探头不太可能恰当地描述肢端区域（如手、脚）的热反应，而热成像则可以看到整个皮肤表面的热反应。

为了解皮肤温度的差异，Pascoe 等（2012）研

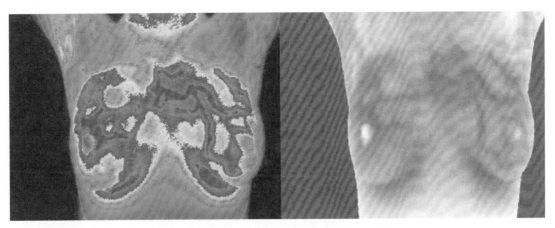

图 2 血管成像和热成像。图片展现皮肤血管和皮肤温度的紧密关系。（Robert Ensley 医生提供图片）

前侧躯干

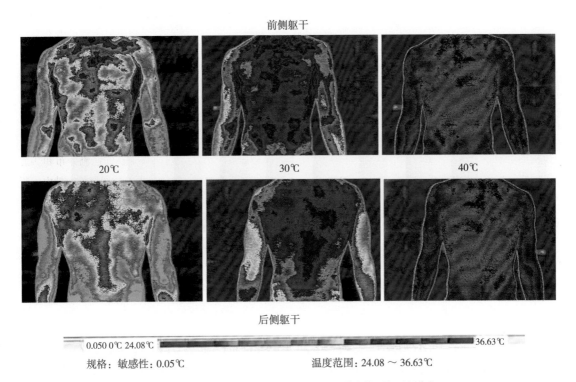

后侧躯干

0.050 0℃ 24.08℃　　　　　　　　　　　　　　　　36.63℃

规格：敏感性：0.05℃　　　　　　　温度范围：24.08 ～ 36.63℃

图 3 等温线图像，20、30、40℃情况下，捕捉的图像阐述了不同情况下的热力等温线。（图像由 Khalil Lee，Vincent Santucci 和 David Pascoe 拍摄）

究了男性身体局部平均皮肤温度以及女性暴露在 3 种环境下的情况（20、30 和 40℃；所有试验相对湿度为 40%）。受试者处于同一测量环境，测量前平静休息 20 分钟。局部皮肤温度由平均温度计算（热图像程序），由每个区域表面积的组合像素决定。男性和女性之间无明显差异，将数据结合。图

4 和图 5 的区域皮肤温度证实以下几点：

- 区域热皮肤温度的分布和差异与环境条件有关。
- 与外围区域的异质热效应相比，躯干区域温度显示出更均匀的分布。
- 肢端温度的较大差异可以归因于肢端区（大

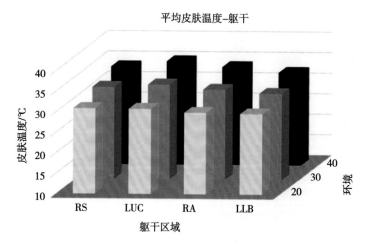

平均皮肤温度-躯干

图4 特定环境因素下躯干平均皮肤温度。躯干区域平均皮肤温度在20、30和40℃时进行热力成像。RS，右侧肩胛；LUC，左上胸；RA，右臂；LLB，左下背

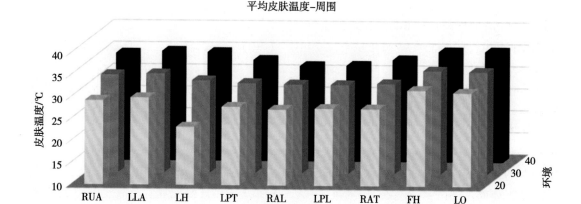

平均皮肤温度-周围

图5 特定环境下周围平均皮肤温度。周围区域平均皮肤温度在20、30和40℃时用来热力成像。RUA，右上臂；LLA，左下臂；LH，左手（背后视角）；LPT，左后大腿；RAL，右前腿；LPL，左后小腿；RAT，右前大腿；FH，前额；LO，下枕部

部分是手和脚）的传热特性，这解释了为什么四肢近端部皮肤对同一环境应激源（Clark）的反应不同。这一观察说明肢端区域内进行热交换和温度调节的动静脉吻合的重要性。

• 区域内和区域间温度测量的差异表明，不同测量位点、暴露于不同环境条件和测量位点数量不同时，可观察到潜在研究误差。

这一潜在误差可用一个"加权"因子解决，该因子用来评估平均皮肤温度的准确性，由协议频率决定，以及与环境因素和是否穿着有关（Teichner

1958；Choi et al. 1977；Livingstone 1987）。

图6中，区域内的温度范围（高 - 低测量）显示了区域之间和区域内皮肤温度的差异性，清楚地描述了寒冷环境中，区域内的巨大变化，如文献提示在寒冷环境中研究平均皮肤温度时应使用更多热敏电阻探头（thermistor probes）的必要性（Olsen 1984）。热敏电阻的一个位点可以或不可以代表区域平均值，与其不同的是热力图测量皮肤温度可以捕获所有的已知平均温度的像素点。

皮肤是体内热环境与外部环境条件的接口。不少研究报道了静息条件下裸身者的平均皮肤温度。

皮肤温度的局部范围

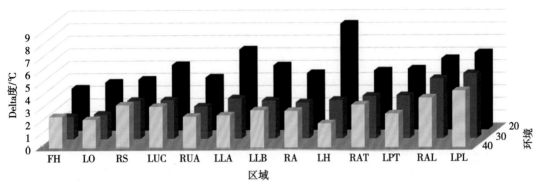

图6 特定环境下局部范围温度。选择区域平均皮肤温度在20、30和40℃时用来热力成像。RUA，右上臂；LLA，左下臂；LH，左手（背后视角）；LPT，左后大腿；RAL，右前腿；LPL，左后小腿；RAT，右前大腿；FH，前额；LO，下枕部；RS，右肩胛；LUC，左上胸；RA，右臂；LLB，左下背

衣服会干扰正常的调节过程，创造一个温度和湿度均升高的微环境。增加的湿度会降低皮肤的空气蒸气压，从而影响蒸发散热。穿着宽松的衣服可以减少一些热效应，通过衣服晃动（泵作用）增加对流空气运动。衣服、衣服层数和衣服位置的保温效果都影响着皮肤温度的分布（Nielsen and Nielsen 1984）。对于穿衣服的受试者，红外成像评估皮肤表面区域的能力决定研究者是否使用热敏电阻或热成像。在工作或运动中，新陈代谢的热量增加一定会通过皮肤的热量传递来调节。Clark 等（1977）使用热成像技术观察到开始运动后活动肌肉区域的皮肤温度先下降后升高的现象。他们认为静息状态下的分布模式变化是由于肌肉组织直接将热量传递到皮肤表面。虽然出汗本可以使皮肤蒸发散热，但擦拭皮肤上的汗液却改变了热模式。说明皮肤的湿润度对皮肤表面的辐射率没有明显影响。

5 总结

文献提示测量平均皮肤温度时，须注意以下因素对实验的影响：

- 测量装置和测量精度：热敏电阻探头、附件、红外成像技术确定表面积、灵敏度。
- 环境条件：温度、湿度、风力和直接或间接热辐射源（阳光、白炽灯和加热器）。

- 参与者运动水平：被动或主动运动（强度、持续时间、运动方式、导致皮肤表面气流活动增加的运动或身体移动）。
- 衣服的厚度、舒适性、纤维材质的热传导和湿度传导。
- 平均皮肤温度公式的选择：被评估的皮肤位点数量，加权或未加权。

所有这些因素解释了平均皮肤温度相关研究和测量的差异性，也加大我们对于通过改变皮肤组织灌注观察体温调节反应的困难度。

（王银娟 译/校，袁超 审）

参考文献

Burton AC. A new technic for the measurement of average skin temperature over surfaces of the body and the changes of skin temperature during exercise. J Nutr. 1934;7(5):481–91.

Charkoudian N. Skin blood flow in adult thermoregulation: how it works, when it does not, and why. Mayo Clin Proc. 2003;78:603–12.

Choi JK, Miki K, Sagawa S, Shiraki K. Evaluation of mean skin temperature formulas by infrared thermography. Inter J Biometeorol. 1977;4(2):68–75.

Clark RP, Mullian BJ, Pugh LGCE. Skin temperature during running – a study using infra-red colour thermography. J Physiol. 1977;267:53–62.

Crawshaw LI, Nadel ER, Stolwijk JAJ, Samford BA. Effect of local cooling on sweat rate and cold sensation. Pflugers Arch. 1975;354:19–27.

Flesch U. Physics of skin-surface temperature. In: Engel JM, Flesh U. Stüttgen G, editors Thermology methods (trans: Bierderman-Thorson MA). Federal Republic of Germany Weinheim; 1985. p 21–37.

Frim J, Livingstone S, Reed L, Nolan R, Limmer R. Body composition and skin temperature variation. J Appl Physiol. 1990;68:540–3.

Hunold S, Mietzsch E,Werner J. Thermographic studies on patterns of skin temperature after exercise. Eur J Appl Physiol. 1992;65:550–4.

Jirak Z, Jokl M, Stveràk, Pechlàt R, Coufalovà. Correction factors in skin temperature measurement. J Appl Physiol. 1975;38(4):752–6.

Johnson JM, Proppe DW. Cardiovascular adjustments to heat stress. In: Fregley MJ, Blattis CM, editors. Handbook of physiology. Oxford: Oxford University Press/American Physiological Society; 1996. p. 215–43.

Jones BF, Plassmann P. Digital infrared imaging of human skin. IEEE Eng Med Biol. 2008;21:41–8.

Livingston SD, Nolan RW, Frim J, Reed DL, Limmer RE. A thermographic study of the effect of body composition and ambient temperature on the accuracy of mean skin temperature calculations. Eur J Appl Physiol. 1987;56:120–5.

Livingstone SD, Reed LD, Nolan RW, Cattroll SE. Measurement of torso skin temperature under clothing. Eur J Appl Physiol. 1988;57:225–9.

Lund DD, Gisolfi CV. Estimation of mean skin temperature during exercise. J Appl Physiol. 1974;36:625–8.

Mairiaux P, Malchaire J, Candas V. Prediction of mean skin temperature in warm environments. Eur J Phys-iol. 1987;56:686–92.

Mehnert P, Malchaire J, Kampmann B, Piette A, Griefahn B, Gebhardt H. Prediction of the average skin temperature in warm hot environments. Eur J Appl Physiol. 2000;82:52–60.

Mitchell D,Wyndham H. Comparison of weighing formulas for calculating mean skin temperature. J Appl Physiol. 1969;26:616622.

Nadel ER, Mitchell JW, Stowwijk JAJ. Differential thermal sensitivity in the human skin. Pflugers Arch. 1973;340:71–6.

Nielsen N, Nielsen B. Measurement of mean skin temperature of clothed persons in cool environments. Eur J Appl Physiol. 1984;53:231–6.

Olsen BW. How many sites are necessary to estimate a mean skin temperature? In: Hales JRS, editor. Thermal physiology. N.Y.: Raven Press; 1984. p. 33–8.

Pascoe DD, Mercer JB, DeWeerd L. Physiology of thermal signals. In: Bronzino J, editors The biomedical engineering handbook, 3rd ed. Taylor and Francis CRC Press; 2006 p 21.1–20.

Pascoe DD, Barberio MD, Elmer EJ, Laird RH. Potential errors in mean skin temperature calculation due to thermistor placement as determined by infrared thermography. European Association of Thermography Meeting Proceedings, Sept 2012.

Teichner WH. Assessment of mean body surface temperature. J Appl Physiol. 1958;12(2):169–76.

Veghte JH. Infrared thermography of subjects in diverse environments. Rept AAL-TR-65-18 AriticAeromeidcal Laboratory, Fort Wainwright; 1965.

Winslow CEA, Harrington LP, Gagge A. The determination of radiation and convection exchanges by partitional calorimetry. Am J Physiol. 1936;116: 669–84.

126

皮肤感觉结构的组成和功能

Laurent Misery

内容

自主神经纤维·细胞神经分布·皮肤神经分布·Merkel 细胞·神经递质·感觉轴突·表皮感觉传递的构成

表皮感觉传递的构成主要为神经纤维（nerve fibers）和 Merkel 细胞（Merkel cells）。皮肤的神经分布高度致密，但密度和形态变化与身体部位有关。Merkel 细胞（不到表皮细胞的 1%）是一种神经内分泌细胞。它们的分布也是多变的。

1 皮肤的神经分布（Reznik 1996；Misery 2000；Saxod 1996）

在皮肤中仅有轴突（axons）以及神经末梢，而包含细胞核的神经细胞则位于脊神经节（spinal nerve ganglions）。这些神经纤维对 PGP 9.5、神经纤维细丝和一些神经递质有免疫反应性。它们与施旺细胞（Schwann cells）有关，施旺细胞表达 S100 蛋白质并产生髓磷脂。皮肤的神经供应是双重的：一个来源于感觉或躯体神经系统，另一个来源于自主或自主神经系统。

1.1 自主神经纤维

自主神经纤维（autonomic nervous system fibers）通常来自交感神经链，没有髓鞘。它们支配血管网、立毛肌和汗腺，可表达酪氨酸羟化酶（tyrosine hydroxylase），并含有许多神经递质［儿茶酚胺（catecholamines）、神经肽类（neuropeptides）］。仅副交感神经纤维和汗腺的交感神经纤维（交感神经系统中唯一一例外）表达乙酰胆碱（acetylcholine）。神经网络叠加在血管网络上。汗腺周围环绕着大量的神经纤维，主要围绕于分泌作用的卷曲部，排泄管处亦有。皮脂腺不受神经支配，它们不是神经肽而是激素依赖性的（Lever and Schaumburg-Lever 1983）。

1.2 感觉轴突

感觉轴突（Sensitive axons）来源于感觉神经

节，并限定皮肤区域，限定的皮肤区域称为皮节（dermatomes）（图 1 和图 2）。它们具有髓鞘，位于真皮而非表皮。神经纤维从深层真皮的神经丛上升至表面并在真皮网状层和真皮浅层的连接处形成第二个神经丛（图 2a）。神经末梢可以是游离的，扩张的或呈微粒状。

在真皮和表皮中有非常多的游离神经末梢（图 1 和图 2a、d 和 e）。神经末梢的直径从 1 ～ 2μm（C 纤维）至 2 ～ 5μm 之间（Aδ 纤维）不等。这些神经纤维表达神经肽，如 P 物质（substance P）或降钙素基因相关肽（calcitonin gene-related peptide，CGRP）。毛发周围有稠密的神经纤维网，可调节毛发周期（图 2c）。游离神经末梢位于皮脂腺开口处。

扩张的末梢可呈枪尖形的末端及和 Merkel-Ranvier 盘（Merkel-Ranvier disks）。枪尖形的末梢有一个矛状末端，位于靠近外毛根鞘的头发周围。Merkel-Ranvier 盘与 Merkel 细胞连接，位于真表皮相连的真皮侧（图 2a 和 f）。

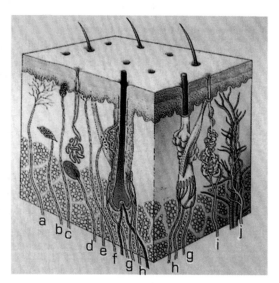

图 1　皮肤内触觉小体位置示意图。a. 游离神经末梢；b. Ruffini 小体；c. Meissner 小体（触觉小体）；d. Pacini 小体（环层小体）（其上方是汗腺）；e. 立毛肌的神经；f. Merkel 复合体的神经；g. 毛囊周围的游离神经末梢；h. 毛囊周围卵泡状小体（其上为立毛肌和皮脂腺）；i. 汗腺神经；j. 血管周围交感神经丛。（Courtesy of Professor Michel Reznik, University of Liège, Belgium）

图2 皮肤神经末梢。a. 无毛皮肤。M, Merkel 细胞；Mc, Merkel 小体；Ms, Meissner 小体；P, 上层真皮神经丛；SC, 层角质层。Ruffini 小体接近血管。Pacini 小体位于皮下组织。b. Ruffini 小体（细节）。c. 毛囊受体。d 和 e. 游离神经终端。f. Merkel 小体：注意 Merkel 细胞复杂的细胞核和桥粒。（经许可修改自 Brodal 1981）

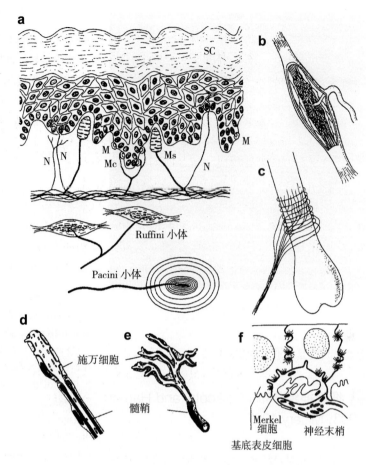

微粒状的末梢并不多，主要位于面部、手、足和生殖器部位，有几种不同的类型。Ruffini 末梢呈卵圆形，直径 0.2 ～ 1mm（图 2a 和 b）。他们主要围绕着毛囊和血管。Wegner-Meissner 触觉小体是真皮乳头层的球状末梢（30 ～ 150μm）（图 2a）。Vater-Pacini 小体是洋葱状的，长度为 1 ～ 2mm（见第 118 章），位于真皮深部和皮下组织之间。皮肤黏膜触觉小体，直径 50μm，没有一个清晰的囊。可见于唇部、肛门和生殖器。Golgi-Mazzoni 小体是球状的，在黏膜上的分布多于皮肤。

2 Merkel 细胞（Saxod 1996；Gaud-illère and Misery 1994；Tachibana 1995）（图 3）

Merkel 细胞是杂交细胞。属于神经内分泌细胞，因为它们可产生神经递质和激素，先分泌在神经分泌颗粒中，然后分泌出来。Merkel 细胞表达神经内分泌标记，如神经元特异性烯醇酶（neuronal specific enolase，NSE）、S100 蛋白、PGP9.5、嗜铬粒蛋白 A 或突触素。Merkel 细胞也是上皮细胞，因为他们表达细胞角蛋白 8、18、19 和 20 或上皮膜抗原（epithelial membrane antigen，EMA）。它们可能起源于和角质形成细胞来源相同的干细胞。

在嘴唇、手掌和手指的末端有大量 Merkel 细胞，位于表皮的基底层（图 2a，f）和表皮附属器中，具有树突和神经分泌颗粒（图 3）。Merkel 细胞通常是单个存在的，但可排列成 Merkel 小体或复合体（图 3a）。在胚胎期，神经纤维向这些细胞发展，并组成 Merkel-Ranvier 盘（图 2f）。Merkel 细胞常与神经末梢有关，但这种相关性的功能尚不

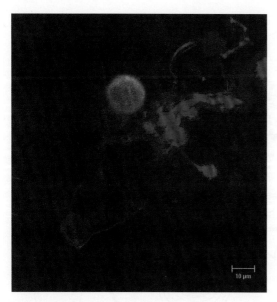

图3　Merkel细胞（绿色）与神经末梢接触（红色）

清楚，可能是用于传递感觉。

3 细胞神经分布（Chédotal and Hamel 1993；Misery 1997）

我们知道神经纤维与皮肤细胞接触。这些信息常被皮肤血管细胞、汗腺细胞和毛囊细胞接收。这种接触看起来不是突触。神经递质的分泌为旁分泌。真正的突触在立毛肌中见到。

最近有学者描述了轴突和皮肤或免疫细胞之间的这种突触样的连接。因此，神经末梢细胞和非神经细胞膜之间的密切接触可能是信号交换发生的场所。在皮肤免疫系统细胞如肥大细胞（mast cells）、真皮树突状细胞（dermal dendrocytes）、朗格汉斯细胞（Langerhans cells）中也观察到这种接触。在表皮中，大多数朗格汉斯细胞、许多黑素细胞以及一些角质形成细胞都与神经末梢有突触样的连接。皮肤是人体第五感官器官，富含神经感觉结构，因此是神经系统信息的重要来源，反之也一样。

（张沪祎 译，秦鸥 校，周蓉颖 审）

参考文献

Brodal A, editor. Neurological anatomy in relation to clinical medicine. 3rd ed. New York: Oxford University Press; 1981.

Chédotal A, Hamel E. L'innervation cholinergique de la paroi vasculaire. Méd/Sci. 1993;9:1035–42.

Gaudillère A, Misery L. La cellule de Merkel. Ann Dermatol Venereol. 1994;121:909–17.

Lever WF, Schaumburg-Lever G, editors. Histopathology of the skin. 6th ed. Philadelphia: Lippincott; 1983.

Misery L. Skin, immunity and the nervous system. Br J Dermatol. 1997;137:843–50.

Misery L. Vascularisation et innervation cutanées. Encycl Méd Chir. Elsevier, Paris (Cosmétologie et Dermatologie Esthétique, 50-020-E-10); 2000, 4 pp.

Reznik M. Structure et fonctions du système nerveux cutané. Path Biol. 1996;44:831–7.

Saxod R. Ontogeny of the cutaneous sensory organs. Micro Res Technique. 1996;34:313–33.

Tachibana T. The Merkel cell: recent findings and unresolved problems. Arch Histol Cytol. 1995;58:379–96.

127

皮肤感觉的感受器

Loïc Rambaud and Laurence Kocher

内容

关键词

自主神经系统·冷/热敏感性·动态敏感性·快速适应性纤维·低阈值机械感受器·机械感受器·伤害感受器·多觉型伤害感受器·慢速适应性纤维·静态敏感性·温度感受器

基于动物电生理学研究和人类显微神经成像技术的研究，人们已经更好地认识了各类型皮肤感受器（skin receptors）的功能特点，这使我们可以记录单一神经纤维对电刺激或敏感刺激的反应。

现已区分了3种类型的感受器：低阈值机械感受器、温度感受器和伤害感受器。在本章末将简略地探讨皮肤自主神经系统（skin autonomic nervous system）的功能特点。

1 低阈值机械感受器

现在已经能很好地区分低阈值机械感受器（low threshold mechanoreceptors）（Iggo and Andres 1982），其结构特征见第128章。它们的分布根据皮肤的类型而不同，如无毛或多毛部位的皮肤的分布就不同，并且与它们的功能有关。显微神经成像技术的记录和关于接受域的研究，已经可以帮我们区分分布在两个单元中的4种类型的主要传输纤维（primary afferent fibers，PAF）（Johansson and Vallbo 1983）。

1.1 Ⅰ型单元

Ⅰ型单元的接受域小而明确，并包含了几个高灵敏度区，因为每个主要传输纤维是连接到不同位置的多个机械感受器。Ⅰ型单元包括：

– 快速适应性纤维Ⅰ（fast adapting fibers，FAⅠ）：放电只发生在刺激初始阶段或中断期。因此，它们的反应是阶段性的，并且编码的低频正弦刺激被识别为局部颤抖。另外这些纤维与 Meissner 小体相连。

– 慢速适应性纤维Ⅰ（slow adapting fibers，SAⅠ），在整个刺激期间中都很活跃（紧张性活动）。它们的反应也是阶段性的，同时具有比 FAⅠ更低和更恒定的阈值。这类纤维与 Merkel 复合体相连。

1.2 Ⅱ型单元

相反，Ⅱ型单元的接受域更大，并且具有不确定的界限和重叠区域。人们已经发现了以下的纤维类型：

– 快速适应性纤维Ⅱ（fast adapting fibers，FAⅡ），被高频正弦刺激（100Hz）又被视为皮下组织的振动所激活。它们与 Pacini 小体相连；

– 慢速适应性纤维Ⅱ（slow adapting fibers，SAⅡ），它对皮肤表面持续或阶段性凹陷作出响应。它们与 Ruffini 小体相连。

1.3 分布和功能

这些生理数据必须与不同类型的机械感受器的分布关联起来，才能了解它们的特定功能。

Ⅰ型单元在手掌上的数量最多，并且密度最大的位置在指尖（FAⅠ，140/cm²；SAⅠ，70/cm²）。相反，Ⅱ型单元分布更均匀，密度更低（Knibestöl and Vallbo 1980）。

FAⅠ和 SAⅠ机械感受器特别参与到触觉的辨别。1835年，Weber 证明，人类的指尖可以在距离1～2mm时区分两种不同的刺激。从那以后，不同的实验范例表明，这个距离可以减少到0.84mm，甚至是0.17mm（Johnson and Pkillips 1981；Loomis 1979）。SAⅠ明确地参与了对形状、粗糙度和表面采样的感知（Johnson and Hsiao 1992）。相反，即使当 FAⅠ被移动刺激激活时，对皮肤表面移动的感知也需要皮下和皮质体感的编码。

最后，SAⅠ和 SAⅡ型单元具有动态敏感性（阶段性活动与移动速度成正比）和静态敏感性（如在持续关节位置的紧张性活动，是与屈曲角度成正比的），这可以与神经肌肉单元进行比较。这些单元因此可能可以将关节的位置和移动传达到神经系统。

2 温度感受器

由于温度感受器（thermoreceptors）的特殊形态，所以无法将它们与其他游离神经末梢区分开来。只能通过其功能特征进行区分（Spray 1986）。它们具有与皮肤温度相关的低基础紧张性活性。然而，它们对机械刺激没有反应。反应模式是低激活阈值的阶段型模式，这与伤害感受器相反。

2.1 热敏感性

热敏感（heat sensitivity）的游离神经末梢（neuron free endings）主要是 C 型。它们的数量少于冷敏感对应的神经末梢。其接受域直径为 1mm。在 30 ~ 45℃之间的温度变化区间内被激活，并且在 41 ~ 45℃之间具有最高灵敏度。高于 45℃时，热伤害感受器也被激活，而温度感受器放电频率降低。

2.2 冷敏感性

冷敏感性（sensitivity to cold）对应于温度感受器的激活 [Aδ 纤维（Aδ fibers）和 C 纤维（C fibers）]。它们的接受域较小，直径约为 100μm。它们的编码对应于基础皮肤温度在 0.5 ~ 20℃范围内的温度变化。在这个范围内，它们被急剧的温度下降激活，并且当温度变化回到基态时被抑制。因此，在两种类型的温度感受器之间存在重叠区（30 ~ 40℃）。在皮肤生理温度范围内，两种纤维类型都是活跃的。

在某些特定的情况下，冷感受器可以被温暖的刺激激活。当在皮肤的一小部分区域上施加 45℃的温度时，冷感受器会被激活，并感知到一种"反常的寒冷"（Vallbo et al. 1979）。

3 伤害感受器

伤害感受器（nociceptors）主要由有少量髓鞘或无髓鞘的游离末梢构成。与机械感受器相反，它们的激活阈值高，并且它们的响应与刺激强度平行增加。两种类型伤害感受器已经被区分开，其各

自的功能也有了很好的了解（Chaouch and Besson 1986）。

3.1 机械性伤害感受器

机械性伤害感受器（polymodal nociceptors）传统上与有少量髓鞘的 Aδ 型纤维相关联。它们的接受域较大（1 ~ 2cm），并且被刺激效率低的区域隔开。它们能快速、准确定位刺痛、捏痛或割伤的感觉。它们的反应与刺激强度成正比，但会随重复刺激而降低（失活现象）。

3.2 多觉型伤害感受器

多觉型伤害感受器（polymodal nociceptors）的主要传输纤维主要是无髓鞘的 C 型纤维，但是在猴子和人类中，也有发现较少的 Aδ 型纤维参与（Adriaensen et al. 1983, 1984; Torebjörk and Hallin 1974）。它们的接受域面积从 1mm² 到 1cm²，具有均匀的敏感区或最大的敏感区。它们对尖锐且强烈的机械性刺激产生反应，而且反应的功能特征与机械性伤害感受器是一样的。另外也可以将超过 43℃的温度编码为痛苦。在这种情况下，受试者可能会感觉到剧烈的骤热，接着是较长的延迟热感觉。这种类型的感知对应于首先激活的是快速传导的 Aδ 纤维（5 ~ 52m/s），然后是激活较慢的 C 纤维（0.5 ~ 1.4m/s）。最后，它们也负责对化学刺激产生反应，尤其是对于刺激物以及在炎症中产生疼痛物质（缓激肽，组胺）。

和 Aδ 纤维一样，反复刺激会导致失活现象，甚至发生敏感活化。在这种情况下，对于给定强度的刺激，响应阈值降低，并且多觉型伤害感受器放电频率增加。

此外，最近的研究表明，在皮肤、内脏和关节中存在沉默 C 纤维，在生理条件下并不活跃（Michaellis et al. 1996）。它们的激活可能由炎症神经介质引起。这可能是具有非常高激活阈值的一种"新"类型伤害感受器吗？或者它们是中枢神经系统敏感活化过程中导致继发性痛觉的外周生理阶段的一部分？两种假设仍然存在争议。

4 自主神经系统的作用

正如 128 章所述，皮肤自主神经属于交感神经系统（Reznik 1996；Vallbo et al. 1979）。在外部或内部环境突然变化时（"对抗与逃跑"），皮肤自主神经可以调节出汗，皮肤和肌肉中血液流动以及竖毛现象。最后，多觉型伤害感受器与自主神经系统之间可能存在生理联系，特别是在神经源性炎症的现象当中。

（李亚男 译，赵小敏 校，郝宇 审）

参考文献

Adriaensen H, Gybels J, Handwerker HO, Van Hees J. Response properties of thin myelinated (A δ) fibers in human skin nerves. J Neurophysiol. 1983;49:111–22.

Adriaensen H, Gybels J, Handwerker HO, Van Hees J. Suppression of C fibre discharges upon repeated heat stimulation may explain characteristics of concomitant pain sensations. Brain Res. 1984;302:203–11.

Chaouch A, Besson JM. Mécanismes périphériques et médullaires de la nociception. Rev Neurol. 1986;142:173–200.

Iggo A, Andres HK. Morphology of cutaneous receptors. Annu Rev Neurosci. 1982;5:1–31.

Johansson RS, Vallbo AB. Tactile sensory coding in the glabrous skinof the human hand. Trends Neurosci. 1983;6:27–32.

Johnson KO, Hsiao SS. Neural mechanisms of tactual form and texture perception. Annu Rev Neurosci. 1992;15:227–50.

Johnson KO, Pkillips JR. Tactile spatial resolution. I. Two-point dicrimination, gap detection, grating resolution, and letter recognition. J Neurophysiol. 1981;46:1177–91.

Knibestöl M, Vallbo AB. Intensity of sensation related activity of slowly adapting mechanoreceptive units in the human hand. J Physiol. 1980;300:251–67.

Loomis JM. An investigation of tactile hyperacuity. Sens Processes. 1979;3:289–302.

Michaellis M, Häbler HJ, Jänig W. Silent afferents: a separate class of primary afferents? Clin Exp Pharmacol Physiol. 1996;23:99–105.

Reznik. Structure et fonctions du système nerveux cutané. Pathol Biol. 1996;44:831–7.

Spray DC. Cutaneous temperature receptors. Annu Rev Physiol. 1986;48:625–38.

Torebjörk HE, Hallin RG. Identification of afferent C units in intact human skin nerves. Brain Res. 1974;67:387–403.

Vallbo AB, Hagbarth KE, Torebjörk HE, Wallin BG. Somatosensory, proprioceptive, and sympathetic activity in human peripheral nerves. Physiol Rev. 1979; 59:919–57.

128

皮肤的感觉功能

Laurent Misery

关键词

Aδ 纤维·机械感受器·伤害感受器·痒觉感受器·沉默 C 纤维·皮肤感觉功能·解剖分类·情感体验·阀门控制·痒·Merkel 细胞·伤害感受器·疼痛·痒觉感受器·快速适应·温度感受器

感觉功能（触觉）是皮肤神经系统（skin-nervous system）最重要的功能之一，但不是唯一的功能（Misery 1997）。自主神经系统控制血管舒张（从而调节体温），立毛肌直立，皮脂分泌，汗液分泌和排泄。感觉神经纤维（sensory nerve fibers）还能够有效地调节皮肤免疫力，皮肤营养，头发生长，紫外线的皮肤效应（光保护和免疫抑制），角质形成细胞分化或增殖以及皮肤的所有其他功能，这要归功于神经肽和神经生长因子的逆向分泌。因此，它们还调节伤口愈合和炎症，并对皮肤病的时间进程产生影响。

1 皮肤的敏感性

受到外部刺激后，皮肤产生的信号通过神经感觉系统中激活的 C 纤维（C fibers）和 Aδ 纤维（Aδ fibers）传递到神经元细胞（Reznik 1996；Boulais and Misery 2007）。在这个层面上，通过感受器接收信息，然后改变细胞膜的电位并产生神经递质（neurotransmitters）。神经冲动传递到敏感的神经节，然后传达到脊髓。第二个神经元，通过脊髓丘脑索，在大脑基础上将信息传递到丘脑。第三个神经元向颞叶皮层传导冲动。在所有层面上，通过中间神经元运用"阀门控制"调节这个系统。

在表皮中，Merkel 细胞（Merkel cells）（Boulais and Misery 2007）具有特定的感觉功能，特别是在机械感受方面，它与 Aβ 纤维有着密切的相互作用。其他的表皮细胞（主要是角质形成细胞）也可能具有感觉功能，因为它们表达传感蛋白（sensor proteins）（Boulais and Misery 2008），并且表皮被认为是感觉系统的最前线阵地（Denda et al. 2007）。

皮肤神经感受器的解剖分类和功能分类并不重合。事实上，相同的解剖类型的神经末梢能够接收和传递不同类型的信息。4 种功能类型的感受器被定义为：机械感受器（mechanoreceptors）、温度感受器（thermoreceptors）、伤害感受器（nociceptors）和痒觉感受器（pruriceptors）（表 1）。

1.1 机械感受器

机械感受器应该有慢速适应力（整个刺激过程中都产生响应）或快速适应力（仅在刺激开始和结束时产生反应）。

在无毛的皮肤中，Ⅰ型感受器（Merkel 细胞和 Meissner 小体）具有小而界限明确的接受域，传导速度为 55 ～ 60m/s。Ⅱ型感受器（Ruffini 小体和 Pacini 小体）具有更宽大且受限较小的接受域，传导速度为 45 ～ 50m/s。在多毛的皮肤中，机械感受器是毛囊周围的游离神经末梢、Merkel 复合体、刺样末梢和 Ruffini 小体。

1.2 温度感受器

它们主要是 C 纤维，传导速度非常慢（0.5m/s）。脉冲频率与刺激强度和频率成正比。目前已经分离出两种不同的感受器：冷感受器（< 30℃）和热感受器（32 ～ 48℃）。而且在 30 ～ 40℃左右有一个重叠区域，在这个温度区域中，温度的变化比这些感受器的激活温度更重要，这就解释了产生反常冷感的可能性。温度低于 20℃或高于 45℃被感知为痛觉。

1.3 伤害感受器

它们是无髓质的游离神经末梢（Cesaro 1994）。下面介绍 3 种类型：

- Aδ 纤维，对强烈的机械刺激（mechanical stimulations）（咬、捏和切）敏感。

- 常见的 C 纤维，对机械、热和化学刺激（chemical stimuli）以及众多介质（神经递质、细胞因子和类花生酸类物质等）均呈现敏感。

- "沉默的" C 纤维，只有在化学或生物化学敏感活化后才会被激活，特别是通过炎症介质激活。

表 1 皮肤的感受器

类型	亚型	刺激物	神经末梢类型
机械感受器	Ⅰ 型	横向颤抖、触摸	Meissner, Aβ, C
	Ⅱ 型	纵向振动、压力	Pacini, Ruffini, Aβ
温度感受器	冷	< 30℃	C, Aδ
	热	32 ～ 48℃	C
伤害感受器	机械性	过度的机械刺激	Aβ, Aδ
	多觉性	炎症介质	C
痒觉感受器	参考表 2		

1.4 痒觉感受器

这些感受器最近被分离出来（Schmelz et al. 1997），并且具有瘙痒症特异性或对瘙痒症具有选择性。瘙痒是特异性发生在皮肤及其相邻黏膜上的症状，可能起源于表皮及表皮下神经纤维，Aδ 纤维，主要是 C 纤维。

最初的研究表明，在组胺（histamine）离子电渗实验中，机械不敏感和热不敏感的 C 纤维产生放电，其激发频率与视觉模拟评分法的痒等级相似（Schmelz et al. 1997）。然后在猫体内发现了一类对组胺敏感而机械不敏感的脊髓神经元，可以非常低速地将冲动传递到下丘脑特定部分（Andrew and Craig 2001）。这些数据指向了"一类特殊的化学伤害感受器群，专门负责在痒觉处理过程中形成痒觉的标记线"（Schmelz 2002）。

自从这些发现以来，又有许多其他的发现，并且现在可以提出对痒觉感受器的以下分类，将它们分为两类（Misery and Ständer 2010）（表 2）：

– 组胺依赖性的痒觉感受器。
– 非组胺依赖性的痒觉感受器，主要通过 PAR-2 受体并由半胱氨酸或丝氨酸蛋白激酶如黏蛋白或类胰蛋白酶激活。

表 2 痒觉感受器

C 纤维	组胺依赖性的痒觉感受器（H1R）	非组胺依赖性的痒觉感受器（PAR-2）
机械不敏感（TRPV1-）	+	-
机械敏感（TRPV1+）	+	+

2 疼痛

国际上对疼痛（pain）的定义是"一种感觉和情绪体验，这种体验令人不快，并且与潜在或现有的组织损伤相关，或者被描述成这样的损伤"（Cesaro 1994）。它对应于过度的伤害感受，超过阈值后，即可发生疼痛。皮肤疼痛主要由物理，化学或热创伤引起的急性症状，但也可能是慢性症状。在皮肤疾病过程中（主要是腿部溃疡或类似 Lyell 综合征的表皮大面积脱落），疼痛并不常见，但它可见于神经或神经性皮肤疾病。心理因素在疼痛的中枢整合过程中发挥了重要作用。

疼痛信息是通过伤害感受器以常规方式传达的（见上文）。疼痛的内部机制还远未阐明。外部的疼痛刺激和大量化学物质，如缓激肽、组胺、血清素、前列腺素、白细胞介素 -1 等能够改变或诱导伤害感受器的激活。P 物质是最广为人知的，也是最重要的疼痛介质，但其他物质最近亦已有报道（CGRP、生长抑素、谷氨酸等）。

在各个层面（皮肤、脊髓、大脑），"阀门控制"都扮演了重要角色。血清素和去甲肾上腺素，特别是内啡肽和脑啡肽具有内源性镇痛作用。疼痛通常是由于过度刺激，但也可能与缺乏正常的感觉阀门控制有关。

3 痒

瘙痒或痒（itch）是一种引起想要抓挠的不愉快的感觉（Misery and Ständer 2010; Bernhard

1994）。瘙痒并不是人们通常认为的微痛，因为它们是两种不同的感觉。痒发生在皮肤和外黏膜（生殖器，嘴唇），而不是内部；它诱发抓挠，同时热或与吗啡有关的药物可以加剧，而冷可以缓解，并且可以通过非常低的刺激触发。疼痛不是皮肤特异性的，冷可以加剧，同时热与吗啡相关的药物可以缓解，且阈值相对较高。

瘙痒症（pruritus）可以是急性的或慢性的。很多情况下都可以发生：炎症性皮肤病，毒素累积（与肝脏或肾脏疾病有关）和全身性疾病（主要是血液和内分泌疾病）。外源性药物（化学品，药物）也会诱发瘙痒。但这类痒只是神经源性或心理性的。

瘙痒症的中枢整合非常重要，但是没有一个瘙痒中心，因为瘙痒是与大脑中感觉、运动和情感区域之间的相互作用有关的。阀门控制可能存在于不同的层面。老年性瘙痒症和糖尿病性瘙痒症或某些神经性瘙痒症似乎是由于传入神经阻滞引起的。

组胺是最著名的瘙痒介质，但在大多数情况下也不起作用。这就解释了为什么抗组胺药通常无效。P物质、血清素和前列腺素可能是更重要的因素。内源性或外源性吗啡相关化合物以及细胞因子如白细胞介素 -2 或干扰素 -α、某些蛋白酶（胰蛋白酶，木瓜蛋白酶）或激肽（激肽释放酶，缓激肽）可以诱导瘙痒症，另外也可以用诸如环孢素等物质来缓解瘙痒。

（李亚男 译，赵小敏 校，郝宇 审）

参考文献

Andrew D, Craig AD. Spinothalamic lamina 1 neurons selectively sensitive to histamine: a central neural pathway for itch. Nat Neurosci. 2001;4:72–7.

Bernhard JD. Itch. Mechanisms and management of pruritus. New York: Mac Graw-Hill; 1994. 454 p.

Boulais N, Misery L. Merkel cells. J Am Acad Dermatol. 2007;57:147–65.

Boulais N, Misery L. The epidermis: a sensory tissue. Eur J Dermatol. 2008;18:119–27.

Cesaro P. La douleur. La Revue du Praticien. N° Spécial. 1994;44:1863–938.

Denda M, Nakatani M, Ikeyama K, Tsutsumi M, Denda S. Epidermal keratinocytes as the forefront of the sensory system. Exp Dermatol. 2007;16:157–61.

Misery L. Skin, immunity and the nervous system. Br J Dermatol. 1997;137:843–50.

Misery L, Ständer S. Pruritus. London: Springer; 2010. 348 p.

Reznik M. Structure et fonctions du système nerveux cutané. Path Biol. 1996;44:831–7.

Schmelz M. Itch: mediators and mechanisms. J Dermatol Sci. 2002;28:91–6.

Schmelz M, Schmidt R, Bickel A, Handwerker HO, Torebjork HE. Specific C-receptors for itch in human skin. J Neurosci. 1997;17(20):8003–8.

129

皮肤神经感觉的定量分析

Loïc Rambaud

内容

关键词

边界法·强制选择法·激光刺激器·级别法·Peltier 效应·阶梯法·触觉·热感觉神经分析仪（TSA）·阈值

皮肤感觉功能（skin sensory function）的临床评价已经编写得很好了。长期以来，临床医生所使用的主要工具是棉片、针头和声（100 或 128Hz），以及热水或冷水。也可以使用不同的织物或者其他金属、木材或塑料材质的可被标定的物体。然后可以评价对形状、重量和质地的感知。然而，这些工具并不标准化，其主要缺点是研究人员主观决定对材料的选择。定量技术的开发更适用于临床研究和心理生理学研究，这个过程需要几种标准化和重复性好的技术，要达到这个目的就需要更昂贵和复杂的设备。

1 触觉

Blix 和 Von Frey 是首批开发标准化方法的先驱。他们使用人类或马毛发，后者更好，因为其刚度及直径和长度的可变性更好。毛发施加在皮肤上的压力（以 g/m^2 为单位）可以测试皮肤低阈值感受器。Von-Frey（1897）开发了一套标准化系统，将一根头发置于带刻度的烧杯中。研究人员可以调整压力。根据其强度，可以先后诱发触觉（tactile sense）和压觉。超过一定的阈值（threshold）和/或根据测试部位（黏膜、角膜），有可能获得痛苦的感觉。这种方法的好处是可以提供可靠和可重复的结果。尽管这种技术的实施通常很耗时，但仍然在被使用。

从那时起，实验室已经开发出使用计算机技术和机器人技术的更精密的刺激器（stimulator）（Dotson 1997）。建立这些系统，是用来满足一些从事周围神经疾病的机构的特定要求（Dick et al. 1993 综述）。患者待在一个舒适安静的房间中，刺激器被放置在研究者所选定的各个部位（手、脚、脸等）。在这些情况下：

- 刺激是通过设备测量的。因此不同实验之间，其物理特性是恒定的；
- 该装置给出了多种可重复的实验范例。这样在每个实验室健康受试人群上均可以获得已经确立的标准值。它们可被用作评估病人敏感阈值的参考。这些范例将会在下一章描述，它们和刺激的物理特征无关；
- 可以选择刺激类型（压力、振动、分化、移位等）及其强度，因此可以准确研究受疾病影响的不同类型的感受器或神经纤维。

Martalo 等（2001）使用吸拉仪器（皮肤弹力测试仪 Cutometer SEM 474，C+K Electronik，Köln，德国）测量了对皮肤机械扩张的敏感性。选择了两个参数：在渐进吸力（25mbar/s）期间的拉力感觉阈值和在增加吸力突然吸入后的拉力感觉阈值。发现后者显著偏低。作者推测，渐进吸入可能刺激慢速适应神经末梢，而突然吸入会涉及快速适应神经末梢。因此该方法可以分别测量这两种类型的机械感受器。

2 温度感知和疼痛

最可行方法是使用基于 Peltier 效应的热电极。许多作者使用由 MEDOC 公司开发的热感觉神经分析仪（thermal sensory analyzer，TSA）（TSA-2001®）。其贴合到皮肤上的刺激器是由 1 个接触板（30mm × 30mm）、3 个热敏电阻和 1 个水回路组成。在 Peltier 效应中，电流流过半导体并在接触板中产生温度梯度。梯度方向取决于电流的方向。水回路用于冷却或加热接触板的背面。对应不同的刺激类型，不同的冷或热，刺激器温度变化率为 0.3℃/s，最高可达 2 ~ 4℃。热敏电阻可以持续监测接触板和水回路温度，后者作为安全装置。患者通过两个按钮控制两个响应框：一个是肯定的答案，另一个是否定的答案。整个 TSA-2001 系统连接到计算机用于选择和制定不同刺激方法。

2.1 边界法

边界法（boundaries method），指施加在皮肤

上的温度从中性温度开始以恒定速率逐渐升高（无热感），当患者感觉到所选择的感觉（热，冷，疼痛）时，他按下 YES 键，从而建立阈值。重复此测试，并将最终的阈值定义为所有测试的平均值。用这种方法获得的阈值往往会偏高。

2.2 级别法

在级别法（the levels method）中，在测试之前，在第 次刺激期间，研究人员选择要增加到适应温度的温度步长。这个步长必须足够高。如果受试者回答"YES"，则此步长除以 2 然后再叠加到适应温度上。如果答案为"NO"，则温度会增加一个全步长。重复此操作以便确定阈值，此处阈值被定义为最后一个正值和最后一个负值的平均值。

阶梯法是可变的，研究人员可以选择 3 种刺激步长（大，中，细）来精确锁定阈值。

2.3 强制选择法

强制选择法（forced selection method）的原理是随机给予受试者两个刺激（一个是显著的，另一个是无倾向性的），他必须回答是或否。有效的刺激通常从 3 个预定义的级别中选择。诚然，阈值对应的强度会产生 50% 的阳性响应。这种方法比前述方法需要更长的时间，但却是最严苛的（Arendt Nielsen 1990），因为它明显降低了来自受试者和研究者的偏差。

因此，TSA 2001 设备完全适用于研究热和冷（无论是否疼痛）阈值。一些研究中使用辐射刺激器（radiant stimulator）（Socrel Model DS20®UgoBasile，Varese，意大利），但由于它仅提供一种刺激（热），因此使用率较低。

自 Mor 等（1975）开发以来，激光（CO₂ 或氩类型）在伤害感受的研究中起着越来越重要的作用。研究人员可以自由支配一套可控制激光 CO₂ 激活强度和频率的刺激装置。但是必须考虑这种技术的限制：

- 只有当设备配有包含精密镜子组的机械手臂时，才有可能刺激各种部位。该配件在皮肤研究中是必不可少的。

- 高强度或高频刺激会产生红斑，有时会出现水疱。如果将刺激施用于老化或皮肤白皙的受试者，将更容易出现损伤。
- 研究者和对照者或受试者都必须佩戴防护眼镜。如果光束意外方向偏离，它们可以防止 CO₂ 激光引起的角膜损伤。这种类型的激光并不能造成视网膜损伤，因为主要会被角膜吸收。
- 只有调查员和病人可以进入测试房间。

激光 CO₂ 在表皮的最上层引起非常急剧的温度上升（600℃/s），从而以同步的方式激活多觉型感受器（Aδ 或 C 纤维）来加热。在 200 毫秒内再次达到皮肤的基础温度。患者感受到的感觉要么是由 C 纤维引起的热感，要么或多或少是由 Aδ 纤维引起的灼烧刺痛。因个体而异，超过一定的强度，受试者感觉到两种感觉，首先是灼烧刺痛（Aδ 纤维），然后是延迟的热感，涉及慢速 C 纤维的伴随激活。Bromm 和 Treede（1984）采用显微神经成像术的研究表明，Aα 和 Aβ 纤维对这种刺激无反应。考虑到多觉型感受器的分布，因此可能根据刺激直径优先刺激 Aδ 或 C 感受器（Bragard et al. 1996）。后者可以通过集成在刺激器中的透镜进行调整。

激光刺激器（laser stimulator）仍处于发展阶段，主要用于研究人类脊髓丘脑路径的皮质投影（Bromm et al. 1991；Valeriani et al. 1996）。因而可能：①使用表面电极记录在头皮上诱发的反应；②观察功能成像中的代谢改变；③测试镇痛药或局部制剂例如 EMLA 软膏或辣椒素的有效性（Beydoun et al. 1996）。

还可以用刺激器激活机械伤害感受器，该刺激器将以 g 表示的力施加到皮肤表面（Basilealgometer®；UgoBasile，Varese，Italy）。

3 交感神经功能

通过自发皮肤电导波的数量和幅度方面的测量发现，交感神经（sympathetic nerve）的放电率与交感神经的振幅及手掌和脚底的出汗反应有直接的相关性（Macefield and Wallin 1996）。这被用来研究生命的第一年中与觉醒相关的交感神经系统的发展。在自发性皮肤电导变化和听觉刺激后（Hernes et al. 2002），可以测量 88Hz 平均皮肤电导水平，每秒波数和振幅。

4 结论

研究皮肤感觉神经功能的各种技术比目前的做法更适合于临床研究。他们的实施很繁重，需要重要而昂贵的后勤（计算机科学家、技术人员、工程师等）。通常意味着需要与行业内的人员合作。然而，他们的兴趣在不断增长，尤其是当他们开启了更精确的研究皮肤感觉神经功能的方法。

（李亚男 译，赵小敏 校，郝宇 审）

参考文献

Arendt-Nielsen L. First pain event related potentials to argon laser stimuli: recording and quantification. J Neurol Neurosurg Psychiatry. 1990;53:398–404.

Beydoun A, Dyke DBS, Morrow TJ, Casey KL. Topical capsaicin selectively attenuates heat pain and A delta fiber-mediated laser-evoked potentials. Pain. 1996;65:189–96.

Bragard D, Chen ACN, Plaghki L. Direct isolation of ultralate (C fibre) eevoked brain potentials by CO_2 laser stimulation of tiny cutaneous surface areas in man. Neurosci Lett. 1996;209:81–4.

Bromm B, Treede RD. Nerve fibre discharges, cerebral potentials and sensations induced by CO_2 laser stimulation. Hum Neurobiol. 1984;3:33–40.

Bromm B, Treede RD. Laser-evoked cerebral potentials in the assessment of cutaneous pain sensitivity in normal subjects and patients. Rev Neurol. 1991;147:625–43.

Dick PJ, Karnes J, O'Brien PC. Zimmerman IR. Detection thresholds of cutaneous sensation in humans. In: Dick PJ, Thomas PK, editors. Peripheral neuropathy, WB Saunders, Philadelphia, 1993. pp 706–28.

Dotson RM. Clinical neurophysiology laboratory tests to assess the nociceptive system in humans. J Clin Neurophysiol. 1997;14:32–45.

Hernes KG, Moerkrid L, Fremming A, Oedegarden S, Martinsen OG, Storm H. Skin conductance changes during the first year of life in full-term infants. Pediatr Res. 2002;52:837–843.

Macefield VG, Wallin BG. The discharge behaviour of single sympathetic neurones supplying human sweat glands. J Auton Nerv Syst. 1996;14:277–286.

Martalo O, Henry F, Piérard GE. Seuil liminaire de perception d'un étirement cutané. Ann Dermatol Venereol. 2001;128:119–22.

Mor J, Carmon A. Laser emitted radiant heat for pain research. Pain. 1975;1:233–7.

Valeriani M, Rambaud L, Mauguière F. Scalp topography and dipolar source modelling of potentials evoked by CO_2 laser stimulation of the hand. Electroencephalogr Clin Neurophysiol. 1996;100: 343–53.

Von-Frey M. Untersuchungen über die Sinnesfunktion der menschlichen Haut. Erste Abhandlung: Druckenpfindung und Schmerz. Abh Mathem Phys Clas Kgl Sächs Ges Wiss. 1897:208–17:239–53: 261–66.

130

热感觉神经分析仪和皮肤

Iqbaljit Singh and Howard I. Maibach

内容

1 热感觉神经分析仪 -ii 模型和它如何工作?

热感觉神经分析仪 -ii（thermal sensory analyzer-ii，TSA-ii）模块是连接到笔记本或其他类型电脑上用于提供用户界面从而通过加载到 CPU 上的软件控制其功能。会给受试者施加温度变化感觉（temperature sensations）/ 痛感觉（pain sensations）的热电极也连接在 TSA-ii 模块上并受电脑软件的控制。同时连接在热感觉神经分析仪（thermal sensory analyzer，TSA）模块上的还有一个手动控制器，测量疼痛阈值（pain threshold）时，如果受试者感觉到疼痛，该控制器可随时终止通过模块传到热电极的温度信号；通过该控制器上的另外一个按键，也可以对感知到的感觉属性（冷 / 热）进行采集。软件会记录采集到的疼痛阈值也会自动比较他的阈值和同龄人的正常值之间的差别。

这种仪器采用的是基于 Peltier 效应（Peltier's effect）的热电极，也就是一种热激发器（thermal stimulator）。热电极有一个 30mm×30mm 的接触板（接触面）用于贴合皮肤，还包括 3 个热敏电阻（用于测量局部皮肤表面温度）和一个水回路。通过半导体的电流可以改变热电极皮肤接触面的温度，水回路可以冷却或加热和接触面相对的表面。温度改变率为 0.3℃，最大可以到 2 ~ 4℃。热敏电阻会连续监控接触面和水回路的温度（该回路是一个安全装置）。如前所述，患者有一个包含两个按键的控制盒，一个按键是确认的响应，另一个是负面的响应。最终整个 TSA 也是连接在电脑上，从而可以在电脑界面上选择和控制使用哪个激发方法。

2 热感觉神经分析仪诱发的温感觉及其感受器

温度感受器（thermoreceptors）：和伤害感受器（nociceptors）相比，温度感受器的激活阈值更低。由 C 纤维组成的对热敏感的游离神经末梢（neuron-free endings）数量是少于对冷敏感的神经末梢（nerve endings）数量。这些 C 纤维的直径为 1mm 可以被 30℃到 45℃的温度变化所激活，最敏感的激活温度为 41 ~ 45℃，如果在 45℃以上，伤害感受器神经末梢就被激活而温度感受器此时会退火。

对冷敏感（cold sensitivity）是通过 A-δ 和 C 纤维激活温度感受器神经末梢。由于游离神经末梢的直径只有 100μm，这个感受区域是很小的。当温度为 0.5 ~ 20℃时游离神经末梢会激活感官信号；这个温度范围内，温度的骤降特别容易激活温度感受器神经末梢。一旦温度回归到正常体温，他们会退火。温度范围为 30 ~ 40℃时，冷和热的神经纤维都处于激活状态。

伤害感受器：这些感受器是受不含髓质或者只含少量髓质的神经纤维支配的。这些类型纤维激活阈值很高，它们的响应值随刺激强度的增加而平行增加。有两种类型的伤害感受器，一种是机械伤害感受器，一种为多觉型伤害感受器。

机械伤害感受器（mechanonociceptors）：这是含少量髓质的 A-δ 纤维。它们感受域很大（1 ~ 2cm），而且能够快速准确得捕捉到局部的刺痛（stinging）、捏痛（pinching）和切痛（cutting sensations）等感受。响应随强度增加而成正比，但重复的刺激响应会降低（钝化现象）。

多觉型伤害感受器（polymodal nociceptors）：初级传输纤维为不含髓质的 C 纤维但也有数量较少的 A-δ 纤维。感受域（receptive fields）为 $1mm^2 \sim 1cm^2$。这些感受器可以对锐利的或者强烈的机械刺激响应。它们也把高于 43℃的刺激编码识别为疼痛。这种情况下，受试者会感受到激烈的突如其来的热感觉并伴随更长时间的滞后的热感觉。这是分别由初始的即时激活 A-δ 纤维和缓慢激活的 C 纤维引起的。C 纤维也会对诸如激肽、组胺和其他化学刺激物进行响应（图 1 和图 2）。

3 临床应用

不同的疾病条件均会应用 TSA 的检测能力来进行测试，包括纤维组织肌痛、疼痛性神经病、腰椎神经根病、小纤维触疼复杂性区域疼痛综合征（complex regional pain syndrome，CRPS）、难诊断患者的潜在中枢神经损伤、对糖尿病患者小纤维神经病的早期诊断、陷夹性和毒性神经病、测试诈病者和神经根压迫 / 炎症。

4 应用热感觉神经分析仪的临床实验

4.1 氢化可的松乳霜皮肤外用后的止痒和温感觉效应

这个实验测量的是皮肤外用糖皮质激素后的温感觉以及皮下注射组胺后诱发的痒感觉（Zhai et al. 2000）。

痒感觉可以通过测量痒的（ⅰ）程度和（ⅱ）时长；温感觉是通过 TSA 单元测量，可以分类为暖感觉（warm sensation，WS）、冷感觉（cold sensation，CS）、冷痛觉（cold pain，CP）和热痛觉（warm pain，WP）。痒感觉程度是通过视觉模拟量表（Visual Analogue Scale，VSA）对每个分型测量 10 分钟。组胺分别在两条前臂的 4 个区域进行注射，这 5 个区域分别涂抹 1% 氢化可的松、2.5% 氢化可的松、安慰剂和空白（仅注射组胺，作为对照组）。这个实验是双盲、随机、设置对照、对比研究、单次剂量的单中心研究，总共 18 名受试者。2.5% 氢化可的松乳霜可以很大程度上减少痒感觉持续时间，减少数值是从 12.6 ± 11.0 分钟（均值 ± 标准偏差）到 8.6 ± 8.2 分钟（减少率为 32%），3 型、6 型、7 型和总的痒感觉等级也显著减少（P=0.03），安慰剂及 1% 和 2.5% 氢化可的松乳霜也显著改变了冷感觉的阈值（$P < 0.05$）。

这些数据表明 2.5% 氢化可的松对于组胺诱发的痒感觉临床上是有显著益处的。

4.2 定量感官测试：身体部位和皮肤温度对温感觉阈值的效应

定量感官测试（quantitative sensory testing，QST）的目的是测量身体不同部位和局部皮肤温度的不同对温感觉阈值的影响。包括在 46 名正常志愿者身上的凉感觉和暖感觉测定及热痛觉和冷痛觉阈值（pain threshold）测定，测试部位包括：（ⅰ）鱼际突起（thenar eminence，TE）；（ⅱ）手背部（dorsum of hand，DH）；（ⅲ）手腕内侧（volar surface of the wrist，VW）；（ⅳ）脚背部（dorsum of foot，DF）（Hagander et al.）。

手部对温暖和凉爽的感觉比脚部更敏感。对于上肢来说，TE 比 DH 和 VW 更敏感，尽管这样的

图 1　TSA-ii 神经感觉分析系统，与笔记本电脑相连用于加载软件界面。（来源：http://www.medoc-web.com/products/tsa-ii）

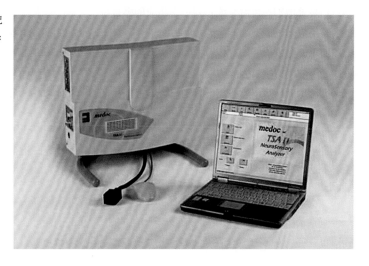

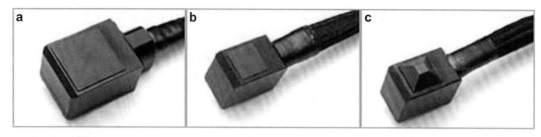

图 2 （a）30mm×30mm 热电极。（b）16mm×16mm 热电极。（c）5mm×5mm 热电极。（来源：http://www.medoc-web.com/products/tsa-ii/tsa-ii-accessories）

差异是临床上可以忽略的。DH 和 VW 对于温暖的感觉是同样敏感的，并且 TE、DH 和 VW 对于凉爽的感觉也是同样敏感的。TE 部位个体间差异是最小的。凉感觉和暖感觉阈值与皮肤局部温度（波动范围为 27～37℃）是无关的。TE 对冷痛觉实比较迟钝的，除此之外，手部和脚部对于热痛觉是同样敏感的。

4.3 万拉法辛对持续性和实验诱导的神经性疼痛患者的疗效研究：双盲随机对照实验

该研究采用随机双盲安慰剂对照实验研究 75mg 和 150mg 剂量万拉法辛（Venlafaxine）XR（5-羟色胺和去甲肾上腺素再摄取抑制剂）对于 60 例持续神经疼痛患者的疗效，研究时长 8 周，采用定量感官测试进行监测（Yucel et al. 2005）。

万拉法辛组和安慰剂组相比，触压痛和针刺痛都显著减轻。而且经万拉法辛治疗后，由电刺激导致的疼痛阈值和合计阈值，以及由于热诱发的合计阈值均显著增加，也就是说，要产生相应的感官特征，需要更强的刺激才能达到。

而且，跟安慰剂组相比，万拉法辛组的电和热刺激的合计等级也呈现降低。

所以，万拉法辛对疼痛以及由于热和电诱发的叠加刺激有显著疗效。

4.4 静脉滴注阿芬太尼和氯胺酮输液后的量效关系：对急性期阈值及辣椒素诱导的痛觉过敏的疗效

氯胺酮（ketamine）和阿芬太尼（afentanil）均可以降低辣椒素诱导的痛觉并增加弗莱毛（Von

Frey hair）诱导疼痛阈值。阿芬太尼也会增加冷感觉和暖感觉的检测阈值（Wallace et al. 2002）。

此外，作者指出这样的研究为临床试验 1 期人体痛觉模型提供了有用的参考，因为这些实验可以用来界定止痛药的疗效。

4.5 施用阿片类药物和癌症或者长期良性疼痛患者痛觉过敏的关系

这个研究挑战了之前研究的发现，之前研究表明：通过静脉注射阿片类药物，可以增加动物对热和机械刺激的缩足潜伏期，也就是说，使用阿片类药物后，它们对痛觉刺激可以更快得做出缩足响应。这类似于人体手术后或者毒瘾发作后滴注短效阿片类药物可以增加对痛觉的敏感性（Reznikov et al. 2005）。

这项研究也探索了对癌症患者或长期非恶性疼痛患者的治疗中，阿片类和非阿片类药物镇痛作用存在不同的可能性。

结果显示对性别、年龄、疼痛时长和治疗时长这些参数并未显示出不同，同时对刺痛、压力和热痛的阈值以及热痛强度的超阈值也未发现不同。

基于此，和非阿片类药物镇痛类似，常规剂量的阿片类镇痛不会导致如前述研究显示的引起痛觉异常灵敏。

4.6 功能性磁共振成像测量健康志愿者中枢神经系统对纳洛酮输液及随后温和的伤害性热刺激的响应

该研究中使用了功能性磁共振成像（functional magnetic resonance imaging，fMRI）和 TSA 诱发的热刺激，旨在研究并理解纳洛酮（naloxone）对阿片类药物系统的疗效，以及这个药物对于温和伤害性热刺激引起的中枢神经系统相应的疗效。两组人群分别为生理盐水对照组和纳洛酮组，纳洛酮组显示更强的皮质层和皮质下层的激活效应。和生理盐水组对比，46℃的刺激会激活脑岛、眶周额叶皮质、丘脑和海马体。

这些结果显示了单独使用纳洛酮对脑部的效应（皮质层和皮质下层），也就是说此时没有精神物理（比如热）的刺激而达到的效应。热刺激也会诱发脑部不同区域的激活，这些区域通常有高水平 mu 性阿片样受体。这些受体可能参与内源性的镇痛（analgesia）。此外，作者追加叙述了这个研究表明 fMRI 可以检测到由于药物而非意识效应引起的脑部激活效应的改变，即使是非常微弱的改变。

4.7 右美托咪定的药效研究：第二部分：右美托咪定和瑞芬太尼在健康志愿者人群上镇痛效果的交叉比较

对于右美托咪定（dexmedetomidine）和瑞芬太尼（remifentanil），两者的 S 形曲线均向右偏移，然而右美托咪定的曲线陡峭程度要低一些（Cortinez et al. 2004）。

总结来讲，右美托咪定的镇痛疗效要低于瑞芬太尼，这种不同可能归结于两者作用方式不同，右美托咪定是通过镇静来发挥功效的，尽管作者结论为瑞芬太尼可以作为出众的镇痛药物。

4.8 瑞芬太尼对志愿者热痛觉阈值的效应

该研究观察了瑞芬太尼对由 TSA 传递的热痛觉阈值的镇痛特点，研究表明用药后，热痛觉阈值呈剂量依赖性增加。阿片类药物可以起到镇痛效果，对于健康志愿者，通常 0.05μg/（kg·min）的递增是有效且安全的。和安慰剂相比，瑞芬太尼会使热痛阈值显著增加（Gustorff et al. 2001）。

4.9 安慰剂对照的健康受试者研究：对比吗啡单独使用和吗啡/右美沙芬联合使用对实验性疼痛及痛觉过敏的疗效

不论是吗啡单独使用还是吗啡和右美沙芬（dextromethorphan）联合使用都可以降低由 TSA 引发的疼痛或者伤害性热刺激；同时对于刷子或者弗莱毛刺激引发的次级痛觉过敏（secondary hyperalgesia）有一定的效果。然而，在人体临床测试中，吗啡/右美沙芬联合使用并不能提供出众的止痛效果，尽管这个发现和之前在动物身上的临床前研究是相背的，因为动物实验表明联合用药可以增强止痛效果。

这样，用 1:1 的右美沙芬和吗啡联合用药和单独吗啡相比并不能提高伤害性热刺激以及皮肤敏感。

该研究也考虑到了对于阿片类药物联合疗法的最佳剂量和最佳比例。

4.10 口面部感官阈值的年龄差异

该研究把受试者分为两组人群：< 45 岁人群和 > 65 岁人群，测试旨在确定两组人群阈值的不同，包括温感觉（TSA 诱发）、痛感觉和其他感觉。由此，暖感觉、凉感觉、痛感觉、触感觉、两点区分以及味觉等都进行了测试（Heft and Robinson 2010）。

以上所有的阈值对年老个体都呈现增加趋势，男性下巴处对凉感觉的敏感程度比女性低，触感觉和酸味感觉也比女性低。该研究得出结论对于多模式的体觉和味觉的评价，测试阈值会提升。

4.11 C 纤维调节的敏感性对腰椎间盘患者的干扰

该研究入组 9 名腰椎疾病患者并与 19 名健康个体做对比性研究。腰椎间盘患者病灶的同侧足部和对侧腿部不同节段感觉功能和 19 名健康个体相应的结果做对比（Lautenbacher 1994）。

病灶同侧的暖感觉阈值（warmth threshold）呈现增加，而对侧的痛觉阈值呈现降低但同时同侧的痛觉阈值表现正常。暖感觉在同侧皮节处也表现为正常。所以推测由于神经根部压迫，腰椎间盘疾病可能会增加痛觉的敏感度。

4.12 用 Semmes-Weinstein 单丝和定量温感觉测试对比研究疑似麻风病皮损的皮肤感觉

用 Semmes-Weinstein 单丝和定量温感觉测试（quantitative thermal testing）对比研究比较了暖感

觉阈值（warm perception thresholds，WPT）、冷感觉阈值（cold perception thresholds，CPT）和暖感觉冷感觉阈值间隔（warm and cold perception intervals，WCPI），这些阈值是通过 Semmes-Weinstein 单丝（SWM）测量触压阈值获得的，所以这些阈值会用 SWM 来描述。这些测试是在疑似麻风病皮损（斑块）的皮肤上进行的；总计 108 名参与者，其中的 82 名被诊断为麻风病患者。触压阈值是通过 SWN 分别在 0.05g、0.2g、2g、4g、10g 和 300g 的力下测量的（Villarroel et al. 2007）。

结果显示了 81.7% 的灵敏度和 96.1% 的特异度，其中暖感觉阈值（WPT）的特异度为 90.2%，冷感觉阈值 92.2%，两者联合为 100% 特异度。对于那些诊断为麻风病患者的皮肤区域，施以 SWN 0.05g 时显示和其他病因引起的皮肤显著不同的 WPT、CPT 和 WCPI。

对于麻风病受试者，当触压阈值 SWN 上升时，WPT、CPT 和 WCPI 均会增加，但 SWN 0.05g 和 0.2g 时 WPT 和 CPT 并没有增加。但所有患者，施以 SWN2.0g 或以上时皮损区的 WPT 和 CPT 均呈现不同，而对于 WCPI，仅施用 0.05g 压力在皮损区，其压力阈值就呈现不同。

总之，尽管温感觉测试是很灵敏的，但压力阈值也可以作为一种有效的筛选麻风病患者表皮形态的方法。而且基于以上结果可以外推温感觉阈值的结果。

4.13 定量化感官测试和组织切片测试对小纤维神经病的比较

该研究对 QST 和小纤维神经病的组织切片做了相关性研究。研究再次肯定了组织切片作为小纤维神经病研究的金标准的假设。如果检测的是暖和冷的感觉阈值，用 QST 测试类似神经病的灵敏度是很高的，但特异性偏低只有 46%（Scott et al. 2003）。

4.14 定量化感官测试的临床应用

4.14.1 糖尿病

QST 可用于评价和对糖尿病多发性神经病（diabetic polyneuropathy，PNP）进行分型。建议基于对暖和冷阈值不正常性的测定建立一系列标准，

然后用于判断糖尿病神经病的严重程度。小神经功能临床检查情况和温感觉不正常性之间已经建立了显著的相关性，建议这样的标准可以用于病人的长期管理（Zaslansky and Yarnitsky）。

热和震动联合测试可以获得 92% ～ 95% 的联合灵敏度，特异性为 77% ～ 86%。

介于暖感觉阈值和热痛觉阈值之间的"暖感觉敏感度指数"被建议作为检测糖尿病患者无临床症状的神经性疾病非常灵敏的检测手段。

通过 QST 参数检测糖尿病神经病的自然历史：201 名非 1 型糖尿病患者（non-insulin-dependent diabetes，NIDDM）被跟踪随访了 2 年。第 1 年和基线值相比震动和热阈值均呈现显著增加。例如暖感觉阈值 1 年后从 2.6℃增加到 3℃，2 年后增加到 3.4℃。类似的冷感觉阈值基线值、1 年后和 2 年后的值分别为：1.9℃、2.3℃和 2.7℃。相比之下你，71 名新近诊断为 NIDDM 的患者，5 年后足部的震动阈值仅有轻微的恶化。

多发性神经病可以通过疼痛分值、感官临床评分、神经传导检查、自主神经功能及足部温感觉和震动阈值。温感觉分值是唯一一个可以和疼痛关联起来的参数，温感觉分值的显著降低和疼痛分值的减低是平行的。这也证实了温感觉定量对于糖尿病神经病患者的重要性。

4.14.2 酗酒所致多发性神经病

50 名长期酗酒者被入组检测多发性神经病，所有受试者酗酒历史超过 7 年，每天酒精饮用量超过 100g，所有受试者均通过慕尼黑酒精中毒测试并均呈阳性。使用极限法对内脚踝后部的 6 个温感觉参数进行测试。

62% 患者的冷感觉阈值增加，24% 患者暖感觉阈值增加，22% 的患者热痛觉阈值增加。

4.14.3 长春新碱和顺铂化合物的神经毒性

长春新碱会改变震动和温感觉阈值，而顺铂化合物仅改变震动阈值（Zaslansky and Yarnistsky）。

4.14.4 脱髓鞘多发性神经根神经病 [吉兰 - 巴雷综合征（Guillain-Barre Syndrome，GBS）] 的急性炎症

对 21 名 GBS 患者用 TSA 进行了检测，平均

图 3　图片显示的是使用安慰剂，1% 氢化可的松和 2.5% 氢化可的松后组胺诱发的痒感觉的测量值。用 VAS 测量痒的等级。（修改自 Zhai et al.）

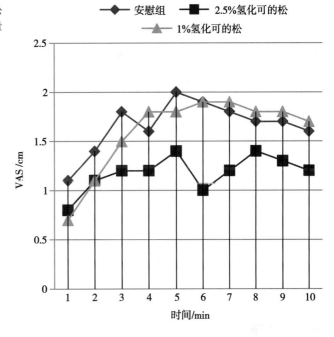

图 4　对不同解剖位置晾感觉和暖感觉阈值的测量。矩形代表测量的中值、75% 的值和 25% 的值。竖线代表 95% 和 5% 的值。（修改自 Hagander et al.）

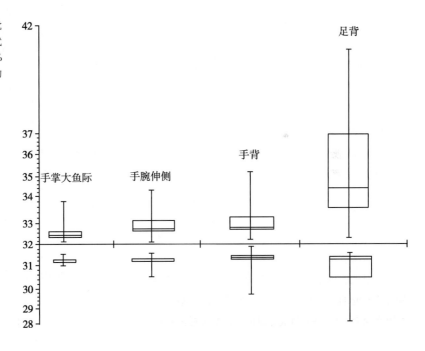

值为 49（范围为 17 ～ 49），测试分别在疾病初期，疾病高峰期和消退期进行。初期感官测试显示 68% 的患者至少有一项温感觉阈值是异常的；在疾病高峰期，73% 的患者脚踝和手腕冷感觉阈值异常，55% 和 50% 的患者脚踝部和手腕热感觉阈值异常（Zaslansky and Yarnistsky）。

4.14.5　肌强直性肌营养不良

　　肌强直性肌营养不良是纯粹的运动神经和肌肉异常，而没有感官元件的介入，但温感觉测试揭示了不同的角度，24 名患病时长为 0.2 ～ 22 年的患

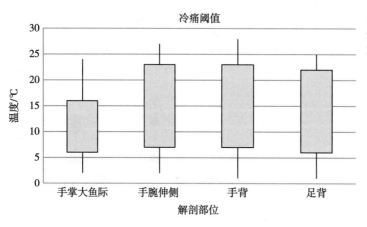

图5 误差线表示95%和5%的测量值，矩形代表75%和25%的测量值。（修改自Hagander et al.）

者参加了测试，83%的患者温感觉阈值异常，脚踝处异常者为（79%），高于手腕异常者（50%）。通常热感觉比冷感觉更容易出现异常，21%患者足部的震动感觉也是紊乱的。所以，研究者得出结论，肌强直性营养不良不是单纯的运动神经病。

TSA仪器对于了解受试者的温感觉阈值是非常有用的，更重要的是对周围神经病患者这些阈值的测定。不仅温感觉阈值可以被评估，由热或冷痛觉诱发的伤害性神经功能也可以被评估。如前面不同实验中所述，当温度升高超过一定限值后，神经末梢就会把这种感觉编码为痛觉。

这就允许研究者和临床医生可以通过比较该受试者阈值结果和常规数据库来评估受试者的感觉功能。常规数据是通过TSA软件可以获取的。这样，糖尿病人，或其他周围神经病患者，他们的医生可以测试值和TSA内置的常规数据的偏离来更好地理解一个特定疾病的病程。

这对于医生和患者诊断，管理和预后处理周围神经性疾病都是非常有价值的。所以TSA是医学上不可或缺的仪器，受试者通过控制器输入的直接响应的数据的精密度和准确度也是毋庸置疑的。TSA对温度感觉效应提供了紧密的测量跟踪（图3～图5）。

（赵小敏 译/校，郝宇 审）

参考文献

"Measuring the skin," Pierre Agache. Pages 660, 661, 667. Borras C, Becerra L, Ploghaus A, Gostic JM, Da Silva A, Gonzalez RG, Borsook D. FMRI measurement of CNS responses to naloxone infusion and subsequent mild noxious thermal stimuli in healthy volunteers. J Neurophysiol. 2004;91:2723–33.

Cortinez LI, Hsu YW, Sum-Ping ST, Young C, Keifer JC, MacLeod D, Robertson KM, Wright DR, Moretti EW, Somma J. Dexmedetomidine pharmacodynamics: part II – crossover comparison of the analgesic effect of dexmedetomidine and remifentanil in healthy volunteers. Anesthesiology. 2004;101:1077–83.

Frymoyer AR, Rowbotham MC, Petersen KL. Placebo-controlled comparison of a morphine/dextromethorphan combination with morphine on experimental pain and hyperalgesia in healthy volunteers. J Pain. 2007;8(1):19–25.

Gustorff B, Felleiter P, Nahlik G, Brannath W, Hoerauf KH, Spacek A, Kress HG. The effect of remifentanil on the heat pain threshold in volunteers. Anesth Analg. 2001;92:369–74.

Hagander LG, Midani HA, Kuskowski MA, Parry GJG. Quantitative sensory testing: effect of site and skin temperature on thermal thresholds. Skin Pharmacol Appl Skin Physiol. 2000;13(6):352–7.

Heft MW, Robinson ME. Age differences in orofacial sensory thresholds. J Dent Res. 2010;89(10): 1102–5. doi:10.1177/0022034510375287. PMCID: PMC3318051.

Lautenbacher S. Disturbances of C-fiber-mediated sensibility in lumbosacral disc disease. J Neurol Neurosurg Psychiatry.1222–3. 1994. (Letter).

Reznikov I, Pud D, Eisenberg E. Oral opioid administration and hyperalgesia in patients with cancer or chronic nonmalignant pain. Br J Clin Pharmacol. 2005; 60(3):311–8.

Rodrigues Júnior IA, Silva IC, Gresta LT, Lyon S, Villarroel Mde F, Arantes RM, Editors. Degree of skin denervation and its correlation to objective thermal sensory test in leprosy patients. PLoS Negl Trop Dis. 2012;6(12): e1975. Published online 13 Dec 2012. doi: 10.1371/journal.pntd.0001975. PMCID: PMC3521713.

Scott K, Simmons Z, Kothari MJ. A comparison of quantitative sensory testing with skin biopsy in small fiber neuropathy. J Clin Neuromuscul Dis. 2003;4(3): 129–32.

Villarroel MF, Orsini MB, Lima RC, Antunes CM. Comparative study of the cutaneous sensation of leprosy-suspected lesions using Semmes-Weinstein monofilaments and quantitative thermal testing. Lepr Rev. 2007;78(2):102–9.

Wallace MS, Ridgeway III B, Leung A, Schulteis G, Yaksh TL. Concentration-effect relationships for intravenous alfentanil and ketamine infusions in human volunteers: effects on acute thresholds and capsaicinevoked hyperpathia. J Clin Pharmacol. 2002; 42:70–80.

Yucel A, Ozyalcin S, Koknel Talu G, Kiziltan E, Yucel B, Andersen OK, Arendt-Nielsen L, Disci R. The effect of venlafaxine on ongoing and experimentally induced pain in neuropathic pain patients: a double blind, placebo controlled study. Eur J Pain. 2005; 9:407–16.

Zaslansky R, Yarnitsky D. Clinical applications of quantitative sensory testing (QST). J Neurol Sci. 1998; 153(2):215–38.

Zhai H, Frisch S, Pelosi A, Neibart S, Maibach HI. Antipruritic and thermal sensation effects of hydrocortisone creams in human skin. Skin Pharmacol Appl Skin Physiol. 2000;13(6):352–7.

131

痒的计量

Emilie Brenaut and Laurent Misery

内容

关键词

脑电图·痒的计量·定义·实验诱导·评分尺度法·病史特征·强度测量·数字分级法·展望·定性·定比量表·搔抓强度测量·数字分级法（NRS）·视觉模拟量表（VAS）

痒（itch）或瘙痒（pruritus）被定义为"引起想要搔抓（scratch）的不愉快的皮肤感觉"。现在这两个词语被用作同义词，"瘙痒"比"痒"更像是一个医学词（Bernhard 1994；Misery and Ständer 2010）。

瘙痒的病理生理学仍然有部分未知，但近期已经有了巨大的突破。除了根据病原治疗外，治愈的可能性相对有限。瘙痒的计量（itch metrology）很困难。然而，在临床和治疗研究中评估瘙痒是不可或缺的。通常通过人体或动物在体模型评估瘙痒。衡量的主要工具是瘙痒感和搔抓痕迹。

1 瘙痒的实验诱导

可通过皮内注射组胺、5-羟色胺、P物质、48/80化合物、可待因、激肽释放酶、缓激肽、木瓜蛋白酶或胰蛋白酶，或者通过静脉注射吗啡或白介素-2来诱导瘙痒（Wallengren 1993；Theunis et al. 2008）。在实践中，瘙痒的实验诱导通常通过皮内或皮下注射48/80化合物（3～100μg）、P物质（10～300μg）、组胺（3～300μg）或可待因（Theunis et al. 2008）。有剂量效应，但剂量过高会导致疼痛而不是瘙痒。牛皮癣引发的瘙痒（Papoiu et al. 2011），可以激活PAR-2+瘙痒感受器（pruriceptors），是一种新的使用技术，但局限是蛋白酶的释放不受控制。

瘙痒也可能由低电流引起。这种技术仍在讨论中，因为电流应该引起感觉异常（或疼痛）而不是痒。它们也能够通过刺激传入神经纤维来抑制瘙痒（Ekbom 1995）。但是，电刺激持续时间≥2毫秒，频率≥50Hz似乎会引起纯痒（Ikoma et al. 2005）。

已经有人提出了触觉器机械诱导瘙痒（WEST-itch™，Connecticut生物仪器公司）。该装置由不同直径的尼龙纤维组成（Weinstein et al. 1995）。5束尼龙纤维可以提供不同程度的皮肤刺激。这台设备很简单但有点贵。

2 瘙痒的定性

对瘙痒的定性评估基于临床检查和病史（Misery and Ständer 2010；Misery 2012）。临床检查主要集中在搔抓皮损（数量，深度，定位，分布）、痒疹皮损、皮肤划痕和苔藓样病变。

表皮或系统症状能够被关联，他们可以知道病因学诊断。指甲的光滑面有利于形成强烈而持久的痒感。瘙痒的病史特征：

- 开始日期和形式（突然或渐进）
- 病程（急性，阵发性或慢性）
- 时间表（一天中的某时刻，一年中的某时期）
- 强度（工作，日常生活，情感生活或睡眠中的不适）
- 形貌
- 加重因素（出汗，运动，洗澡，淋浴，进餐）或舒缓因素（寒冷，放松）
- 相关背景（疾病，药物，化学产品）
- 是否集体瘙痒
- 治疗效果

有必要区分什么是真正的瘙痒，什么是感觉异常，感觉迟钝或疼痛（可能与瘙痒有关，尤其是神经性瘙痒）。在某些语言中可能很难区分，特别是在非洲或东部中部地区，因为没有传统词汇来区分这些感觉。

没有普遍接受的瘙痒问卷（pruritus questionnaire）（Weisshaar et al. 2012），但确有一些关于疼痛的问卷。定性研究瘙痒可以使用Eppendorf瘙痒问卷（Darsow et al. 1997）或Brest问卷（Brenaut et al. 2013）。

3 瘙痒强度的测量

瘙痒强度（intensity of pruritus）只有通过人

体经验的转述才能正确评估。观察员的鉴定是一种不好的方法。可以测量动物或人类的搔抓强度（scratching intensity），但只是瘙痒的一种间接反映（见下文）。瘙痒强度的测量是困难的，因为它是主观的并且取决于实验条件［例如，瘙痒诱导剂（itch inducer）的注射深度］。尽管如此，已经提出了几种用于评估瘙痒强度的方法。它的灵感来自于疼痛评估量表。

可以采用测量尺度法。有些类型是可能的：名目、次序、定距和定比量表。名目量表是最简单的（例如痒或不痒）。次序量表是半定量的（无瘙痒，弱瘙痒，中度瘙痒，严重瘙痒）。定距量表更精确（Esthesiometer® 的 1 到 8、1 到 10 和 0 到 11）。定比量表更有效，因为定义了真实零点，2 意味着 1 的两倍。在治疗量表中，最初 3 个量表是最常用的尺度。这些尺度的统计分析是参数化的（定距，定比）或非参数的（次序，名目）。

定比量表（ratio estimation scales）可以对瘙痒症的强度进行比较。受试者估计不同强度的电流引起的瘙痒强度，例如说"多 30%"或"少 30%"。这种方法受到了批评，并未用于疾病引起的瘙痒。

通过量级估计尺度法（magnitude estimation scales），受试者可以选择在没有任何限制的条件下对数字进行选择。这种尺度比较可靠，已经用于测量各种人类的感觉。

图形评分尺度法（graphic rating scales）简单、方便、有效，最常用。我们更倾向于使用它们。受试者通过垂直或水平线上的标记指示瘙痒症的严重程度。线条的每个极端代表"不痒"或"最痒"。通常使用 10cm 刻度，有或没有截止点。调查人员通过测量零点（无痒）和网格线上的垂直标记之间的距离将标记转换成分数。这种尺度的优点是简单，灵敏和可重复性。尽管如此，有些受试者可能会一律将评分标注在评分标准的中点和极限值处，而其他有些人的抽象思维能力可能不足。结果在同一受试者中可进行比较，但在几个受试者之间不可进行比较。

数字分级法（numerical rating scales）有时用于治疗性研究，所以有必要提出有限几个但有区分度的数字，如 3 个、5 个或 10 个数字。这些量表的有效性已通过疼痛分级得到证实，但是瘙痒方面尚未经证实，因为极少评估数字分级法在瘙痒研究的应用。

瘙痒可以通过一些程序记录下来。诱发瘙痒，然后受试者用笔或与电位计的绘图仪记录的他的感觉（Ekblom et al. 1984）。记录诱发瘙痒与瘙痒开始 / 停止之间的时间间隔以及感知的瘙痒强度。这需要计算几个瘙痒变量：瘙痒之前的潜伏期，瘙痒持续时间，瘙痒峰值和总痒指数（= 曲线下面积）。这个指数反映了痒的强度和持续时间。计算机化系统（PainTrack™ 或 SymTrack™，Styrex AB，Uppsala，Sweden）可以连续记录瘙痒感，如动脉压。这个程序可能是评估瘙痒和估计治疗效果的最好方法，但它很少被使用。

国际瘙痒研究论坛提出了一些建议（Ständer et al. 2013）来阐明瘙痒强度的测量：

- 视觉模拟量表（Visual Analogue Scales，VAS）虽不是最佳模型，但目前无法被舍弃。
- 或者，可以使用数字分级法（numerical rating scale，NRS）。
- VAS 或 NRS 应与口头评定尺度法结合使用。
- 推荐进行解释说明和预测试。

4 搔抓强度的测量

通过在人类或动物的搔抓来鉴定瘙痒的方式经常被使用，但其好处是有限的。弱瘙痒不会诱发搔抓。感觉异常，感觉迟钝或疼痛会诱发搔抓。探头在皮肤表面会诱发皮肤瘙痒或使动作变得尴尬。尽管如此，有些技术可用于测量搔抓（Savin 1995）。

搔抓强度可以通过抓痕的数量和大小，痒疹病变或皮肤损伤来估计。视频记录可以用于观察抓痕。

记录搔抓并不容易，因为搔抓不是常规活动。搔抓动作的持续时间、频率、力度、方向、幅度和定位是高度可变的。很难将上下两次搔抓的动作分开。已经发明了几种方法来测量一个或多个搔抓参数。

动作幅度可以被记录下来，这要归功于特殊的手表，它可以通过电磁运动探测器测量搔抓在空间移动中的持续时间（Summer filed and Welch 1980）。这种方法对于研究在睡眠期间的瘙痒特别有用。

带有振动探测器的床可以用来检测搔抓的动作。这些动作不同于其他动作的不规则性和重复性特征（Felix and Shuste 1975）。

前臂上的电极可以测量肌肉运动（Savin et al. 1973）。这种技术方便且可重复。可以评估动作开始和结束的幅度和数量。该测试可以与睡眠记录相关联，以便根据睡眠的不同阶段来检测变化。

通过放在手上或指甲上的探头，脑电图可以与由搔抓引起的压力测量相结合（Brown and Kalucy 1975）。经过这种操作同时连接计算机和振动换能器（使用压电电流）可以得到更精确的测量（Bergasa and Jones 1991）。

最近有人提出了另一种测量方式（Endo et al. 1997）。Scratch-Monitor® 是一个带按钮的小盒子，可以检测压力的变化还有一个贴到一只手上的记录模块。计算移动次数，灵敏度适中。

5 结论和展望

定量测量瘙痒是困难的。临床检查和病历可以进行个别的但不准确的评估。对于科学工作，特别是治疗性检测，需要使用简单的测量瘙痒或搔抓的技术。瘙痒量表法可能依然是评估瘙痒的主要方法。

在我们看来，革命性研究瘙痒症在未来的方法可能是：

- 在体外研究中，在与神经纤维或神经纤维和表皮细胞的共培养物重建的皮肤上（Pereira et al. 2010）
- 通过使用正电子发射断层扫描术（positron emission tomography，PET）或功能性磁共振成像技术（functional resonance magnetic imagery，fRMI）研究瘙痒的大脑整合（Bergeret et al. 2011）

（江月明 译，赵小敏 校，郝宇 审）

参考文献

Bergasa NV, Jones EA. Management of the pruritus of cholestasis: potential role of opiate antagonists. Am J Gastroenterol. 1991;86:1404–12.

Bergeret L, Black D, Theunis J, Misery L, Chauveau N, Aubry F, Gros H, Viallard G, Celsis P. Validation of a model of itch induction for brain positron emission tomography studies using histamine iontophoresis. Acta Derm Venereol. 2011;91:504–10.

Bernhard JD. Itch. Mechanisms and management of pruritus. New York: McGraw-Hill; 1994. 454 p.

Brenaut E, Garlantezec R, Talour K, Misery L. Itch characteristics in five dermatoses: non-atopic eczema, atopic dermatitis, urticaria, psoriasis and scabies. Acta Derm Venereol. 2013;93:573–4.

Brown RD, Kalucy RS. Correlation of neurophysiological and personality data in sleep scratching. Proc R Soc Med. 1975;68:528–32.

Darsow U, Mautner VF, Bromm B, Scharein E, Ring J. The Eppendorf itch questionnaire. Hautarzt. 1997;48: 730–3.

Ekblom A, Fjellner B, Hansson P. The influence of mechanical vibratory stimulation and transcutaneous electrical nerve stimulation on experimental pruritus induced by histamine. Acta Physiol Scand. 1984;122:361–7.

Ekbom A. Some neurophysiological aspects of itch. Sem Dermatol. 1995;14:262–70.

Endo K, Sumitsuji H, Fukuzumi T, Adachi J, Aoki T. Evaluation of scratch movements by a new scratch-monitor to analyze nocturnal itching in atopic dermatitis. Acta Dermatol Venereol. 1997; 77:432–5.

Felix R, Shuste S. A new method for the measurement of itch and the response to treatment. Br J Dermatol. 1975;93:303–12.

Ikoma A, Handwerker H, Miyachi Y, Schmelz M. Electrically evoked itch in humans. Pain. 2005;113:148–54.

Misery L. Prurit. Encycl Méd Chir. Paris: Editions Elsevier; 2012, Dermatologie, 98-140-A-10, 6p.

Misery L, Ständer S. Pruritus. London: Springer; 2010. 348p.

Papoiu AD, Tey HL, Coghill RC, Wang H, Yosipovitch G. Cowhage-induced itch as an experimental model for pruritus. A comparative study with histamine-induced itch. PLoS ONE. 2011;14:e17786.

Pereira U, Boulais N, Lebonvallet N, Pennec JP, Dorange G, Misery L. Mechanisms of the sensory effects of tacrolimus on the skin. Br J Dermatol. 2010;163:70–7.

Savin J. The measurement of scratching. Sem Dermatol. 1995;14:285–9.

Savin JA, Paterson WD, Oswald I. Scratching during sleep. Lancet. 1973;2:296–7.

Ständer S, Augustin M, Reich A, Blome C, Ebata T, Phan NQ, Szepietowski JC. Pruritus assessment in clinical trials: consensus recommendations from the International Forum for the Study of Itch (IFSI) special interest group scoring itch in clinical trials. Acta Derm Venereol. 2013;93:509–14.

Summerfiled JA, Welch ME. The measurement of itch with sensitive limb movement meters. Br J Dermatol. 1980;102:275–81.

Theunis J, Black D, Degouy A, Schmitt AM, Misery L. Comparison of perceived itch induced by skin pricktests with histamine and codeine. Acta Derm Venereol. 2008;88:455–7.

Wallengren J. The pathophysiology of itch. Eur J Dermatol. 1993;3:643–7.

Weinstein CD, Drozdenko R, Weinstein S, Spivak H. A new noninvasive method to evaluate the antipruritic efficacy of over-the-counter skin care products. J Soc Cosmet Chem. 1995,46.53–65.

Weisshaar E, Gieler U, Kuepfer J, Furue M, Saeki H, Yosipovitch G, the International Forum for the Study of Itch. Questionnaires to assess chronic itch: a consensus paper of the international forum for the study of itch. Acta Derm Venereol. 2012;92:493–6.

132

临床皮肤病学中的形态学或非仪器检测

Pierre Agache

内容

关键词

醋酸纤维板·形态测量法·皮损表面·点计数·可视毛细血管镜

形态测量（morphometry）包含许多方法，旨在使用与计数相关的简单手段来测量不规则图像或物体的轮廓、形状以及在一个框架内图像的密度。由于皮肤疾病大多发生于体表，对于需要快速廉价测量方法的皮肤科医生来说，二维形态测量是一种很有价值的工具。然而，由于该方法以往主要用于组织显微和超微结构的研究，因此在皮肤病学方面鲜为人知。

1 皮损面积

点计数（point counting）是一种精确的方法（Bahmer1997）。其基本原理是将大面积区域划分成相同面积的正方形，每个正方形的中心可以代表它的面积。因此，当边长为平方厘米的方格网与皮损叠加时，可以通过计数皮损内有多少个中心来计算出有多少个方格。由于方格中心本身可以由网格交叉点代替，因此皮损面积（lesion area）（A）可以用十字交叉点个数（n）乘以单位正方形的面积（d^2）。该公式很简单：

$A=n\,d^2$（落在边界的点也应该被计算在内）

示例： 为了计算腿部溃疡的面积，可在病变区域上方放置一块印有边长 1cm 方格网的透明板。如果有 26 个十字交叉点落在皮损内及方格边界，那么溃疡面积为 26cm^2（图 1）。

注意： 为了避免线条粗细所带来的不确定性，一个交叉点被定义为十字右上角的精确轮廓，而不是它的中心，如下所示：

精确性： 该方法仅适用于以下 2 种情况：皮损有一个随意的轮廓以及方格网可以随机叠加在皮损上。虽然该方法只是一个预估，但却令人惊讶的适用。对于一个特定的对象，方格间距越小，计数点数值越高，评估越准确。使用一个间隔为 0.5cm 的方格计算：直径为 1.6cm 的圆，π^2=2.01cm^2，

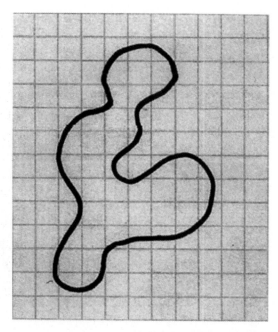

图 1 通过间距为 0.5cm 的网格看到的腿部溃疡的虚拟轮廓。其中 31 个点位于溃疡内部，3 个点位于边界上（n=34），溃疡面积是 34×0.5^2=8.5cm^2。网格穿过其轮廓次数为：垂直 24 次，水平 25 次。n=49，P=0.5$\times$49π/4=19.2cm。RF=64$\times$34/π49^2=0.29cm^{-1}

A=0.25$\times$9=2.25cm^2（+12%）；直径为 2.6cm 的圆 πr^2=5.31cm^2，A=0.25$\times$21=5.25cm^2（-0.9%）。可以看出，以相同的方式计算，使用小间距的方格更有利于可靠的测量。最合适的方格间距可以从 Weibel 的列线图中得到（Weibel 1979）。Gundersen 已经研究了点计数计算的理论效率（Gundersen et al. 1981；Gundersen and Jensen 1987）。

2 皮损（边界）形态（长度）

方格（间距=d）被随机用于皮损或线条的测量（Bahmer and Smolle 1992）。统计网格中水平及垂直线交叉点数目（N），计算出周长（P）或特征长度，可以使用公式：

$$P=N\pi d/4$$

示例： 测量腿部溃疡的周长（图 1）或毛细血管扩张的长度（图 2）

精确性： 使用 0.5cm 间距的方网格，精度如下所示：

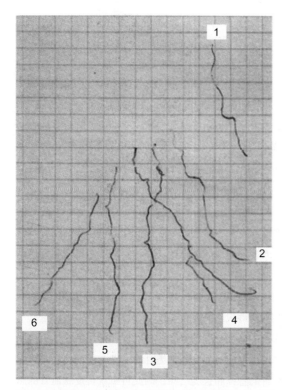

图2 通过间距为 0.5cm 的网格观察大腿内侧几条毛细血管扩张。长度是：1=4.3cm，2=5.5cm，3=6.3cm，4=10.2cm（分枝状），5=4.7cm，6=4.3cm

- 直径为 1.6cm 的圆：$2\pi r$=5cm，P=0.5 × 12π/4 =4.7cm（-6%）
- 直径为 2.6cm 的圆：$2\pi r$=8.2cm，P=0.5 × 20π/4 =7.9cm（-3.7%）

3 形态规则

形状规则（shape regularity）系数 RF（Bahmer and Smolle 1992）可以使用上述皮损参数 n 和 N 来计算，不考虑网格间距，公式如下：

$$RF=64n/\pi N^2$$

RF 介于 0（非常不规则）至 1 之间（圆）。

示例：见图 1。

精确性：使用 0.5cm 网格间距：直径为 1.6cm 的圆：RF=64 × 9/π12² =1.27；直径为 2.6cm 的圆：RF=64 × 21/π20² =1.06。

4 面积比及分布

在播散性病变（多发性病变）中，计算数量及平均面积是一种评估病变程度的方法。在网格上确定一个参考区域可以计算该区域内的皮损。它可以是一张打印纸的面积（例如，210mm × 297mm 的纸张）或是其他已知或易于计算面积的交点数量。为了防止错误，参考区域的边界应该分成两部分：上部和左侧（在图 3 中用细线标出），以及下部和右侧（在图 3 中用粗线标出）。应将后者扩展到边界以外，以解决转角点的问题（Weibel 1979；Bahmer and Smolle 1992）。

将网格放置在皮肤上，位于参考区域内所有皮损，或越过或触及除了粗线的边界的皮损（也称为禁线（Gundersen et al. 1981）），甚至超过参考区域的病损都被计算在内。这个数与参考区域中交叉点数量的比值表示病损平均面积占参考区域面积的多少。由于后者是已知的，因而可以得出皮损的绝对平均面积。如果需要，也可以通过分别计算各皮损病损面积得到总的皮损面积，包含一个点（面积 =d^2），两个点（面积 =$2d^2$），等病灶。

计数的硬性规则是只有未接触或未超过参考区域的皮损才可以被计数，因此，后者应该清楚的划定在方格网上。

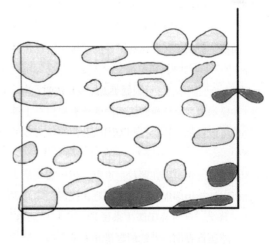

图3 虚拟的皮损。不相连面积及其分布的评估。该图旨在显示：①所谓禁线的分布（粗线）；②纳入计数交叉点的目标（皮损），以及触及了禁线而不被纳入的点（在灰色区）。故意省略网格以简化图像

考虑到生物的多变性以及皮损边界多较为模糊，需要数到大约 100 个点才能得到较为理想的精度（Gundersen et al. 1981）。最合适的网格间距可以从 Weibel 的列线图中推算得出（Weibel 1979）。Gundersen 研究了点计数理论的有效性（可靠性）（Gundersen et al. 1981；Gundersen and Jensen 1987）。

5 应用领域

一次性塑料片或醋酸纤维片很容易用现有的（间距通常为 5mm）或自制的（例如，小病损间距为 2mm，大皮损的间距为 10mm 和 20mm）方格纸印上方格网。

腿部溃疡的形态评估只需几分钟，其主要困难在于确定病变轮廓。这种快速性使人们能在当前实践及药物试验中随访病变的进展。还可用于甲真菌感染面积随时间变化的观察。

对有少量皮损的银屑病，随着时间推移跟进（随访）斑块面积变化非常方便快捷。该方法也被提出用于提高 PASI 评分（Bahmer 1989）。

该方法同样可用于特应性皮炎的评估，尽管勾画病变轮廓更加困难。Bahmer 等排除了这个问题并用来评估病变的严重程度。（1991）（详见第 136 章）（Bahmer 皮损面积严重程度评分，即 ADASIS，按病变形态、程度用红绿蓝 3 种颜色在方格纸上标记并计算面积）。

面积是针刺或斑贴试验阳性的参数。可以使用 2mm 间距的网格使其快速被量化。后者很容易由临床医生在纸上制作，然后根据要需缩放在透明片上。

在显示电视毛细血管镜图像的计算机屏幕上叠加网格可以计算血管直径和长度以及血管占真皮的比例。

形态测量也可以在照片上进行，根据需要放大以便可以计算更多点数，或用幻灯片投影到印有网格的屏幕上。这对临床医生来说是一件容易的事。例如，随访青春期色素痣的数量和大小分布，量化麻风病皮损的大小及分布，随访大疱性疾病在治疗过程中大疱的数量及大小分布，以及量化白癜风等，使该技术在当前的皮肤病学实践中显得非常有用。

通过绘制腺体输出量来评估汗液或皮脂排泄，可以利用放大照片或图像上的面积分数和分布方法很容易获得斑点的全局面积、平均面积和大小分布。同样，可以快速评估微观尺寸，例如细胞大小，恶性 / 良性肿瘤中细胞核的大小和形状等。事实上，几十年来，生物学研究是形态测量学的唯一应用领域。

6 其他形态测量学参数

在大多数皮肤病变中点计数对于评估二维形状或特征的形态参数特别有用。形态测量法也可用于评估微观物体的三维形态；当锁定在不同的深度时，每个平面可以被当作一个切片来分别评估，使其变得快速而简单（Loud and Anversa 1984）。

在皮肤不同深度获得的视频摄像毛细血管镜图像可以在 3D 环境中使用点计数进行处理；由于血管的直径和长度已知，因此可以获得皮肤血管的总体积和大小。对于健康和感觉神经病的皮肤神经分布也同样适用。还有一些为组织学标本设计的特殊工具（解剖器，分馏器，成核器）（Gundersen et al. 1988a，b；Elias and Hyde 1983；Aherne and Dunhill 1982；Russ 1986）。

（曹灿、涂颖 译，何黎 校 / 审）

参考文献

Aherne WA, Dunhill MS, editors. Morphometry. London: Edward Arnold; 1982.

Bahmer FA. The size of lesions, or point counting as a step toward the solution of the PASI problem. Arch Dermatol. 1989;125:1282–3.

Bahmer FA. Morphometry in clinical dermatology. In: Wilhelm KP, Elsner P, Berardesca E, Maibach HI, editors. Bioengineering of the skin: skin surface imaging and analysis. Boca Raton: CRC Press; 1997. p. 229–40.

Bahmer FA, Smolle J. Morphometry in clinical dermatology. Acta Derm Venereol. 1992;72:52–7.

Bahmer FA, Schaefer HJ, Schubert HJ. Quantification

of the extent and the severity of atopic dermatitis: the ADASI score. Arch Dermatol. 1991;127: 1239–40.

Elias H, Hyde DM, editors. A guide to practical stereology. Basel: Karger; 1983.

Gundersen HJG, Jensen EB. The efficiency of systematic sampling in stereology and its prediction. J Microsc. 1987;147:229–63.

Gundersen HJG, et al. Comparison of semi-automatic digitizer tablet and simple point counting performance in morphometry. Virchows Arch B. 1981;37:317.

Gundersen HJG, Bentsen TF, Korbo L, et al. Some new, simple and effective stereological methods and their use in pathological research and diagnosis. APMIS. 1988a;96:379–94.

Gundersen HJG, Bagger P, Bentsen TF, et al. The new stereological tools: disector [sic], fractionator, nucleator and point sample intercepts and their use in pathological research and diagnosis. APMIS. 1988b;96: 857–81.

Loud AV, Anversa P. Biology of disease: morphometric analysis of biological processes. Lab Invest. 1984; 50:250–61.

Russ JC, editor. Practical stereology. New York: Plenum Press, 1986.

Weibel ER, editor. Stereological methods. Practical methods for biological morphometry, vol. 1. London: Academic; 1979.

133

红斑和苍白的评价

Pierre Agache

内容

关键词

比色法·红斑·灰度比色图·充血测试·最小红斑剂量（MED）·苍白·红色比色图·血管收缩

健康皮肤的红色来自可通过角质层（stratum corneum）观察到的表皮下血管丛（subepidermal vascular plexus）。丰富的深层血管一般不可见或呈蓝色。在真皮浅层时可观察到紫癜样表现。当红细胞在血管外时，皮肤颜色显得更鲜亮。皮肤的红色成分取决于表皮下血管丛体积、血管舒张水平以及上覆表皮厚度和透明度。如果丰富的血管丛上方的表皮较薄，可使皮肤颜色呈现均匀的粉红色，就像新生婴儿一样。

红斑（erythema）被定义为亢进的皮肤红色成分。无论如麻疹（morbilliform）样或玫瑰样斑疹，还是弥漫性的片状红斑或瘢痕样红斑，过度着色均由表皮下血管丛血管舒张引起，伴或不伴较深血管舒张。就测量而言，两种主要类型的红斑是可区分的：由表皮下和毛囊周围的孤立血管舒张产生，以及涉及所有皮肤血管网（包括皮下丛）的血管扩张。

– 在第一类中，只有皮肤颜色测量是有用的，可以通过检测血红蛋白吸收波长和毛细管光镜检查。

– 在第二类（评估浅层和深层血管舒张）中，可以使用光电容积描记法（photoplethysmography）、激光多普勒（laser Doppler）、热清除率（thermal clearance），表皮氙清除率（epicutaneous xenon clearance）和皮肤温度测量法（skin thermometry）（见相关章节）。

下面仅描述测量孤立性浅层血管舒张的有效方法。这些只是检测总体血管舒张所引起的红斑反应的一部分方法。定量毛细血管解剖，是最有前景的技术，将在第60章详细解释。

1 心理感官技术

常用方法为五级评分法，评价红斑：0，（+），+，++，+++。其中只有4级可量化红斑，0级通常指健康皮肤。一些作者还使用七级评分法（Westerhof et al. 1986）或十级评分法（Kollias et al. 1997）。评估的目的是确定两个参数：是否存在红斑及其强度。

为了确定红斑阈值（erythema threshold），必须明确最小红斑剂量（minimal erythema dose，MED），特别是在光生物学中。在一项针对21个受试者的42张照片研究中，Lock-Andersen和Wulf（1996）研究了两组四名观察者对这些照片进行评估的差异性，一组是受过良好训练的观察者，另一组未受过相关培训，两组观察者用五分评分法进行双盲评估。在评估一个较难观察的红斑时，未经训练组的变异系数为4.6%，另一组为7.3%，而在观察MED时，两组的变异系数分别是11.9%和23.2%（阈值剂量为明确的红斑，如光生物学中所用）。这些数据似乎表明，与观察一个明确的红斑相比较，肉眼能较好地观察评估到一个较难观察到的红斑，并且是否经过训练对此没有影响。在两组双盲评估同一红斑的个体一致性中，未经训练组为90.5%，另一组为92.9%。

– 在同一实验过程中，两组观察者分别观察了每次逐级增加25%剂量光化学暴露后的红斑强度（erythema intensity）。对5级（+++）红斑的观察一致性随着红斑强度的降低而降低，未经训练的组仅达到54.8%，另一个组52.0%；同一观察者两次评估的一致性分别为64.3%和71.4%。这些数字显示即使是由专家完成，视觉检测也存在的巨大差异性。

当皮肤出现色素沉着时，红斑更难以检测和评估。因此，在评估时需要注意色素沉着随季节的变化，即使这种变化是轻微的。在黑人中，测量评估更加不可靠，特别是基本颜色经常发生变化和不均匀的。

在每个心理学评估中，应该规定测量量表的下限和上限。为了测量健康皮肤中的红色成分，零通常指没有血液充盈的皮肤（用玻璃片压诊时，玻璃板的压力近似封闭的血管）。为了测量局部发红（红斑），零可以近似于健康皮肤。另一方面，什么是非常严重的红斑？建立可重现的条件可能更为有用，但哪些方法是可行的？

因此通过肉眼观察无法正确评估红斑，只能估计红斑的强度。然而，它在检测发红方面非常敏感，但由于视觉记忆短而不可靠，为了检测和对小的差异进行分级，需要同时合并其他研究方法。

2 使用色卡进行视觉评估

2.1 红色色卡

使用放置在两片有机玻璃片之间，饱和的红色柯达明胶薄膜（CCR 系列）的范围（10 个等级，按 10% 增加）作为猪和小鼠红斑评估量表（erythema assessment scale）（Argenbright and Forbes 1982）。将这些薄膜依次放置在皮肤上，从最低等级（最浅的颜色）开始，当第一个使红斑无法观察到的等级则为该红斑适合的等级评分。第 6 章介绍了红色色卡（red levels color chart）的优点和缺点。

2.2 灰色色卡

如果通过绿色眼镜检查皮肤（红色变为黑色），红斑看起来呈灰色。同时，在观察时还可以将其与已知图表的灰度亮度（清晰度用 % 表示）进行比较。然后通过其亮度来量化红斑。在一副眼镜上安装绿色滤光片并不会造成技术困难。灰度级可以很容易地通过计算机生成，并通过色度计进行校准。

灰色色卡（gray levels color chart）的优点是无需与皮肤接触，通过选择视角消除镜面反射的可能性以及用允许比较的国际物理单位进行参考。但是，这种方法的灵敏度很差，因为亮度受到红斑的强弱影响。

3 摄影

彩色摄影（photography）不能提供可靠的红斑量化（请参见第 6 章）。单色摄影（monochromatic photography）的原理与灰度分级相同。在 21 个灰度级的圆形图中心，通过 2% 个亮度变化的白色滤光片（540nm），用绿色滤光片拍摄皮肤（环形闪光灯）（Breit et al. 1982）。滤光器和颜色色卡连接到相机，以便光线的入射角保持不变。测量包括找到与照片上的红斑区域相匹配的灰度等级。该设备可以用任何好的相机来实现。如前一章所述，图表必须由用户制作并校准。不幸的是，这种简单而廉价的方法并不能测量以红斑作为色觉主要成分（红色）的变化，只能检测该色度成分亮度的减弱。

4 比色法（colorimetry）

健康皮肤的红色成分可以通过由 3 种波长的反射率确定的比色计测量，分别锁定在红色、绿色和蓝色，然后用国际标委会规定的参数 $L*$ 和 $a*$ 表示（见第 6 章）。这种绝对的分类系统决定了 3D 虚拟空间中任何颜色的位置，垂直距离 $L*$ 定义为从零（黑色）到 100（最大亮度）的明亮度（或值，或亮度）。在每个水平面上，其色调（或染色性或色度）沿着两个垂直轴被定义，一个在横坐标上（从 $-a*=$ 绿到 $+a*=$ 红），另一个在纵坐标中（从 $b*=$ 蓝到 $+b*=$ 黄色）。在最后的平面中，到原点的距离表示其纯度、饱和度或亮度。红斑增加了作为红色强度量化的参数 $a*$，并降低了表达皮肤亮度的参数 $L*$。因此，和 $a*$ 相比较，$L*$ 与红斑相关性较小。测量参数 $a*$ 相当于测量真皮浅层中血红蛋白（HbO_2）的量。Takiwaki 等用 Minolta CR200 检测了 10 名受试者 23 个身体部位在冬天的红斑成分，用 Serup's group 检测了参数 $a*$ 和 $L*$（Takiwaki et al. 1994）。

在由 $L*$ 和 $a*$ 轴形成的垂直平面中同时阐明的 $L*$ 和 $a*$ 可以用于皮肤红色成分的研究。在这个平面上，发现高加索人背部正常皮肤的所有红色成分（用 Minolta CR200 色度计）位于以 $a*=12$ 为中心的曲线区域内，其 $L*$ 的坐标分别为 53% 至 75%，$a*$ 的范围 +2 到 +17（图 1）（Lock-Andersen et al. 1998）。受试者的皮肤色素越多，红色组分越深，越位于该区域的下部。地中海和黑人 $L*$ 值小于 50%。由于每种肤色都由其坐标 $L*$、$a*$ 和 $b*$ 定义，因此可以通过它们的坐标差（$\Delta L*$、$\Delta a*$ 和 $\Delta b*$）区

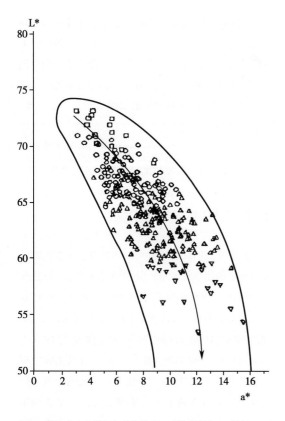

图 1 高加索人皮肤红色成分的 $L*a*$（足背部）。◊，很轻；○，轻；△，居中；▽，色素沉着。向下指的箭头表示皮肤色素沉着增加时的肤色变化。（经许可引自 Chardon et al. 1991，）

分红斑和健康皮肤。色调的差值为 $(\Delta a*^2 + \Delta b*^2)^{0.5}$，亮度和红色的差值为 $(\Delta L*^2 + \Delta a*^2)^{0.5}$，这些公式很容易从颜色虚拟空间的正交三维结构推导出来。

5 反射测量法（Takiwaki and Serup 1995）

红斑与表皮下血管扩张导致的真皮浅层血红蛋白（HbO_2 和 / 或 Hb）增加有关。由于皮肤的颜色随着其反射率（inverse of reflectance，IR）的变化而变化，所以反射测量法（reflectometry）是可以取 IR 的对数（logarithm of IR，LIR）来评估皮肤的颜色变化。但是，这些波长也被黑素吸收，后者的数量由未被 HbO_2 吸收的波长确定，然后从 LIR 中减去。

反射测量法使用绿光（波长从 546 到 568nm，取决于器件），可以检测 543 和 576nm（HbO_2 吸收峰）及 554nm（Hb 吸收峰）和 620nm 以上（红色，黑素吸收，忽略了 HbO_2 的吸收但包含了 Hb 吸收）的 LIR（图 2）。这些设备小巧便携，可立即检测出 HbO_2 和黑素的数值。红斑测量仪（英国 Andover 的 Dia-Stron）使用白光（因其几乎不受环境的光

图 2 血红蛋白、胆红素和黑素吸收谱。（Rox Anderson and Parrish，1981）

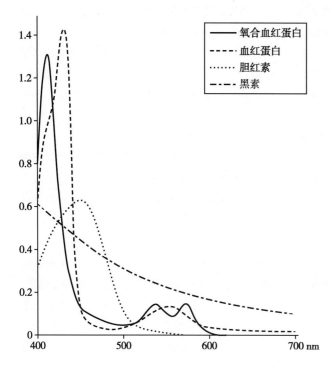

线影响），并测量546nm（绿色）和672nm（红色）处的反射率。Derma光谱仪（丹麦Hadsund的Cortex Technology ApS公司）使用的波长为电致发光二极管发射的568nm（绿色）和655nm（红色）两个波长。可以调节环境光线可能造成的干扰，并可以在不同温度下进行测量。MexameterMx 16（Courage+Khazaka Electronic，德国科隆）使用电致发光二极管发射的568nm（绿色）、660nm和880nm（红色和红外）的波长。通过弹簧来保证恒定的压力，当外部光线进入探头将发出蜂鸣声警告。UV-Optimize（丹麦PBI Medical）使用的波长为555和660nm；它不能提供指数，但可以量化皮肤中色素沉着和红色成分，分值范围在0%和100%之间，0表示无血皮肤，100%表示颜色非常深的面部鲜红斑痣（紫色）。

10名受试者的23个身体部位的红斑指数分布与相同位置的参数 a* 的值有着显著相关性（Takiwaki et al. 1994; Takiwaki and Serup 1995）。

6 分光光度计和分光色度计

分光光度计（spectrophotometers）和分光色度计（Spectrocolorimeters）与反射测量法有着相同的原理，但由于它们可以使用所有光谱，因此更精确和有效。根据克拉克等（1981年）的经验，为了评估皮肤的红色成分（HbO_2+Hb），波长在 $415 \sim 425nm$（Soret波段）是最可靠的。基于此他们评估了34对双胞胎的肤色差异。

Andersen 和 Bjerring（1990）使用 $360 \sim 390nm$ 的波段（接近UVA）计算黑素指数。为了区分 HbO_2 和 Hb，他分析了543和576nm（HbO_2吸收峰）和554nm（Hb吸收峰）处的反射率，从而计算出指数。皮肤接受由光纤（德国Hirschmann）携带氙弧的多色光（Osram XBO 150）。通过将散射光集合在一起，然后由光纤传导到单色仪中的球体（Jobin 和 Yvon H20，法国），可以在355nm和700nm之间每隔5nm进行一次测量。每个反射率由光电倍增器（Hamamatsu，日本）检测，并数字化，然后进行计算机分析。

Kollias 计算了620nm和720nm波长（均为红色）的黑素指数（melanin index）（Kollias and Baqer 1986），并在校正黑素后在560、577和630nm测量血色素所表现的浓度。分光光度计（HP 8452A DAS）的光源被钨卤素灯取代，并且光通过光纤传导到皮肤，反扩散光收集由一束石英光纤完成，可以在400到820nm之间每隔2nm扫描一次光谱。

7 绿光激光多普勒

绿光激光多普勒（green light laser doppler）（Periflux 4001Master; 瑞典斯德哥尔摩Perimed）使用543nm（绿色）单色光照射在皮肤上，并通过与移动的血细胞接触（多普勒效应）来测量波长偏移的反扩散光。血红蛋白对绿色的吸收大大减少了信号，从而限制了对表皮下血管丛的研究。表皮下血流指数是通过逆向消融光的倍增而提供的量（移动的血细胞浓度）除以平均波长偏移（细胞平均速度）计算的。在没有其他等效设备时，可用该设备进行检测。

8 可靠测量的条件

– 这些设备的设计主要用于平坦表面，而不是皮肤的测量。条件解除可能会让环境光线穿透逆向消融的光收集室。因此，有必要剃去多毛区域，并将受试者置于一个可减少表面深度折射风险的位置。

– 出于同样的原因，应避免测量过量的光线（阳光直射等）。

– 潮湿的皮肤或外用用软膏后的皮肤可能会促进镜面反射，并人为改变色度计和反射光谱仪提供的数据。入射光的5%至7%被皮肤纹理散射。局部应用填充皮纹增加了光穿透性。

– 水合增加角质层半透明度，可以增加红斑指数以及参数 L* a* b*。对于折射指数接近角质层（角质层1.54；空气1.00）的物质来说，这一点更为明显。由于甘油和醋酸折

射指数接近 1.54，这些化合物比水更有效
（Solan and Laden 1977）。

- 在每次使用之前需要根据所提供的标准重新校准设备：
- 它应该垂直于皮肤
- 应避免可能改变红斑的过度压力
- 应对邻近的非红斑皮肤进行对照测量
- 由于皮肤颜色通常是不均匀的（雀斑、色素缺乏等），分别检测 3 次后取其平均值
- 使用反射计进行红斑检测仅在几乎没有色素沉着的皮肤上才有效，因为在红光下测得的扣除黑素指数在绿光中应该是相同的。然而，事实并非如此，尤其是黑素沉着，因为黑素谱从绿色到红色呈线性减少，由于色素沉着激烈，所以斜率更加陡峭（图 3）。因此，不可能比较身体部位的红斑指数与不同的黑素指数。
- 由于色素沉着明显减少光线反射扩散，因此在深色皮肤上的红斑测量尚不健全。
- 在解释结果时，必须考虑 HbO_2 和 Hb 的相对比例，它们的颜色分别是动脉和静脉血液的颜色。在没有静脉回流或阻碍正常静脉血流的情况下，皮肤血液是动脉型的，炎症或反应性高血压就是属于这种情况。这时需采

用（$\Delta L*^2 + \Delta a*^2$）$^{0.5}$ 或 HbO_2 的测量较为合适。相反，在血瘀或静脉回流的情况下，血管扩张是被动的，血红蛋白减少，并且引起红斑颜色的一些变化。在随意肢体或当皮肤长时间被体重压迫的情况下，HbO_2 的测量结果可能存在不足。同样重要的是，降低血红蛋白可以增加黑素指数，而皮肤色素沉着不变（Agner 1992；Takiwaki and Serup 1994）。因此，为了检测由于较高的 Hb 水平引起的皮肤色调的变化，（$\Delta a*^2 + \Delta b*^2$）$^{0.5}$ 的比色测量必须补充（$\Delta L*^2 + \Delta a*^2$）$^{0.5}$ 的比色测量。

9 选择合适的方法

评估红色成分或红斑的合适方法将取决于设备的来源和方法的物理特性。

9.1 根据仪器特点选择

- 色度计（colorimeters）根据反射率重构红斑的颜色并提供其 L*a*b* 成分。他们能够表征任何颜色，因此其主要优势是检测各种色调的红斑。然而，这些参数与这些发色团在皮肤中的含量间接相关（Kollias et al.

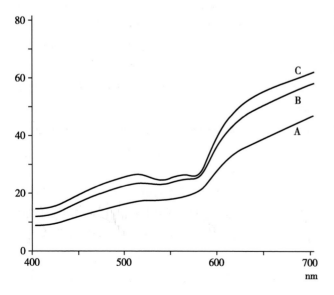

图 3 黑人（A）、亚洲人（B）和高加索人（C）受试者的皮肤反射光谱（Koran et al. 1991，修改）。纵坐标：% 逆向漫射光。横坐标：波长

1995），并且使用 3 个波长获得。

- 相反，由于 HbO_2 和 Hb 额吸收峰非常接近，因此其反射率给出的红斑指数与 HbO_2 和 Hb 的数量直接相关。因此，从理论而言更加准确。比较研究表明它们的结果与参数 $a*$（Takiwaki et al. 1994；Barel et al. 1998）有很强的相关性，但其变异系数低于 $a*$。

- 因为使用了更多的波长，分光光度计可提供更精确的测量。它们可以分别测量 Hb 和 HbO_2。

- 绿色激光多普勒信号与色团的数量和表皮下血管丛中血细胞的速度有关（Ubbink et al. 1996a；Jünger et al. 1996）。

- 测量总体皮肤血流量的仪器技术更依赖于深层循环，其体积和流速尤为重要。因此，他们的结果有时似乎与基于反射的结果相冲突。皮肤温度的测量对整体活动性（小动脉）血管舒张非常敏感，但似乎忽略了单独增加的浅表血流（Lock-Andersen et al. 1998）。

- 由于激光多普勒只能处理循环的红细胞，因此，当血管收缩导致皮肤变白后所引起的血流增加可能被检测到。当肢体高于心脏水平时，其信号增加而红斑指数降低，而当肢体降低时则相反（Chardon et al. 1991）。因此，即使在更深的真皮或皮下组织中，激光多普勒对血瘀不敏感。

- 清除方法（热清除率，表皮氙清除率）也是基于皮肤血流速度，而忽略了血管被动舒张引起的红斑。

- 相反，光电容积描记法（photoplethysmography）与主动或被动血管舒张相关，是一种测量血容量的总体变化的很好的方法。然而，这种由于使用红光或近红外光的技术而忽略了表面循环。

9.2 根据红斑选择

- 所有重要的活动性红斑都有很深的成分，因此可以通过所有皮肤血流测量技术进行测量。刺激强度和随后的信号之间呈线性关系，最大值可以用临床评估等级（++）表示。此外，当血管舒张接近其最大值时信号可显示饱和。

- 光化学所致红斑（actinic erythema）由于表面和深层血管舒张，似乎一开始就出现了。因此所有技术都可检测。然而，轻度红斑（低于 MED）通过反射测量比成像激光多普勒（Lock-Andersen et al. 1998）似乎更可靠。

- 过敏反应所致红斑（allergic erythemas）似乎也是总体性的，也可通过所有技术来衡量。例如，热像仪显示皮肤温度在过敏性斑贴试验中升高，但并不一定超过刺激斑贴试验（Baillie et al. 1990）。

- 小面积的刺激性红斑（irritative erythemas）似乎主要涉及浅表微血管。在这种情况下，比色法（Gawkrodger et al. 1991），反射测量法和分光比色法（spectrocolorimetry）是优选。例如，1% 月桂基硫酸钠封闭 2 天后引起的刺激反应所增加的红斑指数，远远超过了 LDF 信号，并且 D2 和 D4 处的红斑指数比其在过敏反应所致的红斑中更重要（Gawkrodger et al. 1991）。中度和强烈的刺激与表浅和深层血管舒张有关。绿色激光多普勒似乎是一种很有前途的工具，但尚未有相关报道。

- 为了确定红斑是否与较深层的成分有关，热成像技术是一种更合适的技术，因为它似乎对仅限于真皮浅层的血管扩张不敏感，特别是对红色成分的变化不敏感（Lock-Andersen et al. 1998）。

- 为了检测出临床上的红斑，即无可视性红斑的表皮下血管扩张，比色法、反射测量法、分光光度法和绿色激光多普勒是最有利的方法。1% 月桂基硫酸钠封包诱导刺激 2 天，在出现临床红斑之前红斑指数就有所增加。用水稀释得到的 5% 安替比林封包 24 小时后也得到相同结果（Nangia et al. 1996）。但是，请记住，信号的增加可能仅仅与角质层对光照的通透性相关（特别是当其水合作用增加或封包后）或仅仅与皮肤纹理引起的反射减弱和／或来自从填充皮纹从而折射指数接近角质层折射指数的物质［如甘油（Sola-nand Laden 1977）］。

- 定量毛细血管检查（quantitative capillaroscopy）（现在可用于任何身体部位，请参阅第 118 章）以及绿色激光多普勒可能成为评估表浅血管舒张的参考方法，特别是在临床前阶段。毛细管血管造影对主动和被动血管舒张（小静脉回流）敏感，而绿色激光多普勒仅对活动血管敏感（Ubbink et al. 1996b）。据我们所知，使用这些技术来评估红斑尚无公开发表的文章。

- 激光多普勒可能能够检测深层血管扩张，例如光化学或过敏性红斑（Wahlberg 1989）以及某些刺激性红斑（Wahlberg and Wahlberg 1984，1985）。

- 刺激性红斑（十二烷基硫酸钠（Kollias et al. 1995）、维甲酸（retinoic acid）（Kollias et al. 1997）、创伤（例如，一巴掌后）（Feather et al. 1988）与单纯性 HbO_2 增加有关。光化学所致红斑与 HbO_2 和 Hb 的联合增加有关（Andersen and Bjerring1990）。淤积所致红斑，尤其是血压升高，与血红蛋白的孤立增加有关（Kollias and Baqer 1986；Feather et al. 1988）。

10 苍白

血管收缩（vasoconstriction）是一种重要的生理现象，值得在某些疾病，如对冷或动脉高压的过度敏感进行测量。还可用于评估外用皮质类固醇或与其配方相关的透皮吸收（Poelman et al. 1984）。所有用于测量血管扩张的方法都不适用于评估血管收缩。特别是激光多普勒，由于其只对移动的血细胞敏感，因此，尽管临床上已经明显观察到苍白，但可能不会发出任何信号（Noon et al. 1996）。此外，在局部皮质类固醇诱导苍白的过程中，通过对激光多普勒（红光）进行成像可以显示假性皮肤血流量增加（Sommer et al. 1998），这可能是血管狭窄时血细胞加速所致。

10.1 血管收缩的直接测量

可以利用反射仪（reflectometry）计算红斑指数的简易差分来评估变苍白（Noon et al. 1996；Feather et al. 1982；Lévêque et al. 1985）。然而，由于血管收缩出现之前需要一定的时间（几小时），以及血流量可能发生改变也需要时间，建议用治疗区的红斑指数除以该指数与相邻未治疗区红斑指数的差值（Sommer et al. 1998）来计算。

Andersen 等使用分光光度法（更精确）测量反射率（Andersen 1993）已经表明，由低效和中效皮质类固醇诱导的苍白来自 Hb 的降低（缩血管收缩），HbO_2 含量的减少（小动脉收缩）仅由最强效的皮质类固醇所致。测量还必须考虑使用戊倍他米松戊酸酯后出现的双相性动力学改变。乳膏去除后约 3 小时血管开始收缩，约 12 小时达到峰值，到 24 小时，则恢复正常。然而，到第 32 小时尽管皮质类固醇血浓度处于最高水平，却会出现血管舒张，同时，虽然皮质类固醇血浆浓度仍然升高，但在 72 小时血管舒张到峰值（Andersen 1997；Andersen and Maibach 1995）。

比色法也可用于检测苍白，并可提供类似于视觉分类的皮质类固醇分类，但似乎不太准确（Queille-Roussel et al. 1991；Broby-Johansen et al. 1990）。

绿色激光多普勒似乎是一种很有前途的测量苍白的技术，但迄今为止它仅用于超低温所致血管收缩（Czastrau et al. 1996；Jepsen et al. 1996）。

10.2 血管收缩反应性充血测试

反应性充血（reactive hyperemia）很容易通过激光多普勒测量，随着局部外用皮质类固醇的减少而减少可以通过相同的方法测定（Bisgaard et al. 1986）。基于反射率测量的技术也可以用于检测。然而，后一种方法是间接的，这会带来额外的变异风险。

总之，局部皮质类固醇诱导的增白作用是由于表皮下小静脉血管收缩所致，容易用肉眼检测到，并可能伴随有皮肤血流的加速。反射测量法和分光光度法似乎是目前最可靠的测量方法。测量方法存在太多风险，因此应尽可能用仪器技术来替代。所有皮肤血流量测量方法都可用评估与深层血管收缩有关的苍白，例如由寒冷引起的苍白，因为这种现象是总体性的并涉及所有类型的血管。

（曾子珣、涂颖 译，何黎 校／审）

参考文献

Agner T. Noninvasive measuring methods for the investigation of irritant patch test reactions. A study of patients with hand eczema, atopic dermatitis and controls. Acta Derm Venereol. 1992;173(Suppl):1–26.

Andersen P. Reflectance spectroscopic analysis of selected experimental dermatological models with emphasis on cutaneous vascular reactions. Skin Res Technol. 1997; 3[Suppl 1]:3–58.

Andersen PH, Bjerring P. Noninvasive computerized analysis of skin chromophores in vivo by reflectance spectroscopy. Photodermatol Photoimmunol Photomed. 1990;7:249–57.

Andersen PH, Maibach HI. Skin irritation in man: a comparative bioengineering study using improved reflectance spectroscopy. Contact Dermatitis. 1995;33:315–22.

Andersen P, Millioni K, Maibach H. The cutaneous corticosteroid vasoconstriction assay: a reflectance spectroscopic and laser-Doppler flowmetric study. Br J Dermatol. 1993;128:660–5.

Argenbright LW, Forbes PD. Erythema and skin blood content. Br J Dermatol. 1982;106:569–74.

Baillie AJ, Biagioni PA, Forsyth A, Garioch JJ, McPherson D. Thermographic assessment of patch-test responses. Br J Dermatol. 1990;122:351–60.

Barel AO, Clarys P, Lambrecht R, Manou I, Vanbeneden I. Skin surface color measurements: a comparison between the Chromameter CR 200 and the Mexameter MX16. In: Poster abstract, 12th International Symposium on Bioengineering and the Skin; 1998 June 25–27; Boston; 1998.

Bisgaard H, Kristensen JK, Sondergaard J. A new technique for ranking vascular corticosteroid effects in humans using laser-Doppler velocimetry. J Invest Dermatol. 1986;86:275–8.

Breit R, Kleber H, Will W. Measurement of erythemal response to ultraviolet radiation by "monochromatic" photography. Arch Dermatol Res. 1982;272:93–6.

Broby-Johansen U, Karlsmark T, Petersen LJ, Serup J. Ranking of the antipsoriatic effect of various topical corticosteroids applied under a hydrocolloid dressing: skin-thickness, blood-flow and colour measurements compared to clinical assessments. Clin Exp Dermatol. 1990;15:343–8.

Chardon A, Crétois I, Hourseau C. Skin color typology and suntanning pathways. Int J Cosmet Sci. 1991;13:191–208.

Clark SAE, Walsh RS, Jardine R, Martin NS. A twin study of skin reflectance. Ann Hum Biol. 1981;8:529–41.

Czastrau C, Klyscz T, Blazek V, Jünger M, Hahn M. Local cold exposure test with a new arterial photoplethysmographic sensor. Comparison with green and red laser-Doppler flux and capillary red blood cell velocity. In: Poster N°89, World Microcirculation Congress; 1996 Sept; Munich; 1996.

Feather JW, Ryatt KS, Dawson JB, Cotterill JA, Barker DJ, Ellis DJ. Reflectance spectrophotometric quantification of skin colour changes induced by topical corticosteroid preparations. Br J Dermatol. 1982;106:437–44.

Feather JW, Ellis DJ, Leslie G. A portable reflectometer for the rapid quantification of cutaneous haemoglobin and melanin. Phys Med Biol. 1988;33:711–22.

Gawkrodger DJ, McDonagh AJG, Wright AL. Quantification of allergic and irritant patch test reactions using laser-Doppler flowmetry and erythema index. Contact Dermatitis. 1991;24:172–7.

Jepsen H, Pries AR, Gaehtgens P, Schulte KL, Baumann G. Blood flow measurement in the skin: green and red laser-Doppler fluxmetry with improver videomicroscopy. In: Poster N°316, World Microcirculation Congress; 1996 Sept; Munich; 1996.

Jünger M, Hahn M, Hauser J, Klyscz T. Green laser reflects dynamic changes of nutritive skin blood flow in men. In: Poster N°52, World Microcirculation Congress; 1996 Sept; Munich; 1996.

Kollias N, Baqer A. The assessment of melanin in human skin in vivo. Photochem Photobiol. 1986;43:49–54.

Kollias N, Gillies R, Muccini JA, Uyeyama RK, Phillips SB, Drake LA. A single parameter, oxygenated hemoglobin, can be used to quantify experimental irritantinduced inflammation. J Invest Dermatol. 1995;104:421–4.

Kollias N, Gillies R, Muccini JA, Phillips SB, Drake LA. Oxyhemoglobin is a quantifiable measure of experimentally induced chronic tretinoin in inflammation and accommodation in photo-damaged skin. Skin Pharmacol. 1997;10:97–104.

Koran A, Powers JM, Raptis CN, Yu R. Reflection spectrophotometry of facial skin. J Dent Res. 1991;60:979–82.

Lévêque JL, Poelman MC, Legall F, de Rigal J. New experimental approach to measure the skin-reflected light. Application to cutaneous erythema and blanching. Dermatologica. 1985;170:12–6.

Lock-Andersen J, Wulf HC. Threshold level for measurement of UV sensitivity: reproducibility of phototest. Photodermatol Photoimmunol Photomed. 1996;12:154–61.

Lock-Andersen J, Gniadecka M, de Fine OF, Dahlstroem K, Wulf HC. Skin temperature of UV-induced erythema correlated to laser Doppler flowmetry and skin reflectance measured redness. Skin Res Technol. 1998;4:41–8.

Nangia A, Andersen PH, Berner B, Maibach HI. High dissociation constants (pKa) of basic permeants are associated with in vivo skin irritation in man. Contact Dermatitis. 1996;34:237–42.

Noon JP, Evans CE, Haynes WG, Webb DJ, Walker BR. A comparison of techniques to assess skin blanching following the topical application of glucocorticoids. Br J Dermatol. 1996;134:837–42.

Poelman MC, Lévêque JL, Legall F. Objective determination of the bioavailability of dermocorticoids: influence of the formulation. Br J Dermatol. 1984;111 Suppl 27:158–62.

Queille-Roussel C, Poncet M, Schaefer H. Quantification of skin-colour changes induced by topical corticosteroid preparations using Minolta Chroma Meter. Br J Dermatol. 1991;124:264–70.

Rox Anderson R, Parrish JA. The optics of human skin. J Invest Dermatol. 1981;77:13–9.

Solan JL, Laden K. Factors affecting the penetration of light through the stratum corneum. J Soc Cosmet Chem. 1977;28:125–37.

Sommer A, Veraart J, Neumann M, Kessels A. Evaluation of the vasoconstrictive effects of topical steroids by laser-Doppler-perfusion-imaging. Acta Derm Venereol. 1998;78:15–8.

Takiwaki H, Serup J. Variation in color and blood flow of the forearm skin during orthostatic maneuver. Skin Pharmacol. 1994;7:226–30.

Takiwaki H, Serup J. Measurement of erythema and melanin indices. In: Serup J, Jemec GBE, editors. Handbook of non-invasive methods and the skin. Boca Raton: CRC Press; 1995. p. 377–84.

Takiwaki H, Overgaard L, Serup J. Comparison of narrowband reflectance spectrophotometric and tristimulus colorimetric measurements of skin color. Skin Pharmacol. 1994;7:217–25.

Ubbink DT, Tulevski II, Jacobs JHM. Evaluation of red and green laser-Doppler perfusion measurements in leg ischemia. In: Poster N°380, World Microcirculation Congress; 1996 Sept; Munich; 1996.

Ubbink DT, Tulevski II, Jacobs JHM. Red and green laser-Dopler perfusion measurements compared with capillary microscopy in healthy subjects. In: Poster N°54, World Microcirculation Congress; 1996 Sept; Munich; 1996.

Wahlberg JE. Assessment of erythema: a comparison between the naked eye and Laser Doppler flowmetry. In: Frosch PJ, Dooms-Goossens A, Lachapelle JM, Rycroft RJG, Scheper RJ, editors. Current topics in contact dermatitis. Berlin/Heidelberg/New York: Springer; 1989.

Wahlberg JE, Wahlberg E. Skin irritancy from nickel sulfate and test patches. Contact Dermatitis. 1985;13:224–5.

Wahlberg JE, Wahlberg E. Patch test irritancy quantified by laser Doppler flowmetry. Contact Dermatitis. 1984;11:257–8.

Westerhof W, van Hasselt BAAM, Kammeyer A. Quantification of UV-induced erythema with a portable computer controlled chromameter. Photodermatology. 1986;3:310–4.

134

面部皮肤美容分型

Sang Woong Youn

内容

关键词

皮肤美容分型；皮脂；痤疮；生物工程仪器

面部皮肤美容分型或皮肤美容分型并不是一个科学的定义或医学术语（Youn et al. 2002）。然而，人们常用它来判断面部皮肤的皮脂分泌状况，并以此来作为选择合适护肤品的依据（Choi et al. 2013；Youn et al. 2013）。既往这一术语仅由皮肤病患者甚至正常人的主观感受概括而来，因而一直被划为非科学领域。也正是因为美容皮肤分型固有的主观性，使其成为皮肤科医生运用的障碍。随着生物工程技术在皮肤学科领域的应用，目前美容皮肤分型已可通过客观测量来划分（Youn et al. 2002；Youn 2010）。

1 面部皮肤美容分型的定义

一般来说，面部皮肤美容分型主要分为 3 个类型：油性、中性和干性（Youn et al. 2005a）。油性皮肤和干性皮肤分别是对油腻或干燥的主观感受的两个极端，而介于油性和干性之间的就是中性皮肤。正如前面提到的，面部皮肤美容分型是人们根据主观感受自发提出的一种术语，所以并没有一个确切的划分标准来判断每一种皮肤类型。过去，通过描述皮肤相关症状的问卷（skin type-related symptoms，STRS）（Choi et al. 2013）来实现面部皮肤美容分型（表 1）。通过这些 STRS 问卷进行面部皮肤美容分型时，不可避免地出现了皮肤类型的重叠。混合型是不同于前三类的皮肤美容类型，也是最常见的类型（Youn et al. 2005a）。混合型皮肤表明与皮脂相关的皮肤分型在面部存在区域差异。

表 1　面部皮肤美容分型的相关症状

1. 干燥
2. 紧绷
3. 粗糙
4. 脱妆
5. 油脂分泌速度
6. 油性差异

7. 痤疮皮损发生频率
8. 油腻

随着皮脂测量仪器（sebum measuring devices）的运用，已有学者试图将皮肤美容分型的概念纳入科学领域（Youn et al. 2002，2005a；Choi et al. 2013；Youn 2010）。Sebumeter® 是最常用于皮脂测量的生物工程仪器。SM 815 是目前最新的仪器，其可测量的表面皮脂分泌量范围为 $0 \sim 350 \mu g/cm^2$。通过 Sebumeter® 或其他皮脂测量仪器确定面部皮肤美容分型时，应注意面部不同区域其皮脂分泌量存在差异。因此，皮脂测量应在测试条件控制情况下多次测定。Youn 等建议应将前额（眉间）、鼻（鼻尖）、双颊（颧骨最突出的部位）和下巴（颏隆凸）5 个区域作为测试部位（Youn et al. 2002）。在这 5 个部位中，额头、鼻子和下巴构成高皮脂分泌区（high sebum-secreting zone）（所谓的 T 区），而面颊构成低皮脂分泌区（low sebum-secreting zone）（所谓的 U 区）。通过将这 5 个点整合为一个整体，我们就可以简单地计算这 5 个点的皮脂量。该计算结果被称为平均面部皮脂排泄量（mean facial sebum excretion，MFSE）（Youn et al. 2002）。这是一种简单易掌握的计算方法，但通过该方法计算出的算术平均数不能反映高皮脂分泌区或低皮脂分泌区对于整个面部皮脂分泌量的贡献。所以需要通过区域加权法来纠正皮脂分泌区域的不平等。计算面部皮脂分泌量的区域加权公式如下：

AW（整个面部的皮脂分泌量）

=（6× 前额皮脂 +1× 鼻子皮脂量 +2×
下巴皮脂量 +5× 右面颊皮脂量 +5×
左面颊皮脂量）/9

这个公式曾被用于计算面部平均 pH 值（Youn et al. 2013），它是由用于面部区域估计的四分法（Yoon et al. 2008）衍生而来。考虑到面部各区域的比例面积，四分法引入了区域加权的概念，这一方法也可应用于计算面部皮脂的平均值。因而，算术平均数已被用于大多数关于皮脂分泌的研究。

事实上，采用整个面部的皮脂分泌平均值对面部皮肤进行美容分型是没有意义的。我们有必要将面部分为高皮脂分泌 T 区和低皮脂分泌 U 区，并分别计算每个区域的平均值（Youn et al. 2005a）。T 区和 U 区的基础皮脂分泌量不同，故每个区域不能使用相同的标准值。Choi 等提出在四种面部皮肤类型中，每个区域的皮脂分泌量都有各自的 95% 的置信区间（表 2）（Choi et al. 2013）。混合型的定义不同于其他 3 种类型（Youn et al. 2005a）。混合型皮肤表现为 T 区与 U 区之间的皮脂分泌量不匹配，例如：T 区油性而 U 区中性或 T 区中性而 U 区干性或 T 区油性而 U 区干性。在一般情况下，混合型皮肤的平均面部皮脂排泄量介于油性皮肤和正常皮肤类型之间（Youn et al. 2005a）。

2 面部皮肤美容分型的影响因素

面部皮肤美容分型主要受面部皮脂分泌量及变化的影响，较少受面部含水量的影响。皮肤含水量会因外界环境湿度的改变以及保湿剂的使用而变化，而面部皮脂分泌量相对含水量而言受外部因素影响较小，是决定皮肤美容分型的主要因素。

对个体而言，皮脂分泌量会受内部或外部因素的影响发生变化，所以面部皮肤美容分型并不是终身不变的。皮脂分泌量在一天内的不同时间段会发生波动，因此需要严格控制测量条件，在标准条件下进行精确的皮脂测量，便于比较由内部或外部因素引起的个体皮脂分泌量的变化。影响皮脂分泌的主要外部因素是季节变化。夏季皮脂分泌量最高，且与其他 3 个季节的分泌值有统计学上的差异。这也说明面部皮肤美容分型可能发生变化，特别是在夏季，皮肤会发生偏油性的改变（Youn et al.

2005a；Sakuma and Maibach 2012）。有趣的是，以皮脂分泌量判定的面部皮肤美容分型在冬季并没有显示偏干性的变化（Youn et al. 2005a）。衰老是影响皮脂分泌量的主要内部因素。男性的皮脂分泌量随着年龄的增长而保持稳定，而女性皮脂分泌量随着年龄增加而逐步减少。这就意味着，随着年龄的增长女性的面部皮肤美容分型可能会从偏油性变为偏干性。

3 生物工程仪器测量

如前所述，Sebumeter® 是最常用于测量皮脂的仪器。用 Sebumeter® 判定面部皮肤美容分型的主要优势在于它简单、快速、易于量化。其他皮脂测量仪器或工具例如 sebufix®（Dobrev 2007）或 Sebutape®（Clarys and Barel 1995）的测量方法相对复杂。基于许多研究报道的 Sebumeter® 用于评价皮脂相关的正常皮肤生理学特征，该仪器用于面部皮肤美容分型的测定也有价值。实际上，这是一种面部皮肤美容分型的常规评估仪器，但价格相对昂贵。化妆品商店则使用廉价的非正式仪器用于面部皮肤美容分型的测定。

还有一些由 CCD 相机和紫外线光照等组成的成像设备，可通过计算机软件分析 UV 照片的皮脂量来判定面部皮肤美容分型（Kim et al. 2013）。但这类设备大多数没有经过大量正常人的临床研究而充分验证其有效性。

4 与寻常性痤疮的相关性

面部皮肤美容分型的两个主要关注点是如何

表 2　4 种皮肤美容分型在面部不同区域的随机皮脂水平（改编自 Choi 等的研究）

	干性	中性	混合型	油性
T 区	120.8 ～ 174.9	139.8 ～ 206.7	190.4 ～ 223.6	204.6 ～ 235.4
U 区	55.4 ～ 113.6	78.8 ～ 150.8	109.8 ～ 145.5	120.6 ～ 153.7
全面部	97.3 ～ 147.6	118.7 ～ 180.9	159.8 ～ 190.6	172.5 ～ 201.1

皮脂量的单位是 $\mu g/cm^2$，通过 Sebumeter® 测量。

选择与皮肤相适宜的化妆品，以及皮肤类型与面部皮肤损害的关系，如寻常性痤疮（acne vulgaris）（Youn 2010；Youn et al. 2005b；Kim et al. 2006）。

皮脂分泌增加是痤疮的主要发病原因之一。痤疮患者通常在没有任何客观证据的情况下主观认为自己的面部皮肤分型是油性。在对709例寻常性痤疮患者的研究（Choi et al. 2013）中，通过STRS主观判定的皮肤类型结果显示302例为油性患者，303例为混合型患者，40例为中性患者，64例为干性患者。大多数痤疮患者认为他们是油性或混合型皮肤。然而用Sebumeter®皮脂仪客观测量判定上述709名痤疮患者的面部皮肤美容分型结果则是126例油性、379例混合型、143例中性和61例干性。有趣的是，客观判定油性皮肤患者的数量低于主观判定油性皮肤患者的数量。痤疮患者最常见的皮肤分型为混合型，这可能归因于普通人对痤疮患者皮肤认识的偏见，认为痤疮患者的皮肤比正常人的皮肤更偏油性。大多数混合型皮肤表现为T区油性而U区中性，这表明雄激素活性引起的皮脂分泌增加主要位于T区。另外，我们可以假设位于T区的皮脂腺比U区的皮脂腺更早发挥功能。关于这一假设，值得注意的是，早发性青春期型痤疮主要分布在T区。相比之下，迟发性青春期后痤疮皮损多位于U区。

以前的一项研究（Choi et al. 2013）提供了非常有用的信息，一般人通过主观感觉判定的皮肤分型与通过生物工程仪器客观测量判定的皮肤分型具有很好的相关性。因此，即使没有昂贵的测量仪器使用时，我们也可以简单地通过STRS问卷判定受试者的面部皮肤美容分型。为了提高问卷的有效性，需要更清楚地区分油性和混合型。许多混合型皮肤受试者误判自己为油性皮肤，是因为他们在评估自己的皮肤美容分型时更多地专注在偏油的T区（Youn 2010）。

5 新的面部皮肤美容分区：O区

当我们试图测量整个面部的皮脂分泌量时，很明显，皮脂分泌量有区域差异。在可以定量测量面部皮脂之前，T区为高皮脂分泌区和U区为低皮脂分泌区的概念已经存在。皮脂分泌量在这两个区域之间的差异是显而易见的，即使不通过测量，人们也能进行区分。然而，在当前的生物工程时代，我们发现了一个不同于T区和U区的第三个区域即口周区。以前它是T区的一部分，皮脂分泌量介于T区和U区之间。有研究把口周区作为一个新的面部皮肤美容区，并命名为"O"区（Youn et al. 2014）。T区不包括口周区的平均皮脂分泌量为$218.04 \pm 126.28\mu g/cm^2$，U区的平均皮脂分泌物量为$122.63 \pm 110.99\mu g/cm^2$，而O区的平均皮脂分泌量为$193.26 \pm 125.84\mu g/cm^2$。相比U区，O区的皮脂分泌量与T区的皮脂分泌量较接近，但又与T区的皮脂分泌量有统计学差异。因此，尽管O区既往被划为T区，但它却是一个与其他区域不同的中度至高度的皮脂分泌区。

O区皮脂分泌量的差异可能与痤疮患者年龄相关的皮损分布相关。此外，口周皮炎（perioral dermatitis）也意味着O区具有独特的生理学和病理学的差异。O区的区域差异应该由更详细的局部解剖学研究阐明。

6 面部皮肤美容分型的展望

将普遍的公众认识转化为基于科学的常识总是困难的。虽然皮肤美容分型是可测量的，许多人也都研究过，但这些研究仍属外行。这是因为主观皮肤类型评估比客观评估更便宜，更容易获得，而且大多数人不会要求通过进一步的科学评估来选择面部化妆品。因此，研究人员在试图开发一种简便的测量皮肤类型的方法时，应该将客观性纳入主观皮肤类型测定中。面部皮肤美容分型测定的另一个重要方面是同时进行多点测量。目前的皮脂测量被限制在Sebumeter®皮脂测量仪胶带盒接触的局部解剖点的面积。直接接触定量测量所有感兴趣的区域是测定接近真实皮脂分泌量的理想方法。创新的技术改进将最终实现这一目标。

（范林明 译，李祎铭 校/审）

参考文献

Choi CW, Lee DH, Kim HS, Kim BY, Park KC, Youn SW. The clinical features of late onset acne compared with early onset acne in women. J Eur Acad Dermatol Venereol: JEADV. 2011;25(4):454–61.

Choi CW, Choi JW, Youn SW. Subjective facial skin type, based on the sebum related symptoms, can reflect the objective casual sebum level in acne patients. Skin Res Technol. 2013;19(2):176–82.

Clarys P, Barel B. Quantitative evaluation of skin surface lipids. Clin Dermatol. 1995;13:307–21.

Dobrev D. Clinical and instrumental study of the efficacy of a new sebum control cream. J Cosmet Dermatol. 2007;6(2):113–8.

Kim MK, Choi SY, Byun HJ, Huh CH, Park KC, Patel RA, et al. Comparison of sebum secretion, skin type, pH in humans with and without acne. Arch Dermatol Res. 2006;298(3):113.

Kim BY, Choi JW, Park KC, Youn SW. Sebum, acne, skin elasticity, and gender difference – which is the major influencing factor for facial pores? Skin Res Technol. 2013;19(1):e45–53.

Luebberding S, Krueger N, Kerscher M. Skin physiology in men and women: in vivo evaluation of 300 people including TEWL, SC hydration, sebum content and skin surface pH. Int J Cosmet Sci. 2013;35(5):477–83.

Sakuma TH, Maibach HI. Oily skin: an overview. Skin Pharmacol Physiol. 2012;25(5):227–35.

Yoon HS, Choi JW, Youn JI. Method of assessing involved facial areas: rule of fours. Br J Dermatol. 2008; 158(5):1022–8.

Youn SW. The role of facial sebum secretion in acne pathogenesis: facts and controversies. Clin Dermatol. 2010;28(1):8–11.

Youn SW, Kim SJ, Hwang IA, Park KC. Evaluation of facial skin type by sebum secretion: discrepancies between subjective descriptions and sebum secretion. Skin Res Technol. 2002;8(2):168–72.

Youn SW, Na JI, Choi SW, Huh CH, Park KC. Regional and seasonal variations in facial sebum secretions: a proposal for the definition of combination skin type. Skin Res Technol. 2005a;11(2):189–95.

Youn SW, Park ES, Lee DH, Huh CH, Park KC. Does facial sebum excretion really affect the development of acne? Br J Dermatol. 2005b;153(5):919–24.

Youn SH, Choi CW, Choi JW, Youn SW. The skin surface pH and its different influence on the development of acne lesion according to gender and age. Skin Res Technol. 2013;19(2):131–6.

Youn SH, Choi CW, Choi JW, Kim BR, Byun SY, Youn SW. Novel facial cosmetic area 'O zone' shows unique characteristics in sebum excretion and acne lesion distribution. Skin Res Technol. 2014;20(2): 164–9.

135

脂肪团：分类和评分

Doris Hexsel, Camile L. Hexsel,
and Fernanda Naspolini Bastos

关键词

脂肪团·分类·凹陷－松软·松弛·评估·光学数值·量表·得分·皮肤表面改变·证实·验证

1 介绍和定义

脂肪团（cellulite）是一种常见临床症状，表现为皮肤凹陷、结节、橘皮样、干酪样及床垫样改变（Segers et al. 1984；Scherwitz and Braun-Falco 1978；Hexsel et al. 2009a；Khan et al. 2010），常出现于臀部、下肢和腹部。它是局部代谢和复杂的体系结构等多种因素导致的皮下组织紊乱（Hexsel et al. 2009；Khan et al. 2010）。不同年龄、不同性别都会出现脂肪团，但青春期后和肥胖的女性发生率更高，脂肪团是肥胖的常规表现症状之一（Hexsel and Mazzuco 2000）。当然脂肪团也可出现在非肥胖个体中（Hexsel et al. 2009；Khan et al. 2010）。

脂肪团的病理生理学很复杂，目前有很多理论可以对其进行阐述。大多数理论与脂肪组织和微循环改变导致的结缔组织纤维硬化相关。它被认为是非炎性的、变性的疾病，通过改变皮下结构使受累区域的皮肤表面发生波动（Hexsel et al. 2010）。

皮下组织结构在男性和女性之间的不同可以解释女性为什么在脂肪团这个疾病中占主导地位（Nürnberger and Müller 1978）。在女性中，结缔组织带放射状或垂直连接皮肤表面（Nürnberger and Müller 1978；De la Casa et al. 2012）。随着脂肪层的扩张，皮下脂肪在纤维结缔组织中形成疝，形成褶皱样的皮肤外观（Querleux et al. 2002；Pierard et al. 2000）。在男性中，这些隔膜为倾斜的锯齿形，支撑着脂肪层，防止脂肪组织凸起到皮肤表面（De la Casa et al. 2012；Querleux et al. 2002；Pierard et al. 2000）（图1）。

皮肤表面的改变有低于和高于相邻皮肤两种情况。低于相邻皮肤表面是由于有纤维隔膜拉住皮肤表面向下，凸起的区域是脂肪突出皮肤表面（Hexsel et al. 2009a）。最近的研究展示了脂肪团的解剖结构。其中一项研究利用磁共振分析臀部脂肪团，得出其凹陷与下方向下牵拉皮肤的纤维隔膜相关的结论（Hexsel et al. 2009b），下方脂肪向皮肤表面突出并导致皮肤凸起（Hexsel 2001）。所有检查部位的纤维隔膜均垂直于皮肤表面，其中大多数是交叉分布的（Hexsel et al. 2009a）。

尽管形态学基础可解释脂肪团的临床表现，脂肪团形成的病理生理学机制依然没有完全阐明。这

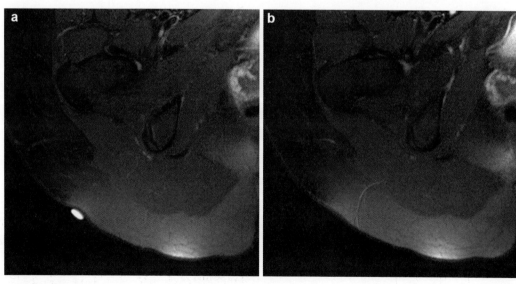

图1 一位脂肪团患者皮肤凹陷处的磁共振连续图像。第一张图像（a）展示了辨别出脂肪团凹陷处的皮肤标记。第二张图像（b）展示了典型的、厚的、交错和垂直的纤维隔膜

似乎是一种生理现象或者至少它有生理上的起源（De la Casa et al. 2012）。它是一种多因素疾病，同时存在一系列触发、延续或加剧这个疾病的因素（De la Casa et al. 2012）。松弛、松软或下垂皮肤会加剧大多数病人的形态变化（Hexsel et al. 2009年）。次要因素，如增重或减重，局部组织血管形成以及炎症后的变化，荷尔蒙和遗传影响以及生活方式也可能参与了脂肪团的发病机制（Khan et al. 2010）。

以评估脂肪团严重程度和治疗方法的效果为目的，本章节提出了一个全面客观的测量方法，一种新的脂肪团严重程度量表（Cellulite Severity Scale, CSS）（Hexsel et al. 2009a）。它从脂肪团的临床表现及形态学方面入手对其进行分类。

2 分类和评分

脂肪团分类和评分对于治疗结果的评判具有重要意义，也可为患者提供个性化的治疗方案。对脂肪团患者的评估主要依据临床检查，目前有两种分类可判定这个疾病的程度。无论牵拉测试（pinch test）还是肌肉收缩，脂肪团的评估需使病人保持立位，并放松肌肉，以更准确地识别脂肪团的凹陷和凸起（Hexsel and Mazzuco 2000）。

过去最广泛使用的分类是由 Nürnberger 和 Müller（1978）提出的。他们将脂肪团分为 0 到 Ⅲ 级，0 代表完全没有脂肪团，从 0 ～ Ⅲ 逐级递增，Ⅲ 是最严重的程度（表 1）。牵拉测试可使皮损更明显或使 0 和 Ⅰ 级更容易区分。

虽然上述分类被广泛使用且实用，但它不包括脂肪团的形态学方面，因此，上述分类不够全面，

不足以发现个人的治疗需求和评估不同的治疗反应。因此，为了弥补这个缺陷，Hexsel、Dal'Forno 和 Hexsel 发表了脂肪团严重程度量表（Hexsel et al. 2009）（表 2），从 5 个重要的临床和形态学方面进行详细分类：（A）明显凹陷（depression）的数量；（B）凹陷深度；（C）皮肤表面形态学改变；（D）松软或松弛皮肤的等级；（E）脂肪团等级。每一项都分为 0 ～ 3 级。各项的分数的总和将脂肪团分为轻度、中度或重度，如表 3 所示。

脂肪团严重程度量表（Hexsel et al. 2009）是一个 α- 光学数值量表（alpha-photonumeric scale）。它的主要优点是便于医生判断每个患者脂肪团最主要的形态学特征，为病人提供最适合治疗方案。例如，重度松弛的患者（例如 D3 级）和轻度凹陷的皮损（B1 级）应该主要针对松弛治疗从而改善脂肪团，而非使用 Subcision® 进行改善凹陷的治疗。

De La Casa Almeida 和 Cols（2013）通过一批西班牙女性群体对 CSS 量表的应用在观察者内部及观察者之间的可靠性进行了评估。在用于评估臀部和大腿后侧的脂肪团时，他们的研究结果显示了极好的可靠性和内部一致性。然而，考虑到松弛、松软以及下垂会对量表的最终一致性造成负面影响，他们建议未来做进一步深层次的研究。

CSS 在不同研究中被用于研究脂肪团治疗的改善情况，是评估临床试验结果较客观可靠的一种工具。（Hexsel et al. 2011，2013；Knobloch et al. 2010）。

Alexiades-Armenakas（Alexiades-Armenakas et al. 2008）和 Cols 使用定量四点评分法评估单极射频治疗后脂肪团的改善程度。但目前没有相关研究验证其可靠性（表 4）。

表 1　根据临床标准的脂肪团分类（Piérard et al. 2000）

级别或阶段	临床特征
0	皮肤表面光滑
Ⅰ	站立或平躺时皮肤表面光滑，拉扯皮肤或肌肉收缩时出现皮肤表面改变
Ⅱ	站立时橘皮样或床垫样外观明显，无需任何操作（拉扯皮肤或肌肉收缩）
Ⅲ	除第 Ⅱ 阶段中的表现外，同时出现突起或结节

表2 Hexsel、Dal'Forno 和 Hexsel 脂肪团严重程度量表（CSS）（Hexsel et al. 2010）

（A）显著凹陷的数量

肉眼所及的检测区域内所有显著凹陷的总数量。分数表达为：

0= 无凹陷

1. 小数量：1～4 处可视凹陷

2. 中等数量：5～9 处可视凹陷

3. 大量：10 处及以上可视凹陷

（B）凹陷深度

肉眼可见凹陷深度：推荐 CSS 图片比较

0= 无凹陷

1. 表浅凹陷

2. 中等凹陷

3. 深度凹陷

（C）皮肤表面形态改变

评估皮肤表面不同的形态模式；推荐 CSS 图片比较

0= 无突起

1. 橘皮样

2. 干酪样

3. 床垫样

（D）皮肤松弛、松软及下垂的程度

皮肤松弛、松软及下垂影响皮肤外观，并加剧脂肪团囤积。D 项评估松软级别，推荐 CSS 图片比较

0= 无皮肤松弛、松软及下垂的程度

1. 轻度下垂

2. 中度下垂

3. 重度下垂

（E）Nürnberger 和 Müller 首次提出的脂肪团分级（1978）

如表 1 所示，这个项目包含了脂肪团的第一类别。病人在站立位和臀肌放松的情况下被评估。当病人没有明显凹陷，可要求患者收缩臀肌或牵拉测试（拇指和示指挤压皮肤），得分为 0 或 1（见图 1，E 项）

0= 零级

1. 一级

2. 二级

3. 三级

表3 基于脂肪团严重程度量表的新分类

分数	脂肪团新分类
1～5	轻度
6～10	中度
11～15	重度

表 4　脂肪团综合评分量表

评分	外形	凹陷密度	凹陷分布	凹陷深度	直径改变比例
0	平滑	0	0	0	［（前－后）/ 前］× 100%
1	1 凹陷	1～2/ 部位	1 个部位	浅（1～2mm）	
2	2 凹陷	3～5/ 部位	2 个部位	中等（3～4mm）	
3	3 凹陷	6～8/ 部位	3 个部位	较深（5～6mm）	
4	＞3 凹陷	＞9/ 部位	≥4 个部位	深（＞7mm）	

部位（单独评分）：臀部、大腿前上、大腿前下、大腿后上和大腿后下；上部为大腿长度的上半部分，下部为大腿长度的下半部分。

直径：照片重复叠加中直径平均差异（mm）。

（王银娟 译 / 校，袁超 审）

参考文献

Alexiades-Armenakas M, Dover JS, Arndt KA. Unipolar radiofrequency treatment to improve the appearance of cellulite. J Cosmet Laser Ther. 2008;10(3):148–53.

De la Casa Almeida M, Suarez Serrano C, Rebollo Roldán J, Jiménez Rejano JJ. Cellulite's aetiology: a review. J Eur Acad Dermatol Venereol. 2012;27:273–8.

De La Casa Almeida M, Suarez Serrano C, Jiménez Rejano JJ, Chillón Martínez R, et al. Intra- and inter-observer reliability of the application of the cellulite severity scale to a Spanish female population. J Eur Acad Dermatol Venereol. 2013;27(6):694–8.

Hexsel DM. Body repair. In: Parish LC, Brenner S, Ramose-Silva M, editors. Women's dermatology – from infancy to maturity. New York: Parthenon Publishing; 2001. p. 586–95.

Hexsel DM, Mazzuco R. Subcision: a treatment for cellulite. Int J Dermatol. 2000;39:539–44.

Hexsel DM, Dal'Forno T, Hexsel CL. A validated photonumeric cellulite severity scale. J Eur Acad Dermatol Venereol. 2009a;23(5):523–8.

Hexsel DM, Abreu M, Rodrigues TC, et al. Side-by-side comparison of areas with and without cellulite depressions using magnetic resonance imaging. Dermatol Surg. 2009b;35(10):1471–7.

Hexsel DM, Dal'Forno T, Mazzuco R. Definition, clinical aspects, classifications, and diagnostic techniques. In: Goldman MP, Hexel DM, editors. Cellulite pathophysiology and treatment. New York: Taylor & Francis; 2010. p. 14–21.

Hexsel DM, Siega C, Schilling-Souza J, Porto MD, et al. A bipolar radiofrequency, infrared, vacuum and mechanical massage device for treatment of cellulite: a pilot study. J Cosmet Laser Ther. 2011;13(6): 297–302.

Hexsel D, Siega C, Schilling-Souza J, Oliveira DH. Noninvasive treatment of cellulite utilizing an expedited treatment protocol with a dual wavelength laser-suction and massage device. J Cosmet Laser Ther. 2013;15(2):65–9.

Khan MH, Victor F, Rao B, et al. Treatment of cellulite Part I. Pathophysiology. J Am Acad Dermatol. 2010;62 (3):361–70.

Knobloch K, Joest B, Vogt PM. Cellulite and extracorporeal shockwave therapy (CelluShock-2009) – a randomized trial. BMC Womens Health. 2010;10:29.

Nürnberger F, Müller G. So-called cellulite: an invented disease. J Dermatol Surg Oncol. 1978;4(3): 221–9.

Piérard GE, Nizet JL, Piérard-Franchimont C. Cellulite: from standing fat herniation to hypodermal stretch marks. Am J Dermatopathol. 2000;22:34–47.

Querleux B, Cornillon C, Jolivet O, et al. Anatomy and physiology subcutaneous adipose tissue by in vivo magnetic resonance imaging and spectroscopy: relationships with sex and presence of cellulite. Skin Res Technol. 2002;8:118–24.

Scherwitz C, Braun-Falco O. So-called cellulite. J Dermatol Surg Oncol. 1978;4(3):230–4.

Segers AM, Abulafia J, Kriner J, et al. Celulitis. Estudo histopatológico e histoquímico de 100 casos. Med Cut ILA. 1984;12:167–72.

136

特应性皮炎的临床评分

Golara Honari

内容

关键词

特应性皮炎·湿疹预后·湿疹面积和严重程度指数·特应性皮炎严重程度评分

1 简介

特应性皮炎（atopic dermatitis，AD）是一种常见的炎症性皮肤病，约有 10% ～ 30% 的儿童和 2% ～ 3% 的成年人受累（Bieber and Bussmann 2012；Eichenfield et al. 2014；Williams et al. 1999）。特应性皮炎的特点是湿疹样皮损，常伴有其他的过敏性疾病，如哮喘和过敏性鼻炎。AD 的发病机制涉及遗传性、免疫性和环境因素导致的皮肤屏障功能障碍，以及导致一系列临床表现的免疫失调。AD 的主要临床表现为皮肤瘙痒、皮肤干燥、红斑、水肿、糜烂、抓痕、渗出、结痂、苔藓样变。AD 又称特应性湿疹，呈慢性复发性病程。为了给患者提供更好的护理，需要对疾病活动程度和疾病严重程度进行全面评估。

本章全面回顾了用于评估特应性皮炎疾病严重程度的有效评分方法。

2 诊断

AD 的临床诊断主要根据病史、皮损形态、分布和其他临床体征。Hanifin 和 Rajka 在 1980 年制定了第一个正式的诊断标准（Hanifin and Rajka 1980）。有几个小组提出了其他诊断标准，但最广为接受的一套标准是由英联邦共和国（英国）工作组制定的（Williams et al. 1994，1999；Haileamlak et al. 2005；Gu et al. 2001）。Hanifin 和 Rajka 标准和英国标准已经在不同的人群中进行了验证和测试（表 1）（De et al. 2006；Mevorah et al. 1988；Loden et al. 1998；Samochocki et al. 2000）。

表 1　特应性皮炎的诊断标准（Hanifin and Rajka 1980；Williams et al. 1994；Williams 2005）

Hanifin 和 Rajka 标准	英国工作组诊断标准 [a]
主要标准（4 条中的 3 条）	必须有
瘙痒 典型的皮损形态和分布 慢性或慢性复发性皮炎 个人或家族特应性疾病史	皮肤瘙痒（或儿童父母提供的抓挠或摩擦病史）
次要标准（23 条中的 3 条）	有以下 3 条或更多的
干皮病 鱼鳞病/掌纹症/毛周角化病 即刻型（Ⅰ型）皮试反应 血清 IgE 升高 发病年龄早 皮肤感染趋向/细胞介导免疫受损 非特异性的手或足皮炎倾向 乳头湿疹 唇炎 复发性结膜炎 Dennie–Morgan 眶下折痕 圆锥角膜 前囊下白内障 眶周黑晕 面部苍白/红斑 白色糠疹 颈前褶皱 出汗时瘙痒	累及皮肤皱褶部位，如肘部屈侧，膝关节后侧，脚踝前部，颈部和眼周 [b] 哮喘或花粉热的个人病史（或 4 岁以下儿童的一级亲属有特应性疾病史） 近 1 年皮肤广泛干燥 可见屈侧湿疹（或湿疹累及脸颊/额头以及 4 岁以下儿童的四肢伸侧） 2 岁以下发病（不包括 4 岁以下儿童）

Hanifin 和 Rajka 标准	英国工作组诊断标准 [a]
对羊毛和脂质溶剂不耐受 毛周隆起 食物不耐受 病程受环境 / 情绪因素影响 白色划痕征 / 延迟发白	

[a] 2005 年修改。
[b] 1994 年原版指南中还包括幼童面颊。

3 临床评分

测量疾病活动程度是患者临床管理和监测的关键所在。在以证据为基础的临床实践中，测量工具的标准化和结果的一致性是至关重要的。考虑到 AD 的高负担，在过去的几十年里已经发展了多种评分方法（表 2），但仅有少数被认为是可靠和有效的。

特应性皮炎的疾病严重程度可以通过对症状的主观评价，临床特征的客观测量和评估生活质量的工具来衡量。可以从表观遗传测试、生物工程方法和一些炎症标志物中获得更多的数据；然而，这些方法无法用于疾病活动程度的测量（Gutgesell et al. 2002；Rodriguez et al. 2014）。

基于对标准、可靠和临床意义结果的需要，2008 年实施了协调湿疹测量结果（Harmonising

表 2　湿疹程度评估方法

ADAM（Charman et al. 1999b）	特应性皮炎评估方法（Atopic Dermatitis Assessment Measure）
ADASI（Bahmer et al. 1991；Bahmer 1992）	特应性皮炎面积和严重程度指数（Atopic Dermatitis Area and Severity Index）
ADAS（Baek et al. 2015）	特应性皮炎肘前严重程度（Atopic Dermatitis Antecubital Severity）
ADSI（Van Leent et al. 1998）	特应性皮炎严重程度指数（Atopic Dermatitis Severity Index）
BCSS（Verwimp et al. 1995）	临床基本评分系统（Basic Clinical Scoring System）
EASI（Tofte et al. 1998）	湿疹面积和严重程度指数（Eczema Area and Severity Index）
FSSS（Mastrandrea et al. 2005）	四步严重程度评分（Four-Step Severity Score）
IGADA（Schachner et al. 2005）	研究者总体特应性皮炎评分（Investigator's Global Atopic Dermatitis Assessment）
Leicester（Berth-Jones and Graham-Brown 1993）	Leicester 指数（Leicester Index）
NESS（Emerson et al. 2000）	Nottingham 湿疹严重程度评分（Nottingham Eczema Severity Score）
OSAAD（Sugarman et al. 2003）	特应性皮炎客观严重程度评分（Objective Severity Assessment of Atopic Dermatitis）
POEM（Charman et al. 2004）	源自患者的湿疹评价（Patient-Oriented Eczema Measure）
PO-SCORAD（Stalder et al. 2011）	特应性皮炎患者的自我评分（Patient-Oriented Scoring of Atopic Dermatitis）
RL Score（Rajka and Langeland 1989）	Rajka 和 Langeland 评分（Rajka and Langeland Score）
SA-EASI（Housman et al. 2002）	湿疹自我管理的面积和严重程度指数（Self-Administered Eczema Area and Severity Index）
SASSAD（Berth-Jones 1996）	六区六征特应性皮炎严重程度评分（Six Area, Six Sign Atopic Dermatitis severity score）

续表

SCORAD（特应性皮炎严重程度评分：SCORAD 指数，欧洲特应性皮炎特别工作组共识报告 1993）	特应性皮炎严重程度评分（Severity Scoring of Atopic Dermatitis）
SIS（Kagi et al. 1992）	皮肤严重度评分（Skin Intensity Score）
SSS（Costa et al. 1989）	简单评分系统（Simple Scoring System）
TBSA（vanJoost et al. 1994）	六区全身严重程度评分（Six-Area Total Body Severity Assessment）
TISS（Wolkerstorfer et al. 1999）	三项严重程度评分（Three-Item Severity Score）
WAZ-S（Silny et al. 2005）	波兰特应性皮炎严重度评分（Polish Atopic Dermatitis Severity Score）

Outcome Measures for Eczema，HOME）计划，目标是促进以证据为基础的多学科共识的核心成果集（core outcome sets，COS）。两个级别的 COS 包括结果领域和结果度量［the HOME（Harmonising Outcome Measures for Eczema）2014］。一般而言，结果领域涉及需要测量的概念（例如，特应性湿疹的临床征象），结果测量涉及用于测量它们的方法［例如，湿疹面积和严重程度指数（Eczema Area and Severity Index，EASI）测量体征］［见图 1，the HOME（Harmonising Outcome Measures for Eczema）2014；Schmitt et al. 2007，2013，2014；

Sidbury et al. 2014］。

在近期对 AD 临床症状程度的系统评价中，采用了两种评分方法，即湿疹面积和严重程度指数（Eczema Area and Severity Index，EASI）（Tofte et al. 1998）和特应性皮炎严重程度评分（Severity Scoring of Atopic Dermatitis，SCORAD）（特应性皮炎严重程度评分：SCORAD 指数，欧洲特应性皮炎特别工作组共识报告，1993）均被发现具有最好的测量特性。六区六征特应性皮炎严重程度评分（Six Area，Six Sign Atopic Dermatitis severity score，SASSAD）（Berth-Jones 1996）和三项严重程度评

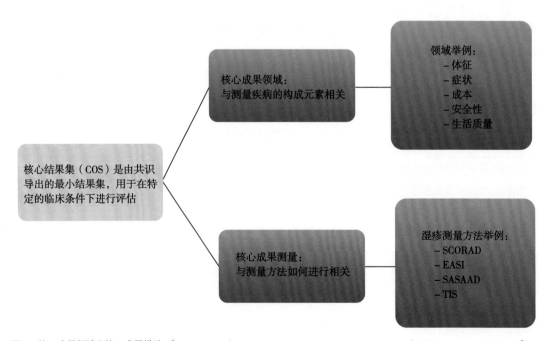

图 1 核心成果领域和核心成果措施。［The HOME（Harmonising Outcome Measures for Eczema）2014；Schmitt et al. 2015］

分（Three-Item Severity，TIS）（Wolkerstorfer et al. 1999），评分满足一些质量标准，但不清楚所有必要措施。源自患者的湿疹评价（Patient-Oriented Eczema Measure，POEM）（Charman et al. 2004）被发现是可靠的和灵敏的，但在评估 AD 的临床体征时，其内容效度不够。本章重点介绍这些评分方法。

4 特应性皮炎严重程度评分

特应性皮炎严重程度评分皮炎是基于客观数据（受累程度和强度）和主观症状（瘙痒和睡眠缺失）的综合评分指数。特应性皮炎严重程度评分（Severity Scoring of Atopic Dermatitis，SCORAD）是由欧洲特应性皮炎特别工作组于 20 世纪 90 年代初开发的，目前仍然是一种主要的评分方法。得分计算方法如下（图 2）：

（A）累及程度；第 9 条适用于成年人，儿童中需进行修改（见图 2）。

每个区域的得分相加，总面积被称为"A"，（最高得分为 100，指累及 100% 体表面积）。

（B）湿疹代表性区域中体征的强度评分为无（0）、轻度（1）、中度（2）或严重（3）。

评估标志是：

- 红斑
- 水肿 / 丘疹
- 渗出 / 结痂
- 抓痕
- 苔藓样变
- 干燥（在没有炎症的区域进行评估）强度分数加在一起记为"B"（最高分为 18）。

（C）最近 3 天或晚上的主观症状包括：

- 瘙痒（视觉模拟评分 0 ~ 10）

特应性皮炎严重程度评分（SCORAD）

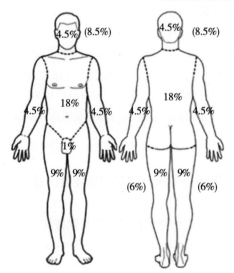

A: 程度（皮损累及身体面积的百分比）

图中括号内的数字
用于2岁以下的儿童

B: 强度

标准	强度	计算方法
红斑		强度项目[代表性区域平均值
水肿/丘疹		0=无
渗出/结痂		1=轻度 2=中度
抓痕		3=严重
苔藓样变		*干燥（在未受累区域
干燥*		评估）

C: 主观症状（瘙痒和失眠）

视觉模拟评分（最近3天或晚上的平均分）	瘙痒（0~10）	
	失眠（0~10）	0 ————— 10

SCORAD=A/5+7B/2+C

图 2 特应性皮炎严重程度评分（SCORAD）。（Severity scoring of atopic dermatitis：the SCORAD index. consensus report of the european task force on atopic dermatitis 1993）

- 失眠（视觉模拟评分 0 ～ 10）

这些分数加起来为"C"（最高分 20）。

根据这个公式计算每个患者的 SCORAD 分值：A/5+7B/2+C

5 湿疹面积和严重程度指数

湿疹面积和严重程度指数（Eczema Area and Severity Index，EASI）是一种客观的评分方法，可以衡量 4 个解剖区域受累程度和严重程度（Tofte et al. 1998）。炎症性临床表现如红斑、硬结 / 丘疹、抓痕和苔藓样变的强度如下计算。诸如瘙痒之类的症状以及干燥、鳞屑等继发皮损不包括在评估中。解剖部位包括头部和颈部、上肢、躯干和下肢。在分析过程中，4 个身体部位每个区域所涉及的面积比例为 0 至 6：无（0），1% ～ 9%（1），10% ～ 29%（2），30% ～ 49%（3），50% ～ 69%（4），70% ～ 89%（5），90 ～ 100%（6）。红斑、硬结 / 丘疹 / 水肿、抓痕和苔藓样变的强度评估为无（0）、轻度（1）、中度（2）和重度（3）。

计算方法总结在图 3 中，以下的案例能更好地阐明这些计算：

一名 6 岁的女孩患有特应性湿疹。她颈部有轻度红斑和轻微抓痕（受累面积约占头颈部的 20%），双侧肘关节和前臂有中度红斑，散在抓痕和中度的苔藓样变（受累面积约占上肢 15%），膝关节屈侧有深红色斑块，中度水肿，散在抓痕和中度苔藓样变（受累面积约占下肢 9%）。躯干皮肤轻微干燥，余无不适。每个区域的 4 个强度分数按照以下方式相加：

- 头部和颈部（轻度红斑和轻微抓痕）×（受累面积占头颈部的 20%）×（0.2 由于年龄 ＜ 7）=（1+0+1+0）× 2 × 0.2=1.2。
- 上肢（中度红斑，散在抓痕，中度苔藓样变）×（受累面积占上肢 15%）× 0.2=（2+0+2+2）× 2 × 0.2=2.4
- 躯干（干燥）=0
- 下肢（深暗色红斑、中度水肿、散在抓痕和中度苔藓样变）×（受累面积占下肢 9%）

× 0.3=（3+2+2+2）× 1 × 0.3=2.7

EASI=1.2+2.4+2.7=6.3

EASI 是一种有效且内部一致的评分方法，具有足够的观察者间信度，中等的观察者信度和足够的灵敏度（Schmitt et al. 2013）。推荐在未来的特应性湿疹试验中使用（至少）EASI，以改善循证交流（Schmitt et al. 2015）。

三项严重程度评分

- 三项严重程度评分（Three-Item Severity，TIS）是仅基于 3 个强度项目（红斑、水肿 / 丘疹和抓痕）的简单客观评分方法（Wolkerstorfer et al. 1999）。与 SCORAD 类似，每个项目都基于最具代表性的皮损进行评分，这意味着可以在不同的部位针对不同的项目计分。湿疹代表性受累区域的体征强度记为无（0）、轻度（1）、中度（2）或严重（3）。评估项目是：

- 红斑
- 水肿 / 丘疹
- 抓痕

TIS 评分范围介于 0 和 9 之间。TIS 评分是一个可靠且简单的评分系统，具有良好的内容效度。它适用于常规临床实践和临床试验的筛选（Wolkerstorfer et al. 1999）。

6 六区六征特应性皮炎严重程度评分

在六区六征特应性皮炎严重程度评分（Six Area，Six Sign Atopic Dermatitis severity score，SASSAD）中，疾病活动程度是通过 6 个体征（红斑、渗出、抓痕、干燥、皲裂和苔藓化）进行评估的，每个评分等级为 0（不存在）、1（轻度）、2（中等）或 3（严重），在 6 个部位分别进行：手臂、手、腿、足、头颈部和躯干（Berth-Jones 1996）。最高分为 108 分。这种方法消除了缺乏经验的观察者进行不准确的体表面积测量的风险（Berth-Jones 1996; Charman et al. 1999a）。作为一项评价量表，SASSAD 满足一些质量条款，有可能被推荐用于临

湿疹面积和严重程度指数（EASI）

· 身体分区
  - 头部和颈部
  - 上肢
  - 躯干
  - 下肢

· 每个解剖区域的受累面积评分（区域）

0	1	2	3	4	5	6
未受累	<10%	10%～29%	30%～49%	50%～69%	70%～89%	90%～100%

· 强度计算

标准	0	1	2	3
红斑（E）	无	微弱可见的红斑，非常浅的粉红色	清晰可辨暗红色	深暗红色
渗液/丘疹（I）	无	几乎感觉不到隆起	清晰可见的隆起	广泛隆起
抓痕（Ex）	无	几乎没有抓痕及结痂的证据	散在线状抓痕，糜烂及结痂	较多糜烂面和/或结痂性皮损
苔藓样变（L）	无	仅通过触摸可辨别的皮肤轻微增厚	较明显皮肤增厚，呈菱形交叉纹路	皮肤粗糙变硬，可见明显交叉纹路

· 计算

头部/颈部	（E+I+Ex+L）×面积×0.1［在0～7岁的儿童中（E+I+Ex+L）×面积×0.2］	
上肢	（E+I+Ex+L）×面积×0.2	
躯干	（E+I+Ex+L）×面积×0.3	
下肢	（E+I+Ex+L）×面积×0.4［在0~7岁的儿童中（E+I+Ex+L）×面积×0.3］	
EASI	上述4个身体区域的总和	总分=

图3 湿疹面积和严重程度指数（EASI）（Tofte et al. 1998）

床试验，这取决于进一步的验证研究。

7 源自患者的湿疹评价

源自患者的湿疹评价（Patient-Oriented Eczema Measure，POEM）是一个主观评分系统，是关于7种症状的问卷。根据前1周发生的频率，使用简单的5分制计分（Charman et al. 2004）。最高总分是28。要求患者为每个问题选择一个回答。问题如下：

1. 过去的1周里，您或者您的孩子因湿疹出现瘙痒，有多少天？

0天	1～2天	3～4天	5～6天	每天

2. 过去的一周里，您或者您的孩子因为湿疹影响睡眠，有多少天？

0天	1～2天	3～4天	5～6天	每天

3. 过去的1周里，您或者您的孩子因为湿疹皮肤出血，有多少天？

0天	1～2天	3～4天	5～6天	每天

4. 过去的1周里，您或者您的孩子因为湿疹渗出或渗液，有多少天？

0天	1～2天	3～4天	5～6天	每天

5. 过去的1周里，您或者您的孩子因为湿疹出现皲裂，有多少天？

0天	1～2天	3～4天	5～6天	每天

6. 过去的 1 周里，您或者您的孩子因为湿疹出现抓痕，有多少天？

| 0 天 | 1～2 天 | 3～4 天 | 5～6 天 | 每天 |

7. 过去的 1 周里，您或者您的孩子因为湿疹出现皮肤干燥或粗糙，有多少天？

| 0 天 | 1～2 天 | 3～4 天 | 5～6 天 | 每天 |

POEM 是临床监测特应性湿疹患者的有效工具，但不建议将其作为临床试验中预后的唯一指标。

8 结论

建立特应性皮炎的核心评价量表是推进循证治疗的首要任务。HOME 计划将临床体征、症状、生活质量和长期控制特应性皮炎发作定义为特应性皮炎试验的核心结果领域（Schmitt et al. 2015）。在对特应性皮炎临床体征评估测量工具的系统评价中，EASI 和 SCORAD 已被广泛验证（Schmitt et al. 2015）。然而，SCORAD 尽管提供了足够的有效性，灵敏度和观察者间的可靠性，但缺乏明确的观察者间信度。在最近的国际共识研究中，EASI 被确定为今后特应性湿疹试验中使用的首选测量工具（Schmitt et al. 2015）。强烈推荐通过以下网址获得更多的信息和资源：http：//homeforeczema.org。

（薛丽 译，丛天昕 校，蒋献 审）

参考文献

Baek JH, Park CW, Choi KM, Yang YS, Lee SY, Koh JS, Chung BY, Kim HO, Park GH, et al. The atopic dermatitis antecubital severity score: validity, reliability, and sensitivity to change in patients with atopic dermatitis. Int J Dermatol. 2015;54(12):1382–9. doi: 10.1111/ijd.12711.

Bahmer FA. ADASI score: atopic dermatitis area and severity index. Acta Derm Venereol Suppl (Stockh). 1992;176:32–3.

Bahmer FA, Schafer J, Schubert HJ. Quantification of the extent and the severity of atopic dermatitis: the ADASI score. Arch Dermatol. 1991;127(8):1239–40.

Berth-Jones J. Six area, six sign atopic dermatitis (SASSAD) severity score: a simple system for monitoring disease activity in atopic dermatitis. Br J Dermatol. 1996;135 Suppl 48:25–30.

Berth-Jones J, Graham-Brown RA. Placebo-controlled trial of essential fatty acid supplementation in atopic dermatitis. Lancet. 1993;341(8860):1557–60.

Bieber T, Bussmann C. Atopic dermatitis. In: Bolognia JL, Jorizzo JL, Schaffer JV, editors. Dermatology. 3rd ed. China: Elsevier; 2012. p. 203–17.

Charman CR, Venn AJ, Williams HC. Measurement of body surface area involvement in atopic eczema: an impossible task? Br J Dermatol. 1999a;140(1):109–11.

Charman D, Varigos G, Horne DJ, Oberklaid F. The development of a practical and reliable assessment measure for atopic dermatitis (ADAM). J Outcome Meas. 1999b;3(1):21–34.

Charman CR, Venn AJ, Williams HC. The patient-oriented eczema measure: development and initial validation of a new tool for measuring atopic eczema severity from the patients' perspective. Arch Dermatol. 2004; 140(12):1513–9.

Costa C, Rilliet A, Nicolet M, Saurat JH. Scoring atopic dermatitis: the simpler the better? Acta DermVenereol. 1989;69(1):41–5.

De D, Kanwar AJ, Handa S. Comparative efficacy of hanifin and rajka's criteria and the UK working party's diagnostic criteria in diagnosis of atopic dermatitis in a hospital setting in north india. J Eur Acad Dermatol Venereol. 2006;20(7):853–9.

Eichenfield LF, Tom WL, Chamlin SL, et al. Guidelines of care for the management of atopic dermatitis: section 1. Diagnosis and assessment of atopic dermatitis. J Am Acad Dermatol. 2014;70(2):338–51.

Emerson RM, Charman CR, Williams HC. The Nottingham eczema severity score: preliminary refinement of the rajka and langeland grading. Br J Dermatol. 2000;142(2):288–97.

Gu H, Chen XS, Chen K, et al. Evaluation of diagnostic criteria for atopic dermatitis: validity of the criteria of Williams et al. in a hospital-based setting. Br J Dermatol. 2001;145(3):428–33.

Gutgesell C, Heise S, Seubert A, Stichtenoth DO, Frolich JC, Neumann C. Comparison of different activity parameters in atopic dermatitis: correlation with clinical scores. Br J Dermatol. 2002;147(5): 914–9.

Haileamlak A, Lewis SA, Britton J, et al. Validation of the international study of asthma and allergies in children (ISAAC) and U.K. criteria for atopic eczema in ethiopian children. Br J Dermatol. 2005;152(4):735–41.

Hanifin JM, Rajka G. Diagnostic features of atopic eczema. Acta Derm Venereol Suppl (Stockh). 1980;92:44–7.

Housman TS, Patel MJ, Camacho F, Feldman SR, Fleischer Jr AB, Balkrishnan R. Use of the selfadministered eczema area and severity index by parent caregivers: results of a validation study. Br J Dermatol. 2002;147(6):1192–8.

Kagi MK, Joller-Jemelka H, Wuthrich B. Correlation of eosinophils, eosinophil cationic protein and soluble interleukin-2 receptor with the clinical activity of atopic dermatitis. Dermatology. 1992;185(2):88–92.

Loden M, Andersson AC, Lindberg M. The number of diagnostic features in patients with atopic dermatitis correlates with dryness severity. Acta Derm Venereol. 1998;78(5):387–8.

Mastrandrea F, Pecora S, Scatena C, Cadario G. Methodology and potential pitfalls in allergic diseases study designs: measurements for the assessment of the overall severity of atopic dermatitis – the four step severity score (FSSS), SCORAD-related, electronic system, for the simple and rapid evaluation of the skin and mucosal allergic inflammation. Eur Ann Allergy Clin Immunol. 2005;37(9):357–61.

Mevorah B, Frenk E, Wietlisbach V, Carrel CF. Minor clinical features of atopic dermatitis. Evaluation of their diagnostic significance. Dermatologica. 1988;177(6):360–4.

Rajka G, Langeland T. Grading of the severity of atopic dermatitis. Acta Derm Venereol Suppl (Stockh). 1989;144:13–4.

Rodriguez E, Baurecht H, Wahn AF, et al. An integrated epigenetic and transcriptomic analysis reveals distinct tissue-specific patterns of DNA methylation associated with atopic dermatitis. J Invest Dermatol. 2014; 134(7):1873–83.

Samochocki Z, Paulochowska E, Zabielski S. Prognostic value of hanifin and rajka's feature sets in adult atopic dermatitis patients. J Med. 2000;31(3–4):177–82.

Schachner LA, Lamerson C, Sheehan MP, et al. Tacrolimus ointment 0.03% is safe and effective for the treatment of mild to moderate atopic dermatitis in pediatric patients: results from a randomized, double-blind, vehicle- controlled study. Pediatrics. 2005;116(3):e334–42.

Schmitt J, Langan S, Williams HC. European Dermato- Epidemiology Network. What are the best outcome measurements for atopic eczema? A systematic review. J Allergy Clin Immunol. 2007;120(6):1389–98.

Schmitt J, Langan S, Deckert S, et al. Assessment of clinical signs of atopic dermatitis: a systematic review and recommendation. J Allergy Clin Immunol. 2013;132(6):1337–47.

Schmitt J, Apfelbacher C, Spuls PI, Thomas KS, Simpson EL, Furue M, Chalmers J, Williams HC et al. The harmonizing outcome measures for eczema (HOME) roadmap: a methodological framework to develop core sets of outcome measurements in dermatology. J Invest Dermatol. 2015;135(1):24–30. doi: 10.1038/jid.2014.320.

Severity scoring of atopic dermatitis: the SCORAD index. consensus report of the european task force on atopic dermatitis. Dermatology. 1993;186(1):23–31.

Sidbury R, Davis DM, Cohen DE, et al. Guidelines of care for the management of atopic dermatitis: section 3. Management and treatment with phototherapy and systemic agents. J Am Acad Dermatol. 2014;71 (2):327–49.

Silny W, Czarnecka-Operacz M, Silny P. The new scoring system for evaluation of skin inflammation extent and severity in patients with atopic dermatitis. Acta Dermatovenerol Croat. 2005;13(4):219–24.

Stalder JF, Barbarot S, Wollenberg A, et al. Patientoriented SCORAD (PO-SCORAD): a new selfassessment scale in atopic dermatitis validated in Europe. Allergy. 2011;66(8):1114–21.

Sugarman JL, Fluhr JW, Fowler AJ, Bruckner T, Diepgen TL,Williams ML. The objective severity assessment of atopic dermatitis score: an objective measure using permeability barrier function and stratum corneum hydration with computer-assisted estimates for extent of disease. Arch Dermatol. 2003;139(11):1417–22.

The HOME (Harmonising Outcome Measures for Eczema). http://www.homeforeczema.org. Accessed

05 Sept 2014.

Tofte SJ, Graeber M, Cherill R, Omoto M, Thurston M, Hanifin JM. Eczema area and severity index (EASI): a new tool to evaluate atopic dermatitis. J Eur Acad Dermatol Venereol. 1998;11 suppl 2:S197.

Van Leent EJ, Graber M, Thurston M, Wagenaar A, Spuls PI, Bos JD. Effectiveness of the ascomycin macrolactam SDZ ASM 981 in the topical treatment of atopic dermatitis. Arch Dermatol. 1998;134(7): 805–9.

vanJoost T, Heule F, Korstanje M, van den Broek MJ, Stenveld HJ, van Vloten WA. Cyclosporin in atopic dermatitis: a multicentre placebo-controlled study. Br J Dermatol. 1994;130(5):634–40.

Verwimp JJ, Bindels JG, Barents M, Heymans HS. Symptomatology and growth in infants with cow's milk protein intolerance using two different whey-protein hydrolysate based formulas in a primary health care setting. Eur J Clin Nutr. 1995;49 Suppl 1: S39–48.

Williams HC. Clinical practice. Atopic dermatitis. N Engl J Med. 2005;352(22):2314–24.

Williams HC, Burney PG, Hay RJ, et al. The U.K. working party's diagnostic criteria for atopic dermatitis. I. Derivation of a minimum set of discriminators for atopic dermatitis. Br J Dermatol. 1994; 131(3):383–96.

Williams H, Robertson C, Stewart A, et al. Worldwide variations in the prevalence of symptoms of atopic eczema in the international study of asthma and allergies in childhood. J Allergy Clin Immunol. 1999; 103(1 Pt 1):125–38.

Wolkerstorfer A, de Waard van der Spek FB, Glazenburg EJ, Mulder PG, Oranje AP. Scoring the severity of atopic dermatitis: three item severity score as a rough system for daily practice and as a pre-screening tool for studies. Acta DermVenereol. 1999;79(5):356–9.

137

银屑病评分

Yasser Afifi and Philippe Humbert

内容

关键词

体表面积（BSA）·皮肤疾病严重程度指数（DIDS）·用平均 PASI 评估预后（E-PAP）·网格系统整体银屑病评分（LS-GPS）·银屑病面积和严重程度指数（PASI）·Salford 银屑病指数（SPI）·自测型银屑病皮损面积和严重指数（SAPASI）

1 体表面积

评估银屑病严重程度的主要方法包括估计皮损累及的体表面积（body surface area，BSA）（Ashcroft et al. 1999）。一只五指并拢的手掌面积被认为代表体表总面积的 1%。然而，平面调查对手掌面积进行了另一种估算，实际上其只相当于体表面积（BSA）的 0.7% ~ 0.76%（Long et al. 1992）。

九分法假设总体表面积分为：头颈部（9%），躯干前侧（上，9%；下，9%），躯干后侧（上，9%；下，9%），一侧下肢（前，9%；后，9%），一侧上肢（9%），会阴部（1%）。

2 银屑病皮损面积和严重程度指数

银屑病皮损面积和严重程度指数（Psoriasis Area and Severity Index，PASI）认定 4 个主要身体部位面积（Fredriksson and Pettersson 1978）——头部（head，h）、躯干（trunk，t）、上肢（upper extremities，u）和下肢（lower extremities，l），分别占体表面积的 10%、30%、20% 和 40%。

这 4 个主要部位的皮损面积（A_h、A_t、A_u 和 A_l）分级如下：0= 未受累；1= < 10%；2= ≥ 10%，但是 < 30%；3= ≥ 30%，但是 < 50%；4= ≥ 50%，但是 < 70%；5= ≥ 70%，但是 < 90%；6=90% ~ 100%。

为了评估 3 种临床症状：红斑（erythema，E）、浸润（infiltration，I）和脱屑（desquamation，D），用 0 ~ 4 级来评定，即 0= 无；1= 轻度；2= 中度；3= 重度；4= 极重度。

PASI 是每个部位得分的总和。公式如下：

$$PASI = 0.1A_h(E_h+I_h+D_h)$$
$$+0.3A_t(E_h+I_h+D_h)$$
$$+0.2A_u(E_h+I_h+D_h)$$
$$+0.4A_l(E_h+I_h+D_h) \text{ 取最大值}$$
$$= (0.1 \times 6 \times 12) + (0.3 \times 6 \times 12)$$
$$+ (0.2 \times 6 \times 12) + (0.4 \times 6 \times 12)$$
$$=72$$

例：

1. 皮损累及面积 × 部位

头部	5（75% 的面积受累）× 0.1=0.5
上肢	3（1/3 的面积受累）× 0.3=0.9
躯干	1（少于 10% 的面积受累）× 0.2=0.2
下肢	0 × 0.4=0

2. 临床症状（每个部位取最大值：4 × 3=12）

头部	红斑（E）：2
浸润（I）	1
脱屑（D）	2
总值	5
上肢	红斑（E）：2
浸润（I）	3
脱屑（D）	4
总值	9
躯干	红斑（E）：2
浸润（I）	2
脱屑（D）	2
总值	6
下肢	0
头部总值	0.5 × 5=2.5
上肢总值	0.9 × 9=8.1
躯干总值	0.2 × 6=1.2
下肢总值	0
PASI 值	11.8

3 自测型银屑病皮损面积和严重程度指数

自测型银屑病皮损面积和严重程度指数（Self-administered Psoriasis Area and Severity Index, SAPASI）（Fleischer et al. 1994；Feldman et al. 1996）是一种用于测量银屑病严重程度的结构化工具。它可以让患者准确评估银屑病严重程度。

患者使用 3 种改进的视觉模拟量表（Visual Analog Scales, VAS）对银屑病皮损的颜色、浸润和鳞屑的平均程度进行评价。

正如 PASI 评分一样，SAPASI 认定头部、上肢、躯干和下肢分别占身体总面积的 10%、20%、30% 和 40%。

$$SAPASI = [(0.1 \times A_H) + (0.2 \times A_U) \\ + (0.3 \times A_T) + (0.4 \times A_L)] 4 \\ \times (VAS_E + VAS_I + VAS_S) / VAS_{len}$$

其中：

A_H：头部评分

A_U：上肢评分

A_T：躯干评分

A_L：下肢评分

VAS：视觉模拟量表评分

VAS_E: VAS 红斑评分（mm）

VAS_I: VAS 浸润评分（mm）

VAS_s: VAS 脱屑评分（mm）

4 网格系统整体银屑病评分

网格系统整体银屑病评分（Lattice System Global Psoriasis Score, LS-GPS）（Ellis and Langley 2002）是评估银屑病的方法，它与 PGA 关联性好（$\gamma > 0.8$）。然而，LS-GPS 的界定更好，具有更好的可重复性。

LS-GPS 是有专利权的，在使用时可能会收取费用。

5 用平均 PASI 评估预后

用平均 PASI 评估预后（Evaluation for Progno-sis with Average PASI, E-PAP）来源于 PASI（Sugai et al. 1998）。作者通过在 PASI 中添加时间参数（天数）来改进 PASI，以评估在整个观察期间的临床症状。

E-PAP 值计算如下：首先，计算两个连续观察日的 PASI 平均值，短期累积的 PASI（Apn）是通过将平均 PASI 乘以短期天数来确定的。然后，在整个观察期间，所有单独计算的 Apn 值相加。累加的 Apn 值除以观察日的总数，最终值即 E-PAP 值。

6 Salford 银屑病指数

Salford 银屑病指数（Salford Psoriasis Index, SPI）（Kirby et al. 2000）是综合基于 PASI 的银屑病当前严重程度评分，社会心理障碍评分和基于病史信息评分（Ellis and Langley 2002）而得到。由此产生具有 3 个参数的 SPI 模型（体征，社会心理障碍，治疗），类似于癌症分期的 TNM 分类。

第一个 SPI 参数将 PASI 转换为 0 ～ 10，每一个数字对应一个 PASI 值。

PASI	程度分数
0	0
0.1 ～ 3	1
3.1 ～ 5	2
5.1 ～ 8	3
8.1 ～ 11	4
11.1 ～ 14	5
14.1 ～ 18	6
18.1 ～ 23	7
23.1 ～ 29	8
29.1 ～ 36	9
> 36	10

第二个参数使用 0 ～ 10 视觉模拟量表（VAS）评价银屑病对每个患者的社会心理影响。在评估时，要求患者将银屑病对其日常生活的影响程度在

量表上打分（10= 完全受影响，0= 完全不受影响）

第三个参数反映了既往疾病的严重程度，通过对需要全身治疗或入院治理以及红皮病（erythroderma）发作次数判断。

计算 SPI 的既往疾病严重程度评分：

每次个体系统治疗，包括 PUVA，为 1 分；

每次接受治疗＞ 1 年，额外加 1 分；

如果患者经过了＞ 200 次治疗或＞ 1 000J/cm^2 的 PUVA，额外加 1 分；

每 5 次住院治疗银屑病，为 1 分；

每发作 1 次红皮病，为 1 分。

7 皮肤病严重程度指数

皮肤病严重程度指数（Dermatology Index of Disease Severity，DIDS）（Faust et al. 1997）重点关注两个因素：累及 BSA 的百分比和功能障碍，形成从 0 到 IV 的 5 个级别。

0	没有临床疾病证据
I	局限性疾病
II	轻度疾病
III	中度疾病
IV	重度疾病

（魏宇佩 译，吕小岩 校，李利 审）

参考文献

Ashcroft DM, Li Wan Po A, Williams HC, Griffiths CEM. Clinical measures of disease severity and outcome in psoriasis: a critical appraisal of their quality. Br J Dermatol. 1999;141:185–91.

Ellis CN, Langley RGB. A randomized comparative study of variability of Psoriasis Area and Severity Index., Psoriasis Global Assessment, and Lattice System Global Psoriasis Score in subjects with psoriasis. Br J Dermatol. 2002;147:1058.

Faust H, Gonin R, Chuang T, LewisCW, Melfi CA, Farmer ER. Reliability testing of the Dermatology Index of Disease Severity (DIDS). Arch Dermatol. 1997;133:1443–8.

Feldman SR, Fleischer AB, Reboussin DM, Rapp SR, Lyn Exum M, Clark AR, Nurre L. The self-administered psoriasis area and severity index is valid and reliable. J Invest Dermatol. 1996;106:183–6.

Fleischer Jr AB, Rapp SR, Reboussin DM, Vanarthos JC, Feldman SR. Patient measurement of psoriasis disease severity with a structured instrument. J Invest Dermatol. 1994;102:967–9.

Fredriksson T, Pettersson U. Severe psoriasis-oral therapy with a new retinoid. Dermatologica. 1978;157:238–44.

Kirby B, Fortune DG, Bhushan M, Chalmers RJG, Griffiths CEM. The Salford Psoriasis Index: an holisticmeasure of psoriasis severity. Br J Dermatol. 2000;142:728–32.

Long CC, Finlay AY, Averill RW. The rule of hand: 4 hand areas = 2 FTU = 1 g. Arch Dermatol. 1992;128:1129–30.

Sugai J, Ozawa A, Kawakubo Y, Iizuka M, Miyahara M, Ohkido M. New method for determining prognosis of patients with psoriasis (E-PAP). J Dermatol Sci. 1998;16:165–9.

138

寻常性痤疮的评分

Devinder Mohan Thappa and M.Malathi

内容

关键词

寻常性痤疮·痤疮瘢痕·评分·评分系统·皮损计数·照片评分·理想的评分系统·生活质量量表

1 简介

寻常性痤疮（acne vulgaris）是一种全世界常见的皮肤病，与社会和个人的生活习惯密切相关，而痤疮的研究目前受制于缺乏一套用于评价痤疮严重程度的标准体系。皮肤科领域中最理想的病例随访主要依赖于一套能够客观评价疾病的严重程度而不受观察者或者患者本身影响的临床疗效评价体系。如何评价寻常性痤疮严重性一直是一项热点问题，迄今为止，在已发表的文献中可查到超过25种不同的寻常性痤疮的评分系统，反映出对于这个问题存在较大的分歧，因而没有产生一套全球通用的标准评分体系（Tan et al. 2013; Ramli et al. 2012）。痤疮皮损的多样性，痤疮患病部位多变性，以及痤疮的自然病程中皮损的不断变化，导致了建立评价寻常性痤疮严重程度的标准体系十分困难（Adityan et al. 2009）。这些痤疮评价体系的缺失所带来的局限已经通过阻碍干预性研究以及流行病学研究向临床实践的转化，而对痤疮患者的医疗造成了影响（Tan et al. 2013）。

皮肤病对患者生活质量（quality of life，QOL）有着显著的影响，这些显著的影响和某些威胁患者生命的疾病一样复杂。相比其他皮肤病，发现痤疮能够给患者造成更多的痛苦和心理创伤。因此，生活质量的评价并不一定能够反映皮肤病的严重程度，心理压力、窘迫感、羞耻感、身体的不适等的评价应该和疾病严重性的评价同时进行（Anderson and Rajagopalan 1997; Koo 1995）。除此以外，疾病活动性和疾病消耗造成的机体损伤都能显著加重患者的压力。因此，寻常性痤疮的评价系统应该包括寻常性痤疮和痤疮瘢痕（acne scar）。

2 痤疮评分系统的分类

痤疮的评分系统可以被分成6个类型（Ramli et al. 2012; Faure et al. 2009; Barratt et al. 2009; Witkowski and Parish 2004）：

- 定性量表——严重程度：轻、中、重
- 半定性量表——数字评分：从0到10
- 数量化的量表——通过皮损的计数进行评分
- 照片评分
- 痤疮专用的生活质量评分
- 痤疮后瘢痕的评分系统

美国费城的Carmen Thomas是第一个使用痤疮评分系统的医生，1930年他首次使用了一套皮损计数（lesion counting）的评分系统评价患者的病情（Witkowski and Parish 1999）。我们将目前发表在文献中的各种不同的痤疮评分系统总结在了表1～表3，针对痤疮瘢痕的评价系统总结在了表4。各种针对痤疮患者生活质量评价的量表，即那些可以用于监测治疗前后患者变化的量表包括下列的几个（Barnes et al. 2012）：

- 痤疮伤残指数（Acne Disability Index，ADI）
- Cardiff痤疮伤残指数（Cardiff Acne Disability Index，CADI）
- Leeds的痤疮患者心理以及社交评价量表（Assessment of the Psychological and Social Effects of Acne，APSEA）
- 痤疮QOL量表

3 不同痤疮评分系统的优缺点

3.1 分级评价系统

痤疮的分级评价（grading）是基于对主要皮损，是否存在炎症以及累及的面积来进行的。因此痤疮分级评价系统的优点是简单、快速和可重复性好，因而方便医生对患者进行随访。痤疮分级评价系统能够评估受累的皮损面积，同时也帮助皮肤科医生去发现最主要的皮损部位，去评估患者皮肤是否存在炎症。某些学者也认为一个普适性的分级评价系统（grading system）可以代替痤疮皮损的计数评价，但是在评价疗效的临床试验中研究者更偏向于使用敏感性更好的痤疮皮损的计数评价系统。痤疮分级评价系统由于观测目标的自然差异以及皮损的多样性等原因，容易产生观察者间的差异。除此以外，患者皮损的情况的复杂性也可能使观察者使用痤疮分级评价系统时发生误判，比如将某些药物引起的红斑（erythema）和脱屑（scaling）误认为患者原发皮损的加重。某些分级评价技术通过与标准照片对比作为皮损的评分，这种做法有着它固有的缺陷，我们将会在之后的内容中详细叙述（Adityan et al. 2009；Barratt et al. 2009；Burke and Cunliffe 1984）。

表 1　基于皮损描述的分级评价系统

排序	作者	分级					
1	Pillsbury et al. 1956；Ramli et al. 2012	级别	描述				
		1	颜面部分布的粉刺以及偶尔出现的小囊肿				
		2	颜面部分布的粉刺，偶尔出现的小脓疱及小囊肿				
		3	大量粉刺，不同大小的炎症性丘疹和脓疱，分布更广泛，但局限在面部				
		4	颜面部以及躯干上部分布的大量粉刺，以及融合性或穿通性的深在性皮损				
2	James and Tisserand 1958（Ramli et al. 2012；Witkowski and Parish 2004）	级别	描述				
		1	单纯的非炎症性粉刺和少量的丘疹				
		2	粉刺，丘疹，少量的脓疱				
		3	比较大的炎症性丘疹，脓疱，少量的囊肿；可以波及颜面部、颈部、以及躯干的上部				
		4	更严重的皮损，可以伴有融合性的囊肿				
3	Pochi et al. 1991 –Report of the Consensus Conference on Acne Classification	级别	丘疹／脓疱（丘疹—炎症皮损的直径＜5mm）　脓疱—皮损的中央可见化脓性的脓头			结节——（直径≥5mm 的炎症性皮损）	
		轻度	少量到数个			没有	
		中度	数个到很多			少量至数个	
		重度	数不清的或者大面积的			很多	
4	Doshi et al. 1997– Global acne grading system（GAGS）	分值根据区域面积进行评价，颜面部、胸部、后背被分为了 6 个区域					
		每种类型的皮损根据严重程度评分					
		每个区域的分值由该区域最重的皮损决定，每个区域的评价以此类推					
		总分＝每个区域分值的总和					
		位置	分值	严重程度	局部评分	痤疮的严重程度	
		前额	2	0 无	分值乘以严重程度	轻度 1～18	
		右侧面颊部	2	1 粉刺		中度 19～30	
		左侧面颊部	2	2 丘疹		重度 31～38	
		鼻子	1	3 丘疹		非常严重＞39	
		下颌部	1	4 结节			
		胸部和上背部	3				
5	Gollnick et al. 2003	分级	描述				
		1	轻微的粉刺				
		2	轻微、中度的丘疹脓疱性皮损				

排序	作者	分级		
5	Gollnick et al. 2003	3	中度的结节性皮损	
		4	严重的结节或聚合性皮损	
6	Leyden 2003	分级	描述	
		轻度	粉刺	
		轻度至中度	轻度至中度的丘疹／脓疱	
		中度至重度	严重的结节囊肿性皮损	
7	US FDA-proposed investigator global assessment（IGA）2005	对整体痤疮的严重性程度进行静态量化评估		
		分级	描述	
		0	正常的皮肤，没有炎症或者非炎症性皮损	
		1	基本正常的皮肤，少量的非炎症性皮损，不超过一个的炎症性小皮损	
		2	轻度皮损；较分级 1 严重；有一些非炎症性皮损，少量的炎症性皮损（仅为丘疹或脓疱，没有结节性皮损）	
		3	中度皮损；较分级 2 严重；大量的非炎症性皮损和少量的严重性皮损，不超过一个小的结节性皮损	
		4	重度皮损；较分级 3 严重；大量的非炎症性皮损和炎症性皮损，但是仅有少量的结节性皮损	
8	Thiboutot et al. 2009	分级	描述	
		轻度	粉刺，混合性的丘疹和脓疱	
		中度	混合性的丘疹和脓疱，结节直径＜ 0.5cm	
		重度	结节或聚合性皮损	
9	Layton 2010	分级	描述	
		轻度	轻度至中度丘疹脓疱性痤疮	
		中度	重度的丘疹脓疱性痤疮，中度的结节性痤疮	
		重度	严重的结节性痤疮，聚合性痤疮	
10	European Guidelines group 2011（European Dermatology Forum 2013）	分级	描述	
		1	粉刺型痤疮	
		2	轻度 - 中度的丘疹脓疱性痤疮	
		3	重度的丘疹脓疱性痤疮，中度的结节性痤疮	
		4	严重的结节性痤疮，聚合性痤疮	

3.2 皮损计数

皮损计数（lesion counting）是一种客观的评价方法，由于相比总体评分这种方法可以更准确地分辨较小的治疗效应，因而是治疗性临床试验更常见的评价方式。皮损计数将皮损的类型量化并且针对皮损的形成，以及治疗前后的变化。皮损计数最大的局限性在于它需要花费非常多的时间，并且需要培训，因此并不适合应用在日常的临床评价中。计数评价的结果也和评价人员的识别能力和周遭环境的光照情况相关（Adityan et al. 2009；Barratt et al. 2009；Burke and Cunliffe 1984）。

表 2 痤疮皮损计数系统

排序	作者	计数		
1	Witkowski and Simons 1966（Ramli et al. 2012；Witkowski and Parish 2004）	为了节约时间，统计单侧颜面部分布的闭合性粉刺，开放性粉刺，丘疹，脓疱，以及结节性皮损		
		假设左侧皮损的数量与右侧基本相同		
		丘疹和脓疱分为小型和大型两种		
		结节或囊肿统一归类为脓肿		
		应用痤疮形态表（录入和检索信息以及评价病情进展的精准方法）和痤疮问卷调查表（确定痤疮复发或治疗失败），痤疮多种形态的观念得以延伸		
		本方法更容易被患者接受，并且能够提高工作效率		
2	Frank1971（Ramli et al. 2012；Witkowski and Parish 2004–numerical grading system）	根据严重程度分别将颜面部、胸前以及背部的皮损定级为 0 ~ 4 分		
		皮损的数量基于皮损的类型统计		
		采用 James 和 Tisserand 的方法进行评级		
3	Plewig and Kligman 1975（Ramli et al. 2012；Witkowski and Parish 2004	将粉刺和炎症性痤疮分别基于皮损的数量和类型进行分级		
		统计右侧面颊部，不统计另一侧的皮损，也不统计胸前和背部的皮损		
		分级	粉刺	丘疹脓疱性皮损
		1	粉刺 < 10 个	炎症性皮损 < 10 个
		2	粉刺 10 ~ 25 个	炎症性皮损 10 ~ 20 个
		3	粉刺 25 ~ 50 个	炎症性皮损 20 ~ 30 个
		4	粉刺 > 50 个	炎症性皮损 > 30 个
4	Michaelson et al. 1977	计数颜面部、胸前和背部的皮损数量		
		对每种类型的皮损进行评分		
		严重性指数：粉刺，0.5；丘疹，1；脓疱，2；浸润性皮损，3；囊肿，4		
		痤疮严重性的总分 = 通过严重性指数统计的每种类型皮损的总分		
		该系统的缺点归因于皮损是非参数性的，而绝对计数是参数性数据，因而不能将两种不同类型的数据混合		
5	Christiansen et al. 1977；（Ramli et al. 2012；Witkowski and Parish 2004）	在测试区域进行计数评价，并且根据 6 项量表将其评为 4 到 -1 分		
		测试区域应该是包含最多皮损的区域		
		计数时可以使用内径 5cm 的圆孔硬纸板		
		分级	减少的百分率	级别
		4	100%	非常好
		3	75% ~ 99%	很好
		2	50% ~ 74%	中等
		1	1% ~ 49%	效果不明显
		0	—	没有变化
		-1	—	恶化
6	Burke and Cunliffe 1984- leeds technique	皮损根据下述的标准分类为炎症性和非炎症		
		非炎症性皮损——黑头和白头（介于两者之间的皮损根据其主要的内容物进行分类）		

排序	作者	计数	
6	Burke and Cunliffe 1984- leeds technique	炎症性皮损——浅表性皮损（丘疹和脓疱）或深在性皮损（结节、囊肿或者深在性脓疱）	
		（i）浅表性的丘疹和脓疱——0.1cm（伴有轻微的红斑）到0.5cm（伴有显著的潮红斑）。更小的轻微炎症性皮损分类为"较不活跃的丘疹或脓疱"，更大的红斑性皮损定义为"活动性的丘疹或脓疱"。皮损的类型根据其主要的表现来定义	
		（ii）深在性的炎症性皮损——主要是0.5cm以上的结节性皮损	
		（iii）斑疹——大大小小的消退期的浅表性皮损或者深在性皮损	
		适用于需要精确判断皮损的治疗性的临床试验中，尤其适用于鉴别活动性和较不活跃的皮损	
7	Lucky et al. 1996	计数每种类型的痤疮皮损，再将数据填入模板的5个分区中，分别是前额的左侧和右侧，面颊部的左侧和右侧，下颌部	
		通过发际线和下颌的轮廓表示脸部的周长，鼻部排除在统计范围之外	
		分级	描述
		非常轻微	少量的粉刺
		轻微	比较多的粉刺和少量的丘疹和脓疱
		中度	非常多的丘疹和脓疱
		重度	非常多的丘疹和脓疱，以及少量的结节
		非常严重	较多的粉刺、丘疹、脓疱及结节
8	Dreno et al. 1999 Echelle de Cotation des Lésionsd'Acné（ECLA）or Acne Lesion Score Scale	这是个半定量的方法	
		用基于皮损波及面积以及瘢痕的3个要素来评价痤疮的严重程度	
		颜面部的受损面积 - 分别计数粉刺的数量（分值0～5分），丘疹脓疱性皮损的数量（分值0～5分），红肿型的结节囊肿型皮损的数量（计数但不评分）	
		其他部位的受累面积（颈部、胸部、背部，手臂）——基于痤疮分级评价系统（粉刺、丘疹、脓疱看作一类皮损）分为：0，无；1，轻度；2，中度；3，重度；同时计数红肿性的结节和囊肿。	
		在整个痤疮的皮损区统计是否有瘢痕	
		优点：覆盖了全部的痤疮皮损区，具有较好的调查员间可信度，耗时短，能够应用在临床	
		不足：必须提前强制培训	
9	Lehmann et al. 2002	分级	描述
		轻度	＜20个粉刺，＜15个炎症性皮损，或皮损总数＜30个
		中度	20～100个粉刺，15～50个炎症性皮损，或皮损总数在30～125个
		重度	＞5个囊肿，粉刺总数＞100个，炎症性皮损总数＞50个，或皮损总数＞125个
10	Tan et al. 2007 Comprehensive Acne Severity Scale（CASS）	分级		描述
		正常	0	没有皮损或仅有一个非常轻微的皮损。非常少的散在分布的粉刺和丘疹
		基本正常	1	在2.5m外看不出有皮损。少量散在分布的粉刺，丘疹，非常少的脓疱
		轻度	2	能够辨认的皮损；皮损区域内仅有不到一半的皮肤受累。较多的粉刺，丘疹以及脓疱（0～5个丘疹脓疱型皮损）
		中度	3	皮损区域内超过一半的皮肤受累
				大量的粉刺、丘疹和脓疱（6～20个丘疹脓疱型皮损）

续表

排序	作者		计数	
10	Tan et al. 2007 Comprehensive Acne Severity Scale（CASS）	重度	4	评价区域的皮肤全部受累。被覆粉刺，大量的丘疹、脓疱，以及少量的结节和囊肿（21～50个丘疹脓疱型皮损）
		非常严重	5	皮损区域内可见严重的炎症性痤疮，伴有结节和囊肿（50个以上的炎症性皮损）

3.3 摄影

摄影（photography）的主要优点是能够一次永久的记录痤疮的严重程度，并且一段时间后回顾资料时可靠性不会降低。荧光和偏振光摄像技术（fluorescence and polarized light photography）比普通的彩色摄影（color photography）有一些优势，包括估算粉刺的数量和提高红斑的辨识度。但是它们也有自己的缺点，包括需要花费较多的时间，操作较复杂，并且需要购买昂贵的仪器设备。摄影常见的技术问题包括恒定的光照，患者和相机之间恒定的距离，不断发展的技术导致摄影很难规范化，也很难保证结果的准确性。除此以外，由于摄影的精度不足以保证炎症性皮损和痤疮记录的准确性，因而可能难以反映疾病的活动性。恢复期的红斑、色素改变，以及人造光线或自然光线导致的晒黑、泛红和脱皮，在摄影后都会弱化，尤其是当患者有额外的色素沉着时。最后，由于摄影只能记录二维的数据，因而不能替代触诊。这导致摄影在辨认深在性皮损的时候，容易将其与活动性的浅表性皮损或斑疹混淆（Adityan et al. 2009；Barratt et al. 2009；Burke and Cunliffe 1984）。

3.4 生活质量量表

不论是对患者还是医生，生活质量（quality of life）都是评价效果引导治疗的重要指标。痤疮是一种和心理社会因素有显著关联的疾病，而生活质量指标的提高能够反映患者实际的生活体验，因此它通常是痤疮治疗需要重点测量的疗效指标之一（Anderson and Rajagopalan 1997；Koo 1995）。但是一些研究结果（Kokandi 2010；Dreno et al. 2007b；Ilgen and Derya 2005；Aktan et al. 2000）指出痤疮的严重性评分和生活质量评分并没有相关性，这提示病情的严重程度不是唯一影响患者生活质量的因素，其他因素对患者的生活质量也有影响。因而，每个患者都应该单独对待。并且我们应该意识到患者的病情较轻并不意味着患者的生活质量没有严重受到疾病的影响，所以痤疮的评分系统应该包括患者生活质量的评分，并且包括治疗后生活质量的改善情况。为了能在临床工作中更频繁地使用生活质量量表（Quality of Life Scales），生活质量量表需要具有简单实用、有价值、方便阅读等特性（European Dermatology Forum 2013）。

表3　基于摄影的评分系统和新的成像技术

序	作者	分级	
1	Cook et al. 1979	级别	
		0	小的分散的粉刺和/或小的丘疹
		2	非常少的脓疱；36个丘疹和/或粉刺；2.5m以外基本看不到皮损
		4	明显的红色和炎症性皮损；需要治疗
		6	满脸的粉刺，大量的脓疱；2.5m以外也能清晰地看到皮损
		8	聚合型、穿通型或者囊肿型的痤疮；分布于大部分颜面部
		采用前置的镜子，对患者两侧面颊部的皮肤进行一次曝光摄影	
		使用5张参考图片	
		推荐在大型临床试验中使用	

序	作者	分级	
2	Wilson 1980	由 Blaney 和 Cookin 在 1976 年初步设计的复杂的评分系统，在 1978 年的美国皮肤病协会大会上邀请了 800 多位皮肤科医生在正式尝试这个方法，并由此完善了这套体系	
3	Allen and Smith 1982	一种结合计数法和摄像照片的方法——通过皮损计数和标准摄影结合的方式进行分级	
		分级	描述
		0	颜面部的皮肤可以有少量的粉刺或丘疹，但这些皮损只有近距离的检查才能发现
		2	四分之一颜面部皮肤受累，可以有小的丘疹（6～12 个）和粉刺（可以有少量的脓疱或较大的丘疹）
		4	二分之一颜面部的皮肤受累，皮损包括小的丘疹或大大小小的粉刺。通常也有少量的脓疱或较大的丘疹.（如果皮损普遍较大，即使受累面积不足二分之一也归为 4 级）
		6	四分之三的颜面部皮肤受累，皮损包括丘疹和 / 或大型的开放性粉刺。（如果皮损以大型的炎症性皮损为主，受累面积不足四分之三也可以定为 6 级）。通常可见数量较多的脓疱，部分为大型脓疱
		8	全部颜面部皮肤受累。通常有大型的凸出的脓疱。皮损常伴有严重的炎症。也可以表现为其他类型的痤疮（如聚合型、穿通型、囊肿型）
		粉刺的分级	
		分级	描述
		0	没有粉刺
		2	少量粉刺痤疮
		4	明显的粉刺痤疮
		6	严重的粉刺痤疮
		8	非常严重的粉刺痤疮
4	Gibson et al. 1982; Gibson et al. 1984	1. 一套影像与触觉 0～10 的分级系统——快速且周全的临床评估，临床图像的整体评价，皮损的类型、分布都被纳入了评分体系	
		2. 皮损计数——仔细地对活动性和活动性较低的丘疹、脓疱、深在性脓疱、结节囊肿样皮损以及斑疹进行计数	
		3. 患者的自我评价——恶化；无效；一般；好；很好	
		4. 摄影（黑白片或者彩色片）	
		（1）痤疮的严重程度根据半定量的方法分为 1～4 级	
		分级	描述
		0	没有痤疮
		1	很少的痤疮
		2	轻度的痤疮
		3	中度的痤疮
		4	重度的痤疮
		（2）通过评分系统评价痤疮的疗效	
		分级	描述
		−2	严重恶化
		−1	恶化
		0	无效

序	作者	分级	
4	Gibson et al. 1982；Gibson et al. 1984	1	轻微的好转
		2	明显好转
		3	显著好转
		4	疗效显著
		通过照片方法和临床分级评价观察到的痤疮严重程度与皮损计数得到的结果相互符合	
		通过影像学和临床分级评价得到的痤疮严重程度的变化差异较大	
		综上所述，经过反复研究后得到的分级评价系统总体而言是目前最好的方法，因为这个方法即能得到有意义的评价结果，同时准确性好，快速	
5	Burkeand Cunliffe 1984–leedstechnique	通过 0（无）～ 10（最严重）分的痤疮分级量表对痤疮的严重程度进行评价，并与参考照片进行比较	
		0 ～ 2 级的痤疮又被分为 7 个亚组——0.25，0.5，0.75，1，1.25，1.5，1.75	
		生理性痤疮或"轻微的痤疮"——0.25 ～ 1	
		临床痤疮或"常见类型的痤疮"——≥ 1.5（将 1.5 ～ 10 级间每增加 0.5 级为一个亚级）	
		通过 3 个部位分级——颜面部，包括下颌部到颈前胸锁乳突肌的皮肤；前胸部，男性为腰部以上的皮肤，女性为乳房和胸罩之间以上的皮肤；后背部，腰部以上的皮肤，不区分性别。后背部和前胸部都应该将肩部计算在内，但是手臂的皮肤不计数	
		本方法精确，可重复性好，快速，适合在日常临床工作中使用	
6	Samuelson 1985	基于 9 张参考图像进行分级	
		患者和医生同时根据 9 张代表不同程度病情的参考图片进行评级	
		评价范围包括颜面部、前胸部、后背部	
		疗效	描述
		非常好	治疗后减少了 3 个等级以上，同时泛红和压痛减少
		好	治疗后减少了 2 个等级，同时泛红和压痛减少
		比较好	治疗后减少了 1 个等级，同时泛红和压痛减少
		没改变	病情没有变化
		恶化	和上次评级相比增加了 1 个等级以上，同时泛红和压痛加重
7	Lucchina et al. 1996	荧光摄片——荧光摄片使用两种滤镜，UVA 透光度和滤过红外线	
		通过 4 个等级评价粉刺性痤疮的严重程度	
		背部和前胸部不做评价	
		分级	程度
		0	无
		1	轻微
		2	中度
		3	重度
8	Phillips et al. 1997	偏振光摄片——相机上的偏振滤光片调节为和环形闪光灯上的线性偏振光片成直角	
		计数粉刺的数量，评价痤疮的炎症程度	
		通过增强皮肤纹理、颜色、光线、轮廓可视度，使得更容易辨认皮肤上的粉刺	

序	作者	分级			
9	O Brien et al. 1998– The Leeds Revised Acne Grading System	为颜面部、胸部、背部的痤疮评价提供了一套标准照片——包括由 3 名皮肤病学家和 4 名痤疮评价员组成的专家组挑选出的超过 1 000 张代表性图片			
		用 12 个等级评价颜面部痤疮，用 8 个等级评价胸背部痤疮			
		部位	轻度	中度	重度
		脸	1～4 级	5～8 级	9～12 级
		胸部和背部	1～3 级	4～5 级	6～8 级
10	Rizova and Kligman 2001	平行偏振和正交偏振成像，以及显微影像和皮脂腺功能评价			
		由于使用了多种方法，不能做现场实时评价			
11	Hayashi et al. 2008	标准照片和皮损计数			
		首先，通过一侧颜面部皮肤炎症性皮损的数量对痤疮进行分级			
		然后，对皮损进行计数，并将其分为 4 种不同的类型			
		由 3 名皮肤病学家组成的专家组对同一个患者进行半脸照片评分，由此相互比较判断患者的严重程度			
		皮损的总数	分组		
		6～20	中度		
		21～50	重度		
		＞50	非常严重		
12	Do et al. 2008	采用计算机辅助系统对痤疮进行分类和跟踪			
		将数码摄影与具有校准功能的照片编辑软件结合起来			
		关注区域（ROI），即选中的包含最多痤疮皮损的区域——最多可以有 7 个			
		对每个 ROI 中的皮损进行计数和分类，包括开放或闭合性粉刺、丘疹、脓疱、结节			
		从第一次出现开始，每个新病灶的编号被指定，并持续追踪炎症性病变			
		每 2 周随访一次，连续随访 12 周			
		这个方法解决了影像学评价结果前后不一致的问题			
		比如由摄影角度和拍摄画面不同产生的变化			
13	Fuji et al. 2008	多光谱成像技术（MSI）——16 个频段的光谱相机			
		通过 MSI 技术，每个频段的相机针对每种不同的痤疮皮损采集到不同的信息			
		通过多个线性判别函数（LDFs）对痤疮皮损进行分级			
		通过 3 个 Fisher 线性判别函数和 3 个阈值对痤疮皮损类型分类			
		Fisher 线性判别函数是通过分别计算泛红的丘疹和脓疱，脓疱和瘢痕，以及泛红的丘疹和瘢痕			
		LDFs 的阈值是通过实验得出的。MSI 和 LDF 分类能够区分多种皮损，比如：粉刺，泛红的丘疹，脓疱，以及通过彩色图像辨识瘢痕			
14	Bae et al. 2008	通过多通道面部彩色成像模式客观评价皮损			
		采用传统彩色图像，平行和交叉的偏振彩色成像以及荧光彩色成像			
		采用推荐的荧光图像分析系统量化评价皮脂相关的参数，比如：模式、区域和密度、平均大小和斑点的直径			

序	作者	分级		
15	Dreno et al. 2011 Global Evaluation Acne（GEA）scale for France and Europe	照片和临床评估		
		分级	描述	
		0	无，没有皮损	可能有残留的红斑和色素
		1	很轻微，基本没皮损	少量散在的开放性或闭合性粉刺和非常少的丘疹
		2	轻微	容易辨认。少于半颜面部皮肤受累。少量的闭合或开放性的粉刺以及少量的丘疹和脓疱
		3	中度	超过半颜面部皮肤受累。大量的丘疹和脓疱；大量的开放性或闭合性粉刺。可能存在一个结节性皮损
		4	重度	整个颜面部受累，皮损包括大量的丘疹和脓疱，开放和闭合性的粉刺，以及少量的结节
		5	非常严重	颜面部严重的炎症性结节性痤疮
		在日常临床工作中简单实用的方法，也同样适用于临床试验。观察者内或观察者间的可靠性较好		
		对于同质性的青春期多形性痤疮，应用价值有限		
16	Choi et al. 2012	3D 影像分析系统		
		量化分析皮肤表面的粗糙度和凸出皮面的痤疮		
		痤疮皮损的体积也许是痤疮皮损的形态学分级的一个更可靠的标准，因为痤疮皮损通常形状不规则，因而通过测量它们某一方向的直径也许不能正确反映它们的大小		
		3D 影像分析系统也许能够对痤疮皮损分级或计数评价系统进行补充		
		从美学的角度强调皮肤形态学的改变，为进一步处理提供了新的机会		
		与临床的相关性不如基于病理学的痤疮严重性评分系统——可能低估了重症痤疮中没有明显的凸出的皮肤结节或囊肿		
		需要通过额外的方法，包括视觉评价、分光光度法测量和病理学检查		

4 需要遵守的注意事项

不论使用哪种评价方法，在评价一名患者痤疮的严重程度时一些注意事项都应该被严格遵守。这些注意事项包括（Burke and Cunliffe 1984）：

- 需要协助患者取得舒适的坐位，这样在计数每个区域的时候，观察员才可以取得患者的配合。
- 推荐使用有效的荧光背景灯，如 Brighton 1 001 荧光灯，这种荧光灯在检查中方便移动以照亮患者两侧的皮肤。
- 整个好发痤疮的区域，包括颜面部、胸部、背部，以及其他的散发每个部位，都应该仔细检查。在计数的时候，颜面部的皮肤应该分为左右两侧分别计数。某些患者的皮损簇集分布于面中线，使得划分左右非常困难。

这种情况下，前额、面颊部、下颌部的皮肤应该分别计数，最后再统计总数。

- 在评价的半小时前，应该清除患者使用在皮肤上的化妆品，因为清洗这些东西的时候常常会导致一过性的面部红斑。
- 进行皮损计数的时候触诊（不能拉伸皮肤）必不可少，以确保计数时没有结节或粉刺遗漏。尽管拉伸皮肤和使用放大镜计数会增加可见的白头和黑头的数量，在实际操作中应该避免使用这些方法，因为皮肤牵拉的程度难以控制导致其结果并不稳定。
- 对于有些模糊的皮损，即难以触及或仅仅能在强光下发现的皮损，建议不纳入皮损计数。
- 在临床试验中，基线评分非常重要。最好能在末次治疗后经过 3 个月以上的清洗期，再进行新的试验评价。

- 应该避免在夏季开展临床试验，因为夏季阳光较强，日光的紫外线的抗炎作用可能掩盖非炎症性皮损，同时也会让炎症性皮损的炎症看起来更轻。

- 每种量表在使用前都应该对观察员进行短时间的培训，尤其是计数法的量表，因为计数需要通过练习才能掌握要诀。

- 在进行临床试验以前，应该提前检查做评价的技术员的可靠性——对于新手评价员，至少应该将 30 名患者以 10 个一组进行皮损计数（在标准条件下），计数一天，24 小时后再重复计数一次。随着计数次数的增加，计数的皮损会逐渐增加直到达到一个稳定的平台值。在评价员的计数达到平台值以后，评价技术员两次计数的结果的相关性是否在 0.80 以上。只有当技术员的水平可以达到上述标准的时候，项目负责人才应该准备在临床试验进行皮损计数。

- 痤疮评分或分级的结果是分类数据，而计数的绝对值分布在一个区间尺度，区间尺度更适合进行统计分析。

5 可能遇到的问题

- 鼻部和下颌部凸出的毛囊可能会和非炎症性皮损混淆，尤其在青春期中期的患者中。因此，在疗效评价的临床试验中，分布在鼻部或者鼻周的非炎症性皮损建议不进行计数。

- 分布在前额的砂纸样的痤疮（常多于 100 个）是一种非常浅表的皮损，因而几乎无法进行正确的分类，建议在临床试验中将此类患者排除。

- 过长的头发可能会遮盖非炎症性皮损，因而发际线周围的皮损建议不进行计数。但是，在这些区域辨认炎症性皮损通常不困难。

- 胡须的生长可能会干扰实验结果，因为患者在剃胡须的时候的颊和颈部皮肤创伤可能引起轻微的毛囊炎。但是，毛囊炎相关的丘疹

和脓疱相比痤疮皮损常常自觉症状更轻微。患者应该每天剃须，最好能固定在同一个时间点，因为发茬可能会干扰皮损评价。

- 须疮等其他皮肤病常与痤疮伴发，用过氧化苯甲酰治疗时常常导致原发性刺激性皮炎，类似于轻度脂溢性湿疹（Burke and Cunliffe 1984）。

6 理想的评分系统

最近痤疮领域的临床医师和研究专家通过 Delphi 法在网上达成了一项共识，在这项共识中提到了理想的痤疮整体分级量表的基本特性和内容，具体包括以下 4 项临床内容和 4 个特性：

6.1 临床内容

- 原发皮损（分别评价炎症性皮损和非炎症性皮损）
- 皮损的数量（通过计数和区间进行评估）
- 颜面部以外的皮损评价（尤其是胸部、背部、颈部、肩部）
- 皮损的范围（使用比例进行评估，如三分之一或更少）

6.2 特性

- 临床指标属性（正确性，重复性，辨识度，灵敏度）
- 效率（是否方便临床医生、研究人员、护理人员使用和教学）
- 接受度（是否被研究人员、临床医生、监管人员认可）
- 严重程度的分类（通过描述性的文字或者标准图像）

7 未来展望

新出现的技术如采用计算机图像数字化分析（computerized morphometric analysis）痤疮皮损，基于分光光度法的皮肤镜（spectrophotometric dermoscopy）区分表皮真皮交界处、评价黑素的数量、皮肤胶原及特殊皮肤层次的血流情况，并以此评价痤疮皮损等均有助于帮助痤疮严重程度的分级（Barratt et al. 2009）。

同样的，很多不同的皮肤分析的新方法和新技术也有用来进行痤疮严重程度进行计算机数字化定量评价的潜力。这些新方法和新技术包括（Ramli et al. 2012）：

表 4　痤疮瘢痕的评分系统

序	作者	评分			
1	Friedman et al. 2002	在体皮肤三维光学测量设备——通过绘制基于三维网格的病变定位图和皮肤的模型以进行对比检查的疾病分级设备			
		阐释主观临床评价和客观的三维在体成像间的本质联系			
		不适合医师们在日常的临床工作中应用			
2	Dreno et al. 2006；Dreno et al. 2007a–ECCA grading scale（échelled évaluationcliniquedes cicatricesd acné）	基于 ECLA 痤疮分级量表制作模型。由 6 种瘢痕类型、0～4 的量化评分以及权重因子（15～50）组成			
		权重因子根据临床制定，基本要素包括严重程度、病程演变、瘢痕的形态特征，因而其结果和临床严重度的符合度很高			
		瘢痕的数量——通过 4 分的量表进行半定量评价：			
		0= 没有瘢痕，1= 少量瘢痕（＜5 个），2= 数量有限的瘢痕（5～20 个），3= 非常多的瘢痕（＞20 个）			
		不同类型瘢痕的分级 = 半定量评分结果和权重因子结合判断			
		V 形萎缩性瘢痕（权重因子 15）：直径＜2mm，点状的瘢痕			
		U 形萎缩性瘢痕（权重因子 20）：直径 2～4mm，边缘陡峭的瘢痕			
		M 形萎缩性瘢痕（权重因子 25）：直径＞4mm，浅表性形状不规则的瘢痕			
		浅表弹力纤维离解（权重因子 30）			
		炎症性增生性瘢痕（权重因子 40）：＜2 年			
		瘢痕疙瘩（权重因子 50）：增生性瘢痕，2 年以上			
		亚组 1——前 4 个项目			
		亚组 2——后 2 个项目			
		总评分 = 亚组 1+ 亚组 2——得分为 0～540			
		具有较好的调查员间信度			
3	Goodman and Baron 2006a, b	量化分级系统——基于瘢痕的类型和严重程度（Goodman and Baron 2006a）			
		具有优秀的准确性，并且重复性和调查员间信度较好			
		（分级）类型	皮损数量		
			1（1～10）	2（11～20）	3（＞20）
		轻度的瘢痕	1 分	2 分	3 分
		红色的斑疹或色素沉着			
		轻微的盘状萎缩			
		中度的瘢痕（每个 2 分）	2 分	4 分	6 分
		中度的盘状萎缩			
		冰锥样瘢痕（＜5mm）			
		较浅的广泛萎缩			

序	作者	评分		
3	Goodman and Baron 2006a，b	严重的瘢痕（每个 3 分）	3 分	6 分	9 分
		箱车样的小瘢痕（＜ 5mm）			
		基底不平整的打孔样小瘢痕（＜ 5mm）			
		线样或槽型瘢痕			
		深在性的广泛萎缩			
		增生性丘疹样瘢痕	2 分	4 分	6 分
		增生性瘢痕	面积＜ 5cm², 6 分	面积在 5 ～ 20cm²，12 分	面积＞ 20cm²，18 分

量化分级系统——更简单，适合日常的快速评价（Goodman and Baron 2006b）					
等级	分级	特点		举例	
1	略有瑕疵	不论距离如何，患者或观察者都能看到红斑、色素增生或减退性斑点		红斑、色素增生或减退性斑点	
2	轻微	轻微的萎缩性或增生性的瘢痕，在距离 50cm 以上的时候不能清晰辨认，特别表浅时可以被化妆品、体毛的阴影和男性剃须后留下的青斑遮掩		轻微的压扎性瘢痕，或小的柔软的丘疹	
3	中度	中度的萎缩性或增生性瘢痕，即使距离患者 50cm 以上也可以清晰辨认，也不能够被化妆品、男性剃须后的青斑或者体毛遮掩，但是在用手拉伸皮肤后可以将瘢痕恢复平整		更明显的压扎性瘢痕，即"箱车性"瘢痕，或轻度到中度的增生或丘疹性瘢痕	
4	严重	严重的萎缩性或增生性瘢痕，即使距离患者 50cm 以上也可以清晰辨认，也不能够被化妆品、男性剃须后的青斑或者体毛遮掩（如果位于面部以外），用手拉伸皮肤也不能恢复平整		孔样的萎缩性瘢痕（较深的箱车型瘢痕），冰锥型瘢痕，桥型、隧道型、深在性瘢痕，营养不良性瘢痕，显著肥大或瘢痕疙瘩	

基于受累面积和主要瘢痕类型的痤疮瘢痕总体分类（Goodman and Baron 2006b）					
等级	描述	亚组		A，聚集的，1 个美学单位	B，散在的，2 ～ 3 个美学单位
1	瑕疵	红斑型		1A	1B
		色素沉着型			
		色素减退型			
2	轻微	萎缩性		2A	2B
		增生性			
3	中度	萎缩性		3A	3B
		增生性			
4	重度	萎缩性		4A	4B
		增生性			

续表

序	作者	评分
4	Chapas et al. 2008	3D 可视化轮廓检测
		是一种评价痤疮瘢痕改善情况的有效可靠的方法
		非常依赖评价人员的水平,可能产生各种伪影
5	Tan et al. 2010—SCAR-S 2010	六分类的整体严重度评价量表
		分别评价颜面部、胸部、背部的痤疮瘢痕
		痤疮瘢痕评价的实用可靠的整体评价系统
		痤疮整体严重度的评价结果和临床情况吻合

- Xu et al. 1999——全自动的痤疮皮损图像分割技术。
- Schmid-Saugeon et al. 2003——计算机辅助的诊断系统,能够实现皮损边界检测、诊断学特性的量化、区分不同类型的皮损、可视化分析等功能。
- Masood et al. 2008——用于皮损分类的非监督彩色图像分割流程

皮肤检测需要引入一套常规的分析人体图片或影像的预处理程序,达到进一步识别记录人体信息,这些皮肤检测技术包括面部检测与识别,图像识别分类等等。这样的一些预处理程序包括(Ramli et al. 2012):

- 皮肤颜色阈值
- 神经网络分类
- 最大熵分类
- 贝叶斯分类

因为这些技术不是本章的重点,因而不进行详细的叙述。有兴趣的读者可以通过阅读我们提供的参考文献进行深入了解。

8 总结

为了使研究者在评价痤疮的严重程度、监测治疗方案的有效性、评测新药的有效性时能够得到客观的结果,一个经过验证的标准化的痤疮评分系统是必要的。截止本文的发稿日期,尚无通用的痤疮严重程度分级标准。在缺乏此类量表的时候,无法系统地对新疗法进行评价,临床试验缺乏疗效的标准测量方法也会导致结果可信度降低。理想的评价量表所需要的基本组成部分和特性已经达成共识,理想的痤疮评价量表可以在现有的全球痤疮量表的基础上制定。

(曾炫皓 译,薛丽 校,李利 审)

参考文献

Adityan B, Kumari R, Thappa DM. Scoring systems in acne vulgaris. Indian J Dermatol Venereol Leprol. 2009;75(3):323–6.

Aktan S, Ozmen E, Sanli B. Anxiety, depression, and nature of acne vulgaris in adolescents. Int J Dermatol. 2000;39(5):354–7.

Allen BS, Smith Jr JG. Various parameters for grading acne vulgaris. Arch Dermatol. 1982;118(1):23–5.

Anderson RT, Rajagopalan R. Development and validation of a quality of life instrument for cutaneous diseases. J Am Acad Dermatol. 1997;37(1):41–50.

Bae Y, Nelson JS, Jung B. Multimodal facial color imaging modality for objective analysis of skin lesions. J Biomed Opt. 2008;13(6):064007.

Barnes LE, Levender MM, Fleischer Jr AB, Feldman SR. Quality of life measures for acne patients. Dermatol Clin. 2012;30(2):293–300.

Barratt H, Hamilton F, Car J, Lyons C, Layton A, Majeed A. Outcome measures in acne vulgaris: systematic review. Br J Dermatol. 2009;160(1):132–6.

Burke BM, Cunliffe WJ. The assessment of acne

vulgaris – the Leeds technique. Br J Dermatol. 1984;111(1): 83–92.

Chapas AM, Brightman L, Sukal S, Hale E, Daniel D, Bernstein LJ, et al. Successful treatment of acneiform scarring with CO2 ablative fractional resurfacing. Lasers Surg Med. 2008;40(6):381–6.

Choi KM, Kim SJ, Baek JH, Kang SJ, Boo YC, Koh JS. Cosmetic efficacy evaluation of an anti-acne cream using the 3D image analysis system. Skin Res Technol. 2012;18(2):192–8.

Cook CH, Centner RL, Michaels SE. An acne grading method using photographic standards. Arch Dermatol. 1979;115(5):571–5.

Do TT, Zarkhin S, Orringer JS, Nemeth S, Hamilton T, Sachs D, et al. Computer-assisted alignment and tracking of acne lesions indicate that most inflammatory lesions arise from comedones and de novo. J Am Acad Dermatol. 2008;58(4):603–8.

Doshi A, Zaheer A, Stiller MJ. A comparison of current acne grading systems and proposal of a novel system. Int J Dermatol. 1997;36:416–8.

Dreno B, Bodokh I, Chivot M, Daniel F, Humbert P, Poli F, et al. ECLA grading: a system of acne classification for every day dermatological practice. Ann Dermatol Venereol. 1999;126(2):136–41.

Dreno B, Khammari A, Orain N, Noray C, Mérial-Kieny C, Méry S, et al. ECCA grading scale: an original validated acne scar grading scale for clinical practice in dermatology. Dermatology. 2007a;214(1): 46–51.

Dreno B, Alirezai M, Auffret N, Beylot C, Chivot M, Daniel F, et al. Clinical and psychological correlation in acne: use of the ECLA and CADI scales. Ann Dermatol Venereol. 2007b;134(5 Pt 1):451–5.

Dréno B, Poli F, Pawin H, Beylot C, Faure M, Chivot M, et al. Development and evaluation of a Global Acne Severity Scale (GEA Scale) suitable for France and Europe. J Eur Acad Dermatol Venereol. 2011; 25(1):43–8.

European Dermatology Forum. Guideline on the Treatment of Acne. Available from http://www.isplad.org/data/efeaba2c91d7a63c211a093f3012a888.pdf. Last accessed on 30 Oct 2013.

Faure M, Pawin H, Poli F, Revuz J, Beylot C, Chivot M, et al. Factors influencing the clinical evaluation of facial acne. Acta Derm Venereol. 2009;89(4):369–71.

Friedman PM, Skover GR, Payonk G, Geronemus RG. Quantitative evaluation of nonablative laser technology. Semin Cutan Med Surg. 2002;21(4):266–73.

Fujii H, Yanagisawa T, Mitsui M, Murakami Y, Yamaguchi M, Ohyama N, et al. Extraction of acne lesion in acne patients from multispectral images. Conf Proc IEEE Eng Med Biol Soc. 2008;2008:4078–81.

Gibson JR, Harvey SG, Barth J, Darley CR, Reshad H, Burke CA. Assessing inflammatory acne vulgariscorrelation between clinical and photographic methods. Br J Dermatol. 1984;111 Suppl 27:168–70.

Gollnick H, Cunliffe W, Berson D, Dreno B, Finlay A, Leyden JJ, et al. Management of acne: a report from a Global Alliance to Improve Outcomes in Acne. J Am Acad Dermatol. 2003;49 Suppl 1:S1–37.

Goodman GJ, Baron JA. Postacne scarring-a quantitative global scarring grading system. J Cosmet Dermatol. 2006a;5(1):48–52.

Goodman GJ, Baron JA. Postacne scarring: a qualitative global scarring grading system. Dermatol Surg. 2006b;32(12):1458–66.

Hayashi N, Akamatsu H, Kawashima M. Establishment of grading criteria for acne severity. J Dermatol. 2008; 35(5):255–60.

Ilgen E, Derya A. There is no correlation between acne severity and AQOLS/DLQI scores. J Dermatol. 2005;32(9):705–10.

Kokandi A. Evaluation of acne quality of life and clinical severity in acne female adults. Dermatol Res Pract. 2010;2010:1–3.

Koo J. The psychosocial impact of acne: patients' perceptions. J Am Acad Dermatol. 1995;32(5 Pt 3):S26–30.

Layton AM. Disorders of the sebaceous glands. In: Burns T, Breathnach S, Cosx N, Griffiths C, editors. Rook's textbook of dermatology. 8th ed. Oxford: Wiley-Blackwell; 2010. p. 42.1–88.

Lehmann HP, Robinson KA, Andrews JS, Holloway V, Goodman SN. Acne therapy: a methodologic review. J Am Acad Dermatol. 2002;47(2):231–40.

Leyden JJ. A review of the use of combination therapies for the treatment of acne vulgaris. J Am Acad Dermatol. 2003;49 Suppl 3:S200–10.

Lucchina LC, Kollias N, Gillies R, Phillips SB, Muccini JA, Stiller MJ, et al. Fluorescence photography in the evaluation of acne. J Am Acad Dermatol. 1996;35(1): 58–63.

Lucky AW, Barber BL, Girman CJ, Williams J, Ratterman J, Waldstreicher J. A multirater validation study to assess the reliability of acne lesion counting. J Am Acad Dermatol. 1996;35(4):559–65.

Masood NA, Mashali HM, Mohamed AS. Color segmentation for skin lesions classification. Cairo International Biomedical Engineering Conference, Cairo, Egypt, 2008:1–4.

Michaelson G, Juhlin L, Vahlquist A. Oral zinc sulphate therapy for acne vulgaris. Acta Derm Venereol. 1977;57(4):372.

O'brien SC, Lewis JB, Cunliffe WJ. The Leeds revised acne grading system. J Dermatol Treat. 1998;9(4): 215–20.

Phillips SB, Kollias N, Gillies R, Muccini JA, Drake LA. Polarized light photography enhances visualization of inflammatory lesions of acne vulgaris. J Am Acad Dermatol. 1997;37(6):948–52.

Pochi PE, Shalita AR, Strauss JS, Webster SB, Cunliffe WJ, Katz HI, et al. Report of the consensus conference on acne classification.Washington, D.C., March 24 and 25, 1990. J Am Acad Dermatol. 1991;24(3):495–500.

Ramli R, Malik AS, Hani AF, Jamil A. Acne analysis, grading and computational assessment methods: an overview. Skin Res Technol. 2012;18(1):1–14.

Rizova E, Kligman A. New photographic techniques for clinical evaluation of acne. J Eur Acad Dermatol Venereol. 2001;15 Suppl 3:13–8.

Samuelson JS. An accurate photographic method for grading acne: initial use in a double-blind clinical comparison of minocycline and tetracycline. J Am Acad Dermatol. 1985;12:461–7.

Schmid-Saugeon P, Guillod J, Thiran JP. Towards a computer-aided diagnosis system for pigmented skin lesions. Comput Med Imaging Graph 2003;27:65–78.

Tan JK, Tang J, Fung K, Gupta AK, Thomas DR, Sapra S, et al. Development and validation of a comprehensive acne severity scale. J Cutan Med Surg. 2007;11(6): 211–6.

Tan JK, Tang J, Fung K, Gupta AK, Richard Thomas D, Sapra S, et al. Development and validation of a Scale for Acne Scar Severity (SCAR-S) of the face and trunk. J Cutan Med Surg. 2010;14(4):156–60.

Tan J, Wolfe B, Weiss J, Stein-Gold L, Bikowski J, Del Rosso J, et al. Acne severity grading: determining essential clinical components and features using a Delphi consensus. J Am Acad Dermatol. 2012;67(2): 187–93.

Tan JK, Jones E, Allen E, Pripotnev S, Raza A, Wolfe B. Evaluation of essential clinical components and features of current acne global grading scales. J Am Acad Dermatol. 2013;69(5):754–61.

Thiboutot D, Gollnick H, Bettoli V, Dréno B, Kang S, Leyden JJ, et al. New insights into the management of acne: an update from the Global Alliance to Improve Outcomes in Acne group. J Am Acad Dermatol. 2009;60 Suppl 5:S1–50.

U.S.Department of Health and Human Services Food and Drug Administration Center for Drug Evaluation and Research (CDER). Guidance for Industry. Acne vulgaris: developing drugs for treatment (2005). Available from http://www.fda.gov/downloads/Drugs/GuidanceCompli anceRegulatoryInformation/Guidances/UCM071292.pd f.Last. Accessed on 30 Oct 2013.

Wilson RG. Office application of a new acne grading system. Cutis. 1980;25(1):62–4.

Witkowski JA, Parish LC. Fromother ghosts of the past: acne lesion counting. J Am Acad Dermatol. 1999;40(1):131.

Witkowski JA, Parish LC. The assessment of acne: an evaluation of grading and lesion counting in the measurement of acne. Clin Dermatol. 2004;22(5):394–7.

Xu L, Jackowski M, Goshtasby A, Roseman D, Bines S, Yu C, Dhawan A, Huntley A. Segmentation of skin cancer images. Image Vis Comput 1999;17:65–74.

139

痤疮摄影术：皮肤的测量

Audris Chiang, Farhaan Hafeez, and Howard I. Maibach

内容

关键词

皮肤·摄影·痤疮·严重程度·分级·标准

1 简介

寻常性痤疮（acne vulgaris）的最佳治疗方案取决于精确的严重度评估（Rizova and Kligman 2001）。由于痤疮皮损的多形性和累及部位的多变性，单一的评估并不容易（Adityan et al. 2009）。痤疮严重程度的评估依赖于文字的描述、皮损的计数和摄影方法。临床试验需要有效和统一的测量结果，但是没有万能的测量方法，试验依赖于试验对照形成的复杂的主观评价（Barratt et al. 2009）。理想的分级系统应是准确且具有可重复性的。应用的便利性、时间和金钱成本也必须纳入考虑。摄影术正是一种这样的系统，在评价痤疮严重度中占一席之地（表 1 和表 2）。

表 1　痤疮严重度分级的摄影标准

作者 参考文献	方法	评论	临床测试方法参考文献
Cook et al.（1979）	单纯凹面镜（患者的双侧面部拍摄于单次曝光）	提供强而有力的客观数据，安慰剂与有效成分对比，提供永久和可重复分级的记录，提供核实文档	（Blaney and Cook 1976；Wilson 1980；Allen and Smith 1982；Leyden et al. 2005）
	照片数值 0～8 分级标准，分级标准为：0、2、4、6 和 8	一致性辅助标准从一期到一期，从一级到一级	
		允许 1 个单位分级变化	
		Cook 标准与皮损计数至少都是可重复性高的分级方法	
Samuelson（1985）	面部痤疮 1～9 分级标准，有 9 张照片和描述	评估者和患者之间在一个分级单位内的不一致性是合理的，两个独立回顾性评估者	
	使用左侧轮廓四分之三颜色透明度与表面镜相对	在试验初期回顾性评估者的不一致性比率似乎较低，一致性在治疗后 12 周最好	
	闪光灯的调整使患者面部的放射面和对侧面可以获得相等的光线		
Burke and Cunliffe（1984）	Leeds 技术：在区域内整体评估痤疮严重度，分为 0～10 级。分级部位包括面部、背部和胸部	在常规临床评估中非常有用	（Gibson et al. 1984；Bergman et al. 2009）
	示例黑白照片为单侧面部照片，给予的面部分值为 0.5、0.75、1.0、1.5、2.0、3.0、5.0 和 8.0	医生自身的相关性非常好，尤其是面部和背部	
		医生之间的相关性数值上较低，但是也很好，这表明在整个试验或治疗期间由同一个研究者评估同一个患者非常重要	
		在速度和准确性方面是一种很有意义的评估方法	
O'Brien et al.（1998）	Leeds 修订版：是包括很大范围的痤疮严重度的彩色照片	照片很容易展示炎性皮损的影响	（Tan et al. 2012a）
	参考照片对面部严重度分级标准为 1～12，背部分级为 1～8，胸部分级为 1～8。值得注意的是：面部照片只显示了右侧面，胸部照片只有男性受试者	标准不适于非炎性皮损的评分，虽然照片具有 1～3 分对非炎性痤疮的分级标准	
		分级系统没有全覆盖，例如不包括那些局部痤疮不对称，以及散在的不对称的大结节皮损的患者	
	当进行痤疮评估时，需要足够的光线，尤其对于非炎性皮损	照片分级不能取代触诊评估皮损深度，但是这种照片评估在标准化方面很有用处	
		照片不能很好地代表较轻度的痤疮分级，因此仍然需要补充一些能够与面部、背部和胸部痤疮分类标准相符的照片	

续表

作者 参考文献	方法	评论	临床测试方 法参考文献
Hayashi et al. （2008a）	四个等级：轻度、中度、重度和极重度。 半边脸照片与正面成 70°	标准照片可以调整不同评估者之间的不同判断， 提高了评估者之间的一致性和准确性	（Hayashi et al. 2008b）
	标准照片的选择与计数为基础的分类相 匹配		
	包含在计数法分级的炎性丘疹数量的分区 转化至总体评估		

表 2　痤疮评估方法的进展

作者	方法	评论	参考文献
Lucchina et al.	荧光照片法	荧光量与在开放型粉刺、滤泡和炎性皮损中痤疮丙酸杆菌产生的Ⅸ型原卟 啉相符	（Lucchina et al. 1996； Pagnoni et al. 1999）
Pagnoni et al.		对于中等改变的检测不够灵敏，但是对于评估临床相关的差异仍然可靠	
		当不能使用荧光检测中等变化的痤疮丙酸杆菌时，培养是必要的	
		是一种可靠、快速和容易操作的评估抗痤疮丙酸杆菌药物抑制效果的方法	
Phillips et al.	交叉偏振光和平 行偏振光照片	交叉偏振光照片可以增强皮肤表面特征，以便更好的显现痤疮的细微特征， 这些特征经常容易在单纯临床评估中遗漏，例如微粉刺、过度色沉和红斑 （在区分炎性和非炎性皮损中非常重要）	（Rizova and Kligman 2001；Phillips et al. 1997）
Rizova and Kligman		平行偏振光照片可以增强皮肤表面特征，如油脂、边界和皮损的隆起程度	
		从交叉光照片中获得的平均 Leeds 分值比从临床评估和普通闪光照片获得的 分值要高，这提高了准确评估严重度的敏感性	
Do et al.	Window Pro 4.0 照片分析程序	用于校准和追踪皮损，监测开放性和闭合性粉刺、红斑、丘疹、脓疱和结 节的进展	（Do et al. 2008）
		这种技术可以追踪痤疮药物疗法对于皮损半衰期的疗效，以及表现痤疮的 自然病程的特征	
Choi et al.	PRIMOS 压缩包	治疗前后的皮肤表面测量可以定量分析皮肤的粗糙度和皮损的体积	（Choi et al. 2012）
	3D 照片分析 系统	当痤疮以直径分级时，作者质疑皮损经常是不规则。因此，体积测量可以 提供更可靠的分级标准	
		缺点：如果皮损只有极少量的凸起，严重度会被低估	
Fuji et al.	皮损分级方法的 扩展	由于 RGB 相机产生的不良颜色重复性导致皮损类型的区分有困难，因此可 以通过多帧照片（MSIs）获得的具体光谱特征，并且通过应用线性判别函 数（LDFs）获取皮肤分类特征，如丘疹、脓疱和瘢痕	（Fuji et al. 2008）
Bae et al.	多模型照片模拟 和客观照片分析 方法	独立的模拟标准，平行和交叉偏振光，以及荧光照片被集合在一个模型中 以最大提高其临床应用	（Bae et al. 2008）
		每一张照片提供不同的皮肤形态学和功能学信息，以便更可靠评估严重度	
		偏振光照片用于分析皮肤的质地和计算红斑和黑斑指数，分别用于评估皮 损的血管性和色素性特征	
		荧光照片用于定量评估油脂特征，例如结构、区域和密度，以及斑点的平 均大小直径	

2 结果

2.1 摄影标准

摄影术在评估痤疮方面有多种用途，为痤疮的严重分级提供图像标准，使得痤疮的具体情况可视化。

Cook 等（1979）提出了一种新的有用的痤疮分级方法：首次提出的标准化摄影。皮损计数并没有想象中的简单，因为皮损的大小和发红程度没有被考虑进去，差异非常大。即使对皮损的类型进行个体化计数，分类仍然需要主观的判断。Cook 提出一种用户友好度高、精确、级间一致的痤疮严重程度分级系统，能够进行回顾性验证，痤疮整体严重度评分标准 0～8 分，这种标准结合参考照片和文字描述分为 0、2、4、6 和 8 等级。通过将面部平行于前表面镜，在一次曝光中对面部两侧进行拍照。一部配备 85～105mm 聚焦长度透镜的 35mm 单透镜反射相机被放置在镜子的 45°处。相机上的闪光灯光源必须提供足够的深度以便能聚焦真实的和反射的图像。从众多患者照片中，由经过培训的分级人员和小组成员选出一组 5 张参考照片，得出最一致的 2-4-6 反应。

这个分级方案在一个临床试验中被两个评估者用于判定治疗效果，每组各有 20 名受试者：①口服及外用均为安慰剂组；②口服四环素并外用安慰剂组；③局部外用四环素并口服安慰剂组。两个评估者间对于总体严重度分级的最大相关性分别出现在治疗前 1 周和治疗后 8 周，他们的相关系数分别是 0.785 和 0.891。一项类似的临床试验在早期也进行过（Blaney and Cook 1976）。试验将 75 名受试者分为以下几组：①局部活性混合物组和口服乳糖胶囊组；②外用安慰剂和口服乳糖胶囊组；③外用安慰剂和口服盐酸四环素组。三组 5 张参考照片分别用于给受试者评分。此外，在每次访问时，使用上述相机镜设置拍摄面部两侧。其他试验证实，分级的整体严重程度提供了分级者之间一致的疗效测量，对治疗之间的差异比皮损计数更敏感。然而，对于实验药物的研究，应确定受影响的病变类型并计算精确的结果。例如，四环素对炎症性病变

的影响大于粉刺性痤疮。初步疗效试验后，整体严重度分级可用于大规模试验，以节省时间。Cook 总结说，摄影标准是有用的和可靠的，有助于会议和分级人员之间的一致性。此外，照片文档还创建了一个可重新发布的记录以供验证。结果表明，1.5 级的变化构成了临床上的重要差异。由于照片不如现场印象强大，因此照片的 1 级变化被确定为一个重要区别。

这些年来，Cook 摄影标准（Cook's photographic standard）一直在应用而且不断补充扩展。

1980 年，Wilson（1980）应用一些精选的参考文献对 Cook 法（1978 年美国皮肤病学会会议修订）进行了评论。后续评估的客观描述记录很困难，尤其是那些具有不同皮损类型的痤疮。患者的某些特定区域的痤疮会比其他区域改善明显，如果几周不进行观察，研究者和患者在改善程度上的评价将会不同。Wilson 发现这种评分系统应用于临床时，患者的分级意见更统一。综上所述，Wilson 称赞 Cook 法是一种在实践中快速而精确的痤疮分级系统。

1985 年，Samuelson（1985）应用 9 张参考照片和描述的 9 级标准法细化了 Cook 法。这种分级标准应用于一项包括 62 名患者的 12 周的研究评估，其中一半患者服用米诺环素，另一半患者服用四环素。每 2 周，患者和研究者均对患者情况进行评估，同时采集患者照片。两个独立的评估者分别对照片进行两次分级：第 1 组照片完全随机，第 2 组照片只对患者进行随机。基线时，研究者和患者给予的分级相当，但是独立评估者给予的分级平均低 1～2 个单位。在 12 周，所有人给予的分级非常接近。由于基线分级存在差异，因此根据研究者和患者的治疗改善更明显。第 1 组和第 2 组研究者和独立评估者的分级基本不同，其中的原因可能是独立评估者不能获得直观的印象。但是，Samuelson 认为第 1 组的完全随机化是不合理的。Samuelson 得出结论认为：评分标准是一种有用的研究工具；导致研究者与独立评估者之间的分级不一致的原因是研究者可见 3D 图像，而评估者只有平面视野。

1984 年，Burke 和 Cunliffe（1984）提出了 Leeds 法（Leeds technique），其中包括 0 ～ 10 的临床量表，用于在特定区域（面部、背部和胸部）对痤疮严重程度进行整体评估。将 0 和 2 之间的等级划分为 0.25 增量。给出了 0.5、0.75、1.0、1.5、2.0、3.0、5.0 和 8.0 等级的参考黑白面部照片。然而，作者指出，黑白照片不能准确反映临床评估。对两位评估 Pearson 相关性患者的医生进行了医生内部和医生间的比较。结果发现每一位评估医生自身的 r 值一致性很好：面部为 0.92 和 0.94，背部为 0.89 和 0.89，胸部为 0.81 和 0.94。医生之间的相关系数 r 值较低，但是一致性也很好：面部为 0.89，背部为 0.87，胸部为 0.80。同时，提出了摄影术的 3 个缺点：第一，在维持一致的灯光、相机距离和操作步骤方面有困难；第二，难以发现小的非炎症性皮损；第三，因为照片是 2D，难以区分深部病变和活动性浅表病变或红斑。红斑和鳞屑也使分级变得复杂。作者认为，虽然 Leeds 法快速、可重复，适合临床使用，但整体评分系统仍然不能代替可以更好区分微小差异的计数法，尤其是在临床试验时。当患者出现非炎症性和炎症较轻微的病变时，医生间和医生之间的相关性较差，计数是一种更好的评估选择。然而，Leeds 法在临床上很有用，因为它对实践经验要求较低；同时如果个体之间的评分一致的话，医生自身的评分差异则可以不予考虑。

在 1998 年，Cunliffe 等（O'Brien et al. 1998）对 Leeds 法进行包括参考照片的修订，其中面部分级为 1 ～ 12，背部为 1 ～ 8，胸部为 1 ～ 8。标准照片由 3 个作者和 4 个评估者中从 1000 张照片中选出。严重程度分级是建立在炎症、大小和红斑的基础上。虽然这个体系不对非炎性皮损进行评分，但是引进了非炎性痤疮的 1 ～ 3 级照片标准。其他情况，如刺激性皮炎和维生素 A 类诱导性皮炎可能会使分级复杂化。光线依然非常重要，因此不能忽视，尤其对于那些非炎性皮损。照片分级法更容易展示炎性皮损的影响，但是却不容易用于评估深部皮损。但是，作者相信，此体系在临床上是非常有用的，可尝试对痤疮进行定量评估，并推荐其为

计数法的补充。

在 2008 年，Hayashi（2008a）建立了一种摄影标准，该标准将皮损计数和文字描述与以下类别相匹配：轻度、中度、重度和极重度。3 位皮肤科医生对 390 张半脸照片进行了评分。观察到 176 个面孔（45.1%）的分级完全一致。268 个面孔（68.7%）至少有 2 名皮肤科医生给出的分级结果一致。同时对 1 170 张照片的评估结果进行比较：770 张照片的评估结果（65.8%）是一致的；1 165 张照片的评估结果（99.6%）是在一个分级差异内的。通过比较皮损计数法和分类法发现，计数法在炎性斑疹、丘疹和脓疱方面有局限性。通过分析计数法的分布，确定分为以下几种情况：半边脸计数 0 ～ 5 个为轻度，6 ～ 20 个为中度，21 ～ 50 个为重度，50 个以上为极重度。选出与以计数法为基础分类最匹配的标准照片，并且这些照片被认为可以更准确用于分类以及调整不同级别间的差异。Hayashi 等（2008b）通过计算分级前后的一致性来评估这种方法的可靠性。第 104 届日本皮肤病学会的 87 个成员和第 11 届首尔 Hunchun 研讨会的 82 个成员被邀请参加，并首次对 6 个患者照片进行分级。在展示严重度分级标准及参考照片后，同样 6 个患者的照片以不同的顺序提交给那些成员进行分级。一致率在日本为 67.0% 至 88.9%，在韩国为 68.0% 至 79.8%。有一篇文献指出 Leeds 改良法有约 50% 的一致率（O'Brien et al. 1998）。但是，文章注意到 Leeds 分级是 16 组而不是 4 组，所以他们之间的比较不容易进行。作者做出总结：这个体系的一致性数据已经足够，而且它至少可以作为亚洲人群痤疮严重度分级候选方法之一。

2.2 摄影术的应用及改进

有许多方法在 Cook 法的基础上进行扩展，回顾性评估照片、选择分级参数以及提高摄影方法准确性。

在 1982 年，Allen 和 Smith（1982）将 Cook 法应用于两项痤疮治疗研究中。190 名男性大学生参加了第一项为期 12 周的研究，141 名男性大学生参加了第二项为期 10 周的研究。3 名评估者每 2 周对

参与者进行评估，使用 Cook 法对痤疮总体严重度进行分级，同时进行丘疹计数、脓疱计数和粉刺分级。每 4 周进行照片采集并形成文档。Pearson 相关系数用于评价同一分级方法内部相关性以及不同分级方法之间的差异。在第一项研究中，严重度分级与丘疹计数比较，具有很高的平均相关系数（0.84）。严重度分级与脓疱计数、粉刺分级比较，它们的相关系数分别为 0.64 和 0.54。同时观察到严重度分级和丘疹计数不同级别之间的相关系数也很高，分别为 0.82 和 0.77。在第二项研究中，严重度分级与丘疹计数为保持字数一致，两者之间的平均相关系数较高，为 0.89。严重度分级与脓疱计数、粉刺分级比较，相关系数分别为 0.59 和 0.67。严重度分级和丘疹计数不同级别之间的相关系数很高，分别为 0.82 和 0.86。作者得出结论：Cook 标准法及计数法都至少同样是可重复性的分级方法。从第一项研究获得的经验提高了第二项研究中研究者之间的统一性。因此，作者认为整体分级法，由于其使用方便及高重复性，在临床痤疮严重度评估中优于工作量巨大的皮损计数法。

在 1984 年，Gibson 等（1984）评价了应用于面部痤疮评估法的临床和摄影术之间的相关性。45 名患者使用 Leeds 法（Burke and Cunliffe 1984）进行临床评估和皮损计数，同时在每次随访时使用摄影术进行回顾性评估。回顾性研究的评分标准为 0 ~ 4 级，递增量是 0.5。严重度的改变评分标准为 -2 至 4 级。临床评估与计数法之间的相关性、摄影术的 3 个评估者之间的相关性、摄影术与临床评估法得到的严重度相关性、以及摄影术与计数法得到的严重度相关性均具有统计学差异（P=0.01）。皮损计数法似乎更客观，但是繁琐；而临床评估法可以直接反映疾病的严重度，但是缺乏客观性。摄影术则可获得永久性的记录，但是在回顾性评估时缺乏触诊。因此，作者得出结论：Leeds 法是一种兼具速度和准确性的有意义的评估方法。

在 2005 年，Leyden（2005）在一项应用回顾性摄影术评估常规使用维甲酸治疗痤疮的研究中有发现。577 名患者的照片从多项试验中选出，并和常规使用维甲酸治疗组进行比较：包括 0.1% 他扎罗汀凝胶、0.1% 阿达帕林凝胶、0.1% 维甲酸微海绵、0.025% 维甲酸凝胶和 0.1% 他扎罗汀霜。在治疗前（0 周）和治疗后（12 周或 15 周）采集患者的右侧、正面和左侧照片，并让 5 名研究者进行评估。整体严重度评估使用 Cook 法的 7 点修订版。1 个等级的改变表明具有临床意义，而 2 个或以上等级的改变表明具有临床显著性差异。这项研究表明：研究者自身一致性没有显著性差异。各个研究者自身一致性的相关系数范围是 0.648 至 0.836。作者还注意到：在试验的早期，刺激性反应不容易被察觉，原因是照片只是在试验开始和结束时采集，这提示如果照片采集更频繁，将会获得更完整的结果记录。

在 2009 年，Bergman 等（2009）进行了一项研究：从 20 名患者中采集 300 张数码照片，并由 2 位皮肤科住院医师使用总炎症性皮损计数法（total inflammatory lesion count，TILC）和 Leeds 法（Burke and Cunliffe 1984）进行评估。正面、右侧和左侧的照片分别由受试者自己和工作人员进行采集，并进行标准化处理。为了验证其可靠性，计算 TILC 法的 Pearson 相关系数以及 Leeds 法的 κ 值。评估者自身的可靠性非常好，A 和 B 两个评估者 TILC 法的 r 值分别为 0.989 和 0.908，而 Leeds 法的 κ 值分别为 1.0 和 0.879。研究者之间的可靠性，TILC 法较高，r 值为 0.871，而 Leeds 法较低，κ 值为 0.381。但是，如果把 Leeds 法的 0.25 单位一致性也考虑在内的话，相对于完全一致性，其 κ 值为 0.74。虽然 TILC 法被认为是最好的测量法，但是由于 TILC 法的可靠性会随着皮损数量的增加而降低，且患者的痤疮等级从轻度至中度不等，因此在研究中使用一种更宽范围严重度分级的评估法（Leeds 法）会更容易实施。所有方法中，评估者之间的可靠性均比研究者自身低，这表明在整个研究期间或者疗程中均由同一个评估者对同一患者进行评估的重要性。因此，作者得出结论：数字图像可以可靠地进行诊断和远程监测病情进展。

在 2012 年，Tan 等（2012a）认为文字描述与摄影术结合，能够准确反应严重程度，应用时比皮损计数法更实用、更省时。由 Cook 等（1979）和 Hayashi 等（2008a）提出的包括照片及文字描述在内的标准对于面部痤疮评估有局限性。因此，作者将两种痤疮评估标准进行匹配，将胸部、背部和面部的评估进行结合，将 Leeds 法修订版（O'Brien et al. 1998）的照片与文字描述分级结合，以形成 6 级综合的痤疮严重度评分量表（Comprehensive Acne Severity Scale，CASS）。23 名皮肤科医生使用 CASS 法对 56 张面部、胸部和背部的照片进行分级。照片包括 25 名患者的照片和 31 张来源于 Leeds 法修订版的照片。研究者在 Leeds 法面部炎症 2 级和 CASS 3 级、4 级和 CASS 4 级、6 级和 CASS 4 级、9 ~ 12 级和 CASS 5 级之间达成一致。在 Leeds 法面部粉刺 A 级与 CASS 2 级，Leeds 法胸部 7 级、8 级与 CASS 5 级，以及 Leeds 法背部 7 级、8 级与 CASS 5 级之间达成一致。作者发现 Leeds 法修订版的照片不能很恰当的反应面部痤疮 CASS 中等级别中的 1 级和 2 级，以及除 5 级外的胸部和背部 CASS 各种严重度的其他分级。因此，仍然需要一些照片与胸部、背部和面部痤疮分级标准相对应。

2.2.1 荧光和偏振光照片能提高痤疮评估的准确性

在 1996 年，Lucchina 等（1996）研究了荧光照片在痤疮评估中的作用，因为荧光度与开放性粉刺、毛囊性丘疹和炎性皮损中痤疮杆菌产生的原卟啉 IX 含量一致。23 名患者完成了一项 12 周的研究，在此研究中受试者局部使用 1% 的克林霉素或赋形剂一天两次。在基线、4 周、8 周和 12 周分别使用皮损计数法和 Leeds 法（Burke and Cunliffe 1984）进行临床评估以及使用闪光和荧光照片进行评估。在基线和 12 周，闪光照片被赋予相应的 Leeds 评分。使用荧光照片评估基线和 12 周面部区域痤疮：包括整体、鼻子和除鼻子外的面部。每个区域被赋予相应的荧光值（0 ~ 3）和改进的分值（−1 ~ 4）。与基线相比，治疗组的荧光强度较低，且改进分值的下降幅度比对照组大。荧光摄影可用于评价痤疮治疗效果。

在 1999 年，Pagnoni 等（1999）也研究了荧光照片作为一种快速和简单的方法来检测痤疮丙酸杆

菌的分布。14 名受试者，其中 5 名为对照，参加了这项研究：受试者要求每天 2 次，连续 7 天使用 10% 过氧苯甲酰，以检验功效。在基线、第 3 天、7 天和第 16 天拍摄脸颊和鼻子的荧光照片，脸颊清洗物取样做培养。通过 Optimas 6.2 软件计算鼻子和脸颊区域的荧光面积。治疗后，荧光量的下降趋势与痤疮杆菌培养量的下降趋势一致。停止治疗后痤疮丙酸杆菌的重新定殖与卟啉的再现相匹配。在治疗组，痤疮杆菌与荧光量具有很好的相关性，均值为 0.80，而与对照组的相关性很差。荧光摄影不够灵敏，不能探测到轻微的变化，但临床效果出现至少一个级别的改变时，荧光摄影还是可靠的。因此，当痤疮丙酸杆菌的变化较轻微、无法被荧光检测到时，有必要进行细菌培养。作者得出结论，荧光摄影是一种可靠、快速、简便的方法，可用来评估抗菌药物对痤疮丙酸杆菌的抑制作用。

在 1997 年，Phillips 等（1997）引进了垂直偏振光摄影（perpendicular polarized light photography）这种方法（最初是一种增强光老化皮肤下表面特征的方法），以增强痤疮的可视化。在标准照片中，小的粉刺可能会遗漏，而且也不能很好地区分斑疹和凸起的皮损。在一项 12 周的临床试验中，面部整体外观的改变可能非常小。偏振光摄影增强了红斑等特征的可视化，这对于区分炎症和非炎症病变非常重要。32 名受试者使用 1% 克林霉素治疗，使用 Leeds 法（Burke and Cunliffe 1984）在基线和 12 周进行临床评估。采集标准和垂直偏振光摄影后使用 Leeds 法进行回顾性分级。由于回顾性评估需要重复性好的照片，因此作者集中保持一致的颜色、光线并配合使用解剖学标记。垂直偏振光照片的优势在于通过滤过亮光和表面图像以增强红斑和血红素相关表皮下结构的显像，更好的区分炎性皮损和开放性粉刺。从偏振光照片获得的平均 Leeds 评分比临床评估及闪光照片高，表明其有更高的敏感性。12 周后，从偏振光照片获得的平均 Leeds 评分与临床评估分值相近，但是明显高于闪光照片（P=0.03）。因此，作者得出结论：临床评估与使用偏振光照片进行的回顾性分级比使用闪光照片的更一致。

在 2001 年，Rizova 和 Kligman（2001）使用偏振光照片（polarized light photography）作为一种无创性和可靠的方法进行痤疮评估及疗效追踪。肉眼评估的准确性取决于评估者的主观性和标准的一致性。虽然使用相同的技术采集的标准照片可用于更客观的评估，但是小的粉刺和微小皮肤特征的显像不一致，并且炎性病变难以与色素沉着过度的斑疹区分。偏振光照片可以提高痤疮评估的准确性。5 名志愿者被纳入一项为期 16 周的临床试验，此试验分为以下几个阶段：4 周的治疗前期，追踪皮损的自然演变过程；8 周的治疗期，使用 0.1% 的阿达帕林凝胶进行治疗；4 周的治疗后随访期，评估皮损的变化。平行和交叉（垂直）偏振光照片在每次随访时进行采集以记录皮损的变化。平行偏振光照片可增强某些皮肤表面结构，例如油脂、脱屑和隆起皮损的程度，而交叉偏振光则突出皮下红斑、色素沉着、微小皮损和炎性皮损的显像。因此，作者认为使用偏振光技术拍摄系列照片，可追踪皮损变化，并可为疗效评估以及痤疮变化的特征提供更多参考。

2.2.2 计算机技术也被用于改善痤疮临床评估

在 2008 年，Do 等（2008）研究用于对齐和跟踪夜空图像的 Picture Window Pro 4.0 程序。即使引入了标准化，照片之间也可能存在位置不一致。通过手动选择诸如鼻尖的解剖标志的对准点，可以叠加连续的照片以减小角度和框架不一致性。通过监测皮损类型的发展，包括开放 / 闭合性粉刺、红色斑疹、丘疹、脓疱和结节，来观察从粉刺到炎症皮损的发展过程，为期 2 ～ 12 周。作者得出结论，这种技术可以用于追踪用药后多长时间，皮损会发生变化，并记录痤疮的自然病程。

在 2012 年，Choi 等（2012）使用一种 3D 照片分析系统（PRIMOS Compact）以客观评估肤质和痤疮皮损。曾成功应用 3D 分析监测皱纹，作者应用这种方法量化评估使用前和使用抗痤疮乳膏（acure clarifying marks eraser®）4 周后的皮肤表面粗糙度和痤疮皮损体积的变化。治疗前后，皮肤表面测量使用 3D 照片系统进行粗糙度和皮损体积的定量分析。粗糙度的分析使用以下参数：R_a（平均值）、R_{max}（峰谷间最大值）、R_z（峰谷平均值）和 R_p（最大峰值）。皮损使用总个数及平均体积进行分析。结果表明：皮肤质地在治疗后明显改善，R_a、R_{max}、R_z 和 R_p 值分别下降 6.25%、7.50%、7.00% 和 7.70%。虽然皮损的计数无变化，但是皮损的体积在治疗后减少了 19.54%。通常痤疮是以直径来分类的，但是作者认为体积可以提供更可靠的标准对不规则的皮损进行分类。3D 分析可作为计数法和分级体系的补充。但是，照片分析法（image analysis）的临床相关性没有以严重度为基础的分级法好，原因是在微小的凸起方面，严重度会被低估。以照片为基础的分析法提供了绘制皮肤质地变化的可能，并且可以作为严重度分级可视性评估手段的补充。

在 2008 年，Fuji 等（2008）提出了一种对皮损类别进行分类的方法，如粉刺、淡红丘疹、脓疱和瘢痕。痤疮应该进行分类和计数以作精确的分级，但是这很耗时。不良的相机色调重复性导致可视性检测和区分皮损类别非常困难。相反，多谱照片（multispectral images，MSIs）精确的色调重复性则更好。在计算机辅助诊断系统中，MSI 获取详细的光谱特征，并且可以通过应用线性判别函数（linear discriminant functions，LDF）对皮损进行分类。根据丘疹和脓疱，脓疱和瘢痕以及丘疹和瘢痕计算 3 种 LDF。临床照片上的 MSI 和 LDF 分类的结果印证了该方法的可行性。

在 2008 年，Bae 等（2008）引进了一种多模态成像模式和客观照片分析方法。独立的模拟标准，平行和交叉偏振光以及荧光照片被集合在一种模式里，以最大化其临床应用。每一张照片着重于皮肤不同的形态和功能信息，同时这些照片更可靠及有效被应用于严重度评估。偏振光照片对于分析皮肤纹理、色素沉着、毛细血管扩张，以及计算红斑指数和黑斑指数，分别在分析血管性皮损和色素性皮损方面非常有用。荧光照片在定量分析皮脂特征如结构、区域和密度，以及斑点的平均大小和直径等方面非常有用。

还有其他皮肤分析方法可用于定量评估痤疮的严重度。在 1999 年，Xu 等（1999）提出一种分层法，应用于皮肤肿瘤和色素皮损。在照片中对皮损进行定量计算，如直径、颜色变量等。在 2003 年，Schmid-Saugeon 等（2003）提出一种计算机辅助诊断系统，以辅助医生分析色素性皮损，如皮损边缘检测、显像、纹理定量、形状和颜色，以及区分良性或恶性。在 2008 年，Masood（2008）引进一种分类程序分析特应性皮炎的皮损。提高病变边界检测的准确性，对于通过定量属性和监测病变进展来获得皮损的客观评价是重要的。迪过计算机分析皮损的位置、大小、形状、颜色和其他特点可以很好地对皮损进行分类。

3 结论

由 Cook 等（1979）引入的标准摄影术是一种精确的、便于使用和具有良好分级一致性的方法。Cook 法通过许多不同的方式被扩展，从纳入胸部和背部评估到匹配皮损计数与严重度分级。照片甚至可以存档进行回顾性验证。经过对皮损的追踪，可以确定皮损的自然发展过程。另外，照片法从普通闪光照片延展至荧光和偏振光照片，以提高显像及提高痤疮严重度评估的精确性。

但是，摄影术的缺点则是，对于小的皮损、粉刺及红斑，不能通过触诊来确定深度和最小体积。有色沉的患者照片也很难进行评估（Witkowski and Parish 2004）。维持一致的设定，例如光线、与相机的距离、定位和角度也是问题（Burke and Cunliffe 1984）。虽然很多研究认同 Cook 照片数字化方法具有很好的评估者自身及评估者之间的可靠性，但是仍有部分评论认为这种方法不准确，原因在于照片评估与皮损计数法比较更具有主观性（Doshi et al. 1997）。愈合中的皮损或晒伤后的色素沉着，会影响分级。黑色皮肤也会使皮损的显像和评估复杂化（Witkowski et al. 1980）。部分研究认为尽管皮损计数法繁琐而耗时，但是更客观和准确。

尽管如此，仍然有许多学者支持标准摄影术，通过临床试验验证其评估的可靠性和在临床实践的应用。另外，患者的照片可以传递给其他研究者进行二次评估以保证评估的准确性。Samuelson（1981）通过同时应用这两种方法进行评估，认为皮损计数法和照片整体评估法具有很好的相关性。当皮损计数法评估具有 20% 的差异时，摄影术只有 5% 的差异，这表明摄影术提供了一种更准确的变化评估。另外，在整体严重度保持一致的情况下，计数的变化意义不大。对于计数法，定量的测量和统计上的评估必须谨慎处理，因为计数从 10 下降到 5 并不一定表明严重度就有 50% 的减少。评估者之间的偏差也会随着计数的增加而增加（Bergman et al. 2009），这会导致严重度的评估可靠性变差。在 Tan 等（2012b）实施的一项研究中，严重度的评估是最重要的临床特征。在临床实践中，痤疮严重度评估必须讲究时间效率，虽然皮损计数法非常重要，但是它在实践中很不实用。因此，严重度评估经常使用定性方法进行测量。使用通过文字描述和标准摄影术获得的皮损数量范围，进而进行严重度的分级，这更适用于临床使用。

与单纯临床观察相比，诸如荧光和偏振摄影之类的方法也提供了关于皮肤情况的更多信息。计算机的校准、照片模拟、分段、定量分析和 3D 分析方法扩展了摄影术在追踪皮损及测量客观特征如红斑程度和皮损性质方面的应用。计算方法还提高了研究者自身和个体之间的一致性，这能够指导痤疮的有效治疗并促进目前的分级系统的完善（Ramli et al. 2012）。

自从 Cook 标准的引入，其他摄影术的扩展和分析技术已经有效提高诊断的准确性。摄影术是：①一种客观的和有用的测量痤疮的技术；②是一种可用于培训和获取分级资格的有价值的技术。由于它的良好重复性，这种方法可以减少研究中的受试者样本量。总而言之，结合经验总结，强烈推荐使用摄影术，尤其在 1 期和 2 期临床试验中至少作为一种辅助方法。Cook 法使研究者之间的差异减小，以此为基础延伸出来的各种方法，为痤疮的研究节省了大量资源。

（叶聪秀 译，夏悦 校，赖维 审）

参考文献

Adityan B, Kumari R, Thappa DM. Scoring systems in acne vulgaris. Indian J Dermatol Venereol Leprol. 2009;75(3):323–6.

Allen BS, Smith JG. Various parameters for grading acne vulgaris. Arch Dermatol. 1982;118(1):23–5.

Bae Y, Nelson JS, Jung B. Multimodal facial color imaging modality for objective analysis of skin lesions. J Biomed Opt. 2008;13(6):064007.

Barratt H, Hamilton F, Car J, Lyons C, Layton A, Majeed A. Outcome measures in acne vulgaris: systematic review. Br J Dermatol. 2009;160(1):132–6.

Bergman H, Tsai KY, Seo SJ, Kvedar JC, Watson AJ. Remote assessment of acne: the use of acne grading tools to evaluate digital skin images. Telemed J E Health. 2009;15(5):426–30.

Blaney DJ, Cook CH. Topical use of tetracycline in the treatment of acne: a double-blind study comparing topical and oral tetracycline therapy and placebo. Arch Dermatol. 1976;112(7):971–3.

Burke BM, Cunliffe WJ. The assessment of acne vulgaris – the Leeds technique. Br J Dermatol. 1984;111(1):83–92.

Choi KM, Kim SJ, Baek JH, Kang SJ, Boo YC, Koh JS. Cosmetic efficacy evaluation of an anti-acne cream using the 3D image analysis system. Skin Res Technol. 2012;18(2):192–8.

Cook CH, Centner RL, Michaels SE. An acne grading method using photographic standards. Arch Dermatol. 1979;115(5):571–5.

Do TT, Zarkhin S, Orringer JS, et al. Computer-assisted alignment and tracking of acne lesions indicate that most inflammatory lesions arise from comedones and de novo. J Am Acad Dermatol. 2008;58(4):603–8.

Doshi A, Zaheer A, Stiller MJ. A comparison of current acne grading systems and proposal of a novel system. Int J Dermatol. 1997;36(6):416–8.

Fuji H, Yanagisawa T, Mitsui M, et al. Extraction of acne lesion in acne patients from Multispectral Images. 30th Annual IEEE EMBS Conference, Vancouver; 2008. p. 4078–81.

Gibson JR, Harvey SG, Barth J, Darley CR, Reshad H, Burke CA. Assessing inflammatory acne vulgaris – correlation between clinical and photographic methods. Br J Dermatol. 1984;111 suppl 27:168–70.

Hayashi N, Akamatsu H, Kawashima M. Establishment of grading criteria for acne severity. J Dermatol. 2008a; 35(5):255–60.

Hayashi N, Suh DH, Akamatsu H, Kawashima M, Acne Study Group. Evaluation of the newly established acne severity classification among Japanese and Korean dermatologists. J Dermatol. 2008b;35(5):261–3.

Leyden JJ, Shalita A, Thiboutot D, Washenik K, Webster G. Topical retinoids in inflammatory acne: a retrospective, investigator-blinded, vehicle-controlled, photographic assessment. Clin Ther. 2005;27(2):216–24.

Lucchina LC, Kollias N, Gillies R, Phillips SB, Muccini JA, Stiller MJ, Trancik RJ, Drake LA. Fluorescence photography in the evaluation of acne. J Am Acad Dermatol. 1996;35(1):58–63.

Masood NA, Mashali HM, Mohamed AS. Color segmentation for skin lesions classification. Cairo International Biomedical Engineering Conference, Cairo; 2008. p. 1–4.

O'Brien SC, Lewis JB, Cunliffe WJ. The Leeds revised acne grading system. J Dermatolog Treat. 1998;9(4): 215–20.

Pagnoni A, Kligman AM, Kollias N, Goldberg S, Stoudemayer T. Digital fluorescence photography can assess the suppressive effect of benzoyl peroxide on Propionibacterium acnes. J Am Acad Dermatol. 1999;41(5):710–6.

Phillips SB, Kollias N, Gillies R, Muccini JA, Drake LA. Polarized light photography enhances visualization of inflammatory lesions of acne vulgaris. J Am Acad Dermatol. 1997;37(6):948–52.

Ramli R, Malik AS, Hani AF, Jamil A. Acne analysis, grading and computational assessment methods: an overview. Skin Res Technol. 2012;18(1):1–14.

Rizova E, Kligman A. New photographic techniques for clinical evaluation of acne. J Eur Acad Dermatol Venereol. 2001;15 suppl 3:13–8.

Samuelson JS. Acne grading methods. Arch Dermatol. 1981;117(5):252.

Samuelson JS. An accurate photographic method for grading acne: initial use in a double-blind clinical comparison of minocycline and tetracycline. J Am Acad Dermatol. 1985;12(3):461–7.

Schmid-Saugeon P, Guillod J, Thiran JP. Towards a computer-aided diagnosis system for pigmented skin lesions. Comput Med Imaging Graph. 2003;27(1): 65–78.

Tan JK, Zhang X, Jones E, Bulger L. Correlation of photographic images from the Leeds revised acne grading system with a six-category global acne severity scale [published online ahead of print 28 Aug 2012. J Eur Acad Dermatol Venereol. 2012. http://onlinelibrary. wiley.com/doi/10.1111/j.1468-3083.2012.04692.x/abs tract. Accessed Sept 2012.

Tan J, Wolfe B, Weiss J, et al. Acne severity grading: determining essential clinical components and features using a Delphi consensus. J Am Acad

Dermatol. 2012b;67(2):187–93.

Wilson RG. Office application of a new acne grading system. Cutis. 1980;25(1):62–4.

Witkowski JA, Parish LC. The assessment of acne: an evaluation of grading and lesion counting in the measurement of acne. Clin Dermatol. 2004;22(5):394–7.

Witkowski JA, Parish LC, Guin JD. Acne grading methods. Arch Dermatol. 1980;116(5):517–8.

Xu L, Jackowski M, Goshtasby A, et al. Segmentation of skin cancer images. Image Vis Comput. 1999;17(1): 65–74.

140

雄激素性脱发的
分型及评分

Alireza Firooz, Ali Rajabi-Estarabadi, Hamed Zartab,
Hournaz Hassanzadeh, and Yahya Dowlati

内容

关键词

雄激素性脱发（AGA）·男性·女性·分型·脱发评分

头发是一个人外貌形象的重要组成部分，特别是会对社交及婚恋产生影响。雄激素性脱发（androgenetic alopecia，AGA）是导致脱发的最常见病因，高达 80% 的男性及 50% 的女性在一生中均可能患病（Piraccini and Alessandrini2014；Shapiroet al. 2000；Blume-Peytavi et al. 2008）。如今，脱发是皮肤科的常见病。评估者基于临床经验和毛发学方面的知识对患者的毛发生长情况做出评估。医生需要对患者进行详尽的体格检查，进而做出鉴别诊断（Shapiro et al. 2000；Blume-Peytavi et al. 2008）。最理想的毛发评估手段应当具有良好的特异性及可重复性，能够指导诊断及鉴别诊断，评估疾病严重程度，及时监测病情转归及治疗效果。

表 1 不同的 AGA 分型方法

作者	年份	分型
Beek	1950	划分为前额脱发及前额头顶脱发，样本为 1 000 名高加索人（Beek1950）
Hamilton	1951	将男性型脱发分为 8 个级别和 3 个特殊型，并进一步比较了高加索人与中国人脱发发病率的差异（Hamilton 1951）
Ogata	1953	划分为 6 个级别，再细分为 20 种亚型（Ogata1953）
Feit	1969	将 Hamilton 分型细化，将 16 种亚型归类为 12 个级别
Setty	1970	Hamilton 分型简化为 3 类：① Totopilosis（对应 Hamilton Ⅰ型）；② Indentato-pilosis（对应 Hamilton Ⅱ～Ⅴ型）；③ Indentatocirculopilosis（大致对应 Hamilton Ⅳ～Ⅶ型；融合 / 非融合）（Setty1970）
Ebling and Rook	1972	按严重性分为 5 级：Ⅰ～Ⅲ级，给予药物治疗；Ⅳ级，手术治疗；Ⅴ级，缺乏有效治疗手段（Ebling and Rook 1972）
Rook and Dawber	1975	5 类（Rook and Dawber1982）
Norwood	1975	对 Hamilton 分型进行细化，修正为 Hamilton-Norwood 分型（图 1）（Norwood 1975）
Bouhanna and Nataf	1976	根据伴或不伴头顶部脱发，简化分为 3 级（Bouhanna and Nataf1976）
Ludwig	1977	Ludwig 分型（图 3）（Ludwig 1977）
Blanchard and Blanchard	1984	测量脱发区边缘到固定体表标记的距离，分为 5 级（Blanchard and Blanchard 1984）
Camacho	1988	考虑了脱发模式。按 Ebling 分型分为男性 AGA（MAGA Ⅰ～Ⅴ）及男性型女性 AGA（FAGA. M. Ⅰ～Ⅴ）。按 Ludwig 分型分为女性 AGA（FAGA Ⅰ～Ⅲ）及女性型男性 AGA（MAGA.F. Ⅰ～Ⅲ）（Camacho 1988）
Savin	1992	测量女性患者中线处头皮显露宽度，与计算机产生的 8 个不同程度脱发的头发显露宽度进行对比（Savin 1992）
Bouhanna	2000	术前对脱发区及有发区进行评估，测量头皮的 5 个参数：中央矢状径，左和右矢状旁径，耳上横径和颞前间距（Bouhanna 2000；Camacho 1988）
Koo et al.	2000	根据脱发形态按英文字母分为 6 型（Lee et al. 2007；Koo et al. 2000）
Sinclair	2004	Ludwig 分型进一步细化（图 4）（Messenger 2008；Sinclair et al. 2004；Gan and Sinclair 2005）
Olsen et al.	2004	将头皮分为前额（F）、两侧颞部（T）、中区（M）及顶部（V）四个区域。每个区域从 0 到 6 评分，0 分为没有脱发，6 分为终毛全部或几乎全部脱落
Lee et al.	2007	BASP 分型。4 种基本型（L 型，M 型，C 型，U 型）及 2 种特殊型（V 型，F 型）。结合基本型和特殊型得出最终分型（图 2）（Lee et al. 2007）

AGA 分型

AGA 最为知晓的分型方法是 Hamilton-Norwood 提出的男性 AGA 分型及 Ludwig 提出的女性 AGA 分型（Messenger 2008）。除此之外，学者们还提出了多种 AGA 的分型方法（表 1）（Blume-Peytavi et al. 2008；Lee et al. 2007；Olsen 2003；Thaysen-Petersen et al. 2015）。

1.1 男性 AGA

额颞部和头顶部是男性 AGA 最常累及的区域，50%～60% 的男性在 70 岁时脱发发展到终末阶段（Hamilton 1951；Norwood 1975）。脱发可能出现于青春期后的任何阶段，也可能在青春期后很快出现。男性 AGA 最常用的分型法是由 Norwood 在 1975 年提出的，基于 Hamilton 分型法（Hamilton's classification）进行了修正（Blume-Peytavi et al. 2008；Lee et al. 2007；Norwood 1975）。实际上在某些病例中，男性 AGA 患者也会表现为头顶部毛发的弥漫性变薄，但前额发际线仍保留，类似于女性 Ludwig 型脱发（Blume-Peytavi et al. 2011）。

Lee 等在 2007 年提出了一个新的脱发分型法，BASP 分型（basic and specific classification）。BASP 分型法包括 4 种基础型（根据发际线的形态）和 2 种特殊型（根据额部和顶部头发的密度），结合基本型和特殊型再得出最终分型（图 2）（Lee et al. 2007）。

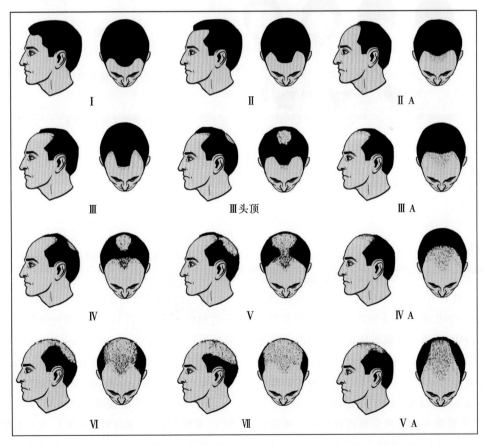

图 1 男性脱发的 Hamilton-Norwood 分型（男性型脱发的 Norwood 分型，Ali Rajabi Estarabadi 绘图）（Norwood 1975；Blume-Peytavi et al. 2011）

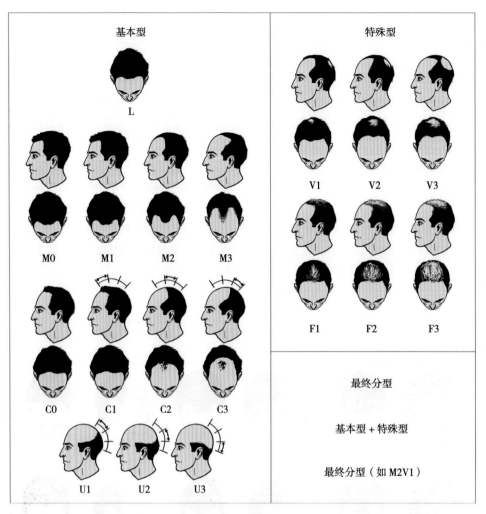

图2 BASP 分型。4 种基本型（L 型,M 型,C 型,U 型）及 2 种特殊型（V 型,F 型）。结合基本型和特殊型得出最终分型（Lee 等提出的 BASP 分型，Ali Rajabi Estarabadi 绘图）（Lee et al. 2007）

1.2 女性 AGA

女性型脱发（female pattern hair loss，FPHL）是导致女性脱发问题的最常见病因，遗传机制复杂。对于 FPHL 的病因还知之甚少；有学者提出假说，FPHL 及男性型脱发携带了共同的遗传易感基因（Nuwaihyd et al. 2014）。终毛比例逐渐减少，短而细的毳毛逐渐增多，也就是毛囊微小化（Bouhanna and Nataf 1976；Blume-Peytavi et al. 2011）。毛囊微小化通常呈模式性分布。典型的 FPHL 表现为头顶部毛发密度的弥漫性降低，但枕部也可能受累（Bouhanna and Nataf 1976；Blume-

Peytavi et al. 2011）。因此，按照头皮受累区域的不同，可将 FPHL 分为 3 种模式（Blume-Peytavi et al. 2008；Pragst and Balikova 2006）：

1. 头顶部毛发弥漫性变薄，发际线仍留存。在这种模式下，学者们提出了两种分型方法：最常用的 Ludwig 分型（Ludwig classification）分为 3 型（图 3），以及 Sinclair 量表（Sinclair scale）分为 5 型（图 4）（Blume-Peytavi et al. 2011）。

Ludwig 将女性型脱发分为 3 型：Ⅰ型（轻度）、Ⅱ型（中度）和Ⅲ型（重度）。每种类型均出现头顶部毛发稀疏，伴前额发际线的保留。颞部和枕部的头发可出现或不出现受累（Ludwig 1977；

图3 Ludwig 3型法（女性型脱发 Ludwig 分型，Ali Rajabi Estarabadi 绘图）（Ludwig 1977；Blume-Peytavi et al. 2011）

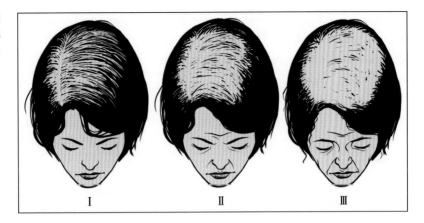

I　　　　　　Ⅱ　　　　　　Ⅲ

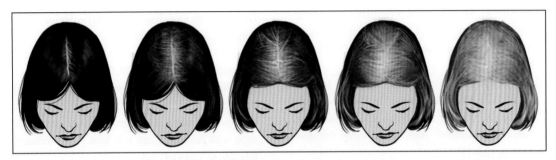

图4 Sinclair 5型法（女性型脱发 Sinclair 分型，Ali Rajabi Estarabadi 绘图）（Sinclair et al. 2004；Gan and Sinclair 2005）

图5 Olsen 分型：圣诞树模式（女性型脱发 Olsen 分型，Ali Rajabi Estarabadi 绘图）（Olsen 2008；Blume-Peytavi et al. 2011）

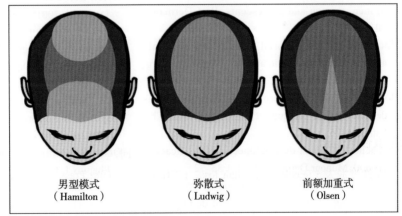

男型模式　　　　　弥散式　　　　　前额加重式
（Hamilton）　　　（Ludwig）　　　　（Olsen）

Olsen 2001，2008）。

2. 头顶部毛发弥漫性稀疏，前额受累较重，Olsen 将其描述为"圣诞树模式（Christmas tree pattern）"（图5）（Olsen 2003，2008）。Olsen 认为前额受累较重（或者说"圣诞树模式"）是女性脱发的另一种模式，从而与其他可能导致女性脱发的疾病进行鉴别（Lee et al. 2007；Olsen 2003；Vujovic and Del Marmol 2014）。

3. 双侧颞部头发变薄，与男性型脱发类似（Hamilton-Norwood 分型，图1）（Olsen 2003；Hamilton 1951；Norwood 1975）。

全世界范围来讲，评估男性 AGA 最常用的是 Norwood-Hamilton 分型，评估女性 AGA 最常用的是 Ludwig 分 型（Blume-Peytavi et al. 2008，2011；Gan and Sinclair 2005）。

（夏悦 译，赖维 校 / 审）

参考文献

Beek CH. A study on extension and distribution of the human body-hair. Dermatologica. 1950;101(6): 317–31.

Blanchard G, Blanchard B. Proposition d'uneap-prochetopographique de la transplantation capil-laireet de reduction tonsurale. Ann Chir Plast Esthet. 1984;29:152–61.

Blume-Peytavi U, Hillmann K, Guarrera M. Hair growth assessment technique. In: Blume-Peytavi U, Tosti A, Whiting DA, Trüeb RM, editors. Hair growth and disorders. Berlin/Heidelberg: Springer; 2008. p. 125–57.

Blume-Peytavi U, Blumeyer A, Tosti A, Finner A, Marmol V, Trakatelli M, et al. S1 guideline for diagnostic evaluation in androgenetic alopecia in men, women and adolescents. Br J Dermatol. 2011;164(1): 5–15.

Bouhanna P. Multifactorial classification of male and female androgenetic alopecia. Dermatol Surg. 2000;26(6):555–61.

Bouhanna P, Nataf J. A propos des transplantations des cuirchevelu: critiques et propositions. Rev Chir Esthet. 1976;7:17–23.

Camacho F. Clínica de lasalopecias. Clasificación general. Monogr Dermatol. 1988;1:33–72.

Ebling FJG, Rook A. Hair. In: Rook AJ, Wilkinson DS, Ebling FJ, editors. Textbook of dermatology. 2nd ed. Oxford: Blackwell Scientific; 1972. p. 1588.

Feit LJ. Pathogenic classification of male pattern baldness. New innovations in surgical techniques. Int Surg. 1969;51(1):58–67.

Gan DCC, Sinclair RD. Prevalence of male and female pattern hair loss in Maryborough. J Investig Dermatol Symp Proc. 2005;10:184–9.

Hamilton JB. Patterned loss of hair in man; types and incidence. Ann N YAcad Sci. 1951;53(3):708–28.

Koo S-H, Chung H-S, Yoon E-S, Park S-H. A new classification of male pattern baldness and a clinical study of the anterior hairline. Aesthet Plast Surg. 2000;24:46–51.

Lee WS, Ro BI, Hong SP, Bak H, Sim WY, do Kim W, et al. A new classification of pattern hair loss that is universal for men and women: basic and specific (BASP) classification. J Am Acad Dermatol. 2007; 57(1):37–46.

Ludwig E. Classification of the types of androgenetic alopecia (common baldness) occurring in the female sex. Br J Dermatol. 1977;97(3):247–54.

Messenger A. Male androgenetic alopecia. In: Blume-Peytavi U, Tosti A, Whiting DA, Trüeb RM, editors. Hair growth and disorders. Berlin/Heidelberg: Springer; 2008. p. 159–70.

Norwood OT. Male pattern baldness: classification and incidence. South Med J. 1975;68:1359–65.

Nuwaihyd R, Redler S, Heilmann S, Drichel D, Wolf S, Birch P, et al. Investigation of four novel male androgenetic alopecia susceptibility loci: no association with female pattern hair loss. Arch Dermatol Res. 2014; 306(4):413–8.

Ogata T. Development of patterned alopecia. Sogo Rinsho. 1953;2:101–6.

Olsen EA. Female pattern hair loss. J Am Acad Dermatol. 2001;45:70–80.

Olsen EA. Current and novel methods for assessing efficacy of hair growth promoters in pattern hair loss. J Am Acad Dermatol. 2003;48(2):253–62.

Olsen EA. Female pattern hair loss. In: Blume-Peytavi U, Tosti A, Whiting DA, Trüeb RM, editors. Hair growth and disorders. Berlin/Heidelberg: Springer; 2008. p. 171–86.

Olsen EA, Hordinsky MK, Price VH, Roberts JL, Shapiro J, Canfield D, et al. Alopecia areata investigational assessment guidelines – part II. National Alopecia Areata Foundation. J Am Acad Dermatol. 2004; 51(3):440–7.

Piraccini BM, Alessandrini A. Androgenetic alopecia. G Ital Dermatol Venereol. 2014;149(1):15–24.

Pragst F, Balikova MA. State of the art in hair analysis for detection of drug and alcohol abuse. Clin Chim Acta. 2006;370(1–2):17–49.

Rook A, Dawber R. Hair follicle structure, keratinization and the physical properties of hair. In: Rook A, Dawber R, editors. Disease of the hair and scalp.

Oxford: Blackwell Scientific; 1982. p. 18–48.

Savin RC. A method for visually describing and quantitating hair loss in male pattern baldness. J Invest Dermatol. 1992;98:604 [abstract].

Setty LR. Hair patterns of scalp of white and Negro males. Am J Phys Anthropol. 1970;33(1):49–55.

Shapiro J, Wiseman M, Lui H. Practical management of hair loss. Can Fam Phys. 2000;46:1469–77.

Sinclair R, Jolley D, Mallari R, Magee J. The reliability of horizontally sectioned scalp biopsies in the diagnosis of chronic diffuse telogen hair loss in women. J Am Acad Dermatol. 2004;51:189–99.

Thaysen-Petersen D, Barbet-Pfeilsticker M, Beerwerth F, Nash JF, Philipsen PA, Staubach P, et al. Quantitative assessment of growing hair counts, thickness and colour during and after treatments with a low-fluence, home-device laser: a randomized controlled trial. Br J Dermatol. 2015;172:151–159.

Vujovic A, Del Marmol V. The female pattern hair loss: review of etiopathogenesis and diagnosis. Biomed Res Int. 2014;2014:767628.

141

多毛症

Ferial Fanian

内容

关键词

多毛症评分·Ferriman-Gallway 评分

1 简介

多毛症（hirsutism）定义为妇女表现出男性型毛发分布的特征，终毛粗、颜色深，对雄激素有依赖性。多毛症与毛增多症不同，后者指的是青春前期细而颜色浅的毳毛在数量上过度生长，覆盖身体的大部分，与性激素无关。在整个人群中，约 5% ～ 10% 的育龄期女性患有多毛症，然而值得注意的是，本病的发病率与地理位置和种族密切相关，非洲和地中海种族的发病率较高（Metwally 2012）。

D. Ferriman 和 J. D. Gallwey 于 1961 年首次提出一种半定量的体毛评估方法，发表于 *Journal of Clinical Endocrinology*。该方法对如下 11 个部位的体毛密度分别作出 5 级评分（0 ～ 4 分）：上唇、下颌、胸部、上背部、下背部、上腹部、下腹部、上臂、前臂、大腿及小腿（Ferriman and Gallwey 1961）。1981 年 Hatch 等提出了改良 Ferriman-Gallway 评分（modified Ferriman-Gallway scoring model, 改良 FG 评分），去掉前臂和小腿，对其他 9 个部位进行评分（Hatch et al. 1981）（图 1）。

2 如何界定多毛症

多项研究都认同女性 FG 评分大于 8 分即判定为多毛症（Hertweck et al. 2012；Hassa et al. 2005；Rosenfield 2005）。然而，Rong Li 等主张将 4 分定作女性非多毛／多毛的临界值（Li et al. 2012）。还有多项研究统计了随机人群中绝经前女性的改良 FG 评分，Escobar-Morreale 等建议将第 95 百分位数所对应的评分定为多毛症的临界值（表 1）（Escobar-Morreale et al. 2012）。

3 改良 Ferriman-Gallway 评分的临床应用

虽然 Ferriman-Gallwey 评分法（FG 评分）在临床上很实用，但仍有局限性。例如，毛发生长的异常可能仅限于少数区域，但按照现有的评分方法，总分无法达到多毛症的临界值。再例如，有些女性因颈部、鬓角及臀部／会阴的毛发而感到困扰，但上述部位并未纳入 FG 评分。另外，FG 评分在青少年及老年女性中的应用价值有限，且分数会随着女性年龄的增长而下降（Azziz 2004）。Hassa 等提出，臀部／会阴、鬓角及颈部等非 FG 评分区的多毛，与高雄激素状态有关（Hassa et al. 2005）；作者还提出，上臂、下背部、下腹部的毛发对 FG 总分的影响较小；虽然样本量很小，但作者认为忽略了 FG 评分法还忽略了评分者之间和评分者自身的误差；需对现有评分法进行改良，以解决上述 3 个问题。

4 医生评分与患者自评分的相关性

改良 FG 评分法，患者自评的平均分为 15.1 分，医生评估的平均分为 12.0 分（*P*=0.01）（Espinós et al. 2010）。对雄激素最敏感的部位，患者的自评分也显著高于医生的评分（9.4 vs 8.1；*P*=0.04）。患者评分与医生评分呈正相关（*r*=0.502，*P* < 0.007），仅考虑对雄激素最敏感的部位，两者的相关性更好（*r*=0.599，*P* < 0.001）。在 Logistic 回归分析中，医生的评分与患者 BMI 及 TFI 显著相关。相反，多毛症患者的自我评分与所分析的任何一个参数均无关。在多变量分析中，改良 FG 评分大于 13 分时，医生评分是血浆 T 细胞总量升高的唯一一个独立变量，ROC 曲线下面积为 0.939（95% 置信区间：0.851 ～ 1.028），敏感性为 100%，特异性为 82.6%（Espinós et al. 2010）。

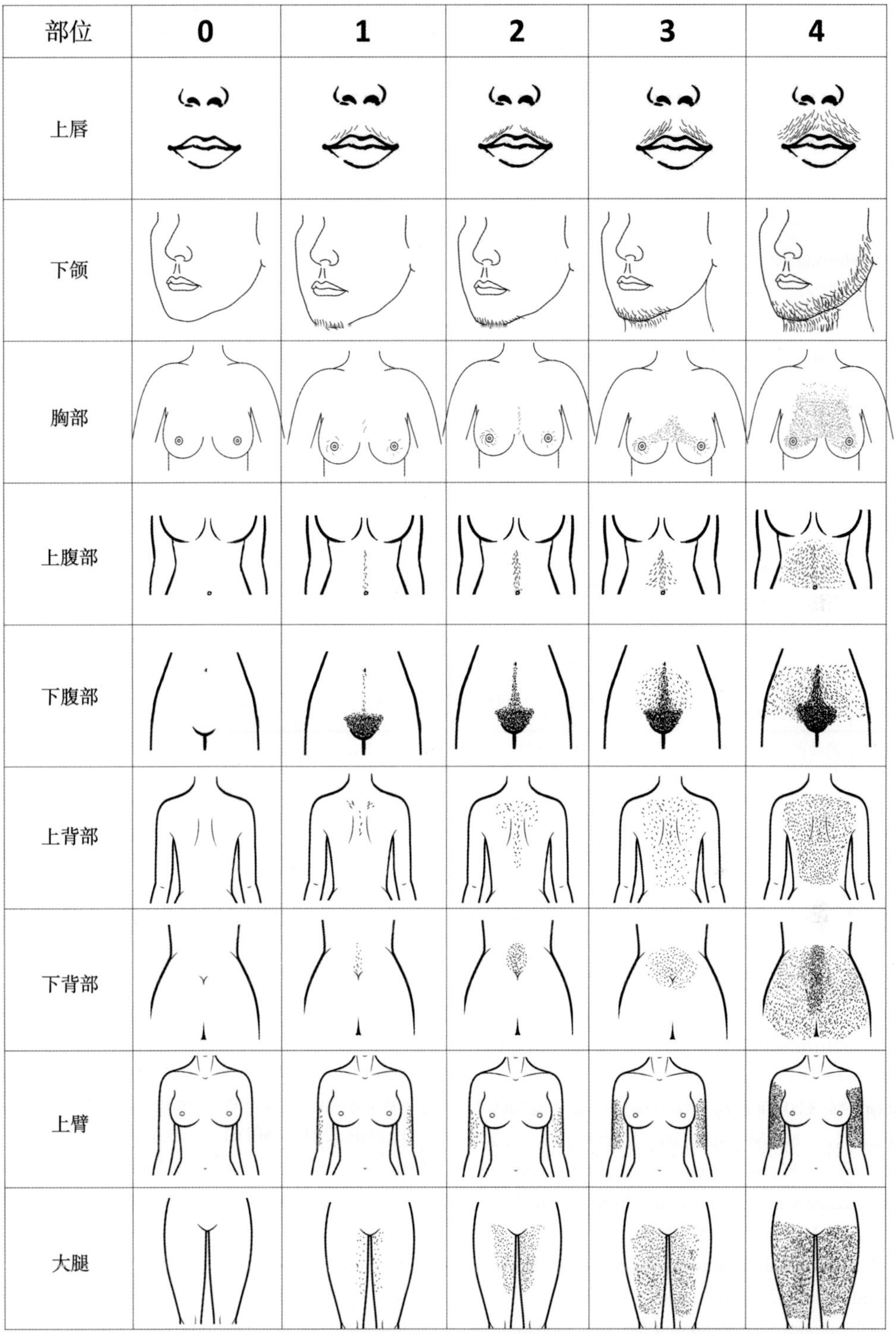

图 1 改良 Ferriman-Gallway 评分，定量评估女性体毛的生长范围及程度。体毛生长情况被分为 5 个等级：从 0 分（没有终毛）到 4 分（终毛完全覆盖）。评分最高为 36 分。评分大于 8 分可诊断为多毛症，提示有高雄激素状态。（摘自 Hatch R, Rosenfield RS, Kim MH, Tredway D. Hirsutism：implications，etiology and management. Am J Obstet Gynecol 1981；140：815. Copyright ©1981 Elsevier）

表 1 多个随机样本中绝经前女性的改良 FG 评分，将第 95 百分位数所对应的评分定为多毛症的建议临界值
（Escobar-Morreale et al. 2012）

作者，年份	年份	国家	人种	种族	样本量	改良 FG 评分法，多毛症的建议临界值[a]
Tellez and Frenkel（1995）	1995	智利	白种人	西班牙人	236	≥ 6
Asuncion et al.（2000）	2000	西班牙	白种人	地中海人	154	≥ 8
Sagsoz et al.（2004）	2004	土耳其	白种人	中东	204	≥ 9
Cheewadhanaraks et al.（2004）	2004	泰国	黄种人	泰国及中国	531	≥ 3
DeUgarte et al.（2006）	2006	美国	白种人	高加索及西班牙	283	≥ 8
			黑种人	非裔美国人	350	≥ 8
Zhao et al.（2007）	2007	中国	黄种人	中国汉族	623	≥ 2
Api et al.（2009）	2009	土耳其	白种人	中东	121	≥ 11
Moran et al.（2010）	2010	墨西哥	白种人	西班牙	150	≥ 10
Noorbala and Kefaie（2010）	2010	伊朗	白种人	地中海	900	≥ 10
Kim et al.（2011）	2011	韩国	黄种人	中国	1 010	≥ 6
Gambineri（2011，私下交流）	2011	意大利	白种人	地中海	200	≥ 9
Escobar-Morreale（2011，私下交流）	2011	西班牙	白种人	地中海	291	≥ 10

[a] 随机样本绝经前女性的改良 FG 评分，第 95 百分位数所对应的评分（Escobar-Morreale et al. 2012）。

（夏悦 译，赖维 校 / 审）

参考文献

Api M, Badoglu B, Akca A, Api O, Gorgen H, Cetin A. Interobserver variability of modified Ferriman-Gallwey hirsutism score in a Turkish population. Arch Gynecol Obstet. 2009;279:473–9.

Asuncion M, Calvo RM, San Millan JL, Sancho J, Avila S, Escobar-Morreale HF. A prospective study of the prevalence of the polycystic ovary syndrome in unselected Caucasian women from Spain. J Clin Endocrinol Metab. 2000;85:2434–8.

Azziz R. PCOS: a diagnostic challenge. Reprod Biomed Online. 2004;8(6):644–8.

Cheewadhanaraks S, Peeyananjarassri K, Choksuchat C. Clinical diagnosis of hirsutism in Thai women. J Med Assoc Thai. 2004;87:459–63.

DeUgarte CM, Woods KS, Bartolucci AA, Azziz R. Degree of facial and body terminal hair growth in unselected black and white women: toward a population definition of hirsutism. J Clin Endocrinol Metab. 2006;91:1345–50.

Escobar-Morreale HF, Carmina E, Dewailly D, Gambineri A, Kelestimur F, Moghetti P, et al. Epidemiology, diagnosis and management of hirsutism: a consensus statement by the Androgen Excess and Polycystic Ovary Syndrome Society. Hum Reprod Update. 2012;18(2):146–70.

Espinós JJ, Calaf J, Estadella J, Checa MA. Hirsutism scoring in polycystic ovary syndrome: concordance between clinicians' and patients' self-scoring. Fertil Steril. 2010;94(7):2815–6.

Ferriman D, Gallwey JD. Clinical assessment of body hair growth in women. J Clin Endocrinol Metab. 1961;21:1440–7.

Hassa H, Tanir HM, Yildirim A, Senses T, Eskalen M, Mutlu FS. The hirsutism scoring system should be population specific. Fertil Steril. 2005;84(3):778–80.

Hatch R, Rosenfield RL, Kim MH, Tredway D. Hirsutism: implications, etiology, and management. Am J Obstet Gynecol. 1981;140(7):815–30.

Hertweck SP, Yoost JL, McClure ME, Siow Y, Brock GN, Wintergerst KA, et al. Ferriman-Gallwey scores, serum androgen and mullerian inhibiting substance levels in hirstute adolescent girls. J Pediatr Adolesc Gynecol. 2012;25(5):300–4.

Kim JJ, Chae SJ, Choi YM, Hwang SS, Hwang KR, Kim SM, Yoon SH, Moon SY. Assessment of hirsutism among Korean women: results of a randomly selected sample of women seeking pre-employment physical check-up. Hum Reprod. 2011;26:214–20.

Li R, Qiao J, Yang D, Li S, Lu S, Wu X, et al. Epidemiology of hirsutism among women of reproductive age in the community: a simplified scoring system. Eur J Obstet Gynecol Reprod Biol. 2012;163(2):165–9.

Metwally M. Hirsutism. Obstet Gynaecol Reprod Med. août 2012;22(8):211–4.

Moran C, Tena G, Moran S, Ruiz P, Reyna R, Duque X. Prevalence of polycystic ovary syndrome and related disorders in Mexican women. Gynecol Obstet Invest. 2010;69:274–80.

Noorbala MT, Kefaie P. The prevalence of hirsutism in adolescent girls in Yazd, Central Iran. Iran Red Crescent Med J. 2010;12:111–7.

Rosenfield RL. Clinical practice. Hirsutism. N Engl J Med. 2005;353(24):2578–88.

Sagsoz N, Kamaci M, Orbak Z. Body hair scores and total hair diameters in healthy women in the Kirikkale Region of Turkey. Yonsei Med J. 2004;45:483–91.

Tellez R, Frenkel J. [Clinical evaluation of body hair in healthy women]. Rev Med Chil 1995;123:1349–1354.

Zhao JL, Chen ZJ, Shi YH, Geng L, Ma ZX, Li Y, Tang R. [Investigation of body hair assessment of Chinese women in Shandong region and its preliminary application in polycystic ovary syndrome patients]. Zhonghua Fu Chan Ke Za Zhi. 2007;42:590–4.

142

蕈样肉芽肿及 Sézary 综合征评分

Julia J. Scarisbrick

内容

关键词

皮肤评分·改良皮肤加权评分·mSWAT·皮肤T细胞淋巴瘤·CTCL·蕈样肉芽肿·Sézary综合征

1 第一部分：原发性皮肤T细胞淋巴瘤

原发性皮肤T细胞淋巴瘤（primary cutaneous T-cell lymphoma，CTCL）是典型惰性淋巴瘤。蕈样肉芽肿（granuloma fungoides，GF）是CTCL的最常见类型，70%以斑片和斑块为表现的患者仅局限于皮肤（Ⅰ期）。在诊断后的10年内，大约40%的患者会随着皮肤肿瘤、红皮病或淋巴结病的出现（Whittaker et al. 2003）而进展为更晚期阶段（Ⅱ～Ⅳ期）。30%晚期患者预后差，中位生存期为1～5年。Sézary综合征（Sézary syndrome，SS）是CTCL的一种白血病形式，伴有红皮病、淋巴结病和外周血中非典型淋巴细胞（Sézary细胞）。

蕈样肉芽肿和Sézary综合征，皮损分为T1～T4期，T1期的定义为斑片或斑块受累<10%的体表面积（body surface area，BSA），T2为斑片和/或斑块受累≥10%体表面积，T3期表现为皮肤肿瘤，T4期出现红皮病，皮损≥80%体表面积。这一分级系统与淋巴结病变（N0～3）分期、是否转移（M0～1）联合使用，形成TNM分级，

用于计算Bunn和Lamberg分级Ⅰ～ⅣB期（表1）（Bunn and Lamberg 1979）。这一分级系统可以反映出预后意义（表2）（scarisbrick et al. 2014）TNM分级近期经过了欧洲癌症研究和治疗组织（European Organization for Research and Treatment of Cancer，EORTC）的修订，增加了血液分级（B0-B2）以及对斑片和斑块的区分（T1a/b和T2a/b中"a"表示斑片，"b"表示斑块）并且记录血液和淋巴结中T细胞受体的克隆（其中"a"表示多克隆，"b"表示单克隆性）（表3）（Olsen et al. 2007a）。

当需要用到一个以上的T分级时，通常采用最高的那个用于分期，但在肿瘤和红皮病同时存在的情况下，两个T分级都应参与分期记录〔例如，T4（3）〕。这方便我们追踪红皮病合并肿瘤患者是否会导致更差的预后。

GF/SS评分时，明确皮损类型必须优先于计算每种皮损类型累及的体表面积。

2 第二部分：GF斑片期、斑块期、肿瘤期的定义

2.1 斑片期

斑片期（patch disease）定义为平的红色斑片。一块斑片可表现为大小不等的病变，无浸润或明显高于周围正常皮肤。斑片期皮损必须是与周围的皮肤平齐且几乎不可触及，但可以伴有轻度脱屑（图1和图2）。应当注意有无鳞屑、硬皮生成、皮肤异色症（图3）和/或色素减退或沉着（图4）。

表1 Bunn和Lamberg分期系统（Bunn and Lamberg 1979）

分期	肿瘤（T）	淋巴结（N）	转移（M）
ⅠA	T1：斑片/斑块<10%体表面积	N0：未触及淋巴结或无GF组织学证据	M0：无内脏受累
ⅠB	T2：斑片/斑块>10%体表面积	N0	M0
ⅡA	T1或T2	N1：触及淋巴结；无GF组织学证据	M0
ⅡB	T3：肿瘤	N0或N1	M0
Ⅲ	T4：红皮病	N0或N1	M0
ⅣA	T1～T4	N2，未触及淋巴结，有GF组织学证据，或N3，触及淋巴结和GF组织学证据	M0
ⅣB	T1～T4	N0～3	M1：组织学内脏受累

GF，蕈样肉芽肿。

表 2　蕈样肉芽肿（GF）及 Sézary 综合征预后（Scarisbrick et al. 2014）

阶段	ⅠA	ⅠB	ⅡA	ⅡB	Ⅲ	ⅣA	ⅣB
5 年总体生存率	91%～100%	72%～86%	49%～73%	40%～65%	40%～57%	15%～40%	0%～15%
10 年总体生存率	80%～100%	58%～75%	45%～49%	20%～39%	20%～40%	5%～20%	0%～5%
5 年疾病特异性生存率	96%～100%	96%（81%[a]）	68%	52%～80%	52%	25%～40%	0%
10 年疾病特异性生存率	92%～98%	83%（36%[a]）	68%	39%～42%	39%	13%～20%	0%
中位生存期	35.5 年	12.1～26 年	10～15.8 年	2.9～4.7 年	3.6～4.7 年	13～25 个月	13 个月
5 年疾病进展	4%	21%	65%	32%		70%	100%
10 年疾病进展	10%	39%	65%	60%		70%	100%
疾病总体进展	9%	20%	34%				
5 年免于复发	50%	36%	9%				
10 年免于复发		31%	3%				

ⅠB[a]：表示具有毛囊活性的 GF 患者ⅠB 期 5 年和 10 年的疾病特异性生存率。

表 3　蕈样肉芽肿（GF）及 Sézary 综合征 TNMB 修订分期（Olsen et al. 2007a）

分期	肿瘤（T）	淋巴结（N）	血液（B）	转移（M）
ⅠA	T1：斑片/斑块 ＜10% 体表面积	N0：未触及淋巴结或 GF 组织学证据	B0：＜5% 外周血异型淋巴细胞	M0：无内脏受累
	T1a 只有斑片	N0a 克隆阴性	B0a 克隆阴性	
			B0b 克隆阳性	
	T1b 只有斑块	N0b 克隆阳性	B1：＞5% 外周血异型淋巴细胞但＜1 000/μl	
			B1a 克隆阴性	
			B1b 克隆阳性	
ⅠB	T2：斑片/斑块＞10% 体表面积	N0	B0～1	M0
	T2a 只有斑片			
	T2b 只有斑块			
ⅡA	T1 或 T2	N1：无 GF 组织学证据（皮肤病的）	B0～1	M0
		N1a 克隆阴性		
		N1b 克隆阳性		
		N2：早期 GF 受累，异型细胞聚集体，保留淋巴结构		
		N2a 克隆阴性		
		N2b 克隆阳性		
ⅡB	T3：肿瘤，皮损向深部浸润直径＞1cm	N0～2	B0～1	M0
ⅢA	T4：红皮病 受累＞80% 体表面积	N0～2	B0	M0
ⅢB	T4：红皮病	N0～2	B1	M0

续表

分期	肿瘤（T）	淋巴结（N）	血液（B）	转移（M）
ⅣA1	T1～4	N0～2	B2：外周血异型淋巴细胞（Sézary细胞）>1 000/μl	M0
ⅣA2		N3：受累淋巴结累及正常结构	B0～2	M0
ⅣB	T1～4	N0～3	B0～2	M1：有组织学证据证明内脏受累

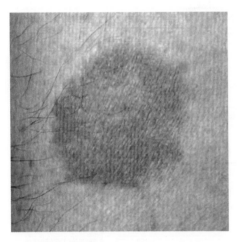

图1　蕈样肉芽肿斑片

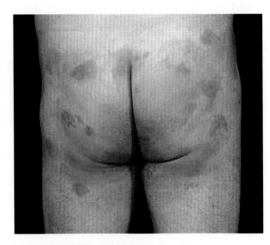

图2　臀部的蕈样肉芽肿斑片

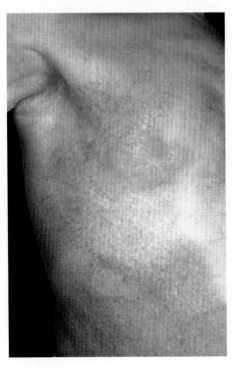

图3　蕈样肉芽肿的皮肤异色症：可见色素减退、毛细血管扩张和萎缩

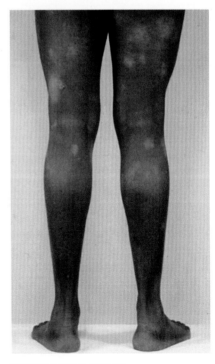

图4　腿部蕈样肉芽肿的色素减退

2.2 斑块期

斑块性疾病（plaque disease）表现为大小不等高出皮面的病变，皮损为浸润性，鳞屑性，可能有抓痕并且出现角化。它是可触及的硬结但不垂直生长或向深部浸润。斑块通常为粉红色或红色可伴有鳞屑（图 5）。应当注意有无鳞屑、结痂、溃疡和 / 或皮肤异色。组织学特性如滤泡性或大细胞转化（25% 大细胞定义为细胞直径 > 4 倍正常淋巴细胞），CD30$^+$ 或 CD30$^-$，还有如溃疡这样的临床特点也是同样重要的。

2.3 肿瘤期

肿瘤（tumor disease）是直径大于 1cm 的，向皮肤深层浸润和 / 或垂直生长的实质性或结节性病变。溃疡可能会伴随较大的表皮缺损，包括整个表皮和部分真皮上层。肿瘤病变通常为圆顶状，有可能会丧失亲表皮现象并且无鳞屑（图 6）。

我们可能需要注意一下皮损的总数量，皮损所占的总的体表面积，甚至最大的病灶，以及身体所累及的区域，但目前仍不清楚这一说法的重要性，而大细胞转化和 CD30 阳性的组织学证据被人们提倡。

斑片与薄的斑块病变以及厚斑块和肿瘤病变的区别是主观的（Olsen et al. 2007a；Oliver et al. 1978；Lamberg et al. 1984）。是否应该有一个最小组织学渗透深度能把肿瘤病变和斑块区分开来，进而支持单独凭皮损来进行 T 分期，目前还无定论。

图 5 蕈样肉芽肿的斑块

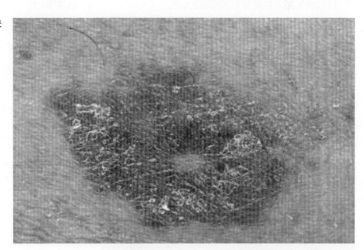

图 6 蕈样肉芽肿的肿瘤

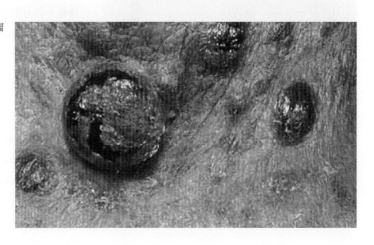

2.4 红皮病

国际皮肤淋巴瘤学会（International Society for Cutaneous Lymphoma, ISCL）定义红皮病（erythroderma）（皮肤分级 T4 期）的标准是斑片 / 斑块性皮损超过体表面积的 80%（图 7）。红皮病皮肤肿瘤病变受累程度的评估，可以把斑疹性红斑视为 GF 的斑片期，浸润性 / 水肿性红斑视为斑块期，最后再把现有的肿瘤病变计算在内。

③ 第三部分：皮损受累体表面积的评估

体表面积估计已被用于评估烧伤 60 余年。烧伤表面积决定了患者的补液量，并且为分类不同烧伤程度的患者到相应的病区提供依据。因此准确的测量烧伤体表面积是评估烧伤的关键。

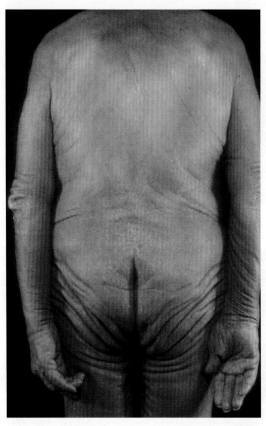

图 7　红皮病的标准是斑片 / 斑块性皮损超过体表面积的 80%

多种计算体表面积的方法可以评估受累表面积的百分比。常用 3 种方法：①手掌法（Kirby and Blackburn 1981）；② Wallace "九分法"（Wallace's 'Rule of Nines'）（Wallace 1951）；③ Lund 和 Browder 法（Lund and Browder 1944）。

3.1 手掌法

手掌法（palmar surface assessment）使用患者的手掌面积作为一个估计标准（Kirby and Blackburn 1981）。患者的手掌面积包括手指面积相当于自身体表面积的 1.0%。这种方法估计相对较小的受累体表面积（少于总体表面积的 15%）或更大的区域（受累面积大于 85% 时用来计算正常皮肤）是有用的，但在中等范围时，该方法是不太准确的，如单用手掌面积来评估受累体表面积，会使结果偏大，因为实际上手掌面积还不到 1%（Lee 2007）。而且这种方法还容易受到其他误差的影响，因为教科书对手掌或掌面积的定义各不相同（手掌 +/- 手指 +/- 拇指），并且在 0.5% 和 1.5% 的总体表面积间波动。

这种方法可用于计算受累皮肤或用减法计算未受累的皮肤。

3.2 Wallace "九分法"（Wallace 1951）

"九分法"最早在 1947 年由 Pulaski 和 Tennsion 提出，并在 1951 年由 Wallace 出版。Wallace "九分法"（Wallace's 'Rule of Nines'）把体表面积划分为 9% 或 9% 倍数的区域，剩下 1% 面积是会阴部。全身每个部分的受累皮肤都被记录，并且计算它们的总和。成人体表面积估计用这种方法很方便，但因为比例的差异，不适用于儿童。

3.3 Lund 和 Browder 法（Lund and Browder 1944）

Lund 和 Browder 法（Lund and Browder chart）包含两个主体图表，一个计算前面身体，一个计算后面身体，从而估计出受累的皮肤。一张表格展示了受生长影响，不同年龄皮肤面积的百分比。此图提供了对儿童和成人体表面积通俗易懂且准确的估计方法（Hettiaratchy and Papini 2004）。

估计体表面积是主观的，而且容易因为对身体各部位百分比不准确的分配或者是受累体表面积的错误计算而造成误差。后者表现出尤其容易受现已出版的不同体表面积计算方法的影响。因为相对快速，掌面积法计算体表面积在许多研究中较受欢迎。然而，回顾文献我们发现手或手掌占体表面积的百分比存在差异。最初出版的 Lund 和 Browder 法定义每个手掌表面积为 1.5%；在后来改良过的 Lund 和 Browder 法中，将每个手表面积减少细化至 1.25%。手掌法定义掌表面积等于 1%。

然而在英国教学中，患者的手掌代表 1% 的体表面积，但缺乏对手掌的定义（Jose et al. 2004）。高级创伤生命支持（The Advanced Trauma Life Support，ATLS）指南定义手掌为除去手指面积，等于体表面积的 1%（美国外科医师学会 1993），这与英国教学中手掌面积为腕横纹到指尖的面积（手掌再加手指等于 1%）相矛盾（Kirby and Black-burn 1981）。

平面测量法是使用一种仪器测量一个平面区域的面积。平面测量法可能会被用来测量手或掌表面积。回顾鉴定（scarisbrick and Morris 2013）几种平面测量法研究手掌表面积的文献我们发现，单个手掌面积始终约等于人体表面积的 0.5%，虽然可能会受到身材的影响，妇女相对较小（0.4%）儿童较大（约 0.6%），并且可能会因种族和 BMI 的不同而有所差异。手掌面积再加上的手指大约 0.8%，而手掌仅 0.5%。使用手掌加上手指等于 1% 的算法，将导致体表面积计算过多，体表面积的计算误差在 CTCL 中使用的加权评分系统中将更加突出。

即使有固定的体表面积评估方法，在评分时仍存在显著的使用者间的变化。固定的评分方法是未来研究所需的，同一评分者评价任何一个个体是可能的。

4 第四部分：皮肤科专业评分

测量皮肤疾病累及的体表面积，令皮肤科疾病的各种评分方法发展起来。这些皮肤评分（skin scoring）方法的发展帮助评估疾病的严重程度并且用在临床试验中测试疾病的治疗反应。用于银屑病和过敏性湿疹这类的炎症性疾病的评分系统已经发展起来。为了量化银屑病的皮损，银屑病皮损面积和严重程度指数（Psoriasis Area Severity Index，PASI）于 1978 年第一次出版（Fredriksson and pettersson 1978）。身体分为 4 个部分（头、躯干、手臂和腿）。这些区域受累情况的百分比各自单独评分，然后 4 部分得分相加得到最后的 PASI。特应性皮炎严重指数（Atopic Dermatitis Severity Index，ADSI）（Bahmer et al. 1991）的计算，需要把皮损描绘在人体简图上，然后用格点计数得出最后的数值（需要把受累皮肤区域描绘在人体简图上并且耗时）。特应性皮炎评分（SCORing Atopic Dermatitis，SCORAD）是一个用于评估湿疹严重程度的临床工具（SCORAD Index 1993）。受湿疹累及的部位用阴影绘制在人体简图上并用九分法来计算受累区。

4.1 GF/SS 评分

T1 期和 T2 期的区别在于皮损是否超过 10% 的体表面积，而 T4 期被定义皮损超过 80%。T3 期无最小皮损面积，只要存在一个直径 > 1cm 的肿瘤即可定义。皮肤评分通过计算斑片、斑块、肿瘤累及的体表面积，为蕈样肉芽肿及 Sézary 综合征分级提供辅助信息。皮肤评分利用皮损受累体表面积和皮损类型的测量方法（斑片、斑块或肿瘤），而且被用于量化的皮肤肿瘤的受累情况。Stevens 等（2002）发布了一个严重程度加权评估工具（Severity-Weighted Assessment Tool，SWAT），现已改良形成了 mSWAT，现在是蕈样肉芽肿和 Sézary 综合征皮肤评分的首选方法。mSWAT（Modified Severity Weighted Assessment Tool）分别计算斑片、斑块和肿瘤的受累面积，然后将斑片面积 ×1、斑块面积 ×2 和肿瘤面积 ×4，形成一个大于 400 的数值。

整个 mSWAT 评分可能与生存率无关，因为一个存在广泛斑片皮损的患者可能有高百分比的体表面积受累但拥有正常的寿命，然而肿瘤可能只有 1～2cm 小并且覆盖相当小的体表面积，但却有一个较差的预后和 3～5 年的中位生存期。然而，mSWAT 评分确实可以量化对治疗的反应，这在临床试验中很重要。

4.2 皮损的加权评估

mSWAT 计算时，斑片体表面积加权系数为 1，而斑块病变加权系数为 2，以反映在斑块中更严重的真皮浸润和更明显的肿瘤倾向。肿瘤体表面积是 ×4。然而，肿瘤中真皮浸润的厚度是远超过斑片的 4 倍的（Rieger et al. 1989）。然而，乘以 4 是被认可的，这是因为不同的研究者在鉴定一块皮损是斑块还是肿瘤时存在差异性（Olsen et al. 2011）。因此，相比斑片和斑块，在总的 mSWAT 中任何肿瘤体表面积的改变可能被强化。红皮病的评分也可以用 mSWAT 法的各种皮损面积的总和来计算，红斑 ×1，等同于斑片，再加上实质性或水肿性红斑 ×2，相当于斑块，以及肿瘤体表面积 ×4。通过这种方式 mSWAT 可量化红皮病中肿瘤受累的程度，同时保持追踪目前可能存在的任何一种肿瘤，但不分别追踪裂隙或鳞屑 / 表皮剥脱皮损（Olsen et al. 2011）。

4.3 SWAT

Steven 等 2002 年的初稿，将临床疾病绘制成全身的图表，以区别斑片、斑块和肿瘤。1cm 的网格随机放置在图中，计算每个皮损覆盖的网格数量就产生了每种类型皮损所占的总体表面积的百分比（该方法被称为格点计数）。斑片 ×1、斑块 ×2 和肿瘤 ×3 产生一个数值或 SWAT 大于 300。该方法是从 323 个研究中的 1 194 条记录中证实的（Stevens et al. 2002）。

4.4 mSWAT

SWAT 已经在许多研究中改良了，代替了网格描绘，现使用九分法和 Lund 和 Browder 法评估体表面积，而且在一些文章中肿瘤加权变为 ×4（Olsen et al. 2001，2007b）。这种赋予肿瘤更大加权值的提出是因为肿瘤的浸润深度相对 1 : 3 的斑片或 2 : 3 的斑块更深，但如果高于 4 则可能增加体表面积计算的误差。改良后 SWAT 被推荐作为皮肤评分工具，它为皮损类型提供了一个全球性皮肤体表面积加权评估，并且建议使用掌面积法计算体表面积。然而，在改良过的 Lund 和 Browder 法中，手总体表面积是 5%。如果掌面积取 1% 代表手掌加上手指减去拇指，那么每个拇指占 0.5%，这是不成比例的并可能成为无效的计算。因为这评分系统是经过加权的，确保一种准确且稳健的体表面积的计算方法是尤其关键的，因为这个评分系统是加权的，会使错误会成倍增加。

mSWAT 可以用显示身体各部分所占体表面积的百分比的图表计算（图 8），斑片，斑块，和肿瘤的体表面积是分开计算的，然后再乘以权重系数。

有人建议在临床试验中指定患者 mSWAT 的计算应该始终由同一个研究者来执行，以消除由于检查者的不同而带来的差异（Olsen et al. 2011）。如果同一个检查者不能执行所有的评估，然后所有对同一位患者评分的人员必须事先完成培训，理想状态下是在研究开始之前。标准的皮肤照片被推荐用来记录研究最初的皮损表现和每次治疗后反应 / 进展。

最近欧洲癌症研究和治疗组织皮肤淋巴瘤小组（European Organisation for Research and Treatment of Cancer Cutaneous Lymphoma Task Force）和国际皮肤淋巴瘤学会（International Society for Cutaneous Lymphoma, ISCL）达成国际共识，为 CTCL 提供了治疗终点和治疗反应的标准，建议 mSWAT 作为确定蕈样肉芽肿和 Sézary 综合征皮肤肿瘤受累情况的首选方法（Olsen et al. 2011）。

Guy's and St Thomas' NHS Trust（2012）已经开发了一款 iPhone 应用程序，通过提供交互式的人体简图得出受累体表面积，来帮助 CTCL 皮肤评分，与标准图表相对。图表的优势在于 mSWAT 由电子计算，可减少因为使用者的不同而带来的差异。这个应用程序在临床使用时能更快速进行 mSWAT 评分。该应用程序也提供评分方法的信息。然而，要获得这种方法需要有一台 iPhone/iPad。

全身区域（% 体表面积）	斑片	斑块	肿瘤
头（7%）			
颈部（2%）			
前躯干（13%）			
上臂（8%）			
前臂（6%）			
手（5%）			
后躯干（13%）			
臀（5%）			
大腿（19%）			
小腿（14%）			
脚（7%）			
外阴（1%）			
皮损体表面积小计			
加权系数	×1	×2	×4
皮损体表面积小计 × 加权系数			
mSWAT 评分 = 以上每一列的总和 =			

图 8 计算改良后的 SWAT 不同身体部位的体表面积

4.5 讨论

　　mSWAT 是蕈样肉芽肿和 Sézary 综合征皮肤评分的首选方法。0.5% 手掌表面积应该被用作皮肤评分的测量工具，因为这个值在不同的年龄，身材和种族是相对不变的（Scarisbrick and Morris 2013）。固定的训练方法应被用于 mSWAT 的计算教学，因为明显的使用者间差异是存在的。如果可能的话同一评分者应该为所有试验个体评分。临床照片是一个有用的辅助工具，它可以很好的呈现皮损受累情况，但从照片中进行皮肤评分有一定难度。

　　MSWATer 应该用作蕈样肉芽肿和 Sézary 综合征的皮肤评分，它可以使各中心间的比较更为准确，这是未来的临床试验中必不可少的。

（孙东杰、颜仕立 译，何黎 校 / 审）

参考文献

American College of Surgeons. Committee on trauma advanced. Trauma life support manual for physicians. Chicago: American College of Surgeons; 1993.

Bahmer FA, Schafer J, Schubert HJ. Quantification of the extent and the severity of atopic dermatitis: the ADASI score [letter]. Arch Dermatol. 1991;127:1239–40.

Bunn PA, Lamberg SI. Report of the committee on staging and classification of cutaneous T-cell lymphomas. Cancer Treat Rep. 1979;63:725–8.

Consensus Report of the European Task Force on Atopic Dermatitis. Severity scoring of atopic dermatitis: the SCORAD index. Dermatology. 1993;186:23–31.

Fredriksson T, Pettersson U. Severe psoriasis – oral therapy with a new retinoid. Dermatologica. 1978;157(4): 238–44.

Hettiaratchy S, Papini R. ABC of burns: initial management of a major burn: II – assessment and resuscitation. Br Med J. 2004;329:101–3.

Jose RM, Roy DK, Vidyadharan R, Erdmann M. Burns area estimation-an error perpetuated. Burns. 2004; 30(5):481–2.

Kirby NG, Blackburn G. Field surgery pocket book. London: HMSO; 1981. p. 85.

Lamberg SI, Green SB, Byar DP, et al. Clinical staging for cutaneous T-cell lymphoma. Ann Intern Med. 1984;100:187–92.

Lee JY, Choi JW, Kim H. Determination of body surface area and formulas to estimate body surface area using the alginate method. J Physiol Anthropol. 2007;26 (4):475–83.

Lund C, Browder N. The estimation of areas of burns. Surg Gynecol Obstet. 1944;79:352–8.

Oliver HB, Carr DT, Rubin P, et al. American Joint

Committee on Cancer: AJCC cancer staging manual. 1st ed. Chicago: Whiting Press; 1978.

Olsen E, Duvic M, Frankel A, et al. Pivotal phase III trial of two dose levels of denileukin diftitox for the treatment of cutaneous T-cell lymphoma. J Clin Oncol. 2001;19:376–88.

Olsen E, Vonderheid E, Pimpinelli N, et al. Revisions to the staging and classification of mycosis fungoides and Sézary syndrome: a proposal of the International Society for Cutaneous Lymphomas (ISCL) and the cutaneous lymphoma task force of the European Organization of Research and Treatment of Cancer (EORTC). Blood. 2007a;110:1713–22.

Olsen EA, Kim YH, Kuzel TM, et al. Phase IIb multicenter trial of vorinostat in patients with persistent, progressive, or treatment refractory cutaneous T-cell lymphoma. J Clin Oncol. 2007b;25:3109–15.

Olsen EA, Whittaker S, Kim YH, et al. Clinical end points and response criteria in mycosis fungoides and sézary syndrome: a consensus statement of the international society for cutaneous lymphomas, the united states cutaneous lymphoma consortium, and the cutaneous lymphoma task force of the european organisation for research and treatment of cancer.

Clin Oncol. 2011; 29(18):2598–607.

Rieger E, Smolle J, Hoedl S, et al. Morphometrical analysis of mycosis fungoides on paraffin-embedded sections. J Cutan Pathol. 1989;16:7–13.

Scarisbrick J, Morris SJ. How big is your hand & should you use it to skin score. Br J Dermatol. 2013;169(2): 260–5.

Scarisbrick JJ, Kim YH, Whittaker SJ,Wood GS, Vermeer MH, Prince HM, Quaglino P. Prognostic factors, prognostic indices and staging in mycosis fungoides and sézary syndrome: where are we now? Br J Dermatol. 2014;170(6):1226–36.

Stevens SR, Ke MS, Parry EJ, et al. Quantifying skin disease burden in mycosis fungoides-type cutaneous T-cell lymphomas: the severity-weighted assessment tool (SWAT). Arch Dermatol. 2002;138(1):42–8.

Wallace AB. The exposure treatment of burns. Lancet. 1951;257:501–4.

Whittaker SJ, Marsden JR, Spittle M, Russell Jones RJ. Joint British Association of Dermatologists and U.K. Cutaneous Lymphoma Group guidelines for the management of primary cutaneous T-cell lymphomas. Br J Dermatol. 2003;149:1095–107.

143

超重对皮肤水合作用和生物力学的影响

Liliana Tavares, Lídia Palma, Osvaldo Santos, Mª Angélica Roberto, Mª Julia Bujan, and Luís Monteiro Rodrigues

内容

关键词

超重·BMI·皮肤生理学·表皮含水量·皮肤生物力学

1 简介

肥胖（obesity）具有不同的个人、社会和/或职业影响，这解释了该疾病的多样化定义（Longo et al. 2012）。肥胖可以被定义为脂肪组织的过度堆积，导致了过早患病和死亡风险的增加（Villareal et al. 2005）。该定义需要借助克托莱指数（Quetelet index）[（体重/身高^2），kg/m^2]来对脂肪组织进行定量分析（Garrow and Welster 1985），这就是我们通常所熟悉的体重指数（body mass index，BMI）（Weigley and Adolphe 1976）。

现有的肥胖患病率的数据极大程度上受到其定义的影响，导致数据并不总是具有代表性，阻碍了不同研究和群体之间的对比（Wang et al. 2007）。关于美国肥胖率的最新数据显示在 2009 年到 2010 年间，超过三分之一的成年人和近 17% 的儿童和青少年是肥胖的（Ogden et al. 2007，2012）。数据还表明从 1999 年到 2000 年及 2009 年到 2010 年间，肥胖在男性和女性中一样普遍，男性肥胖的患病率达到女性的水平（Ogden et al. 2012）。从年龄层面来看，年龄越大的妇女肥胖的几率越高。然而在男性群体中没有发现年龄的影响。在儿童和青少年中，青少年肥胖率高于学龄前儿童。该研究还发现，近年来甚至过去 10 年来男性（儿童和成人）的肥胖率没有改变，但女性群体中情况却并非如此（Ogden et al. 2012）（图 1）。

根据 WHO 的数据，2008 年在欧洲超过 50% 的男性和女性都体重超标，而约 23% 的女性和 20% 的男性肥胖（WHO Europe 2012）。根据欧盟最新预测，70% 的成年人可能体重超标，而肥胖的人数可达到 30%（WHO Europe 2012）。WHO 估计 1990 年到 2008 年间，欧洲肥胖儿童的人数稳步增长，青春期前超重的儿童中 60% 在成年早期也将体重超标（WHO Europe 2012）。

众所周知，肥胖会引发疾病，而文献记录也证实了这一点（Bray et al. 2009；Shipman and Millington 2011；Guida et al. 2010），在大多数情况下，肥胖加重了其他疾病的症状，诸如皮肤病（例如，溃疡和愈合，或感染）。显然，肥胖除了加重妊娠纹、淋巴水肿、蜂窝组织炎、间擦疹和下肢淤积性色素沉着的症状，它还与硬皮病、坏疽和黑棘皮病有关（Shipman and Millington 2011）。然而，尚不清楚肥胖本身是否导致了皮肤病，尽管生物力学和屏障的

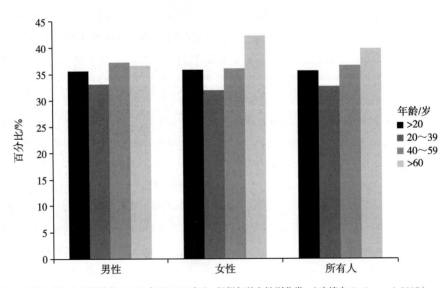

图 1　美国 20 岁以上成年人的肥胖率（2009 年至 2010 年），根据年龄和性别分类。（改编自 Ogden et al. 2007）

改变可能存在。

总的来讲，表皮屏障（epidermal barrier）可以阻止水分和其他成分通过皮肤流失（Darlenski and Fluhr 2012；Venus et al. 2010）。这是表皮屏障的本质，特别依赖于最外层表皮，即角质层（stratum corneum，SC）。由于其构造，角质层为皮肤提供机械力量。因此，屏障功能似乎与"包裹"功能紧密相关，已经证实当皮肤的屏障功能受损时，皮肤的生物力学性质也会发生改变（Pederson et al. 2006）（表 1）。从结构上来看，该生物力学行为使得身体保持鲜明的轮廓，即便是在怀孕或体重急剧上升或下降时导致的显著的形状变化时（Darlenski and Fluhr 2012）。正是由于这些性质，当受到外力时，会产生复杂的各向异性黏弹性的行为，对外力做出非线性的回应（生理性或非生理性，例如施加吸力）（Darlenski and Fluhr 2012；Wu et al. 2006）。

这些性质随着年龄，性别及许多不同的病理情况而改变。然而，肥胖相关的皮肤生理学描述的文献较少。经表皮的水分丢失（transepidermal water loss，TEWL）改变与肥胖患者的 BMI 相关（Darlenski and Fluhr 2012；Guida et al. 2010；Löffler et al. 2002）。有记录显示肥胖与皮肤含水量（干燥症），TEWL 的增加和汗液的分泌有关（Wu et al. 2006）。然而，大多数研究未能提供充分信息，而且在运用不同方法和针对不同人的时候，很难比较这些信息。因此，本研究关注重心是比较正常和体重超标个体的皮肤行为，研究活体皮肤的两大基本性质-屏障功能和生物力学行为。

表 1 代表"封包"和表皮"屏障"功能变量的关系图

	屏障功能	封包功能
TEWL	– – –	＊＊＊
表皮含水量	+++	＊＊＊
生物力学性质	＊＊＊	+++

TEWL，经表皮的水分丢失；+++，积极影响；---，消极影响；＊发表数据证实关联性，见正文。

2 材料和方法

2.1 受试者

在知情同意后，根据先前建立的纳入标准，随利抽样年龄 29 岁到 46 岁之间 30 位健康女性志愿者。知情同意完全符合赫尔辛基宣言即修正案（World Medical Association declaration of Helsinky 2004）中的全部伦理标准。

排除标准的设立是旨在将个体差异最小化，使样本尽可能同质。标准包括：怀孕或哺乳，皮肤标记，实验区域的色素沉着或瘢痕，过敏史，皮肤区域经过治疗和定期体育运动。

还有为减少外部干涉而增加的限制：

- 在试验的皮肤区域涂抹化妆品
- 在测试当天，用肥皂或沐浴露清洗试验区域
- 在试验区域穿上紧身内衣或任何导致摩擦的因素
- 可能干扰测量的口服和 / 或局部药物治疗（有义务告知研究者是否在接受皮肤病的和 / 或持续的药物治疗）
- 在研究前和研究中不定期地使用抗组胺药物或维生素（维生素 A）
- 研究前 3 周注射过疫苗
- 研究前 2 天通过桑拿 / 蒸汽浴或浸泡在海水 / 泳池中
- 研究 2 周前暴露在阳光中
- 研究前 48 个小时喝咖啡和 / 或茶

2.2 使用仪器

考虑到上述目标，以 TEWL 反映"屏障"功能，使用 Tewameter TM300（CK electronics，FRG）检测，单位为 $g/(m^2 \cdot h)$，另一个特点是表皮的水合作用，通过 Moisture Meter SC（Delphin Technology D）系统来测量。其本质是测量"电容"，单位为 AU（任意单元）。"包裹"功能是通过 Cutometer CM575 系统（单位 mm）（Rodrigues and EEMCO 2001；Seidenari et al. 2006；Darlenski et al. 2009）测量出来的。选择的参数包括：在压力结束时恢复的形变（U_a），皮肤弹性（U_z/U_f 包括脉冲拉伸

和恢复），总弹性或弹性功能（U_r/U_e）及黏弹性比（UV/U_e，即弹性和黏弹性延伸之间的关系）。

2.3 实验设计

本研究在生化科学和健康技术研究中心（来自北方大学的 CBIOS）及 S. José 医院的整形科进行，该医院的普通外科作为合作方提供服务。

样本被分为 3 组，第一组的 BMI 介于 19.9kg/m^2 到 24.9kg/m^2 之间，第二组的 BMI 介于 25kg/m^2 到 29.9kg/m^2 之间，而第三组的 BMI 介于 30kg/m^2 到 39.9kg/m^2 之间。

在确认过所有纳入和排除标准后，志愿者接受定量描述各自的"屏障"和"包裹"功能特征所需的评估。志愿者们被允许适应约 20 分钟的时间，以确保他们的皮肤功能完全适应实验环境。根据既往已发表的建议和实验方法（Rogiers and EEMCO Group 2001；Piérard 1999），在远离热源和人工对流的环境下，在可控温度和湿度（21±1℃，45±5%）的条件下进行所有评估。

2.4 统计

使用 SPSS（v20.0）软件来进行数据分析（描述和比较），通过单变量分析计算中心趋势和离差。

根据（正常或非正常的）变量分布，使用 Pearson 和 Spearma 检验、t 检验和 Mann-Whitney 检验确认了测试结果，采用 95% 可信度。我们也对年龄进行了校正。

3 结果和讨论

3.1 TEWL 和表皮含水量

一些研究发现 TEWL 随 BMI 的增加而增加，而其他研究指出，TEWL 在未分层的肥胖人群中降低（肥胖和体重超标者包括 I 类和 II 类，以及病态性肥胖者）（Guida et al. 2010；Löffler et al. 2002；Nino et al. 2012；Sotoodian and Maibach 2012）。在我们的实验条件下，体重超标和肥胖的个人比拥有正常身体质量的个人 TEWL 水平更低（表 2）。目前，由于缺乏根据 BMI 级别来分层的样本进行的研究，我们不能对样本做出比较，但我们的结果支持在这个方面相关的早期发表的数据（Guida et al. 2010；Nino et al. 2012；Yosipovich et al. 2007；Millington 2012；Hidalgo 2002；Brown et al. 2004；Boza et al. 2012）。与低（正常）BMI 个体相比，这些个体（体重超标和肥胖患者）的表皮含水量值更高。

表 2　关于被评估变量的描述性数据，与在不同解剖区域的屏障功能相关（TEWL 和表皮含水量）（见正文）

		N	平均值	标准偏差	标准误差	95% 可信度		最小值	最大值
						下限	上限		
TEWL 颧骨	正常	10	11.5	4.3	1.4	8.4	14.5	6.6	19.0
	体重超标	10	7.8	3.3	1.0	5.4	10.1	5.4	16.7
	肥胖	10	8.4	2.6	0.8	6.5	10.2	5.6	11.8
TEWL 额头	正常	10	10.1	4.1	1.3	7.2	13.0	4.5	17.9
	体重超标	10	8.0	2.9	0.9	6.0	10.1	1.5	12.4
	肥胖	10	8.5	2.4	0.7	6.8	10.2	6.0	14.1
TEWL 胸部	正常	10	13.6	20.8	6.6	-1.3	28.4	2.3	72.4
	体重超标	10	7.5	5.8	1.8	3.4	11.7	2.8	20.1
	肥胖	10	9.8	5.4	1.7	5.9	13.6	4.1	18.7
TEWL 腹部	正常	10	7.1	2.7	0.9	5.1	9.0	3.4	11.4
	体重超标	10	3.5	1.4	0.4	2.6	4.5	1.9	5.9
	肥胖	10	4.7	2.9	0.9	2.6	6.8	2.1	12.1

续表

		N	平均值	标准偏差	标准误差	95% 可信度		最小值	最大值
						下限	上限		
表皮含水量 颧骨	正常	10	58.6	16.0	5.0	47.2	70.0	30.0	80.0
	体重超标	10	59.2	22.7	7.2	43.0	75.4	22.0	91.0
	肥胖	10	67.9	11.9	3.8	59.4	76.4	47.0	86.0
表皮含水量 额头	正常	10	57.8	19.8	6.3	43.6	72.0	16.0	86.0
	体重超标	10	61.7	19.4	6.1	47.8	75.6	18.0	80.0
	肥胖	10	67.4	17.5	5.5	54.9	79.9	35.0	92.0
表皮含水量 胸部	正常	10	53.3	24.3	7.7	35.9	70.7	14.0	83.0
	体重超标	10	66.5	15.0	4.8	55.7	77.3	43.0	89.0
	肥胖	10	75.5	20.8	6.6	60.6	90.4	48.0	105.0
表皮含水量 腹部	正常	10	51.8	23.8	7.5	34.8	68.8	18.0	91.0
	体重超标	10	47.9	10.4	3.3	40.5	55.3	33.0	68.0
	肥胖	10	40.7	15.6	4.9	29.5	51.9	15.0	61.0

通常我们认为肥胖患者通常皮肤干燥与表皮水合作用不足有关（Nino et al. 2012；Yosipovich et al. 2007）。但我们的结果一致显示 BMI 介于 25 到 39.9kg/m² 的个体表皮水合作用值更高，表明表皮水合作用值越低，TEWL 值就越高。由于 TEWL 值越高，透过皮肤的水流失就越多，导致保水能力下降，由此降低了表皮水合作用。

最近的研究首次证明了上述因素的潜在相关性。很显然，饮食习惯，尤其是饮水的量，对皮肤含水量和弹性有影响（Palma et al. 2012a，b）。

3.2 生物力学

先前研究使我们可以考虑变量 U_a 及比值 U_a/U_f、U_v/U_e 和 U_r/U_e，是描述皮肤生物力学情况最相关的参数。其中一些研究将上述参数与体重变化，皮下脂肪组织相关联。这些研究描述了皮肤即刻或延迟的延伸和收缩，使我们能够概览其力学情况及皮肤可塑性、弹性（elastic）和黏弹性（viscoelastic）特点的量化描述（Krueger et al. 2011；Ryu et al. 2008；Verhaegen et al. 2010；Xin et al. 2010；Paye et al. 2007；Ezure and Amano 2010）。

表 3 显示了生物力学参数的结果。U_a 对应皮肤收缩恢复的最大值（单位 mm），正常体重个体的值更高。在体重增加后，皮肤要适应新的体型，显然需要更大的扩张性。因此，我们预计 BMI 指数高的小组恢复能力更强。然而，在我们的样本中，BMI 高的人群中的数值低于正常体重人群的数值。这意味着弹性流失，可能原因为皮肤长期处于拉紧的状态。我们的研究和先前发表的一项研究结果相似（尽管先前的研究是用老鼠做实验），即 U_a 和体重之间呈负相关（Ezure and Amano 2009）。

表3 在不同解剖区域关于与包裹功能相关的，被评估的变量（文章中明确的生物力学参数）的描述性数据

		N	平均值	标准偏差	标准误差	95% 可信度		最小值	最大值
						下限	上限		
U_a/U_f 颧骨	正常	10	0.430	0.299	0.095	0.216	0.644	0.132	0.774
	体重超标	10	0.130	0.036	0.011	0.105	0.156	0.063	0.187
	肥胖	10	0.119	0.042	0.013	0.089	0.150	0.072	0.219

		N	平均值	标准偏差	标准误差	95% 可信度		最小值	最大值
						下限	上限		
U_a/U_f 额头	正常	10	0.801	0.100	0.032	0.729	0.873	0.689	1.000
	体重超标	10	0.083	0.068	0.021	0.035	0.132	0.048	0.273
	肥胖	10	0.063	0.020	0.006	0.049	0.077	0.041	0.098
U_a/U_f 胸部	正常	10	0.884	0.094	0.030	0.817	0.951	0.705	0.980
	体重超标	10	0.120	0.041	0.013	0.091	0.150	0.076	0.217
	肥胖	10	0.138	0.049	0.015	0.103	0.173	0.058	0.242
U_a/U_f 腹部	正常	10	0.794	0.229	0.072	0.631	0.958	0.233	0.959
	体重超标	10	0.164	0.046	0.015	0.131	0.197	0.116	0.250
	肥胖	10	0.149	0.024	0.008	0.132	0.166	0.109	0.187
U_r/U_f 颧骨	正常	10	0.436	0.369	0.117	0.171	0.700	0.084	1.005
	体重超标	10	0.080	0.021	0.007	0.065	0.095	0.043	0.115
	肥胖	10	0.076	0.024	0.008	0.058	0.093	0.047	0.133
U_r/U_e 额头	正常	10	1.032	0.444	0.140	0.715	1.350	0.661	2.043
	体重超标	10	0.062	0.064	0.020	0.017	0.108	0.034	0.243
	肥胖	10	0.041	0.011	0.003	0.033	0.049	0.026	0.062
U_r/U_e 胸部	正常	10	1.199	0.378	0.119	0.929	1.469	0.705	1.809
	体重超标	10	0.086	0.040	0.013	0.058	0.115	0.047	0.187
	肥胖	10	0.094	0.037	0.012	0.067	0.120	0.037	0.165
U_r/U_e 腹部	正常	10	0.980	0.396	0.125	0.696	1.263	0.185	1.480
	体重超标	10	0.119	0.040	0.013	0.090	0.148	0.071	0.195
	肥胖	10	0.102	0.028	0.009	0.082	0.122	0.064	0.146
U_v/U_e 颧骨	正常	10	0.352	0.334	0.106	0.113	0.592	0.076	1.070
	体重超标	10	0.073	0.015	0.005	0.063	0.083	0.037	0.085
	肥胖	10	0.068	0.013	0.004	0.059	0.077	0.043	0.087
U_v/U_e 额头	正常	10	0.970	0.614	0.194	0.531	1.409	0.338	2.277
	体重超标	10	0.072	0.116	0.037	0.011	0.155	0.028	0.402
	肥胖	10	0.038	0.011	0.004	0.030	0.046	0.020	0.057
U_v/U_e 胸部	正常	10	0.867	0.315	0.100	0.641	1.093	0.449	1.487
	体重超标	10	0.070	0.026	0.008	0.052	0.089	0.037	0.117
	肥胖	10	0.077	0.033	0.010	0.054	0.101	0.036	0.134
U_v/U_e 腹部	正常	10	0.614	0.296	0.094	0.403	0.826	0.102	1.128
	体重超标	10	0.086	0.030	0.009	0.065	0.108	0.043	0.133
	肥胖	10	0.056	0.014	0.005	0.046	0.066	0.035	0.072

续表

		N	平均值	标准偏差	标准误差	95% 可信度		最小值	最大值
						下限	上限		
U_a 颧骨	正常	10	0.361	0.119	0.038	0.276	0.446	0.198	0.583
	体重超标	10	0.307	0.097	0.031	0.237	0.377	0.124	0.467
	肥胖	10	0.276	0.128	0.040	0.184	0.367	0.144	0.565
U_a 额头	正常	10	0.353	0.245	0.077	0.177	0.528	0.126	0.840
	体重超标	10	0.173	0.156	0.049	0.061	0.284	0.098	0.609
	肥胖	10	0.136	0.048	0.015	0.101	0.171	0.077	0.223
U_a 胸部	正常	10	0.517	0.215	0.068	0.363	0.670	0.259	0.980
	体重超标	10	0.255	0.102	0.032	0.182	0.328	0.148	0.488
	肥胖	10	0.307	0.141	0.044	0.207	0.408	0.111	0.613
U_a 腹部	正常	10	0.738	0.245	0.077	0.563	0.913	0.419	1.070
	体重超标	10	0.372	0.140	0.044	0.272	0.472	0.226	0.650
	肥胖	10	0.296	0.054	0.017	0.258	0.335	0.208	0.371

与 U_a/U_f 比例对应的是生物弹性（biological elasticity）（来自皮肤恢复和最大伸展力的相关性），与 U_r/U_e 对应的比率是弹性功能变量（elastic function variables）（即皮肤即刻恢复 U_r 和即刻拉伸 U_e）。通常我们两个比例都会考虑。比率越高，生物力学行为就越佳。我们的结果显示正常体重人群的两个比例值都更高。

U_a/U_f 比值与肥胖引起的松垂呈负相关（Krueger et al. 2011；Ryu et al. 2008；Verhaegen et al. 2010；Xin et al. 2010；Paye et al. 2007；Ezure and Amano 2009，2010；Barbenel 2006；Blaak et al. 2011）作者指出，比值越高，松垂越低。因此皮肤更结实，生物力学行为越好。

另一项研究证实先前食用高脂肪饮食的肥胖老鼠 U_r/U_e 下降，而这一参数和生物力学行为的退化密切相关联（Xin et al. 2010）。

随着体重的增加，鉴于皮肤要适应新的身体轮廓，期待皮肤有更好的生物力学行为。但研究发现生物力学行为和增加体重间呈负相关。

讲到黏弹性，例如即刻和延迟拉伸的比值 U_v/U_e，其数值越大，皮肤在被拉伸后做出反应的能力越佳，因此黏弹性越好。我们预测由于皮肤逐渐适

应新的身体轮廓，皮肤在被拉伸后做出反应的能力，即其黏弹性行为，会随着体重的增加而增强。然而，我们的结果显示黏弹性行为随着体重的增加而下降。

先前研究发现不同年龄组和不同解剖区域具有统计学意义上的差异（Krueger et al. 2011；Ezure and Amano 2010；Wa and Maibach 2010）。校正年龄以避免该因素的影响。我们的结果发现不同解剖区域有显著差异，这与之前的研究结果一致。然而，我们的结果并没有证实不同 BMI 组在大多数解剖区域有明显差异，这可能是因为样本数量的限制。

4 结论

我们的研究证实了在所研究的解剖区域中，体重超标会改变活体表皮的屏障功能，表面水合作用和皮肤的生物力学行为。身体超重的大小似乎决定了不同的变化——BMI 越高，皮肤的生物力学功能就越会退化，这也和更高的 TWEL 相对应。与正常体重的个体相比，肥胖者会出现各种皮肤病及其他与皮肤相关的问题可能与此有关。为了更好地

理解该情况对皮肤正常生理功能的病理生理学影响，在未来的研究中，需要纳入包括所有 BMI 类别的更多人群。

（周蓉颖 译，华薇 校，吕小岩 审）

参考文献

Barbenel JC. Identification of Langer's lines. In: Serup J, Jemec G, Grove G, editors. Handbook non-invasive methods and the skin. 2nd ed. Texas: C.H.I.P.S; 2006. p. 565–9.

Blaak J, Lüttje D, John SM, Schürer NY. Irritability of the skin barrier: a comparison of chronologically aged and photo-aged skin in elderly and young adults. Eur Geriatr Med. 2011. doi:10.1016/j.eurger.2011.05.011.

Boza JC, Trindade EN, Peruzzo J, Sachett L, Rech L, Cestari TF. Skin manifestations of obesity: a comparative study. JEADV. 2012;26:1220–3.

Bray G, Clearfield M, Fintel D, Nelinson D. Overweight and obesity: the pathogenesis of cardiometabolic risk. Clin Cornerstone. 2009;9(4):30–42.

Brown J, et al. Skin problems in people with obesity. Nurs Stand. 2004;18(35):38–42.

Darlenski R, Fluhr J. Influence of skin type, race, sex, and anatomic location on epidermal barrier function. Clin Dermatol. 2012;30:269–73.

Darlenski R, Sassning S, Tsankov N, Fluhr JW. Non-invasive in vivo methods for investigation of the skin barrier physical properties. Eur J Pharm Biopharm. 2009;72:295–303.

Ezure T, Amano S. Increased subcutaneous adipose tissue impairs dermal function in diet-induced obese mice. Exp Dermatol. 2009;19:878–82.

Ezure T, Amano S. Influence of subcutaneous adipose tissue mass on dermal elasticity and sagging severity in lower cheek. Skin Res Technol. 2010;16:332–8.

Garrow JS, Welster J. Quetelet's index (W/H2) as a measure of fatness. Int J Obes. 1985;9:147–53.

Guida B, Nino M, Perrino NR, Laccetti R, Trio R, Labella S, Balato N. The impact of obesity on skin disease and epidermal permeability barrier status. J Eur Acad Dermatol Venereol. 2010;24(2):191–5.

Hidalgo L. Dermatological complications of obesity. Am J Clin Dermatol. 2002;3(7):497–506.

Krueger N, Luebberding S, Oltmer M, Streker M, Kerscher M. Age-related changes in skin mechanical properties: a quantitative evaluation of 120 females subjects. Skin Res Technol. 2011;17:141–8.

Löffler H, Aramaki J, Effendy I. The influence of body mass index on skin susceptibility to sodium lauryl sulfate. Skin Res Technol. 2002;8:19–22.

Longo DL, Fauci AS, Kasper DL, Hauser SL, Jameson JL, Loscalzo J. Harrison's principles of internal medicine. 18th ed. New York: McGraw-Hill; 2012.

Millington G. Obesity, genetics and the skin. Clin Exp Dermatol. 2012;38:50–6.

Nino M, Franzese A, Ruggiero Perrino N, Balato N. The effect of obesity on skin disease and epidermal permeability barrier status in children. Pediatr Dermatol. 2012;29(5):567–570.

Ogden C, Yanovski S, Carroll M, Flegal K. The epidemiology of obesity. Gastroenterology. 2007;132:2087–102.

Ogden CL, Carroll MD, Kit BK, Flegal KM. Prevalence of obesity in the United States, 2009–2010, NCHS data brief, vol. 82. Hyattsville: National Center for Health Statistics; 2012.

Palma ML, Monteiro C, Tavares L, Bujan MJ, Rodrigues LM. Relationship between the dietary intake of water and skin hydration. Biomed Biopharm Res. 2012a; 2(9):173–81.

Palma L, Tavares L, Monteiro C, Bujan MJ, Rodrigues LM. Diet water seems to influence skin hydration and biomechanics. World Congress of the International Society for Biophysics and Imaging of the Skin (ISBS), Copenhagen, 28–30 Nov 2012.

Paye M, Mac-Mary S, Elkhyat A, Tarrit C, Mermet P, Humbert PH. Use of the Reviscometer for measuring cosmetics-induced skin surface effects. Skin Res Technol. 2007;13:343–9.

Pederson L, Jemec GB. Mechanical properties and barrier function of healthy human skin. Acta Derm Venereol.2006;86:308–311. In: Menon GKK, editor. Barrier functions of human skin: a holistic view. Skin Pharmacol Physiol. 2009;22:178–89.

Piérard GE. EEMCO guidance to the in vivo assessment of tensile functional properties of the skin. Part 1: relevance to the structures and ageing of the skin and subcutaneous tissues. Skin Pharmacol Appl Skin Physiol. 1999;12(6):352–62.

Rodrigues L, EEMCO. EEMCO guidance to the in

vivo assessment of tensile functional properties of the skin. Part 2: instrumentation and test modes. Skin Pharmacol Appl Skin Physiol. 2001;14(1):52–67.

Rogiers V, EEMCO Group. EEMCO guidance for the assessment of transepidermal water loss in cosmetic sciences. Skin Pharmacol Appl Skin Physiol. 2001; 14(2):117–28.

Ryu HS, Joo YH, Kim SO, Park KC, Youn SW. Influence of age and regional differences on skin elasticity as measured by the Cutometer. Skin Res Technol. 2008;14:354–8.

Seidenari S, Giusti F, Pellacani G. Non-invasive methods and assessment of skin diseases. In: Serup J, Jemec G, Grove G, editors. Handbook non-invasive methods and the skin. 2nd ed. Texas: C.H.I.P.S; 2006. p. 37–46.

Shipman AR, Millington GWM. Obesity and the skin. Br J Dermatol. 2011;165:743–50.

Sotoodian B, Maibach H. Noninvasive test methods for epidermal barrier function. Clin Dermatol. 2012;30:301–10.

Venus M, Waterman J, McNab I. Basic physiology of the skin. Surgery. 2010;28(10):469–72.

Verhaegen PDHM, Res EM, Engelen AV, Middelkoop E, Zuijlen PPMV. A reliable, non-invasive measurement tool for anisotropy in normal skin and scar tissue. Skin Res Technol. 2010;16:325–31.

Villareal DT, Apovian CM, Kushner RF, Klein S. Obesity in older adults: technical review and position statement of the American Society for Nutrition and NAASO, the Obesity Society. Am J Clin Nut. 2005;82:923–4, citado.

por Kuczmarski R. In: Kumanyika S, Brownson R,

Hanbook of obesity prevention – a resource for health professionals, Springer science + Business Media, LLC., 2007, 2:25–44.

Wa C, Maibach H. Mapping the human face: biophysical properties. Skin Res Technol. 2010;16:38–54.

Wang Y, Kumanyika S. Descriptive epidemiology of obesity in the United States. In: Hanbook of obesity prevention – a resource for health professionals. Springer science + Business Media, LLC, USA, 2007;3:45–71.

Weigley ES, Adolphe Quetelet (1976–1874): pioneer anthropometrist. Nutr. Today. 1989;24:12–16, citado por Kuczmarski R. in Kumanyika S, Brownson R. Hanbook of obesity prevention – a resource for health professionals. Springer science + Business Media, LLC, USA, 2007, 2:25–44.

WHO Europe: facts and figures. In http://www.euro.who. int, 30 de Junho de 2012.

World Medical Association declaration of Helsinky. Ethical Principles for Medical Research Involving Human subjects, amended until 2004.

Wu K, Osdol W, Dauskardt R. Mechanical properties of human stratum corneum: effects of temperature, hydration, and chemical treatment. Biomaterials. 2006;27:785–95.

Xin S, Man W, Fluhr J, Song S, Elias PM, Man MQ. Cutaneous resonance running time varies with age, body site and gender in a normal Chinese population. Skin Res Technol. 2010;16:413–21.

Yosipovich G, De Vore A, Dawn A. Obesity and skin: skin physiology and skin manifestations of obesity. J Am Acad Dermatol. 2007;6:901–16.

144

职业性皮肤病电子测量工具的发展及其信度效度

Markus F.C. Steiner

内容

关键词

职业接触性皮炎·职业健康测量·远程皮肤病学·信度·诊断精确度·手部湿疹严重指标·职业测量手部湿疹评分·手部湿疹·手部皮炎

缩写词

HE	Hand eczema	手部湿疹
HECSI	Hand eczema severity index	手部湿疹严重指标
HEROS	Hand eczema score for occupational screenings	职业监测手部湿疹评分
HSE	Health and Safety Executive	健康安全执行
OCD	Occupational contact dermatitis	职业性接触性皮炎
OHSI	Osnabruck hand eczema severity index	奥斯纳布吕克手部湿疹严重指标
S&F	Store-and-forward technology	存储和转发技术
UK	United Kingdom	英国
VC	Videoconferencing link	视频会议

1 简介

1.1 职业皮肤健康监测

职业性皮肤病（occupational skin diseases）非常常见，某些职业的发病风险远高于其他职业。手部职业性接触性皮炎（occupational contact dermatitis）是最常见的一种职业性皮肤病，发病率大约占80%（Andersen 2003）。有的学者认为其发生率与工业相关的成本经济投入相关。Brown总结指出：在工作地点防止接触性皮炎发生，主要通过等级控制以最小化或清除暴露危险，包括清除、替代、工程控制、行政监控以及个人防护装备（Brown 2004）。尽管缺少证据的支持，健康安全立法仍要求，在危险不能清除或充分控制的行业（如湿法作业、接触化学制品和生物制剂，以及一些接触冷/热物理制剂的行业），雇主要为其员工提供定期的皮肤监测（HSE 2011）。目前英国推荐的做法是（HSE 2008），指定专门负责的监察员或生产线经理，采用常规问卷调查或视觉监督的方式，定期（每年或根据不良健康结果更频繁）对高危劳动人员进行检查评估及筛选。上述两种方法都有各自的局限性：

使用问卷调查工人过去和现在的皮肤状况的方法，虽然应用广泛，但缺乏临床评估验证。记忆偏差、主观依靠个人感知自我皮肤状况及定义正常皮肤，可能导致症状被错误分类、报道不足或者过度报道。在一些工厂，工人们把他们的皮肤改变认为是工作带来的正常皮肤变化，进而导致漏报。

另一方面，指定专人对员工进行职业性皮肤病筛查，也存在不足。理想状态下，这项工作应有具备一定知识储备的职业病防护人员进行，但实际上大多数情况下，这些工作是由一些没有医学背景的人来执行，因此难以评估筛查的准确性，也很难判断是否会有人为了使工人免受非自愿的岗位变动甚至失业，而对真实情况进行隐瞒。

1.2 远程皮肤病学

远程健康（telehealth）（远程健康教育，公共医疗卫生，以及医疗卫生管理部门）和远程医学（tele-medicine）（远程的临床诊断和治疗）（Gershon-Cohen and Cooley 1950；Strehle and Shabde 2006；世界卫生组织远程信息咨询组1998）自1910年问世以来，逐步发展并得到广泛应用（Remo et al. 2008；Senel 2010；Preston et al. 1992）。过去主要是对数据进行类比，近年来随着数字技术的引进，全球的临床数据库迅速增大。研究证明了远程皮肤病学的准确性，其诊断结果与医患面诊结果的一致性可达80%～90%（High et al. 2000）但是由于视频会议系统使用费用昂贵，与传统的医患面诊相比，成本常常并不低（Loane et al. 2001；Hailey et al. 2002）。

远程皮肤科提供了3种不同的远程医疗方法：

1. 存储转发技术（store-and-forward technology, S & F），拍下患者的照片，连同临床资料一并发给皮肤科专家，远程专家会在他们方便的时候进行处理。这种方法仅仅需要一个数码相机（甚至只需要一个能拍照的手机）和能够传送图像的网络。

2. 实时视频会议（videoconferencing link, VC），让患者或当地的接诊医生与皮肤科专家进行视频交流。这种方法需要更多的设备资源；然而，近年来的科技发展已经很可观地降低了设备成本。配备有电脑和网络，就能实现视频会议。不过，这种方法需要患者和 / 或当地医生及皮肤科专家同时在线，提前预约时间。优点在于，医患之间的直接沟通，可使皮肤科专家获取诊断所需的临床必要信息（Loane et al. 2000）。

3. 联合应用了存储转发和实时视频会议两种方法，也就是视频会议开始之前或进行中时，将照片传输给皮肤科专家，因此同时具备了两者优点。

近年来，关于远程皮肤诊断结果的可行性、患者和医生的认可度、有效度和可信度，发表了一些研究。这些研究的背景都设立于直接就诊相当耗时并且昂贵的农村地区（Loane et al. 2001；Baba et al. 2005；Bergmo 2000；Burgiss et al. 1997；Finch et al. 2007；Finch 2008；Du Moulin et al. 2003；Eminovic et al. 2010；Chambers et al. 2012）。其中，有些研究重点强调了某些特定的皮肤疾病，如银屑病，黑素瘤和其他皮肤肿瘤（Kroemer et al. 2011；Singh et al. 2011；Warshaw et al. 2009a，b，2010），或者着重特定疾病的治疗效果（例如小腿溃疡的治疗）（Binder et al. 2007）。也有研究观察多种不同皮肤疾病。

近期的一项研究，在临床面对面诊治和存储转发远程皮肤科医生诊治之间，提出一个平衡点（kappa 值），提出在两者之间的一个机会修正值（0.71 ～ 0.86）之间的机会（Edison et al. 2008；Rubegni et al. 2011）。Parsi 等的研究报道指出，皮肤远程对银屑病的诊治成本比面对面就诊少 1.7 倍（Parsi et al. 2012），Moreno-Ramirez 等的报道得到类似的结果，远程诊疗皮肤癌的成本比面对面的诊疗成本降低 1.6 倍（Moreno-Ramirez et al. 2009）。

上述用于不同皮肤疾病的临床患者，测试其可信度，以明确诊断并指导治疗进度和评估疗效。只有一项研究调查了皮炎和皮疹的远程皮肤病学评估的诊断准确性，这种情况可能是与职业卫生诊所所期望的状况最为接近。Heffner 等报道说在 137 个有皮疹的儿科患者在面对面直接就诊和一个资深皮肤科医生在远程皮肤就诊系统中通过病史及电子照片给出的诊断一致。初级皮肤科医师的评分内一致性为 82%，kappa 值 0.8（95%CI：0.73 ～ 0.88）；两名皮肤科医生仅通过照片判断的评价者间一致性为 73%，而通过照片和入院评估判断的一致性为 69%，kappa 值分别为 0.69（95%CI：0.61 ～ 0.77）和 0.65（95%CI：0.58 ～ 0.73）。12% ～ 16% 的病例在临床诊断中存在分歧。这项研究包括多种皮肤疾病，目的是对这些疾病做出正确的鉴别诊断。

2 结果

在职业医学和职业性皮肤病防护工作中，皮肤的早期征兆可能很轻微，但这对于避免病情加重以及防治慢性病具有重要意义。对出现皮肤损伤的工人早期检查及监测，可以更好地完善和实施公司的健康和安全管理流程，降低员工工作风险，并提高公司实施风险预防控制措施的层次。以往认为，在职业暴露环境中，难以使用远程皮肤诊断技术（Schlaich et al. 2009）。

然而，新近两项关于早期发现及诊断职业性手部皮炎（occupational hand dermatitis）的研究表明，使用远程皮肤病学方法进行职业健康监测（Steiner 2011；Baumeister 2009）是可行的。

Baumeister 等报道了在 100 名冶金工人身上使用电子照片后进行远程皮肤病学检查。所有工作人员均由医生在工作场所评估受试者手部皮炎严重程度（分为 4 类：无变化，轻度，中度，重度），并完成病史、工作条件、防护设备使用等初始访谈调查问卷。随后使用由作者开发的定量评分系统（Weistenhofer et al. 2011）评估皮肤，选择手的 54 个区域，针对原发性（红斑，水疱，丘疹）和继发性皮肤改变（结痂，糜烂，裂隙，苔藓化），在 0 分（无）到 3 分（严重）严重程度进行评分。职业筛查手部湿疹评分（HEROS）已在独立研究中验证其内部观察者和观察者间的有效性，并显示与另外3种针对不同手部湿疹的评分系统相当的可信度，即手部湿疹严重程度指数（HECSI）（Held et al. 2005），Osnabrueck手湿疹严重程度指数（OHSI）（Skudlik et al. 2006）和Manuscore（John 2001）。检查后，使用装在三脚架上的Olympus SP-350相机在绿色背景下拍摄电子照片，拍摄双手的背部和手掌部位。数周后，电子照片由两名医生使用相同的评分系统进行分析。他们的研究结果显示，远端皮肤检查的平均得分（16.3）明显高于面对面检查（13.1），其中以继发性皮肤病变评分较高。但是在原发性皮损中并无差异。皮肤损伤的4个主观类别的平均得分，在无皮肤改变时，面对面检查得分为5.6，远程皮肤评估得分为6，皮疹为轻度，得分分别为14.6和16.7，对中度皮肤损伤的评分分别为33.8和9（只有一例）。在面对面检查和远程皮肤两种评估方式之间，对主观类别"无皮肤改变""轻度""中度"和"严重"的对照中没有评估一致性和可靠性，在论文中提供的数字是kappa值（二次加权kappa）为0.1（95%CI：0.09～0.23），两种方式之间仅提供一个简单的内部对照。

第二项关于职业性皮肤病远程皮肤评估领域的研究由该作者实施，他同时研究开发一套工具包，不论环境影响如何，都采用标准照片，并使用校准设备对诊断准确性和可靠性进行评估（Steiner 2011）。尽管它的信度和技术进步都被证实，但远程皮肤科诊断尚未得到广泛应用，原因如下（Armstrong et al. 2010，2011）：

- 缺乏对拍摄高标准照片的适当培训
- 昂贵而低效的软件平台
- 需要更好地融入现有应用系统
- 远程医疗服务缺乏报销，同时也缺乏具有吸引投资的实施模式

这项研究旨在解决前两个问题，即开发一种经济实惠的摄影工具，不需要专业培训就可以拍摄标准照片。

照片具有可复制性，不受时间、地点和拍摄者

的影响，拍摄者无须经过专业培训，且工作场所的照明条件无法保证，因此要在以下前提下开发工具箱：

- 方便运输，功能强大，并可作为工具包在不同工作场所使用
- 使用标准组件来降低成本
- 可通过笔记本电脑遥控的紧凑型数码相机（系绳拍摄）
- 提供可重现的照明条件并减少其他光源对环境的影响
- 使用带有色彩校准设备的标准化设施评估电子照片，避免由于技术问题导致皮肤损伤分类和评分结果的差异

标准化的照明条件是通过阻断外界环境光源并使用可重现的高分辨输出光源的一个设备（闪光灯）来实现的。这个相机是根据以下几个方面通过系绳拍摄来操控的：（a）在电脑上实时预览图像；（b）变焦控制；（c）自动对焦；（d）闪光输出控制；（e）完全控制曝光设置（ISO，快门速度，光圈和白平衡）。图1显示了拆开的设备及安装完整的设备。

为了对比职业皮肤健康监测中面对面和远程皮肤评估之间诊断效度和信度，有研究者（Forrester and Roth 1998；Meyer et al. 2000）开发出一个网络平台，可以将照片呈现于彩色校正监护仪。研究者选择手部皮炎风险较高的几个职业人群：重症监护病房的医务工作者，阿伯丁地区的工程技术人员，苏格兰东北部一些大学的美发师学徒，以及该地区几所幼儿园的护士。

除了对受试者手部皮肤进行定性评估（"正常皮肤""干性皮肤"或"皮炎"），还同时进行手部湿疹严重指数（HECSI）（Held et al. 2005）评估。

在7个月的时间内，每月对在指定时间内受试者进行检查、图像采集和评估。每个受试者在每次访视时间点需要拍摄3张照片：①手的背侧；②手掌侧面伸出手指；③手指抬起以看指尖。在最后一次访视时，增加拍摄照片④显示手指的内侧面。图2展示手部4个展示位置拍摄图片，输入内容包括检查部位和受试者识别码。拍摄后研究者使用标准参考色卡（Gretag Macbeth Color Checker Mini-Chart，X-Rite Inc.）检查照片的正确曝光设置（以

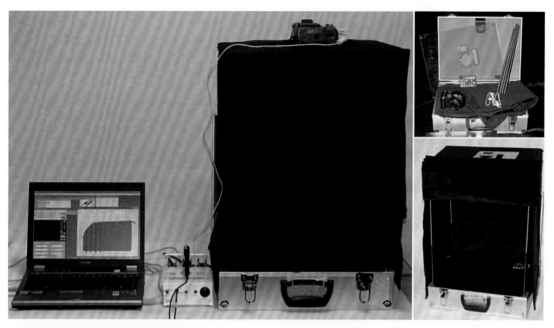

图 1 用于工作场所拍摄标准照片的照相设备

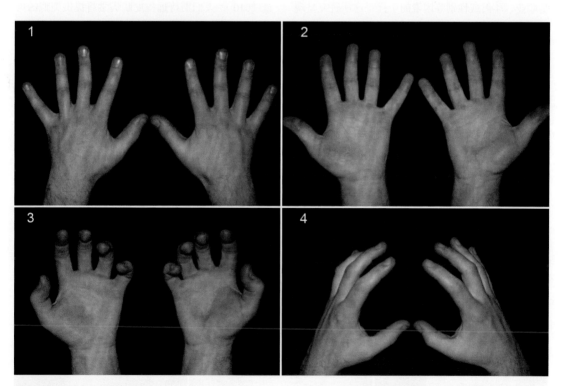

图 2 受试者在每次拍摄的照片示例

排除色彩偏差）。

332 位受试者共参与 1, 217 次医生 - 受试者面对面评估，数据用于与远程皮肤医生评估做对比。远程皮肤医生评估，仅依据照片展示的手部视觉外观，没有提供病史等其他附加信息。使用未加权 Kappa 值对主观类别"正常皮肤""干性皮肤 / 轻微皮炎""皮炎"的面对面检查和远程皮肤病学评估分析的对照，给出 87.8% 的内部评估一致性，以及 0.79（95%CI：0.76～0.82）的 kappa 值；在内科医生和皮肤科医生之间得出 57.2% 评估一致性值及相应的 kappa 值为 0.16（95%CI：0.12～0.21）。使用二次加权 kappa，内部评估者一致性，增加到 95.1%［权重 kappa 值 0.82（95%CI：0.7～0.85）］和 80.1%［权重 kappa 值 0.27（95%CI：0.20～0.33）］。HECSI 评分只由内部评估者完成，并且显示 0.76 HECSI 评分的 spearman 系数相关性可以很好地区分 3 个类别的皮肤健康状态，并且不受职业、年龄或性别等因素的干扰。这项研究呈现了，手部皮炎的职业皮肤监测中一个很好的面对面评估和远程皮肤评估之间的内部评估一致性。

3 讨论

远程皮肤病学已经建立并广泛用于临床，为患有皮肤病的农村地区的全科医生提供技术支持，特别是在患者和专科医生使用存储和转发技术时可以降低成本和时间。对于皮肤肿瘤、黑素瘤或银屑病等几种皮肤病症，远程皮肤病学也显示出面对面咨询和远程皮肤病评估之间良好的诊断对照，并监测在特定疾病条件下的成功治疗（Pak et al. 2007）。Baumeister 等提供了一个病例研究，在这个病例研究中，成功地使用了远程皮肤病学帮助职业医师对 6 名铁路工作人员进行了诊断，并寻找出炎症的可能来源（Baumeister et al. 2007），并测试了两个湿疹评分系统的相关性，提出湿疹评分系统可用于远程皮肤病的手部湿疹早期诊断（Baumeister et al. 2010）。迄今为止，只有两项研究使用远程皮肤科进行职业健康监测，尽管它具有潜在的吸引力，并提供了一种快速且不会干扰工作过程的方法，但这两项研究的结果都具有不确定性，其中一个研究内部评估者的可信度低（Baumeister et al. 2009），就评估者间的对照而言，另一个研究提高了评估间的一致性，但评估者的可信度低仍不令人满意（Steiner et al. 2011）。产生这些结果的潜在原因是什么？如何解决？在相关的研究中，面对面诊治的皮肤科医生的诊断一致性约为 78%（Ribas et al. 2010），人们期待远程皮肤病学将提供类似的可靠性。

第一项研究报告并未报告摄影设置是否已标准化，以及是否采取了预防措施以避免由于技术问题导致错误分类。这可能远程皮肤科诊断未能得到精确评估的主要原因。图 3 显示了在不同角度观看时在同一监视器上呈现的相同照片的示例，并且说明了皮肤状况进行职业筛查时使用远程皮肤病学对通路中的每个步骤进行标准化的重要性。

第二项研究讨论了手部照片和评估标准化所有可能的问题，现在美国远程医疗协会出版的远程皮肤科实践指南（Krupinski et al. 2008）中也可以找

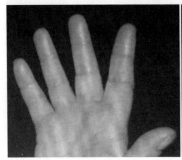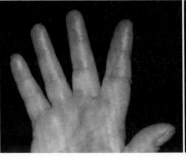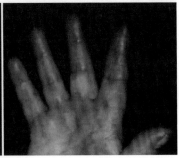

图 3 在经过校准的笔记本电脑屏幕上，视角发生最小变化时同一照片的外观

到类似的建议。该研究能够在面对面评估和远程皮肤评估之间表现出非常好的对照，但在临床 RF 和皮肤科顾问只显示了评估间的差异。他们都对临床门诊患者手部皮炎的评分进行了培训，评估了患有不同手部皮炎的患者。照片的呈现是随机的、不知情的，并且将偏见降到最小。两位评估员之间存在分歧的两个可能原因可能是：(a) 皮肤科医生只有在主观认同的情况下才能对参与者进行评分，因此依赖了手部的第一个描述，而不是仔细观察特有的体征；(b) 在评估患有轻微皮肤变化和严重皮肤损伤的患者特有体征时，采用不同的阈值。皮肤科医生顾问只能看到诊所患有中度到严重手部皮炎的患者，很少有患者手部皮肤变化较小，需要临床治疗。相比之下，临床 RF 和职业医师面临的问题是，工人手部只有轻微的皮肤变化，需要解决这些变化来避免工作时间可能的或失业而导致其恶化，并为工作人员提出预防措施。这使得评估者可能根据他们通常的工作环境有不同的观点。远程皮肤科方法的另一个缺点是，一些皮肤损伤可能太轻微，而不容易在照片中识别。例如，对于暴露于潮湿工作的职业而言，这在某种程度上是正确的。这种皮肤变化只有经验丰富的评估人员才能识别，并且很容易被忽略。提供额外的职业和临床数据可能会增加评估这类微小变化的准确性。

两项研究都表明，与面对面检查相比，远程皮肤诊断的皮肤状况得分更差。导致这个的可能原因是通过视觉检查将图片放大到尽可能更多细节的能力，并且在电子照片中更有时间去研究细微变化。这的确会导致使用已有的评分工具得分较高，但在第二项研究中对皮炎的主观评估没有影响。这确实会导致使用既定的评分工具得分较高，但在第二项研究中对皮炎的主观评估没有影响。

基于使用标准化设备形成非常好的内部对照，远程皮肤病学为手部皮炎的体征提供了一种有吸引力的职业皮肤监测方法，其优点是它可以在工人和雇主方便的时间完成，不会占用工作人员太多时间（仅仅需要数分钟）或破坏工作过程，临床医生也可以自己选择时间进行评估诊断工作，不会影响临床医生正常的临床医疗工作，并且可以随时监测预防措施或治疗的进展。标准化设置能够生成可重复的照片，并且可以将其整合到职业皮肤测量的记录过程中，过程具有可重现性，并可用于手部皮炎治疗的临床设置或临床研究。

手部皮炎的评分方法有多种。虽然其中一些评分法（如职业监测手部湿疹评分，手部湿疹严重程度指数）已临床用于诊断及治疗效果随访，但是为了获得更严谨客观、重现度高的资料和数据，图像采集和远程评估的方法须更加标准化。也需要更多的关于远程职业皮肤测量评估者间信度的研究，以证明该评估方法及模式的有效性，并明确其存在的缺陷。

使用职业皮肤测量远程评估工具包需要注意以下几个方面：

- 避免用户自行设置相机和照明条件
- 评估环境需使用标准化的工作站设置和校准设备
- 评估人员经过充分的专业培训，最好是在评估中心经过训练，并需要持续定期培训

职业皮肤测量远程评估工具包未来可能发展趋势：

（a）为特定职员提供员工卡启动系统设置，而不需要进一步的用户输入和实时用户。

（b）偏振光源可以对所有皮肤表面结构进行更详细的展示（例如，使用平行偏振光照片）。

由于所有目前相机制造商都停止生产系绳小型相机型号，所以需要新的替代方案：或使用更昂贵的数码 SLR 相机，但这会增加远程皮肤测量工具的成本；或使用与相机模块或手机应用软件相连的笔记本电脑，控制拍摄及存储照片。

（郑跃 译，赖维 校/审）

参考文献

Andersen KE. Occupational issues of allergic contact dermatitis. Int Arch Occup Environ Health. 2003;76(5): 347–50.

Armstrong AW, Sanders C, Farbstein AD, Wu GZ, LinSW, Liu FT, et al. Evaluation and comparison of store-and-forward teledermatology applications. Telemed J E Health. 2010;16(4):424–38.

Armstrong AW, Kwong MW, Ledo L, Nesbitt TS, Shewry SL. Practice Models and Challenges in Teledermatology: A Study of Collective Experiences from Teledermatologists. PLoS ONE. 2011;6(12): e28687. doi:10.1371/journal.pone.0028687.

Baba M, Seckin D, Kapdagli S. A comparison of teledermatology using store-and-forward methodology alone, and in combination with Web camera videoconferencing. J Telemed Telecare. 2005;11(7):354–60.

Baumeister T, Drexler H, Kutting B. Teledermatology – a hitherto underestimated tool in occupational medicine – indications and limitations. J Occup Health. 2007; 49(6):504–8.

Baumeister T, Weistenhofer W, Drexler H, Kutting B. Prevention of work-related skin diseases: teledermatology as an alternative approach in occupational screenings. Contact Dermatitis. 2009;61(4): 224–30.

Baumeister T, Weistenhofer W, Drexler H, Kutting B. Spoilt for choice – evaluation of two different scoring systems for early hand eczema in teledermatological examinations. Contact Dermatitis. 2010; 62(4):241–7.

Bergmo TS. A cost-minimization analysis of a real-time teledermatology service in northern Norway. J Telemed Telecare. 2000;6(5):273–7.

Binder B, Hofmann-Wellenhof R, Salmhofer W, Okcu A, Kerl H, Soyer HP. Teledermatological monitoring of leg ulcers in cooperation with home care nurses. Arch Dermatol. 2007;143(12):1511–4.

Brown T. Strategies for prevention: occupational contact dermatitis. Occup Med (Lond). 2004;54(7):450–7.

Burgiss SG, Julius CE, Watson HW, Haynes BK, Buonocore E, Smith GT. Telemedicine for dermatology care in rural patients. Telemed J. 1997;3(3): 227–33.

Chambers CJ, Parsi KK, Schupp C, Armstrong AW. Patient-centered online management of psoriasis: a randomized controlled equivalency trial. J Am Acad Dermatol. 2012;66(6):948–53.

Du Moulin MF, Bullens-Goessens YI, Henquet CJ, Brunenberg DE, de Bruyn-Geraerds DP, Winkens RA, et al. The reliability of diagnosis using store-and-forward teledermatology. J Telemed Telecare.

2003;9(5): 249–52.

Edison KE, Ward DS, Dyer JA, Lane W, Chance L, Hicks LL. Diagnosis, diagnostic confidence, and management concordance in live-interactive and store-and-forward teledermatology compared to in-person examination. Telemed J E Health. 2008;14(9):889–95.

Eminovic N, Dijkgraaf MG, Berghout RM, Prins AH, Bindels PJ, de Keizer NF. A cost minimisation analysis in teledermatology: model-based approach. BMC Health Serv Res. 2010;10:251.

Finch T. Teledermatology for chronic disease management: coherence and normalization. Chron Illn. 2008;4(2):127–34.

Finch TL, Mair FS, May CR. Teledermatology in the UK: lessons in service innovation. Br J Dermatol. 2007; 156(3):521–7.

Forrester BG, Roth VS. Hand dermatitis in intensive care units. J Occup Environ Med. 1998;40(10):881–5.

Gershon-Cohen J, Cooley AG. Telognosis. Radiology. 1950;55(4):582–7.

Hailey D, Roine R, Ohinmaa A. Systematic review of evidence for the benefits of telemedicine. J Telemed Telecare. 2002;8 Suppl 1:1–30.

Held E, Skoet R, Johansen JD, Agner T. The hand eczema severity index (HECSI): a scoring system for clinical assessment of hand eczema. A study of inter- and intraobserver reliability. Br J Dermatol. 2005;152(2): 302–7.

HighWA, Houston MS, Calobrisi SD, Drage LA, McEvoy MT. Assessment of the accuracy of low-cost store-and-forward teledermatology consultation. J Am Acad Dermatol. 2000;42(5 Pt 1):776–83.

HSE. Skin at work: work-related skin disease – legal requirements. Available at: http://www.hse.gov.uk/skin/professional/legal.htm. Accessed 10 Dec 2011.

HSE. Topic inspection pack – work related contact dermatitis (Disease Reduction Programme (DRP) Skin Disease Programme). 2008 Version 4, March 2008:1–35.

John SM. Diagnostics in the investigation of occupational skin diseases – I:operationalisation of the clinical findings (Manuscore). In: John SM, editor. Clinical and experimental studies of the diagnostics in occupational dermatology. Osnabrueck: Universitaetsverlag Rasch; 2001. p. 133–41.

Kroemer S, Frühauf J, Campbell TM, Massone C,

Schwantzer G, Soyer HP, et al. Mobile teledermatology for skin tumour screening: diagnostic accuracy of clinical and dermoscopic image tele-evaluation using cellular phones. Br J Dermatol. 2011;164(5):973–9.

Krupinski E, Burdick A, Pak H, Bocachica J, Earles L, Edison K, et al. American Telemedicine Association's Practice Guidelines for Teledermatology. Telemed J E Health. 2008;14(3):289–302.

Loane MA, Bloomer SE, Corbett R, Eedy DJ, Hicks N, Lotery HE, et al. A comparison of real-time and storeand- forward teledermatology: a cost-benefit study. Br J Dermatol. 2000;143(6):1241–7.

Loane MA, Bloomer SE, Corbett R, Eedy DJ, Evans C, Hicks N, et al. A randomized controlled trial assessing the health economics of realtime teledermatology compared with conventional care: an urban versus rural perspective. J Telemed Telecare. 2001;7(2):108–18.

Meyer JD, Chen Y, Holt DL, Beck MH, Cherry NM. Occupational contact dermatitis in the UK: a surveillance report from EPIDERM and OPRA. Occup Med (Lond). 2000;50(4):265–73.

Moreno-Ramirez D, Ferrandiz L, Ruiz-de-Casas A, Nieto- Garcia A, Moreno-Alvarez P, Galdeano R, et al. Economic evaluation of a store-and-forward teledermatology system for skin cancer patients. J Telemed Telecare. 2009;15(1):40–5.

Pak H, Triplett CA, Lindquist JH, Grambow SC, Whited JD. Store-and-forward teledermatology results in similar clinical outcomes to conventional clinic-based care. J Telemed Telecare. 2007;13(1):26–30.

Parsi K, Chambers CJ, Armstrong AW. Cost-effectiveness analysis of a patient-centered care model for management of psoriasis. J Am Acad Dermatol. 2012;66(4): 563–70.

Preston J, Brown FW, Hartley B. Using telemedicine to improve health care in distant areas. Hosp Community Psychiatry. 1992;43(1):25–32.

Ribas J, Cunha Mda G, Schettini AP, Ribas CB. Agreement between dermatological diagnoses made by live examination compared to analysis of digital images. An Bras Dermatol. 2010;85(4):441–7.

Romero G, Garrido JA, Garcia-Arpa M. Telemedicine and teledermatology (I): concepts and applications. Actas Dermosifiliogr. 2008;99(7):506–22.

Rubegni P, Nami N, Cevenini G, Poggiali S, Hofmann-Wellenhof R, Massone C, Bilenchi R, Bartalini M, Cappelli R, and Fimiani M. Geriatric teledermatology: store-and-forward vs. face-to-face examination. Journal of the European Academy of Dermatology Venereology, 2011;25:1334–1339.

Schlaich C, Reinke A, Savenich C, Reimer T, Oldenburg M, Baur X, et al. Guidance to the International Medical Guide for Ships 3(rd) edition: interim advice regarding the best use of the medical chest for ocean-going merchant vessels without a doctor onboard: joint statement of WHO Collaborating Centres for the health of seafarers and the International Maritime Health Association – 2009 version. Int Marit Health. 2009;60(1–2):51–66.

Senel E. History of teledermatology: a technique of the future in dermatology. Skinmed. 2010;8(3):167–70.

Singh P, Soyer HP, Wu J, Salmhofer W, Gilmore S. Teleassessment of Psoriasis Area and Severity Index: a study of the accuracy of digital image capture. Australas J Dermatol. 2011;52(4):259–63.

Skudlik C, Dulon M, Pohrt U, Appl KC, John SM, Nienhaus A. Osnabrueck hand eczema severity index – a study of the interobserver reliability of a scoring system assessing skin diseases of the hands. Contact Dermatitis. 2006;55(1):42–7.

Steiner MFC. Workplace health surveillance for occupational skin diseases: diagnostic accuracy and reliability of a teledermatology tool. PHD thesis. University of Aberdeen; 2011.

Strehle EM, Shabde N. One hundred years of telemedicine: does this new technology have a place in paediatrics? Arch Dis Child. 2006;91(12):956–9.

Warshaw EM, Lederle FA, Grill JP, Gravely AA, Bangerter AK, Fortier LA, et al. Accuracy of teledermatology for nonpigmented neoplasms. J Am Acad Dermatol. 2009a;60(4):579–88.

Warshaw EM, Lederle FA, Grill JP, Gravely AA, Bangerter AK, Fortier LA, et al. Accuracy of teledermatology for pigmented neoplasms. J Am Acad Dermatol. 2009b;61 (5):753–65.

Warshaw EM, Gravely AA, Bohjanen KA, Chen K, Lee PK, Rabinovitz HS, et al. Interobserver accuracy of store and forward teledermatology for skin neoplasms. J Am Acad Dermatol. 2010;62(3):513–6.

Weistenhofer W, Baumeister T, Drexler H, Kutting B. How to quantify skin impairment in primary and secondary prevention? – HEROS – a proposal of a hand eczema score for occupational screenings. Br J Dermatol. 2011;164(4):807–13.

WHO Group Consultation on Health Telematics A health telematics policy in support of WHO's health-for-All strategy for global health development: report of the WHO group consultation on health telematics. Geneva: World Health Organization; 1998. p. 1–39.

145

月桂基硫酸钠诱发的面部皮肤刺激：与地区及年龄相关的差异

Slaheddine Marrakchi and Howard I. Maibach

内容

肤角质层水分含量。

将 2%（w/v）的月桂基硫酸钠（Sigma，St Louis，MO）用滤纸饱和吸收，然后在选定的 8 个区域的皮肤使用 0.8cm 直径的铝盘斑试器（Finn Chamber aluminum disks）（芬兰 Epitest 有限公司），封闭斑贴 1 小时。在对照侧，在相同条件下使用蒸馏水封闭斑帖。

为了评估皮肤刺激性，在去除刺激物后 1 小时和 23 小时测量 TEWL。

根据控制区域的变化校正测试区域的 TEWL：

$$TEWL=TEWL_{测量值}-\delta TEWL\ H_2O$$

上面公式的 TEWL 测量值，是指在去除 SLS 斑贴物后区域，在 1 小时或 23 小时，手测 TEWL 值；

$\delta TEWL\ H_2O$ 值是指对照区域 TEWL 值 - 基线 TEWL 值；对照区域 TEWL 值是指使用蒸馏水封闭斑帖区域，去除斑贴物后 1 小时或 23 小时测量的 TEWL 值。

通过 TEWL 的变化评估皮肤对 SLS 的刺激反应性（$\delta TEWL=TEWL-TEWL_{基线}$）。

关键词

刺 激 · 面 部 · 月 桂 基 硫 酸 钠 · TEWL · 年龄 · 地区差异 · 电容

1 简介

虽然广泛研究（Agner 1992），但月桂基硫酸钠（sodium lauryl sulfate，SLS）很少用于面部来研究皮肤刺激性的机制（Cua et al. 1990）。

由于脸部和颈部皮肤的敏感性，以及由于在这些区域中检测到的引起接触性荨麻疹（contact urticaria）的化合物的区域和年龄相关的变化性（Shriner and Maibach 1996；Marrakchi and Maibach 2006），我们进行了这项用 2% 的月桂基硫酸钠密封 1 小时的研究。

由于经表皮的水分丢失（transepidermal water loss，TEWL）被认为是为皮肤对月桂基硫酸钠敏感性的预测参数（Tupker et al. 1989），且浅层皮肤的水合作用的变化，被认为可能与月桂基硫酸钠诱导的皮肤刺激的季节变化有关（Agner and Serup 1989），我们测量了月桂基硫酸钠使用前的基线 TEWL 和电容，并研究了它们与刺激物去除后 1 小时和 23 小时的 TEWL 变化（$\delta TEWL$）之间的相关性（Agner 1992）。

2 材料和方法

2.1 研究对象

对两个年龄组进行了研究：9～30 岁，平均年龄 25.2±4.7 岁；70～81 岁，平均年龄 73.7±3.9 岁。

2.2 方法

选定 8 区域皮肤进行研究（前额、鼻子、脸颊、鼻唇沟、口周区域、下巴、颈部和掌侧前臂）。

受试者休息 15 分钟，以抑制过多的水分蒸发，使用 Tewameter TM 210*（Courage+Khazaka，Cologne，Germany）测量基线 TEWL，并且用 CM 820 PC（Courage+Khazaka，科隆，德国）检测皮

2.3 统计学分析

为了比较每组中的区域皮肤反应性（$\delta TEWL$）数据，采用双尾 Student 配对 t 检验。使用双尾 Studen 不配对 t 检验比较两个年龄组。

基线 TEWL 值和皮肤刺激后 $\delta TEWL$ 值、基线电容和 $\delta TEWL$ 之间的数据，采用简单线性回归和相关性分析。$\delta TEWL$ 被认为是因变量。

3 结果

皮肤反应性

在大多数受试者中，2% 月桂基硫酸钠封闭 1 小时会诱发亚临床刺激，有的受试者会诱发最小红斑（minimal erythema）。

去除刺激物后 1 小时和 23 小时的 TEWL 值没有明显的差异。由于 23 小时的测量结果显示较低的标准偏差值，因此只分析 23 小时刺激性评估结果。

3.1.1 不同区域间对照

在年轻组中，除前臂外，所有区域都对月桂基

硫酸钠起反应。与颈部和前臂相比，SLS 在面颊和下颌中刺激诱导的 δTEWL 值变化更明显（$P < 0.05$）。

在面颊和下颌中发现最高的 δTEWL 平均值（表 1），脸部其他区域的检测数据无统计学差异。

除了前额皮肤，其他区域皮肤均显示出比前臂皮肤更强的刺激反应。

在老年组中，除鼻部皮肤，口周皮肤和前臂皮肤，其他部位皮肤均对 SLS 刺激有反应。脸颊和下颌显示出最高的 δTEWL 平均值（见表 1）。当与前臂皮肤相比，以及当下颌与前额比较时，这两个区域的数据差异更为显著（$P < 0.05$）。

3.1.2　两个年龄组对照

年轻组研究的所有皮肤部位，平均 δTEWL 值都高于老年人群（表 1）。下颌（$P=0.035$）和鼻唇沟区域（$P=0.005$）具有统计学差异。

4　研究相关性

4.1　基线 TEWL 与斑贴试验后 TEWL 的相关性

表 2 总结了在去除 SLS 后 23 小时，选定的各个部位皮肤基线 TEWL 和 δTEWL 之间各区域的相关性。

表 1　年轻人组和老年人组的皮肤反应测量数据

部位	δTEWL（Mean ± SD）/ [g/（m² · h）]		P 值
	年轻组	老年组	
脸颊	15.1 ± 12.8	6.8 ± 7.3	0.093
下颌 *	13.5 ± 9.9	6.0 ± 3.3	0.035
前臂	1.9 ± 2.1	1.1 ± 1.5	0.354
前额	10.4 ± 13.9	2.3 ± 2.3	0.086
颈部	6.8 ± 6.0	3.6 ± 3.7	0.165
鼻唇沟 *	12.4 ± 6.3	4.4 ± 4.8	0.005
鼻部	8.6 ± 7.6	5.0 ± 6.0	0.251
唇周	10.7 ± 10.0	4.2 ± 4.1	0.074

δTEWL= 刺激物移除后 23 小时后 TEWL $_{校正}$ –TEWL $_{基线}$。
* 青年组与老年组之间的差异有统计学意义（$P < 0.05$）。

表 2　刺激物移除后 23 小时，各区域皮肤的基线 TEWL（BTEWL）与 SLS 刺激后皮肤 TEWL 间的相关性

	BTEWL（Mean ± SD）	TEWL 23H（Mean ± SD）	δTEWL（Mean ± SD）	r	P
脸颊 *	15.63 ± 6.70	26.63 ± 15.30	10.96 ± 11.01	0.461 6	0.040
下颌 *	20.87 ± 6.73	30.47 ± 12.08	9.77 ± 8.13	0.353 5	0.126
前臂	8.64 ± 3.97	9.70 ± 4.92	1.51 ± 1.83		
前额 *	14.10 ± 5.71	20.40 ± 14.96	6.39 ± 10.53	0.647 4	0.002
颈部	11.55 ± 4.35	16.63 ± 8.54	5.18 ± 5.12	0.627 3	0.003
鼻唇沟 *	28.74 ± 8.56	36.93 ± 13.44	8.40 ± 6.78	0.483 1	0.031
鼻部 *	19.04 ± 6.03	25.27 ± 11.15	6.77 ± 6.92	0.321 8	0.166
唇周	24.25 ± 8.93	29.98 ± 14.6	7.47 ± 8.17	0.454 7	0.044

SLS 有反应区域：基线 TEWL 与去除 SLS 后 23 小时的皮肤 TEWL 具有统计学差异（$P < 0.05$）。
r，相关系数。
P，显著性（当 $P < 0.05$ 时，显著相关）。

前额和颈部显示最强的相关性（*r*=0.647 4，前额 *P*=0.002；*r*=0.627 3，颈部 *P*=0.003）。

鼻部和下颌部位皮肤，SLS 刺激后皮肤的 TWEL 值和基线 TEWL 值没有明显差异。前臂区域皮肤没有进行研究，因为该区域皮肤对 SLS 刺激没有产生反应。

4.2 基线电容与斑贴试验后 TEWL 的相关性

在所研究的全部皮肤区域，基线电容与月桂基硫酸钠诱发的皮肤刺激无关。

5 讨论

月桂基硫酸钠（SLS）是一种阴离子表面活性剂，虽然已经广泛用于研究皮肤对刺激物的敏感性，但是关于面部对月桂基硫酸钠敏感性的研究很少（Cua et al. 1990）。

由于月桂基硫酸钠可以提高刚性纳米颗粒的容量，因此其可作为药物透皮吸收的载体（Lopez et al. 2011）。

在这项实验中，我们研究了年龄和区域变化对月桂基硫酸钠刺激皮肤的影响，重点研究脸部皮肤。

我们仅在 SLS 移除 23 小时后才测量 TEWL 值，是因为我们考虑到，与 1 小时相比，23 小时的 TEWL 值的 SD 较低。SD 中的这种差异，可能与 Agner 和 Serup（1993）所描述的：由于暴露于水而诱发的"皮肤水屏障短暂损伤（transient damage to the water barrier of the skin）"有关，这种 TEWL 的瞬时增加与月桂基硫酸钠刺激无关，也与去除斑贴后 1 至 3 小时之间额外的持续水蒸发无关。

关于 SLS 刺激后 TEWL（δTEWL）增加，年轻组在下颌和鼻唇沟区域具有比老年组更高的刺激反应。在包括颈部在内的其余皮肤区域，年轻组的 δTEWL 平均值较老年组高，但差异不显著，原因可能是由于这些部位皮肤的高 SD 值（表 1）。以往的关于年龄对月桂基硫酸钠易感性影响的相关研究（Cua et al. 1990; Elsner et al. 1990），也报告了老年人皮肤对 SLS 刺激的敏感性下降，结果与我们的一致。

也有使用不同方案（浓度、应用时间），研究月桂基硫酸钠水溶液诱导皮肤刺激（Wilhelm et al. 1989; Van Neste and De Brouwer 1992）。在我们的研究设计中，因为怀疑面部皮肤比身体其他部位皮肤的更敏感，为了证明这一点，我们设计了 2% 月桂基硫酸钠仅在封闭状态下应用 1 小时。该方案在面部的大部分区域皮肤诱发出亚临床刺激反应，但不能在前臂部位皮肤诱发刺激反应，证明面部皮肤比前臂皮肤更敏感。

尽管面颊和下颌显示出最高的 δTEWL 平均值，在年轻组中，面颊皮肤和下颌皮肤比颈部皮肤更敏感，但在两个年龄组，脸部各个区域皮肤之间没有检测到有统计学差异的数据。这种面部区域 TEWL 之间缺乏统计学差异的原因，可能是由于 SD 高引起的。

为了更好地观察在面部区域之间是否存在表面活性剂引起的皮肤刺激的显著差异，可考虑使用更高浓度的月桂基硫酸钠刺激实验，以及开放性重复刺激实验，这可能能更好地寻找出面部常见的潜在刺激物。

我们的相关性研究表明，在月桂基硫酸钠有反应的 7 个区域中，基线 TEWL 和 δTEWL 存在相关性的区域有 5 个（表 2）。

基线 TEWL 和去除斑贴 23 小时后 TEWL 之间的相关性更明显。所有对月桂基硫酸钠有反应的区域（除前臂外的所有研究区域）都显示明显相关性，*r* 为 0.76 ～ 0.88，*P* < 0.001。

然而，我们认为基线 TEWL 值与皮肤刺激后 TEWL 值之间的相关性，并不意味着受刺激后 TEWL 值越高，皮肤就越敏感。但是基线 TEWL 值与刺激后的 TEWL（δTEWL）值差异可能提示皮肤受刺激的程度。由于 TEWL 值被认为是一个稳定的参数（Oestmann et al. 1993），即使对于不同的基线 TEWL 值，TEWL 值发生同样的变化，他们之间的也可以找到正相关。

人面部皮肤对 SLS 的刺激的反应性，随着年龄增长，有下降的趋势，也具有文献支持：大样本亚洲志愿者，TEWL 值随着年龄的增长而下降

（Tagami 2008）。

　　不仅脸部皮肤，而且掌侧前臂，表面上看去均一的皮肤区域，也被证明对 SLS 反应具有区域差异（Bock et al. 2007）。

　　未来需要更多的结合生物物理、生物化学或解剖参数的实验，来研究面部对刺激物的易感性。

（郑跃 译，赖维 校/审）

参考文献

Agner T. Noninvasive measuring methods for the investigation of irritant patch test reactions: a study of patients with hand eczema, atopic dermatitis and controls. Acta Derm Venereol (Stockh). 1992;173(Suppl):1–26.

Agner T, Serup J. Seasonal variation of skin resistance to irritants. Br J Dermatol. 1989;121:323–8.

Agner T, Serup J. Time course of occlusive effects on skin evaluated by measurement of transepidermal water loss (TEWL): including patch tests with sodium lauryl sulphate and water. Contact Dermatitis. 1993;28:6–9.

Bock M, Wulfhorst B, John SM. Site variations in susceptibility to SLS. Contact Dermatitis. 2007;57:94–6.

Cua AB, Wilhelm KP, Maibach HI. Cutaneous sodium lauryl sulphate irritation potential: age and regional variability. Br J Dermatol. 1990;123:607–13.

Elsner P, Wilhelm D, Maibach HI. Irritant effect of a model surfactant on the human vulva and forearm. J Reprod Med. 1990;35:1035–9.

Lopez RF, Seto JE, Blankschtein D, Langer R. Enhancing the transdermal delivery of rigid nanoparticles using the simultaneous application of ultrasound and sodium lauryl sulphate. Biomaterials. 2011; 32:933–41.

Marrakchi S, Maibach HI. Functional map and age related differences in the human face: nonimmunologic contact urticaria induced by hexyl nicotinate. Contact Dermatitis. 2006;55:15–9.

Oestmann E, Lavrijsen AP, Hermans J, Ponec M. Skin barrier function as assessed by transepidermal water loss and vascular response to hexyl nicotinate: intraand inter-individual variability. Br J Dermatol. 1993;128:130–6.

Shriner DL, Maibach HI. Regional variation of nonimmunologic contact urticaria: functional map of the human face. Skin Pharmacol. 1996;9:312–21.

Tagami H. Location-related differences in structure and function of the stratum corneum with special emphasis on those of the facial skin. Int J Cosmet Sci. 2008;30:413–34.

Tupker RA, Coenraads P-R, Pinnagoda J, Nater JP. Baseline transepidermal water loss (TEWL) as a prediction of susceptibility to sodium lauryl sulfate. Contact Dermatitis. 1989;20:265–9.

Van Neste D, De Brouwer B. Monitoring of skin response to sodium lauryl sulphate: clinical scores versus bioengineering methods. Contact Dermatitis. 1992;27:151–6.

Wilhelm KP, Surber C, Maibach HI. Quantification of sodium lauryl sulfate irritant dermatitis in man: comparison of four techniques: skin color reflectance, transepidermal water loss, laser Doppler flow measurement and visual scores. Arch Dermatol Res. 1989;281:293–5.

146

足部间擦水疱：水合作用对水疱形成的影响

Farina Hashmi

内容

关键词

足部·皮肤·水疱·水合作用·组织力学·摩擦·压缩·纺织品

1 与足部水疱形成相关的危险因素

足部水疱可以发生于各个年龄段和各个活动强度的人群，但运动员（Brennan 2002）、徒步旅行者（Kogut and Rodewald 1994）、穿了不合适鞋袜的人群（Dai et al. 2006）及军事人员（Akers and Sulzberger 1972；Mailler-Savage and Adams 2006；Sian-Wei Tan et al. 2008）发生风险较高。此外，耐力训练过程水疱的形成可能是进一步损伤的原因（Van Tiggelen et al. 2009；Bush et al. 2000）。与足部水疱有关的主要风险是局部脓毒症（sepsis）和随之而来的蜂窝织炎（cellulitis）（Hoeffler，1975；Knapik et al. 1995）。

有一些可疑（但未得到充分证实）的因素会增加足部皮肤出现水疱的风险，我们可以人为降低其中的一部分风险；但与皮肤固有特性相关的风险我们就无能为力了（表 1）。减少水疱出现风险的积极措施在一定程度上可以成功，其主要目标是减少鞋袜的水分，从而降低皮肤表面的湿度。文献还报道了许多其他的危险因素如皮肤弹性和皮肤厚度，但尚未在足部皮肤出现水疱的情况下进行测试。

大多数有关足部水疱的研究主要集中在特定活动诱发的水疱，并以此作为唯一的结果测量指标。这些研究没有在受控的条件下而是"在实地"进行，例如，在军事训练后或徒步旅行结束后的人的足部进行水疱计数。由于这些研究的实用性乃至方法学上的局限性，在形成肉眼可见的水疱之前发生的生理改变（和原因）被忽视了。其结果是，有效的预防性干预措施的发展受阻。在摩擦学领域有一些开创性的工作，有助于更好地理解足部皮肤对特定外力的反应。下一节将介绍形成这一领域知识基础的早期著作。

2 对由外力引起的皮肤外伤的早期测量工作

由于军事人员足部出现水疱会有不利的影响，在 20 世纪 50 年代和 60 年代，Naylor 和 Sulzberger 开展了有关足部水疱的研究（Naylor 1955；Sulzberger et al. 1966）。Naylor 报告了形成水疱所需的"摩擦"次数与施加的摩擦力之间的反比关系（Naylor 1955）。Sulzberger 及其同事给出了大量的证据，证实并补充了 Naylor 的发现（Akers 1977）。这两位作者通过系统地将皮肤摩擦至疼痛、起疱和/或糜烂，对胫前、前臂和手掌的皮肤进行了实验室研究（在体研究）。Akers 和 Sulzberger（1972）利用应变仪技术（strain gauge technology）进一步探

表 1　水疱形成的相关危险因素

皮肤结构和功能的差异	参考文献	行走期间高压点易感性	参考文献	鞋内微环境	参考文献
性别：女性较男性更易起疱	Patterson et al.（1994）	足部结构畸形或足骨畸形：扁平足	Knapik et al.（1998）	鞋内湿度：运动时增加	Henning et al.（2005）
	Van Tiggelen et al.（2009）				
种族：白种人易患风险增加	Reynolds et al.（2000）	步行过程中足部生物力学改变：前足内翻	Reynolds et al.（2000）	纤维袜：可以从皮肤吸收水分的纤维可以降低风险	Herring and Richie（1993）
					Knapik et al.（1996）
	Patterson et al.（1994）				Dai et al.（2006）
					Bogerd et al.（2011，2012）
水分的内在差异性，即多汗	Reynolds et al.（1995）	鞋类：太紧或太松	Manna et al.（2001）		
			Bush et al.（2000）		

索了温度和湿度对这些皮肤部位上水疱形成的影响，以便可以精确地量化施加到皮肤上的力。该装置使用的是一个重物和滑轮系统，这个系统可以在皮肤表面以线性方向手动移动一个载物探针，同时可以测量探头和皮肤之间接触界面的摩擦负荷（图1）。这种操作的优点在于可以保持恒定的正常（或垂直）负载的同时，改变摩擦负荷。这是通过系统地在皮肤上涂抹一些物质例如油或滑石粉来实现的，这些物质可以改变摩擦系数（coefficient of friction，CoF）。他们的结果表明，与没有涂抹任何物质的皮肤相比，涂抹这些物质后要引起组织创伤需要更多的负载循环。相反，Naylor 发现皮肤表面水分增加引起 CoF 增加（Naylor 1955），而 El Shimi（1977）后来发现干燥皮肤具有相对较低的摩擦反应（Shimi 1977）。仔细查看 Naylor 的数据，似乎可以认为，如果 CoF 降低约 30%，可能会使造成皮肤创伤所需的负载循环次数增加 3 倍。因此他表明，压缩力维持恒定的情况下，仅通过操纵摩擦力，仍可能会发生皮肤损伤。

这项早期的工作为摩擦学科学铺平了道路。在摩擦学科学中，一系列机动化的、在实验室应用的设备被开发出来，这些设备主要包括将可控的正常负荷应用到身体上不同的皮肤部位，以及检测皮肤对施加负荷的运动阻力。这些设备的负荷运动方向往往是线性的（Comaish and Bottoms 1971；Koudine et al. 2000；Asserin et al. 2000；Sivamani et al. 2003a，b）或旋转的（Shimi 1977；Highley et al. 1977；Prall 1973；Cua et al. 1990；Elsner et al.

1990）。在此期间，研究重点从测试下肢皮肤转移到了身体的其他部位，主要是前臂的皮肤。事实上，在已发表的这类研究中很少用足部皮肤来做实验，许多水疱预防干预措施都是在非足部皮肤进行的研究所提出的。

③ 摩擦学和组织力学知识在足部皮肤功能和水疱形成的应用

在 20 世纪 70 年代，关于皮肤摩擦的基本原理开始受到挑战。根据阿蒙顿定律，当两种相对坚硬的材料（表面光滑的）互相接触时产生的动力 CoF，在正常负荷和相对运动速度的变化下仍然保持不变。然而，当一种坚硬的物质与黏弹性皮肤接触时，在两种物质接触阶段，随着负荷向深层组织的转移增加，皮肤出现非线性变形。这一负荷被称为剪切负荷（shear load）（图 2）。一些研究人员测试了皮肤的这种行为，并得出结论，它不遵循阿蒙顿定律（Shimi 1977；Comaish and Bottoms 1971；Koudine et al. 2000）。皮肤内部剪切力的增加使得表真皮交界处容易发生物理破裂。由此可见，摩擦力的增加会导致深层组织的剪切力增加。这与足部皮肤更为相关，其中摩擦和剪切组分接触负荷不仅受行走期间鞋和足部皮肤之间产生的重复力的影响，而且还在（足跟或跖骨头）波状外形的骨突起和相邻的皮下组织之间产生重复力。正是这些额外的因素影响了摩擦力和剪切力，使其达到一个临界水平，从而导致足部皮肤磨损、水疱或溃疡。

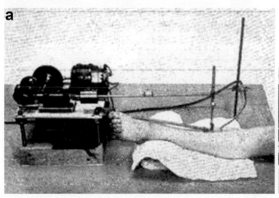
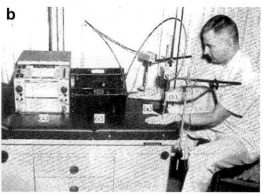

图 1　由（a）Naylor（1952）和（b）Sulzberger 等（1966）设计的摩擦测量设备

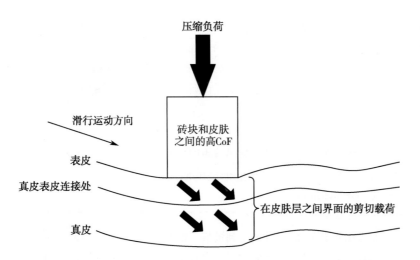

图2　阐明了回应压力和摩擦力产生的剪切负荷

压缩负荷

滑行运动方向

砖块和皮肤之间的高CoF

表皮

真皮表皮连接处

在皮肤层之间界面的剪切载荷

真皮

　　走路时，脚上的每一块皮肤（尤其是足底和后脚跟皮肤）都要承受垂直和平行的负荷。这些负荷的产生和减少与步态周期的变化以及对这些负荷作出反应的软组织的性质有关。这些负荷在步态周期不同阶段以及足部的不同部位之间差别都很大。峰值压缩（peak compression）和剪切负荷不一定同时发生。大多数关注减少重复性负荷造成的皮肤创伤的研究仅集中在峰值压缩水平。然而，很明显，重复负荷的本质涉及摩擦和剪切元素，例如，低的重复性峰值负荷在负荷的重要组分平行于皮肤表面时是有害的。这种情况的一个例子就是皮肤擦伤。当这种剪切分量很大时，皮肤的损伤可以相对较早地发生（即在几次负载循环之后）。相反，当摩擦分量较小时，需要更多的重复负荷才能造成皮肤损伤。摩擦负荷的大小受 CoF 和直接接触压力的影响。更复杂的是，在一般人口的 CoF 测量中，也有相当大的变异性。一个人的皮肤对负荷的反应可能不同于另一个人。

　　考虑到这些因素，Hashmi 等（2013）设计了一系列关于足后跟皮肤（在体）的实验，其中足部水疱的最常见，而底层骨骼的结构可能会影响组织损伤（Hashmi et al. 2013）。作者使用一种可以在皮肤上以标准的间歇性加载 / 卸载模式施加力的装置，该装置模仿走路时足后跟皮肤和鞋边的接触，在健康成人群体中制造了 30 个足后跟水疱（图 3）。在实验中，使用医学温度计监测和量化负荷施加期间的组织创伤程度，作为测量摩擦和剪切负荷引起的创伤的替代指标（图 4）。实验设计与摩擦学研究中使用的其他设备类似，但重点在于有效将负荷有效施加到足跟后面波浪外形的骨表面，同时能够直观地检查和测量组织创伤引起的炎症反应程度。研究结果表明，摩擦足后跟起水疱的起始温度大约是足部正常皮肤温度 +5℃。尽管了解足部结构及其与软组织的生物力学特性之间的关系至关重要，但增加身体任何部位皮肤起疱的易感性的共同因素是湿度增加。因此，在足部起疱的情况下，皮肤与鞋履材料的相

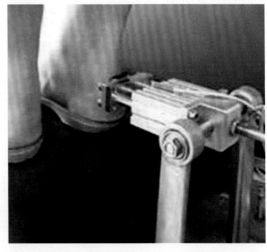

图3　将正常和摩擦负荷间歇应用于足跟后部的负载应用装置（Hashmi et al. 2013）

图4 4个不同的鞋跟在水疱形成时的热图像。每个图像都描绘了一个"热点"（红色），代表了水疱形成的区域

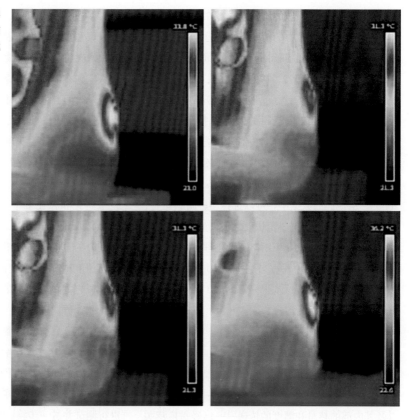

互作用以及鞋内水分的积累是临床解决方案的重要考虑因素。

4 水合作用对足部皮肤摩擦和剪切力的影响

皮肤表面的水分会使其接触到负荷物表面时更加顺滑，这反过来使得皮肤与负荷物之间更进一步接触，因此会增加 CoF。与之相反的是，皮肤干燥时，它与负荷物表面接触较少，因而负荷物更容易在皮肤表面滑动。这个结论已经在用异丙醇使皮肤干燥的研究（Sivamani et al. 2003a）和在临床干燥皮肤的患者中进行的研究（Lodé net al. 1992）中得到了验证。然而，在实验条件下，维持皮肤表面恒定湿度很难做到，因此产生了多种的 CoF（Shimi 1977；Sivamani et al. 2003a；Highley et al. 1977；Nacht et al. 1981）。

Kirkham 等（2014）也做了类似的观察，他们用水足浴来增加足部皮肤的水合程度，并对皮

肤施加相同的压缩和摩擦负荷，这和 Hashmi 等（2013）报道的情况一样。将这些数据与对侧足部没有水合的皮肤进行比较，结果表明，与相对干燥的皮肤相比，水合的足部皮肤达到皮肤创伤（类似于出现水疱前状态）所需的时间要少得多。与其他皮肤部位产生的数据相反，Kirkham 等人发现脚后跟皮肤水合与弹性之间没有显著的正相关性（Kirkham et al. 2014）。这并不令人惊讶，因为弹性的测量是使用抽吸的压力；因此，无法避免在测量中包含真皮，而水合读数是皮肤表层的水合读数。此外，我们可以合理地假设，与进行实验的时间相比，皮肤表面的水分蒸发可能会相对较快地发生，同时，水分也会被吸收到皮肤更深的层中。尚未有人报道运动过程中足部皮肤水合作用的变化；因此，Kirkham 的研究成果不能应用在鞋内皮肤行为的研究范围内。

此外，还需要更清楚地了解摩擦力、压缩力和剪切力是如何共同作用于足部骨骼突出部位的皮肤

的。义肢和矫形学领域的研究人员试图在假肢和假体之间的界面施加压力的情况下解决这个问题。该领域最值得关注的是 Sanders 和他的同事进行的研究（1992，1993，1997，1998，2004；Sanders and Daly 1993），他们设计了剪切负荷传感器（shear load sensors），可以在不同的假体承插墙位置量化剪切/摩擦力。该技术允许通过在这些位置使用各种常见的已知 CoF 的缓冲物质来改变"有风险"位置处的峰值摩擦负荷（Sanders et al. 1998，2004）。从他们的数据中，可以选择多种材料组合，代表 CoF 值的一个重要范围。将这些方法应用于探索脚和鞋之间的相互作用，有助于理解和解释步行时脚部皮肤力学。只有当这些知识应用于实践，才能真正成功地发展（基于科学证据）对水疱、胼胝和溃疡的有效预防治疗。

5 水合作用和鞋内部环境

皮肤微环境变化导致的皮肤损伤——衣服系统以及其内部的热量和湿度的传递——已经被广泛关注（Zhong et al. 2006）；然而，关于鞋内微环境和足部皮肤刺激的著作却很少。足部皮肤水合程度在很大程度上受两个因素的影响：一是对汗液产生的先天敏感性，二是鞋内水分的积累。因此，选择合适的鞋袜和局部预防性治疗对于那些易患多汗症和容易起水疱的人来说是必要的。在这一领域发表的少数几篇论文集中在测量由不同类型袜子的材料诱发的水疱的患病率和水疱大小。例如，Herring 和 Richie 进行的一项双盲研究结果显示，穿丙烯纤维袜子在长跑后可减少足部水疱的发生率并且使出现的水疱体积缩小（Herring and Richie 1993）。Knapik 等（1996）对军事学员进行了一项类似的研究，发现袜子材料越密，足部水疱的发生概率越大，出现的水疱越大（Knapik et al. 1996），这意味着材料越密，其积聚水分的可能性越大。另一些人尝试测试止汗剂对摩擦性足部水疱的发生率和严重程度的影响（Reynolds et al. 1995；Knapik et al. 1998）。但这些研究对预防远足活动后水疱的出现并没有带来积极的作用。事实上，据报道刺激性皮炎的发生率增加

了。尽管有这些研究，但人们对活动后诱发水疱的发生率和严重程度以及对其预防性治疗知之甚少。这种状况将会一直持续下去，直到我们可以更详尽地认识到在不同微环境下足部皮肤功能特性的特定改变。简而言之，针对皮肤的改变我们需要更敏感的测量指标，以抵消人与人之间的多样性。

要预测足部皮肤在行走过程中因为鞋内微环境和产生的力的变化而出现的反应还充满着挑战，但是有几种方法可以用来使用。在缺乏设计受控实验室研究和存在多个变量的情况下，有限元建模（finite element modeling，FEM）可能是该领域未来研究的方向。Dai 和同事进行了这样的研究，他们使用 FEM 了解特定的袜子材料对皮肤和袜以及袜和鞋之间的摩擦力的影响（Dai et al. 2006）。这些研究人员发现，穿一只与足部皮肤摩擦力小的袜子，比穿一只与鞋垫摩擦力小的袜子更能有效地减小足底的剪切力。当考虑足部在鞋内的运动时，这是有价值的知识。由于预防水疱治疗设计背后的理念侧重于减少皮肤材料表面的水分，所以开发模型进行测试并进一步将结果应用于预测水疱预防治疗的效果将是很有价值的。

6 结论和未来方向

水合作用作为摩擦水疱的危险因素的重要性是显而易见的。这一领域的研究人员一致认为，足部水疱是由引起多种病因引起，在研究设计也存在着局限性。必须承认，迄今为止由所有科学学科的研究人员开展的工作均证实了水合作用对足部水疱风险的影响。然而，很明显，这些研究产生的数据现在可能已经达到饱和点，为了能够将这些数据转化为有意义的临床影响，使用建模技术可能是合乎逻辑的进展。将现有的临床研究数据纳入具体的足部皮肤模型中，可以使我们更接近于预测其疗效。这一方向的进展也可能是研究摩擦力作用和摩擦管理在减少足部溃疡和过度愈伤组织形成过程中潜在价值的有效途径。

（郑跃 译，赖维 校/审）

参考文献

Akers WA. Sulzberger on friction blistering. Int J Dermatol. 1977;16(5):369–72.

Akers WA, Sulzberger MB. The friction blister. Mil Med. 1972;137(1):1–7.

Asserin J, Zahouani H, Humbert PH, Couturaud V, Mougin D. Measurement of the friction coefficient of the human skin in vivo: quantification of the cutaneous smoothness. Colloids Surf B Biointerfaces. 2000;19(1):1–12.

Bogerd CP, Rechsteiner I, Wüst B, Rossi RM, Brühwiler PA. The effect of two sock fabrics on physiological parameters associated with blister incidence: a laboratory study. Ann Occup Hyg. 2011;55(5):510–8.

Bogerd CP, Niedermann R, Brühwiler PA, Rossi RM. The effect of two sock fabrics on perception and physiological parameters associated with blister incidence: a field study. Ann Occup Hyg. 2012;56(4):481–8.

Brennan Jr FH. Managing blisters in competitive athletes. Curr Sports Med Rep. 2002;1(6):319–22.

Bush RA, Brodine SK, Shaffer RA. The association of blisters with musculoskeletal injuries in male and marine recruits. JAMA. 2000;90(4):194–8.

Comaish S, Bottoms E. The skin and friction: deviations from Amonton's laws, and the effects of hydration and lubrication. Br J Dermatol. 1971;84(1):37–43.

Cua AB,Wilhelm KP, Maibach HI. Frictional properties of human skin: relation to age, sex and anatomical region, stratum corneum hydration and transepidermal water loss. Br J Dermatol. 1990;123(4):473–9.

Dai XQ, Li Y, Zhang M, Cheung JT. Effect of sock on biomechanical responses of foot during walking. Clin Biomech (Bristol, Avon). 2006;21(3):314–21.

Elsner P, Wilhelm D, Maibach HI. Frictional properties of human forearm and vulvar skin: influence of age and correlation with transepidermal water loss and capacitance. Dermatologica. 1990;181(2):88–91.

Hashmi F, Richards BS, Forghany S, Hatton AL, Nester CJ. The formation of friction blisters on the foot: the development of a laboratory-based blister creation model. Skin Res Technol. 2013;19(1):e479–89.

Hennig E, et al. The influence of sock construction on foot climate in running shoes. Cleveland: Footwear Biomechanics Symposium, Footwear Biomechanics Group (International Society of Biomechanics); 2005.

HerringKM,Richie JrDH. Comparison of cotton and acrylic socks using a generic cushion sole design for runners. J Am PodiatrMed Assoc. 1993;83(9):515–22. Erratum in: J Am Podiatr Med Assoc 1993 Nov;83(11):624.

Highley KR, Coomey M, DenBeste M, Wolfram LJ. Frictional properties of skin. J Invest Dermatol. 1977;69(3):303–5.

Hoeffler DF. Friction blisters and cellulitis in a navy recruit population. Mil Med. 1975;140(5):333–7.

Institute for Preventative Foot Health [Internet]. National foot health assessment; [cited 2014 May 9]. Available from http://www.ipfh.org/images/research_materials/2012_National_Foot_Health_Assessment_June_2012.pdf.

Kirkham S, Lam S, Nester CJ, Hashmi F. The effect of hydration on the risk of friction blister formation on the heel of the foot. Skin Res Technol. 2014;20(2):246–53.

Knapik JJ, Reynolds KL, Duplantis KL, Jones BH. Friction blisters: pathophysiology, prevention and treatment. Sports Med. 1995;20(3):136–47.

Knapik JJ, Hamlet MP, Thompson KJ, Jones BH. Influence of boot-sock systems on frequency and severity of foot blisters. Mil Med. 1996;161(10):594–8.

Knapik JJ, Reynolds K, Barson J. Influence of an antiperspirant on foot blister incidence during cross-country hiking. J Am Acad Dermatol. 1998;39(2):202–6.

Kogut KT, Rodewald LE. A field survey of the emergency preparedness of wilderness hikers. J Wilderness Med. 1994;5(2):171–8.

Koudine AA, Barquins M, Anthoine PH, Aubert L, Lévêque JL. Frictional properties of skin: proposal of a new approach. Int J Cosmet Sci. 2000;22(1):11–20.

Lodén M, Olsson H, Axéll T, Linde YW. Friction, capacitance and transepidermal water loss (TEWL) in dry atopic and normal skin. Br J Dermatol. 1992;126(2):137–41.

Mailler-Savage EA, Adams BB. Skin manifestations of running. J Am Acad Dermatol. 2006;55(2):290–301.

Manna I, Pradhan D, Ghosh S, Kar SK, Dhara P. A comparative study of foot dimension between adult male and female and evaluation of foot hazards due to using of footwear. J Physiol Anthropol Appl Human Sci. 2001;20(4):241–6.

Nacht S, Close J, Yeung D, Gans EH. Skin friction coefficient: changes induced by skin hydration and emollient application and correlation with perceived skin feel. J Soc Cosmet Chem. 1981;32:55–65.

Naylor P. The measurement of epidermal strength. Trans St John Hosp Dermatol Soc. 1952;31:29–33.

Naylor PFD. Experimental friction blisters. Br J Dermatol. 1955;67(10):327–42.

Patterson HS, Woolley TW, Lednar WM. Foot blister risk factors in an ROTC summer camp population. Mil Med. 1994;159(2):130–5.

Prall JK. Instrumental evaluation of the effects of cosmetic products on skin surfaces with particular reference to smoothness. J Soc Cosmet Chem. 1973;24:693–707.

Reynolds K, Darrigrand A, Roberts D, Knapik J, Pollard J, Duplantis K, Jones B. Effects of an antiperspirant with emollients on foot-sweat accumulation and blister formation while walking in the heat. J Am Acad Dermatol. 1995;33(4):626–30.

Reynolds K, Williams J, Miller C, Mathis A, Dettori J. Injuries and risk factors in an 18-day Marine winter mountain training exercise. Mil Med. 2000;165(12): 905–10.

Sanders JE, Daly CH. Normal and shear stresses on a residual limb in a prosthetic socket during ambulation. J Rehabil Res Dev. 1993;30:191–204.

Sanders JE, Daly CH, Burgess EM. Interface shear stresses during ambulation with a below-knee prosthetic limb. J Rehabil Res Dev. 1992;29(4):1–8.

Sanders JE, Daly CH, Burgess EM. Clinical measurement of normal and shear stresses on a trans-tibial stump: characteristics of waveform shapes during walking. Prosthet Orthot Int. 1993;17:38–48.

Sanders JE, Lam D, Dralle A, Okumura R. Interface pressures and shear stresses at 13 socket sites on two persons with transtibial amputation. J Rehabil Res Dev. 1997;34:19–43.

Sanders JE, Greve JM, Mitchell SB, Zachariah SG. Material properties of commonly-used interface materials and their static coefficients of friction with skin and socks. J Rehabil Res Dev. 1998;35(2):161–76.

Sanders JE, Nicholson BS, Zachariah SG, et al. Testing of elastomeric liners used in limb prosthetics: classification of 15 products by mechanical performance. J Rehabil Res Dev. 2004;41(2):175–86.

Shimi AF E –. In vivo skin friction measurements. J Soc Cosmet. 1977;28:37–51.

Sian-Wei Tan S, Kok SK, Lim JK. Efficacy of a new blister prevention plaster under tropical conditions. Wilderness Environ Med. 2008;19(2):77–81.

Sivamani RK, Goodman J, Gitis NV, Maibach HI. Friction coefficient of skin in real-time. Skin Res Technol. 2003a;9(3):235–9.

Sivamani RK, Wu GC, Gitis NV, Maibach HI. Tribological testing of skin products: gender, age, and ethnicity on the volar forearm. Skin Res Technol. 2003b;9(4):299–305.

Sulzberger MB, Cortese TA, Fishman L, Wiley HS. Studies on blisters produced by friction. I. Results of linear rubbing and twisting techniques. J Invest Dermatol. 1966;47(5):456–65.

Van Tiggelen D, Wickes S, Coorevits P, Dumalin M, Witvrouv E. Sock systems to prevent foot blisters and the impact on overuse injuries of the knee joint. Mil Med. 2009;174(2):183–9.

Zhong W, Xing MM, Pan N, Maibach HI. Textiles and human skin, microclimate, cutaneous reactions: an overview. Cutan Ocul Toxicol. 2006;25(1):23–39.

147

使用"连接图"（Cmap）识别新颖外用抗衰老成分的安全性和有效性

Johanna M. Gillbro, Eve Merinville, Mia Nilsson, Eva Hagforsen,
Garrett Moran, Tamara Al-Bader, and Alain Mavon

内容

关键词

维甲酸·Cmap·组织培养·皮肤·基因阵列

缩略词

A-A-A	Acetyl aspartic acid	乙酰天冬氨酸
CMAP	Connectivity map	连接图
COL Ⅳ	Collagen Ⅳ	Ⅳ型胶原蛋白
CYPs	Cytochrome P450-dependent enzymes	细胞色素 P450 依赖性酶
DEJ	Epidermal-dermal junction	表皮和真皮连接处
ECM	Extracellular matrix	细胞外基质
HRIPT	Human repeat insult patch	人类重复损伤贴片
MMPs	Matrix metalloproteinases	基质金属蛋白酶
RA	All-trans retinoic acid/tretinoin	全反式维甲酸 / 维甲酸
RALDH	Retinol dehydrogenases（RDH）and retinal dehydrogenases	维生素 A 脱氢酶
RAR	Retinoic acid receptors	全反式维甲酸受体
RHE's SkinEthic model	Human reconstructed epidermis	人重建表皮模型
ROI	Region of interest	感兴趣部位
RXRs	9-*cis*-retinoic acid receptors	顺式维甲酸受体

1 Cmap 在药物开发中的应用

2006 年，Lamb 等报道了一种名为"连接图"（connectivity map，Cmap）的创新方法（2006）。研究人员创建了一个大型公共数据库，其中包含数百个基因表达谱，称为"基因文库"，培养的人类细胞与＞1 000 个生物活性小分子，整合到模式匹配工具。

最新版本包含来自 1 309 种生物活性化合物的 7 056 个基因表达谱，代表 5 种不同人类细胞系中的 6 100 种个体治疗。

研究人员可以通过互联网访问该数据库，并可以将感兴趣的基因标志与 Cmap 数据库进行比较。模式匹配软件对研究人员的基因分析数据和参考标志之间的相似性进行评分和排名，可能使研究员的基因分析数据和小分子发生意想不到的联系，从而导致一些疾病产生新的治疗策略。

2 Cmap 在药物发现中的应用

在本节中，我们将讨论 Cmap 在治疗研究中的一些应用。通过使用这种方法，已经鉴定出主要用于治疗癌症的新药（Sirota et al. 2011；Chen et al. 2011；Yang and Agarwal 2011；Siu et al. 2008；Claerhout et al. 2011；Hassane et al. 2008；Wang et al. 2011；Reka et al. 2011）。最近更是在戈谢病（Chen et al. 2011）、疼痛管理（Chang et al. 2010）、肌肉萎缩（Kunkel et al. 2011）、炎症性肠病（Dudley et al. 2011）、戒烟（Boyle et al. 2010）和阿尔茨海默病（Chen et al. 2013）的药物开发中鉴定出新药（表1）。然而，在皮肤病学领域，迄今为止只有一篇关于使用 Cmap 的研究发表。资生堂研究小组通过 Cmap 分析（Ishimatsu-Tsuji et al. 2010）发现广谱抗精神病药氟奋乃静可能可以用作一种新型的毛发生长诱导剂。

3 使用维甲酸作为抗衰老策略

皮肤靶向化合物研究最多的种类之一是全反式维甲酸（all-trans retinoic acid，RA），也称为维甲酸（tretinoin）。RA 及其合成或天然衍生物（维甲酸）影响表皮生长和分化（Eckert and Rorke 1989）。今天合成的维甲酸（retinoid）广泛用于治疗银屑病（psoriasis）和其他角质化疾病（Saurat

表 1　通过具有相应连接图的基因阵列鉴定的药物和主要发现以及这些药物可用作治疗的疾病

疾病	药物鉴定	关键发现	验证	参考文献
肌肉萎缩	熊果酸	明确熊果酸再应用于肌肉萎缩的机会	体外和体内（龅齿动物）	Kunkel et al. 2011
肺癌	西咪替丁抗溃疡药	预测 Cmap 中 164 种药物的新适应证，并证实西咪替汀是治疗肺腺癌的候选药物	体外和体内（龅齿动物）	Sirota et al. 2011
肝细胞癌	氯丙嗪和三氟拉嗪	明确了肝癌的候选药物，28 种药物和 2 种药物（氯丙嗪和三氟拉嗪）的体外抗肿瘤活性得到证实	体外和体内（龅齿动物）	Chen et al. 2011
毛发生长	氟苯嗪（一种抗精神类药物）	明确了一份具有模拟毛发生长诱导剂环孢素的候选药物列表，在体内验证了氯苯那嗪的有效性	体内（龅齿动物）	IshimatsuTsuji et al. 2010
骨关节炎痛	苯氧苄胺（降压药）	苯氧苄胺镇痛活性的预测	体内（龅齿动物）	Chang et al. 2010
炎症性肠病	托吡酯	托吡酯作为治疗 IBD 药物的新应用前景预测	体内（龅齿动物）	Dudley et al. 2011
肺癌	多叶素 D（一种强效的细胞毒性皂苷）	预测多聚藻蛋白 D 作为潜在的内质网应激诱导剂用于抗癌治疗	体外	Yang and Agarwal 2011
乳腺癌（他莫昔芬耐药）	吩噻嗪类（抗精神药物和抗组胺药物）	识别和验证三种噻嗪类化合物作为抗乳腺癌的潜在疗法	体外	Siu et al. 2008
胃癌	用于皮肤 T 淋巴细胞	明确伏罗诺他是治疗胃癌的候选药物	体外	Claerhout et al. 2011
中枢神经系统损伤	哌嗪（抗精神类药物）	哌嗪对中枢神经系统神经元生长的促进作用	体外	Johnstone et al. 2008
急性粒细胞白血病	雷公藤红素和 4 羟基 2 壬醛	预测并发现新的能有效改善 AML 的药物	体外	Hassane et al. 2008
戒烟	格尔达那霉素	预测格尔达那霉素可能抑制吸烟诱导的转录体改变，作为烟草的一种止吐剂	体外	Boyle et al. 2010
癌症	松油醇	阐明细胞毒性和潜在的抗肿瘤效应以及 NF-KAPPAB 的机制松油醇的抑制作用	体内	Hassan et al. 2010
肺癌	HDAC 抑制剂，HSO90 抑制剂，PI3K 抑制剂和其他抑制剂	预测 HDAC 抑制剂（如 17-AAG）和其他几种化合物可能成为治疗肺癌的候选药物	体外	Wang et al. 2011
肿瘤转移	LY294002，17-AAG，西罗莫司	明确了西罗莫司 17-AAG，LY294002 潜在的上皮间基质转化抑制剂，可用于预防转移	体外	Reka et al. 2011
戈谢病	GD1 与野生型小鼠脾肝细胞微阵列图谱特征的比较	使用 Cmap 查询签名，生成与 GBA1 共享通用机制的层次列表	龅齿动物体内	Zhao et al. 2012
大肠癌	甲苯达唑（驱虫药）	驱虫药甲苯达唑治疗大肠癌的重新定位	体外	Nygren et al. 2013
阿尔茨海默病	阿尔兹海默病不同大脑区域的比较及相应的基因标记	已明确的小分子，如组蛋白去乙酰化酶抑制剂，可能是治疗 AD 的候选药物	龅齿动物体内	Chen et al. 2013

1999；PavezLoriè et al. 2009a）。各种形式的天然和合成维甲酸已被广泛用于治疗痤疮（acne）超过40年（Kligman et al. 1986；Titus and Hodge 2012）。维甲酸还用于治疗色素沉着性疾病如炎症后色素沉着（post-inflammatory hyperpigmentation）和黄褐斑（melasma）（Griffiths et al. 1993）。除了维甲酸在皮肤病中的作用外，Kligman 和 Willis 首先引入维甲酸用于抗光老化（Kligman and Willis 1975）。在应用之后，作者注意到皮肤脱色和嫩肤的改善（Kligman et al. 1984，1986）。今天，维甲酸被广泛用于这一指征（Babamiri and Nassab 2010；Bellemere et al. 2009）。

进一步的研究表明，全反式维甲酸的临床疗效包括改善皱纹、表面粗糙度、色素沉着斑以及在光损伤皮肤上整体的皮肤外观（Kang et al. 1997；Liu et al. 2009）。在细胞水平上，维甲酸可调节表皮角化细胞的增殖和分化（Fuchs 2007；Fuchs and Green 1981；Asselineau et al. 1989），通过与维甲酸受体（nuclear retinoic acid receptors，RAR）和9-顺式维甲酸（9-cis-retinoic acid receptors，RXRs）结合而导致目标基因的上调或下调（Ghyselinck et al. 2002）。

全反式维甲酸是维生素 A（又称视黄醇）的生物活性形式。表皮角质形成细胞对内源性全反式维甲酸的生成过程，包括从周围环境中摄取预先合成的维生素 A，以及紧接着的涉及维生素 A 脱氢酶（RDH1、RDH4，RDH10 和 DHRS9）和视黄醛脱氢酶（RALDH1、RALDH2 和 RALDH3）的一系列代谢活化步骤（Kurlandsky et al. 1996；Vahlquist 1999；Napoli 2012）。

在内源性产生或外源性应用时，全反式维甲酸通过特异性胞内视黄酸结合蛋白（CRABP2）运输通过胞质（Bellemère et al. 2009）。

一旦合成，全反式维甲酸的细胞水平由几个细胞色素 p450 相关酶（CYPs）、CYP26A1、B1 和 C1 控制，将全反式维甲酸转化为 4- 羟基 -RA、4-氧化 -RA 和 18-OH-RA（White et al. 1997；Taimi et al. 2004）。已知 CYP26B1 在人类角质形成细胞中的表达高于 CYP26A1 和 CYP26C1（Pavez Loriè et al. 2009b）。

在过去的四分之一世纪，532 个基因已被确认为受全反式维甲酸调控（Balmer 2002）。在某些情况下，这种控制是直接的，由结合 RAR：RXR 异二聚体结合 DNA 反应元件驱动；在另一些情况下，这是间接的，反映了中间转录因子的作用，受体与其他蛋白质的非经典关联，甚至更远的机制。

细胞培养已被广泛研究以表征和预测维甲酸对表皮分化和生长的影响（Fuchs and Green 1981；Asselineau et al. 1989；Eckert and Green 1984；Gilfix and Eckert 1985；Varani et al. 1989；Asselineau and Darmon 1995）。

此外，已经有人在维甲酸治疗的全层皮肤上研究利用 RT-PCR 筛选的基因。

今天，最近的基因阵列技术允许对超过 170 项研究的维甲酸治疗后的细胞或组织中大量基因的 mRNA 表达状态进行表征。

一些使用基因阵列评估全反式维甲酸效果的研究也在体内重建的表皮和人表皮上进行（Bernard et al. 2002）。2013 年，第一个基因阵列开始研究全反式维甲酸在人体皮肤组织培养中的作用（Gillbro et al. 2014）。

4 维甲酸作为引领化合物来寻找新的活性抗衰老成分

由于全反式维甲酸广为人知及已被研究清楚的活性，它被用作一种先导化合物，用于识别新的抗衰老活性成分（Gillbro et al. 2014）。

为了研究 RA 对 30 000 个基因与相应 Cmap 分析的影响，首先进行了人类皮肤的组织培养（图1）。简言之，收集来自乳房切除术中作为手术废弃物的皮肤并立即置于 8℃的 DMEM 中（Gillbro et al. 2014）。用手术刀将所有的皮下脂肪取出以确保组织充分分解消化。从皮肤取 8mm 穿孔活检组织，称为全厚皮肤移植物（full-thickness skin explants）。此后，将移植物置于微孔 Millicell 培养板插入物（Millipore Millicell culture plate inserts）（12mm 直 径）（Millipore Corporation Stockholm，

图1 建立皮肤组织培养。简言之，收集来自乳房切除术的手术废弃物的皮肤并立即置于DMEM中（a）。用手术刀将所有的皮下脂肪取出以确保组织充分分解硝化。从皮肤取8mm穿孔活检组织并称为全厚皮肤移植体。此后，将外植体置于Millipore Millicell培养板插入物（12mm Ø）（b）

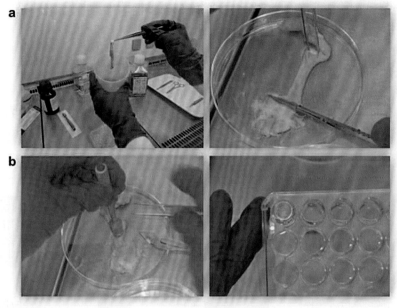

Sweden）上。将含有皮肤移植物的插入物置于六孔板（一个插入物／孔）中并补充角化细胞培养基（M154）（Life Technologies，Stockholm，Sweden）以保证外植体存活。使用正位移液管将浓度为5mg/cm^{2}的全反式维甲酸（0.05%）（Aberela，Janssen-Cilag）的乳膏局部应用于每个移植物。5mg/cm^{2}是皮肤渗透测试中应用的典型有限剂量，并被认为是非闭合剂量（经合组织2010年皮肤吸收指导说明；消费者安全科学委员会SCCS美容成分皮肤吸收体外评估基本标准2010）。该研究是用包含除了全反式维甲酸之外的所有成分的乳膏作为安慰剂。

将移植物在37℃，5%的二氧化碳湿度下，温浴24小时。在孵化期结束时，从每个移植物取出两个3mm的活组织进行RNA提取。根据制造商的方案，使用QIAzol Lysis Reagent（Qiagen）从皮肤样品中提取总RNA。根据GeneChp® 3'IVT Express Kit Manual（Affymetrix Inc.，Santa Clara，CA），使用来自每个样品的250ng总RNA制备生物素化片段化cRNA。将Affymetrix GeneChip® 表达阵列（Human Genome U133Plus 2.0）在45℃培养箱中温浴，以60转/min旋转。阵列用Fluidics Station 450洗涤并染色，最后用GeneChip® Scanner 3000 7G（Affymetrix）进行扫描。

随后使用可从Bioconductor项目（www.bioconductor.org）获得的软件包以免费获得的统计计算语言R（http://www.r-project.org）进行基因表达数据的分析。原始数据使用巨大的多阵列平均（RMA）方法是标准化的（Irizarry et al. 2003；Li and Wong 2001）。为了寻找X样品和Y样品组之间差异表达的基因，实证贝叶斯调节t检验然后使用"limma"包装（Smyth 2004）应用。为了解决多重测试的问题，使用Benjamini和Hochberg（Benjamini et al. 2001）的方法调整P值。进行丰富度分析以确定，与经媒介物处理的皮肤相比，全反式维甲酸治疗的皮肤中基因本体组特异性过表达的可能性。对于这项分析，调查人员经常使用DAVID生物信息学数据库（http://david.abcc.ncifcrf.gov/）。通过与安慰剂治疗的皮肤相比，计算全反式维甲酸治疗的皮肤中的相对表达来确定每个基因的丰富度评分（Gillbro et al. 2014）。

为了进行后续的丰富度分析，研究人员通常选择P值大于等于2，或者小于等于0.05来比较对照组细胞和实验细胞之间的基因表达（Huang et al. 2009）。

5 在人皮肤组织培养中受 RA 影响的基因和生物群体的鉴定

微阵列同时测量 22 000 个 mRNA 的水平。我们发现 93 个基因受全反式维甲酸调节显著。在这

93 个基因中，60 个基因上调，33 个下调（Gillbro et al. 2014）。图 2 和表 2 显示了用全反式维甲酸刺激 24 小时后，P 值最小（$P < 0.05$）的群体可以恢复。

总结一下，全反式维甲酸上调的基因的功能类别在以下一种本体类别中被发现超过 30%：簇（脂质、激素和维甲酸代谢）和发育（器官、组织和上皮发育）（Gillbro et al. 2014）。

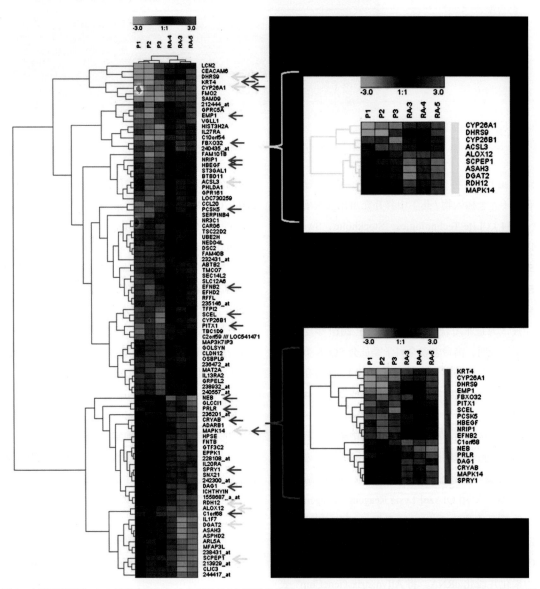

图 2 与安慰剂相比，RA 处理外植体中 93 个基因的分层聚类的热图。使用 Genesis 软件进行分层聚类，基因的默认设置（例如，欧几里得距离，平均连锁）差异表达超过两倍，即 93 个基因。绿色表示表达减少，黑色表示未改变的表达，并且红色表示 RA 处理的表达与安慰剂处理的外植体（n=3）相比增加。色标栏显示在每张图的顶部

表 2 所示的基因亚群，具有基因名称，基因标记，基因 ID，与安慰剂相比有折叠改变

基因名称	基因标记	基因 ID	折叠改变
细胞亚群 1a，新陈代谢			
细胞色素 P450，26 科，B 亚科，多肽 1	CYP26A1	206424_at	22,61
1 号脱氢酶 / 还原酶（SDR 家族）	DHRS9	224009_×_at	11,96
细胞色素 P450，26 科，B 亚科，多肽 1	CYP26B1	219825_at	5,26
3 号长链酰基辅酶 A 合成酶	ACSL3	201662_s_at	3,66
枯草杆菌转肽酶 / 枯草杆菌蛋白酶 5 型	PCSK5	213652_at	2,69
3 亚科，C 组，1 号核受体	NR3C1	201866_s_at	2,36
有丝分裂原激活蛋白激酶 14	MAPK14	211561_×_at	−2,13
维生素 A 脱氢酶 12	RDH12	242998_at	−2,42
2 甘油二酯酰基转移酶	DGAT2	226064_s_at	−4,58
花生四烯酸脂加氧酶 12	ALOX12	207206_s_at	−4,73
丝氨酸羧肽酶 1	SCPEP1	218217_at	−6,41
细胞亚群 1b，维甲酸新陈代谢			
细胞色素 P450，26 科，A 亚科，多肽 1	CYP26A1	206424_at	22,61
9 号脱氢酶 / 还原酶（SDR 家族）	DHSR9	224009_×_at	11,96
细胞色素 P450，26 科，B 亚科，多肽 1	CYP26B1	219825_at	5,26
维生素 A 脱氢酶 12	RDH12	24998_at	−2,42
丝氨酸羧肽酶 1	SCPEP1	218217_at	−6,41
细胞亚群 2，进展			
Keratin4	KRT4	213240_s_at	26,97
细胞色素 P450，26 科，A 亚科，多肽 1	CYP26A1	206424_at	22,61
9 号脱氢酶 / 还原酶（SDR 家族）	DHRS9	224009_×_at	11,96
上皮细胞膜蛋白 1	EMP1	213895_at	7,31
F 盒蛋白 32	FBXO32	241762_at	6,39
同源异型域 1	PITX1	209587_at	4,54
Sciellin	SCEL	1554921_a_at	4,06
核受体相互作用蛋白 1	NRIP1	202600_s_at	3,70
肝素结合 EGF 样生长因子	HBEGF	38037_at	10,8
配体 B2	EFNB2	202699_s_at	3,18
5 型枯草杆菌转肽酶 / 枯草杆菌蛋白酶	PCSK5	213625_at	2,69
核受体 3 亚科，C 组，成员 1	NR3C1	201865_×_at	2,11
花芽同源基因 1，FGF 信号拮抗剂（果蝇）	SPRY1	212558_at	−2,12
有丝分裂原激活蛋白激酶 14	MAPK14	211561_×_at	−2,13
肌萎缩蛋白（肌萎缩相关糖蛋白 1）	DAG1	205417_s_at	−2,28
晶体 aB	CRYAB	209283_at	−2,66
催乳素受体	PRLR	227629_at	−3,28
肌动蛋白	NEB	205054_at	−4,53
1 号染色体开放阅读框 68	C1orf68	217087_at	−5,92

6 模拟组织培养中 RA 治疗基因谱的新型 Cmap 化合物的鉴定

对于以环孢素为先导化合物刺激毛发生长的新化合物的鉴定（Ishimatsu-Tsuji et al. 2010），在 Cmap 数据库中查询全反式维甲酸处理后皮肤的基因特征，以确定新的抗衰老活性。在 Cmap 中排名靠前的药剂被认为是潜在的抗衰老成分。选择天然来源的化合物进行进一步分析。通过这种方法确定的代理的一个例子是 quercetin（未发布的数据）。槲皮素作为一种抗衰老化合物的使用也曾被注意到，但全反式维甲酸模拟作用尚未被研究（Chondrogianni et al. 2010；Casagrande et al. 2006）。

7 对 9 名女性受试者的临床研究模拟局部 RA 治疗基因谱的新型 Cmap 化合物的鉴定

此外，在一项对 9 名健康的白人女性志愿者进行的体内研究中，研究了全反式维甲酸治疗的基因谱，这些女性志愿者年龄在 56.78 ± 6.87 岁（均值 ± 标准误），她们的下外侧前臂有中度到严重的光损伤。维甲酸（Retin-A®，0.025%）和安慰剂用于随机分配的左或右前臂测试部位每天 1 次，维持 7 天（Gillbro et al. 2015a）。

与 3 名受试者的外植体研究相比，使用全反式维甲酸对 9 名女性局部刺激 7 天导致较不显著的基因改变。

根据选择标准，18 个基因上调，1 个下调。至于全反式维甲酸在组织培养中的局部应用的研究（Gillbro et al. 2014），体内研究显示在发育过程中基因过度表达（图 3 和表 3）。

在生长发育过程中，KRT4 高度上调。

有趣的是，参与维甲酸代谢的基因（如 CYP26）在临床研究中并没有像组织培养中的研究那样被诱导（Gillbro et al. 2015a）。这可能是由于临床体内研究中的受试对象与在组织培养中的研究相比有更大的差异。另一种解释可能是 CYP26 的 mRNA 水平在急性短期治疗后诱导而不是在长期治疗后被诱导。

然后在 Cmap 数据库中查询该体内研究的基因标记。

8 Cmap 分析将 RA 治疗后的皮肤基因标志与乙酰天冬氨酸（A-A-A）连接

显著上调（18 个基因）或下调（1 个基因）超过两倍的基因收录于 Cmap。48 个化合物（数据未显示）被高度评价为与全反式维甲酸基因相当。重要的是，维甲酸（RA）在 Cmap 列表中被列为最高（1），具有最高特异性（P 值为 0.000 02），这是重要证据，全反式维甲酸的受试细胞系中的基因表达谱与这项研究中全反式维甲酸治疗的皮肤相似。有趣的是，在鉴定的化合物中也列出了具有抗生素特性的化合物。这与最近在抗生素抑制维甲酸分解代谢 / 新陈代谢方面的发现一致（Regen et al. 2015）。

共有 48 种全反式维甲酸类似物，鉴定出 6 种天然化合物。

一旦我们在光损伤的人类皮肤中鉴定了全反式维甲酸基因标记，我们就进行相应的 Cmap 分析，其揭示了与应用全反式维甲酸相比，有六种天然化合物在基因水平上显示出相似活性；分别是甲基丙氨酸（tomatidine）、氰钴胺素（cyanocobalamin）（维生素 B_{12}）、二十二碳六烯酸乙酯（docosahexaenoic acid ethyl ester）、核黄素（riboflavin）（维生素 B_2）、N-乙酰胞壁酸（N-acetylmuramic acid）（肽聚糖）和 N-乙酰 -L- 天冬氨酸（N-acetyl-L-aspartic acid）（A-A-A）。

低分子量（< 500g/mol）、化学性质和潜在来源的进一步限制导致丰富度评分在 0，673（P 值为 0.02）的 N-乙酰天冬氨酸（A-A-A）被选择（表 4）。

A-A-A 是天冬氨酸的衍生物。实际的化学名称是（2S）-2- 乙酰氨基丁烯二酸；CAS 号为 "997-55-7"，分子式为 C6H9NO5，分子量为 175g/mol，$\log P$ 为 ≥ 1.1。在 Cmap 中，还揭示了全世界其他科学家用于获得表达谱的剂量（即 23μM）。因此，我们继续使用 $2.3 \sim 230\mu M$ 进行体外活性测试。

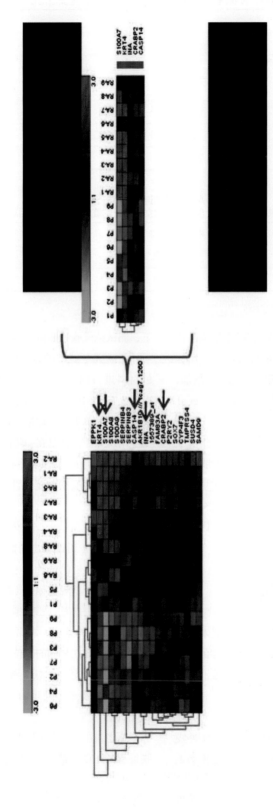

图 3　9 名接受维甲酸治疗的志愿者与使用安慰剂的志愿者的 19 个基因层次聚类的热图。涉及发育基因的编码基因的基因聚类分析（蓝色箭头）。根据其表达谱的相似性，这些基因子集层次化聚类（聚类 1：富集评分 2.0）。P，安慰剂；RA，维甲酸治疗。表 2 显示了与图 3 所示的聚类对应的基因

表 3 所示的基因亚群，具有基因名称，基因标记，基因 ID，与安慰剂相比有折叠改变

进展			
基因名称	基因标记	基因 ID	基因折叠改变
Keratin4	KRT4	213240-s-at	4,72
S100 钙结合蛋白 A7	S100A7	205916-at	4,04
细胞维甲酸结合蛋白 2	CRABP2	202575-at	1,33
caspase14，凋亡相关半胱氨酸肽酶	CASP14	231722-at	1,14
神经中间丝蛋白 ∂	INA	204465-at	1,12

表 4 RA 和 A-A-A 标识符的连通性得分，通过 Cmap，
通过转录活动来完成，RA 在 9 位健康的女性白人的临床研究中的应用志愿者

Cmap 名称	相关得分（丰富度）	P 值
RA	0.512	0.000 02
A-A-A	0.673	0.02

下一步是调查 A-A-A 是否可以用作化妆品成分。体外研究显示在其作用下成纤维细胞硬度标记（F- 肌动蛋白）得以缓解，角质细胞再生增加，基质金属蛋白酶（MMPs）受到抑制（Gillbro et al. 2015b）。

人们进行了相关的安全性研究（参见以下关于"A-A-A 的安全性测试"部分），并测试护肤品在皮肤紧致度方面的益处。由于已知全反式维甲酸增加皮肤紧致度（Ho et al. 2012），并且在本文描述的 Cmap 研究中使用 RA 作为先导化合物，因此将皮肤紧致度用作测试参数。

9 乙酰天冬氨酸的安全测试

乙酰天冬氨酸安全性评估的第一阶段是对其毒理学特征的完整文献回顾。在文献中有足够的数据来全面描述其潜在的危害，皮肤刺激性和皮肤敏感性除外。

因此，首先是根据经合组织准则 439，对人体重建表皮（RHE's SkinEthic 模型）进行了体外皮肤刺激研究。将测试物质（纯的）在 RHE 模型上施用 42 分钟和温浴处理 42 小时后，通过将 MTT 转化为蓝色甲醛晶体来测量细胞活力。在测定条件

下，测试纯试验物质被分类为无刺激性。

乙酰天冬氨酸的致敏潜力缺点在对结构相似的材料进行回顾后在人类重复损伤斑贴（Human Repeat Insult Patch，HRIPT）研究中得以证实。该研究是一项单中心，评估者盲法，受试者随机化斑贴应用研究。目标是在一组健康的成年受试者中证实，在最大化的暴露条件下，测试的全部乙酰氨基酸的应用不会引起延迟性的接触致敏（Daly and Moran 2015）。

筛选年龄在 18～68 岁白种人以及皮肤光生物学分型在 I 型到 III 型之间的健康男性或非妊娠妇女，以获得足够的数量来达到最小完成百分率，即这些研究的样本规格标准（Jordan and King 1977）。

所用的方法是改编自 Marzulli 和 Maibach（1976）描述的方法。志愿者在封闭斑贴下用纯的乙酰天冬氨酸在相同的部位（诱导部位）连续 3 周内进行 9 次，至少休息 2 周之后，进入挑战阶段，在诱导部位及未经处理的正常皮肤再行斑贴试验 48 小时。

总之，在所采用的实验条件下，在具备所有皮肤类型的 107 个测试对象身上重复应用测试的纯 A-A-A 行闭合斑贴，并未诱导过敏反应。这项研究按照赫尔辛基宣言和良好临床实践（good clinical practice，GCP）指导原则进行。

10 乙酰天冬氨酸抗衰老作用的临床试验

作为研究乙酰天冬氨酸抗衰老作用的第一项工作，对 16 名年龄在 55 ～ 75 岁之间（平均年龄 64 岁）的白人健康女性志愿者进行了一项临床研究，这些志愿者的前臂外侧皮肤上具有明显的中度光损伤的体征（Gillbro et al. 2015c）。

该研究的设计是安慰剂对照，评估者盲法，在受试者的 3 个避光的测试部位接受 12 天的治疗（Finn Chambers 12mm 直径），其中一处为未做处理，用做阴性对照。

以 3mm 环钻活检从这些部位取得组织以作组织学分析，研究两种细胞外基质（extracellular matrix，ECM）蛋白质、Ⅳ型胶原蛋白（collagen Ⅳ，COL Ⅳ）和纤维蛋白 -1。在表真皮接合处（epidermal-dermal junction，DEJ）表达的其中一种细胞外基质蛋白、Ⅳ型胶原蛋白对皮肤的支撑很重要，有助于预防皱纹形成（Uitto 1986；Mays et al. 1995；Boisnic et al. 1999）。纤维蛋白 -1 是一种糖蛋白，它对弹性纤维的形成非常重要（Sakai et al. 1986）。

通过二氨基联苯胺（diaminobenzidin，DAB）的棕色免疫组织化学染色，与安慰剂处理的皮肤和未治疗的皮肤相比，局部涂抹乙酰天冬氨酸 12 天的皮肤细胞外基质蛋白Ⅳ型胶原蛋白和纤维蛋白 -1 显著增加，差异有统计学意义（图 4a）。与经安慰剂处理的皮肤相比，经乙酰天冬氨酸处理的皮肤Ⅳ型胶原蛋白表达增加 13.2%，与未经处理的皮肤相比增加 17.6%，与安慰剂处理的皮肤相比，纤维蛋白表达增加 6.4%（图 4b）。

Ⅳ型胶原蛋白主要表达在将表皮与真皮分开的表真皮连接处。纤维蛋白 -1 在表真皮连接处以及整个真皮中显示出显著的着色性。在Ⅳ型胶原蛋白的分析中，表真皮连接处被定义为"感兴趣区域（region of interest，ROI）"，而在针对纤维蛋白 -1 的分析中，表真皮连接处以及真皮上层 200μm 范围被定义为"ROI"。

由于已知先导化合物全反式维甲酸可改善皮肤紧致度（Ho et al. 2012；Tucker-Samaras et al. 2009），我们使用 Cutometer MPA580 对 12 名年龄在 50 ～ 65 岁的健康女性志愿者的前臂内侧皮肤，（Courage+Khazaka）研究已明确的 Cmap 化合物乙酰天冬氨酸对皮肤紧致度的影响（德国科隆电子有限公司）。在这个双盲对照研究中，对 3 种产品进行了测试。所有产品均基于相同的简单配方，其区别在于在产品 A 中添加乙酰天冬氨酸（1%），在产品 B 中添加维生素 A（0.1%），产品 C 是载体（无活性化合物）。维生素 A 被选作全反式维甲酸的美容用前体，即 retinol（Tucker-Samaras et al. 2009）。

在准备研究时，志愿者进行了 7 天的严格清洗阶段，在此期间不能在前臂上使用局部产品。在整个研究过程中均受到这种限制。

在研究的第一天，在每个志愿者的前臂上标记 4 个标准位点（每个前臂两个），其中一个位点作为未处理的对照。在研究开始之前，循标准程序将每种测试产品随机分配给特定的测试位点。在受控条件下（温度 21 ± 1℃，湿度 50% ± 5%）适应环境 30 分钟后，在所有部位进行皮肤紧致度的基线测量。在基线之后，测量产品以约 $2mg/cm^2$ 的剂量应用，每天两次，持续 28 天。研究结束时在所有测试位点行最后的皮肤弹性测量仪测量。

通过探测器的孔径（2mm）反复循环抽吸和释放皮肤的原理，皮肤弹性测量仪可以测量皮肤的黏弹性。它是测量皮肤紧致度和弹性的既定标准技术（Barel and Courage 1995）。F4 面积参数代表皮肤紧致度，即皮肤对一组反复循环（共 20 个）抽吸力的阻力。F4 的下降意味着皮肤紧致度的增加。

将处理区域的产品应用 28 天后 F4 的变化与未处理对照的变化（图 5 中所示）进行比较。发现包含维生素 A 和乙酰天冬氨酸的产品在治疗 28 天后明显增强皮肤紧致度，而载体没有。活性产品与载体的进一步比较显示，与安慰剂相比，乙酰天冬氨酸在治疗 28 天后显著增加皮肤硬度。这种效果与维生素 A 相当（Gillbro et al. 2015c）。

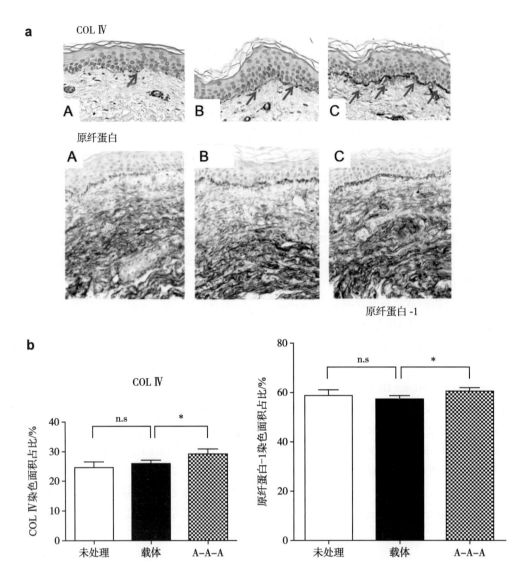

图4 a 与载体（b）和未处理的皮肤（a）相比，A-A-A 的应用导致 COL Ⅳ（光老化皮肤的真皮 - 表皮交界处的基膜）的表达增加（c）。箭头指示存在这种染色的位置。与载体（b）和未处理的皮肤（a）相比，用 A-A-A（c）处理 12 天后原纤蛋白 -1 的表达也增加。（b）图（a）中的免疫染色的定量。与未处理的相比，A-A-A 处理增加 COL Ⅳ蛋白表达 13.2% 相对于媒介物和 17.6% 皮肤。与媒介物处理的皮肤相比，原纤蛋白 -1 表达增加 6.4%。统计分析采用配对 t 检验；$^*P$=0.02，$^{**}P$=0.004，均值 ± SEM

11 总结

本章介绍的研究表明，Cmap 方法在鉴定新型抗衰老成分中具有很强大的功能。本章描述了使用 Cmap 识别医学和美容兴趣的新化合物的研究。据我们所知，欧瑞莲化妆品是第一家使用 Cmap 方法鉴定抗衰老新成分的公司。使用人类皮肤的组织培养物和人前臂光老化皮肤的临床潜伏期研究来鉴定具有抗衰老作用的新化合物。乙酰天冬氨酸被鉴定出来并基于我们的标准继续在体外筛选中显示其对角质细胞和成纤维细胞具有活性。体外刺激研究证实乙酰天冬氨酸是没有刺激性的，并且人类重复损伤贴片测试证实缺乏致敏可能。此外，在载体对照研究中，经皮肤弹性测量仪在人体前臂上测量，乙

图5　使用测试产品后皮肤紧致度增加（与 F4 降低相关）纠正至基线。使用配对 t 检验进行统计分析，[***]$P < 0.000\ 1$；[*]$P=0.010\ 4$，均值 ±SEM

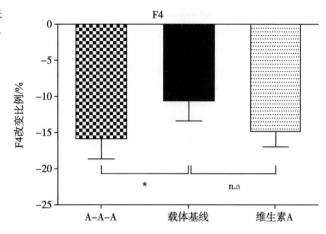

酰天冬氨酸被证实可以显著增加两种细胞外基质蛋白、Ⅳ型胶原蛋白和纤维蛋白 -1 的蛋白质表达，也就是说，它可以改善人皮肤紧致度，这与维生素 A 的作用机制类似。

总之，具有相应连接图的 Affymetrix[®] 基因阵列已被证明是鉴定具有抗衰老活性的新型先导化合物的有用方法。

（郑跃　译，赖维　校 / 审）

参考文献

AsselineauD,DarmonM. Retinoic acid provokesmetaplasia of epithelium formed in vitro by adult human epidermal keratinocytes. Differ Res Biol Divers. 1995;58:297–306.

Asselineau D, Bernard BA, Bailly C, Darmon M. Retinoic acid improves epidermal morphogenesis. Dev Biol. 1989;133:322–35.

Babamiri K, Nassab R. Cosmeceuticals: the evidence behind the retinoids. Aesthet Surg J Am Soc Aesthet Plast Surg. 2010;30:74–7.

Balmer JE. Gene expression regulation by retinoic acid. J Lipid Res. 2002;43:1773–808. doi:10.1194/jlr. R100015-JLR200.

Barel AO, Courage WCP. Suction method for measurement of skin mechanical properties: the Cutometer®. In: Jemec SJ, editor. Handb. non-invasive methods Ski. Boca Raton: CRC Press; 1995. p. 335–40.

Bellemère G, Stamatas GN, Bruère V, et al. Antiaging action of retinol: from molecular to clinical. Skin Pharmacol Physiol. 2009;22:200–9.

Benjamini Y, Drai D, Elmer G, et al. Controlling the false discovery rate in behavior genetics research. Behav Brain Res. 2001;125:279–84. doi:10.1016/S0166-4328(01)00297-2.

Bernard F-X, Pedretti N, Rosdy M, Deguercy A. Comparison of gene expression profiles in human keratinocyte mono-layer cultures, reconstituted epidermis and normal human skin; transcriptional effects of retinoid treatments in reconstituted human epidermis. Exp Dermatol. 2002;11:59–74.

Boisnic S, Branchet-Gumila MC, Le Charpentier Y, Segard C. Repair of UVA-induced elastic fiber and collagen damage by 0.05% retinaldehyde cream in an ex vivo human skin model. Dermatology. 1999;199:43–8.

Boyle JO, Gümüs ZH, Kacker A, et al. Effects of cigarette smoke on the human oral mucosal transcriptome. Cancer Prev Res Phila Pa. 2010;3:266–78.

Casagrande R, Georgetti SR, Verri WA, et al. Protective effect of topical formulations containing quercetin against UVB-induced oxidative stress in hairless mice. J Photochem Photobiol B. 2006;84:21–7. doi:10.1016/j.jphotobiol.2006.01.006.

Chang M, Smith S, Thorpe A, et al. Evaluation of phenoxybenzamine in the CFA model of pain following gene expression studies and connectivity mapping. Mol Pain. 2010;6:56. doi:10.1186/1744-8069-6-56.

Chen M-H, Yang W-LR, Lin K-T, et al. Gene expressionbased chemical genomics identifies potential therapeutic drugs in hepatocellular carcinoma. PLoS One. 2011;6:e27186. doi:10.1371/journal. pone.0027186.

Chen F, Guan Q, Nie Z-Y, Jin L-J. Gene expression profile and functional analysis of Alzheimer's disease. Am J Alzheimers Dis Other Dement. 2013. doi:10.1177/1533317513500838.

Chondrogianni N, Kapeta S, Chinou I, et al. Anti-ageing and rejuvenating effects of quercetin. Exp Gerontol. 2010;45:763–71. doi:10.1016/j.exger.2010.07.001.

Claerhout S, Lim JY, Choi W, et al. Gene expression signature analysis identifies vorinostat as a candidate therapy for gastric cancer. PLoS One. 2011;6:e24662. doi:10.1371/journal.pone.0024662.

Daly P, Moran G. Safety assessment of a novel active ingredient, acetyl aspartic acid, according to the EU Cosmetics Regulation and the Scientific Committee on Consumer Safety guidelines. Int J Cosmet Sci Suppl. 2015;1:21–7.

Dudley JT, Sirota M, Shenoy M, et al. Computational repositioning of the anticonvulsant topiramate for inflammatory bowel disease. Sci Transl Med. 2011;3:96ra76.

Eckert RL, Green H. Cloning of cDNAs specifying vitamin A-responsive human keratins. Proc Natl Acad Sci U S A. 1984;81:4321–5.

Eckert RL, Rorke EA. Molecular biology of keratinocyte differentiation. Environ Health Perspect. 1989;80:109–16.

Fuchs E. Scratching the surface of skin development. Nature. 2007;445:834–42.

Fuchs E, Green H. Regulation of terminal differentiation of cultured human keratinocytes by vitamin A. Cell. 1981;25:617–25.

Ghyselinck NB, Chapellier B, Calléja C, et al. Genetic dissection of retinoic acid function in epidermis physiology. Ann Dermatol Venereol. 2002;129:793–9.

Gilfix BM, Eckert RL. Coordinate control by vitamin A of keratin gene expression in human keratinocytes. J Biol Chem. 1985;260:14026–9.

Gillbro JM, Al-Bader T, Westman M, et al. Transcriptional changes in organoculture of full thickness human skin following topical application of all-trans retinoic acid. Int J Cosmet Sci. 2014;36:1–9. doi:10.1111/ics.12121.

Gillbro JM, Merinville E, Olsson M, et al. The use of gene arrays and corresponding connectivity mapping (Cmap) to identify novel anti-aging ingredients. Int J Cosmet Sci. 2015a;37:9–14.

Gillbro JM, Lundahl M,Westman M, et al. Structural activity relationship analysis (SAR) and in vitro testing reveal the anti-aging potential activity of acetyl aspartic acid. Int J Cosmet Sci. 2015b;37:15–20.

Gillbro J, Merinville E, Cattley K, et al. In vivo topical application of acetyl aspartic acid increases fibrillin-1 and collagen IV deposition leading to a significant improvement of skin firmness. Int J Cosmet Sci. 2015c;37 Suppl 1:41–6.

Griffiths CE, Finkel LJ, Ditre CM, et al. Topical tretinoin (retinoic acid) improves melasma. A vehiclecontrolled, clinical trial. Br J Dermatol. 1993;129:415–21.

Hassan SB, Gali-Muhtasib H, Göransson H, Larsson R. Alpha terpineol: a potential anticancer agent which acts through suppressing NF-kappaB signalling. Anticancer Res. 2010;30:1911–9.

Hassane DC, Guzman ML, Corbett C, et al. Discovery of agents that eradicate leukemia stem cells using an in silico screen of public gene expression data. Blood. 2008;111:5654–62. doi:10.1182/blood-2007-11-126003.

Ho ET, Trookman NS, Sperber BR, Rizer RL, Spindler R, Sonti S, Gotz VMR. A randomized, double-blind, controlled comparative trial of the anti-aging properties of non-prescription tri-retinol 1.1% vs. prescription tretinoin 0.025%. J Drugs Dermatol. 2012;11:64–9.

Huang DW, Sherman BT, Lempicki RA. Systematic and integrative analysis of large gene lists using DAVID bioinformatics resources. Nat Protoc. 2009;4:44–57. doi:10.1038/nprot.2008.211.

Irizarry RA, Hobbs B, Collin F, et al. Exploration, normalization, and summaries of high density oligonucleotide array probe level data. Biostatistics. 2003;4:249–64. doi:10.1093/biostatistics/4.2.249.

Ishimatsu-Tsuji Y, Soma T, Kishimoto J. Identification of novel hair-growth inducers by means of connectivity mapping. FASEB J Off Publ Fed Am Soc Exp Biol. 2010;24:1489–96.

Johnstone AL, Reierson GW, Smith RP, et al. A chemical genetic approach identifies piperazine antipsychotics as promoters of CNS neurite growth on inhibitory substrates. Mol Cell Neurosci.

2012;50:125–35. doi:10.1016/j.mcn.2012.04.008.

Jordan WP, King SE. Delayed hypersensitivity in females. The development of allergic contact dermatitis in females during the comparison of two predictive patch tests. Contact Dermatitis. 1977;3:19–26.

Kang S, Fisher GJ, Voorhees JJ. Photoaging and topical tretinoin: therapy, pathogenesis, and prevention. Arch Dermatol. 1997;133:1280–4.

Kligman AM, Willis I. A new formula for depigmenting human skin. Arch Dermatol. 1975;111:40–8.

Kligman LH, Duo CH, Kligman AM. Topical retinoic acid enhances the repair of ultraviolet damaged dermal connective tissue. Connect Tissue Res. 1984; 12:139–50.

Kligman AM, Grove GL, Hirose R, Leyden JJ. Topical tretinoin for photoaged skin. J Am Acad Dermatol. 1986;15:3271–4.

Kunkel SD, Suneja M, Ebert SM, et al. mRNA expression signatures of human skeletal muscle atrophy identify a natural compound that increases muscle mass. Cell Metab. 2011;13:627–38.

Kurlandsky SB, Duell EA, Kang S, et al. Auto-regulation of retinoic acid biosynthesis through regulation of retinol esterification in human keratinocytes. J Biol Chem. 1996;271:15346–52.

Lamb J, Crawford ED, Peck D, et al. The connectivity map: using. Science. 2006;313:1929–35. doi:10.1126/science. 1132939. 80-.

Li C, Wong W. Model-based analysis of oligonucleotide arrays: model validation, design issues and standard error . . .. Genome Biol. 2001.

Liu P, Tan S, Wang Q, Wang Y. Effects of all-trans retinoic acid and tazarotene on MMP-1 and TIMP-1 expression in cultured human fibroblasts after heat shock. Nan fang yi ke da xue xue bao. J South Med Univ. 2009;29:217–9.

Marzulli FN, Maibach HI. Contact allergy: predictive testing in man. Contact Dermatitis. 1976;2:1–17.

Mays PK, McAnulty RJ, Campa JS, Laurent GJ. Age-related alterations in collagen and total protein metabolism determined in cultured rat dermal fibroblasts: age-related trends parallel those observed in rat skin in vivo. Int J Biochem Cell Biol. 1995;27:937–45. doi:10.1016/1357-2725(95)00056-U.

Napoli JL. Physiological insights into all-trans-retinoic acid biosynthesis. Biochim Biophys Acta. 2012;1821:152–67. doi:10.1016/j.bbalip.2011.05.004.

Nygren P, Fryknäs M, Agerup BLR. Repositioning of the anthelmintic drug mebendazole for the treatment for colon cancer. J Cancer Res Clin Oncol. 2013;139:2133–40.

OECD guidance notes on dermal absorption 10-22-2010. 2010.

Pavez Loriè E, Gånemo A, Borgers M, et al. Expression of retinoid-regulated genes in lamellar ichthyosis vs. healthy control epidermis: changes after oral treatment with liarozole. Acta Dermatovenereologica. 2009a;89:12–20.

Pavez Loriè E, Li H, Vahlquist A, Törmä H. The involvement of cytochrome p450 (CYP) 26 in the retinoic acid metabolism of human epidermal keratinocytes. Biochim Biophys Acta. 2009b;1791:220–8.

Regen F, HildebrandM, Le Bret N, et al. Inhibition of retinoic acid catabolism by minocycline: evidence for a novel mode of action? Exp Dermatol. 2015;24:473–6.

Reka AK, Kuick R, Kurapati H, et al. Identifying inhibitors of epithelial-mesenchymal transition by connectivity map-based systems approach. J Thorac Oncol. 2011;6:1784–92. doi:10.1097/JTO.0b013e31822adfb0.

Sakai LY, Keene DR, Engvall E. Fibrillin, a new 350-kD glycoprotein, is a component of extracellular microfibrils. J Cell Biol. 1986;103:2499–509. doi:10.1083/jcb.103.6.2499.

Saurat JH. Retinoids and psoriasis: novel issues in retinoid pharmacology and implications for psoriasis treatment. J Am Acad Dermatol. 1999;41:S2–6.

Scientific committee on consumer safety SCCS. Basic criteria for the in vitro assessment of dermal absorption of cosmetic ingredients 6-22-2010.

Sirota M, Dudley JT, Kim J, et al. Discovery and preclinical validation of drug indications using compendia of public gene expression data. Sci Transl Med. 2011;3:96ra77–7. doi:10.1126/scitranslmed. 3001318.

Siu F-M, Ma D-L, Cheung Y-W, et al. Proteomic and transcriptomic study on the action of a cytotoxic saponin (Polyphyllin D): induction of endoplasmic reticulum stress and mitochondria-mediated apoptotic pathways. Proteomics. 2008;8:3105–17.

Smyth G. Linear models and empirical Bayes methods

for assessing differential expression in microarray {...}. Stat Appl Genet Mol Biol. 2004;3.

Taimi M, Helvig C, Wisniewski J, et al. A novel human cytochrome P450, CYP26C1, involved in metabolism of 9-cis and all-trans isomers of retinoic acid. J Biol Chem. 2004;279:77–85.

Titus S, Hodge J. Diagnosis and treatment of acne. Am Fam Physician. 2012;86:734–40.

Tucker-Samaras S, Zedayko T, Cole C, et al. A stabilized 0.1% retinol facial moisturizer improves the appearance of photodamaged skin in an eight-week, doubleblind, vehicle-controlled study. J Drugs Dermatol. 2009;8:932–6.

Uitto J. Connective tissue biochemistry of the aging dermis. Age-related alterations in collagen and elastin. Dermatol Clin. 1986;4:433–46.

Vahlquist A. What are natural retinoids? Dermatol Basel Switz. 1999;199(Suppl):3–11.

Varani J, Nickoloff BJ, Dixit VM, et al. All-trans retinoic acid stimulates growth of adult human keratinocytes cultured in growth factor-deficient medium, inhibits production of thrombospondin and fibronectin, and reduces adhesion. J Invest Dermatol. 1989; 93:449–54.

Wang G, Ye Y, Yang X, et al. Expression-based in silico screening of candidate therapeutic compounds for lung adenocarcinoma. PLoS One. 2011;6:7. doi:10.1371/journal.pone.0014573.

White JA, Beckett-Jones B, Guo YD, et al. cDNA cloning of human retinoic acid-metabolizing enzyme (hP450RAI) identifies a novel family of cytochromes P450. J Biol Chem. 1997;272:18538–41.

Yang L, Agarwal P. Systematic drug repositioning based on clinical side-effects. PLoS One. 2011;6:e28025. doi:10.1371/journal.pone.0028025.

Zhao H, Zhu L-L, Zaidi M, et al. Disease-drug pairs revealed by computational genomic connectivity mapping on GBA1 deficient, Gaucher disease mice. Biochem Biophys Res Commun. 2012;422:573–7. doi:10.1016/j.bbrc.2012.05.027.

148

皮肤细胞硬度的测定

Christian Schulze and Soeren Jaspers

内容

关键词

弹性·硬度·光学拉伸器·细胞力学

缩略词

ECM　Extracellular matrix　**细胞外基质**
SFM　Scanning-force microscopy
　　　扫描力显微镜

1 简介

基于细胞骨架提供的稳定性的主动和被动细胞生物力学影响许多基本的细胞功能，例如运动性、分裂和机械敏感性（Bereiter-Hahn et al. 1994；Fletcher and Mullins 2010）。先前的研究表明，生物力学性质与细胞功能有关，细胞功能受到机械力的调节（Ingber 1997；Janmey and Weitz 2004）。单个细胞能够感应并传导机械信号然后将其转换为生化反应。当比较细胞在应激性胶原凝胶和松弛性胶原凝胶中的合成活性时，成纤维细胞的胶原产生和作用于细胞的机械力之间存在联系（Kessler et al. 2001；Fluck et al. 2003）。此外，功能完整的细胞骨架对于在三维胶原蛋白晶格中构建收缩力是至关重要的（Kolodney and Wysolmerski 1992；Brown et al. 1996）。所有这些细胞功能都是皮肤稳态所必需的。

考虑到细胞生物力学对于正确的生理功能的重要性，孤立的皮肤细胞的机械行为可以通过新的复杂的生物技术工具获得。

2 细胞的生物力学特性描述

已开发出不同类型的测量技术来量化生物细胞的力学性能，并研究结构反应与细胞骨架组成之间的关系。这些研究大多表明细胞硬度（cellular stiffness）与细胞状态有关。

一般来说，这类技术通过对细胞施加规定的力，并分析所得到的变形。大多数技术只会使细胞的局部区域变形，而只有少数几种方法能够评估细胞的整体结构反应（整体变形技术）。最常用的方法之一是微量移液管吸入技术（micropipette aspiration）（Hochmuth 2000），其原理是通过施加负压以黏附细胞，同时测量细胞被吸入移液管内时的线性延伸。利用这种方法，发现恶变的成纤维细胞比正常对照细胞显著软化（Ward et al. 1991）。此外，使用微量移液管吸入技术还可以确定聚合物凝胶的弹性性能（Boudou et al. 2009）和细胞黏附力（Sung et al. 1996）。更近期开发的技术是扫描力显微镜（scanning-force microscopy，SFM），可以测量细胞、组织，甚至分子的生物力学特性（Rotsch and Radmacher 2000）。除了以纳米分辨率对生物样本进行成像外，扫描力显微镜还能够通过使用硬压头来测量施加的力与黏附细胞局部变形之间的关系来探测细胞弹性。因此，它可以通过连接着灵活悬臂的精细尖端将确定的力施加到细胞膜上。当与样品接触时，悬臂偏转由悬臂后部反射的激光束检测到光电二极管检测器（图 1a）。图 1b 显示了由扫描力显微镜测量的经典的力-距离曲线。悬臂尖端被推进细胞（靠近），然后再次回缩，同时记录高度和偏差。基于 Heinrich Hertz 开发的理论模型，该模型分析描述了两个相互挤压的同质球体的弹性变形（Hertz 1881），如果悬臂的力常数已知，则可以计算细胞局部的杨氏系数。扫描力显微镜技术可以通过将微米级别的珠子附加到悬臂尖端来改进，它可以阻止尖端穿透质膜，从而确保细胞维持明确的几何形状（Mahaffy et al. 2000）。由于赫兹模型采用线性弹性材料，且不考虑细胞的细胞质黏度，因此它被 Mahaffy 等推广，以获得有关频率依赖性黏弹性反应的信息。

使用所谓的力映射模式，扫描力显微镜可以通过在细胞上扫描悬臂并为每个点测量力-距离曲线来提供样本的二维弹性图。这种方法的一个缺点是测量持续时间长。

在磁珠微流变学中，通过微粒子大小的磁珠施加压力来测量黏附细胞的黏弹性特性，这些磁珠在细胞膜上被包裹并与整合素受体结合（Fabry et al. 2001）。微珠被外部均匀磁场扭曲，磁场随时间呈

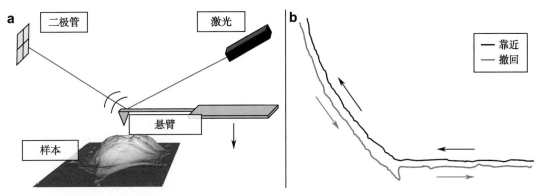

图 1 使用扫描力学显微镜进行的弹性测量。（a）扫描力学显微镜基本上由一个由样本偏转的灵活悬臂组成。光敏二极管检测到反射的红外激光光束改变其位置。（b）悬臂施加的力可以通过偏转信号来计算。用适当的分析模型设置所施加的力和样品凹陷的测量数据可以提取细胞弹性

正弦变化。对珠粒位移的分析可以计算出黏弹性材料的性质。当具有适当光学特性的珠子结合到膜上并作为力施加的手柄时，光学镊子也可以用于细胞变形实验（Sleep et al. 1999）。除了样品的主动变形外，还有一些被动的方法，将细胞骨架穿插在荧光珠中。在此，测量了受到网状聚合物机械性能影响的布朗运动。所有珠粒实验都有一个共同的缺点，那就是无法知道珠粒是否和如何附着在样品上。在主动变形技术的情况下，接触面积的差异会引起机械应力的变化。另外，用抗体包裹的珠子使得这些方法烦琐且费用高昂。另一个关键点，也适用于微量移液管抽吸技术，如果质膜在变形过程中与细胞骨架脱离，则微球的位移可能提供不准确的测量数据。

虽然已经提到的方法主要在表面的相对较小的区域（局部变形）上探测细胞弹性，但是整个细胞的力学响应可以通过微板操纵来评估，其中细胞单层细胞的流变特性可以通过剪切实验来测量（Fernandez et al. 2007）。尽管如此，这些测量只能提供一个平均值，而不是真正的单个细胞的行为，并且由于细胞和细胞基质黏附的影响而受到影响（Fernandez et al. 2007）。

光学拉伸器（optical stretcher）是最近发展起来的一种技术，它可以在没有任何机械接触（非侵入性）的情况下测量大量单个细胞。通过直接接触进行的变形实验可能会由于不对称的压力分布或不可预测的活跃的细胞反应而导致问题。微流体光学拉伸器（microfluidic optical stretcher）是一种光陷阱，通过使用两个反向传播的激光束来捕获和控制单个悬浮细胞的变形（Guck et al. 2000）。细胞延伸是由作用于细胞表面的动量传递引起的。应用的全局应力允许测量整个细胞的弹性，它表征了分子变化对细胞骨架的整体影响。该技术的一个缺点是，由于细胞与细胞外基质缺乏接触，在悬浮液中探测细胞的流变特性可能被认为是非生理的。然而，对称的壳体结构设计，应力在细胞表面上的广泛而连续的分布，以及由于机械接触而避免的工件，是测量细胞数量和该方法重现性的低可变性的原因。光学可变形性作为一种敏感的细胞标记物，已经被证实可用于不同年龄供体的单个真皮成纤维细胞的表征（Schulze et al. 2010）。

3 光学细胞拉伸器

在相当长的一段时间里，光陷阱一直被用来施加和操纵介电粒子（Ashkin 1970）。很快，使用光学镊子等光学技术对生物样品进行非侵入性分析的巨大潜力被实现（Ashkin et al. 1987）。光线对生物物质施加的作用力在皮纳米和纳米级之间，与其他显微操作工具（如SFM）相比，可能显得微不足道。然而，这些力非常适合无创地保持和操作单个生物细胞的研究，且不造成损伤和污染。光学拉伸

器（optical cell stretcher）是最近开发的双激光束陷阱，它使用两个反向传播的发散光束集成到微流控系统中，以探测悬浮物的黏弹性行为。由于激光束没有被聚焦，所以辐射损伤没有问题，相对于其他的光陷阱，辐射损伤可以使通过光电池的光通量最小化。

在这一段中，首先介绍用光拉伸电介质粒子的基本工作原理，然后介绍光学拉伸器的实验设置以及对数据分析的描述。

3.1 基本原理

当光照射到较高光密度的物体表面时，会产生与表面垂直并且远离光密度较大的介质的力。这种物理效应可以用来对单个悬浮生物细胞施加力来分析它们的变形行为。光学拉伸器基本上由两束具有高斯强度分布的激光束组成，形成对称的陷阱几何形状。细胞通常通过恒定的应力分布变形，引起特征性的被动的黏弹性应答。根据牛顿第二定律，表面力可以归因于细胞（高折射率）和周围介质（低折射率）之间的界面处的动量传递。激光辐射与介质电粒子之间相互作用的理论描述强烈依赖于粒径与所用波长 λ 之比。在光陷阱的情况下，波长通常在 $600 \sim 1\,200\text{nm}$ 的范围内，而细胞直径 d 是一个数量级 $d > 20\mu\text{m}$。出于这个原因，表面力可以用 Mie 定律进行定量解释，也称为光线定律。在这种制度下的方法是将激光束分解成直线传播的单个光线，并用几何光学来描述。对于 $d \approx \lambda$ 的理论解释是非常重要的，并且需要 Maxwell 方程组的精确解，而极限情况下 $d \ll \lambda$ 适用于 Rayleigh 定律。

一开始，人们可能认为被两个反向传播的激光束击中的软介电粒子被压缩而不是拉伸。在 Mie 定律中，光线对电介质样品施加力的能力可以用简单的动量转移来解释。为了说明细胞伸展的基本原理，下面的部分概述了当光线以正常入射通过光学更密集的物体时动量的变化。对于能量为 $E = h \cdot v$ 的每个射线或光子，相对论能量 - 动量关系预测动量 p（Ashkin and Dziedzic 1973）：

$$p = n \cdot \frac{E}{c_0} \tag{1}$$

其中 n 是介质的折射率，c_0 是真空中的光速，h 是普朗克常数，v 是频率。由于动量与折射率成正比，所以光在进入物体时获得动量。根据动量守恒定律，相同的动量变化量以相反方向传递到表面。当光线离开光密度较大的介质时，会损失动量，导致动量向光传播方向背面的表面传递。此外，在两个界面处，一部分光被反射，这导致在光传播方向上额外的动量传递。在生物细胞与红外激光器相互作用的情况下，反射光的比例小于 0.5%。因此，反射光对表面力的贡献要小得多。作用在前后表面上的合力受到相反方向的作用，并会引起柔软物体的拉伸。

在这个例子中，两个表面力之间的不对称性会导致一个作用在质心上的净作用力，并将该细胞推离激光源（所谓的散射力）。从对面穿过物体的第二条光线将补偿这个净作用力，所以只剩下表面力，这是附加的。

如果具有动量的 $p_i = n_{介质} \cdot E/c_0$ 的光线在任意入射角下撞击到像细胞这样的球形物体的表面，则必须考虑到不仅动量的绝对值而且其方向变化（图 2）。这由 Snell 定律描述：

$$n_{介质} \cdot \sin \alpha = n_{细胞} \cdot \sin \beta \tag{2}$$

其中 $n_{介质}$ 和 $n_{细胞}$ 是折射率，α 和 β 是入射角和折射角。反射角与入射角相同。

反射光线 p_r 和折射（透射）光线 p_t 的动量由 n 个介质给出，

$$p_r = \frac{n_{介质} \cdot E}{c} \cdot R(\alpha) \tag{3}$$

$$p_t = \frac{n_{细胞} \cdot E}{c} \cdot (1 - R(\alpha)) \tag{4}$$

其中 $R(\alpha)$ 是反射系数，它代表反射和入射强度的比值，可以用菲涅耳方程计算。

电池背面的动量大小由此给出

$$p_{i2} = p_t \tag{5}$$

$$p_{t2} = p_t \cdot (1 - R(\beta)) \tag{6}$$

$$p_{r2} = p_t \cdot R(\beta) \tag{7}$$

考虑到动量的矢量性质，转移到表面的最终动量计算为

$$\Delta \vec{p}_1 = \vec{p}_i - \vec{p}_r - \vec{p}_t \qquad （8）$$

$$\Delta \vec{p}_2 = \vec{p}_{i2} - \vec{p}_{r2} - \vec{p}_{t2} \qquad （9）$$

双光束激光陷阱（dual beam laser trap），如光学拉伸器，由两个反向传播的发散高斯激光束组成，它们起着稳定的光陷阱的作用，其中细胞可以保持在两束之间并沿着激光束轴以增加的功率。基于这个简单的光线模型，作用于物体表面的总应力分布 σ（α）可以通过考虑入射光束的总传递动量来计算（Guck et al. 2000）（图 3）：

图 2　照射到具有折射率 n 的球形物体上的光线示意图，根据斯涅尔定律该球形物体内表面发生折射和反射

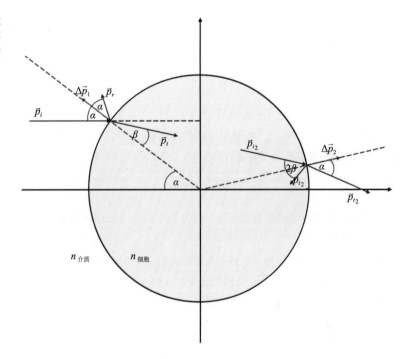

图 3　（a）旋转对称压力侧面作用于一个细胞，被捕获在两个激光光束几何高斯强度分布。（b）当细胞离开陷阱中心时，恢复梯度和散射力会将其移回

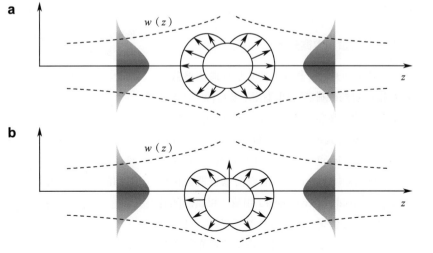

$$\sigma(\alpha) = \frac{F(\alpha)}{A} = \frac{\Delta p(\alpha)}{\Delta t \cdot A} = \frac{\Delta p(\alpha)}{E} \frac{E}{\Delta t \cdot A} = \frac{\Delta p(\alpha)}{E} \cdot I(z, r, \alpha)$$

（10）

其中 Δp（α）是在单个表面单元上转移的总动量，$I(z, r, \alpha)$ 是可以在距源光纤的距离 z 处计算的局部光强度，并且 r 是粒子：

$$I(z, r, a) = \frac{2P}{\pi w(z)^2} \exp\left(\frac{-2(r\sin\alpha)^2}{w(z)^2}\right)$$ （11）

这里，P 是激光束的总功率，w（z）是光束宽度。后者描述了光束随着距离增加而离开光纤时发散的情况，并且可以通过计算：

$$w(z) = w_0 \sqrt{1 + \left(\frac{\lambda z}{n_{介质}\pi w_0^2}\right)^2}$$ （12）

光束腰在光纤的出口处 ω_0。沿激光束轴作用的峰值应力 σ_0 可通过插入 $\alpha=0$ 来计算：

$$\sigma_0 = \frac{n_{介质}I}{c}(R^2 - R - 2)(\frac{n_{细胞}}{n_{介质}} - 1)$$ （13）

应力分布的形状和峰值应力的大小取决于光束宽度 ω 与球体半径 r 之比，以及折射率 $n_{细胞}/n_{介质}$ 的比率。图 3 显示了稳定捕获在两个发散光束和一个从光束轴偏移的单元之间的细胞的总应力分布。所有的力都与表面垂直。在第一种情况下，轮廓相对于射束轴线具有旋转对称性，并且质量中心上的总力为零。当细胞移位时，对称性被破坏，并且经历一个垂直于轴线的恢复净力（所谓的梯度力）。梯度力沿着光束中心处的最高光强度的方向拉动细胞。

3.2 实验设置和数据分析

在典型的光学拉伸实验中，悬浮细胞被低功率的相反激光束捕获（即每根纤维 0.1W），通过增加激光功率至每根光纤 1.0 ～ 1.4W 进行拉伸。该装置主要由光纤激光器（fiber laser）、微流体输送系统（microfluidic delivery system）、倒置显微镜（inverted microscope）和电荷耦合器件相机（charge-coupled device camera）组成，以监测随时间变化的变形情况。作为红外激光光源，可以使用以 $\lambda=1\,064nm$ 的波长发射的掺镱单模光纤激光

器。在这个波长处，光线几乎不被蛋白质吸收。激光的两根纤维被集成到一个微流体系统中，通过一个微流体流动通道将细胞连续引导到收集器中（图 4）。微流体室（microfluidic chamber）位于相差显微镜（phase contrast microscope）的台上，其中数字 CCD 相机是通过记录拉伸实验的 C-mount 适配器连接。该设置可以使用计算机控制的微流体泵和图像处理软件实现自动化，该软件可以实时检测流动室捕集区域中的细胞。自动光学拉伸装置可以捕捉和拉伸每小时约 150 ～ 300 个细胞。

为了量化细胞变形，需要对细胞边界进行图像处理。当细胞边界的时间发展以分析形式给出时，沿着激光器的相对变形。可以导出光束轴 $\Delta x/x$（图 5）。在"阶跃应力"实验中，在激光功率恒定的情况下，细胞被拉伸 2 秒，然后在激光被切换回捕获功率时进入松弛阶段。压力的时间发展可以进一步分析应变以提取物理材料特性。应力下生物细胞的力学行为可以用一个简单的模型进行量化，该模型可以解释细胞对外力的黏弹性应答，因为它们出现在光学拉伸器中。应力应变行为可以由一个机械模拟器解释，它结合了弹性和黏性成分，并描述了在应力下细胞的变形足够相近（Wottawah et al. 2005a，b）。这个模型意味着变形和松弛是被动的，并且由于瞬时交联的各向同性肌动蛋白皮质，其仅针对相对小的应变（线性黏弹性状态）和施加应力的短时间而给出。在这个简单模型中没有考虑任何活细胞行为，如肌动蛋白相互作用以及聚合物网络的玻璃质材料性质和亚稳态（Kollmannsberger and Fabry 2009；Semmrich et al. 2007）。基于由 Wottawah 等描述的三元素模型，所施加的应力与所得应变之间的关系可以由本构方程描述：

$$\sigma + \frac{\eta_0 + \eta_1}{E_0}\dot{\sigma} = \eta_1\dot{\gamma} + \frac{\eta_0\eta_1}{E_0}\ddot{\gamma}$$ （14）

其中 η_0、η_1 和 E_0 是机械元件的黏度和杨氏模量（图 6a）。解这个微分方程为常数 $t_0=1s$ 和 $t_1=3s$ 之间的应力 σ 给出了延伸和松弛的时间发展：

$$\gamma(t) = \frac{\sigma}{E_0}(1 - e^{-\frac{E_0}{\eta_0}(t-t_0)}) + \frac{\sigma}{\eta_1}(t - t_0)$$

$$1 \leqslant t \leqslant 3$$ （15）

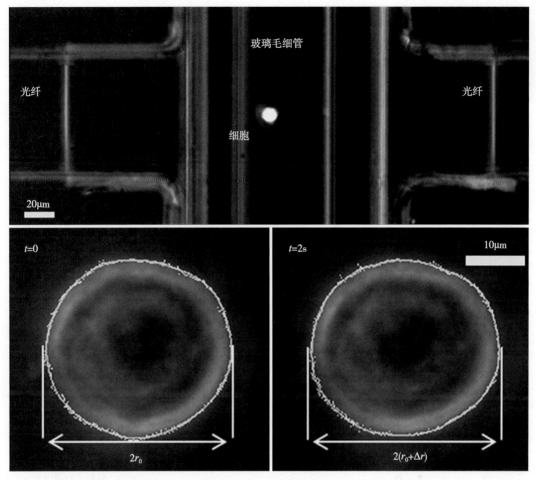

图4　微流体室。使用光刻结构（SU-8），光纤垂直于内径为80μm的玻璃毛细管排列。悬浮细胞在低激光功率下被捕获，并且可以通过增加功率沿激光束轴线变形

$$\gamma(t) = \frac{\sigma}{E_0}(1 - e^{-\frac{E_0}{\eta_0}(t_1 - t_0)})e^{-\frac{E_0}{\eta_0}(t - t_1)} + \frac{\sigma}{\eta_1}(t_1 - t_0)$$
$$3 \leqslant t \tag{16}$$

将这些方程拟合到应变数据中（图6b）。允许计算几个物理上相关的值。当依从性 $D(t) = \gamma(t)/\sigma$ 的解析表达式是已知的时（Wotottawah et al. 2005b）

$$b_1 = \frac{(\eta_0 + \eta_1)}{E_0}, a_1 = \eta_1, a_2 = \frac{\eta_0 \cdot \eta_1}{E_0} \tag{17}$$

使用替代方法可以导出杨氏模量

$$E(t) = \frac{a_1 b_1 - a_2}{b_1^2}e^{-\frac{t}{b_1}} + \frac{a_2}{b_1}\delta(t) \tag{18}$$

傅里叶积分给出了频率相关的复数杨氏模量，描述了在发生振荡变形时的行为：

$$E(\omega) = E'(\omega) + iE''(\omega) \tag{19}$$

$$E'(\omega) = \omega \int_0^\infty E(t)\sin(\omega t)dt$$
$$= \frac{\omega^2(a_1 b_1 - a_2)}{1 + \omega^2 b_1^2} \tag{20}$$

$$E''(\omega) = \omega \int_0^\infty E(t)\cos(\omega t)dt$$
$$= \frac{\omega a_1 + \omega^3 a_2 b_1}{1 + \omega^2 b_1^2} \tag{21}$$

E' 也称为储能模量，是衡量周期应变过程中储存的能量的一部分，对应于弹性部分的压力反应。E'' 描述了与能量的黏性耗散相关的部分，并

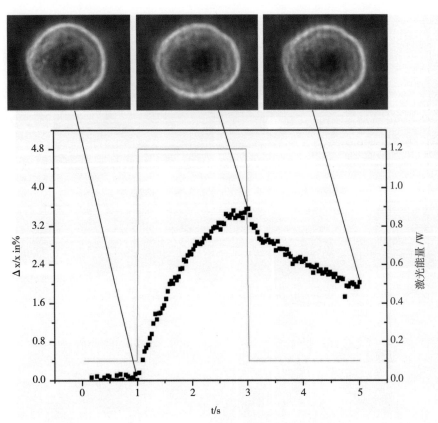

图 5　成纤维细胞（黑色）的弹性变形。细胞以每根纤维 0.1W 的激光功率（红色）被捕获，然后在每根纤维 1.2W 的激光功率下拉伸 2 秒。当激光切换回捕获功率时，可以观察到细胞的舒张行为

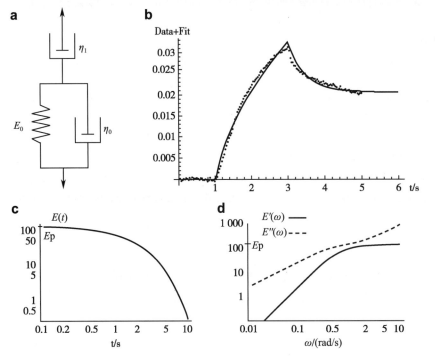

图 6 （a）用于配合光学拉伸数据的三元素模型的方案。（b）配合应变函数测量细胞延伸。这些参数可用于计算细胞的黏弹性特性，如时间依赖性舒张模量 $E(t)$（c）和频率依赖性杨氏模量 $E^*(\omega) = E'(\omega) + iE''(\omega)$（d）

被称为损耗模量。图 6c 和 d 显示了动态材料性能的典型结果。方程式 19 和 20 允许计算特征流变参数，如高频时的平台杨氏模量：

$$E_p = \lim_{\omega \to \infty} E'(\omega) = \frac{a_1 b_1 - a_2}{b_1^2} \quad (22)$$

稳态黏度：

$$E_{sts} = \lim_{\omega \to 0} \frac{E''(\omega)}{\omega} = a_1 \quad (23)$$

（郑跃 译，赖维 校 / 审）

参考文献

Ashkin A. Acceleration and trapping of particles by radiation pressure. Phys Rev Lett. 1970;24(4):156–9.

Ashkin A, Dziedzic JM. Radiation pressure on a free liquid surface. Phys Rev Lett. 1973;30(4):139–42.

Ashkin A, Dziedzic JM, Yamane T. Optical trapping and manipulation of single cells using infrared laser beams. Nature. 1987;330(6150):769–71.

Bereiter-Hahn J, Lüers H. In: Akkas N, editor. Biomechanics of active movement and division of cells. Berlin: Springer; 1994. p. 181–230.

Boudou T, Ohayon J, Picart C, Pettigrew RI, Tracqui P. Nonlinear elastic properties of polyacrylamide gels: implications for quantification of cellular forces. Biorheology. 2009;46(3):191–205.

Brown RA, Talas G, Porter RA, McGrouther DA, Eastwood M. Balanced mechanical forces and microtubule contribution to fibroblast contraction. J Cell Physiol. 1996;169(3):439–47.

Fabry B, et al. Scaling the microrheology of living cells. Phys Rev Lett. 2001;87(14):148102.

Fernandez P, Heymann L, Ott A, Aksel N, Pullarkat PA. Shear rheology of a cell monolayer. New J Phys. 2007;9:419.

Fletcher DA, Mullins RD. Cell mechanics and the cytoskeleton. Nature. 2010;463(7280):485–92.

Fluck M, Giraud M-N, Tunc V, Chiquet M. Tensile stressdependent collagen XII and fibronectin production by fibroblasts requires separate pathways. Biochim Biophys Acta. 2003;1593:239–48.

Guck J, Ananthakrishnan R, Moon TJ, Cunningham CC, Käs J. Optical deformability of soft biological

dielectrics. Phys Rev Lett. 2000;84(23):5451–4.

Hertz H. Über die Berührung fester elastischer Körper. J Reine Angew Math. 1881;92:156–71.

Hochmuth RM. Micropipette aspiration of living cells. J Biomech. 2000;33:15–22.

Ingber DE. Tensegrity: the architectural basis of cellular mechanotransduction. AnnuRevPhysol. 1997;59:575–99.

Janmey PA, Weitz DA. Dealing with mechanics: mechanisms of force transduction in cells. Trends Biochem Sci. 2004,29(7).364–70.

Kessler D, Dethlefsen S, Haase I, Plomann M, Hirche F, Krieg T, Eckes B. Fibroblasts in mechanically stressed collagen lattices assume a "synthetic" phenotype. J Biol Chem. 2001;237:159–72.

Kollmannsberger P, Fabry B. Active soft glassy rheology of adherent cells. Soft Matter. 2009;5:1771–4.

Kolodney MS, Wysolmerski RB. Isometric contraction by fibroblasts and endothelial cells in tissue culture: a quantitative study. J Cell Biol. 1992;117:73–82.

Mahaffy RE, Shih CK, MacKintosh FC, Käs J. Scanning probe-based frequency-dependent microrheology of polymer gels and biological cells. Phys Rev Lett. 2000;85(4):880–3.

Rotsch C, Radmacher M. Drug-induced changes of cytoskeletal structure and mechanics in fibroblasts: an atomic force microscopy study. Biophys J. 2000; 78(1):520–35.

Schulze C, Wetzel F, Kueper T, Malsen A, Muhr G, Jaspers S, Blatt T, Wittern KP, Wenck H, Käs JA. Stiffening of human skin fibroblasts with age. Biophys J. 2010;99(8):2434–42.

Semmrich C, Storz T, Glaser J, Merkel R, Bausch AR, Kroy K. Glass transition and rheological redundancy in F-actin solutions. Proc Natl Acad Sci U S A. 2007;104(51):20199–203.

Sleep J, Wilson D, Simmons R, Gratzer W. Elasticity of the red cell membrane and its relation to hemolytic disorders: an optical tweezers study. Biophys J. 1999;77:3085–95.

Sung KL, Yang L, Whittemore DE, Shi Y, Jin G, Hsieh AH, Akeson WH, Sung LA. The differential adhesion forces of anterior cruciate and medial collateral ligament fibroblasts: effects of tropomodulin, talin, vinculin, and alpha-actinin. Proc Natl Acad Sci U S A. 1996;93(17):9182–7.

Ward KA, LiWI, Zimmer S, Davis T. Viscoelastic

properties of transformed cells: role in tumor cell progression and metastasis formation. Biorheology. 1991;28:301–13.

Wottawah F, Schinkinger S, Lincoln B, Ananthakrishnan R, Romeyke M, Guck J, Käs J. Optical rheology of biological cells. Phys Rev Lett. 2005a;94(9):098103.

Wottawah F, Schinkinger S, Lincoln B, Ebert S, Müller K, Sauer F, Travis K, Guck J. Characterizing single suspended cells by optorheology. Acta Biomater. 2005b;1(1):263–27.

149

电子顺磁共振光谱法评估皮肤的自由基清除活性

Martina C. Meinke, Anna-Christina Lauer, Annette Friedrich,
Sophia Arndt, Stefan F. Haag, and Jürgen Lademann

内容

关键词

2,2,6,6- 四甲基 -1- 哌啶氧化物（TEMPO）·
PCA · 抗氧化状态 · 贯叶金丝桃素 · 花楸果 ·
野樱莓 · 羽衣甘蓝

1 简介

我们的皮肤周围充斥着活性氧簇（reactive oxygen species，ROS）和其他自由基。这是由环境危害，如紫外线辐射（Thiele et al. 2001）、臭氧、空气污染物、外源性异物或微生物等（Sander et al. 2004；Vermeij et al. 2011）以及内源性自由基（free radical）的造成，如线粒体呼吸链（Berger 2005）、白细胞的抗菌机制和炎症反应（Sander et al. 2004；Berger 2005）。活性氧簇产生于重要的生理过程中，例如免疫防御和细胞信号转导（Vermeij et al. 2011；Vermeij and Backendorf 2010）。如果皮肤中出现氧化剂（oxidants）和抗氧化剂（antioxidants）的不平衡，将导致氧化应激反应，并且 ROS 的过量产生可引起与皮肤癌变和皮肤加速老化相关的严重细胞损伤（Sander et al. 2004；Richelle et al. 2006；Packer and Valacchi 2002）。因此，抗氧化剂对于人体保持皮肤健康非常重要。皮肤提供多种酶促和非酶促抗氧化剂（Thiele et al. 2001；Richelle et al. 2006）。

超氧化物歧化酶、过氧化氢酶和谷胱甘肽过氧化物酶是酶促抗氧化剂（enzymatic antioxidants）的代表。在人体和皮肤中重要的非酶促抗氧化剂（nonenzymatic antioxidants）是类胡萝卜素（β-胡萝卜素、番茄红素、叶黄素）、辅酶 Q10、谷胱甘肽及维生素 A、C、E 和 D（Thiele et al. 2001；Shindo et al. 1994）。这些抗氧化剂形成保护链，它们保护彼此免遭自由基的破坏（Valko et al. 2007；Wrona et al. 2003）。这些大多数抗氧化剂不能在人体内产生，必须随食物一起摄入，特别是在富含水果和蔬菜的饮食中。

Darvin 等发现，在 50 岁左右的女性中，皮肤中番茄红素含量高的女性的皱纹和深纹比番茄红素含量低的女性更少（Darvin et al. 2008）。为了预防皮肤老化和癌变，富含抗氧化剂的饮食很重要。目前可以测量血液样品的抗氧化状态（Tong et al. 2013）。这些侵入性测试只能提供短期抗氧化状态的信息，因为大多数抗氧化剂在血液中的消耗很快。在皮肤中，类胡萝卜素等抗氧化剂可以长时间储存（Meinke et al. 2010）。对于常规研究，非侵入性方法更适用于测量皮肤的抗氧化状态。一种非侵入性的方法是共振拉曼光谱，它可以测量皮肤类胡萝卜素。如果营养均衡并且没有出现营养或生活方式急剧变化（例如突发性压力）的话，类胡萝卜素可以作为外源性皮肤抗氧化剂（exogenous skin antioxidants）的标记物（Haag et al. 2011）。如果是内源性抗氧化剂（endogenous antioxidants）起作用，可以采用电子顺磁共振谱（electron paramagnetic resonance，EPR）来测量皮肤的抗氧化状态，营养效应或局部使用的抗氧化剂，还可以研究压力的影响。

电子顺磁共振谱 EPR 是一种可以检测顺磁性物质（paramagnetic species）的方法，如皮肤中的自由基。因此，它可用于评估皮肤的自由基清除活性。可以通过以下两种方法进行测试：

（1）抗氧化剂与局部外用的测试自由基的直接反应。

（2）辐射或其他形式的压力诱发的自由基生成。

在第一种方法中，外用一种测试自由基，促使皮肤抗氧化剂与其发生反应进而使 EPR 信号随时间减少。关于第二种方法，使用不直接与皮肤抗氧化剂反应的另一种测试自由基，诱导反应形成短寿命自由基（short-lived radicals）。这些短寿命自由基不能直接被测量。他们与外用的测试自由基反应并降低其初始信号。现有的皮肤抗氧化剂也可以作为竞争剂来中和这些在诱导反应中形成的短寿命自由基。

这两种方法可以得到以下信息：

- 皮肤的抗氧化能力
- 防晒性能
- 生活方式（营养，失眠，吸烟等）
- 局部外用的抗氧化剂

以上的这些可以在不干预的情况下在体进行测

量，但也可以评估补充剂和乳霜的功效，或在可能的压力影响下测量，例如在 UV，可见光或近红外光谱范围内的辐射。

在本章中，将展示电子顺磁共振谱 EPR 的应用，研究含水果和蔬菜提取物的补充剂的功效。此外，评估局部外用的抗氧化剂对于抵抗日光压力的防护效果。

2 材料和方法

电子顺磁共振谱

电子顺磁共振谱是基于暴露在磁场中的顺磁性物质对微波辐射（microwave radiation）的共振吸收（resonant absorption）所产生的。当施加的辐射与自旋态的能量差相匹配时发生微波吸收，因此特定物质可以获得特征吸收谱（characteristic absorption spectra）（Haag et al. 2011）。

用 L 波段 EPR 波谱仪 LBM MT 03（Magnettech，德国柏林）进行测量，EPR 参数设定为：微波频率（1.3GHz）、中心磁场（46mT）、扫描宽度（8mT）、扫描时间（10秒）和调制幅度（0.15mT）。

2.1.1 抗氧化剂与局部外用的测试自由基的直接反应

使用自旋探针（spin probe）TEMPO〔2,2,6,6- 四甲基 -1- 哌啶氧化物（2,2,6,6-tetramethyl-1-piperidinyloxy）；Sigma-Aldrich，Steinheim，德国〕在体 EPR 研究直接自由基清除活性。如 Haag 等先前所述（Haag et al. 2011），使用 30mM TEMPO 溶液，可以获得最佳的波谱形状，用于通过测量中心线的高度来评价强度。图 1 显示了皮肤中的氮氧化物的典型光谱。

测量点选自前臂内侧的中间三分之一处。在志愿者的同一个手臂上进行所有测量。在测量区域内，需要小心地剃除所有毛发并用浸过乙醇的化妆棉清洁皮肤。将 TEMPO 溶液（50µl）涂布于滤纸（直径 11mm; Epitest Ltd Oy, Tuusula，芬兰）上，并将滤纸置于 Finn Chamber 中（Epitest Ltd Oy, Tuusula，芬兰）一起包封 10 分钟。然后移除 Finn Chamber 和滤纸，并用纸巾擦拭皮肤。将手臂放在 EPR 的夹板上，轻轻将手臂上提至仪器的表面线圈。使用一块薄的盖玻片（Menzel-Gläser, Braunschweig, 德国）将皮肤与表面线圈隔开。为了提高信噪比，每分钟扫描 4 次总共记录 20 分钟，评估反应时间里每 2 分钟内 8 次扫描的平均波谱。随时间绘制中心线的强度，如图 2 所示，并由方程 $I=I_0\exp{-kt}$ 拟合，而 k 代表函数的速率常数，表征皮肤的单个自由基清除特性。指数衰减被回归为基线 EPR 信号高度（图 2）。在每次回访时，进行两次重复测量。

图 1　氮氧化物 TEMPO 渗入皮肤后的典型 EPR 谱图

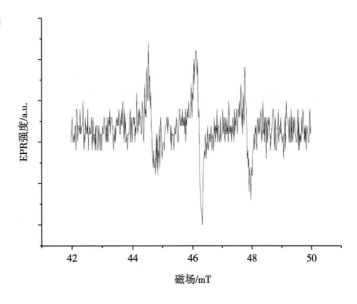

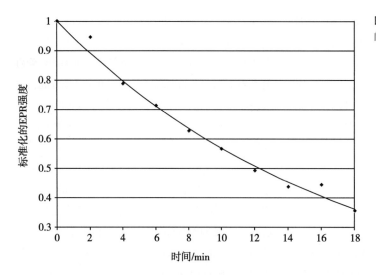

图 2　TEMPO 在皮肤中的峰 - 峰强度随时间的一阶指数衰减

2.1.2　辐照诱导的自由基生成

为了测定自由基生成，使用 3- 羧基 -2,2,5,5- 四甲基 -1- 吡咯烷氧化物（3-carboxy-2,2,5,5-tetrame-thyl-1-pyrrolidinyloxy，PCA；Sigma-Aldrich）作为氮氧化物。与 TEMPO 相比，PCA 在使用浓度下几乎不会与皮肤的抗氧化系统（skin's antioxidant system）发生反应（Haag et al. 2010）。然而，PCA 与短寿命自由基（例如辐照诱导的自由基）反应良好，其将 EPR 标记物转化为 EPR 沉默物。这种 EPR 信号强度的降低可与自由基形成相关（Darvin et al. 2010；Herrling et al. 2003）。如上所述在右前臂内侧进行的测量区域准备工作，并测定其自由基清除能力（radical scavenging capacity）。将 100μl PCA 溶液（43mM，水：乙醇，1：1，v：v）添加到两个滤纸片上（Epitest Ltd Oy）并置于皮肤上，用 Finn 室（Epitest Ltd Oy）封闭皮肤渗透 40 分钟。随后，将该手臂置于 EPR 波谱仪中，并在没有辐照的情况下开始测量 10 分钟。由于无辐照下 PCA 的减少低于 5%，所以辐照射实验在同一个测量点进行。使用太阳能模拟器（Low Cost Solar Simulator，LS0104，LOT-Oriel Group，Darmstadt，Germany，波长 420 ～ 2 000nm，输出 120mW/cm² ）原位照射皮肤。在照射期间持续测量 10 分钟。为了提高信噪比，每分钟记录 4 次扫描，评估反应时间里每 2 分钟内的 8 次扫描的平均波谱。PCA 强

度来自光谱的中心线。每个志愿者都进行 2 次重复测量。

局部外用后的测量

在体试验

志愿者将治疗组乳霜和安慰剂乳霜外用于任一前臂内侧，每天两次，持续 4 周。安慰剂侧前臂留出三分之一不进行任何处理。为了避免由于封闭层扩展或安慰剂和对照剂乳霜渗透性能不同而导致的对光学性能影响，测试时间点距离最后一次涂抹乳霜平均时长为 8.5 小时（范围在 5 ～ 12 小时）。

如上所述进行测量。

离体试验

与在体试验相似。首先将猪耳洗净，剃毛并用乙醇清洗。从每只猪耳中制备以下样品：两组样品本身没有外用任何乳霜，之后一组用安慰剂乳霜处理，另一组用对照剂乳霜处理。

然后，固定在载玻片上的皮肤样品（d=19mm），像在体试验一样通过轻微改性（50μL PCA 溶液，渗透 20 分钟，无载玻片），以达到类似在体试验的 EPR 强度。在此之后，涂抹乳霜（根据 Colipa 标准，2mg/cm² ），并在渗透 1 小时后开始测量。

先在无辐照的情况下测量 20 分钟，随后在 NIR/VIS 照射下测量 20 分钟。所有测量均重复进行。

3 结果与讨论

3.1 补充抗氧化剂前后的皮肤抗氧化状态

3.1.1 水溶性抗氧化剂（water soluble antioxidants）的补充

在这项研究中，33 名健康志愿者服用维生素C（抗坏血酸钙）或 chokeberry extract 花楸果提取物（Aroniaenergy, Privatinstitut Galenus, 柏林, 德国）。Aroniaenergy 是一种粉末，由葡萄糖、野樱莓（Aronia）果皮提取物、洋姜（Topinambur）提取物和抗坏血酸钙（＜3%）组成。主要的抗氧化剂部分是花楸果（chokeberry）果皮提取物（＞70%）。维生素 C 样品是用葡萄糖制备的抗坏血酸钙，安慰剂使用纯葡萄糖。所有样本都是随机编号的。

安慰剂对照双盲研究由 3 组 11 名志愿者组成，每组安慰剂、维生素 C 和 Aronia（Meinke et al. 2012a）。

将维生素 C 和 Aronia 组样品的抗氧化活性调整为相同水平的自由基保护因子（Radical Protection Factor，RPF；3600×10^{14} radicals/mg）（Herrling et al. 1998）。这需要大约每天补充 100mg 维生素 C。

所有的志愿者在测试前（第 1 次来访）和服用 28 天之后（第 2 次来访）进行测量。通过 EPR 测量志愿者前臂内侧。

指导每位志愿者将一勺测试粉末溶解在水中并摄入，每天两次，早晚各一次。14 天后，除了第 1 次来访和第 2 次来访之外，9 名维生素 C 组的志愿者多一次来访测试。为了确保双盲研究，试验协调员选定的这 9 名志愿者并不知道自己被分配在哪个组。

补充抗氧化剂后皮肤的自由基清除增加，TEMPO 减少更快并且速率常数增加。尽管所有组别的速率常数个体间差异很大，但除安慰剂外，抗氧化剂摄入组服用抗氧化剂后有显著差异。与安慰剂相比，发现两个治疗组摄入前后的速率常数差异显著（图 3）。

野樱莓和维生素 C 之间无显著差异。野樱莓相对增加 23%，维生素 C 相对增加 20%。

另外，测量了皮肤类胡萝卜素但没有观察到显著的变化。在服用 14 天和 28 天后，维生素 C 组的 9 名志愿者结果显示，速率常数在 14 天后显著增加，而在 28 天后没有进一步的显著增加。

这表明维生素 C 和花楸果提取物（chokeberry extract）都能增加皮肤的抗氧化状态。皮肤在 14 天内甚至更快就会有表现，但不会随着摄入量的增加而增加。

抗坏血酸的肠吸收能力受限于存在的转运蛋白的量。在健康的成年人中，最大的吸收是通过单次 200mg 剂量实现的（Levine et al. 1996）；随着进一步增加口服剂量，维生素 C 的生物利用度下降。

图 3　不同样品摄入 4 周后的速率常数与摄入前的初始值相比（Meinke et al. 2012a）

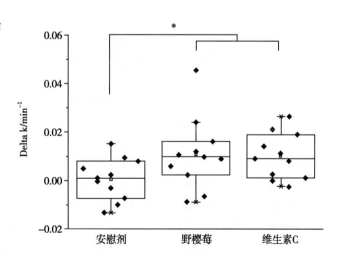

每天 125mg 维生素 C 的量被认为是适合的剂量。这个剂量已经足够最大限度地增强皮肤的自由基清除能力。

此外，由不同多酚化合物组成的相同 RPF 的天然提取物也可将抗氧化能力增加至相同剂量，尽管膳食多酚的吸收通常非常低（总代谢物的血浆浓度在 nM 至低 μM 范围），并且达到 30 分钟至几小时之间的最大浓度范围的时间取决于吸收部位（Manach et al. 2003）。然而，EPR 光谱学并不能衡量抗氧化剂提高自由基清除活性的特性。可以证明，花楸果（chokeberry）的多酚有助于皮肤的自由基清除。

3.1.2 脂类抗氧化剂（lipophilic antioxidants）的补充

在接下来的研究中，评估了羽衣甘蓝提取物的功效（Meinke et al. 2013a）。服用补充剂 8 周的时间。LutexskinTM 胶囊（BioActive Food GmbH，Bad Segeberg，德国）由羽衣甘蓝提取物（*Brassica oleracea* convar. *acephala* var. *Sabellica* L.）、沙棘油（*Hippophae rhamnoides* L.）和橄榄油组成，含有高剂量的类胡萝卜素。1 天的摄入量可提供以下剂量的类胡萝卜素：2 200μg 叶黄素，1 000μg β- 胡萝卜素，50μg α- 胡萝卜素，400μg 番茄红素，700μg 玉米黄质，100μg 隐黄质。作为对照，安慰剂胶囊里是几乎不含抗氧化剂的橄榄油。

招募了 24 名健康志愿者。研究持续 20 周时间，包括 4 次来访。选择秋季开始试验是为了减少太阳可能带来的影响。志愿者服用了 8 周的补充剂。在第 1 次来访时，志愿者被随机分配到治疗组或安慰剂组。在第 1 次来访时的晚上开始服用。4 周后第 2 次来访，服用补充剂 8 周后第 3 次来访在。停止服用补充剂 12 周后，第 4 次来访也就是最后一次来访。

每次来访进行以下测量：①采用共振拉曼光谱测定皮肤类胡萝卜素；②采用 EPR 测定皮肤的自由基清除能力；③测定可见 / 近红外 VIS/NIR 光谱范围内的自由基生成，以便获得皮肤针对氧化压力的光保护作用的信息。

在第 1 次来访和第 4 次来访时，志愿者都需要完成一份问卷调查，以确保他们的生活方式和饮食习惯都没有改变。

自由基清除活性（radical scavenging activity）

为了确定补充剂自身的自由基清除活性，使用高反应性的测试自由基 2,2- 二苯基 -1- 苦基肼（2,2-diphenyl-1-picrylhydrazyl，DPPH）测定 RPF 值，其结果为 180×10^{14} radicals/mg。然而，该补充物不与 TEMPO 反应，TEMPO 是用于测定 6 小时内皮肤的自由基清除能力。

然而，在补充羽衣甘蓝提取物后，皮肤的自由基清除能力发生了变化。在 V3 中观察到治疗组的测试自由基 TEMPO 大大减少，并且速率常数增加（图 4 右）。

使用共振拉曼光谱法测量羽衣甘蓝提取物在皮肤中的生物利用度。关于速率常数，作为由 EPR 波谱测定的抗氧化能力参数，所获数据显示与另外测定的皮肤类胡萝卜素增加一致；然而，差异并不明显。治疗组的速率常数在 4 周后增加 27%，8 周后增加 48%；此外，在 V3 时，治疗组和安慰剂组的速率常数之间的差异是显著的。服用结束后，在治疗组中，k 值从 V3 到 V4 显著下降到 V1 时的初始值。此外，在 V4 时没有观察到治疗组和安慰剂组之间的差异。

预防自由基的生成

局部应用抗氧化剂可以减少可见 / 近红外照射后的自由基生成。问题是口服抗氧化剂，比如服用的羽衣甘蓝提取物，是否可以减少 10 分钟可见 / 近红外照射过程中的自由基生成。

在服用 8 周后 V3 来访时，观察到对可见 / 近红外辐照诱发的自由基生成有预防效果。可见 / 近红外照射 10 分钟后，治疗组的自由基生成显著减少 34%。在其他时间点，两组之间没有显著差异。

估计所有志愿者每日类胡萝卜素的总摄入量为 2.13mg ± 1.97mg（范围：0.25 ～ 6.39mg）。

与其他抗氧化剂相比，RPF 值 180×10^{14} radicals/mg 是相当低的。这是因为类胡萝卜素与所使用的 DPPH 试剂的反应效率低下（Herrling et al. 1998）。类胡萝卜素在 6 小时内也不与皮肤测试所使用的自由基 TEMPO 反应。然而，调查结果显

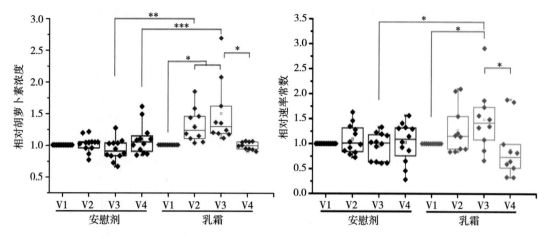

图 4 左：相对于初始值的皮肤类胡萝卜素浓度。右：相对于初始值的速率常数。V1，服用前；V2，服用 4 周后；V3，服用 8 周后；V4，停止服用 12 周后。（Meinke et al. 2013a）

示，服用类胡萝卜素 8 周后，治疗组局部外用的 TEMPO 减少得更快。测试开始前和服用结束后的 k 值变化在治疗组内也具有显著差异。这表明皮肤的自由基清除活性总体上增强了，意味着抗氧化剂彼此相互作用并且天然基质中的类胡萝卜素又以这样的方式影响其他抗氧化剂，从而增加皮肤的抗氧化性能。

经可见 / 近红外范围内光线照射后的自由基生成减少与皮肤的抗氧化能力增加一致。局部外用抗氧化剂的研究表明，经可见 / 近红外范围内光线照射后，自由基生成减少（Meinke et al. 2011）。此外，该结果与使用了类胡萝卜素或其他抗氧化剂后，紫外线照射形成红斑减少或细胞的光损伤减少的结果一致（Meinke et al. 2012b；Heinrich et al. 2003；Bayer et al. 2011）。在此背景下，应该提到协同效应（Wölfl et al. 2013）。

3.2 局部外用抗氧化剂后的抗氧化状态

3.2.1 在体试验

这些在体试验的目的是评估一种方法，即测量含有贯叶金丝桃（HP）提取物（1.5%）的乳霜的自由基防护效果，该提取物富含贯叶金丝桃素并且已知在红外线 IR 照射后可以减少离体皮肤中的自由基生成。治疗霜的自由基保护因子（RPF）为 425（10^{14} radicals/mg），而不含 HP 提取物的安慰剂霜为 39（10^{14} radicals/mg）。为了测试长期的使用效果，志愿者在体多次使用待测乳霜。辐照过程中进行 EPR 测量，使用乳霜 4 周后在体研究中自由基生成的变化如图 5 左侧所示（Arndt et al. 2013）。

自由基的产生随着时间而减少。在第一个 2 分钟内，自由基产生最多（Haag et al. 2013）。更长时间辐照未处理皮肤 10 分钟以上，不会显著增加自由基生成（数据未显示）。未处理的皮肤的自由基生成最高，接着是安慰剂预处理的皮肤辐照 12 分钟后显著下降至 55.7% ± 8.7%，而当使用治疗霜后更进一步显著减少至 24.9% ± 8.7%。

调查问卷的分析结果显示，压力、吸烟及水果和蔬菜摄入方面没有显著差异。

相比目前为止研究的口服摄入，局部外用以更明显的方式增加 ROS 的中和。一个可能的原因是，对于局部外用，其浓度可能远高于口服的推荐生理浓度。迄今为止，局部外用抗氧化剂的副作用还未见报道（Darvin et al. 2006）。

3.2.2 离体试验

离体试验，在单次使用乳霜 1 小时后进行测量。

未处理的皮肤作为空白对照。与在体试验相比，可延长测量时间使照射时间更长。猪耳皮肤上的离体结果如图 5（右）所示。自由基生成在规定时间内没有减少。自由基生成的变化可以用线性方

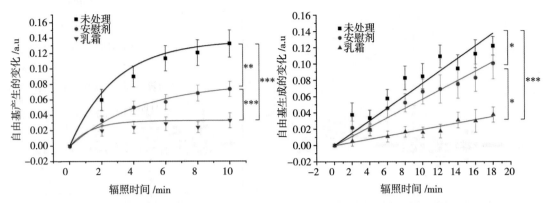

图5 在未处理、安慰剂和乳霜处理过的皮肤上，VIS/NIR 照射（120mW/cm²）过程中自由基生成的变化；志愿者前臂的在体试验（左图），猪耳朵皮肤的离体试验（右图）。a.u，任意单位。摘自（Arndt et al. 2013）

程来拟合。这意味着自由基生成在辐照时间内具有恒定的值，然而，这个值取决于预处理而有所不同。

与在体试验一样，未处理皮肤产生的自由基数量最多。使用安慰剂和治疗霜后，自由基生成分别降至 75%±20% 和 26.3%±8.5%。

直接比较离体猪耳皮肤和志愿者前臂在体辐照 10 分钟的结果表明，因可见 / 近红外 VIS/NIR 范围内光线的辐照后的自由基生成，在体试验更明显。对于在体同样照射 10 分钟的时间，与离体试验相比，自由基生成高达 1.9 倍。可以通过更长的体外照射时间来减少这种差异。

结果已显示，在体或离体使用治疗乳霜和安慰剂乳霜均可保护皮肤防止可见 / 近红外 VIS/NIR 诱导产生自由基。安慰剂的效果可能是由于乳霜的光学特性。除了抗氧化剂外，霜剂的高散射特性可以减少红外区域的自由基生成，如离体使用的防晒剂（Meinke et al. 2013b）。这种方法也适用于从紫外到近红外光谱范围的防晒剂研究。

可以用活体组织存在氧气供应来解释在体的人体皮肤相比于离体的猪耳皮肤，在第一分钟内产生更多的自由基这个事实。尽管如此，还是应该以切除的人体皮肤作为对比进行更详细的研究。在体自由基生成随时间减少可以通过内源性抗氧化剂系统的上调来进行解释，该系统可中和诱导产生的自由基（Thiele et al. 2001）。这种防御机制无法进行离体研究。

4 结论

不同的研究表明，电子顺磁共振谱 EPR 非常适用于研究皮肤的抗氧化状态和压力。可以离体和在体开展研究。结果表明，在体与离体的研究中，因辐照诱导的自由基生成是不同的。

摄入亲水性和亲脂性补充剂的结果是两种产品都增加皮肤中的自由基清除活性。甚至发生在被研究产品不直接与测试自由基 TEMPO 反应时，表明皮肤抗氧化剂相互作用和彼此保护。可以证明，增加速率常数的化合物还防止在可见 / 近红外 VIS/NIR 照射时的自由基生成。

在皮肤中观察到水溶性抗氧化剂的作用更快（在 2 周内即可见饱和），比类胡萝卜素（2 个月后仍不见饱和）要快，主要是由于水溶性和脂溶性维生素转运机制的不同。

与口服生理浓度的抗氧化剂相比，局部外用含抗氧化剂的乳霜更好地防护了可见 / 近红外 VIS/NIR 照射时形成的自由基。

由此得出这样的结论：通过口服抗氧化剂可以实现全身性的适度防护，而对于日光暴露区域的强效防护，推荐另外局部使用抗氧化剂。

致谢 这项工作得到了柏林联邦州研发、创新和科技推进计划（ProFIT，批准号 # 10142343 和 10149524）的支持，并由欧洲地区发展基金会（European Fund for Regional Development，

ERDF）给予创新促进基金的资助。我们还要感谢 Privatinstitut Galenus、Bioactive Food 和 Klosterfrau Healthcare Group 提供含有不同抗氧化剂的研究产品。

（赵云珊 译，赵小敏 校，郝宇 审）

参考文献

Arndt S, Haag SF, Kleemann A, Lademann J, Meinke MC. Radical protection in the visible and infrared by a hyperforin-rich cream – in vivo versus ex vivo methods. Exp Dermatol. 2013;22:354–7.

Bayer M, Proksch P, Felsner I, Brenden H, Kohne Z, Walli R, Duong TN, Gotz C, Krutmann J, Grether-Beck S. Photoprotection against uvar: effective triterpenoids require a lipid raft stabilizing chemical structure. Exp Dermatol. 2011;20:955–8.

Berger MM. Can oxidative damage be treated nutritionally? Clin Nutr. 2005;24:172–83.

Darvin M, Zastrow L, Sterry W, Lademann J. Effect of supplemented and topically applied antioxidant substances on human tissue. Skin Pharmacol Physiol. 2006;19:238–47.

Darvin M, Patzelt A, Gehse S, Schanzer S, Benderoth C, Sterry W, Lademann J. Cutaneous concentration of lycopene correlates significantly with the roughness of the skin. Eur J Pharm Biopharm. 2008;69:943–7.

Darvin ME, Haag SF, Lademann J, Zastrow L, Sterry W, Meinke MC. Formation of free radicals in human skin during irradiation with infrared light. J Invest Dermatol. 2010;130:629–31.

Haag SF, Bechtel A, Darvin ME, Klein F, Groth N, Schafer-Korting M, Bittl R, Lademann J, Sterry W, Meinke MC. Comparative study of carotenoids, catalase and radical formation in human and animal skin. Skin Pharmacol Physiol. 2010;23:306–12.

Haag SF, Taskoparan B, Darvin ME, Groth N, Lademann J, Sterry W, Meinke MC. Determination of the antioxidative capacity of the skin in vivo using resonance raman and electron paramagnetic resonance spectroscopy. Exp Dermatol. 2011;20:483–7.

Haag SF, Tscherch K, Arndt S, Kleemann A, Gersonde I, Lademann J, Rohn S, Meinke MC. Enhancement of skin radical scavenging activity and stratum corneum lipids after the application of a hyperforin-rich cream. Eur J Pharm Biopharm. 2013;86:227–33.

Heinrich U, Gartner C, Wiebusch M, Eichler O, Sies H, Tronnier H, Stahl W. Supplementation with beta-carotene or a similar amount of mixed carotenoids protects humans from uv-induced erythema. J Nutr. 2003;133:98–101.

Herrling T, Zastrow L, Groth N. Classification of cosmetic products – the radical protection factor (RPF). SÖFW Journal. 1998;5:282–4.

Herrling T, Fuchs J, Rehberg J, Groth N. Uv-induced free radicals in the skin detected by esr spectroscopy and imaging using nitroxides. Free Radic Biol Med. 2003;35:59–67.

Levine M, Conry-Cantilena C, Wang Y, Welch RW, Washko PW, Dhariwal KR, Park JB, Lazarev A, Graumlich JF, King J, Cantilena LR. Vitamin c pharmacokinetics in healthy volunteers: evidence for a recommended dietary allowance. Proc Natl Acad Sci U S A. 1996;93:3704–9.

Manach C, Morand C, Gil-Izquierdo A, Bouteloup-Demange C, Remesy C. Bioavailability in humans of the flavanones hesperidin and narirutin after the ingestion of two doses of orange juice. Eur J Clin Nutr. 2003;57:235–42.

Meinke MC, Darvin ME, Vollert H, Lademann J. Bioavailability of natural carotenoids in human skin compared to blood. Eur J Pharm Biopharm. 2010;76:269–74.

Meinke MC, Haag SF, Schanzer S, Groth N, Gersonde I, Lademann J. Radical protection by sunscreens in the infrared spectral range. Photochem Photobiol. 2011;87:452–6.

Meinke MC, Lauer A, Haag SF, Darvin ME, Groth N, Lademann L. Cutaneous radical scavenging effects of orally administered antioxidants measured by electron paramagnetic resonance spectroscopy. e-SPEN Journal. 2012a;7:e160–6.

Meinke MC, Schanzer S, Haag SF, Casetti F, Müller ML, Wölfle U, Kleemann A, Lademann J, Schempp CM. In vivo photoprotective and anti-inflammatory effect of hyperforin is associated with high antioxidant activity in vitro and ex vivo. Eur J Pharm Biopharm. 2012b;81:346–50.

Meinke MC, Friedrich A, Tscherch K, Haag SF, Darvin ME, Vollert H, Groth N, Lademann J, Rohn

S. Influence of dietary carotenoids on radical scavenging capacity of the skin and skin lipids. Eur J Pharm Biopharma. 2013a;84:365–373.

Meinke MC, Syring F, Schanzer S, Haag SF, Graf R, Loch M, Gersonde I, Groth N, Pflücker F, Lademann J. Radical protection by differently composed creams in the uv/vis and ir spectral ranges. Photochem Photobiol. 2013b;89:1079–84.

Packer L, Valacchi G. Antioxidants and the response of skin to oxidative stress: Vitamin e as a key indicator. Skin Pharmacol Appl Skin Physiol. 2002;15:282–90.

Richelle M, Sabatier M, Steiling H, Williamson G. Skin bioavailability of dietary vitamin e, carotenoids, polyphenols, vitamin c, zinc and selenium. Br J Nutr. 2006;96:227–38.

Sander CS, Chang H, Hamm F, Elsner P, Thiele JJ. Role of oxidative stress and the antioxidant network in cutaneous carcinogenesis. Int J Dermatol. 2004;43:326–35.

Shindo Y, Witt E, Han D, Epstein W, Packer L. Enzymic and non-enzymic antioxidants in epidermis and dermis of human skin. J Invest Dermatol. 1994;102:122–4.

Thiele JJ, Schroeter C, Hsieh SN, Podda M, Packer L. The antioxidant network of the stratum corneum. Curr Probl Dermatol. 2001;29:26–42.

Tong TK, Kong Z, Lin H, Lippi G, Zhang H, Nie J. Serum oxidant and antioxidant status following an all-out 21-km run in adolescent runners undergoing professional training – a one-year prospective trial. Int J Mol Sci. 2013;14:15167–78.

Valko M, Leibfritz D, Moncol J, Cronin MT, Mazur M, Telser J. Free radicals and antioxidants in normal physiological functions and human disease. Int J Biochem Cell Biol. 2007;39:44–84.

Vermeij WP, Backendorf C. Skin cornification proteins provide global link between ros detoxification and cell migration during wound healing. PLoS One. 2010;5:1–7.

Vermeij WP, Alia A, Backendorf C. ROS quenching potential of the epidermal cornified cell envelope. J Invest Dermatol. 2011;131:1435–41.

Wölfle U, Haarhaus B, Schempp CM. The photoprotective and antioxidative properties of luteolin are synergistically augmented by tocopherol and ubiquinone. Planta Med. 2013;79:963–5.

Wrona M, Korytowski W, Rozanowska M, Sarna T, Truscott TG. Cooperation of antioxidants in protection against photosensitized oxidation. Free Radic Biol Med. 2003;35:1319–29.

150

3 种类型皮肤移植的机械特性

J. Pauchot, Alexandre Guichard, Thomas Lihoreau,
Ahmed Elkhyat, Sophie Mac-Mary, and Philippe Humbert

内容

关键词

人造真皮·皮肤替代物·缺陷·肿瘤·负压治疗

1 简介

人造真皮（artificial dermis）在治疗大面积烧伤伤口中有着广泛的应用，同时也越来越常用于外科手术的重建。它是肿瘤切除术后缺陷重建非常好的一种选择。在对皮肤替代物（dermal equivalents, DE）性质的整体描述后，我们通过文献综述和自身经验对 DE 在修复肿瘤切除后的缺损中的实用性进行评估。

2 人造真皮

2.1 介绍

自从 1970 年，许多类型的皮肤替代物已经开始发展并作为模型在体外试验和治疗学中应用。得益于细胞培养技术的发展，使表皮的重构（Rheinwald and Green 1975）和皮肤替代物（dermal equivalent, DE）的重构具有可能性。DE 可以细胞化，如 Bell 等（1981）建立的模型或者由成纤维细胞本身具有并收缩形成的胶原基质组成（Apligraf®），或者由成纤维细胞整合而成的合成基质组成（TransCyte®）。其他类型的 DE 是非细胞形式，如 Yannas and Burke（1980；Yannas et al. 1980）建立的模型。后来的［Integra®（Integra LifeSciences®）］是由 6 硫酸软骨素构建的胶原组成，单层或双层，并覆盖一层硅胶膜。Integra® 是市面上第一个皮肤替代物，并且是唯一一个在市场持续应用了 10 年的产品。自 2007 年以来，新的非细胞皮肤替代物开始在法国应用：Matriderm®（Medical Z®）是由胶原和弹性蛋白基质组成；Renoskin®（PerousePlastie®）由覆盖一层硅胶膜的胶原基质组成；Hyalomatrix®（Addmedica®）是由覆盖一层人造橡胶膜的酯化透明质酸构成。

第一批产品的使用有两个阶段，替代物被允许

进行皮肤移植，同时这种皮肤替代物的移植也一直在发展（Integra® single layer, Matriderm® 1mm）。在研究中，这些模型不断变得更加复杂：或者内皮化重建皮肤，或者是有免疫活性的替代物，或者是包含皮下组织的重建皮肤（Auxenfans et al. 2009）。在本篇文章中，将只讨论非细胞性 DE。

2.2 非细胞皮肤替代物的作用方式

将 DE 植入易于被成纤维细胞定植的部位，并且有血管形成，这个过程是可能的。作为真皮细胞外基质的简化模型，它被整合到愈合过程中，以重建表皮的机械和营养支持。作为一种皮肤的细胞外基质的简化模型，它可以整合到愈合过程，以重建表皮的机械性和营养供应。组织学研究已经显示了这个过程的 4 个阶段（Moiemen et al. 2006）：

- 抑制阶段
- 成纤维细胞的迁移阶段
- 持续 4 周的血管重建阶段（不进行相关的负压治疗）
- 重塑和成熟阶段

在结缔组织愈合过程中，三维结构的非细胞性 DE 就像一个框架，在几周内重新合成一个类似于成熟人类真皮的组织，不会出现肉芽组织的无序增殖（Lakhel leCoadou et al. 2000）。定植的去核作用类似于新皮肤，而不是瘢痕组织，因此其美学和功能结果与正常皮肤层相似，优于孤立的分裂皮片（split skin graft）（Dantzer and Braye 2001）。从组织学角度看，这种重新定植的皮肤替代物与原始的皮肤相差很远，其缺乏毛囊皮脂腺附件，缺乏弹力纤维（在 Integra® 中缺乏，在 Matriderm® 存在），缺乏神经末梢，以及缺少真皮表皮间连续的真皮乳头（图 1）（Moiemen et al. 2006）。这导致某些时候患者会有干燥感，而且缺少表面感觉。但是，在组织学中是不能区分新的胶原与来源于原本皮肤的胶原。至于这两种在法国使用频率最高的 DE 类型，没有证据显示 Integra® 和 Matriderm® 在动物中血管重建或替代物整合方面存在差别（Schneider et al. 2009）。

先植入皮肤替代物，在进行二期皮片移植前，

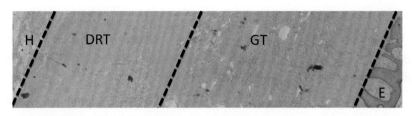

图 1 组织切片。皮肤替代物植入 1 年后，肉芽形成期，然后进行中厚皮片移植（这个系列的 2 号患者）。H 代表皮下组织，DRT 代表皮肤再生模板，肉芽期后应用 GT 代表肉芽组织，E 代表表皮。注意到肉芽组织内有丰富的血管和细胞浸润，与应用皮肤替代物时相应区域胶原纤维的组织形成对比。标准 HES 染色，物镜 ×2.5

暂时用硅薄膜覆盖。这种薄膜通过气体交换来限制液体泄漏，同时也是细菌的屏障。一期手术中，皮肤替代物与皮片一起植入，其厚度较薄（1mm），以加速角质形成细胞死亡前毛细血管对表皮的营养供应。

2.3 立法

皮肤替代物属于医疗器械（medical devices, MD）。在法国 *Code de la Santé Publique*（公共卫生条例）（Art L5221-1 and R5211-1），MD 定义为"任何仪器、用具、设备、物质和产品……，由制造商设计因医学目的应用于人类，其主要预期行为或者通过药理学，或者通过免疫学方法，或者代谢学…获得"（Article L5211）。与药物相反，它们的商品化不需要当局政府的许可（Autorisation de Misesur le Marché-AMM），但需要 CE 标志，以确保其符合概念、制造、性能和安全方面的基本要求。CE 标志的主要缺点是虽然功效获得临床证明，但基本未涵盖急诊情况。CE 标志由认证机构或制造商自

行认证的 Ⅰ 类 MD 交付。

有 4 类 MD（Ⅰ，Ⅱ a，Ⅱ b，Ⅲ）对应于不断增加的风险水平（表 1）。该分类基于产品的使用时间（从临时到可植入），是否属于侵入性，是否需要外科操作，是否有活性，以及将植入身体哪个部位。皮肤替代物是Ⅲ类医疗器械（非常严重的潜在风险）。此外，由于皮肤替代物被认为是可植入的 MD，因此根据 *Code de la Santé Publique*（第 R5212-36 至 5212-42 条）的要求，它们需有强制性卫生可追溯性。目的是快速识别暴露于特定批次或系列的风险的患者，以及鉴定患者使用的 MD 批次。

2.4 人造真皮的应用技术

2.4.1 皮肤替代物和烧伤

Integra®，第一个市面上的皮肤替代物，最初是为改善急性烧伤的治疗而开发的（Burke et al. 1981）。尽管最近的文章也显示了其他 DE 在相同适应证中的疗效，例如 Matriderm®（Haslik et al.

表 1 治疗器械及风险分级

级别	器械类型	举例	风险
Ⅰ 级	非侵入性器械	医用床，轮椅	低风险
	侵入性器械——持续使用少于 1 小时		
Ⅱ a 级	侵入性器械——持续使用在 1 小时至 30 天之间	导尿管、气管导管	
Ⅱ b 级	侵入性器械——长期使用＞ 30 天	关节假肢，骨黏合剂，不可吸收缝线	
Ⅲ 级	侵入性器械——长期使用（移植用具），被设计用于直接接触心脏、中心循环系统或者中心神经系统，具有生物效应，包含药物或制造来源于动物器官组织	血管支架，含有抗生素的骨黏合剂，乳房假体等	高风险

2007；Ryssel et al. 2008；Kolokythas et al. 2008）和 Hyalomatrix（Gravante et al. 2007），但 Integra® 在许多国家的烧伤治疗方面占有垄断地位，而且是免费供应给患者的，因而关于这个产品有大量文献报道。

在严重伤口的处理上，作为一款可免费使用的产品，已证实 Integra® 有以下优点（Heimbach et al. 1988，2003）：

- 减少住院治疗周期（Ryan et al. 2002）
- 同种异体皮库的良好替代品
- 联合皮片移植可以加快供体部位的愈合
- 具有更好的皮肤移植物特性（结构、柔韧性和移动空间）
- 减少增生性瘢痕（Dantzer and Braye 2001；Branski et al. 2007；Clayman et al. 2006）

在治疗烧伤后遗症方面，Integra® 的使用可以减少挛缩及桥梁现象（Chou et al. 2001；Groos et al. 2005；Unglaub et al. 2005；Stiefel et al. 2009），但是仍然需要使用常规的固定和加压治疗等预防方法（Hunt et al. 2000；Haertsch 2002）。在某些病例中，DE 的使用可以避免再进行组织暴露后的皮瓣移植，后者不具有自发性愈合的潜能（Boyce et al. 2009）。

目前报道烧伤患者有以下问题：

- 存在两个高峰感染易感期，第 3 天（因为水肿及血肿）和第 14 天（Molnar et al. 2004）。烧伤者的感染率在 16.3%（Heimbach et al. 2003）和 40%（Branski et al. 2007；Muangman et al. 2006）之间。感染主要由单细菌引起（83%），以革兰氏阴性杆菌为主。
- Integra® 的整合率比皮片低（Molnar et al. 2004），在一项规模最大的研究中，整合率约为 76.2%（Heimbach et al. 2003）。
- 在法国，Integra® 的成本约为 5 欧元 / 平方厘米，在法国等国家还没有免费供应和补贴。

然而必须要考虑到感染的风险。烧伤患者住在专门的护理中心，细菌生态系统和免疫力是特定

的，移植表面通常很大（Bargues et al. 2009）。不过，已经证明了在非常严格的无菌条件下使用具有防腐性能的敷料是合理的。可以通过两种措施来降低并发症的风险：

- 负压治疗（negative-pressure therapy，NPT）
- 皮片和 DE 的移植在同一阶段进行

在同一阶段同时移植薄皮片（thin skin graft）和 DE［DE（Matriderm® 1mm，Integra® single layer）］，还有一些优势（Ryssel et al. 2008）：

- 单次外科手术
- 降低细菌污染的风险
- 缩短治愈时间

但是，在全厚皮片（full-thickness skin grafts）移植时，真皮的存在会延缓表皮从毛细血管吸收营养，这可能是皮片移植失败的起因。我们能够借助灌注激光多普勒成像和毛细血管镜观察到这种现象（图 2）。

2.4.2 皮肤替代物在烧伤之外的应用

最近，除了治疗烧伤，DE 还作为修补材料被应用其他整形手术。在法国，由于它并不是免费的，考虑到成本问题，DE 的应用不多。DE 可用于整形美容科，因为它具备以下特性：

- 提高分离皮片的质量
- 在可移动区域或肌腱接触部位可能形成滑动面（Haslik et al. 2008；Aquilina et al. 2009；Yurugi et al. 2002；Wang and To 2000）
- 可将 DE 移植在不能长出肉芽的组织上，例如缺乏骨膜的骨骼组织（桥梁现象）

DE 的第三个特性，意味着它无需依赖于血管网，在某些适应证下可作为皮瓣的备选。一些作者认为，DE 已经可以作为个体医疗（Molnar et al. 2004；Pu 2008）和军事实践（Helgeson et al. 2007）中皮瓣的替代品。临床病例已经表明人造真皮的成功移植可以用于覆盖头颅暴露的组织缺损（Simon et al. 2008），或者暴发性紫癜（Besner and Klamar 1998；Pollard et al. 2008），或脊髓脊膜膨出（Naka-zawa et al. 2005），或者肌腱（Wetzig et al. 2009），以及乳房重塑（Namnoum 2009）。

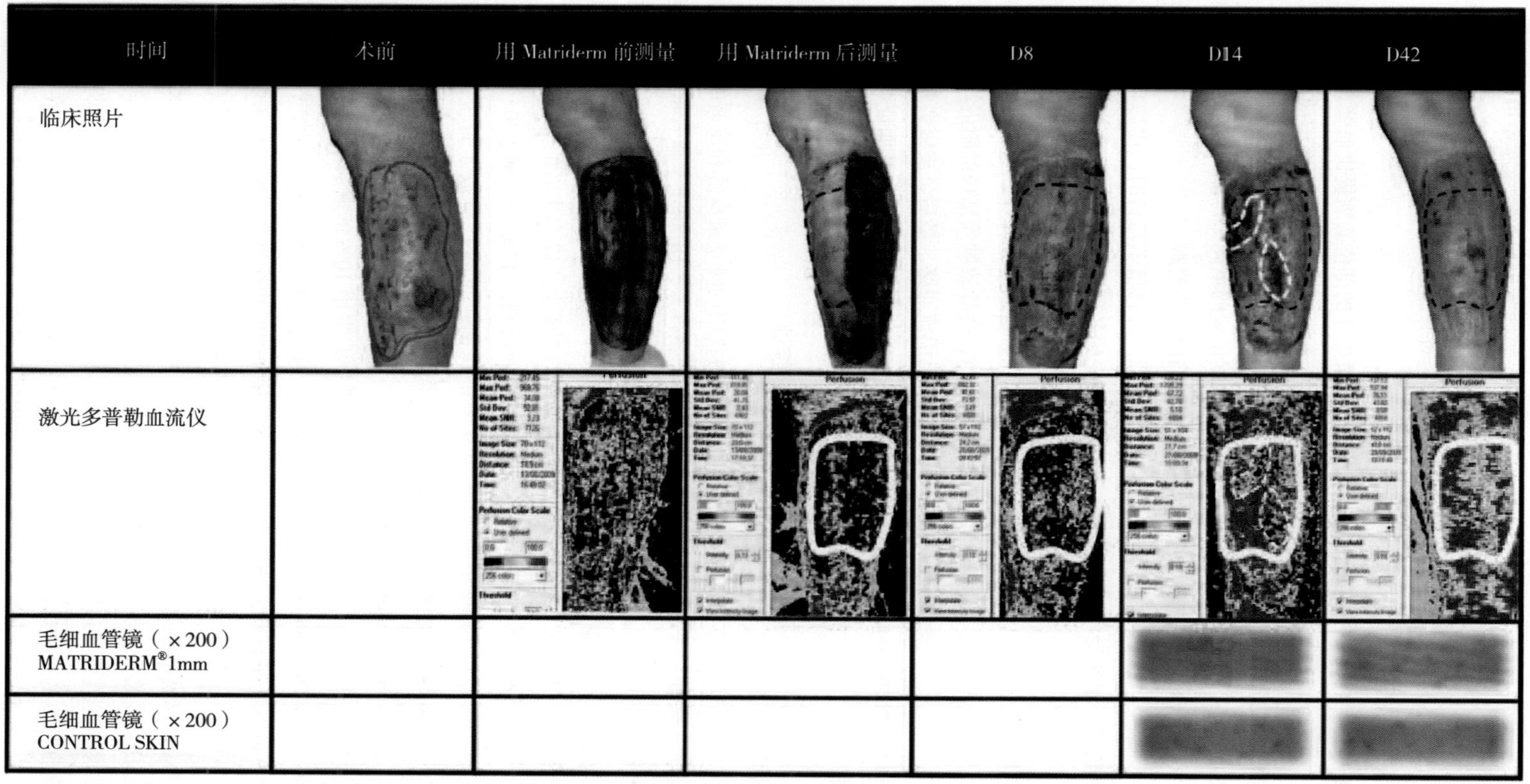

图 2 这个系列的 4 号患者：上图展示了同时应用中厚皮片（split-thickness skin graft）以及皮肤替代物的痛苦过程，此过程中含有 DE 相关的不可避免的血管重建的延迟现象（在 D14 图中使用白色虚线标记）。这个患者左腿上息有鳞状细胞癌同时合并有蕈样肉芽肿。手术切除范围包括肌肉和腱膜。使用单层 Matriderm® 1mm 部分覆盖组织缺损部位（使用黑色线标记）同时使用 2/10ᵗʰ mm 厚的中厚皮片。从第 0 天均使用负压治疗，在第 8 天改变压力。灌注激光多普勒成像（aser Doppler PeriScan PIM 3imager，Perimed）显示了大约 1mm 深的血流，它客观显示了在第 8 天皮肤替代物中血流灌注的延迟。图片与第 0 天比较。从第 14 天开始，皮肤替代物与直接覆盖在肌肉上皮片大约 1mm 深的血管重建已经相当。红色信号为主，蓝色信号差异。图片与第 8 天皮肤替代物中血流灌注的延迟相当。相反，由于 DE 的存在导致皮片移植部位血管重建的延迟解释了皮片部分已经出现表皮松解（使用白线标记）。同时，使用毛细血管镜对皮肤替代物进行检查。结果显示：在第 14 天和 6 周，在替代物内的毛细血管数量有增加，所以它的密度信号与正常皮肤相当

1461

3 人造真皮在皮肤肿瘤的应用

3.1 概述

DE 可用于皮肤肿瘤（skin tumor）：

- 在体外模型中，帮助研究肿瘤（Meier et al. 2000; Satyamoorthy et al. 1999; Berking and Herlyn 2001）

- 治疗肿瘤时，皮瓣供体部位可能出现后遗症，这时可使用 DE 修复，尤其是前臂游离皮瓣（Wax et al. 2002）和前额皮瓣（Wang and To 2000）

- 可作为癌变组织切除后，组织缺损部位的主要覆盖物

在后一种情况中，使用 DE：

- 改善皮片的质量

- 作为皮瓣的备选

撇开审美考虑，肿瘤相关的组织缺损有其特殊性：

- 大部分病例是老年患者

- 多个手术部位

- 感染风险低（与烧伤患者相比）

- 切缘范围的确定，取决于肿瘤本身的特点，并不考虑如何进行创面修复，这点有时很重要（某些面部的病例除外）

- 可能还要进行辅助或新辅助的放疗、化疗和辅助免疫治疗，因而要求创面快速愈合，以免延误后续治疗

- 在等待病灶切缘和深部组织的病理学分析结果时，必须对创面进行不同程度的覆盖

- 不推荐延长 NPT（Labler et al. 2009; Jacobs et al. 2008）

- 可能出现局部复发，以及对局部复发的早期发现

- 心理因素很重要

根据组织的缺损程度，修复创面的过程可能很简单，也可能很复杂，包括直接缝合、皮片移植以及局部、区域性的或游离皮瓣。在各种皮肤肿瘤的治疗中，皮片移植作为创面修复的一种选择，有很多优点：

- 发病率低，尤其是全厚皮片移植。

- 很薄，便于局部随访。

- 如果病理结果提示切缘需要再次进行手术，可以移走皮片，并且这个过程可重复进行。

- 不会对肿瘤部位造成额外的瘢痕。

但是：

- 种植皮片的部位必须提供血管重建。

- 皮片的薄度使它对机械摩擦的耐受性有限，对辅助的放射治疗较敏感。

- 根据位置的不同，可能因为色素沉着或皮片凹陷而影响美观。

当全厚皮片移植不可行时，皮瓣是理所当然的选择，但受到各种因素的影响，皮瓣修复可能很困难，包括患者的年龄和易感性，先前手术留下存在瘢痕或既往做过放疗。此外，当进行局部或区域性皮瓣成形时，会导致肿瘤部位的附近产生瘢痕，从而改变淋巴引流通路。最后，皮瓣会带来与供体部位发病率相关的额外发病率，从而证明可以采用其他修复手段的合理性。

3.2 文献综述

皮肤替代物同时具备皮片和皮瓣的优点，某些创面的血运条件差，DE 提供了血管重建的可能性。在 Tufaro 系列研究中（Tufaro et al. 2007），在没有 NPT 的情况下，在第 21 天将双层 Integra® 移植到肿瘤切除后的创面上。17 名患者的平均年龄是 54 岁；缺损表面的面积是 $172cm^2 \pm 260$（$20 \sim 1\,080$）cm^2。其中 6 个病例，Integra® 被放于骨上；7 个病例被放于骨膜；其中 3 个病例的患者还接受了新辅助放射治疗。作者没有报道任何并发症，除了在其中 2 个患者中，少于 10% 的硅胶膜从表面过早松脱，而且在所有病例中，皮片存活的比例都超过 97%。在五名接受放射治疗的患者中，有 3 名出现了球囊（眼科术语），有利于水疱和溃疡的愈合。

Corradino 系列研究（Corradino et al. 2009）纳入了 8 名患有头皮肿瘤的老年患者（平均年龄 81.5 岁）。在局部麻醉下进行切除和二期的皮肤移植手术（平均创面面积 =143cm²）。在不使用 NPT 的情况下，所有患者的移植成功率都非常令人满意。由于 DE 较为纤细，在早期阶段观察到 2 例

复发，并且使用相同的程序成功治疗。在这一系列研究，与其他作者的建议相反，并未移除颅骨外层（Komorowska-Timek et al. 2005；Koenen et al. 2008）。

先天性巨痣（Giant congenital nevi）是特殊病例。它并不是急性进展的恶性皮肤肿瘤，但是近期再次对本病进行评估，其恶变风险为 0.7%（Krengel et al. 2006），在较年轻人群中需要进行切除，也面临同样的修复问题（Abai et al. 2004）。Schiestl 报道了 12 例儿童病例（平均年龄 3.8 岁，年龄范围在 7 个月至 11 岁），他们患有的先天性巨痣覆盖了 1%～12% 的体表面积，使用双层 Integra® 进行治疗（Schiestl et al. 2009）。最后一次治疗时使用 NPT，同时所有患者都使用了生物胶。在三分之二的患儿中，两个阶段的处理是成功的。在三分之一的患儿，Integra® 的移植没有成功，在他们之中有一个患儿在臀部和肛周部位的治疗完全失败（没有 NPT 治疗）。如果患处位于在臀部和肛周，需要强调 NPT、预防急腹症和肠外营养的重要性。

文献也有报道，着色性干皮病的患者，面部皮肤肿瘤手术切除后使用 DE（Herlin et al. 2009）。

3.3 我们科的初步经验总结

在我们科室，5 名患有皮肤恶性肿瘤性或退变性皮肤损害的患者，在手术切除病灶后使用了 DE 病从中获益：2 例皮肤恶性黑素瘤、1 例 Darier-Ferrand 隆突性皮肤纤维肉瘤、1 例鳞状细胞癌和 1 例先天性巨痣（表 2）（图 3～图 10）。4 名患者的病变部位位于下肢，1 名患者的病变部位位于锁骨上区域。基于以下理由，DE 被认为是最佳选择：

– 手术切除后，骨或肌腱被暴露，避免了皮瓣的使用（1 号、2 号和 3 号患者）
– 通过增加真皮可以改善皮片的质量（4 号和 5 号患者）

平均组织缺损的面积是 216cm^2（范围是 20～330cm^2）。患者信息见表 1，按照来我科的就诊时间进行排序。这是我们科室第一次使用 DE。前面 3 名患者接受双层 Integra® 时，不伴 NPT 治疗；后面两名患者联合使用 1mm 的 Matriderm® 和分离皮片，同时在第一处理阶段使用 NPT 治疗。在 DE 移植后，没有伴随使用 NPT 治疗的患者安排在门诊随访，每周 3 次更换敷料。辅助 NTP 治疗的患者在整个治疗期间（15 天）均住院，因为病情不能达到出院标准访。尽管两名患者的两种皮肤替代物的植入都不完全，但最终还是通过伤口护理获得了治愈。

3.4 讨论

我们初步的尝试揭示出下列问题：

– DE 在法国医院的管理
– 我们遇到的并发症，学习医疗新技术的过程
– 联合使用 NPT 的重要性

3.4.1 皮肤替代物在医院实践中应用

法国的医院资金基于 T2A（Tarification A l'Activité：与活动相关的费用），定义 GHS（Groupe Homogènede Séjour：同类住院组），代表 GHM 定义的患者住院相关费用（Groupe Homogènede Maladies：同类疾病）。这些费用包括皮肤替代物的费用，但"除 GHS 费用外资助的植入式医疗器械清单"中所述的费用除外。

除了 GHS 费用和医疗设备的资金外，卫生部决定医疗费用的支付，根据：

– 国家医疗器械和卫生技术评估委员会的医疗和技术建议 {Commission nationaled'évaluation des dispositifsmédicaux et des technologies de santé（CNEDiMTS）[即，Commission d'Evaluation des Produits et Prestations（CEPP）de la Haute Autorité de Santé（HAS）]}
– 卫生产品经济委员会的医疗和经济建议 [Comité Economique des Produits de Santé（CEPS）]

然后将其列在可退款产品和服务清单中 [Liste des Produitse tPrestations Remboursables（LPPR）]。

CNEDiMTS 根据以下几个方面做出独立且具有科学意义的推荐：病理学上的严重程度、是否造成残疾和影响生活质量、收益／风险比、治疗策略中的位置、对公共健康的影响和对疗效的改善。

表 2 患者信息，切除皮肤肿瘤或先天性巨痣后，以人造真皮修复创面

患者	年龄/岁	病理诊断	注释	暴露骨或肌腱	部位	缺损面积	皮肤替代物	敷料	DE 存活	皮片存活	并发症
1 号患者	48	恶性黑素瘤	Breslow 1.36mm	跟腱	后侧，小腿下三分之一	20cm²	Integra® 双层	UrgoTulSAg®	100%	100%	无
2 号患者	35	无色素型恶性黑素瘤	Breslow 23mm	骨和肌腱	掌侧，小腿下三分之一	180cm²	Integra® 双层	UrgoTulSAg®	100%	100%	感染，在第 17 天去除硅胶膜
3 号患者	32	Darier-Ferrand，隆突性皮肤纤维肉瘤	边缘切除 3cm（Mohs）	骨	锁骨上	300cm²	Integra® 双层	UrgoTulSAg®	90%	95%	在第 10 天出现感染，提前移除硅胶膜，二期愈合
4 号患者	70	覃样肉芽肿基础上的鳞状细胞癌		无	小腿	250cm²	Matriderm® 单层	TPN 15 天	100%	85%	二期愈合
5 号患者	15	先天性巨痣	扩大切除及皮肤替代物	无	臀部	330cm²	Matriderm® 单层	TPN 15 天	75%	75%	二期愈合

图 3　2 号无色素性恶性黑素瘤切除术后（Clark V 级，Breslow 指数 23mm）。清扫出现转移的前哨淋巴结（T4bN2cM0）。病灶切除范围为 3cm，暴露胫骨内侧面、胫前肌的肌腱、拇趾长伸肌和脚趾长伸肌。用 Integra® DL 修复

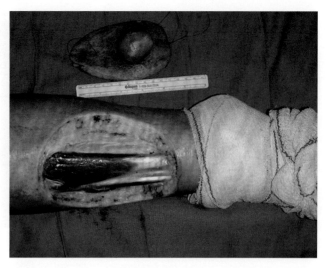

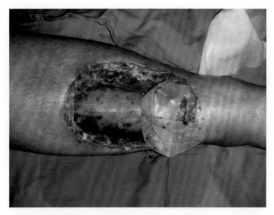

图 4　2 号患者由于金黄色葡萄球菌的二重感染，在第 17 天提前使用硅胶膜，但是可见整个 DE 的血管重建。使用硅胶膜后的 20 天移植中厚皮片

目前在法国销售的皮肤替代品（Integra®，Matriderm®，Renoskin®，Hyalomatrix®）中，没有一种在 LPPR 清单上。自 2008 年 5 月 27 日起，只有 Integra® 获得 CNEDiMTS 的积极推荐，可改善预期疗效，在传统皮片移植（自体移植或同种异体移植）不可用、技术上可能或存在严重烧伤风险时，预期疗效（ASA Ⅲ）适度改善，皮下组织完全确如时，预期疗效（ASA Ⅴ）未见改善。总之，到目前为止，所有皮肤替代物的成本都包含在 GHS 中。

2008 年，National Program in Favor of Innovating and Expensive Techniques ［Programme National de Soutien aux Techniques Innovantes et Coûteuses（STIC）］提供资金支持，在医疗和经济价值的层面上，对 Integra® 在下肢皮肤缺损的修复进行评估。在贝桑松大学医院，自从 2009 年 6 月起，STIC 就提供资助，研究比对 Integra® 和皮瓣技术在创伤后小腿下三分之一及足部创面修复中的应用，也有 GHS 的其他适应证。医院的临床研究和创新部［Département de la Recherche Clinique et de l'Innovation（DRCI）］也提供资金，用于 DE 在肿瘤相关创面缺损中的治疗，每年允许 8 ～ 10 名患者在这里接受治疗。

其他国家的情况，在美国、德国和匈牙利，Integra® 被资助用于烧伤的治疗。在匈牙利，Integra® 应用于重建手术，由政府提供资助。

3.4.2 我们的研究

我们科室使用 DE 治疗了第一批患者，基于患者的治疗效果，总结我科的经验。在我们所有的患者中，符合 DE 适应证的最基本的目标都已达到，例如避免了皮瓣的使用和提高了皮肤移植物的质量。但是任何新技术的学习都需要一个过程，首批患者中的感染率较高（2/5），以及部分患者需要二期愈合。不过，如果 DE 的移植在血运重建后进行（2 号患者），感染并不损害其成功植入。这与其他作者的临床经验不同（Tufaro et al. 2007；Corradino et al. 2009）。这些感染可能是

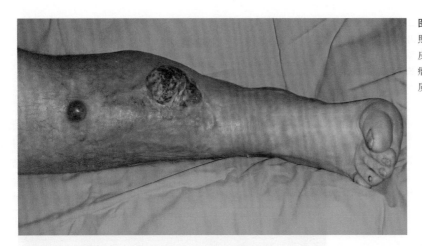

图5　2号患者在12个月时的照片：出现局部复发，多处表皮和皮下病变。注意 DE 内黑素瘤的邻近扩散和皮肤移植物的质量

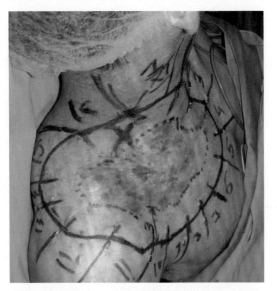

图6　3号患者锁骨上区隆突性皮肤纤维肉瘤的病灶被遗漏。病灶边缘扩大 3cm 行手术切除，并使用改良 Mohs 术对切缘进行连续病理切片分析

由于在我们的第一个病例中没有使用 NPT，在门诊环境中进行每周3次的敷料更换，以及对感染和积液的早期发现及处理缺乏经验。如果患者出现局部感染迹象，专门从事治疗严重烧伤患者的医疗中心会建议使用氯己定乙醇消毒液湿润的敷料进行局部护理（Bargues et al. 2009），局部使用抗生素例如新霉素、多黏菌素 B（Muangman et al. 2006），以及使用磺胺米隆溶液每8小时冲洗一次（Bargues et al. 2009）。

3.4.3 负压治疗（NPT）的益处

2004 年提出使用皮肤替代物和 NPT 联合治疗（McEwan et al. 2004），优点如下（Sinna et al. 2009）：

- 敷料更换次数减少［每4天更换一次（Molnar et al. 2004）或每7天更换一次（Schiestl et al. 2009）］，以及使用了将伤口与外部环境隔离的黏性薄膜，减少了外源性细菌污染

- 加速皮肤替代物与分离皮片内的血管重建，大约发生在使用双层 Integra® 的第4至第11天（Molnar et al. 2004），而厂家建议在没有 NPT 的情况下在第21天进行移植（Burke et al. 1981；Heimbach et al. 1988；Clayton and Bishop 1998；Sheridan et al. 2001）

- 在整个 DE 表面施加均匀的"压力"，降低积液的风险［推荐压力 -125mmHg（Molnar et al. 2004）］

- 可以在家里进行 NPT，以缩短住院治疗时间

部分作者使用生物胶水，单独使用或者与 NPT 联合使用（Tufaro et al. 2007；Schiestl et al. 2009；Greenhalgh et al. 1999；Currie et al. 2001；Jeschke et al. 2004）。

我们最后的两个患者接受了联合应用 DE、皮片以及 NPT，分别在臀部和肛周取得了很好和中等的治疗效果；有关这些部位存在的问题，在前文中已经提过（Schiestl et al. 2009）。

图 7　3 号患者。病灶切除后，暴露出锁骨骨膜

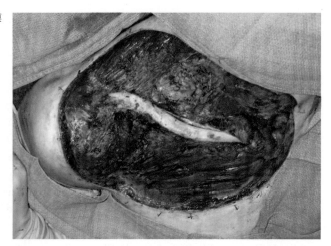

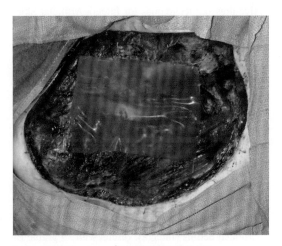

图 8　3 号患者。Integra® DL 膜覆盖暴露的骨头

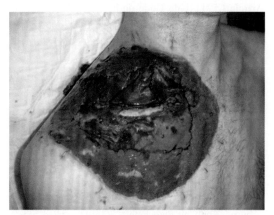

图 9　3 号患者由于感染（铜绿假单胞菌）在第 15 天提前使用硅胶膜

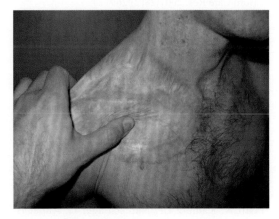

图 10　3 号患者。2 年后结果

4　结论

　　DE 可用于皮肤肿瘤的治疗。它可能不能完全替代全厚皮片，但是它可作为皮瓣的备选。掌握一项新的医疗技术，需要一定的学习过程。联合使用 DE、皮片和 NPT 似乎是一种理想的治疗方案，但是这 3 种技术的联合使用会增加费用，这些总费用包括在 GHS 内，因此限制了其适应证。

　　致谢　感谢 Skinexigence 公司、Perimed 公司以及解剖 - 病理实验室，尤其感谢 Kantelip 教授和

Algros 博士对本文做出的贡献。

没有任何利益冲突。

（叶聪秀 译，夏悦 校，赖维 审）

参考文献

Abai B, Thayer D, Glat PM. The use of a dermal regeneration template (Integra) for acute resurfacing and reconstruction of defects created by excision of giant hairy nevi. Plast Reconstr Surg. 2004;114(1):162–8.

Aquilina D, Darmanin FX, Briffa J, Gatt D. Chest wall reconstruction using an omental flap and Integra. J Plast Reconstr Aesthet Surg. 2009;62(7):e200–2.

Article L5211-1 du Code de la Santé Publique. In. https://www.legifrance.gouv.fr/affichCodeArticle.do?cidTexte=LEGITEXT000006072665&idArticle=LEGIARTI000006690281.

Auxenfans C, Fradette J, Lequeux C, Germain L, Kinikoglu B, Bechetoille N, et al. Evolution of three dimensional skin equivalent models reconstructed in vitro by tissue engineering. Eur J Dermatol. 2009;19(2):107–13.

Bargues L, Boyer S, Leclerc T, Duhamel P, Bey E. Incidence and microbiology of infectious complications with the use of artificial skin Integra in burns. Ann Chir Plast Esthet. 2009 Dec;54(6):533–9. doi:10.1016/j.anplas.2008.10.013. Epub 2009 Feb 14.

Bell E, Ehrlich HP, Sher S, Merrill C, Sarber R, Hull B, et al. Development and use of a living skin equivalent. Plast Reconstr Surg. 1981;67(3):386–92.

Berking C, Herlyn M. Human skin reconstruct models: a new application for studies of melanocyte and melanoma biology. Histol Histopathol. 2001;16(2):669–74.

Besner GE, Klamar JE. Integra Artificial Skin as a useful adjunct in the treatment of purpura fulminans. J Burn Care Rehabil. 1998;19(4):324–9.

Boyce A, Atherton DD, Tang R, Jawad M. The use of Matriderm((R)) in the management of an exposed Achilles tendon secondary to a burns injury. J Plast Reconstr Aesthet Surg. 2009.

Branski LK, Herndon DN, Pereira C, Mlcak RP, Celis MM, Lee JO, et al. Longitudinal assessment of Integra in primary burn management: a randomized pediatric clinical trial. Crit Care Med. 2007;35(11):2615–23.

Burke JF, Yannas IV, Quinby Jr WC, Bondoc CC, Jung WK. Successful use of a physiologically acceptable artificial skin in the treatment of extensive burn injury. Ann Surg. 1981;194(4):413–28.

Chou TD, Chen SL, Lee TW, Chen SG, Cheng TY, Lee CH, et al. Reconstruction of burn scar of the upper extremities with artificial skin. Plast Reconstr Surg. 2001;108(2):378–84. discussion 385.

Clayman MA, Clayman SM, Mozingo DW. The use of collagen-glycosaminoglycan copolymer (Integra) for the repair of hypertrophic scars and keloids. J Burn Care Res. 2006;27(3):404–9.

Clayton MC, Bishop JF. Perioperative and postoperative dressing techniques for Integra Artificial Skin: views from two medical centers. J Burn Care Rehabil. 1998;19(4):358–63.

Corradino B, Lorenzo SD, Leto Barone AA, Maresi E, Moschella F. Reconstruction of full thickness scalp defects after tumour excision in elderly patients: our experience with Integra((R)) dermal regeneration template. J Plast Reconstr Aesthet Surg. 2009.

Currie LJ, Sharpe JR, Martin R. The use of fibrin glue in skin grafts and tissue-engineered skin replacements: a review. Plast Reconstr Surg. 2001;108(6):1713–26.

Dantzer E, Braye FM. Reconstructive surgery using an artificial dermis (Integra): results with 39 grafts. Br J Plast Surg. 2001;54(8):659–64.

Gravante G, Delogu D, Giordan N, Morano G, Montone A, Esposito G. The use of Hyalomatrix PA in the treatment of deep partial-thickness burns. J Burn Care Res. 2007;28(2):269–74.

Greenhalgh DG, Gamelli RL, Lee M, Delavari M, Lynch JB, Hansbrough JF, et al. Multicenter trial to evaluate the safety and potential efficacy of pooled human fibrin sealant for the treatment of burn wounds. J Trauma. 1999;46(3):433–40.

Groos N, Guillot M, Zilliox R, Braye FM. Use of an artificial dermis (Integra) for the reconstruction of extensive burn scars in children. About 22 grafts. Eur J Pediatr Surg. 2005;15(3):187–92.

Haertsch P. Reconstructive surgery using an artificial dermis (Integra). Br J Plast Surg. 2002;55(4):362–3.

HaslikW, Kamolz LP, Nathschlager G, Andel H, Meissl G, Frey M. First experiences with the collagen-elastin matrix Matriderm as a dermal substitute in severe burn injuries of the hand. Burns. 2007;33(3):364–8.

HaslikW, Kamolz LP, Manna F, Hladik M, Rath T, Frey M. Management of full-thickness skin defects in the hand and wrist region: first long-term experiences with the dermal matrix Matriderm((R)). J Plast Reconstr Aesthet Surg. 2008.

Haute Autorité de Santé. Avis de la Commission des Produits et Prestations, 27 mai 2008. Consulté le 01/09/2009 sur http://www.has-sante.fr/portail/upload/docs/application/pdf/2008-06/cepp-1753integra.pdf.

Heimbach D, Luterman A, Burke J, Cram A, Herndon D, Hunt J, et al. Artificial dermis for major burns. A multicenter randomized clinical trial. Ann Surg. 1988;208 (3):313–20.

Heimbach DM, Warden GD, Luterman A, Jordan MH, Ozobia N, Ryan CM, et al. Multicenter postapproval clinical trial of Integra dermal regeneration template for burn treatment. J Burn Care Rehabil. 2003;24(1):42–8.

Helgeson MD, Potter BK, Evans KN, Shawen SB. Bioartificial dermal substitute: a preliminary report on its use for the management of complex combatrelated soft tissue wounds. J Orthop Trauma. 2007;21 (6):394–9.

Herlin C, Sauniere D, Huertas D. Xeroderma pigmentosum: radical therapeutic procedure on the face using artificial dermal. Ann Chir Plast Esthet. 2009.

Hunt JA, Moisidis E, Haertsch P. Initial experience of Integra in the treatment of post-burn anterior cervical neck contracture. Br J Plast Surg. 2000;53(8):652–8.

Jacobs S, Simhaee DA, Marsano A, Fomovsky GM, Niedt G, Wu JK. Efficacy and mechanisms of vacuum-assisted closure (VAC) therapy in promoting wound healing: a rodent model. J Plast Reconstr Aesthet Surg. 2008.

Jeschke MG, Rose C, Angele P, Fuchtmeier B, Nerlich MN, Bolder U. Development of new reconstructive techniques: use of Integra in combination with fibrin glue and negative-pressure therapy for reconstruction of acute and chronic wounds. Plast Reconstr Surg. 2004;113(2):525–30.

Koenen W, Goerdt S, Faulhaber J. Removal of the outer table of the skull for reconstruction of full-thickness scalp defects with a dermal regeneration template. Dermatol Surg. 2008;34(3):357–63.

Kolokythas P, Aust MC, Vogt PM, Paulsen F. Dermal substitute with the collagen-elastin matrix Matriderm in burn injuries: a comprehensive review. Handchir Mikrochir Plast Chir. 2008;40(6):367–71.

Komorowska-Timek E, Gabriel A, Bennett DC, Miles D, Garberoglio C, Cheng C, et al. Artificial dermis as an alternative for coverage of complex scalp defects following excision of malignant tumors. Plast Reconstr Surg. 2005;115(4):1010–7.

Krengel S, Hauschild A, Schafer T. Melanoma risk in congenital melanocytic naevi: a systematic review. Br J Dermatol. 2006;155(1):1–8.

Labler L, Rancan M, Mica L, Harter L, Mihic-Probst D, Keel M. Vacuum-assisted closure therapy increases local interleukin-8 and vascular endothelial growth factor levels in traumatic wounds. J Trauma. 2009;66 (3):749–57.

Lakhel-Le Coadou A, Cantaloube D, Carsin H. Indications des substituts cutanés chez le brûlé. In: Encyclopédie Médico Chirurgicale. Paris: Elsevier; 2000.

McEwan W, Brown TL, Mills SM, Muller MJ. Suction dressings to secure a dermal substitute. Burns. 2004;30 (3):259–61.

Meier F, Nesbit M, Hsu MY, Martin B, Van Belle P, Elder DE, et al. Human melanoma progression in skin reconstructs: biological significance of bFGF. Am J Pathol. 2000;156(1):193–200.

Moiemen NS, Vlachou E, Staiano JJ, Thawy Y, Frame JD. Reconstructive surgery with Integra dermal regeneration template: histologic study, clinical evaluation, and current practice. Plast Reconstr Surg. 2006;117 (7 Suppl):160S–74.

Molnar JA, DeFranzo AJ, Hadaegh A, Morykwas MJ, Shen P, Argenta LC. Acceleration of Integra incorporation in complex tissue defects with subatmospheric pressure. Plast Reconstr Surg. 2004;113(5):1339–46.

Muangman P, Deubner H, Honari S, Heimbach DM, Engrav LH, Klein MB, et al. Correlation of clinical outcome of integra application with microbiologic and pathological biopsies. J Trauma. 2006;61 (5):1212–7.

Nakazawa H, Kikuchi Y, Honda T, Isago T, Nozaki M. Successful management of a small infant born with a large meningomyelocele using a temporary artificial dermis. Scand J Plast Reconstr Surg Hand Surg. 2005;39(1):53–6.

Namnoum JD. Expander/implant reconstruction with AlloDerm: recent experience. Plast Reconstr Surg. 2009;124(2):387–94.

Pollard RL, Kennedy PJ, Maitz PK. The use of artificial dermis (Integra) and topical negative pressure to achieve limb salvage following soft-tissue loss caused by meningococcal septicaemia. J Plast Reconstr Aesthet Surg. 2008;61(3):319–22.

Pu LL. An alternative approach for soft-tissue coverage of a complex wound in the foot and ankle with vacuumassisted closure over artificial dermis and subsequent skin graft. J Plast Reconstr Aesthet Surg. 2008.

Rheinwald JG, Green H. Serial cultivation of strains of human epidermal keratinocytes: the formation of keratinizing colonies from single cells. Cell. 1975;6 (3):331–43.

Ryan CM, Schoenfeld DA, Malloy M, Schulz 3rd JT, Sheridan RL, Tompkins RG. Use of Integra artificial skin is associated with decreased length of stay for severely injured adult burn survivors. J Burn Care Rehabil. 2002;23(5):311–7.

Ryssel H, Gazyakan E, Germann G, Ohlbauer M. The use of MatriDerm in early excision and simultaneous autologous skin grafting in burns – a pilot study. Burns. 2008;34(1):93–7.

Satyamoorthy K, Meier F, Hsu MY, Berking C, Herlyn M. Human xenografts, human skin and skin reconstructs for studies in melanoma development and progression. Cancer Metastasis Rev. 1999;18(3):401–5.

Schiestl C, Stiefel D, Meuli M. Giant naevus, giant excision, eleg(i)ant closure? Reconstructive surgery with Integra Artificial Skin((R)) to treat giant congenital melanocytic naevi in children. J Plast Reconstr Aesthet Surg. 2009.

Schneider J, Biedermann T, Widmer D, Montano I, Meuli M, Reichmann E, et al. Matriderm versus integra: a comparative experimental study. Burns. 2009;35(1):51–7.

Sheridan RL, Morgan JR, Cusick JL, Petras LM, Lydon MM, Tompkins RG. Initial experience with a composite autologous skin substitute. Burns. 2001;27 (5):421–4.

Simon E, Sellal S, Chassagne J, Stricker M, Duroure F. Total, nonreplantable scalp avulsion: utility of artificial dermis. Eur J Plast Surg. 2008;30:233–7.

Sinna R, Qassemyar Q, Boloorchi A, Benhaim T, Carton S, Perignon D, et al. Role of the association artificial dermis and negative pressure therapy: about two cases. Ann Chir Plast Esthet. 2009.

Stiefel D, Schiestl C, Meuli M. Integra Artificial Skin((R)) for burn scar revision in adolescents and children. Burns. 2009.

Tufaro AP, Buck 2nd DW, Fischer AC. The use of artificial dermis in the reconstruction of oncologic surgical defects. Plast Reconstr Surg. 2007;120(3):638–46.

Unglaub F, Ulrich D, Pallua N. Reconstructive surgery using an artificial dermis (Integra): results with 19 grafts. Zentralbl Chir. 2005;130(2):157–61.

Wang JC, To EW. Application of dermal substitute (Integra) to donor site defect of forehead flap. Br J Plast Surg. 2000;53(1):70–2.

Wax MK, Winslow CP, Andersen PE. Use of allogenic dermis for radial forearm free flap donor site coverage. J Otolaryngol. 2002;31(6):341–5.

Wetzig T, Gebhardt C, Simon JC. New indications for artificial collagen-elastin matrices? Covering exposed tendons. Dermatology. 2009.

YannasIV,BurkeJF.Designof anartificial skin. I.Basic design principles. J Biomed Mater Res. 1980;14(1):65–81.

Yannas IV, Burke JF, Gordon PL, Huang C, Rubenstein RH. Design of an artificial skin. II. Control of chemical composition. J Biomed Mater Res. 1980;14(2):107–32.

Yurugi S, Hatoko M, Kuwahara M, Tanaka A, Iioka H, Niitsuma K. Usefulness and limitations of artificial dermis implantation for posttraumatic deformity. Aesthet Plast Surg. 2002;26(5):360–4.

151

婴幼儿血管瘤的动态红外热成像

Marty O. Visscher, Denise M. Adams, and Shona A. Burkes

内容

关键词

婴幼儿血管瘤（IHs）·对照皮肤·动态反应·婴幼儿血管瘤快速生长·感兴趣区域（ROI）·红外热成像（IRT）·动态红外热成像·静态红外热成像·Matlab®

1 简介

1.1 红外热成像

皮肤在正常生理作用下会产生红外线辐射。皮肤温度的变化受血流灌注、新陈代谢、热传导、药物效应、交感神经系统兴奋及环境变化等因素的影响（Wu et al. 2007；Jones 1998；Fujimasa et al. 2000）。细胞代谢活动以热量的形式表现在皮肤表面，并随生理变化发生改变（Wu et al. 2007）。此外，热量的改变也发生在循环的血液与组织之间。一些外部因素，如热能，同样影响着皮肤表面温度值（Thomas et al. 2000）。细胞增殖增强、新陈代谢过度、与正常组织不同的结构和应答异常等情况都会导致皮肤损伤（Wu et al. 2007）。红外热成像（infrared thermography，IRT）已被用于研究肿瘤的生理机制、损害、血管功能及血管性疾病等（Fujimasa et al. 2000；Garcia-Romero et al. 2014；Janicek et al. 2003；Saxena and Willital 2008）。皮肤表面温度随肿瘤体积增大而升高，随深度增加而降低（Wu et al. 2007；Draper and Boag 1971；Deng and Liu 2004）。

红外热成像可记录 7.5～13μm 范围内的热辐射，并提供皮肤表面的热能强度分布图（Jones 1998）。静态红外热成像（static IRT）能捕捉某个时间点的稳定状态。动态红外热成像（dynamic IRT）的原理是通过对皮肤施加一定的刺激（如冷却、加热和压力等）从而改变皮下结构（主要是脉管系统），这些结构对刺激做出反应并逐渐恢复、变化的过程，如温度恢复的时间，可为我们提供功能组织信息（Pirtini Çetingül and Herman 2011；Di Carlo 1995；Santa Cruz et al. 2009）。动态红外热成像能够提供关于代谢、深度、结构及血液循环等方面的信息。因此，与静态红外热成像相比，动态红外热成像可以提供更多的资料（Renkielska et al. 2006）。接受特定刺激后恢复初始状态的时间进程能够提示生理异常的出现（Cetingul and Herman 2010；Jiang et al. 2005）。动态红外热成像还可以消除环境因素对生理效应的影响（Fujimasa et al. 2000）。

利用动态红外热成像模式测量皮肤温度随时间的变化已经被用于血管疾病和神经系统疾病（如糖尿病神经病变）的定量诊断（Jiang et al. 2005；Bagavathiappan et al. 2010；Lahiri et al. 2012）。红外热成像技术可以用于鉴别小儿烧伤的深浅并估算治疗所需的移植皮肤面积（Medina-Preciado et al. 2013）。动态红外热成像能够有效测定烧伤深度并预测何种烧伤会在 3 周内愈合。其对烧伤深度的定量结果比临床评估更为准确（Renkielska et al. 2014）。皮肤点刺试验（skin prick test）后热像图随时间的变化已经被用来定量并解读皮肤过敏反应的机制（Rokita et al. 2011）。在动态红外热成像模式下，与良性病变及健康皮肤相比，恶性黑素瘤（malignant melanoma）在受冷刺激后的恢复过程中所显示的温度相对更高（Pirtini Çetingül and Herman 2011；Ruminski et al. 2007；O'Reilly and Taylor 1992）。与正常组织相比，硼中子俘获疗法（boron neutron capture therapy）治疗黑素瘤遗留的皮肤红斑在受到冷刺激后温度恢复反应更加迅速。

1.2 婴幼儿血管瘤

婴幼儿血管瘤（infantile hemangiomas，IHs）是一种良性增殖性血管瘤，在新生儿中发病率高达 12%（Mueller and Mulliken 1999）。主要表现为血管生成增加，结构紊乱，血流灌注增加导致皮温高于未受累组织等，皮损主要发生在面颈部（60%）（Adams and Lucky 2006）。患儿出生后不久即出现皮损，内皮细胞快速增殖（8～18 个月）而致皮损迅速增长，后增殖逐渐稳定（进入平台期），进而内皮细胞活力减弱，血流减少，脂肪沉积，这一过程持续约 7～10 年（Marler and Mulliken 2005；

Mulliken and Glowacki 1982）。约 50% 患者皮损在 5 年内逐渐消退，而高达 24% 的患者发生不同并发症，如溃疡、感染、心力衰竭、视力障碍、气道阻塞及毁容等（Haggstrom et al. 2006；Holland and Drolet 2010）。婴幼儿血管瘤根据真皮受累程度分为浅表型、深在型及混合型，并表现出广泛的异质性。浅表型血管瘤呈亮红色，稍高于皮面，压之不褪色，在 6 ~ 8 个月时长到最大。深在型血管瘤质地柔软，皮温高，略带蓝色，增殖期可持续两年（Drolet et al. 1999）。大多数血管瘤为混合型，主要根据病史和皮损大小、颜色、深度、触感和形态学亚型进行诊断（Beck and Gosain 2009；Chang et al. 2008）。

临床上诊断婴幼儿血管瘤主要通过视诊和触诊。彩色照片可以用来判断颜色、大小及治疗反应。因为需要同时考虑到血管瘤的增殖和退化，这些指标都是相对间接的评估方式。灰阶和彩色多普勒超声可以测量其大小、血管结构和血流方向（Verity et al. 2006），但是需要专业医师进行操作（Spierer et al. 2012）。因为镇静的副作用和辐射暴露等原因，MRI 和 CT 的应用极少（Spierer et al. 2012；Dubois and Garel 1999；Baker et al. 1993；Burrows et al. 1998；Argenta et al. 2006）。常规组织学检查在大多数情况下也并不适用。

2 红外热成像方法

在测量之前，受试者至少提前 15 分钟进入房间，以达到与房间环境平衡的水平。为了量化血管瘤的特征或其他感兴趣区域（region of interest，ROI）的皮肤情况，在距离检查区域 60cm 并垂直于该区域的位置，以 0.98 的发射率进行红外热像图的采集，感兴趣区域包括血管瘤的邻近区域和未受影响的对侧对照位点（Jones 1998）。该研究使用 FLIR T400（FLIR Systems Inc. Wilsonville，OR，USA）红外热像仪。无论是静态还是动态模式下，其红外波长范围为 7.5 ~ 13μm，探测器使用非制冷的微测辐射热计焦平面阵列探测器（uncooled microbolometer focal plan array detector），像素分辨

率为 320×240，30℃时的灵敏度＜ 0.05℃，准确度为 ±2℃（＜ 2%）。为了将血管瘤的温度信息与临床上所观察到的信息相关联，在采集静态红外热像图的同时还采集了高分辨率彩色图像。在标准化照明下，经颜色校正后，使用数码相机［Nikon D90，Micro Nikkor 60-mm lens，Nikon R1Wireless Close-Up flash（Nikon Inc.，Nikon Corporation，Tokyo，Japan）］垂直于该位点拍摄彩色图像（Canning et al. 2009）。

2.1 静态红外图像

使用从未受累的对照皮肤中分割高温区域的算法，从红外热像图中提取感兴趣区域（ROI）（所用软件为 ExaminIR）。在对多个血管瘤和对照区域进行评估之后，使用高于对照红外图像平均温度 3 个标准差的阈值来区分血管瘤特征（图 1）。

2.2 动态红外图像

动态红外热成像模式下，在 18±0.2℃下施加 30 秒冷刺激（Jack Frost™ insulated cold pack，Cardinal Health，McGaw Park，IL）。冷却的一致性和再现性预先确定［变异系数（%CV）为 0.49 ~ 1.27%，cool pack %CV 为 2.59%］。移除冷刺激后，记录 30 秒的复温温度录像（7 帧/秒）。未受累的对侧区域和血管瘤邻近区域（在冷却区域内）的表现类似（$n=24$，冷却区域温度 32.5±1.4℃；对侧温度 32.7±1.2℃；$P=0.36$）。因此，将邻近区域作为对照以简化冷却程序（Pirtini Çetingül and Herman 2011；Hassan et al. 2004）。

为了提取定量结果，感兴趣区域设定为复温结束时（30 秒）高于未受累组织温度的血管瘤温度区域。此感兴趣区域用于分析复温过程中的所有其他时间点（ExaminIR 软件，FLIR）。使用 Matlab®（R2012a，MathWorks，Natick，MA，USA）测定热强度和面积的分布。冷却后立即选择热像素最高的 10% 为阈值（Janicek et al. 2003；Symonds et al. 2012；Wojciech et al. 2010）。该程序将血管瘤内最高的热活动隔离出来，将其与周围未受累的皮肤区分开，与基于对照值的阈值相

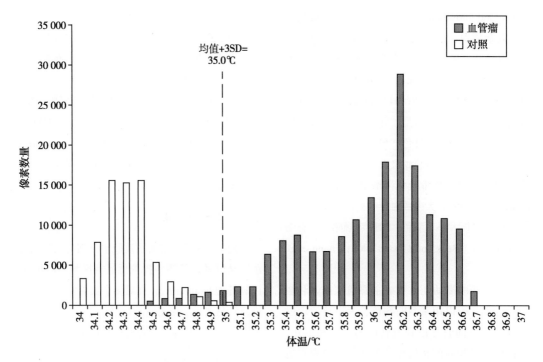

图 1 静态红外热像图阈值测定。典型血管瘤区和对侧未受累区域温度的直方图。选择高于对照区域平均温度 3 个标准差的温度作为阈值，以区分血管瘤的热活动

比，这一阈值具有更好的信噪比（signal to noise ratio）。基线（即去除冷刺激时）和 30 秒内每隔 5 秒的视频帧被用于生成复温曲线（Meyer et al. 2013）。

定量结果包括热区和强度的分布图、冷却后的温度变化（冷却后 - 静态）、冷却期间曲线下面积（AUCcool）、复温期间曲线下面积（AUCrw）、复温期间最高温度的时间（T_{max}）及冷却和复温的差异（AUCcool — AUCrw）（图 2）。在这个病例中，冷却 30 秒之前的血管瘤温度高于对照区域（静态温度），表明血管瘤有更强的热活动。对照区域冷却期间温度降低幅度（冷却温度 — 静态温度）大于血管瘤，导致对照区域的冷却期间曲线下面积较小。血管瘤的复温期间曲线下面积较大，并且达到复温期间最高温度的时间是在冷刺激移除后大约 20 秒。

3 红外热成像技术在婴幼儿血管瘤中的应用

联合应用动静态红外热成像技术和彩色成像技

术评估面部及混合型婴幼儿血管瘤随时间变化的特点。

3.1 受试者

我们从辛辛那提儿童医院的血管瘤及血管畸形中心招募了 25 位受试者。这一综合性诊所由来自血液科、肿瘤科、外科、皮肤科、病理科、心脏病、整形外科和放射科的专家组成，是一个全国性的转诊中心。该研究已经过伦理审查委员会批准，由父母或监护人签署书面知情同意书。由医生选择合适的治疗方案，包括普萘洛尔（propranolol）、局部使用噻吗洛尔（timolol）或观察（暂不治疗）。在为期 17 个月的临床观察中，我们对这 25 名受试者的共计 26 处婴幼儿血管瘤进行了评估。受试者的平均年龄为 7.4 ± 8.4 月龄（年龄范围：1.3～38.3 月龄），包括 6 名男性和 19 名女性，与预期性别分布相符。共进行了 59 次评估（每位受试者 2～9 次不等，平均 3.8 次）。婴幼儿血管瘤在出生后 6～9 周快速生长（Tollefson and Frieden 2012），

图 2　动态红外热像图。动态红外热像图测量结果如图所示。在此病例中，冷却 30 秒之前的血管瘤温度高于对照区域（静态温度），表明血管瘤有更强的热活动。对照区域冷却期间温度降低幅度（冷却温度 - 静态温度）大于血管瘤，导致对照区域的冷却期间曲线下面积（AUCcool）较小。血管瘤的复温期间曲线下面积（AUCrw）较大，并且达到复温期间最高温度的时间是在冷刺激移除后约 20 秒

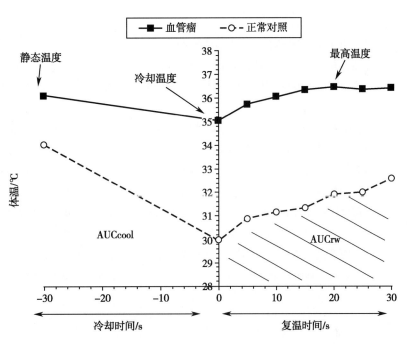

在出生后 3 个月内发生早期增殖，多数患者的血管瘤在 5 个月内增长迅速，5 ～ 7 个月进入稳定期，10 ～ 12 个月后开始出现消退（Chang et al. 2008）。因此，根据受试者接受评估时的年龄将数据划分为 4 组：1 ～ 2 月龄组、3 ～ 5 月龄组、6 ～ 9 月龄组和 10 ～ 18 月龄组。

3.2 评估部位

婴幼儿血管瘤的红外热像图（a）及彩色成像（b）如图 3 所示。两种图像采集自患者的同一部位。在红外热像图中温度最高的区域呈白色，随温度降低而呈现黄色、橘色和红色。彩色成像显示了皮损肉眼可见的区域。红外热像图显示的受累区域超出了彩色成像所显示的可见的皮损边界。如黑色虚线所示，红外热像图显示的温度升高区域更大些。彩色成像下可见的皮损区域用蓝色线条标出（如图 3b）。图 3c 显示了经红外热成像软件选出的受累热区。经图像处理后得到了一个热分布图（图 3d）。图 3e 显示了高于对照组平均值 3 倍标准差阈值的热像素分布。在 59 次评估中，彩色成像区面积与红外热像图面积之比为 36% ± 19%，

表明婴幼儿血管瘤的相关信息在临床检查中容易被忽视。

3.3 婴幼儿血管瘤与对照皮肤

在研究人群中，婴幼儿血管瘤的动态红外热像图结果与非皮损区（对照）皮肤相比存在差异（P < 0.05，数据未列）。在 59 次评估中，具有代表性的婴幼儿血管瘤及对照皮肤区在冷却和复温期间的表现如图 2 所示。

3.4 动态红外热成像反应

图 4 所示病例是一个 6 月大的混合型婴幼儿血管瘤患者对冷刺激的动态反应。同时采集了皮损的彩图（图 4a）与热像图（图 4b）。红外热像图（图 4b）中用 353 像素显示了温度高于阈值（平均值 +3 倍标准差）的静态图像（冷却前）（图 4b）和其中温度最高的前 10% 的热像素（图 4c）。图 4d ～ g 是分别在去掉冷敷袋后 30 秒（325 像素）、33 秒（496 像素）、36 秒（932 像素）和 39 秒（1 190 像素）的即刻热分布图。热活动面积从冷却后的 325 像素增加到 9 秒后的 1 190 像素。值得注

意的是，在冷刺激前，最高温度处于婴儿血管瘤的顶部（图 4c），但底部的反应更快（图 4d ~ g）。具体来说，最强的热活动位于底部，如红色所示。最低温度位于皮损中心，热活动区在位于血管瘤的外侧。

对婴幼儿血管瘤进行手术切除后。组织学检查显示真皮全层受累，但未累及皮下组织，毛细血管密集排列，内衬扁平或平头钉样内皮细胞及周围散在的周细胞构成（图 5a）。中等大小的滋养血管位于较低部位。此外，不均匀增殖、部分毛细血管扩张、轻度增加的少细胞纤维间质，均提示早期退化。对冷刺激的反应如图 5b 所示，与快速复温相一致，可能与毛细血管血流有关。

3.5 动态反应 - 婴幼儿血管瘤随时间变化

各阶段患儿平均年龄分别是 2.2、4.5、8.0 和 12.8 月龄。复温期间曲线下面积随时间减小（$P < 0.05$）表明血管瘤对冷刺激的反应越来越缓慢（图 6）。1 ~ 2 月龄患儿的曲线下面积高于所有其他大龄组，而 3 ~ 5 月龄（平均 4.5 月龄）患儿的曲线下面积高于 10 ~ 18 月龄组。

血管瘤随时间变化（随访两次）的动态反应在两名患儿中得到体现。图 7 展示的是患儿 5.1 月龄（图 7a）和 22 月龄（图 7f）时未经治疗的混合型婴幼儿血管瘤的情况。图中可见明显的变化。从 3 个维度（参数未提供）进行测量，血管瘤的高度从

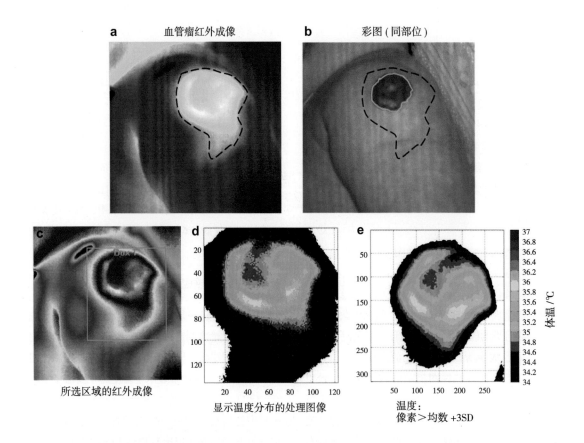

图 3 同部位的红外热成像图与彩图。以一婴幼儿血管瘤患者的红外热成像图（a）和彩图（b）为例。两图来自同一患者的同一部位。在同一红外热成像图中最高温区域显示为白色，其后依次为黄色、橙色、红色。彩图为皮损照片，红外热成像图扩大了彩图中的可视边界。在红外热成像中高温部位面积更大，如黑色虚线所示。检查时可见的区域以蓝色标出。c.红外热成像软件选中的高温区。d.图像处理后呈现的温度分布图。e.高于正常对照平均阈值 +3SD 的热像素

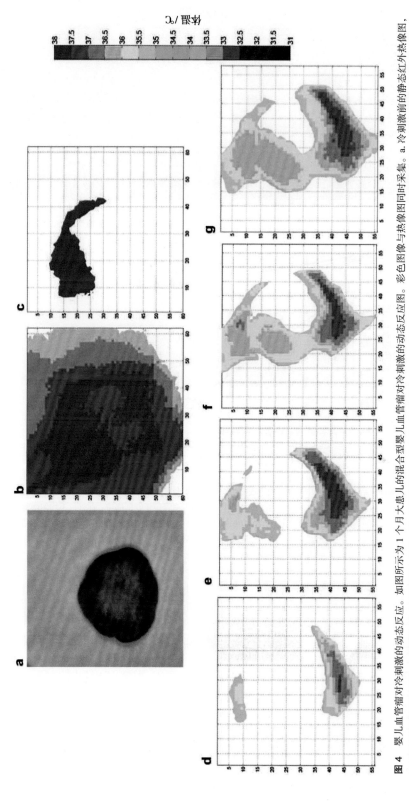

图4 婴儿血管瘤对冷刺激的动态反应。如图所示为1个月大患儿的混合型婴儿血管瘤对冷刺激的动态反应图。彩色图像与热像图同时采集。a. 冷刺激前的静态红外热像图，显示丁温度高于平均值+3倍标准差（b）和其中最高10%的热像（b）（353像素区域）。d～g是分别在去掉冷敷袋后30秒（325像素区域）、33秒（496像素区域）、36秒（932像素区域）和39秒（1190像素区域）的即刻热分布图。热活动面积在9秒内从冷却后的325像素增加到1190像素。在冷刺激前，最高温度处于婴幼儿血管瘤的顶部（c），但底部的反应更快。具体来说，最强的热活动位于中心，如红色所示。最低温度处于底部，剩余热活动区域靠近血管瘤的外部

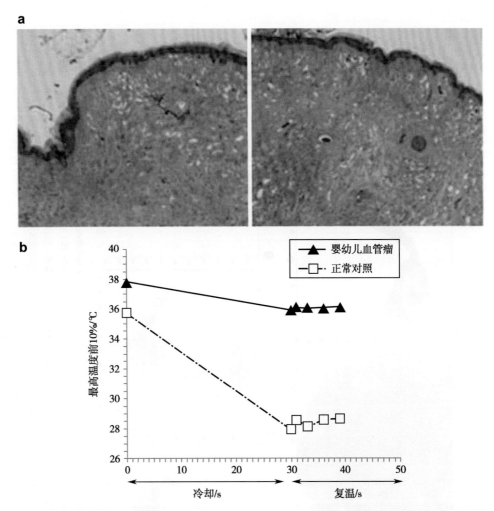

图 5　组织学和动态红外热成像结果。a. 图 4 中婴幼儿血管瘤的组织学示真皮全层受累，但未见皮下组织受累，表现为密集排列的毛细血管，由扁平或平头钉样内皮细胞和散在的周细胞组成。中等大小的滋养血管位于较低部位。此外，不均匀增殖、部分毛细血管扩张、轻度增加的少细胞纤维间质，均提示早期退化。对冷刺激的反应（b）与快速复温是一致的，这可能与毛细血管血流量相关

图6 随时间变化 IH 的动态红外反应。随时间缩小的复温期间曲线下面积（$P < 0.05$）表明血管瘤对冷刺激的反应越来越缓慢。1～2月龄患儿的曲线下面积高于所有其他大龄组，而3～5月龄（平均4.5月龄）患儿的曲线下面积高于10～18月龄组。* 提示相对其他组有统计学差异（$P < 0.05$），‡ 提示相较于平均年龄为4.5月龄的差异（$P < 0.05$）

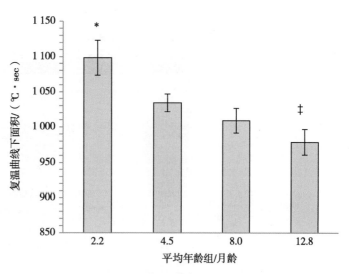

5.1mm 下降到 3.4mm。在 5.1 月龄时，皮损在冷刺激即刻为 359 像素（图 7b），7 秒内迅速升至 1 100 像素（图 7c），14 秒时 1 365 像素（图 7d），27 秒时 1 482 像素（图 7e）。最高温度通常在血管瘤浅表部分的外面（彩图，图 7a），提示它来自血管瘤更深的部分。22 月龄时（图 7f），血管瘤中心区复温最慢（图 7g～j）。该区域在冷刺激后即刻为 418 像素（图 7g），5 秒时变为 868 像素（图 7h），11 秒时为 1 169 像素（图 7i），24 秒时为 1 579 像素。越类似的区域，温度越低，比如图 7g～j 中的黄色（35.5～36.5℃）及绿色（34～35.5℃）区域。

图 8 显示的是普萘洛尔治疗混合型血管瘤的情况。从 11.7 到 15.7 月龄，皮损高度从 10.3mm 降到 6.5mm，亮度变暗（图 8a，f）。皮损在冷刺激后即刻为 769 像素，2 秒时升至 2 047 像素（图 8c），9 秒时升至 4 207 像素（图 8d），25 秒时升至 6 358 像素，最高温度出现在较下方的部位（图

8e）。4 个月后，该区像素更低，冷刺激即刻是 190 像素（图 8g），4 秒是 456 像素（图 8h），11 秒是 728 像素（图 8i），27 秒是 1 131 像素（图 8j）。反应活动最强烈的区域指向中心。

4 ▌总结

动态红外热成像技术被用于探究各年龄段婴幼儿血管瘤患者对压力和冷却的生理反应。冷却后复温较慢与血管瘤增殖减弱并开始消退时灌注减低、血供减少和 / 或代谢活性降低有关。冷刺激后，探测区温度降低和面积减小的幅度相对较小提示热源的热活动较强。红外热像图并不定量测量每个时间点的血液流量，但其可能与之有关（Pascoe et al. 2007）。这一方法为临床检查或标准彩色图像不可见的婴幼儿血管瘤提供了生理学信息。因此，红外热像仪有望成为婴儿血管瘤定量评估的可行工具，在其他皮肤疾病中也有潜在的应用前景。

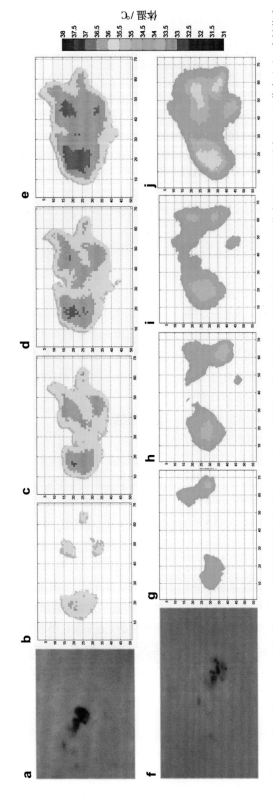

图 7　红外热成像反应-未治疗的混合型血管瘤随时间改变的变化。(a) 在 5.1 月龄时,该区域在 7 秒内从刺激后即刻的 359 像素 (b) 迅速升高至 1 100 像素 (c)。冷刺激后 14 秒 (局部像素 1 365,d) 和 27 秒 (局部像素 1 482,e) 的热像素图 (局部像素)。最高温度通常来自血管瘤更深的部分。22 月龄时 (f),提示它来自血管瘤较浅表部分的外面 (彩图,a),血管瘤中心区复温最慢 (g~j)。该区域在冷刺激后即刻为 418 像素 (g)、5 秒时变为 868 像素 (h)、11 秒时为 1 169 像素 (i)、24 秒时为 1 579 像素,而如 g~j 中的黄色 (35.5～36.5℃) 及绿色 (34～35.5℃) 的类似区域,温度较低

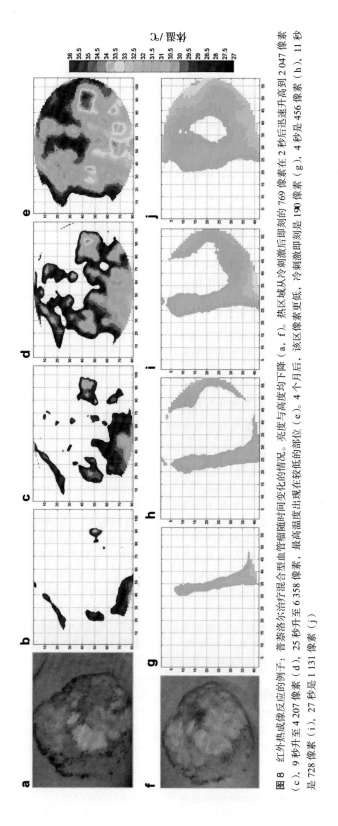

图 8 红外热成像反应的例子：普萘洛尔治疗混合型血管瘤随时间变化的情况。亮度与高度均下降（a，f）。热区域从冷刺激后即刻的 769 像素在 2 秒后迅速升高到 2 047 像素（c），9 秒升至 4 207 像素（d），25 秒升至 6 358 像素，最高温度出现在较低的部位（e）。4 个月后，该区域温度更低，冷刺激后即刻是 190 像素（g），4 秒是 456 像素（h），11 秒是 728 像素（i），27 秒是 1 131 像素（j）

（丛天昕、陈名华、孙本森 译，赵倩、李焰梅 校，蒋献 审）

参考文献

Adams DM, Lucky AW. Cervicofacial vascular anomalies. I. Hemangiomas and other benign vascular tumors. Semin Pediatr Surg. 2006;15(2):124–32.

Argenta LC, David LR, Sanger C, Park C. Advances in hemangioma evaluation and treatment. J Craniofac Surg. 2006;17(4):748–55.

Bagavathiappan S, Philip J, Jayakumar T, Raj B, Rao PN, Varalakshmi M, et al. Correlation between plantar foot temperature and diabetic neuropathy: a case study by using an infrared thermal imaging technique. J Diabetes Sci Technol. 2010;4(6):1386–92.

Baker LL, Dillon WP, Hieshima GB, Dowd CF, Frieden IJ. Hemangiomas and vascular malformations of the head and neck: MR characterization. AJNR Am J Neuroradiol. 1993;14(2):307–14.

Beck DO, Gosain AK. The presentation and management of hemangiomas. Plast Reconstr Surg. 2009;123(6): 181e–91.

Burrows PE, Laor T, Paltiel H, Robertson RL. Diagnostic imaging in the evaluation of vascular birthmarks. Dermatol Clin. 1998;16(3):455–88.

Canning J, Barford B, Sullivan D, Wickett R, Visscher M. Use of digital photography and image analysis techniques to quantify erythema in health care workers. Skin Res Technol. 2009;15(1):24–34.

Cetingul MP, Herman C. A heat transfer model of skin tissue for the detection of lesions: sensitivity analysis. Phys Med Biol. 2010;55(19):5933–51.

Chang LC, Haggstrom AN, Drolet BA, Baselga E, Chamlin SL, Garzon MC, et al. Growth characteristics of infantile hemangiomas: implications for management. Pediatrics. 2008;122(2):360–7.

Deng ZS, Liu J. Mathematical modeling of temperature mapping over skin surface and its implementation in thermal disease diagnostics. Comput Biol Med. 2004;34(6):495–521.

Di Carlo A. Thermography and the possibilities for its applications in clinical and experimental dermatology. Clin Dermatol. 1995;13(4):329–36.

Draper JW, Boag JW. Skin temperature distributions over veins and tumours. Phys Med Biol. 1971;16(4):645–54.

Drolet BA, Esterly NB, Frieden IJ. Hemangiomas in children. N Engl J Med. 1999;341(3):173–81.

Dubois J, Garel L. Imaging and therapeutic approach of hemangiomas and vascular malformations in the pediatric age group. Pediatr Radiol. 1999;29(12): 879–93.

Fujimasa I, Chinzei T, Saito I. Converting far infrared image information to other physiological data. IEEE Eng Med Biol Mag. 2000;19(3):71–6.

Garcia-Romero MT, Chakkittakandiyil A, Pope E. The role of infrared thermography in evaluation of proliferative infantile hemangiomas. Results of a pilot study. Int J Dermatol. 2014;53(3):e216–7.

Haggstrom AN, Drolet BA, Baselga E, Chamlin SL, Garzon MC, Horii KA, et al. Prospective study of infantile hemangiomas: clinical characteristics predicting complications and treatment. Pediatrics. 2006;118(3):882–7.

Hassan M, Little RF, Vogel A, Aleman K, Wyvill K, Yarchoan R, et al. Quantitative assessment of tumor vasculature and response to therapy in kaposi's sarcoma using functional noninvasive imaging. Technol Cancer Res Treat. 2004;3(5):451–7.

Holland KE, Drolet BA. Infantile Hemangioma. Pediatr Clin North Am. 2010;57(5):1069–83.

Janicek MJ, Demetri G, Janicek MR, Shaffer K, Fauci MA. Dynamic infrared imaging of newly diagnosed malignant lymphoma compared with Gallium-67 and Fluorine-18 fluorodeoxyglucose (FDG) positron emission tomography. Technol Cancer Res Treat. 2003; 2(6):571–8.

Jiang LJ, Ng EY, Yeo AC, Wu S, Pan F, Yau WY, et al. A perspective on medical infrared imaging. J Med Eng Technol. 2005;29(6):257–67.

Jones BF. A reappraisal of the use of infrared thermal image analysis in medicine. IEEE Trans Med Imaging. 1998;17(6):1019–27.

Lahiri B, Bagavathiappan S, Jayakumar T, Philip J. Medical applications of infrared thermography: a review. Infrared Phys Technol. 2012;55:221–35.

Marler JJ, Mulliken JB. Current management of hemangiomas and vascular malformations. Clin Plast Surg. 2005;32(1):99–116. ix.

Medina-Preciado JD, Kolosovas-Machuca ES, Velez-Gomez E, Miranda-Altamirano A, Gonzalez FJ. Noninvasive determination of burn depth in children by digital infrared thermal imaging. J Biomed Opt. 2013;18(6):061204.

Meyer J, Gorbach AM, Liu WM, Medic N, Young M, Nelson C, et al. Mast cell dependent vascular changes associated with an acute response to cold immersion in primary contact urticaria. PLoS One. 2013;8(2), e56773.

Mueller BU, Mulliken JB. The infant with a vascular tumor. Semin Perinatol. 1999;23(4):332–40.

Mulliken JB, Glowacki J. Hemangiomas and vascular malformations in infants and children: a classification based on endothelial characteristics. Plast Reconstr Surg. 1982;69(3):412–22.

O'Reilly D, Taylor L, el-Hadidy K, Jayson MI. Measurement of cold challenge responses in primary Raynaud's phenomenon and Raynaud's phenomenon associated with systemic sclerosis. Ann Rheum Dis. 1992;51(11):1193–6.

Pascoe DD, Mercer JB, de Weerd L. Physiology of thermal signals. In: Diakides NA, Bronzino JD, editors. Medical infrared imaging. Boca Raton: CRC Press; 2007. p. 6.1–20.

Pirtini Çetingül M, Herman C. The assessment of melanoma risk using the dynamic infrared imaging technique. J Therm Sci Eng Appl. 2011;3(3):031006.

Renkielska A, Nowakowski A, Kaczmarek M, Ruminski J. Burn depths evaluation based on active dynamic IR thermal imaging–a preliminary study. Burns. 2006; 32(7):867–75.

Renkielska A, Kaczmarek M, Nowakowski A, Grudzinski J, Czapiewski P, Krajewski A, et al. Active dynamic infrared thermal imaging in burn depth evaluation. J Burn Care Res. 2014;35(5):e294–303.

Rokita E, Rok T, Taton G. Application of thermography for the assessment of allergen-induced skin reactions. Med Phys. 2011;38(2):765–72.

Ruminski J, Kaczmarek M, Renkielska A, Nowakowski A. Thermal parametric imaging in the evaluation of skin burn depth. IEEE Trans Biomed Eng. 2007; 54(2):303–12.

Santa Cruz GA, Bertotti J, Marin J, Gonzalez SJ, Gossio S, Alvarez D, et al. Dynamic infrared imaging of cutaneous melanoma and normal skin in patients treated with BNCT. Appl Radiat Isot. 2009;67(Suppl 7-8):S54–8.

Saxena AK, Willital GH. Infrared thermography: experience from a decade of pediatric imaging. Eur J Pediatr. 2008;167(7):757–64.

Spierer O, Neudorfer M, Leibovitch I, Stolovitch C, Kessler A. Colour Doppler ultrasound imaging findings in paediatric periocular and orbital haemangiomas. Acta Ophthalmol. 2012;90(8):727–32.

Symonds ME, Henderson K, Elvidge L, Bosman C, Sharkey D, Perkins AC, et al. Thermal imaging to assess age-related changes of skin temperature within the supraclavicular region co-locating with brown adipose tissue in healthy children. J Pediatr. 2012;161(5):892–8.

Thomas RA, Donne K, Clement M, Kernan M. Thermography in dermatology. InfraMation Conference, Orlando, Fla, Sept 24-27, 2000.

Tollefson MM, Frieden IJ. Early growth of infantile hemangiomas: what parents' photographs tell us. Pediatrics. 2012;130(2):e314–20.

Verity DH, Restori M, Rose GE. Natural history of periocular capillary haemangiomas: changes in internal blood velocity and lesion volume. Eye (Lond). 2006; 20(10):1228–37.

Wojciech T, Gerald S, Tomoharu N, Lukasz M. Applications of fuzzy rule-based systems in medical image understanding. Rough fuzzy image analysis. Boca Raton: CRC Press; 2010. p. 6-1–31.

Wu Z, Liu HH, Lebanowski L, Liu Z, Hor PH. A basic step toward understanding skin surface temperature distributions caused by internal heat sources. Phys Med Biol. 2007;52(17):5379–92.

躯体体表面积

Pierre Agache and Ferial Fanian

关键词

体表面积（BSA）·身高·体重·Dubois 公式·Sendroy 和 Collision 图表

为了估算基于身高和体重（Sendroy and Collison 1966）的体表面积（body surface area，BSA），有很多基于身高和体重的方程式都适用。例如以下方程式：

$$BSA(m^2)=\frac{\sqrt{身高\ (cm)×体重\ (kg)}}{3600}$$

Dubois 方程式：

$$BSA(m^2)=0.007184×体重^{0.425}×身高^{0.725}$$

$$BSA(m^2)=\frac{\sqrt{身高\ (in.)×体重\ (lb)}}{3131}$$

1960 年，J Sendroy 等绘制了一张图表，此图表可基于身高和体重估算出 BSA。图 1 适用于身高低于 95cm 的儿童，图 2 适用于身高 85～200cm 的受试者（Sendroy and Collison 1966）。

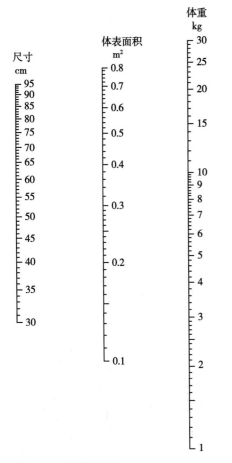

图 1 幼儿的总体表面积

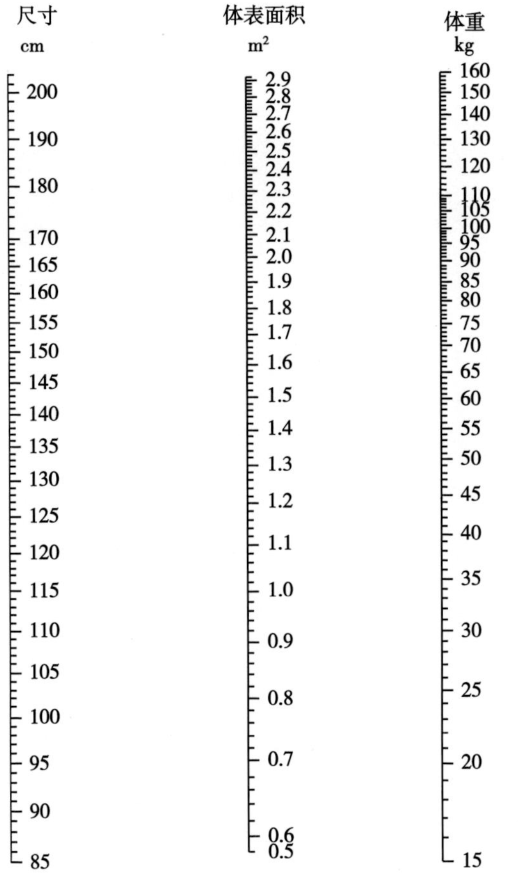

图 2 儿童及青少年的总体表面积

（陈妍静 译，栾梅 校，华薇 审）

参考文献

Sendroy Jr J, Collison HA. Determination of human body volume from height and weight. J Appl Physiol. 1966;21(1):167–72.

153

布氏线

Pierre Agache

关键词

布氏线（Blaschko's lines）· **皮肤镶嵌现象**
（skin mosaicism）

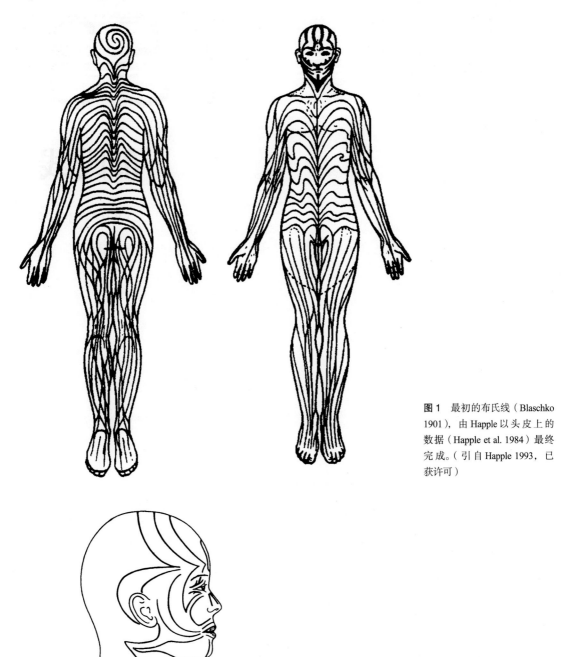

图1 最初的布氏线（Blaschko 1901），由 Happle 以头皮上的数据（Happle et al. 1984）最终完成。（引自 Happle 1993，已获许可）

图2 脸部的布氏线，由 Bolognia 等（1994）和 Restano 等（1998）修订。（改编自 Restano 等 1998，已获许可）

（陈妍静 译，栾梅 校，华薇 审）

参考文献

Blaschko A. Die Nervenverteilung in der Haut In ihrer Beziehung zu den Erkrankungen der Haut. In: Beilage zu den Verhandlungen der Deutschen Dermatologischen Gesellschaft, VII Kongress zu Breslau, Mai 1901. Vienna: Braunmüller; 1990.

Bolognia JL, Orlow SJ, Glick SA. Lines of Blaschko. J Am Acad Dermatol. 1994;31:157–90.

Happle R. Mosaicism in human skin. Arch Dermatol. 1993;129:1460–70.

Happle R, Fuhrmann-Rieger A, Fuhrmann W. Wie verlaufen die Blaschko-Linien am behaarten Kopf? Hautarzt. 1984;35:366–9.

Restano L, Cambiaghi S, Tadini G, Cerri A, Caputo R. Blaschko lines of the face: a step closer to completing the map. J Am Acad Dermatol. 1998;39:1028–30.

154

皮节

Pierre Agache

关键词

人体皮节图·脊髓分段·分段感觉神经分布

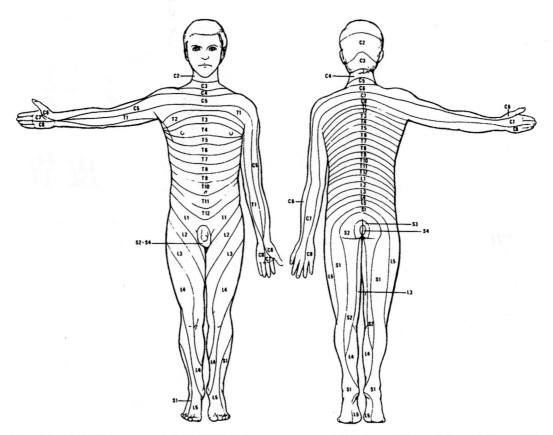

图 1　人体体表的皮节（dermatomes）及其与脊髓节段（spinal cord segments）的关系。C，颈椎；D，胸椎；L，腰椎；S，骶椎。（摘自 Martin 和 Jessell 1991，已获许可）

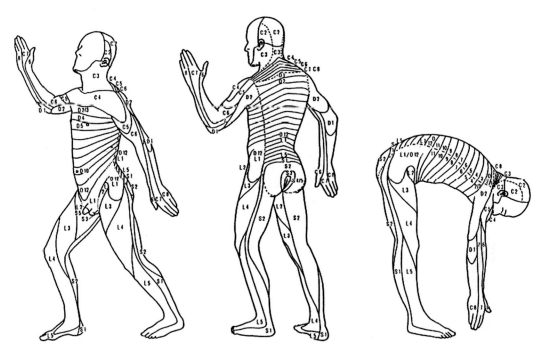

图 2　人体体表的皮节及其与脊髓节段的关系。C，颈椎；D，胸椎；L，腰椎；S，骶椎。（摘自 Windhorst 1996，已获许可）

（陈妍静 译，栾梅 校，华薇 审）

参考文献

Foerster O. The dermatomes in man. Brain. 1933. 56:353–523.

Martin JH, Jessell TM. Anatomy of the somatic sensory system. In: Kandel ER, Schwartz JH, Jessell TM, editors. Principles of neuronal science. London: Prentice-Hall; 1991. p. 353–66.

Keegan JJ, Garrett FD. The segmental distribution of the cutaneous nerves in the limbs of man. Anat Rec. 1948. 102(4):409–37.

Lee MW, McPhee RW, Stringer MD. An evidence-based approach to human dermatomes. Clin Anat, 2008. 21(5):363–73.

Standing S, Gray H. Grey's Anatomy of the Human Body. 39th ed. Philadelphia, Pa: Lea & Febiger; 2005. p. 435–7.

Windhorst U. Central projections of cutaneous and enteroceptive senses. In: Greger R, Windhorst U, editors. Comprehensive human physiology, From cellular mechanisms to integration, vol. 1. Berlin/Heidelberg/New York: Springer; 1996. p. 623–46 (Fig. 78.2 from p 636).

155

朗格线

Pierre Agache

关键词

皮纹线（cleavage lines）·真皮胶原走向·朗格线（Langer's lines）·局部解剖皮肤线（topological skin lines）

图 1　面侧部和耳部。（引自 Langer 1861）

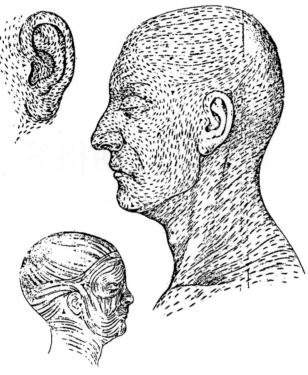

图 2　上臂和前臂。（引自 Langer 1861）

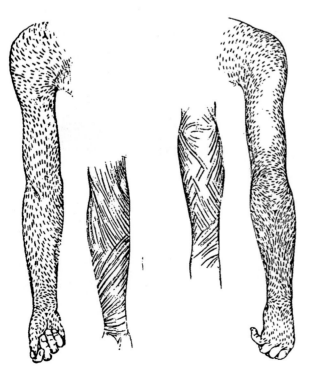

图 3 躯干腹侧和会阴。(引自 Langer 1861)

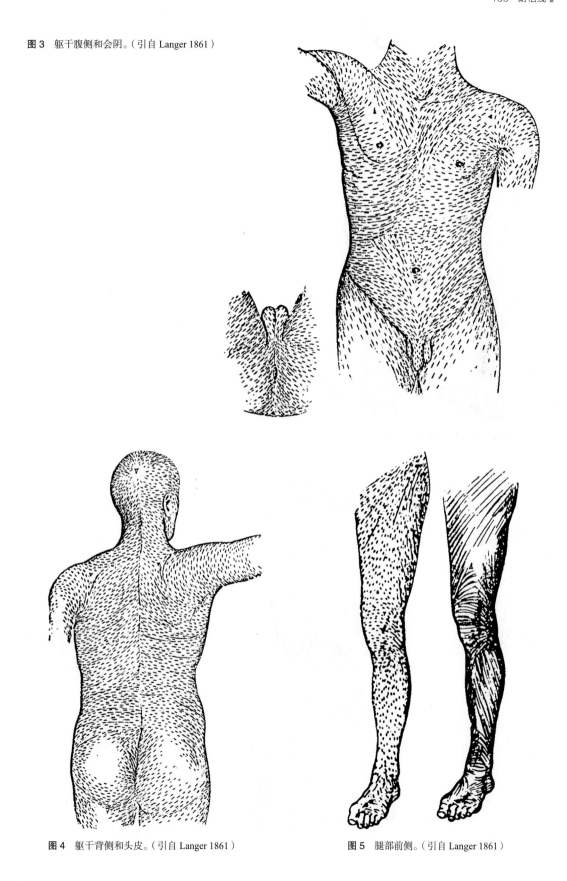

图 4 躯干背侧和头皮。(引自 Langer 1861)　　　　图 5 腿部前侧。(引自 Langer 1861)

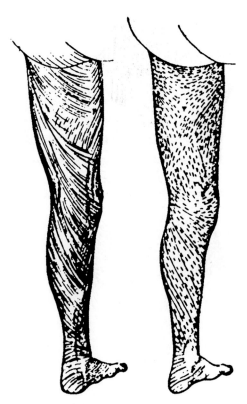

图 6　腿部内侧缘。（引自 Langer 1861）

图 7　手和足。（引自 Langer 1861）

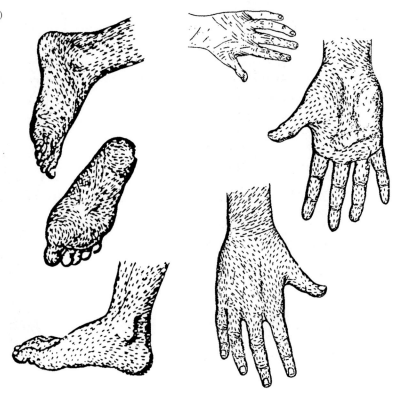

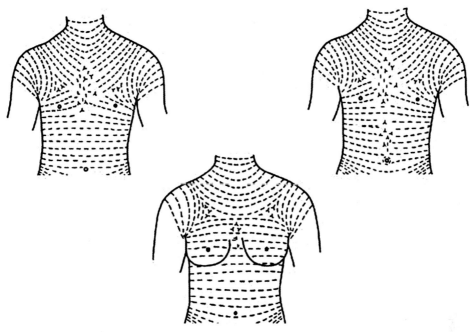

图 8　前胸。（引自 Namikawa et al. 1986）

（陈妍静 译，谢丽 校，华薇 审）

参考文献

Langer K. Zur Anatomie und Physiologie der Haut. 1. Über der Spaltbarkeit der Cutis [On the skin splitting capacity]. Sitzungsberichte der kaiserlichen Akademie der Wissenschaften/Mathematisch-Naturwissenschaftlichen Classe; 1861 Apr 25. Vienna: K.K. Hof- und Staatsdruckerei; 1862, 44: 19–45.

Langer, K. On the anatomy and physiology of the skin. Brit J Plast Surg. 1978;31(1):3–8.

Namikawa A, Sakai H, Motegi K, Oka T. Cleavage lines of skin. In: Bibliotheca Anatomica, vol. 27. Basel: Karger; 1986. p. 1–60.

Wilhelmi BJ, Blackwell SJ, Phillips LG. Langer's lines: to use or not to use. Plast Reconstr Surg. 1999;104 (1):208–14.

156

皮肤主要生物学常数

Pierre Agache

内容

关键词

解剖学常数（均值）·体表面积·昼夜节律（太阳时）·真皮厚度·真皮组分·外分泌汗腺数量·毛发组分·毛囊小体增殖系数·淋巴毛细管直径·高加索人的最小红斑量·甲组分·甲生长速度·甲厚度·新生儿皮肤厚度·毛囊皮脂腺单位·皮脂组分·皮肤毛细血管直径·皮肤胶原成分·皮肤血流量·皮肤功能常数·皮肤淋巴系统·皮肤代谢·皮肤微生物学·皮肤松弛·皮肤厚度·体内皮肤体积·体内皮肤重量·角质层厚度·角质层组分·角质层更新率·马氏层更新率·皮下脂肪厚度·汗液化学成分·组织收缩·有活性的表皮的厚度（马氏层）

1 解剖学常数（anatomical constants）（均值）

1.1 组织学处理后的组织收缩（Jouanny et al. 1993）

年轻人	38% ～ 58%
老年人	12%

1.2 体表面积（body surface area）

- 成人标准面积 ≈ 1.8m²
- Du Bois 和 du Bois 公式：A=71.84 ≈ 体重 $^{0.425}$ ≈ 身高 $^{0.725}$（Du Bois and du Bois 1916）（体重单位为 kg，身高单位为 cm，面积单位为 cm²）。举例：体重 63kg，身高 1.61m 的成人，皮肤面积为 1.66m²

当身体表面积少于 0.6m²，Boyde 公式更准确（Pittet et al. 1979）：

- Boyde 公式：A = 3.207 × 10^{-4} × 体重 $^{(0.7285-0.0188 \log 体重)}$ × 身高 $^{0.3}$（Pittet et al. 1979）（体重单位为 kg，身高单位为 cm，面积单位为 cm²）
- Wallace 身体各部分面积分布（Wallace 1951）：手和颈 9%，单侧上肢 9%，单侧下

肢 18%，前胸 18%，后背 18%，外阴部 1%

- Lund and Browder 身体各部分面积分布（占整个身体表面积%）（Lund and Browder 1944）：

年龄 / 岁	手部 /%	躯干、颈部、外阴 /%	上肢 /%	下肢 /%
0	19	34	19	28
1	17	34	19	30
5	13	34	19	34
10	11	34	19	36
15	9	34	19	38
成人	7	34	19	40

注：所有年龄段手掌面积 ≈1% 全身面积。

Berkow 身体各部分面积分布（Berkow 1931）：

身体的前半部分（总面积 =51%）	
面部	3%
前胸（总面积 =20%）	
颈部 + 上三分之一	7%
中三分之一	6%
下三分之一 + 外阴	7%
上肢的前半部分（总面积 =9%）	
上臂	3.5%
前臂	3.25%
手部	2.25%
下肢的前半部分（总面积 =19%）	
大腿	9.5%
小腿	6.5%
足	3%
身体后半部分（总面积 =49%）	
头部	3%
后背（总面积 =18%）	
颈部 + 上半部分	9%
下半部分	9%
上肢的后半部分（总面积 =9%）	
上臂	3.5%
前臂	3.25%
手部	2.25%
下肢的后半部分（总面积 =19%）	
大腿	9.5%
小腿	6.5%
足	3%
儿童（第 152 章）	

续表

躯干	40%
手	6%+（12±年龄）%
下肢	38%+（12±年龄）%

1.3 特殊部位面积

头皮面积，400～500cm^2

手掌面积（Mahler et al. 1983）：

	男性（n=22）	女性（n=18）
面积/cm^2	146±14	118±10
占身体面积%	0.76±0.10	0.70±0.07

示指末端指节（腹侧面）长度（Long and Finlay 1991）：

男性	2.6±0.15cm（n=16）
女性	2.4±0.10cm（n=14）

1.4 在体皮肤体积（skin volume in vivo）（以18 000cm^2 身体面积计算）

男性	3.8dm^3	1.3mm（平均皮肤厚度）
女性	3.2dm^3	1.1mm（平均皮肤厚度）

1.5 在体皮肤重量（skin weight in Vivo）（以18 000cm^2 身体面积计算）

体内皮肤重量=［体内皮肤密度（d=1.18）×体积］+血液密度（d=1.06）×500ml

男性	5.0kg	包含0.5kg血液
女性	4.3kg	包含0.5kg血液

1.6 皮肤厚度（skin thickness）

1.6.1 B超（20MHz）测量（mm）（Black 1969）

部位	男性	女性
前额	2.19	1.79

续表

部位	男性	女性
面颊	1.83	1.49
颈部	1.61	1.34
颈背	2.09	1.92
前胸	1.92	1.77
腹部	1.88	1.62
后背	2.62	2.33
腰部	2.21	2.09
上臂前半部分	1.53	1.45
上臂后半部分	1.21	1.05
前臂前半部分	1.31	1.12
前臂后半部分	1.42	1.36
手背	1.50	1.26
手掌	1.48	1.50
大腿前半部分	1.59	1.42
大腿后半部分	1.51	1.46
小腿前半部分	1.42	1.34
小腿后半部分	1.34	1.30
膝盖	2.01	2.08
足背	1.74	1.49
足底	1.60	1.53

	男性，28.3±6.2岁（n=30）	女性（Spalteholz 1927）27.8±8.0岁（n=30）
前额	1.78±0.14（±SD）	1.55±0.20
前臂掌侧	0.92±0.09（±SD）	0.90±0.11

1.6.2 X线技术（Black 1969）

前臂掌侧

男性	1.3mm
女性	1.1mm

1.6.3 磁共振成像（Querleux et al. 2002）

大腿背侧上部	
男性	1.71±0.24（n=23）
女性（不含脂肪团）	1.58±0.21（n=20）
女性（含脂肪团）	1.87±0.39（n=21）

1.6.4 新生儿皮肤厚度（A型超声法）（n=48）
（Petersen et al. 1995）

体重 /g	腹部（±SD）	背部（±SD）
1 095	0.47 ± 0.05	0.52 ± 0.06
1 810	0.55 ± 0.05	0.71 ± 0.04
1 940	0.61 ± 0.09	0.65 ± 0.06
2 900	0.65 ± 0.09	0.76 ± 0.05
3 390	0.67 ± 0.08	0.78 ± 0.06
3 890	0.67 ± 0.08	0.76 ± 0.09
4 750	0.80 ± 0.08	0.85 ± 0.06

1.7 皮肤松弛

一级皱纹	70 ～ 200μm
二级皱纹	20 ～ 70μm
小皱纹	0.2 ～ 1mm
普通皱纹	＞1mm

1.8 角质层（stratum corneum）

厚度	8 ～ 20μm	（Holbrook et al. 1974）
前臂掌侧	16.8 ± 1.1μm	（Corcuff et al. 1993）
臀部	11.8 ± 1.4μm（SE）	（Anderson and Cassidy 1973）
手掌和足底	0.5 ～ 1mm	
细胞层的数量	19 ± 1.2（SE）	（Anderson and Cassidy 1973）
面部	9 ± 2（84）（日本人）（M ± SD，n）	Holbrook et al.（1974）
眼睑	9 ± 1（8）	
面颊	10 ± 3（43）	
鼻子	10 ±（2）	
鼻唇沟	7 ±（2）	
唇	10 ±（2）	
耳	7 ± 2（8）	

续表

耳廓	10 ± 3（3）	
头皮	12 ± 2（12）	
颈部	10 ± 2（5）	
肩膀	13 ± 2（3）	
胸部	13 ± 4（9）	
背部	13 ± 3（18）	
腹部	14 ± 4（44）	
臀部	12 ± 4（20）	
外阴	6 ± 2（9）	
上臂，外侧	13 ± 4（13）	
上臂，内侧	14 ±（2）	
前臂掌侧	16 ± 4（4）	
大腿	16 ± 4（31）	
小腿后侧	18 ± 5（5）	
手背	25 ± 11（10）	
手掌	50 ± 10（8）	
足背	30 ± 6（7）	
足底	55 ± 14（12）	
足后跟	86 ± 36（5）	
角质细胞数	0.7×10^6	（Hunter et al. 1956）
前臂掌侧	$1.5 \times 10^6/cm^2$	
角质细胞厚度	0.3μm	（Holbrook et al. 1974）（Plewig et al. 1983）（Ya-Zian et al. 1999）
角质细胞直径	26 ～ 45μm	（Bartolone et al. 1991）
角质细胞面积	$1\,000μm^2$	（Plewig et al. 1983）
角质细胞的角蛋白纤维厚度	10 ～ 15nm	
细胞间隙宽度	25nm	（Lundström et al. 1994）
	0.1μm	（Ya-Zian et al. 1999）
桥粒		
长度	290nm	（Lundström et al. 1994）
厚度	25nm	（Lundström et al. 1994）
桥粒	细胞层相连部分，6.8%	（Lundström et al. 1994）

1.9 有活力的表皮（马氏层）

厚度	30 ~ 80μm	
前臂掌侧	36 ± 4μm	（Corcuff et al. 1993）
前臂掌侧（23 ~ 34 岁）	64.2 ± 4.9（n=7）（组织学）	（Timar et al. 2000）
前臂掌侧（44 ~ 54 岁）	72.2 ± 14.1（n=7）（组织学）	（Timar et al. 2000）
臀部	69.6 ± 10.2（n=67）（组织学）	（Therkildsen et al. 1998）
细胞层数量	5 ~ 10	
前臂掌侧（23 ~ 34 岁）	4.4 ± 0.5（n=7）（组织学）	（Timar et al. 2000）
前臂掌侧（44 ~ 54 岁）	46 + 0.4（n=7）（组织学）	（Timar et al. 2000）
表皮细胞数量 /mm^2	73 952 ± 19 426（从 24 个活检组织获得）	（Bauer et al. 2001）
角质形成细胞数量 /mm^2		（Corcuff et al. 1993）
基底层	7 000	
棘层	4 000	
颗粒层	1 500	
朗格汉斯细胞密度	占细胞数 2% ~ 4%	（Banchereau et al. 1998）
	1/53 其他表皮细胞（1.86%）	（Bauer et al. 2001）
朗格汉斯细胞数量 /mm^2	460 ~ 1 000	（Oxholm et al. 1987）
	1 394 ± 321（胸部，从 24 个活检组织获得）	（Bauer et al. 2001）
黑素细胞	占表皮体积 0.3% ~ 2.4%	（Zelickson and Mottaz 1968）
细胞直径	30 ~ 40μm	
黑素含量	约 1μm × 0.4μm × 0.4μm	
细胞间隙	占表皮体积 1.5% ~ 1.9%	（Zelickson and Mottaz 1968）
组织学切片	1.1 ~ 1.2	（Frost and van Scott 1966）
真皮 - 表皮连接		
线性长度		
组织学切片	44 × 10^{-4}μm^2	（Frost and van Scott 1966）
沿着表皮区域 1cm		
组织学切片	9 × 10^{-4}μm^2	（Frost and van Scott 1966）
沿着真皮乳头区域 1cm		
角质形成细胞细胞核平均直径	4.60μm	（Barton 1988）
角质形成细胞细胞核仁平均直径	1.22μm	（Barton 1988）
桥粒长度		（Lundström et al. 1994）
基底层	0.13μm	
棘层和颗粒层	0.26μm	
半桥粒	0.19μm	
桥粒：细胞膜部分		（Lundström et al. 1994）
基底层	4%	
棘层和颗粒层	11%	
真皮 - 表皮连接线性长度（表皮突指数）（组织学）		（Timar et al. 2000）
前臂掌侧（23 ~ 34 岁）	1.333 ± 0.153（n=7）	
前臂掌侧（44 ~ 54 岁）	1.106 ± 0.090（n=7）	

1.10 真皮（dermis）

真皮乳头层厚度	50～100μm	
真皮附件周围厚度	20～70μm	
网状真皮厚度	0.8～1.2mm	
弹力纤维面积%（组织学）		（Timar et al. 2000）
23～34 岁（n=7）	4.9±1.9	
44～54 岁（n=7）	11.6±1.6	
细胞内 GAGs 面积%（组织学）	23～34 岁（n=7）	（Timar et al. 2000）
44～54 岁（n=7）	10.7±2.2	
胶原纤维厚度	2～20μm	
胶原原纤维波长	3μm	
胶原原纤维厚度	50～70nm	
网状真皮		
24 周胎儿	≅50nm	（Quaglino et al. 1996）
出生时	≅100nm	
成人	110～115nm	
60 岁以上	≅100nm	
弹力纤维厚度	0.1～0.4μm	（Pope 1998）
耐酸纤维	13～14nm	（Pope 1998）
原纤维蛋白	1.0～1.3nm	（Pope 1998）
基底层	50～100nm	（Timpl and Brown 1996）
树突状细胞	占真皮细胞 2%～3%	（Banchereau et al. 1998）

表 1　真皮脂肪厚度，mm 均值 +/-SE，皮肤褶皱（Carpentier and Maricq 1990）

年龄分组 / 岁	男性上臂	臀部	n	女性上臂	臀部	n
5～9	5.4±0.7	14.8±1.8	17	6.7±0.8	18.4±2.2	9
10～14	5.5±0.6	16.3±1.9	24	8.3±1.0	26.4±3.2	17
15～19	5.8±0.6	10.0±1.2	22	10.9±1.2	30.5±3.8	25
20～29	6.3±0.7	9.7±1.1	42	10.9±1.3	31.3±3.5	53
30～39	6.2±0.7	8.6±1.0	22	10.4±1.2	31.5±3.9	21
40～49	6.3±0.7	9.1±1.1	27	10.6±1.2	31.6±4.0	20
50～69	6.4±0.9	9.4±1.0	13	11.1±1.4	29.1±4.1	14
70～91	5.8±0.8	8.3±1.0	13	9.1±1.1	13.3±1.8	22

1.11 皮下组织（subcutis）

皮下脂肪厚度，mm 均值 ±2 SE，皮肤褶皱（Lever et al. 1983）（表 1）：

大腿上背侧的皮下脂肪厚度（磁共振成像）（Uitto et al. 1989）：

男性	6.64 ± 3.16（SE）
女性不含脂肪团	8.34 ± 2.44（SE）
女性含脂肪团	34.02 ± 5.42（SE）

新生儿皮下脂肪厚度（mm）A 型超声波（n=7）（Petersen et al. 1995）：

身体体重 /g	腹部	后背
1 095	0.65 ± 0.07	0.77 ± 0.10
1 810	0.78 ± 0.13	0.95 ± 0.13
1 940	1.52 ± 0.20	1.53 ± 0.16
2 900	1.67 ± 0.17	1.87 ± 0.19
3 390	1.80 ± 0.16	1.74 ± 0.23
3 890	1.95 ± 0 ～ 31	1.84 ± 0.27
4 750	2.90 ± 0.22	2.45 ± 0.24

真皮 - 表皮组织不规则系数（Querleux et al. 2002）：

男性	1.91 ± 0.24	（n=20）
女性不含脂肪团	2.08 ± 0.12	（n=17）
女性含脂肪团	2.29 ± 0.32	（n=16）

1.12 毛细血管（blood capillary）

甲襞		
微血管环数量	8.4 ± 1mm（n=118）	（Jouanny et al. 1993）
	7.2 ± 1.5mm（n=20）	（Gasser and Buhler 1992）
升袢内侧直径（即 RBC 柱）	10.8 ± 30μm（n=396）	（Mahler et al. 1983）
降袢内侧直径（即 RBC 柱）	12.0 ± 2.7μm（n=396）	（Mahler et al. 1983）
升袢内侧直径（血浆，FITC 蛋白）	15.0 ± 2.5μm（n=396）	（Mahler et al. 1983）
降袢内侧直径（血浆，FITC 蛋白）	16.7 ± 3.0μm（n=396）	（Mahler et al. 1983）
微血管环		
长度	0.3 ～ 0.4mm	（Spalteholz 1927）
微血管环宽度	62.6μm	（Spalteholz 1927）
微血管环占皮肤的面积	0.027 ～ 0.040mm^2	（Spalteholz 1927）
前臂掌侧毛细血管数量		（Prasad et al. 1995）
使用毛细血管镜检查	31.2 ± 7.0mm（n=10）	
使用血浆 FITC 蛋白	28.9 ± 5.4mm（n=10）	
表皮下血管丛外侧直径		（Braverman and Keh-Yen 1977）
水平毛细血管	10 ～ 15μm	
升小动脉	17 ～ 26μm	
毛细血管后静脉	18 ～ 35μm	
深层血管（转运通道）外侧直径		
动脉	30 ～ 150μm	
静脉	50 ～ 300μm	

1.13 毛细淋巴管（淋巴液）

平均直径	91 ± 22μm	（Bollinger et al. 1981）

1.14 毛囊皮脂腺单位（pilosebaceous follicles）

总数量		（Ebling et al. 1979）
全身	5×10^6	
头部和面部	1×10^6	
头皮	1×10^5	
数量 /cm^{-2}	（均值 ± SEM）	（Cunliffe et al. 1976）
前额	330 ± 20	
面颊（中间）	59 ± 10	
上背部（中间）	72 ± 2	
上背部（侧面）	84 ± 4	
头发密度 /cm^{-2}		
头皮		
终毛	200 ～ 300	（Ebling et al. 1979）
毳毛	5% ～ 15%	（Guarrera et al. 1997）（Hayashi et al. 1991）
前额	439 ± 24（±SEM）	（Blume et al. 1998）
面颊（女性）	416 ± 37（±SEM）	（Blume et al. 1998）
肩部（男性）	68 ± 5（±SEM）	（Blume et al. 1998）
胸部	57 ± 3（±SEM）	（Blume et al. 1998）
背部	85 ± 4（±SEM）	（Blume et al. 1998）
头皮终毛厚度		
高加索人	50 ～ 90μm（切片呈椭圆形）	
蒙古人	120μm（圆形）	
头皮毳毛厚度	＜ 30μm	
头皮中圆形毛发直径比	0.63 ～ 0.91	（Van Neste et al. 1985）
头皮毛发球部体积		
乳头	$338 \times 10^3 \mu m^3$	（Van Scott et al. 1958）
基质	$3370 \times 10^3 \mu m^3$	
头皮毛发每日生长速度	＞ 0.2mm/d	
角质蛋白形成速度	0.2 ～ 0.3g/d	

体毛平均长度（Dawber et al. 1998）：

	男性 /mm	女性 /mm
大腿	17.0	5.5
前臂（外侧）	9.0	6.0

最大长度（Blume et al. 1998）：

	15～20 岁 /mm（±SEM）	25～30 岁 /mm（±SEM）
前额	2.0 ± 0.3	1.6 ± 0.5
面颊（女性）	4.1 ± 0.5	3.4 ± 0.4
肩部（男性）	6.0 ± 0.4	4.3 ± 0.4
胸部	4.6 ± 0.2	3.9 ± 0.4
背部	6.2 ± 0.4	5.0 ± 0.4

毛囊皮脂腺单位导管开口大小（均值 ±SEM）（Cunliffe et al. 1976）：

前额	$2.0 ± 0.1mm^2$
胸部（中间）	$4.3 ± 0.3mm^2$
上背部（中间）	$3.0 ± 0.2mm^2$
上背部（外侧）	$3.9 ± 0.2mm^2$

毛发细胞大小：

外皮	0.5～1μm × 45μm
皮质	2～5μm 80 × 115μm

毛发皮质内部成分（Atkins et al. 1974）：

× 螺旋体	1nm
原细纤维	3～5nm
原小纤维	8～15nm
原大纤维	200～500nm

1.15 甲（nails）

外侧缘总厚度

手指	0.3mm（d5），0.5mm（拇指）
足趾	0.5mm（d5），0.8mm（d1）

甲厚度构成（Achten and Par-ent 1983）：

甲背侧上部	占 33% 总指甲厚度
甲背侧下部	占 66% 总指甲厚度

大拇趾甲（在 8 名正常撕脱甲中测量）（Johnson and Shuster 1993）：

	近端	新月体末端	甲小皮带
占总长度 %	0	34.8	100
占最大厚度 %	27	19	100

甲厚度构成

甲床	22%
基质	78%

大拇趾甲（在 54 名正常撕脱甲中测量）（Johnson and Shuster 1994）：

– 平均厚度：

男性	1.65 ± 0.43
女性	1.38 ± 0.20

	近端	新月体末端	甲小皮带
平均厚度 / mm	0.37 ± 0.000 4	1.08 ± 0.000 8	1.38 ± 0.01
厚度范围 / mm	0.26～0.55	0.85～1.31	0.85～1.76

甲细胞直径，（Achten and Parent 1983）：

甲背侧上部	2.2μm
甲背侧下部	5.5μm

1.16 外分泌汗腺（eccrine sweat glands）

总数量：$3 × 10^6$～$4 × 10^6$

局部计数（Szabo 1962）：

足底	620 ± 120
前额	360 ± 50
面颊	320 ± 60
足背	250 ± 5
前臂	225 ± 25
腹部和腹股沟	190 ± 5
胸部	175 ± 35
背部和臀部	160 ± 30
小腿	150 ± 15
手臂	150 ± 20
大腿	120 ± 10

外分泌导管：

长度	5mm
直径	0.02 ～ 0.05mm

2 化学组分

2.1 整体皮肤（占腹部皮肤干重 %）（Weinstein and Boucek 1960）

胶原（男女）	76.8 ± 9.1（n=83）	
弹力蛋白		
男性	4.45 ± 1.4（n=17）	
女性	3.95 ± 0.9（n=10）	
网状蛋白	占皮肤干重的 0.4%	（Lundström et al. 1994）
胶原含量	234 ± 72g/cm² 皮肤（SE）	（Shuster et al. 1969）

2.2 皮脂（sebum）：标准组分（重量）（第 47 章）

角鲨烯	12.0%
蜡酯	26.0%
甘油酯类和游离脂肪酸	57.5%
甾醇类（游离和酯化）	4.5%

2.3 表皮来源的表皮脂类（重量）（第 47 章）

甘油酯类和游离脂肪酸	65%
胆固醇酯	15%
胆固醇	20%

2.4 角质层（stratum comeum）

蛋白质（角质细胞）	2.92 ± 0.89μg/cm²（n=6）	（Elias 1983）
胱氨酸	2.9%	Fraser，in（Leveque 1994）
其他氨基酸		see Fraser，in（Leveque 1994）
脂类	10%	（Leveque 1994）
脂质组分（重量）		（De Rigal et al. 1992）
类固醇酯	15%	
胆固醇	32%	
饱和脂肪酸	16%	
神经酰胺	37%	
水分（20% ～ 60% 相对大气湿度）		
体积的 35%		（Blank et al. 1984）
0.05 ～ 0.15g cm⁻³		（Blank 1952）
0.12 ± 0.01g cm⁻³（n=6）		（Tagami et al. 1994）

2.5 真皮（dermis）

真皮网状层（Quaglino et al. 1996）（所有数字表示百分比）（表 2）：

2.6 皮下组织（subcutis）

组分：大腿上背侧（磁共振成像）（n=67）（Querleux et al. 2002）：

水分	4.7 ± 5.6%
不饱和脂肪酸	3.7 ± 2.3%
饱和脂肪酸	85.3 ± 5.9%

表2 真皮网状层（Quaglino et al. 1996）

	24 周胎儿	出生	成人	60 岁以上
胶原 / 组织比例	24	≌ 60	≌ 70	≌ 40
弹力纤维 / 组织	缺失	3 ～ 4	3 ～ 4	7 ～ 8
间充质细胞	20	4	1.5	1.5
Ⅰ 型胶原纤维	占总胶原 80%			（Uitto et al. 1989）
Ⅲ 型胶原纤维	占总胶原 15%			（Uitto et al. 1989）
Ⅰ 型 / Ⅲ 型胶原纤维	5:1 ～ 6:1			（Uitto et al. 1989）
成熟弹力纤维			（Braverman and Fonferko 1982）	
90% 弹力蛋白				
10% 微纤维				
组织液	2% 蛋白质			
可抽出的疱液				
4.2% 蛋白质	55% 白蛋白，45% 球蛋白		（Stüttgen 1965）	
3.9 ± 0.4g/dl（n=6）	= 血浆浓度的 54%（Braun-Falco and Rupec 1964）			

在脂类中脂肪酸的比率（气液色谱法）（n=22 肥胖女性）（Timpl and Brown 1996）：

	手臂	大腿	腹壁
饱和脂肪酸	39.4 ± 5.1%	33.9 ± 4.3%	35.9 ± 4.8%
不饱和脂肪酸	60.6 ± 4.7%	66.0 ± 4.1%	67.1 ± 4.6%

主要脂肪酸：在脂类中的 %（气液色谱法）（n=22 肥胖女性）（Timpl and Brown 1996）：

	手臂	大腿	腹壁
12:0	6.7 ± 2.9	6.4 ± 2.9	8.4 ± 3.4
14:0	50.1 ± 10.6	44.7 ± 11.7	50.9 ± 9.6
15:0	5.1 ± 1.4	5.0 ± 1.4	4.9 ± 1.4
16:0	278.0 ± 40.0	245.5 ± 29.3	273.2 ± 32.4
16:1	80.3 ± 17.7	107.8 ± 21.9	82.3 ± 23.9
17:0	3.5 ± 1.1	3.0 ± 1.5	3.5 ± 1.1
17:1	4.3 ± 0.9	5.1 ± 1.3	4.6 ± 1.6
18:0	50.7 ± 12.2	34.1 ± 18.1	48.3 ± 16.6
18:1	464.8 ± 9.7	485.6 ± 31.7	465.5 ± 20.2
18:2	48.0 ± 30.9	51.9 ± 27.5	48.9 ± 25.5
20:1	8.4 ± 2.4	9.4 ± 3.6	9.4 ± 4.3

2.7 毛发（hair）

标准组分（重量）

角蛋白	85%～90%	
水分	10%～13%	
脂类	2%	（Leveque 1994）
毛发色素		
胱氨酸	7.6%	Fraser，in（Leveque 1994）
其他氨基酸		see Fraser，in（Leveque 1994）

2.8 甲（nails）：平均组分

胱氨酸	7.4%	Fraser，in（Leveque 1994）
其他氨基酸		Fraser，in（Leveque 1994）
水分	占重量 9%～10%（体外大拇趾甲，$n=8$）	（Johnson and Shuster 1993）

注意：脱水不会改变甲的厚度。

相对湿度 /%	水容量（占重量 %）	（Finlay et al. 1980）
15～20	5～6	
35～45	8～10	
60	13	
80	16	
90	17～21	
100	29	

脂类（占干重 %）（Helmdach et al. 2000）：

	男性（$n=31$）	女性（$n=40$）
硫酸盐胆固醇	1.45 ± 0.50	1.98 ± 0.72**
4-6 神经酰胺	6.12 ± 0.08	9.94 ± 1.96**
1-3 神经酰胺 [a, b]	26.92 ± 5.78	25.60 ± 4.14
胆固醇	8.93 ± 2.95	13.16 ± 2.83**
游离脂肪酸 [a]	30.83 ± 9.65	24.20 ± 6.53*
甘油三酯	7.34 ± 2.20	5.79 ± 1.53**
甾醇和蜡酯	7.47 ± 1.08	8.44 ± 0.34**
角鲨烯	2.71 ± 0.48	1.50 ± 1.28**
未定义	7.56 ± 2.38	8.11 ± 3.08

男性与女性有显著性差异 0.01（*）和 0.001（**）。
[a] 婴儿除外（2 名男性和 4 名女性）。
[b] 婴儿：1-3 神经酰胺：均值 =4.59%；游离脂肪酸：均值 = 12.07%。

2.9 汗液（第 76 章）

Na^+/	＜ 40mM
K^+	4～20mM
Cl^-	＜ 20mM
$CO3H^-$	15～20mM
氨	0.5～8mM
乳酸	10～15mM
尿素	0.15～0.25mg/ml
葡萄糖	2～5g/ml
蛋白质	0.15～0.25mg/ml

3 功能常数（functional constants）

3.1 当前高加索人的最小红斑量

UVB	$30mJ/cm^2$
UVA	$30J/cm^2$

3.2 角质层的更新

每日产量	1.15 ± 0.09 新层	（Johannesson et al. 1978）
脱落		
前臂	1 309 ± 328 cells/（$cm^2 \cdot h$）	（Edwards et al. 1995）
前额	2 083 ± 481 cells/（$cm^2 \cdot h$）	（Christensen et al. 1978）
身体其他部位		见第 25 章
前额每日蛋白质丢失量	12.1 ± 4.7μg/cm^2	（Christensen et al. 1978）
更新时间		
整体	15 天	
前臂	18.5 ± 4.6 天	（Roberts et al. 1980）
前额	6.3 ± 1.4 天	（Baker et al. 1967）
腹部	25.9 ± 5.4 天	（Roberts et al. 1980）
身体其他部位		（Jansen et al. 1974）

3.3 马氏层的更新

更新时间	15 天	
基底层分布		（Mommers et al. 2000）
G_0 期	30%	
循环	10%	
基底层有丝分裂细胞数量		
7.7 每厘米长度		（Frost and van Scott 1966）
600 个细胞中有 1 个		（Fischer and Maibach 1971）
有丝分裂指数	1.59	（Fischer and Maibach 1971）
增殖指数（胸腺嘧啶核苷或 BrdU）	第 36 章	
单纯基底层	5%～6% 细胞处于 S 期	
基底层＋上基部 3 层	46% 细胞处于 S 期	
增殖指数（胸腺嘧啶核苷）		（Marks et al. 1987）
非暴露区	4.7±2.2（n=19）	
暴露区	8.6±2.1（n=19）	
细胞周期持续时间		
G_1 期	7.6 小时	（Mommers et al. 2000）
S 期	5.3～10.3 小时	（Galand et al. 1989）
G_2＋M 期	11 小时	（Knaggs et al. 1994）
M 期	1.5 小时	（Knaggs et al. 1994）
整个细胞周期	50～282 小时	（Knaggs et al. 1994）
	28h	（Mommers et al. 2000）
从基底层至角质层转变时间	6～27 天	（Knaggs et al. 1994）

3.4 毛囊（hair follicle）

增殖指数，11%（Knaggs et al. 1994）

头皮毛发总体规律：生长初期 80%～90%，休止期 10%～20%，生长中期＜1%。

头皮毛发各阶段：

	男性	女性	
带鞘生长初期	＞55%	＞65%	
不带鞘生长初期	＞20	＞20	
不良生长初期	＜1.5	＜1	
生长中期	＜1	1%	
休止期	＜25	＜15	
生长初期毛发 %	男性（±SEM）	女性（±SEM）	
身体部位（第 44 章）			
前额	49.5±4.8	48.5±4.5	
面颊		46.4±4.8	
胸部	34.7±2.9	42.2±2.4	
肩膀	32.8±2.2		

续表

	男性	女性	
背部	32.0 ± 2.0	30.9 ± 2.5	
	生长期	休止期	
各期分布			（Saitoh et al. 1970）
头皮，终毛	3 ～ 7 年	3 个月	
头皮，毳毛	4 ～ 26 周		（Ebling et al. 1979）
手臂	9 周	15 周	
小腿	16 周	22 周	
指背	8 周	10 周	
大腿（男性）	8 周		（Saitoh et al. 1970）
大腿（女性）	3 周		（Saitoh et al. 1970）
前额	60.8 ± 4.9 天（ ± SEM）		（Blume et al. 1998）
面颊（女性）	78.6 ± 14.6 天（ ± SEM）		（Blume et al. 1998）
肩膀（男性）	51.2 ± 4.6 天（ ± SEM）		（Blume et al. 1998）
背部（男性）	41.8 ± 1.8 天（ ± SEM）		（Blume et al. 1998）
背部（女性）	49.4 ± 2.9 天（ ± SEM）		（Blume et al. 1998）

生长期毛发持续时间（第 44 章）：

	男性	女性
大腿	54 天	22 天
手臂外侧	28 天	22 天

每日生长速度：

头皮	0.3 ～ 0.5mm	（Saitoh et al. 1970）
大腿（男性）	0.38mm	
大腿（女性）	0.21mm	
胸部	0.44mm	
胡须	0.27mm	
背部	0.134 ± 0.010mm（SEM）	（Blume et al. 1998）
前额（男性）	0.037 ± 0.005mm（SEM）	
前额（女性）	0.037 ± 0.005mm（SEM）	
面颊（女性）	0.060 ± 0.007mm（SEM）	
肩膀（男性）	0.119 ± 0.011mm（SEM）	

头皮：每日头发生长长度，30 ～ 50m（即 0.3 ～ 0.5g）

头皮：目前（正常）每日脱发量，< 70（Kligman 1961）

拔脱抗性：

头皮毛发	48 ± 18g（$n=10$）	（Cunliffe et al. 1976）
胸部毛发	71 ± 10g（$n=110$）	（Chapman 1992）

3.5 皮脂（sebum）

随机含量（前额）	100 ～ 200μg/cm^2	
身体其他部位		见 第 13 章
随机恢复时间	3 ～ 4 小时；50% 在 33 分钟以内	（Downing et al. 1981）
漏斗部存量	占随机含量的 80%	
皮肤表面皮脂扩散系数	1 ～ 10mJ/m^2	
皮脂分布在毛干上的最远距离	2cm	
皮脂腺：细胞从基底层转移到分泌管的时间	3sem	
皮脂腺分泌率	6 ～ 25mg/（cm^2 · h）	（Jani 1992）（Downing et al. 1981）

3.6 甲（nails）

每日线性生长速度：

标准数字		
手部	0.1m	
足部	0.05mm	
最大速率（25 岁）		（Orentreich et al. 1979）
男性	0.9mm/ 周	
女性	0.7mm/ 周	
生长速率随年龄改变	每年下降 0.5%，到 60 岁时降低到 50%，之后趋于稳定	（Orentreich et al. 1979）
温度依赖	在 16℃时为 0.08mm/ 周，在 32℃时为 2.0mm/ 周	（Orentreich et al. 1979）
昼夜节律	中午为 5μm/h，午夜为 1μm/h	（Orentreich et al. 1979）

厚度增长速度（Johnson and Shuster 1993）：

甲新月	0.13mm/1.41% 长度增量
甲床	0.02mm/0.22% 长度增量

3.7 外分泌汗腺

活动汗腺的比例	50%	（Knip 1969）
汗液分泌频率	0.3 ～ 12/min	
每个汗腺的分泌率	4 ～ 28nl/min	
总体汗液分泌率	1 ～ 3mg/(min·cm^2)	（Cotter et al. 1995）
每个汗腺作为排热管时的热量散失量	9.68×10^{-6}W	
出汗阈值	最大为 18 小时	（Crockford et al. 1970）

3.8 皮肤代谢

在 37℃的代谢氧消耗量	2.6×10^{-3}ml/(g·min)	（Severinghaus et al. 1978）
在 45℃的代谢氧消耗量（用 tcPO$_2$ 测量）		

续表

正常皮肤	3.7×10^{-3}ml/(g·min)	（Severinghaus et al. 1978）
银屑病（病态皮肤）	5.4×10^{-3}ml/(g·min)	（Ott et al. 1984）
表皮产生的代谢热量		
正常皮肤	0.16cal/(min·cm^2)	见第 58 章
	每升高 1℃增加 4%	
银屑病（病态皮肤）	0.27cal/(min·cm^2)	（Ott et al. 1984）
休息时和温度适中期的总热量散失 [a]	30g/(h·m^2)	

[a] 从皮肤和肺来源。

皮肤温度（裸露受试者）（第 123 章）：

	20℃时	室温时
前额	32.0℃	34.8℃
前臂	27.7℃	33.6℃
足背	20.0℃	31.1℃
身体其他部位（见 2.1 节）		

3.9 皮肤微生物学（第 4 章）

皮肤表面的微生物密度（具体请看：第 4 章表 3 和表 4）

头皮	1.0×10^6 ～ 1.2×10^6/cm^2
前臂	4.4×10^6/cm^2
上肢（末端）	1.7×10^3/cm^2
下肢（末端）	4.4×10^3/cm^2
腋窝	4.8×10^3/cm^2
会阴	4.3×10^7/cm^2
趾缝	1.4×10^7/cm^2
金黄色葡萄球菌携带量	$> 10^6$/cm^2

3.10 皮肤血流量（skin blood flow）

皮肤血流量		（Martineaud et al. 1977）
休息时	占全身血流量9%	
血管舒张时的皮肤	占全身血流量12%	
整体皮肤血流		（Martineaud et al. 1977）
休息时	0.5L/min	
中等量运动	0.9L/min	
强烈运动+室外高温	7L/min	
乳头层下真皮的无褶皱皮肤血流（前臂掌侧）	30～45ml/（min·100g组织）[a]	
静态皮肤血流（氙清除率）		
前臂	5.1±1.7ml/（min·100g组织）	（Sejrsen 1969）
外侧踝	6.2±1.1ml/（min·100g组织）[b]	（Cardot et al. 1977）
长胡须的面颊	15.2±3.0ml/（min·100g组织）	（Sejrsen 1969）
毛细血管灌注压（甲襞毛细血管）		
上肢	35.3±6.5mmHg	（Stüttgen et al. 1989）
下肢	20.8±5.6mmHg	（Stüttgen et al. 1989）
	16～21mmHg	（Hahn et al. 1998）
毛细管脉冲振幅	2～5mmHg	（Hahn et al. 1998）

[a] 100g乳头层下真皮：5 000cm² 皮肤面积（Coleman et al. 1986）。
[b] 100g皮肤组织：850cm² 皮肤面积。

毛细血管灌注压（前臂毛细血管）=（Agache et al. 1993）（表3）：

3.11 皮肤淋巴系统

淋巴液流率（足背）	10.3±4.1μm/s	（Franzeck et al. 1996）
淋巴管内压力（足背）		（Spiegel et al. 1992）
受试者平躺	3.9±4.2mmHg	
受试者坐立	9.3±3.0mmHg	

3.12 昼夜节律（太阳时）

见表4。

表3 毛细血管灌注压（Tur et al. 1983）

	儿童	青年人	老年人
毛细血管收缩压（csp）	25±4mmHg	65±8mmHg	150±10mmHg
毛细血管收缩压与动脉压比值（arm）	42%	42%	54%
舒张压	15mmHg	18mmHg	16mmHg
小动脉顺应性指数	6.0	3.5	1.8
使皮肤变白所需压力	30mmHg		（Agache et al. 1993）
血红细胞速率（甲襞毛细血管）	0.7～1.1mm/s		（Hahn et al. 1998）
在23℃	0.65±0.27（n=20）		（Gasser and Buhler 1992）
加温后	0.87±0.30（n=20）		（Gasser and Buhler 1992）

续表

	儿童	青年人	老年人
降温后	0.21 ± 0.08（n=20）		（Gasser and Buhler 1992）
血管舒缩频率	$6 \sim 10$/min（8 waves）； $1 \sim 2$/min（8 waves）		（Kastrup et al. 1989）
皮肤血管内压（前臂，44℃）			（Hansen et al. 1980）
O_2	64.3 ± 18.4mmHg（n=10）		
CO_2	46.8 ± 3.6mmHg（n=10）		
经皮氧分压（$tcPO_2$）44℃			见第 57 和 58 章
胸部	80mmHg		
足背	72mmHg		
前臂	70mmHg		
身体其他部位，随着性别和年龄改变			见 2.2 节
经皮氧气指数（TCI）= $tcPO_2/PaO_2$			（Versmold et al. 1979）
早产儿	-1		
儿童	-0.9		
成人	-0.8		
口 - 皮（前臂）转运时间			（Hansen et al. 1980）
O_2	51 秒		
CO_2	61 秒		
N_2	94 秒		
He	52 秒		
$tcPO_2$ 在动脉闭塞时的下降率（前臂）			
在 44℃	130mmHg/min		
在 37℃	90mmHg/min		（Severinghaus et al. 1978）
皮肤静脉充盈时间（体积描记法）	35 ± 12 秒		

表 4　皮肤生物信息学参数的昼夜节律（太阳时）

事件	最大值	最小值	部位	参考文献
角质层更新时间	17 时	09 时	前臂	（Takahashi et al. 1987）
出汗阈值	18 时			（Crockford et al. 1970）
甲的生长	12 时			（Orentreich et al. 1979）
TEWL	24 时	12 时	前额	（Clarys et al. 1997）
TEWL	18 时	06 时	前臂	（Clarys et al. 1997）
TEWL（95%CI）	$6:00 \pm 4:30$ 时		前臂	（Le Fur et al. 2001）
TEWL（95% CI）	$11:38 \pm 2:30$ 时		面部	（Le Fur et al. 2001）
皮肤温度	23 时	10 时	前额	（Le Fur et al. 2001）
皮肤温度（95% CI）		$0:48 \pm 3:50$ 时	前臂	（Le Fur et al. 2001）
皮肤温度	24 时	14 时	前臂	（Le Fur et al. 2001）
皮肤温度	02 时	12 时	小腿	（Le Fur et al. 2001）
pH	14 时	02 时	前臂	（Le Fur et al. 2001）
pH	11 时	24 时	小腿	（Le Fur et al. 2001）
pH	早上	下午	腋窝	（Burry et al. 2001）
皮脂随机含量（95% CI）	$13:18 \pm 3:30$ 时		前额	（Le Fur et al. 2001）
皮脂随机含量	13:30—15:30 时	05:30 时	前额	（Downing et al. 1981）

（叶聪秀 译，夏悦 校，赖维 审）

参考文献

This list includes those publications not cited in preceding chapters. There are cross-references in this chapter to references cited elsewhere.

Achten G, Parent D. The normal and pathologic nail. Int J Dermatol. 1983;22:556–65.

Agache P, De Rigal J and Leveque JL. Influence of an external pressure on skin microcirculation. In: Boccalon H, editor. Vascular medicine. Amsterdam: Excerpta Medica; 1993. p. 527–33.

Anderson RL, Cassidy JM. Variations in physical dimensions and chemical composition of human stratum corneum. J Invest Dermatol. 1973;61:30–2.

Atkins EDT, Keller A. Structure of fibrous biopolymers. London: Butterworths; 1974.

Baker H, Kligman AM. Technique for estimating turnover time of human stratum corneum. Arch Dermatol 1967; 95:408–411.

Banchereau J, Steinman RM. Dendritic cells and the control of immunity. Nature 1998;392:245–252.

Bartolone J, Doughty D, Egelrud T. A non-invasive approach for assessing comeocyte cohesion: immunochemical detection of desmoglein 1. J Invest Dermatol. 1991;96:596.

Barton SP, Polack DR. Surface contour: variability, significance and measurement. In: Marks R, Barton SP, Edwards C, editors. The physical nature of the skin. Lancaster: MTP Press; 1988. p. 23–30.

Bauer J, Bahmer FA, Wörl J, Neuhuber W, Schuler G, Fartasch M. A strikingly constant ratio exists between Langerhans cells and other epidermal cells in human skin. A stereologic study using the optical dissector method and the confocal laser scanning microscope. J Invest Dermatol. 2001;116:313–8.

Berkow SG. Values of surface area proportions in the prognosis of cutaneous burns and scalds. Am J Surg. 1931;11:315.

Black MM. A modified radiographic method for measuring skin thickness. Br J Dermatol. 1969;81:661–6.

Blank I.H. : *Factors which influence the water content of the S.C*; J. Invest. Dermatol., 1952, 18, 433–440.

Blank IH, Moloney J, Emslie AG, Simon I, Apt C. The diffusion of water across the stratum corneum as a function of its water content. J Invest Dermatol, 1984, 82:188–194.

Blume U, Ferracin J, Verschoore M, Czernielewski JM, Schaefer H. Physiology of the vellus hair follicle: hair growth and sebum excretion. Br J Dermatol 1998;124:21–28.

Bollinger A, Jäger K, Sgier F, Seglias J. Fluorescence microlymphography. Circulation. 1981; 64(6): 1195–2000.

Braun-Falco O, Rupec M. Some observations on dermal collagen fibrils in ultra-thin sections. J Invest Dermatol. 1964;42:15–9.

Braverman IM, Fonferko E. Studies in cutaneous aging: I. The elastic fiber network. J Invest Dermatol. 1982;78:434–43.

Braverman IM, Keh-Yen A. Ultrastructure of the human dermal microcirculation II. The capillary loops of the dermal papillae. J Invest Dermatol. 1977;68:44–52.

Burry J, Coulson HF, Roberts G. Circadian rhythms in axillary skin surface pH. Int J Cosmet Sci. 2001;23:207–10.

Cardot JC, Bazin R, Baud M, Agache P, Bidet R. Etude de la microcirculation cutanée par diffusion épicutanée du xénon 133. C.R. Soc Biol. 1977;171:340–4.

Carpentier PH, Maricq HR. Microvasculature in systemic sclerosis. Rheum Dis Clin N Am. 1990;16:75–91.

Chapman D. The anchoring strengths of various chest hair root types. Clin Exp Dermatol. 1992;17:421–23.

Christensen MS, Nacht S, Kantor SL, Gans EH. A Method for measuring desquamation and its use for assessing the effects of some common exfoliants. J Invest Dermatol 1978;71:289–294.

Clarys P, Manou I, Barel A. Relationship between anatomical site and response to halcinonide and methyl nicotinate studied by bioengineering techniques. Skin Res Technol. 1997;3:161–8.

Coleman LS, Dowd GSE, Bentley G. Reproducibility of tcPO2 measurements in normal volunteers. Clin Phys Physiol Meas. 1986;7:259–63.

Corcuff P, Bertrand C, Lévêque JL: Morphometry of human epidermis in vivo by real-time confocal microscopy. Arch Dermatol Res 1993; 285:475–481.

Cotter JD, Patterson MI, Taylor NAS. The topography of eccrine sweating in humans during exercice. Eur J Appl Physiol. 1995;71:549–54.

Crockford GW, Davies CTM, Wiener LS. Circadian changes in sweat threshold. J Physiol. 1970;207:26–7.

Cunliffe WJ, Perera WHD, Thackray P, Williams M, Forster RA, Williams SM. Pilo-sebaceous duct physiology: observations on the number and size of pilosebaceous ducts in acne vulgaris. Br J Dermatol. 1976;95:153–6.

Dawber RPR, de Berker D, Wojnarowska F. Disorders of hair. In Champion RH et al. (eds) Rook, Wilkinson, Ebling Textbook of Dermatology, 6th edition, 1998, pp 2869–2974.

Denda M, Sato J, Tsuchiya T, Elias PM, Feingold KR. Low humidity stimulates epidermal DNA synthesis and amplifies the hyperproliferative response to barrier disruption: implication for seasonal exacerbations of inflammatory dermatoses. J Invest Dermatol. 1998;111:873–8.

de Rigal J, Losch MJ, Bazin R, Camus C, Sturelle C, Descamps V, Lévêque JL. Near infra-red spectroscopy: A new approach to the characterization of dry skin. In: IFSCC. Yokohama : IFSCC, 1992;3:1131–1146.

Downing DT, Stewart ME, Strauss JS. Estimation of sebum production rates in man by measurement of the squalene content of skin biopsies. J Invest Dermatol. 1981;77:358–60.

Du Bois D, du Bois EF. A formula to estimate the approximate surface area if the weight and height be known. Arch Intern Med. 1916;17:863–71.

Ebling FJ, Rook A. Hair. Cyclic activity of the follicle. In: Rook A, Wilkinson DS, Ebling FJG, editors. Textbook of dermatology. 3rd ed. Oxford: Blackwell; 1979. p. 1743–46.

Ebling FJ, Rook A. Hair. Development and distribution of hair follicles. In: Rook A, Wilkinson DS, Ebling FJG, editors. Textbook of dermatology. 3rd ed. Oxford: Blackwell; 1979. p. 1733–35.

Edwards C, Marks R : Methods to determine the desquamation rate. In Serup J & Jemec GBE (eds) Handbook of non-invasive methods and the skin. CRC Press, Boca Raton, 1995, pp 143–148.

Elias PM : Epidermal lipids, barrier function, and desquamation. J Invest Dermatol 1983 80: 44s–49s.

Finlay AY, Frost P, Keith AD et al. An assessment of factors influencing flexibility of human fingernails. Br J Dermatol. 1980;103:357–365.

Fischer LB, Maibach HI. The effect of corticosteroids on human epidermal mitotic activity. Arch Dermatol. 1971;103:39–44.

Franzeck UK, Fisher M, Costanzo U, Herrig I, Bollinger A. Effect of postural changes on human lymphatic capillary pressure of the skin. J Physiol. 1996;494:595–600.

Frost P, van Scott EJ. Ichthyosiform dermatoses. Classification based on anatomic and biometric observations. Arch Dermatol. 1966;94:113–26.

Galand P and Degraef C. Cyclin/PCNA immunostaining as an alternative to tritiated thymidine pulse labeling for marking S phase cells in paraffin sections from animal and human tissues. Cell. Tissue. Kinet, 1989, 22, 383–392.

Gasser P, Buhler FR. Nailfold microcirculation in normotensive and essential hypertensive subjects, as assessed by video-microscopy. J Hypertens. 1992;10:83–6.

Guarrera M, Semino MT, Rebora A. Quantitating hair loss in women: a critical approach Dermatology 1997;194: 12–16.

Hahn M, Heubach T, Steins A, Jünger M. Hemodynamics in nailfold capillaries of patients with systemic scleroderma: synchronous measurements of capillary blood pressure and red blood cell velocity. J Invest Dermatol. 1998;110:982–5.

Hansen TN, Sonoda Y, McIlroy MB. Transfer of oxygen, nitrogen, and carbon dioxide through normal adult human skin. J Appl Physiol. 1980;49:438–43.

Hayashi S, Miyamoto I, Takeda K. Measurement of human hair growth by optical microscopy and image analysis. Br J Dermatol 1991;125:123–129.

Helmdach M, Thielitz A, Roepke KE, Gollnick H. Age and sex variation in lipid composition of human fingernail plates. Skin Pharmacol Appl Skin Physiol. 2000;13: 111–9.

Holbrook KA, and Odland GF. Regional differences in the thickness (cell layers) of the human Stratum corneum: an ultrastructural analysis. J Invest Dermatol 62: 415–422. 1974.

Hunter R, Pinkus H, Steele CH. Examination of the epidermis by the strip method. III The number of Buatin cells in the human epidermis. J Invest Dermatol. 1956;27:31–4.

Jani M. Le mécanisme de l'excrétion sébacée chez l'homme (The mechanism of sebum secretion in man). Thesis of "Life Sciences and Healthcare", Besançon, 1992, N°92014.

Jansen IH, Hojyo-Tomoko MT, Kligman AM. Improved fluorescence staining technique for estimating turnover of the human stratum corneum. Br J Dermatol. 1974;90:9–12.

Johnson M, Shuster S. Continuous formation of nail along the bed. Br J Dermatol. 1993;128:277–80.

Johnson M, Shuster S. Determinants of nail thickness and length. Br J Dermatol. 1994;130:195–8.

Johannesson A, Hammar H. Measurement of the horny layer turnover after staining with dansyl chloride: Acta Derm. Venereol 1978;58:76–9.

Jouanny P, Schmidt C, Feldmann L, Schmitt J. Capillaroscopie périunguéale: Intérêt dans le diagnostic des maladies systémiques. Presse Med. 1993;22:1256–60.

Kastrup J, Bulow J, Lassen NA. Vasomotion in human skin before and after local heating recorded with laser Doppler flowmetry. Int J Microcirc Clin Exp. 1989;8:205–15.

Kligman AM. Pathologic dynamics of human hair loss. Arch Dermatol. 1961;83:175–8.

Knaggs HE, Holland DB, Morris C, Wood EJ, Cunliffe WJ. Quantification of cellular proliferation in acne using the monoclonal antibody Ki67. J Invest Dermatol. 1994;102:89–92.

Knip A S. Measurement and regional distribution of functioning eccrine sweat glands in male and female caucasians. Hum Biol. 1969;41:380.

Le Fur I, Reinberg A, Lopez S, Morizot F, Mechkouri M, Tschachler E. Analysis of circadian and ultradian rhythms of skin surface properties of face and forearm of healthy women. J Invest Dermatol. 2001;117:718–24.

Lever WF, Schaumburg-Lever G (eds) Histopathology of the skin. 6th ed. Lippincott, Philadelphia, 1983, p 655.

Leveque JL. Water–keratin interactions. In: Elsner P, Berardesca E, Maibach HI, editors. Bioengineering of the skin: water and the stratum corneum. Boca Raton: CRC Press; 1994. p. 13–22.

Long CC, Finlay AY. The finger-tip unit: a new practical measure. Clin Exp Dermatol. 1991;16:444–7.

Lund CC, Browder NC. The estimation of the area of burns. Surg Gynecol Obstet. 1944;79:352–8.

Lundström A, Serre G, Haftek M, Egelrud T. Evidence for a role of corneodesmosin, a protein which may serve to modify desmosomes during cornification, in stratum corneum cell cohesion and desquamation. Arch Dermatol Res 1994;286:369–375.

Mahler F, Nagel G, Saner H, Kneubühl F. In vivo comparison of the nailfold capillary diameter as determined by using the erythrocyte column and FITC-labelled albumin. Int J Microcirc Clin Exp. 1983;2:147–55.

Marks R, Berth-Jones J, Black DR, Gaskell SA. The effects of photoaging and intrinsic aging on epidermal structure and function. G Ital Chir Dermatol Oncol. 1987;2 (3/4):252–63.

Martineaud JJ, Seroussi 5. Physiologie de la circulation cutanée. Paris: Masson; 1977.

Mavon A. Energie libre de surface de la peau humaine in vivo: une nouvelle approche dela séborrhée. Besançon: Thèse Sciences de la Vie et de la Santé; 1997. p. N°259706.

Mommers JM, Goossen JW, van De Kerkhof PC and van Erp. Novel functional multiparameter flow cytometric assay to characterize proliferation in skin. Cytometry, 2000, 42, 43–49.

Orentreich N, Markowsky J, Vogelman JH. The effect of aging on the rate of linear nail growth. J Invest Dermatol. 1979;73:126–30.

Ott A, Stüttgen G. Microcirculation in psoriasis. Acta Derm-Venereol. 1984;1135:90–102.

Oxholm A, Oxholm P, Staberg B. Reduced density of T6-positive epidermal Langerhans cells in uninvolved skin of patients with psoriasis. Acta Derm Venereol. 1987;67:8–11.

Petersen JS, Petersen S, Serup J. High-frequency ultrasound measurement of dermis and subcutaneous fat in the newborn infant. Skin Res Technol. 1995;1:86–9.

Pittet PG, Halliday D, Bateman PE. Site differences in the fatty acid composition of subcutaneous adipose tissue of obese women. Br J Nutr. 1979;42:57–61.

Plewig G, Scheuber E, Reuter B, Waidelich W: Thickness of comeocytes. In Marks R & Plewig G (eds) Stratum Corneurn. Springer-Verlag, Berlin Heidelberg, 1983, pp 171–174.

Pope FM. Dermis. In Champion RH, Burton JL, Burns DA, Breathnagh SM (eds) Textbook of Dermatology: Blackwell 6th ed. 1998, pp 59–92.

Prasad A, Dunnill GS, Mortimer PS, MacGregor GA. Capillary rarefaction in the forearm skin in essential hypertension. J Hypertens. 1995;13:265–8.

Quaglino D, Bergamini G, Boraldi F, Pasquali Ronchetti I. Ultrastructural and morphometrical evaluations on normal human dermal connective tissue – the influence of age, sex and body region. Br J Dermatol. 1996;134:1013–22.

Querleux B, Cornillon C, Jolivet O, Bittoun J. Anatomy and physiology of subcutaneous adipose tissue by in vivo magnetic resonance imaging and spectroscopy: relationships with sex and presence of cellulite. Skin Res Technol. 2002;8:118–24.

Roberts D, Marks R. The determination of regional and age variations in the rate of desquamation: a comparison of four techniques. J Invest Dermatol 1980;74:13–16.

Saitoh M, Uzuka M, Sakamoto M. Human hair cycle. J Invest Dermatol. 1970;54:65–81.

Sejrsen, P. Blood flow in cutaneous tissue in man studied by washout ofxenon-133. Circ Res. 1969;25: 215–29.

Severinghaus JW, Stafford M, Thunstrom AM. Estimation of skin metabolism and blood flow with tcpO2 and tcpCO2 electrodes by cuff occlusion. Acta Anaesth Scand. 1978;68(Suppl):9–15.

Shuster S, Raffle EJ, Bottoms E. Quantitative changes in skin collagen in morphoea. Br J Dermatol. 1969;82:456–9.

Spalteholz W. Blutgefäss in der Haut. In: Jadassohn J, editor. Handbuch der Haut- und Geschlechtskrankheiten. Berlin: Springer; 1927. p. 379–433.

Spiegel M, Vesti B, Shore A, Franzeck UK, Becker F, Bollinger A. Pressure of lymphatic capillaries in human skin. Am J Physiol. 1992;262:H1208–10.

Stüttgen G, editor. Die normale und pathologische Physiologie der Haut. Stuttgart: Fischer; 1965. p. 259.

Stüttgen G, Ott A, Flesch U. Measurement of skin microcirculation. In: Lévèque LJ, editor. Cutaneous investigation in health and disease. New York: Marcel Dekker; 1989. p. 359–84.

SzaboG. The number of eccrine sweat glands in human skin. In: MontagnaW, Ellis RA, Silver AF, editors. Advances in biology of the skin. Eccrine sweat glands and eccrine sweating, vol 3. Oxford: Pergamon Press; 1962. p. 1–5.

Tagami H. Quantitative measurements of water concentration of the stratum corneum in vivo by high-frequency current. Acta Derm Venereol. 1994;185(Suppl):29–33.

Takahashi M, Black D, Hughes B, Marks R. Exploration of a quantitative dansyl chloride technique for measurement of the rate of desquamation. Clin Exp Dermatol. 1987;12:246–49.

Therkildsen P, Haedersdal M, Lock-Andersen J, de Fine OF, Poulsen T, Wulf HC. Epidermal thickness measured by light microscopy: a methodological study. Skin Res Technol. 1998;4:174–9.

Timar JF, Soos G, Szende B, Horvath A. Interdigitation index: a parameter for differentiating between young and older skin specimens. Skin Res Technol. 2000;6:17–20.

Timpl R, Brown JC. Supramolecular assembly of basement membranes. Bioessays. 1996;18:123–32.

Tur E, Tur M, Maibach HI, Guy RH. Basal perfusion of the cutaneous microcirculation: measurements as a function of anatomic position. J Invest Dermatol. 1983; 81:442–6.

Uitto J, Olsen DR, Fazio MJ. Extracellular matrix of the skin: 50 years of progress. J Invest Dermatol. 1989;92 suppl 41:61–77.

Van Neste D. Une technique simple pour l'étude de la cuticule de la tige pilaire en microscopie optique. Ann. Dermatol. Venereol. 1985;112:231–233.

Van Scott EJ, Ekel TM. Geometric relationships between the matrix of the hair bulb and its dermal papilla. J Invest Dermatol 1958;31:281–285.

Versmold HT, Tooley WH, Severinghaus JW. Increase of skin O2 diffusion resistance with birthweight. Birth Defects: Original Article Series, Vol XV N°4, The National Foundation 1979, pp 271–272.

Wallace AB. Exposure treatment of burns. Lancet. 1951;1:501–4.

Weinstein GD, Boucek RJ. Collagen and elastin of human dermis. J Invest Dermatol. 1960;35:227–9.

Ya-Xian Z, Suetake T, Tagami H : Number of cell layers of the stratum corneum in normal skin – relationship to the anatomical location on the body, age, sex and physical parameters. Arch Dermatol Res 1999; 291:555–559.

Zelickson AS, Mottaz JH. Epidermal dendritic cells: a quantitative study. Arch Dermatol. 1968;98:652–9.

157

皮肤主要物理学常数

Pierre Agache

内容

前臂	1 566 ± 26m/s	Guittet（1997）
面部	1 598 ± 19m/s	Escoffier et al.（1986）
胸部	1 640 ± 16m/s	Escoffier et al.（1986）
全甲	2 459m/s	Jemec amd Serup（1988）
甲背	3 103m/s	Jemec and Serup（1988）
甲腹	2 125m/s	Jemec and Serup（1988）

关键词

理化常数·离体结缔组织纤维·角质层细胞·角质层细胞桥粒·真皮及皮下组织·弹性相·电力学常数·毛发·离体质量密度·甲·光学常数·皮脂·皮肤·角质层·汗液·热力学常数·超声（25MHz）衰减·超声（25MHz）阻抗·超声（25MHz）速度·表皮·离体全层皮肤·活体全层皮肤·声学常数·皮肤机械常数·皮肤光学常数·皮肤热力学常数·皮肤电力学常数·皮肤理化常数

1 离体质量密度（mass density in vitro）（kg/dm³）

全层皮肤	1.176	Edwards（1988）
表皮	1.106	Edwards（1988）
真皮	1.274	Edwards（1988）
角质层	1.30 和	Weigand et al.（1974）
	1.20 ± 0.57（± 标准差）	Anderson and Cassidy（1973）
毛干	2.32（60% 相对湿度）	
甲	1.115	Orentreich et al.（1979）
	1.33	Finlay et al.（1980）
皮脂	0.910 ± 0.048	Butcher et al.（1949）
皮下脂肪	0.900 7（37℃）	见第 67 章
汗液	＜1 006	

2 声学常数（acoustic constants）

2.1 超声（25MHz）速度

表皮＋真皮	–1 600m/s	Edwards（1988），Escoffier et al.（1986）
表皮	1 500m/s	Edwards（1988）
真皮	1 660m/s	Edwards（1988）
脂肪组织	1 450m/s	
角质层	–2 600m/s	Agache and Humbert（2004）
全层皮肤		

2.2 超声（25MHz）阻抗

1 瑞利（Rayleigh）= 10^6kg/（$m^2 \cdot s^1$）		
全层皮肤	1.863 瑞利	Edwards（1988）
（包含水合作用）	1.5 ～ 1.9 瑞利	
表皮	1.659 瑞利	Edwards（1988）
真皮	2.115 瑞利	Edwards（1988）
角质层	1.534 瑞利	Edwards（1984）

2.3 超声（25MHz）衰减

| 全层皮肤 | 2.95 ± 0.46dB/（cm·MHz） | Guittet（1997） |
| 真皮 | 4 ± 1dB/（cm·MHz） | Querleux（1994） |

3 机械常数（mechanical constants）

3.1 活体全层皮肤（弹性相）

弹性应变极限	25%	
掌前臂	10%//27%ζ 朗格线	Ehring（1960）
活体准静态杨氏模量（延长，小腿）		
// 朗格线	1 ～ 4MPa	Wijn et al.（1981）
ζ 朗格线	0.06 ～ 0.25MPa	Wijn et al.（1981）
机械各向异性系数（A）16.0		Wijn et al.（1981）
弹性极限的杨氏模量（小腿后部）		
// 朗格线	0.22MPa	Manschot et al.（1986）
ζ 朗格线	0.6MPa	Manschot et al.（1986）
切线模量	3.0MPa	Vasselet et al.（1987）
（扩展速度1%/s，前臂）		
切线模量（吸力）	0.8MPa	Panisset et al.（1993,1994）

	男性	女性	
掌前臂	0.11MPa	0.12Mpa	Barel et al.（1998）
前额	0.21MPa	0.25MPa	
掌前臂	0.14MPa	0.16MPa	Tokunmura et al.（1999）
前额	0.23MPa	0.27MPa	

切线模量（扭转）	1.1MPa	Escoffier et al.（1989）
动态模量	600MPa	Takahashi et al.（1981）
剪切波（5 600Hz）传播速度		Bader et al.（1983）
掌前臂（n=34）		
// 臂轴	50m/s	
ζ 臂轴	40 ～ 50m/s	
胸部（n=20）		
// 胸部边界	62.0 ± 2.2m/s	
ζ 胸部边界	36.6 ± 1.4m/s	
剪切模量（掌前臂）	1 ～ 2kPa	Bader et al.（1983）
刚度系数（E/σ）（小腿）	0.244	Wijn et al.（1981）
泊松系数	0.3 ～ 0.4	见第 95 章 2.4 节
回弹性测试法（ballistometry）		
恢复系数		Tosti et al.（1977）
前额	0.5	
手背	0.6	
大腿	0.7	
吸收系数	0.4 ～ 1.1 年龄相关	Tosti et al.（1977）

3.2 离体全层皮肤（whole skin in vitro）

在盐水中（见第 95 章）	
延伸率<40%（弹性相）杨氏模量	<7kPa
延伸率 40% ～ 70% 屈服相模量	510kPa
破裂：延伸率为 90%	
在空气中（见第 95 章）	
杨氏模量	7 ～ 50MPa

3.3 离体结缔组织纤维（connective tissue fibers in vitro）

杨氏模量		
弹性纤维	–0.3MPa	Burton et al.（1968），Caro et al.（1978）
胶原纤维	–100MPa	Caro et al.（1978）
	–1 000MPa	Lapière et al.（1988），Burton（1968）

3.4 角质层

3.4.1 角质层（stratum corneum）

活体动态（音速下）杨氏模量	12.4 ～ 13.4MPa	Weigand et al.（1974）
离体应变切线模量（掌前臂）	50 ～ 210MPa	Koutroup et al.（1990），Ferguson et al.（1980），Vasselet（1989）
离体应变弹性极限（掌前臂）	10%	Agache and Humbert（2004）
抗剥脱性		Marks et al.（1972）

1．表面层

	男性	女性
前臂 /kPa	20.07 ± 3.20	17.15 ± 3.49
手腕 /kPa	22.23 ± 4.41	20.21 ± 3.94
背部 /kPa	15.30 ± 2.18	15.30 ± 2.18

2．大于 18 次剥脱：两倍内聚力

		Marks（1986）	
抗垂直剥脱（1m/min）（Leveque 1994）			
	力		15mm×70mm 区域面积上的压强
2 月	2.69 ± 0.15N		2.56 ± 0.14kPa
8 月	1.65 ± 0.16N		1.57 ± 0.15kPa

3.4.2 角质细胞

离体（水中）弹性模量（掌前臂）	450MPa	Lévêque et al.（1988）

3.4.3 角质桥粒

破裂应力（水中）（掌前臂）	26GPa	Lévêque et al.（1988）

3.5 毛发（hair）

在20℃，以恒定速率（25%/min）毛干被拉伸的机械参数（Piérard et al. 1993）（表1）：

表1 在20℃，以恒定速率（25%/min）毛干被拉伸的机械参数（Piérard et al. 1993）

相对湿度	杨氏模量 / kPa	弹性极限下的 σ/ kPa	弹性极限下的 ε/ %	屈服极限下的 σ/ kPa	后屈服模量 / kPa	断裂 σ/ kPa	断裂 ε/ %
30%	5 100	51	1.02	110	416	196	40
60%	4 500	45	1	91	425	190	43
85%	3 300	30	0.93	65	442	186	48

σ，压力；ε，张力。

3.6 甲（nails）

杨氏模量（GPa）	偏转法	声速法	Finlay et al.（1980）
// 角蛋白纤维（例如：垂直于指轴）	4.3 ± 0.6（$n=7$）	4.3 ± 0.4（$n=?$）	
ζ 角蛋白纤维（例如：平行于指轴）	4.0 ± 0.7（$n=2$）	2.1 ± 0.3（$n=?$）	

4 光学常数（optical constants）

皮肤表面（skin surface）非镜面反射	<8%	Anderson et al.（1981）
皮肤反射率（任意波长的垂直光束）	4%～7%	Anderson and Parrish（1981）
32～36℃温度下皮肤发射波长	$\lambda \cong 10.5\mu m$（例如：红外射线）	
皮肤发射波长（在红外线条件下）		
	激发波长为7～15μm，$\varepsilon=0.97$	
	激发波长为2～5.5μm，$\varepsilon=0.7$	
折射率		
角质层	1.52～1.54	Greger（1996），详见第158章
高度水合角质层	1.33	Agache and Humbert（2004）
	1.36～1.50	Knuttel et al.（2000）

续表

	光学断层成像技术	
活性表皮	1.39	Hulsbergen et al.（1977）
散射系数		Knuttel et al.（2000）
角质层	1～1.5	
掌前臂表皮	1.5～2	
手掌		
基底层	4～5	
颗粒层	6～7	
真皮上层	8～10	
真皮透射率	波长600～1 300nm范围内，小于1%吸收光	Anderson and Parrish（1981）

5 热力学常数（thermal constants）

皮肤温度［其他身体部位，（Agache 2004a）］	32℃（四肢）至36℃（前额），详见第123章1.2节，表1	Houdas et al.（1977） Houdas et al.（1977）
皮肤表面的辐射值（相对身体表面区域）		见第119章
坐下或蹲下	0.7	
站立	0.8	
皮肤温度下的饱和蒸气压	5.8～6.6kPa	Houdas et al.（1977）
蒸发1g汗液所产生的能量	2.42kJ	
热导率		详见第158章
活体皮肤（掌前臂）	0.2～0.6W/（m·℃）	Dittmar et al.（1991）
	0.2W/（m·℃）（止血带造成局部缺血）	Dittmar et al.（1991）
	0.9W/（m·℃）（强血管舒张）	Dittmar et al.（1991）
角质层游离水	0.6W/（m·℃）	详见第29章和第30章
角质层结合水	0.18W/（m·℃）	详见第29章和第30章
脂肪组织	0.027 8W/（m·℃）	
热惯性（KDC）	$cal^2/（cm^4·℃^2·s）$	Houdas et al.（1977）
皮肤	取决于血管舒张的程度，$90×10^{-5}～400×10^{-5}$	
皮肤（局部缺血）	$90×10^{-5}$	详见第158章
离体皮肤（见附件5）	$55×10^{-5}$（干燥皮肤）至 $75×10^{-5}$（湿润皮肤）	
脂肪组织	$22×10^{-5}～32×10^{-5}$（与温度相关）	
皮肤-环境热力学对流系数		Houdas and Guieu（1977）
无风	3.7～6.0W/（m^2·℃）	
有风	8.3U 0.5W/（m^2·℃）（U代表风速）	
核心皮肤热力学对流系数		Houdas and Guieu（1977）
舒适温度	12W/（m^2·℃）	
寒冷状态	6.5W/（m^2·℃）	
温暖状态	80～150W/（m^2·℃）	

6 理化常数（chemicophysical constants）

6.1 皮肤表面

6.1.1 pH

成年人 pH 在 4.2 ～ 6.1 范围内（详见第 4 章 3.1 节）。

前额	n	中位数	第 5 至 95 百分位数	Zlotogorski（1987）
男性	282	4.6	4.0 ～ 5.5	
女性	292	4.6	4.0 ～ 5.6	
面颊部				
男性	282	5.1	4.2 ～ 5.8	
女性	292	5.2	4.2 ～ 6.1	

前臂（屈侧）	5.4 ～ 5.9		Braun-Falco et al.（1986）
	4.5 ± 0.2	$n=7$	Öhman et al.（1998）
	4.87 ～ 5.44	$n=16$	Yosipovitch et al.（1998）
前额	4.93 ～ 5.29	$n=16$	Yosipovitch et al.（1998）
后背（上部）	5.14 ～ 5.50	$n=16$	Yosipovitch et al.（1998）
胫	4.8 ～ 5.5	$n=16$	Yosipovitch et al.（1998）
腋窝		$n=20$	Krönauer et al.（2001）
早	5.87 ± 0.23		
晚	5.49 ± 0.23		
舌头	6.65 ± 0.61	$n=32$	Yosipovitch et al.（2001）
颊	6.68 ± 0.65	$n=32$	Yosipovitch et al.（2001）
上颚	7.23 ± 0.88	$n=32$	Yosipovitch et al.（2001）
嘴唇	6.61 ± 0.60	$n=32$	Yosipovitch et al.（2001）
新生儿（第 1 天）	7.08 ± 1.70	$n=44$（个体间无差异）	Yosipovitch et al.（2001）
婴儿	6.6 ± 0.25	$n=40$	Gfatter et al.（1997）

6.1.2 表面能量参数（viable epidermis）

临界表面湿润张力（critical surface wetting tension）

掌前臂	27.5 ± 2.4dyn/cm	详见第 4 章 3.2 节
前额	＞ 50dyn/cm	详见第 4 章 3.2 节
自由能		
掌前臂	38.7 ± 6.4mJ/m^2	详见第 4 章 3.2 节
前额	42.5 ± 3.9mJ/m^2	详见第 4 章 3.2 节

6.2 活性表皮

含水量	88% ～ 99%	Blank et al.（1984）
	86.4%（48mol）	Wilson et al.（1989）
	83%（0.83g·ml^{-1}）	Diridollou et al.（2000）
对经皮氧扩散的阻力		Versmold et al.（1979）
足月儿	1.59 ± 0.32 103 atm·ml^{-1}·min·cm^2（n=7）	
早产儿	0.58 ± 0.27 103 atm·ml^{-1}·min·cm^2（n=7）	
成人	1.67 ± 0.66 103 atm·ml^{-1}·min·cm^2（n=10）	
皮肤中氧溶解性（假定与水在皮肤中的溶解性相同）		Severinghau et al.（1978）
45℃时	0.021 9ml/（g·atm）	
37℃时	0.023 8ml/（g·atm）	
45℃和40 Torr条件下，皮肤中二氧化碳溶解性		Severinghau et al.（1978）
1.48ml/（g·atm）（估算）（血液中为0.47，水中为血液值的3倍）		

6.3 真皮和皮下组织

平均水含量	88%	Blank et al.（1984）
间质压力（四肢）	0.18 ～ 0.27 Torr	McMaster（1946）
	1.10 ～ 1.67 Torr 后	
	＞ 15分钟的静脉闭塞	
吸力泡肿胀渗透压	4.70 ～ 6.84 Torr	Schwindt et al.（1998）
间质/血液分配系数（将皮肤比作水）		Severinghaus et al.（1978）
O_2	8=0.90	
CO_2	8=0.47	
氙气	8=0.7（脂肪组织中 8=10）	Sejrsen（1969）
皮肤中 O_2 和 CO_2 溶解性		见第6.2节

6.4 角质层（stratum corneum）

6.4.1 含水量

离体，干燥角质层：强结合水		
干燥角质层的5%		Gournay et al.（1995），Gilard et al.（1998）
干燥角质层的7%		Hansen and Yellin（1972），Leveque et al.（1987）
离体，饱和角质层		
总水量	占比饱和角质层 30% ～ 50%	Warner and Lilly（1994）
结合水	占比饱和角质层 25% ～ 40%	Warner and Lilly（1994）
	占比饱和角质层 20% ～ 30%	Walkley（1972），Inoue et al.（1986）
在水中增加的体积	＞ 100%（毛干：＜ 5%）	Fluhr et al.（2000）
角质层		

续表

活体		
角质层最上层含水量	5.2%（环境空气温度 22℃，相对湿度 31%）	Diridollou et al.（2000）
	22%（环境空气温度为 31℃，相对湿度 40%）	Wilson and Maibach（1989）
	角质层上 1/3 层含水量 10%～30%（特别干燥皮肤为 4%～20%）	Hensen et al.（1980）
角质层下 2/3 层的含水量	30%～35%（特别干燥皮肤为 20%～35%）	Hensen et al.（1980）
更深层		
沐浴时角质层平均含水量	23.7%	Pirot（1996）

6.4.2 扩散系数（diffusion parameters）

皮肤表面水分配系数		
角质层 / 空气	0.413（93% 相对湿度）	Blank et al.（1984）
角质层 / 水	0.9	Scheuplein（1980）
角质层与活体组织界面水分配系数		
角质层 / 活体组织	0.162（60% 相对湿度）	Blank et al.（1984）
角质层细胞间脂质 / 活体组织	0.06	Potts and Francoeur（1991）
水分扩散系数	$2.15（0.2～7.7）×10^{-9}cm^2/s$	Schwindt et al.（1998）
	$3×10^{-10}cm^2/s$	Liron et al.（1994）
前臂	$6×10^{-10}cm^2/s$	Scheuplein（1983）
前臂	$2.54±1.2×10^{-9}cm^2/s$（$n=5$）	Burry et al.（2001）
背部	$2.34±0.82×10^{-9}cm^2/s$（$n=5$）	Burry et al.（2001）
腹部	$1.38±0.42×10^{-9}cm^2/s$（$n=5$）	Burry et al.（2001）
大腿（身体其他部位，详见第 101 章表 1）	$2.37±1.6×10^{-9}cm^2/s$（$n=5$）	Burry et al.（2001）
水的渗透系数（60% 相对湿度）	$500×10^{-6}cm^2/h$	Scheuplein（1980）
	$21.0×10^{-8}cm^2/s$ 或 $756×10^{-6}cm^2/h$	Horii et al.（1989）
不同物质的渗透系数（详见第 106 章表 2）		
乙醇在水中渗透系数（其他渗透系数详见第 106 章表 1）	$500×10^{-6}cm^2/h$	Scheuplein（1980）
经皮扩散阻力（即：1/渗透系数）（前臂）		Wu et al.（1983）
氧气	$1.79±0.92atm·cm^2·min/ml$	
二氧化碳	$62.8±28.7atm·cm^2·min/ml$	
氮气	$8.49±1.81atm·cm^2·min/ml$	
44℃条件下氧气经皮扩散阻力（类似于在 tcPO$_2$ 中测量）		Versmold et al.（1979）
早产儿	$0.58±0.27atm·cm^2·min/μl$（$n=7$）	
足月儿	$1.59±0.32atm·cm^2·min/μl$（$n=7$）	
成人	$1.67±0.66atm·cm^2·min/μl$（$n=10$）	

6.4.3 经表皮的水分丢失（transepidermal water loss，TEWL）

成人			
前额	20.1 ± 4.8g/（m² · h）	n=16	详见第 108 章
	10.34 ± 0.70	n=7 男性 20 ～ 30 岁	Torp et al.（1975）
	9.39 ± 0.73	n=8 女性 20 ～ 30 岁	Torp et al.（1975）
耳廓后	8.35 ± 0.41	n=8 男性 20 ～ 30 岁	Torp et al.（1975）
胸部	10.7 ± 1.3	n=16	详见第 108 章
	4.73 ± 0.26	n=8 男性 20 ～ 30 岁	Torp et al.（1975）
腹部	9.9 ± 1.8	n=16	详见第 108 章
	4.40 ± 0.51	n=7 男性 20 ～ 30 岁	Torp et al.（1975）
成人			
手臂（上外侧）	4.24 ± 0.35	n=8 男性 20 ～ 30 岁	Torp et al.（1975）
	5.07 ± 0.23	n=8 男性 45 ～ 55 岁	Torp et al.（1975）
	4.73 ± 0.45	n=7 男性 65 ～ 80 岁	Torp et al.（1975）
	5.12 ± 0.35	n=7 女性 20 ～ 30 岁	Torp et al.（1975）
掌前侧	10.4 ± 3.1	n=16	详见第 108 章
肘部	2.50 ± 0.30	n=7 男性 20 ～ 30 岁	Torp et al.（1975）
肘中	4.00 ± 0.32	n=8 男性 20 ～ 30 岁	Torp et al.（1975）
手腕	7.19 ± 0.39	n=7 男性 20 ～ 30 岁	Torp et al.（1975）
背部	4.51 ± 0.57	n=8 男性 20 ～ 30 岁	Torp et al.（1975）
大腿	4.39 ± 0.32	n=7 男性 20 ～ 30 岁	Torp et al.（1975）
小腿	9.6 ± 1.8	n=16	详见第 108 章
出生第一天			Bork（1977）
手掌	31.3 ± 8.5		
脚掌	16.8 ± 4.7		
背部	11.0 ± 2.9		
腹部	11.0 ± 3.4		
前臂	27.5 ± 14.8	n=44	
1 ～ 6 岁儿童			Yosipovitch et al.（2000）
掌前侧	6.2 ± 3.5g/（m² · h）	n=44 与他们的父母比没差别	

6.5 皮脂（sebum）

表面张力	24.16 ± 1.29mN/m	Mathot et al.（1976）
表面自由能	−34N/m²	Mavon（1997）
冰点	15 ～ 17℃	Burton（1970）
游离脂肪酸和甘油三酯的熔点	20 ～ 30℃	Dunner et al.（1946）
32℃条件下的黏度	0.855P	Butcher et al.（1949）
31 ～ 38℃时	η=4.969 ～ 0.047℃［详见第 26 章 1.2 节（Agache 2004b）］	

6.6 汗液（sweat）

pH	5.0（正常排汗）到 7.0（大量排汗）	Sato et al.（1991）
	6.55 ± 0.32（SE）	Shelley et al.（1953）
渗透压	154 ± 40mOsmol/L	Dahlgren and Elsnau（1984）
冰点	−0.32℃	
表面张力	32.2 ± 2.5mN/m（n=6）	Mavon（1997）
皮脂与汗液之间的表面张力	−1.5mN/m	Mavon（1997）

6.7 甲（nails）

经甲水分丢失			
中位数	范围	n	
12.4g/（m² · h）	7.9 ～ 18.7	10	Jemec et al.（1989）
75% ～ 25% 区间范围	10.1 ～ 14.7	10	Jemec et al.（1989）
19.4g/（m² · h）	11.7 ～ 33.5	21	Rougier et al.（2002）

7 电力学常数（electrical constants）

7.1 皮肤（skin）

透明层与角质层之间直流电阻为 $8\,700 ± 3\,500\Omega$（n=50）（Zesch et al. 1972）。

电流频率 /Hz	10^2	10^4	10^6	
介电常数				Yamamoto and Yamamoto（1976）
角质层	31	15.5	6.8	
活性表皮	7 700	930	80	
电阻率 ρ/Ωm				Yamamoto and Yamamoto（1976）
角质层	$50 × 10^6$	$84 × 10^5$	$79 × 10^3$	
活性表皮	680	680	170	
10^3Hz 频率条件下角质层介电常数				详见第 29 章
干燥	−8			
过度水合	−80			

7.2 毛发（hair）

电阻率	10^{12}Ωm	Zviak et al.（1988）

（唐洁 译，熊丽丹 校，李祎铭 / 李利 审）

参考文献

Agache P (2004a) Thermometry and remote thermography. In: Handbook of Measuring the skin, 1st edn. Springer, Berlin p. 354–62.

Agache P (2004b) Sebaceous physiology. In: Agache P, Humbert P (eds) Measuring the skin, 1st edn. Springer, Berlin.

Agache P, Humbert P (eds) (2004) Measuring the skin, 1st edn. Springer, Berlin.

Anderson RL, Cassidy JM. Variations in physical dimensions and chemical composition of human stratum corneum. J Invest Dermatol. 1973;61:30–2.

Anderson RR, Parrish JA. The optics of human skin. J Invest Dermatol. 1981;77:13–19.

Bader DL, Bowker P. Mechanical characteristics of skin and underlying tissue in vivo. Biomaterials. 1983;4:305–308.

Barel AO, Lambrecht R, Clarys P. Mechanical function of the skin: state of the art. In: Elsner P, Barel AO, Berardesca E, Gabard B, Serup J, editors. Current problems in dermatology, Skin bioengineering techniques and applications in dermatology and cosmetology, vol. 26. Basel: Karger; 1998. p. 69–83.

Blank IH, Moloney IJ, Emslie AG, Simon I, Apt C. The diffusion of water across the stratum corneum as a function of its water content. J Invest Dermatol. 1984;82:188–94.

Bork K. Physikalische Grundlagen der Blasenbildung. Arch Dermatol Res. 1977;260:217–26.

Braun-Falco O, Korting HC. Der normale pH-Wert der menschlichen Haut. Hautarzt. 1986;7:126–29.

Burry J, Coulson HF, Roberts G. Circadian rhythms in axillary skin surface pH. Int J Cosmet Sci. 2001;23:207–10.

Burton AC. Les parois des vaiseaux sanguins et leurs fonctions. In: Burton AC, editor. Physiologie et Biophysique de la circulation. Paris: Masson; 1968. pp. 63–75.

Burton JL. The physical properties of sebum in Acne vulgaris. Clin Sci. 1970;39:757–67.

Burton A, editor. Physiology and biophysics of the circulation. Chicago: Year Book Medical; 1968.

Butcher EO, Coonin A. The physical properties of human sebum. J Invest Dermatol. 1949;12:249–54.

Caro C, Pedley T, Schroter R, Seed W, editors. The mechanics of the circulation. Oxford: Oxford University Press; 1978.

Dahlgren RM, Elsnau WH. Measurement of skin condition by sonic velocity. J Soc Cosmet Chem. 1984;35:1–19.

Diridollou S, Berson M, Vaillant L, Vabre V, Black D, Lagarde JM, Gall Y, Patat F. Sex- and site-dependent variations in the thickness and mechanical properties of human skin in vivo. Int J Cosmet Sci. 2000;22:421–35.

Dittmar A, Delhomme G, Vernet-Maury E, Pauchard I. Estimation of skin blood flow from the measurement of thermal conductivity. Innov Tech Biol Med. 1991; 12(N°spécial 1):121–37.

Dünner M. Der Einfluss physikalischer Faktoren (Druck, Temperatur) auf die Talgabsonderung des Menschen. Dermatologica. 1946;93:249–71.

Edwards C. The acoustic properties of the epidermis and stratum corneum. In: Marks RM, Barton SP, Edwards C, editors. The physical nature of the skin. Lancaster: MTP Press; 1988. p. 201–7.

Edwards C. The use of high frequency ultrasound to study dimensions and properties of skin. PhD thesis, University of Manchester, Faculty of Technology; 1984.

Ehring F. Die Technik der Vitalmikroskopie an der Haut. Bibl Anat. 1960;1:222–8.

Escoffier C, Querleux B, De Rigal J, Lévêque JL. In vitro study of the velocity of ultrasound in the skin. Bioeng Skin. 1986;2:87–94.

Escoffier C, De Rigal J, Rochefort A, Vasselet R, Lévêque J-L, Agache P. Age-related mechanical properties of human skin: an in vivo study. J Invest Dermatol. 1989;93:353–357.

Ferguson J, Barbenel JC. Skin surface patterns and the directional mechanical properties of the dermis. In: Payne P, Marks R, editors. Bioengineering and the skin. Lancaster: MTP Press; 1981. p. 83–92.

Ferguson J. The structural and mechanical properties of human stratum corneum. Thesis University of Strathclyde, Glasgow; 1980.

Finlay AY, Frost P, Keith AD, et al. An assessment of factors influencing flexibility of human fingernails. Br J Dermatol. 1980;103:357–65.

Fluhr JW, Pfisterer S, Gloor M. Direct comparison of skin physiology in children and adults with bioengineering methods. Pediatr Dermatol. 2000;17:436–9.

Gfatter R, Hackl P, Braun F. Effects of soap and

detergents on skin surface pH, stratum corneum hydration and fat content in infants. Dermatology. 1997;195:258–62.

Gilard V, Martino R, Malet-Martino M, Rivière M, Gournay A, Navarro R. Measurement of total water and bound water contents in human stratum corneum by in vitro proton nuclear magnetic resonance spectroscopy. Int J Cosmet Sci. 1998;20:117–25.

Gournay A, Navarro R, Mathieu J, Rivière M.Water retention of treated stratum corneum measured by a coupling method: thermal desorption-mass spectrometry. Int J Cosmet Sci. 1995;17:165–72.

Greger R. The formation of sweat. In: GregerR, Windhorst U, editors. Comprehensive human physiology, vol. 2. Berlin/Heidelberg/New York: Springer; 1996. Chap. 112.

Guittet C. Echographie haute-résolution et estimation du paramètre d'atténuation ultrasonore dans les tissus humains: application à la peau. Thèse en Sciences de la Vie et de la Santé, Université de Tours; 1997.

Hansen JR,Yellin W. NMR and Infra-red spectroscopic studies of Stratum Corneum hydration. In: Jellinek E, editor.Water structure and the water polymer interface. New York: Plenum; 1972.

Hensen TN, Sonoda Y, McIlroy MB. Transfer of oxygen, nitrogen, and carbon dioxide through normal adult human skin. J Appl Physiol. 1980;49:438–43.

Horii I, Nakayama Y, Obota M, Tagami H. Stratum corneum hydration and aminoa acid content in xerotic skin. Br J Dermatol. 1989;121:587–92.

Houdas Y, Guieu JD. La fonction thermique. Villeurbanne: Simep-Editions; 1977.

Hulsbergen Henning JP, Beerens EGJ, Van der Leun JC. A non-invasive microscopic method for measuring epidermal thickness in vivo. Arch Derm Res. 1977;258:25–32.

Inoue T, Tsujii K, Okamoto K, Toda K. Differential scanning calorimetric studies on the melting behaviour of water in Stratum Corneum. J Invest Dermatol. 1986; 86(6):689–93.

Jemec GBE, Serup J. Ultrasound structure of the human nail plate. Arch Dermatol. 1988;125:643–6.

Jemec GBE, Agner T, Serup J. Transonychial water loss: relation to sex, age and nail-plate thickness. Br J Dermatol. 1989;121:443–6.

Knüttel A, Boehlau-Godau M. Spatially confined and temporally resolved refractive index and scattering evaluation in human skin performed with optical coherence tomography. J Biomed Opt. 2000;5:83–92.

Koutroupi KS, Barbenel JC. Mechanical and failure behaviour of the stratum corneum. J Biomech. 1990;23:281–87.

Krönauer C, Gfesser M, Ring J, Abeck D. Transonychial water loss in healthy and diseased nails. Acta Derm Venereol. 2001;81:175–7.

Lapière ChM, Nusgens BV, Pierard GE. The architectural organization and function of the macromolecules in the dermis. In: Marks RM, Barton SP, Edwards C, editors. The physical nature of the skin. Lancaster: MTP Press; 1988. p. 163–76.

Leveque JL. Water-keratin interactions. In: Elsner P, Berardesca E, Maibach HI, editors. Bioengineering and the skin: water and the stratum corneum. Boca Raton: CRC Press; 1994. p. 13–22.

Leveque JL, Escoubez M, Rasseneur l.Water-keratin interaction in human Stratum Corneum. Bioeng Ski. 1987;3:227–42.

Lévêque JL, Poelman MC, de Rigal J, Kligman AM. Are corneocytes elastic? Dermatologica. 1988; 76:65–9.

Liron Z, Wright RL, McDougal JN. Water diffusivity in porcine stratum corneum measured by a thermal gravimetric analysis technique. J Pharm Sci. 1994;83:457–62.

Manschot JFM, Brakkee AJM. The measurement and modelling of the mechanical properties of human skin in vivo: the model. J Biomechanics. 1986;19:517–21.

Marks R, Nicholls S, Fitzgeorge D. Measurement of intracorneal cohesion in man using in vivo techniques. J Invest Dermatol. 1972;69:299–302.

Marks R. The epidermal engine. A commentary on epidermopoiesis, desquamation and their interrelationships. Int J Cosmet Sci. 1986;8:134–44.

Mathot MA. La tension superficielle du sébum. Thèse Med Besançon, n°7669; 1976.

Mavon A. Energie libre de surface de la peau humaine, in vivo: une nouvelle approche de la séborrhée. Thèse Sciences de la Vie et de la Santé, Besançon, N°259706; 1997.

McMaster PD. The effects of venous obstruction upon interstitial pressure in animal and human skin. J Exp Med. 1946;84:495–509.

Öhman H, Vahlquist A. The pH gradient over the stratum corneum differs in X-linked recessive and auto-somal dominant ichthyosis: a clue to the molecular origin of the "Acid Skin Mantle"? J Invest Dermatol. 1998;111:674–77.

Orentreich N, Markofsky J, Vogelman JH. The effect of aging on the rate of linear nail growth. J Invest Dermatol. 1979;73:120–30.

Panisset F, Varchon D, Agache P. Non invasive assessment of stratum corneum Young's modulus in vivo. In: XIVth International Congress on Biomechanics. Paris, 4–8 July, 1993., Congrès Annuel de Recherche Dermatologique, Nimes, 14–16 octohre 1993, et 10th International Symposium of Bioengineering and the Skin, Cincinnati, Ohio, June 13–15, 1994.

Piérard GE, Piérard-Franchimont C. Topical anti-acne drugs. Evaluation of sebum delivery by a combined photometric-multistep samplings with Sebutape. Clin Exp Dermatol. 1993;18:410–13.

Pirot F. Analyse, mesure et prédiction de la diffusion dans le stratum corneum humain. Thèse Sciences de la Vie et de la Santé, Besançon, 1996.

Potts RO, Francoeur ML. The influence of stratum corneum morphology on water permeability. J Invest Dermatol. 1991;96:495–9.

Querleux B. Imagerie et caractérisation de la peau in-vivo par échographie ultrasonore à haute résolution spatiale. In: Journées d'études "Interaction entre les ultrasons et les milieux biologiques," Université de Valenciennes; 1994 avril 6–8; 1994.

Rougier A, Lotte C, Maibach HI. In vivo relationship between percutaneous absorption and transepidermal water loss. In: Bronaugh RL, Maibach HI, editors. Topical absorption of dermatological products. New York: Marcel Dekker; 2002. p. 115–28.

Sato K, Kang WH, Sato F. Eccrine Sweat Glands. In: Goldsmith LA, editor. Physiology, biochemistry and molecular biology of the skin. 2nd ed. Oxford: Oxford University Press; 1991. p. 741–62.

Scheuplein RJ. Percutaneous absorption: theoretical aspects. In: Mauvais-Jarvis P, Vickers CF, Wepierre J, editors. Percutaneous absorption of steroids. London: Academic; 1980. p. 1–17.

Scheuplein RJ, Bronaugh RJ. Percutaneous absorption. In: Goldsmith LA, editor. Biochemistry and biology of the skin.Oxford: Oxford University Press; 1983. p. 1255–95.

Schwindt DA, Wilhelm KK, Maibach HI. Water diffusion characteristics of human stratum corneum at different anatomical sites in vivo. J Invest Dermatol. 1998;111:385–89.

Sejrsen P. Blood flow in cutaneous tissue in man studied by washout of xenon-133. Circ Res. 1969; 25:215–29.

Severinghaus JW, Stafford M, Thunstrom AM. Estimation of skin metabolism and blood flow with tcpO2 and tcpCO2 electrodes by cuff occlusion. Acta Anaesth Scand. 1978; Suppl. 68;9–15.

Shelley WB, Hurley HJ, Jr. The physiology of the human axillary apocrine sweat gland. J Invest Dermatol. 1953:20; 285.

Takahashi M, Kawasaki K, Tanaka M, Ohta S, Tsuda Y. The mechanism of stratum corneum plasticization with water. In: Marks R, Payne PA, editors. Bioengineering and the skin. Lancaster: MTM Press; 1981. p. 67–76.

Takenouchi M, Suzuki H, Tagami H. Hydration characteristics of pathologic stratum corneum. Evaluation of bound water. J Invest Dermatol. 1986;87:574–6.

Tokumura F, Ohyama K, Fujisawa H, Nukatsuka H. Seasonal variation in adhesive tape stripping of the skin. Skin Res Technol. 1999;5:208–12.

Torp S, Arridge R, Armenades C, Bare E. Structure properties relationships in tendon as a function of age. In: Atkins E, Keller A, editors. Structure of fibrous polymers. London: Butterworth; 1975.

Tosti A, Compagno G, Fazzini ML, Villardita S. A ballistometer for the study of the plastoelastic properties of skin. J Invest Dermatol. 1977;69:315–17.

Vasselet R, Agache P. Perspectives de modélisation des propriétés mécaniques de la peau humaine in vivo. In: Vasselet R, editor. Étude in vitro des propriétés mécaniques du stratum corneum humain à partir des essais de traction-relaxation et fluage: identification de son comportement viscoélastique à un modèle rhéologique non linéaire avec écrouissage. Besançon: Thèse Sciences pour l'Ingénieur; 1987. p. 213–33.

Vasselet R. Etude mécanique du stratum corneum humain in vitro [thesis]. France: University of Besançon; 1989.

Versmold HT, Tooley WH, Severinghaus JW. Increase of skin O2 diffusion resistance with birthweight.

Birth Defects Orig Artic Ser. 1979;XV(4):271–72. The National Foundation.

Walkley K. Bound water in Stratum Corneum measured by differential scanning calorimetry. J Invest Dermatol. 1972:59;225–27.

Warner RR, Lilly NA. Correlation of water content with ultrastructure in the stratum corneum. In: Elsner P, Berardesca E, Maibach HI, editors. Bioengineering of the skin: water and the stratum corneum. Boca Raton: CRC Press; 1994. p. 3–12.

Weigand DA, Haygood C, Gaylor JR. Cell layers and density of Negro and Caucasian stratum corneum. J Invest Dermatol. 1974;62:563–86.

Wijn PFF, Brakkee AJM, Kuiper JP, Vendrik AJH. The alinear viscoelastic properties of human skin in vivo related to sex and age. In: Marks R, Payne PA, editors. Bioengineering and the skin. Lancaster: MTP Press; 1981. pp. 135–46.

Wilson DR, Maibach, HI. Transepidermal water loss: A review. In: Cutaneous investigation in health and disease: Noninvasive methods and instrumentation, Chapter 6. In: Lévêque JL, editor. New York: Marcel Dekker; 1989. p. 113–33.

Wu MS, Yee DJ, Sullivan ME. Effect of a skin moisturizer on the water distribution in human stratum corneum. J Invest Dermatol. 1983;81:446–8.

Yamamoto T, Yamamoto Y. Electrical properties of the epidermal stratum corneum. Med Biol Eng. 1976;14:151–8 (fig 8).

Yosipovitch G, Xiong GL, Haus E, Sackett-Lundeen L, Ashkenazi I, Maibach HI. Time-dependent variations of the skin barrier function in humans: transepidermal water loss, stratum corneum hydration, skin surface pH, and skin temperature. J Invest Dermatol. 1998; 110:20–3.

Yosipovitch G, Maayan-Metzger A, Merlob P, Sirota L. Skin barrier properties in different body areas in neonates. Pediatrics. 2000;106:105–8.

Yosipovitch G, Kaplan I, Calderon S, David M, Chan YH, Weiinberger A. Distribution of mucosal pH on the bucca, tongue, lips and palate: a study in healthy volunteers and patients with lichen planus, Behcet's disease and Burning Mouth syndrome. Acta Derm Venereol. 2001;81:178–80.

Zesch A, Nordhaus R, Schaefer H. Zur Kontrolle des Hornschichtabrisses durch Widerstandsmessungen. Arch Dermatol Forsch. 1972;242:398–402.

Zlotogorski A. Distribution of skin surface pH on the forehead and cheek of adults. Arch Dermatol Res. 1987;279:398–401.

Zviak C, Dawber RPR. Structure, fonctions et propriétés physico-chimiques du cheveu. In: Zviak C, editor. Science des traitements capillaires. Paris: Masson; 1988. p. 1–47.

158

皮肤相关的一般物理学和生物学常数

Pierre Agache

关键词

声学常数·生物学常数·血液密度·血浆密度·能量·光学常数·热力学常数·热中性

阿伏伽德罗数（Avogadro number）	6.06×10^{23}	
绝对温度（absolute temperature）/K	℃ +273	
万有引力常数（gravitational constant）	g=9.806m/s²（零海拔和纬度45° 下）通常 g=9.81m/s²	
水的表面张力	72.8dyn/cm	
水的介电常数	≈ 80	
水的扩散系数		
水进入水	$3 \times 10^{-5} cm^2/s$	见第 105 章，Rutter et al.（1979）
水蒸气进入空气	670g/（m·h·Pa）	见第 105 章，Schwindt et al.（1998）
氧气在水中溶解度		见第 58 章，Severinghaus et al.（1978）
37℃	$31.3 \times 10^{-6} ml/$（g·torr）	
44℃	$28.8 \times 10^{-6} ml/$（g·torr）	

1 能量

基础代谢率（basal metabolic rate）（最小产热）	~ 50W/m²，见第 119 章
代谢率（静息状态）	59W/m²
氧源能（oxygen originated energy）（呼吸商 0.84）	5.6W/L
氧热系数（oxygen thermal coefficient）（呼吸商 0.84）	20.27kJ/L，见 第 58 章，Houdasy et al.（1977）

2 热力学常数

热导率（thermal conductivity）	$W \cdot m^{-1} \cdot ℃^{-1}$
空气	25×10^{-3}
游离水	624×10^{-3}（37℃[a]）
蛋白质结合水	180×10^{-3}
热惯量（thermal inertia）（KDC）	$cal^2/（cm^4 \cdot ℃^2 \cdot s^1）$

人体组织（与温度相关）	
肌肉	$56 \times 10^{-5} \sim 113 \times 10^{-5}$
骨骼	$44 \times 10^{-5} \sim 68 \times 10^{-5}$
材料	
混凝土	170×10^{-5}
橡树	13×10^{-5}
钢铁	9×10^{-1}
血液比热容	3.64J/（℃·g）

[a] 见第 2 章 2.3 节。

热中性（thermal neutrality）：裸露的人体处于室内，其室内空气和墙壁具有相同的温度，接近于 30℃，相对湿度低于 50%，并且空气几乎不流动（0.1 ~ 0.2m/s）。

饱和水压与温度的关系（在760torr 大气压下）（Houdas and Guieu 1977）：对于给定的室外相对湿度（RH_{ext}）、室外温度（T_{ext}）和室温（T_{int}）、室内相对湿度（RH_{int}），计算公式如下：$RH_{int} = RH_{ext} \times Psat_{ext}/Psat_{int}$，其中 $Psat_{ext}$ 指室外饱和水压，$Psat_{int}$ 指室内饱和水压。

例如：如果 RH_{ext}=30%，T_{ext}=9℃，T_{int}=21℃，则 RH_{int}=30×8.65/18.71=13.9。

温度 /℃	饱和压力 /torr	温度 /℃	饱和压力 /torr
−10	2.16	5	6.58
−9	2.34	6	7.05
−8	2.52	7	7.55
−7	2.73	8	8.09
−6	2.94	9	8.65
−5	3.17	10	9.25
−4	3.42	11	9.89
−3	3.68	12	10.56
−2	3.96	13	11.28
−1	4.26	14	12.03
0	4.58	15	12.84
1	4.96	16	13.68
2	5.33	17	14.58
3	5.72	18	15.53
4	6.14	19	16.53

续表

温度 /℃	饱和压力 /torr	温度 /℃	饱和压力 /torr
20	17.59	40	55.38
21	18.71	41	58.40
22	19.88	42	61.55
23	21.13	43	64.86
24	22.43	44	68.31
25	23.81	45	71.92
26	25.27	46	75.69
27	26.80	47	79.61
28	28.42	48	83.76
29	30.12	49	88.06
30	31.89	50	92.55
31	33.76	51	97.23
32	35.72	52	102.12
33	37.79	53	107.22
34	39.95	54	112.53
35	42.23	55	118.07
36	44.61	56	123.84
37	47.12	57	129.85
38	49.75	58	136.11
39	52.50	59	142.62

3 声学常数（scoustic constants）

超声波（25MHz）在水中的传播速度	1 480m/s
超声波（25MHz）在水中的声阻抗	1.48 瑞利，见 157 章，Edwards et al.（1984）

4 光学常数（optic constants）

斯蒂芬博尔兹曼宇宙辐射常数（Stefan Bolzmann universal radiation constant）	$\Phi = 5.671\ 0^{-8}\text{W} \cdot \text{m}^{-2} \cdot \text{k}^4$
折射率（refraction indexes）	
空气	1.00
甘油	1.54
醋酸	1.54
水	1.33
辐照度：夏季中午平均太阳光 UV-A（地中海国家）	3.5mW/cm²

到达地面的太阳能（以赤道为标准）

城镇	6月21日	春/秋分	12月21日
贝桑松	91.5	68.0	33.5
尼斯	93.9	72.6	39.6
卡萨布兰卡	98.4	83.5	55.0

到达地面的太阳能（以蓝天为标准）

	蓝天	卷云	层云	层积云
UVB	100	100	80	40
UVA	100	100	80	40
可见光	100	95	80	30
红外线	95	80	60	10

光反射	
雪	85%
浅沙色的土地或墙壁	17%
水	5%
草	3%
光吸收峰	
Hb	415 和 553nm
HbO_2	415、543 和 577nm
人眼可见光的波长	560、530 和 420nm（分别是橙色、绿色、蓝色）

主要红外吸收带

波长		拉伸的化学键	测试物质	参考文献
μm	cm⁻¹			
9.65	1 036	OH	水	
8.94	1 118		蛋白质	
6.47	1 545（酰胺Ⅱ）	C-N	蛋白质	
6.10	1 640	OH	水	
6.08	1 645（酰胺Ⅰ）	C=O	蛋白质	
5.85	1 710	C=O	游离脂肪酸	Brancaleon et al.（2001）
5.75	1 740	C=O	脂肪酸酯	Brancaleon et al.（2001）
4.76	2 101	OH	水	

续表

波长		拉伸的化学键	测试物质	参考文献
μm	cm^{-1}			
4.3	2 326	CO_2	二氧化碳	Thiele and Van Kempen（1972）
3.42	2 920	非对称 CH_2	脂肪	Brancaleon et al.（2001）
3.51	2 850	对称 CH_2	脂肪	Brancaleon et al.（2001）
3.03	3 300	OH	水	Brancaleon et al.（2001）
1.95	5 128	OH	水	

5 生物学常数（biological constants）

血液密度	1.058 ～ 1.062
血浆密度	1.025 ～ 1.027
血浆渗透压	302 ～ 308mOsm/L
血浆冰点	-0.56 ～ 0.57℃
血液 pH	7.38
血浆成分	
Na^+	140mmol/L
K^+	4 ～ 5mmol/L

续表

Cl^-	103mmol/L
CO_3H^-	20 ～ 25mmol/L
氨	0.025 ～ 0.16mmol/L
乳酸盐	＜ 2mmol/L
尿素	0.15 ～ 0.25mg/ml
葡萄糖	700 ～ 1 000g/ml
蛋白质	70 ～ 80mg/ml
甘油三酯密度	0.92

（谢丽 译，陈伟 校，李祎铭 / 李利 审）

参考文献

Brancaleon L, Bamberg MP, Sakamaki T, Kollias N. Attenuated total reflection-Fourier transform infrared spectroscopy as a possible method to investigate biophysical parameters of stratum corneum in vivo. J Invest Dermatol. 2001;116:380–6.

Houdas Y, Guieu JD. La fonction thermique. Villeurbanne: Simep Editions; 1977.

Thiele FAJ, Van Kempen LHJ. A micro method for measuring the carbon dioxide release by small skin areas. Br J Dermatol. 1972;86:463–71.

159

皮肤压力单位

Pierre Agache

关键词

压力单位·巴（Bar）·托（torr）·水下深度多少米（metres sea wate, MSW）·大气压（atm）·帕斯卡（Pascal）

目前或之前常用的压力单位包括以下：

- 大气压（atm）
- 压强的单位：
  - 厘米汞柱（cmHg）、英寸汞柱（inchHg）、毫米汞柱（torr，托）和微米汞柱（mtorr，微托）
  - 等效水柱高度，包括毫米水柱（mmH$_2$O）、厘米水柱（cmH$_2$O）、米水柱（mH$_2$O），英寸水柱（inch H$_2$O）和英尺水柱（foot H$_2$O）
- 英制常用单位：
  - 千磅（Kip）、短吨力（short ton-force）、长吨力（long ton-force）、磅力（pound force）、盎司力（ounce-force）和磅达每平方英寸（poundal per square inch）
  - 短吨力每平方英寸（short ton-force per square inch）、长吨力每平方英寸（long ton-force per square inch）
  - 水下深度多少英尺（feet sea water, FSW）

通常用于潜水，特别是与潜水压力暴露和减压有关

- 非 -SI 度量单位：
  - 巴（bar），分巴（decibar），毫巴（millibar）
- MSW 通常用于潜水，特别是与潜水压力暴露和减压有关
  - 千克力每平方厘米（kilogram-force per square centimeter）或千磅每平方厘米（kilopond per square centimeter）（工业大气压）
  - 克力每平方厘米（gram-force per square centimeter）和顿力每平方厘米（tonne-force per square centimeter）（公制顿力）/cm^2
  - 巴列（Barye）（达因每平方厘米，dyne per square centimeter）
  - 千克力每平方米（kilogram-force per square meter）和顿力每平方米（tonne-force per square meter）
  - 斯坦每平方米（sthene per square metre）（毕西，pieze）

本章提供了不同标准压力单位之间的对应换算关系。

本表格应从左到右阅读（表 1）。如 1cmH$_2$O=0.735 6torr=10^{-3}kg-force/cm^2

表 1　不同压力单位之间的对应换算关系

	Pascal（MKSA）	Bar（CGS）=10^6 bary	torr（mmHg）	cmH$_2$O	kg-force/cm^2	atm
1Pascal=	1	10^{-5}	7.498×10^{-3}	10.19×10^{-3}	1.020×10^{-5}	9.865×10^{-6}
1Bar=	10^5	1	749.8	1.019×10^3	1.020	0.9865
1torr=	133.4	1.334×10^{-3}	1	1.359	1.358×10^{-3}	1.316×10^{-3}
1cmH$_2$O=	98.11	98.11×10^{-5}	0.7356	1	10^{-3}	9.679×10^{-4}
1kg-force/cm^2=	9.807×10^4	0.9807	736.4	10^3	1	9.686
1atm=	10.13×10^4	1.013	760	1.033×10^3	1.032	1

（谢丽 译，陈伟 校，李利 审）

160

国际单位制（MKSA 单位制）与 CGS 单位制的对应关系

Pierre Agache

关键词

国际单位制（MKSA 单位制）（International
System of Units-MKSA system）·CGS 单
位制（CGS system）

国际单位制（MKSA 单位制）与 CGS 单位制的对应关系

物理量	MKSA 单位制	MKSA/CGS 比	CGS 单位制
长度	米（m）	$=10^2$	厘米（cm）
质量	千克（kg）	$=10^3$	克（g）
时间	秒（s）	$=1$	秒（s）
电流	安培（A）	$=1$	安培（A）
表面积	m^2	$=10^4$	cm^2
体积	m^3	$=10^6$	cm^3
质量密度	kg/m^3	$=10^{-3}$	g/cm^3
速度	m/s	$=10^2$	cm/s
加速度	m/s^2	$=10^2$	cm/s^2
力	牛顿（N）$=kg \cdot m/s^2$	$=10^5$	$dyne=g \cdot cm/s^2$
功	焦耳（J）$=N \cdot m$	$=10^7$	$erg=dyne \cdot cm$
功率	瓦特（W）$=J/s$	$=10^7$	erg/s
压强	帕斯卡（Pa）$=N/m^2$	$=10$	巴列$=dyne/cm^2$
表面张力	N/m	$=10^3$	dyne/cm
转矩	$N \cdot m$	$=10^7$	$dyne \cdot cm$
黏滞系数	泊肃叶（Poiseuille）$=kg/（m \cdot s）$	$=10$	$Poise=g/（cm \cdot s）$

1kg 力（=1kg 重力）=10^3g 力 =9.81N。它是 1kg 质量物体的重力（9.81m/s^2）所施加的力。

（谢丽 译，陈伟 校，李祎铭、李利 审）

‖ 中英名词对照索引 ‖

英中名词对照索引